精神障碍诊断与统计手册

（第五版）

美国精神医学学会　编著
〔美〕　张道龙　等译

DSM-5®

北京大学出版社
PEKING UNIVERSITY PRESS

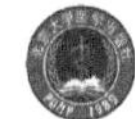

北京大学医学出版社

著作权合同登记号　图字：01-2014-0228

图书在版编目(CIP)数据

精神障碍诊断与统计手册：第五版/美国精神医学学会编著；（美）张道龙等译. —北京：北京大学出版社，2016.5

ISBN 978-7-301-27002-8

Ⅰ.①精…　Ⅱ.①美…②张…　Ⅲ.①精神障碍—诊断—手册②精神障碍—疾病统计—手册　Ⅳ.①R749-62

中国版本图书馆 CIP 数据核字（2016）第 049794 号

书　　名	精神障碍诊断与统计手册（第五版） JINGSHEN ZHANG'AI ZHENDUAN YU TONGJI SHOUCE
著作责任者	美国精神医学学会　编著　（美）张道龙　等译
策划编辑	姚成龙
责任编辑	颜克俭
标准书号	ISBN 978-7-301-27002-8
出版发行	北京大学出版社
地　　址	北京市海淀区成府路 205 号　100871
网　　址	http://www.pup.cn　新浪微博：@北京大学出版社
电子邮箱	编辑部 zyjy@pup.cn　总编室 zpup@pup.cn
电　　话	邮购部 010-62752015　发行部 010-62750672　编辑部 010-62765126
印 刷 者	北京中科印刷有限公司
经 销 者	新华书店
	787 毫米 × 1092 毫米　16 开本　61.25 印张　1303 千字
	2016 年 5 月第 1 版　2024 年 1 月第 10 次印刷
定　　价	328.00 元（精装）

DSM-5 简体中文版工作委员会

主　席：张道龙(Daolong Zhang，M. D.)

副主席：刘春宇(Chunyu Liu，Ph. D.)

DSM-5 简体中文版工作委员会翻译组

张道龙 (Daolong Zhang，M. D.)：美国芝加哥退伍军人医学中心精神医学系行为健康部主管医师(Jesse Brown VA Medical Center)，伊利诺伊大学芝加哥分校精神医学系临床助理教授(The University of Illinois at Chicago)，好人生国际健康产业集团医务总监，北京美利华医学应用技术研究院院长。

刘春宇(Chunyu Liu，Ph. D.)：美国伊利诺伊大学芝加哥分校精神医学系副教授(The University of Illinois at Chicago)，中南大学医学遗传学国家重点实验室特聘教授。

童慧琦(Huiqi Tong，M. D.，Ph. D.)：美国旧金山退伍军人医学中心执业临床心理学家(San Francisco VA Medical Center)；美国加利福尼亚大学旧金山分校国际精神卫生项目成员，临床助理教授(University of California，San Francisco)。

张小梅：北京大学临床精神医学博士，美中心理文化学会医务总监。

夏雅俐：管理学博士，中国科学院心理研究所医学心理学硕士，行政学院副教授，高级经济师，人力资源管理师。

朱　玛：美国明尼苏达大学心理学硕士，中国心理学会临床与咨询心理学注册系统注册心理师，EAP 顾问，跨国公司人力资源管理者。

张道野：黑龙江省伊春市第一医院主任医师，心内科主任，黑龙江省医学教育专业委员会委员。

DSM-5 简体中文版工作委员会译校组

李凌江：中南大学湘雅二院精神卫生研究所教授，前所长；中国神经科学学会精神病学基础与临床分会前主任委员；候任中华医学会精神医学分会主任委员；本书译校组组长。

赵靖平：中南大学湘雅二院精神卫生研究所教授，所长；前任中华医学会精神医学分会主任委员。

郝　伟：中南大学湘雅二院精神卫生研究所教授，副所长；前任中国医师协会精神科医师分会会长。

罗学荣：中南大学湘雅二院精神卫生研究所教授，副所长；中国心理卫生协会儿童心理卫生专业委员会副主任委员。

王小平：中南大学湘雅二院精神卫生研究所教授，副所长；中国神经科学学会精神病学基础与临床分会副主任委员。

刘铁桥：中南大学湘雅二院精神

卫生研究所教授，中国医师协会精神科医师分会副会长。

陈晓岗：中南大学湘雅二院精神卫生研究所教授，《国际精神病学杂志》编辑部主任。

徐一峰：上海交通大学医学院教授，附属精神卫生中心院长；中国医师协会精神科医师分会前主任委员；本书译校组副组长。

施慎逊：上海复旦大学附属华山医院教授，精神科主任；中华医学会精神医学分会主任委员。

于　欣：北京大学精神卫生研究所教授，中华医学会精神医学分会前主任委员，本书译校组副组长。

张小梅：北京大学临床精神医学博士，美中心理文化学会医务总监。

钱铭怡：北京大学心理学系教授，中国心理学会临床与咨询心理学专业委员会主任委员，中国心理卫生协会心理治疗与咨询专业委员会副主任委员。

赵　然：中央财经大学心理学系教授，系主任；中国心理学会EAP工作委员会委员，国际EAP协会中国分会(CEAPA)副主席。

祝卓宏：中国科学院心理研究所教授，中央国家机关职工心理健康咨询中心主任，中国心理卫生协会心理咨询与治疗专业委员会委员。

DSM-5 简体中文版工作委员会特别顾问组

张　侃：发展中国家科学院院士；中国科学院心理研究所教授，原所长；中国心理学会原理事长；国际心理科学联合会原副主席。

埃利奥特·葛森(Elliot S. Gershon, M.D.)：美国芝加哥大学精神医学系和人类遗传系教授，精神医学系原系主任。

DSM-5 简体中文版工作委员会编辑组

张　燕：中南大学湘雅二院精神卫生研究所副教授，精神病学专业编辑。

许　倩：心理学硕士，美中心理文化学会(CAAPC)，专业中文编辑。

陈幼红：心理学硕士，美中心理文化学会(CAAPC)，专业中文编辑。

刘金雨：心理学学士，美中心理文化学会(CAAPC)，专业中文编辑。

姚立华：心理学学士，美中心理文化学会(CAAPC)，专业中文编辑。

张　婉：(Wan Zhang, M. A.)：传播学硕士，美中心理文化学会(CAAPC)，专业中英文编辑。

张　博：(Connie B. Zhang, B. A., JD Candidate)：心理学学士，法学博士候选人，美中心理文化学会(CAAPC)，美国专业英文编辑。

DSM-5 Task Force*

DAVID J. KUPFER, M. D.

Task Force Chair

DARREL A. REGIER, M. D. , M. P. H.

Task Force Vice-Chair

William E. Narrow, M. D. , M. P. H. ,*Research Director*

Susan K. Schultz, M. D. , *Text Editor*

Emily A. Kuhl, Ph. D. , *APA Text Editor*

Dan G. Blazer, M. D. , Ph. D. , M. P. H.

Jack D. Burke Jr. , M. D. , M. P. H.

William T. Carpenter Jr. , M. D.

F. Xavier Castellanos, M. D.

Wilson M. Compton, M. D. , M. P. E.

Joel E. Dimsdale, M. D.

Javier I. Escobar, M. D. , M. Sc.

Jan A. Fawcett, M. D.

Bridget F. Grant, Ph. D. , Ph. D. (2009—)

Steven E. Hyman, M. D. (2007—2012)

Dilip V. Jeste, M. D. (2007—2011)

Helena C. Kraemer, Ph. D.

Daniel T. Mamah, M. D. , M. P. E.

James P. McNulty, A. B. , Sc. B.

Howard B. Moss, M. D. (2007—2009)

Charles P. O'Brien, M. D. , Ph. D.

Roger Peele, M. D.

Katharine A. Phillips, M. D.

Daniel S. Pine, M. D.

Charles F. Reynolds Ⅲ, M. D.

Maritza Rubio-Stipec, Sc. D.

David Shaffer, M. D.

Andrew E. Skodol Ⅱ, M. D.

Susan E. Swedo, M. D.

B. Timothy Walsh, M. D.

Philip Wang, M. D. , Dr. P. H. (2007—2012)

William M. Womack, M. D.

Kimberly A. Yonkers, M. D.

Kenneth J. Zucker, Ph. D.

Norman Sartorius, M. D. , Ph. D. , *Consultant*

* DSM-5 顾问和其他参与者参见 www. dsm5. org 和 www. mhealthu. com。——译者注

前　言

美国精神医学学会的《精神障碍诊断与统计手册》(DSM)是有关精神障碍的分类,并具有协助对这些障碍做出更为可靠的诊断的相关标准。随着 60 多年来几个连续版本的出现,该手册已经成为精神卫生领域临床实践的标准参考书。由于不可能对大多数精神障碍病理过程的基础做出全面描述,在此强调很重要的一点,目前的诊断标准是有关精神障碍的表现以及能被经过训练的临床工作者辨别的、可能得到的最佳描述。DSM 旨在作为一个具有实用性、功能性和灵活性的指南,对信息加以组织,以助于准确诊断和治疗。它是临床工作者的工具,是学生和临床工作者重要的教育资源,也是本领域中研究人员的参考书。

虽然该版 DSM 首先旨在作为临床实践的一个有用的指南,但作为一个专业命名系统,它需要适用于广泛而多样的背景。DSM 被不同取向的临床工作者和研究人员(生物的、心理动力学的、认知的、行为的、人际的、家庭/系统的)所使用,所有人都努力以一种共同的语言对他们的病人所呈现的精神障碍的基本特征进行沟通。该表述对精神卫生服务的不同方面的所有有关的专业人员,包括精神科医生、其他医生、心理学工作者、社会工作者、护士、咨询师、司法和法律专家、职业和康复治疗师以及其他健康专业人员等都具有价值。此标准简洁明了,旨在在不同临床场所中对症状进行评估,包括住院、门诊、日间医院、联合会诊、临床、私人开业和初级保健以及社区精神障碍的流行病学研究。

DSM-5 也是对精神障碍发病率和死亡率的准确的公共卫生数据进行收集和交流的一个工具。最后,对于职业早期的学生需要一个结构式的方式来理解和诊断精神障碍,而有经验的专业人员在首次碰到罕见障碍的时候,该标准及其相应的文字描述可以作为教科书来使用。幸运的是,所有这些应用都是互相兼容的。

在 DSM-5 的策划中我们考虑了上述多样的需要和兴趣。精神障碍的分类与世界卫生组织的国际疾病分类(ICD, International Classification of Diseases)——美国使用的正式编码系统——是一致的。因此,DSM 所确定的障碍都具有 ICD 的名称和编码。在 DSM-5 的分类中,相关障碍都有 ICD-10-CM 编码。

虽然 DSM-5 依旧是对不同障碍的类别性划分,但我们意识到精神障碍并不总能完全被某个单一的障碍所界定。某些症状范围,譬如抑郁和焦虑,涉及了多个诊断类别,可能反映了一组更大的障碍所具有的共同的脆弱性基础。认识到这个现实,DSM-5 中所包括的障碍被进行了结构式的重组,旨在启发新的临床视角。这些新的结构和计划与将在 2015 年出版的 ICD-11 中对精神障碍的结构性安排相对应。以下是被引进的一些其他增补和强化,以提高在不同场所中使用的便利性:

- **与诊断相关的发育性问题的表述。**各章节组织上的改变更好地反映了生命的过程,手册开始处是通常在儿童期诊断的障碍(例如,神经发育性障碍),到手册结尾处则是更多的适用于老年人的障碍(例如,神经认知性障碍)。在内容上,副标题是有关发育和病程的表述,描述了障碍的表现会如何随着生命长度而改变。诊断上与年龄相关的特定性因素(例如,在特定年龄组中症状的表现和发病率)也被纳入文中。在适用的地方,这些与年龄相关的因素被加入标准本身,以示强调(例如,在失眠障碍和创伤后应激障碍的标准中,特定的标准描述了症状在儿童中可能的表现)。同样,在适用的地方,性别和文化因素也被整合进障碍中。

- **整合遗传学和神经影像学最新研究的科学发现。**根据最新神经科学和对诊断组之间遗传连锁的信息而修订了章节结构。文中突出了遗传性和生理性风险因素、预后指标以及一些可能的诊断标记。这种新的结构应该可以提高临床人员对基于共同的神经通路、遗传脆弱性和环境风险的同一谱系障碍的鉴别诊断能力。
- **自闭症、艾斯伯格综合征及广泛性发育障碍综合进自闭症谱系障碍。**这些障碍的症状体现了在社会沟通和限制性重复行为/兴趣两个领域从轻度至重度损害的单一的连续性,而并非不同的障碍。这一变化旨在提高对自闭症谱系障碍诊断标准的敏感性和特异性,并为确定的特定损害制订更有针对性的治疗目标。
- **简化双相和抑郁障碍的分类。**双相和抑郁障碍是精神障碍中最常见的诊断情况。简化这些障碍的表现可以提高临床和教育用途,因而非常重要。与其如以前版本中那样,把躁狂、轻躁狂和典型抑郁发作与诊断双相Ⅰ型障碍、双相Ⅱ型障碍及典型抑郁障碍的定义区分开,我们在每种障碍各自的标准中包括了所有诊断成分。这种做法将有利于对这些重要障碍的病床旁诊断和治疗。同样,对鉴别居丧和典型抑郁症的解释性标注,比起以前简单的居丧的排除标准,将提供更大的临床指导。如今,新的焦虑痛苦和混合性特征的标注在伴随着这些障碍诊断标准不同标注的叙述中被做了全面的描述。
- **为一致性和清晰性对物质使用障碍进行了重组。**药物滥用和药物依赖类别已被淘汰,取而代之的是一个总体的物质使用障碍的新类别——使用的特定物质则用于定义特定的障碍。"依赖"容易与"成瘾"混淆,事实上,先前用以定义依赖的耐受和戒断是会影响中枢神经系统的处方药的很正常的反应,并不一定表明成瘾的存在。通过在DSM-5中对这些标准进行修改和澄清,我们希望能够减少对有关这些问题的普遍性的误解。
- **增强重度和轻度神经认知障碍的特异性。**由于在过去20年里神经科学、神经心理学和脑成像研究的激增,传达当前最先进的知识,在对先前称为"痴呆症"或脑器质性疾病的特定类型障碍的诊断中至关重要。对血管性和创伤性脑障碍的影像学生物标记、对阿尔茨海默症和亨廷顿病的罕见变型在分子遗传学上的发现极大地推进了临床诊断,这些及其他的障碍如今被分列入特定的亚型中。
- **人格障碍在概念化上的过渡。**虽然以前的版本已经确认了人格障碍维度化方法的益处,但从对单个障碍的类别型诊断系统过渡到一个基于人格特征相对分布性的诊断系统还尚未被广泛接受。在DSM-5中,人格障碍的类别性分类与先前的版本相比实际上未作改动。但在第Ⅲ部分中,提出了一个"混合型"的模式,以指导将来的研究、区分六个特定障碍在人际功能评估和病态人格特征上的表达。在此部分中，也提出了在人格特征表达上以更加维度化的描绘取代特定的人格特征方法。

- **第三部分：新障碍及特征。** 增加的新部分(第Ⅲ部分)，突出了需要进一步研究，但还不足以作为正式精神障碍分类的，可以供常规的临床使用的那部分障碍。也列入了对13个症状领域中症状严重程度的维度化的测量，得以在所有诊断组中对不同严重程度的症状水平进行测量。同时，适用于所有医学的国际功能，残疾和健康分类而制定的世界卫生组织残疾评估表(WHODAS)，是对精神障碍的整体残疾水平的标准评估方法，该评估表取代了相对局限的功能大体评定量表。我们希望这些措施会随着时间的推移得以落实，它们将对个体的症状表现及诊断评估期间的伴随残疾状况的临床描述上提供更多的准确性和灵活性。
- **在线功能强化。** DSM-5 拥有在线补充信息。可在网上获取其他有关交叉性及严重程度的诊断测量 (www.psychiatry.org/dsm5)，这些信息会链接到相关的障碍。另外，文化公式化访谈——信息提供者版本以及对核心文化公式化访谈的补充模块也被纳入进了 www.psychiatry.org/dsm。

这些创新是由世界上精神障碍方面的领衔权威所制订，并在专家评审、公众评论及独立的同行评审基础上加以实施。在 DSM-5 工作组指导下的13个工作小组配合其他评审机构，最终，由 APA 董事会集体代表了该领域的全球性的专业权威。

该努力得到大量顾问及 APA 研究部专业工作人员的支持；参与者的名字虽不胜枚举，但都列在附录中。对于那些在改善精神障碍诊断的努力中，倾注了无数时间和宝贵专业知识的人们，我们想表达热烈的谢意。

我们要特别感谢列在本手册前面的各位主席、文字协调员和13个工作组的成员。在持续六年的时间中，他们在这个改善临床实践科学基础的义务性的努力中花费了大量时间。文字编辑 Susan K. Schultz, M.D.，与资深科普作家及 DSM-5 文字编辑工作人员 Emily A. Kuhl, Ph.D.，不知疲倦地并肩工作，协调各个工作组的努力使其成为一个具有凝聚力的整体。William E. Narrow, M.D., M.P.H. 则带领研究小组为 DSM-5 制定了总体的包括现场试验在内的研究策略，极大地提高了该修改版的实证基础。另外，我们感谢那些为修改版建议付出许多时间来进行独立评审的人们，包括科学评审委员会的联合主席：Kenneth S. Kendler, M.D.，和 Robert Freedman, M.D.；临床和公共卫生委员会联合主席：John S. McIntyre, M.D.，和 Joel Yager, M.D.；美国精神医学学会大会评审程序主席：Glenn Martin, M.D.。特别感谢 Helena C. Kraemer, Ph.D.，在统计学方面的专家咨询；感谢 Michael B. First, M.D.，在编码和标准评审中的宝贵意见；Paul S. Appelbaum, M.D.，在司法问题上的反馈。Maria N. Ward, M.Ed., RHIT, CCS-P，也帮助确认所有的 ICD 编码。由 Dilip V. Jeste, M.D. 所带领的首脑小组，包括这些顾问、各个评审小组的主席、工作组主席；以及 APA 行政人员，在达成妥协和共识中提供了领导力和远见。我们认为，这种水准的承诺对平衡性和客观性的贡献，正是 DSM-5 的特点。

我们想特别感谢APA研究部门的杰出研究人员——列于本手册前面的工作委员会和工作组——他们不知疲倦地与工作委员会、工作组、顾问以及评审人员沟通,作为各个工作组之间的联络,指导和管理学术上的以及常规的临床现场试验,并在这重要过程中记录各种决定。我们特别感谢APA医务总监兼行政总裁James H. Scully Jr., M. D. 在这些年来艰辛的制订过程中所提供的支持和指导。最后,我们感谢美国精神医学出版社具体的编辑和制作人员——出版人:Rebecca Rinehart;编辑部主任:John McDuffie;资深编辑:Ann Eng;责任编辑:Greg Kuny;平面设计经理:Tammy Cordova——感谢他们在把一切整合起来、创造出最终产品的过程中所给予的指导。正是众多有才华的且奉献了时间、专业知识和热情的人们的最大努力,才使DSM-5得以成为可能。

David J. Kupfer, M. D.
DSM-5 Task Force Chair 工作委员会主席

Darrel A. Regier, M. D., M. P. H.
DSM-5 Task Force Vice-Chair 工作委员会副主席
December 19, 2012

DSM-5
分类

每一种障碍的名称前为 ICD-10-CM 的编码。空白线表示 ICD-10-CM 编码不适用。对于某些障碍而言,只能根据亚型或标注来编码。

以下为各章节的标题和疾病名称,括号中是与内容或诊断标准对应的页码。

注意所有由其他躯体疾病所致的精神障碍:在由(躯体疾病)所致的精神障碍的名称中,要注明其他躯体疾病的名称。其他躯体疾病的编码和名称应列在由躯体疾病所致的精神障碍之前。

神经发育障碍(29)

智力障碍(31)

___.__	智力障碍(智力发育障碍)(31)
	标注目前的严重程度:
F70	轻度
F71	中度
F72	重度
F73	极重度
F88	全面发育迟缓(37)
F79	未特定的智力障碍(智力发育障碍)(38)

交流障碍(38)

F80.2	语言障碍(38)
F80.0	语音障碍(40)
F80.81	童年发生的言语流畅障碍(口吃)(42)
	注: 晚期发生的案例被诊断为 F98.5 成人发生的言语流畅障碍
F80.82	社交(语用)交流障碍(44)
F80.9	未特定的交流障碍(46)

孤独症(自闭症)谱系障碍(46)

F84.0	孤独症(自闭症)谱系障碍(46)
	标注如果是:与已知的躯体疾病或遗传疾病或环境因素有关;与其他神经发育的、精神的或行为障碍有关
	标注:诊断标准 A 和 B 目前的严重程度:需要非常多的支持,需要多的支持,需要支持

标注如果是：是否伴智力受损，是否伴语言受损，伴紧张症(使用额外的编码 F06.1)

注意缺陷/多动障碍(55)

___.__　注意缺陷/多动障碍(55)

标注是否是：

F90.2　组合表现

F90.0　主要表现为注意缺陷

F90.1　主要表现为多动/冲动

标注如果是：部分缓解

标注目前的严重程度：轻度、中度、重度

F90.8　其他特定的注意缺陷/多动障碍(62)

F90.9　未特定的注意缺陷/多动障碍(62)

特定学习障碍(63)

___.__　特定学习障碍(63)

标注如果是：

F81.0　伴阅读受损(标注如果是伴阅读的准确性，阅读速度和流畅性，阅读理解力)

F81.81　伴书写表达受损(标注如果是伴拼写准确性，语法和标点准确性，写作表达清晰度和条理性)

F81.2　伴数学受损(标注如果是伴数字感，算术事实的记忆力，计算能力的准确性或流畅性，数学推理能力的准确性)

标注目前的严重程度：轻度、中度、重度

运动障碍(70)

F82　发育性协调障碍(70)

F98.4　刻板运动障碍(74)

标注如果是：伴自我伤害行为，无自我伤害行为

标注如果是：与已知的躯体或遗传疾病，神经发育障碍或环境因素有关

标注目前的严重程度：轻度、中度、重度

抽动障碍(77)

F95.2　抽动秽语综合征(77)

F95.1　持续性(慢性)运动或发声抽动障碍

标注如果是：仅仅有运动抽动，仅仅有发声抽动

F95.0　暂时性抽动障碍(78)

F95.8　其他特定的抽动障碍(81)

F95.9　未特定的抽动障碍(82)

其他神经发育障碍(82)

F88 其他特定的神经发育障碍(82)

F89 未特定的神经发育障碍(82)

精神分裂症谱系及其他精神病性障碍(83)

以下标注适用于精神分裂症谱系及其他精神病性障碍：

[a]标注如果是：以下病程标注仅适用于障碍持续时间超过1年：初次发作，目前处于急性发作期；初次发作，目前处于部分缓解期；初次发作，目前处于完全缓解期；多次发作，目前处于急性发作期；多次发作，目前处于部分缓解期；多次发作，目前处于完全缓解期；持续性的；未特定的

[b]标注如果是：伴紧张症(使用额外的编码 F06.1)

[c]标注：目前妄想、幻觉、言语紊乱、异常的精神运动行为、阴性症状、认知障碍、抑郁和躁狂症状的严重程度

F21 分裂型(人格)障碍(86)

F22 妄想障碍[a,c](86)

标注是否是：钟情型、夸大型、嫉妒型、被害型、躯体型、混合型、未特定型

标注如果是：伴离奇的内容

F23 短暂精神病性障碍[b,c](89)

标注如果是：伴明显的应激源，无明显的应激源，伴围产期起病

F20.81 精神分裂症样障碍[b,c](92)

标注如果是：伴良好的预后特征，无良好的预后特征

F20.9 精神分裂症[a,b,c](94)

___.__ 分裂情感性障碍[a,b,c](101)

标注是否是：

F25.0 双相型

F25.1 抑郁型

___.__ 物质/药物所致的精神病性障碍[c](106)

注：参见特定物质编码的记录程序和诊断标准系列，以及 ICD-10-CM 的编码

标注如果是：于中毒期间发生，于戒断期间发生

___.__ 由于其他躯体疾病所致的精神病性障碍[c](110)

标注是否是：

F06.2 伴妄想

F06.0 伴幻觉

F06.1 与其他精神障碍相关的紧张症(紧张症的标注)(114)

F06.1	由于其他躯体疾病所致的紧张症(115)
F06.1	未特定的紧张症(116)
	注：其他症状涉及神经和肌肉骨骼系统时，首先编码 R29.818
F28	其他特定的精神分裂症谱系及其他精神病性障碍(117)
F29	未特定的精神分裂症谱系及其他精神病性障碍(117)

双相及相关障碍(119)

以下标注适用于双相及相关障碍：

[a]标注：伴焦虑痛苦(标注目前的严重程度：轻度、中度、中重度、重度)；伴混合特征；伴快速循环；伴忧郁特征；伴非典型特征；伴心境一致性精神病性特征；伴心境不一致性精神病性特征；伴紧张症(使用额外的编码 F06.1)；伴围产期发生；伴季节性模式

___.__	双相Ⅰ型障碍[a](119)
___.__	目前或最近一次为躁狂发作
	轻度
	中度
F31.13	重度
F31.2	伴精神病性特征
F31.71	部分缓解
F31.72	完全缓解
F31.9	未特定的
F31.0	目前或最近一次为轻躁狂发作
F31.71	部分缓解
F31.72	完全缓解
F31.9	未特定的
___.__	目前或最近一次为抑郁发作
F31.31	轻度
F31.32	中度
F31.4	重度
F31.5	伴精神病性特征
F31.75	部分缓解
F31.76	完全缓解
F31.9	未特定的
F31.9	目前或最近一次为未特定的发作
F31.81	双相Ⅱ型障碍[a](128)
	标注目前或最近一次发作：轻躁狂、抑郁

标注其病程，如果目前不符合心境发作的全部诊断标准：部分缓解、完全缓解

标注其严重程度，如果目前符合重性抑郁发作的全部诊断标准：轻度、中度、重度

F34.0 环性心境障碍(135)

标注如果是：伴焦虑痛苦

___.__ 物质/药物所致的双相及相关障碍(137)

注：参见特定物质编码的记录程序和诊断标准系列，以及 ICD-10-CM 的编码

标注如果是：于中毒期间发生，于戒断期间发生

___.__ 由于其他躯体疾病所致的双相及相关障碍(140)

标注如果是：

F06.33 伴躁狂特征

F06.33 伴躁狂或轻躁狂样发作

F06.34 伴混合特征

F31.89 其他特定的双相及相关障碍(142)

F31.9 未特定的双相及相关障碍(143)

抑郁障碍(149)

以下标注适用于抑郁障碍：

[a]标注：伴焦虑痛苦(标注目前的严重程度：轻度、中度、中重度、重度)；伴混合特征；伴忧郁特征；伴非典型特征；伴心境一致性精神病性特征；伴心境不一致性精神病性特征；伴紧张症(使用额外的编码 F06.1)；伴围产期发生；伴季节性模式

F34.81 破坏性心境失调障碍(149)

___.__ 重性抑郁障碍[a](154)

___.__ 单次发作

F32.0 轻度

F32.1 中度

F32.2 重度

F32.3 伴精神病性特征

F32.4 部分缓解

F32.5 完全缓解

F32.9 未特定的

___.__ 反复发作

F33.0 轻度

F33.1 中度
F33.2 重度
F33.3 伴精神病性特征
F33.41 部分缓解
F33.42 完全缓解
F33.9 未特定的
F34.1 持续性抑郁障碍(恶劣心境)[a](161)
标注如果是:部分缓解、全部缓解
标注如果是:早期发生、晚期发生
标注如果是:伴纯粹的心境恶劣综合征;伴持续性重性抑郁发作;伴间歇性重性抑郁发作,目前为发作状态;伴间歇性重性抑郁发作,目前为未发作状态
标注目前的严重程度:轻度、中度、重度
F32.81 经前期烦躁障碍(165)
___.__ 物质/药物所致的抑郁障碍(168)
注:参见特定物质编码的记录程序和诊断标准系列,以及ICD-10-CM的编码
标注如果是:于中毒期间发生,于戒断期间发生
___.__ 由于其他躯体疾病所致的抑郁障碍(173)
标注如果是:
F06.31 伴抑郁特征
F06.32 伴重性抑郁样发作
F06.34 伴混合特征
F32.89 其他特定的抑郁障碍(176)
F32.9 未特定的抑郁障碍(176)

焦虑障碍(181)

F93.0 分离焦虑障碍(182)
F94.0 选择性缄默症(187)
___.__ 特定恐怖症(189)
标注如果是:
F40.218 动物
F40.228 自然环境
___.__ 血液—注射—损伤
F40.230 害怕血液
F40.231 害怕注射和输液

F40.232 害怕其他医疗服务

F40.233 害怕受伤

F40.248 情境性

F40.298 其他

F40.10 社交焦虑障碍(社交恐惧症)(194)

标注如果是：只限于表演状态

F41.0 惊恐障碍(200)

___.__ 惊恐发作的标注(206)

F40.00 广场恐怖症(210)

F41.1 广泛性焦虑障碍(214)

___.__ 物质/药物所致的焦虑障碍(218)

注：参见特定物质编码的记录程序和诊断标准，以及 ICD-10-CM 的编码

标注如果是：于中毒期间发生，于戒断期间发生，于药物使用后发生

F06.4 由于其他躯体疾病所致的焦虑障碍(222)

F41.8 其他特定的焦虑障碍(225)

F41.9 未特定的焦虑障碍(225)

强迫及相关障碍(227)

以下标注适用于强迫及相关障碍：

[a]标注如果是：伴良好或一般的自知力，伴差的自知力，伴缺乏自知力/妄想信念

F42.2 强迫症[a](228)

标注如果是：与抽动症相关

F45.22 躯体变形障碍[a](234)

标注如果是：伴肌肉变形

F42.3 囤积障碍[a](239)

标注如果是：伴过度收集

F63.3 拔毛癖(拔毛障碍)(243)

F42.4 抓痕(皮肤搔抓)障碍(246)

___.__ 物质/药物所致的强迫及相关障碍(249)

注：参见特定物质编码的记录程序和诊断标准，以及 ICD-10-CM 的编码

标注如果是：于中毒期间发生，于戒断期间发生，于药物使用后发生

F06.8 由于其他躯体疾病所致的强迫及相关障碍(251)

标注如果是：伴强迫症样症状，伴外貌先占观念，伴囤积症状，伴拔毛症状，伴皮肤搔抓症状

F42.8　其他特定的强迫及相关障碍(254)

F42.9　未特定的强迫及相关障碍(255)

创伤及应激相关障碍(257)

F94.1　反应性依恋障碍(257)

标注如果是：持续性

标注目前的严重程度：重度

F94.2　脱抑制性社会参与障碍(260)

标注如果是：持续性

标注目前的严重程度：重度

F43.10　创伤后应激障碍(包括 6 岁或更小儿童的创伤后应激障碍)(262)

标注是否是：伴分离症状

标注如果是：伴延迟表现

F43.0　急性应激障碍(272)

___.__　适应障碍(278)

标注是否是：

F43.21　伴抑郁心境

F43.22　伴焦虑

F43.23　伴混合性焦虑和抑郁心境

F43.24　伴行为紊乱

F43.25　伴混合性情绪和行为紊乱

F43.20　未特定的

标注如果是：急性、持续性(慢性)

F43.8　其他特定的创伤及应激相关障碍(281)

F43.9　未特定的创伤及应激相关障碍(281)

分离障碍(283)

F44.81　分离性身份障碍(284)

F44.0　分离性遗忘症(290)

标注如果是：

F44.1　伴分离性漫游

F48.1　人格解体/现实解体障碍(294)

F44.89	其他特定的分离障碍(298)
F44.9	未特定的分离障碍(299)

躯体症状及相关障碍(301)

F45.1	躯体症状障碍(302)
	标注如果是：主要表现为疼痛
	标注如果是：持续性
	标注目前的严重程度：轻度、中度、重度
F45.21	疾病焦虑障碍(306)
	标注是否是：寻求照顾型、回避照顾型
___.__	转换障碍(功能性神经症状障碍)(310)
	标注症状类型：
F44.4	伴无力或麻痹
F44.4	伴不自主运动
F44.4	伴吞咽症状
F44.4	伴言语症状
F44.5	伴癫痫样发作或抽搐
F44.6	伴麻木或感觉丧失
F44.6	伴特殊的感觉症状
F44.7	伴混合性症状
	标注如果是：急性发作，持续性
	标注如果是：伴心理应激源(标注应激源)，无心理应激源
F54	影响其他躯体疾病的心理因素(313)
	标注目前的严重程度：轻度、中度、重度、极重度
F68.10	做作性障碍(包括对自身的做作性障碍，对另一方的做作性障碍)(316)
	标注单次发作、反复发作
F45.8	其他特定的躯体症状及相关障碍(318)
F45.9	未特定的躯体症状及相关障碍(318)

喂食及进食障碍(319)

以下标注适用于喂食及进食障碍：

[a]标注如果是：缓解

[b]标注如果是：部分缓解、完全缓解

[c]标注目前的严重程度：轻度、中度、重度、极重度

___.__	异食症[a](319)
F98.3	儿童
F50.89	成人
F98.21	反刍障碍[a](322)
F50.82	回避性/限制性摄食障碍[a](324)
___.__	神经性厌食[b,c](328)
	标注是否是：
F50.01	限制型
F50.02	暴食/清除型
F50.2	神经性贪食[b,c](334)
F50.81	暴食障碍[b,c](339)
F50.89	其他特定的喂食或进食障碍(343)
F50.9	未特定的喂食或进食障碍(343)

排泄障碍(345)

F98.0	遗尿症(345)
	标注是否是：仅在夜间、仅在白天、在夜间和白天
F98.1	遗粪症(347)
	标注是否是：伴便秘和溢出性失禁，无便秘和溢出性失禁
___.__	其他特定的排泄障碍(349)
N39.498	伴泌尿症状
R15.9	伴排便症状
___.__	未特定的排泄障碍(350)
R32	伴泌尿症状
R15.9	伴排便症状

睡眠-觉醒障碍(351)

以下标注适用于睡眠-觉醒障碍：

[a]标注如果是：阵发性、持续性、复发性

[b]标注如果是：急性、亚急性、持续性

[c]标注目前的严重程度：轻度、中度、重度

F51.01	失眠障碍[a](352)
	标注如果是：伴非睡眠障碍的精神合并症，伴其他躯体合并症，伴

其他睡眠障碍

F51.11 嗜睡障碍[b,c](358)

标注如果是：伴精神障碍，伴躯体疾病，伴其他睡眠障碍

___.__ 发作性睡病[c](362)

标注是否是：

G47.419 无猝倒发作性睡病但伴下丘脑分泌素缺乏（发作性睡病，无猝倒症但有下丘脑分泌素缺乏）

G47.411 猝倒发作性睡病但无下丘脑分泌素缺乏（发作性睡病，有猝倒症但无下丘脑分泌素缺乏）

G47.419 常染色体显性小脑共济失调、耳聋和发作性睡病

G47.419 常染色体显性发作性睡病、肥胖和Ⅱ型糖尿病

G47.429 继发于其他躯体疾病的发作性

与呼吸相关的睡眠障碍(368)

G47.33 阻塞性睡眠呼吸暂停低通气[c](368)

___.__ 中枢性睡眠呼吸暂停(374)

标注是否是：

G47.31 原发性中枢性睡眠呼吸暂停

R06.3 潮式呼吸

G47.37 中枢性睡眠呼吸暂停合并阿片类物质使用

注：如果存在的话，首先编码阿片类物质使用障碍

标注目前的严重程度

___.__ 睡眠相关的通气不足(377)

标注是否是：

G47.34 特发性通气不足

G47.35 先天性中枢性肺泡通气不足

G47.36 合并睡眠相关的通气不足

标注目前的严重程度

___.__ 昼夜节律睡眠-觉醒障碍[a](381)

标注是否是：

G47.21 延迟睡眠时相型(381)

标注如果是：家族性、与非 24 小时睡眠-觉醒重叠型

G47.22 提前睡眠时相型(383)

标注如果是：家族性

G47.23 不规则的睡眠-觉醒型(385)

G47.24 非 24 小时的睡眠-觉醒型(386)

G47.26 倒班工作型(388)

G47.20 未特定型

异态睡眠(389)

___.__ 非快速眼动睡眠唤醒障碍(389)

标注是否是:

F51.3 睡行型

标注是否是:伴与睡眠相关的进食,伴与睡眠相关的性行为(睡眠性交症)

F51.4 睡惊型

F51.5 梦魇障碍[b,c](394)

标注如果是:在睡眠开始时

标注如果是:与非睡眠障碍相关,与其他躯体疾病相关,与其他睡眠障碍相关

G47.52 快速眼动睡眠行为障碍(398)

G25.81 不安腿综合征(401)

___.__ 物质/药物所致的睡眠障碍(404)

注:参见特定物质编码的记录程序和诊断标准系列,以及 ICD-10-CM 的编码

标注是否是:失眠型、日间睡意型、异常睡眠型、混合型

标注如果是:于中毒期间发生,于撤药/戒断期间发生

G47.09 其他特定的失眠障碍(410)

F51.01 未特定的失眠障碍(411)

G47.19 其他特定的嗜睡障碍(411)

F51.11 未特定的嗜睡障碍(411)

G47.8 其他特定的睡眠-觉醒障碍(412)

G47.9 未特定的睡眠-觉醒障碍(412)

性功能失调(413)

以下标注适用于性功能失调:

[a]标注是否是:终身性、获得性

[b]标注是否是:广泛性、情境性

[c]标注目前的严重程度:轻度、中度、重度

F52.32 延迟射精[a,b,c](414)

F52.21 勃起障碍[a,b,c](416)

F52.31 女性性高潮障碍[a,b,c](419)

标注如果是:任何情况下都未经历过性高潮

F52.22 女性性兴趣/唤起障碍[a,b,c](423)

F52.6 生殖器-盆腔痛/插入障碍[a,c](427)

F52.0 男性性欲低下障碍[a,b,c](431)

F52.4 早泄[a,b,c](434)

___.__ 物质/药物所致的性功能失调[c](436)

注：参见特定物质编码的记录程序和诊断标准系列，以及 ICD-10-CM 的编码

标注如果是：于中毒期间发生，于戒断期间发生，于药物使用后发生

F52.8 其他特定的性功能失调(440)

F52.9 未特定的性功能失调(441)

性别烦躁(443)

___.__ 性别烦躁(444)

F64.2 儿童性别烦躁

标注如果是：伴性发育障碍

F64.0 青少年和成人的性别烦躁

标注如果是：伴性发育障碍

标注如果是：变性后

注：除了性别烦躁以外，如果存在性发育障碍，则需编码

F64.8 其他特定的性别烦躁(451)

F64.9 未特定的性别烦躁(451)

破坏性、冲动控制及品行障碍(453)

F91.3 对立违抗障碍(454)

标注目前的严重程度：轻度、中度、重度

F63.81 间歇性暴怒障碍(457)

___.__ 品行障碍(461)

标注是否是：

F91.1 儿童期发生型

F91.2 青少年期发生型

F91.9 未特定发生

标注如果是：伴有限的亲社会情感

标注目前的严重程度：轻度、中度、重度

F60.22 反社会型人格障碍(467)

F63.1 纵火狂(467)

F63.2　偷窃狂(469)
F91.8　其他特定的破坏性、冲动控制及品行障碍(471)
F91.9　未特定的破坏性、冲动控制及品行障碍(471)

物质相关及成瘾障碍(473)

以下标注适用于物质相关及成瘾障碍：
[a]标注如果是：早期缓解、持续缓解。
[b]标注如果是：在受控制的环境下。
[c]标注如果是：伴知觉异常。
[d]为适用于 ICD-10-CM 的物质戒断编码，需合并存在中度或重度的物质使用障碍。

物质相关障碍(475)

酒精相关障碍(482)

___.__　酒精使用障碍[a,b](482)
　标注目前的严重程度：
F10.10　　轻度
F10.20　　中度
F10.20　　重度
___.__　酒精中毒(488)
F10.129　　伴使用障碍，轻度
F10.229　　伴使用障碍，中度或重度
F10.929　　无使用障碍
___.__　酒精戒断[c,d](491)
F10.239　　无知觉异常
F10.232　　伴知觉异常
___.__　其他酒精所致的障碍(493)
F10.99　未特定的酒精相关障碍(495)

咖啡因相关障碍(495)

F15.929　咖啡因中毒(495)
F15.93　咖啡因戒断(497)
___.__　其他咖啡因所致的障碍(500)
F15.99　未特定的咖啡因相关障碍(500)

大麻相关障碍(500)

___.__　大麻使用障碍[a,b](501)
　标注目前的严重程度：
F12.10　　轻度

F12.20 中度
F12.20 重度
___.__ 大麻中毒[c](507)
无知觉异常
F12.129 伴使用障碍,轻度
F12.229 伴使用障碍,中度或重度
F12.929 无使用障碍
伴知觉异常
F12.122 伴使用障碍,轻度
F12.222 伴使用障碍,中度或重度
F12.922 无使用障碍
F12.288 大麻戒断[d](509)
___.__ 其他大麻所致的障碍(511)
F12.99 未特定的大麻相关障碍(511)

致幻剂相关障碍(511)

___.__ 苯环利定使用障碍[a,b](511)
标注目前的严重程度:
F16.10 轻度
F16.20 中度
F16.20 重度
___.__ 其他致幻剂使用障碍[a,b](515)
标注特定的致幻剂
标注目前的严重程度:
F16.10 轻度
F16.20 中度
F16.20 重度
___.__ 苯环利定中毒(519)
F16.129 伴使用障碍,轻度
F16.229 伴使用障碍,中度或重度
F16.929 无使用障碍
___.__ 其他致幻剂中毒(521)
F16.129 伴使用障碍,轻度
F16.229 伴使用障碍,中度或重度
F16.929 无使用障碍
F16.983 致幻剂持续性知觉障碍(523)
___.__ 其他苯环利定所致的障碍(524)
___.__ 其他致幻剂所致的障碍(524)
F16.99 未特定的苯环利定相关障碍(525)

F16.99 未特定的致幻剂相关障碍(525)

吸入剂相关障碍(525)

___.__ 吸入剂使用障碍[a,b](525)
标注特定的吸入剂
标注度目前的严重程：
F18.10 轻度
F18.20 中度
F18.20 重度
___.__ 吸入剂中毒(530)
F18.129 伴使用障碍,轻度
F18.229 伴使用障碍,中度或重度
F18.929 无使用障碍
___.__ 其他吸入剂所致的障碍(532)
F18.99 未特定的吸入剂相关障碍(532)

阿片类物质相关障碍(533)

___.__ 阿片类物质使用障碍[a](533)
标注如果是：维持治疗中或在受控制的环境下
标注目前的严重程度：
F11.10 轻度
F11.20 中度
F11.20 重度
___.__ 阿片类物质中毒[c](539)
无知觉异常
F11.129 伴使用障碍,轻度
F11.229 伴使用障碍,中度或重度
F11.929 无使用障碍
伴知觉异常
F11.122 伴使用障碍,轻度
F11.222 伴使用障碍,中度或重度
F11.922 无使用障碍
F11.23 阿片类物质戒断[d](540)
___.__ 其他阿片类物质所致的障碍(542)
F11.99 未特定的阿片类物质相关障碍(542)

镇静剂、催眠药或抗焦虑药相关障碍(543)

___.__ 镇静剂、催眠药或抗焦虑药使用障碍[a,b](543)
标注目前的严重程度：
F13.10 轻度

F13.20 中度
F13.20 重度
___.__ 镇静剂、催眠药或抗焦虑药中毒(549)
F13.129 伴使用障碍，轻度
F13.229 伴使用障碍，中度或重度
F13.929 无使用障碍
___.__ 镇静剂、催眠药或抗焦虑药戒断[c,d](551)
F13.239 无知觉异常
F13.232 伴知觉异常
___.__ 其他镇静剂、催眠药或抗焦虑药所致的障碍(553)
F13.99 未特定的镇静剂、催眠药或抗焦虑药相关障碍(553)

兴奋剂相关障碍(554)

___.__ 兴奋剂使用障碍[a,b](554)
标注目前的严重程度：
___.__ 轻度
F15.10 苯丙胺类物质
F14.10 可卡因
F15.10 其他或未特定的兴奋剂
___.__ 中度
F15.20 苯丙胺类物质
F14.20 可卡因
F15.20 其他或未特定的兴奋剂
___.__ 重度
F15.20 苯丙胺类物质
F14.20 可卡因
F15.20 其他或未特定的兴奋剂
___.__ 兴奋剂中毒[c](560)
标注特定的中毒物质
___.__ 苯丙胺或其他兴奋剂，无知觉异常
F15.129 伴使用障碍，轻度
F15.229 伴使用障碍，中度或重度
F15.929 无使用障碍
___.__ 可卡因，无知觉异常
F14.129 伴使用障碍，轻度
F14.229 伴使用障碍，中度或重度
F14.929 无使用障碍
___.__ 苯丙胺或其他兴奋剂，伴知觉异常
F15.122 伴使用障碍，轻度

F15.222 伴使用障碍,中度或重度
F15.922 无使用障碍
___.__ 可卡因,伴知觉异常
F14.122 伴使用障碍,轻度
F14.222 伴使用障碍,中度或重度
F14.922 无使用障碍
___.__ 兴奋剂戒断[d](562)
标注导致戒断症状的特定物质
F15.23 苯丙胺或其他兴奋剂
F14.23 可卡因
___.__ 其他兴奋剂所致的障碍(563)
___.__ 未特定的兴奋剂相关障碍(563)
F15.99 苯丙胺或其他兴奋剂
F14.99 可卡因

烟草相关障碍(564)

___.__ 烟草使用障碍[a](564)
标注如果是:维持治疗中或在受控制的环境下
标注目前的严重程度:
Z72.0 轻度
F17.200 中度
F17.200 重度
F17.203 烟草戒断[d](568)
___.__ 其他烟草所致的障碍(569)
F17.209 未特定的烟草相关障碍(570)

其他(或未知)物质相关障碍(570)

___.__ 其他(或未知)物质使用障碍[a,b](570)
标注目前的严重程度:
F19.10 轻度
F19.20 中度
F19.20 重度
___.__ 其他(或未知)物质中毒(574)
F19.129 伴使用障碍,轻度
F19.229 伴使用障碍,中度或重度
F19.929 无使用障碍
F12.239 其他(或未知)物质戒断[d](575)
___.__ 其他(或未知)物质所致的障碍(577)
F19.99 未特定的其他(或未知)物质相关障碍(577)

非物质相关障碍(578)

F63.0 赌博障碍[a](578)
标注如果是：阵发性、持续性
标注目前的严重程度：轻度、中度、重度

神经认知障碍(583)

___._ 谵妄(586)
[a]**注**：参见特定物质编码的记录程序和诊断标准系列，以及 ICD-10-CM 的编码
标注是否是：
___._ 物质中毒性谵妄[a]
___._ 物质戒断性谵妄[a]
___._ 药物所致的谵妄[a]
F05 由于其他躯体疾病所致的谵妄
F05 由于多种病因所致的谵妄
标注如果是：急性、持续性
标注如果是：活动过度、活动减少、混合性活动水平
R41.0 其他特定的谵妄(592)
R41.0 未特定的谵妄(592)

重度和轻度神经认知障碍(592)

标注是否是由于下述疾病所致：阿尔茨海默病、额颞叶变性、路易体病、血管病、创伤性脑损伤、物质/药物使用、HIV 感染、朊病毒病、帕金森病、亨廷顿病、其他躯体疾病、多种病因、未特定的

[a]标注无行为异常、伴行为异常对于可疑的重度神经认知障碍和轻度神经认知障碍，其行为异常不能被编码，但应以书面形式表明

[b]标注目前的严重程度：轻度、中度、重度此说明只适用于重度神经认知障碍(包括可能的和可疑的)

注：像每一种亚型那样，可能的重度神经认知障碍或重度神经认知障碍需要额外的医学编码。可疑的重度神经认知障碍或轻度神经认知障碍不需要额外的医学编码

由阿尔茨海默病所致的重度或轻度神经认知障碍(601)

___._ 由阿尔茨海默病所致的可能的重度神经认知障碍[b]
注：首先编码 G30.9 阿尔茨海默病
F02.81 伴行为异常

F02.80 无行为异常

G31.9 由阿尔茨海默病所致的可疑的重度神经认知障碍[a,b]

G31.84 由阿尔茨海默病所致的轻度神经认知障碍[a]

重度或轻度额颞叶神经认知障碍(605)

___.__ 由额颞叶变性所致的可能的重度神经认知障碍[b]

注: 首先编码 G31.09 额颞叶疾病

F02.81 伴行为异常

F02.80 无行为异常

G31.9 由额颞叶变性所致的可疑的重度神经认知障碍[a,b]

G31.84 由额颞叶变性所致的轻度神经认知障碍[a]

重度或轻度神经认知障碍伴路易体(609)

___.__ 可能的重度神经认知障碍伴路易体[b]

注: 首先编码 G31.83 路易体病

F02.81 伴行为异常

F02.80 无行为异常

G31.9 可疑的重度神经认知障碍伴路易体[a,b]

G31.84 轻度神经认知障碍伴路易体[a]

重度或轻度血管性神经认知障碍(612)

___.__ 可能的重度血管性神经认知障碍[b]

注: 血管疾病无额外的医学编码

F01.51 伴行为异常

F01.50 无行为异常

G31.9 可疑的重度血管性神经认知障碍[a,b]

G31.84 轻度血管性神经认知障碍[a]

由创伤性脑损伤所致的重度或轻度神经认知障碍(615)

___.__ 由创伤性脑损伤所致的重度神经认知障碍[b]

注: ICD-10-CM 首先编码 S06.2X9S 弥漫创伤性脑损伤,伴未特定时间段的意识丧失,后遗症

F02.81 伴行为异常

F02.80 无行为异常

G31.84 由创伤性脑损伤所致的轻度神经认知障碍[a]

物质/药物所致的重度或轻度神经认知障碍[a](618)

注: 无额外的医学编码。参见特定物质编码的记录程序和诊断标准系列,以及 ICD-10-CM 的编码

标注如果是:持续性

由 HIV 感染所致的重度或轻度神经认知障碍(622)

___.__	由 HIV 感染所致的重度神经认知障碍[b]
	注: 首先编码 B20HIV 感染
F02.81	伴行为异常
F02.80	无行为异常
G31.84	由于 HIV 感染所致的轻度神经认知障碍[a]

由朊病毒病所致的重度或轻度神经认知障碍(625)

___.__	由朊病毒病所致的重度神经认知障碍[b]
	注: 首先编码 A81.9 朊病毒病
F02.81	伴行为异常
F02.80	无行为异常
G31.84	由朊病毒病所致的轻度神经认知障碍[a]

由帕金森病所致的重度或轻度神经认知障碍(627)

___.__	可能由帕金森病所致的重度神经认知障碍[b]
	注: 首先编码 G20 帕金森病
F02.81	伴行为异常
F02.80	无行为异常
G31.9	可疑由帕金森病所致的重度神经认知障碍[a,b]
G31.84	由帕金森病所致的轻度神经认知障碍[a]

由亨廷顿病所致的重度或轻度神经认知障碍(629)

___.__	由亨廷顿病所致的重度神经认知障碍[b]
	注: 首先编码 G10 亨廷顿病
F02.81	伴行为异常
F02.80	无行为异常
G31.84	由亨廷顿病所致的轻度神经认知障碍[a]

由其他躯体疾病所致的重度或轻度神经认知障碍(632)

___.__	由其他躯体疾病所致的重度神经认知障碍[b]
	注: 首先编码其他躯体疾病
F02.81	伴行为异常
F02.80	无行为异常
G31.84	由其他躯体疾病所致的轻度神经认知障碍[a]

由多种病因所致的重度或轻度神经认知障碍(633)

___.__	由多种病因所致的重度神经认知障碍[b]
	注: 首先编码所有躯体疾病的病因(血管病除外)
F02.81	伴行为异常
F02.80	无行为异常

G31.84　由多种病因所致的轻度神经认知障碍[a]

未特定的神经认知障碍(634)

R41.9　未特定的神经认知障碍[a]

人格障碍(635)

A 类人格障碍

F60.0　偏执型人格障碍(639)

F60.1　分裂样人格障碍(642)

F21　分裂型人格障碍(645)

B 类人格障碍

F60.2　反社会型人格障碍(649)

F60.3　边缘型人格障碍(652)

F60.4　表演型人格障碍(656)

F60.81　自恋型人格障碍(659)

C 类人格障碍

F60.6　回避型人格障碍(662)

F60.7　依赖型人格障碍(665)

F60.5　强迫型人格障碍(668)

其他人格障碍

F07.0　由于其他躯体疾病所致的人格改变(671)

标注是否是：不稳定型、去抑制型、攻击型、冷漠型、偏执型、其他型、组合型、未特定型

F60.89　其他特定的人格障碍(673)

F60.9　未特定的人格障碍(674)

性欲倒错障碍(675)

以下标注适用于性欲倒错障碍：

[a]标注如果是：在受控制的环境下，完全缓解

F65.3　窥阴障碍[a](676)

F65.2　露阴障碍[a](679)

标注是否是：通过暴露生殖器给青春期前的儿童达到性唤起，通过暴露生殖器给躯体成熟的个体达到性唤起，通过暴露生殖器给青春期前的儿童和躯体成熟的个体达到性唤起

F65.81 摩擦障碍[a](681)
F65.51 性受虐障碍[a](684)
标注如果是：伴性窒息
F65.52 性施虐障碍[a](685)
F65.4 恋童障碍(688)
标注是否是：专一型、非专一型
标注如果是：被男性吸引，被女性吸引，被两性吸引
标注如果是：限于乱伦
F65.0 恋物障碍[a](691)
标注：身体部位、无生命物体、其他
F65.1 易装障碍[a](693)
标注如果是：伴恋物，伴性别幻想
F65.89 其他特定的性欲倒错障碍(695)
F65.9 未特定的性欲倒错障碍(696)

其他精神障碍(697)

F06.8 由于其他躯体疾病所致的其他特定的精神障碍(697)
F09 其他躯体疾病所致的未特定的精神障碍(697)
F99 其他特定的精神障碍(698)
F99 未特定的精神障碍(698)

药物所致的运动障碍及其他不良反应(699)

G21.11 神经阻滞剂所致的帕金森综合征(699)
G21.19 其他药物所致的帕金森综合征(699)
G21.0 神经阻滞剂恶性综合征(699)
G24.02 药物所致的急性肌张力障碍(701)
G25.71 药物所致的急性静坐不能(701)
G24.01 迟发性运动障碍(702)
G24.09 迟发性肌张力障碍(702)
G25.71 迟发性静坐不能(702)
G25.1 药物所致的体位性震颤(702)
G25.79 其他药物所致的运动障碍(702)
___.__ 抗抑郁药停药综合征(702)
T43.205A 初诊

T43.205D　　复诊

T43.205S　　后遗症诊治

___.__　其他的药物不良反应(704)

T50.905A　　初诊

T50.905D　　复诊

T50.905S　　后遗症诊治

可能成为临床关注焦点的其他状况(705)

关系问题(705)

家庭教养相关问题(705)

Z62.820　亲子关系问题(705)

Z62.891　同胞关系问题(705)

Z62.29　远离父母的教养(706)

Z62.898　儿童受父母关系不和谐的影响(706)

与主要支持成员相关的其他问题(706)

Z63.0　与配偶或亲密伴侣关系不和谐(706)

Z63.5　分居或离婚所致的家庭破裂(706)

Z63.8　家庭内的高情感表达水平(706)

Z63.4　非复杂性的丧亲之痛(706)

虐待与忽视(707)

儿童虐待与忽视问题(707)

儿童躯体虐待(707)

儿童躯体虐待,已确认(707)

T74.12XA　初诊

T74.12XD　复诊

儿童躯体虐待,可疑(707)

T76.12XA　初诊

T76.12XD　复诊

与儿童躯体虐待相关的其他情况(707)

Z69.010　针对来自父母的儿童虐待受害者的精神卫生服务

Z69.020　针对来自非父母的儿童虐待受害者的精神卫生服务

Z62.810　儿童期躯体虐待的个人史(既往史)

Z69.011　针对来自父母的儿童虐待施虐者的精神卫生服务

Z69.021　针对来自非父母的儿童虐待施虐者的精神卫生服务

儿童性虐待(708)

儿童性虐待,已确认(708)

T74.22XA 初诊

T74.22XD 复诊

儿童性虐待,可疑(708)

T76.22XA 初诊

T76.22XD 复诊

与儿童性虐待相关的其他情况(708)

Z69.010 针对来自父母的儿童性虐待受害者的精神卫生服务

Z69.020 针对来自非父母的儿童性虐待受害者的精神卫生服务

Z62.810 儿童期性虐待的个人史(既往史)

Z69.011 针对来自父母的儿童性虐待施虐者的精神卫生服务

Z69.021 针对来自非父母的儿童性虐待施虐者的精神卫生服务

儿童忽视(708)

儿童忽视,已确认(708)

T74.02XA 初诊

T74.02XD 复诊

儿童忽视,可疑(708)

T76.02XA 初诊

T76.02XD 复诊

与儿童忽视相关的其他情况(708)

Z69.010 针对来自父母的儿童忽视受害者的精神卫生服务

Z69.020 针对来自非父母的儿童忽视受害者的精神卫生服务

Z62.812 儿童期忽视的个人史(既往史)

Z69.011 针对来自父母的儿童忽视施虐者的精神卫生服务

Z69.021 针对来自非父母的儿童忽视施虐者的精神卫生服务

儿童心理虐待(709)

儿童心理虐待,已确认(709)

T74.32XA 初诊

T74.32XD 复诊

儿童心理虐待,可疑(709)

T76.32XA 初诊

T76.32XD 复诊

与儿童心理虐待相关的其他情况(709)

Z69.010 针对来自父母的儿童心理虐待受害者的精神卫生服务

Z69.020 针对来自非父母的儿童心理虐待受害者的精神卫生服务

Z62.811 儿童期心理虐待的个人史(既往史)

Z69.011 针对来自父母的儿童心理虐待施虐者的精神卫生服务
Z69.021 针对来自非父母的儿童心理虐待施虐者的精神卫生服务

成年人虐待与忽视问题(709)

配偶或伴侣躯体暴力(709)
配偶或伴侣躯体暴力,已确认(709)
T74.11XA 初诊
T74.11XD 复诊

配偶或伴侣躯体暴力,可疑(710)
T76.11XA 初诊
T76.11XD 复诊

与配偶或伴侣躯体暴力相关的其他情况(710)
Z69.11 针对配偶或伴侣躯体暴力受害者的精神卫生服务
Z91.410 配偶或伴侣躯体暴力的个人史(既往史)
Z69.12 针对配偶或伴侣躯体暴力施虐者的精神卫生服务

配偶或伴侣性暴力(710)
配偶或伴侣性暴力,已确认(710)
T74.21XA 初诊
T74.21XD 复诊

配偶或伴侣性暴力,可疑(710)
T76.21XA 初诊
T76.21XD 复诊

与配偶或伴侣性暴力相关的其他情况(710)
Z69.81 针对配偶或伴侣性暴力受害者的精神卫生服务
Z91.410 配偶或伴侣性暴力的个人史(既往史)
Z69.12 针对配偶或伴侣性暴力施虐者的精神卫生服务

配偶或伴侣忽视(710)
配偶或伴侣忽视,已确认(710)
T74.01XA 初诊
T74.01XD 复诊

配偶或伴侣忽视,可疑(710)
T76.01XA 初诊
T76.01XD 复诊

与配偶或伴侣忽视相关的其他情况(710)
Z69.11 针对配偶或伴侣忽视受害者的精神卫生服务
Z91.412 配偶或伴侣忽视的个人史(既往史)

Z69.12 针对配偶或伴侣忽视施虐者的精神卫生服务

配偶或伴侣心理虐待(711)

配偶或伴侣心理虐待,已确认(711)

T74.31XA 初诊

T74.31XD 复诊

配偶或伴侣心理虐待,可疑(711)

T76.31XA 初诊

T76.31XD 复诊

与配偶或伴侣心理虐待相关的其他情况(711)

Z69.11 针对配偶或伴侣心理虐待受害者的精神卫生服务

Z91.411 配偶或伴侣心理虐待的个人史(既往史)

Z69.12 针对配偶或伴侣心理虐待施虐者的精神卫生服务

成年人的非配偶或非伴侣虐待(711)

成年人的非配偶或非伴侣躯体虐待,确认(711)

T74.11XA 初诊

T74.11XD 复诊

成年人的非配偶或非伴侣躯体虐待,可疑(711)

T76.11XA 初诊

T76.11XD 复诊

成年人的非配偶或非伴侣性虐待,已确认(712)

T74.21XA 初诊

T74.21XD 复诊

成年人的非配偶或非伴侣性虐待,可疑(712)

T76.21XA 初诊

T76.21XD 复诊

成年人的非配偶或非伴侣心理虐待,已确认(712)

T74.31XA 初诊

T74.31XD 复诊

成年人的非配偶或非伴侣心理虐待,可疑(712)

T76.31XA 初诊

T76.31XD 复诊

与成年人的非配偶或非伴侣虐待相关的其他情况(712)

Z69.81 针对成人的非配偶虐待受害者的精神卫生服务

Z69.82 针对成人的非配偶虐待施虐者的精神卫生服务

教育与职业问题(712)

教育问题(712)

Z55.9 学业或教育问题(712)

职业问题(712)

Z56.82 与目前军事派遣状态相关的问题(712)

Z56.9 与就业相关的其他问题(712)

住房与经济问题(713)

住房问题(713)

Z59.0 无家可归(713)

Z59.1 住房条件不足(713)

Z59.2 邻居、房客或房东关系不和谐(713)

Z59.3 与住在寄宿机构相关的问题(713)

经济问题(713)

Z59.4 缺乏充足的食物或安全的饮用水(713)

Z59.5 极端贫困(713)

Z59.6 低收入(713)

Z59.7 社会保险或福利支持不足(713)

Z59.9 未特定的住房或经济问题(713)

与社会环境相关的其他问题(713)

Z60.0 生命阶段问题(713)

Z60.2 与独居相关的问题(714)

Z60.3 文化适应困难(714)

Z60.4 社会排斥或拒绝(714)

Z60.5 (感觉是)有害的歧视或迫害的目标(714)

Z60.9 与社会环境相关的未特定的问题(714)

与犯罪相关或与法律系统互动的问题(714)

Z65.4 犯罪受害者(714)

Z65.0 在民事或刑事诉讼中被定罪但未被监禁(714)

Z65.1 监禁或其他形式的拘押(714)

Z65.2 与从监狱释放相关的问题(714)

Z65.3 与其他法律情况相关的问题(714)

咨询和医学建议的其他健康服务(714)

Z70.9 性咨询(714)

Z71.9 其他咨询或会诊(714)

与其他心理社会、个人和环境情况相关的问题(715)

Z65.8	宗教或信仰问题(715)
Z64.0	与意外怀孕相关的问题(715)
Z64.1	与多胞胎相关的问题(715)
Z64.4	与社会服务提供者关系不和谐,包括假释官、个案管理者或社会服务工作者(715)
Z65.4	恐怖主义或酷刑的受害者(715)
Z65.5	遭遇灾难、战争或其他敌对行动(715)
Z65.8	与心理社会情况相关的其他问题(715)
Z65.9	与未特定的心理社会情况相关的未特定问题(715)

个人史的其他情况(715)

Z91.49	其他个人的心理创伤史(715)
Z91.5	个人的自残史(715)
Z91.82	个人的军事派遣史(715)
Z91.89	其他个人风险因素(715)
Z72.9	与生活方式相关的问题(715)
Z72.811	成年人的反社会行为(715)
Z72.810	儿童或青少年的反社会行为(715)

与获取医学和其他健康服务相关的问题(715)

Z75.3	无法获取或不能使用的健康服务机构(715)
Z75.4	无法获取或不能使用的其他助人机构(715)

对医疗的不依从(716)

Z91.19	不依从治疗(716)
E66.9	超重或肥胖(716)
Z76.5	诈病(716)
Z91.83	与精神障碍有关的流浪(716)
R41.83	边缘性智力功能(716)

目　录

第一部分
DSM-5 基础

第二部分
诊断标准和编码

第三部分

新出现的量表及模式

附 录

第一部分

DSM-5 基础

这一部分是对 DSM-5 的目的、结构、内容和使用的基本情况介绍。它并不是意图提供 DSM-5 由来的详尽说明，而是给读者一个其关键部分的简要概述。该介绍部分描述了用来广泛地评估出现在第二部分的诊断标准的公众的、职业的和专家的回顾过程。DSM-5 结构的总结与 ICD-11 的协调性，以及过渡到非多轴系统的评估残疾的新方法也呈现在这里。该“使用手册”包括精神障碍的定义、司法的考量、诊断过程的简要概述以及编码的使用和记录步骤。

介　绍

《精神障碍诊断与统计手册》(第五版)(DSM-5)的产生是一个涉及数百人为了一个共同的目标工作超过12年的浩大工程。许多想法和讨论涉及了评估诊断标准,考虑了本手册每一部分的组织,以及创造出被认为对临床工作者最有用的新特征。所有这些努力都朝着增强DSM-5作为诊断精神障碍指南的临床实用性的目标。

可靠的诊断对于指导治疗的推荐,确定精神卫生服务计划所需的患病率,确定临床基础研究所需的患病人群,以及记录重要的公共卫生信息——例如发病率和致死率是必需的。随着对精神障碍的理解及其治疗的发展,医学的、科学的和临床专业人士已经聚焦于特定障碍的特征和它们对治疗和研究的意义方面。

尽管DSM在可靠性方面取得了显著的进展,它已经被美国精神医学学会(APA)和广泛的研究精神障碍的科学界认识到,过去的科学还没有成熟到产生完全有效的诊断——也就是提供对单个DSM障碍的一致的、强烈的和客观的科学有效诊断。精神障碍疾病的科学不断发展。然而,DSM-Ⅳ发表后的过去20年中,在认知神经科学、脑影像学、流行病学和遗传学方面取得了真正的、持续的进展。如果DSM要维持作为精神障碍的最佳分类系统,负责新版本DSM-5的工作组认识到研究的新进展需要仔细的迭代改变,发现正确的平衡是关键。推测的结果不属于正式的分类系统,同时DSM-5必须在本领域其他临床研究项目的背景下发展。这个过渡的一个重要方面来自广泛的认识,过于僵化的分类系统并不能捕捉临床经验或重要的科学观察。无数共病的和家庭中疾病传播的研究结果,包括双胞胎研究和分子遗传学研究,强烈支持许多智慧的临床工作者长久以来的发现:许多障碍"类别"的边界在生命进程中比DSM-Ⅳ认识到的更具有流动性,以及归属为单一障碍的许多症状可能以不同的严重程度出现在很多其他疾病中。如其他医学疾病分类那样,这些发现意味着DSM应该使用精神障碍的维度方法,包括那些跨目前类别的维度。这种方法应该允许更准确地描述患者的表现和提高诊断的有效性(即诊断标准反映了基础性精神病理障碍的综合表现的程度)。DSM-5是设计来更好地满足临床工作者、患者、家庭和研究工作者对于清晰和简要的每一种精神障碍的描述的需要,它通过详细的诊断标准,在恰当的时候被补充以跨诊断类别的维度测量,以及关于诊断、风险因素、有关特征、研究进展和该障碍的不同表现来实现。

需要临床经验和训练来使用DSM以确定诊断。诊断标准确定症状、行为、认知功能、人格特质、生理特征、综合征的组合,以及病程,它需要临床专长来鉴别它们与正常生活的变异和对应激的短暂反应。为了促进对所呈现症状范围的彻底检查,当诊断障碍时,DSM可以作为临床工作者的指南来确定最显著突出的症状。

尽管一些精神障碍可能有围绕症状群的定义明确的边界，但现有的科学证据表明，即使不是大多数障碍也是许多障碍，是一个密切相关障碍的谱系，它们共享症状、共享遗传和环境的风险因素，以及可能共享神经机制(也许最强的是来自于通过神经影像学和动物模型确立的焦虑障碍的亚群)。简而言之，我们认识到，障碍之间的边界比原来感受到的更有渗透力。

许多健康专业和教育群体参与了 DSM-5 的发展和测试，包括医生、心理学家、社工、护士、咨询师、流行病学家、统计学家、神经科学家和神经心理学家。最后，患者、家庭、律师、消费者组织以及倡导团体也通过对在本书中描述的精神障碍的反馈参与了 DSM-5 的修订。他们对描述性和解释性行文的监管，对这些疾病的理解、减少社会偏见、治疗的改进以及最终治愈是必要的。

简短的历史

APA 在 1844 年首次发表了 DSM 的前身，作为一个住院精神病患者的统计分类。它的目的是为了交流关于在这些医院里照顾的患者类型。这个 DSM 的前身也被用来作为全美国人口统计的一部分。第二次世界大战后，DSM 经过四个主要版本发展为针对精神科医生、其他医生和其他精神卫生专业人士的诊断分类系统，它描述了全部精神障碍的基本特征。目前的版本 DSM-5，基于其前身的目标(最近的是 DSM-Ⅳ-TR，或文字修订版，发表于 2000 年)对影响、治疗和管理决定的诊断提供指南。

DSM-5 的修订过程

1999 年，APA 基于新出现的不支持一些精神障碍已经建立的边界的研究，开始了对于 DSM 的优点和缺点的评估。通过数次会议和 2002 年共同发表的DSM-5 研究议程的形式，与世界卫生组织(WHO)精神卫生机构、世界精神医学学会和美国国家精神卫生研究所(NIMH)合作，此后，2003—2008 年，APA 与 WHO 合作并得到了美国国家毒品滥用研究所(NIDA)和美国国家酒精中毒与酒精滥用研究所(NIAAA)的支持，组织了 13 次 DSM-5 研究规划的国际会议，包括来自 39 个国家的 400 名参与者，回顾了在特定诊断领域的世界文献，准备修订 DSM-5 和国际疾病分类第 11 版(ICD-11)。这些会议的报告形成了未来 DSM-5 工作委员会回顾的基础，为制定新版 DSM 做好了准备。

2006 年，APA 任命 David J. Kupfer，M. D. 和 Darrel A. Regier，M. D.，M. P. H. 作为 DSM-5 工作委员会的主席和副主席。他们负责推荐 13 个诊断工作组的主席，以及额外的具有多种专长的工作组成员来负责 DSM-5 的发展。APA 董事会启动了额外的审查过程来公示其收入来源，从而避免工作委员会和工作组成员的利益冲突。收入和商业来源的研究基金的完全披露，包括制药产业，在过去 3 年内，以及从所有商业来源的收入上限，在网站上发表，建立了一个本领域的新标准。此后，28 个成员的工作委员会在 2007 年被批准，并于 2008 年任命了超过 130

个工作组成员。超过 400 个额外的工作组顾问没有投票权但也被批准参与该过程。关于精神障碍分类的下一个发展阶段的明确概念,对于工作委员会和工作组而言是非常重要的。当工作委员会和工作组回顾 DSM-Ⅳ分类的历史、目前的长处和局限性,及其修订的战略方向时,这一愿景就出现了。密集的 6 年的过程包括进行文献回顾和二次分析,在科学杂志上发表研究报告,制定诊断标准的草案,在 DSM-5 网站上公布初步草案以供大众评论,在专业会议上展示初步发现,进行现场试验,以及修订诊断标准和行文。

修订的建议

DSM-5 诊断标准的修订的建议是由工作组成员做出,它是基于需要修订的理由、改变的范围、对临床管理和公共卫生的预期影响、支持的研究证据的强度、整体清晰度和临床实用性。建议包括诊断标准的改变,增加新的障碍、亚型和标注,以及删除已经存在的障碍。

在修订的建议中,目前的诊断标准和分类的长处和短处首次被确定。考虑到过去 20 年内新的科学发现,创造了一个通过文献回顾来评估潜在改变和后续资料分析的研究计划。指导修订草案的四个原则如下:(1) DSM-5 的主要目的是供临床工作者使用的手册,修订必须可用于日常临床实践;(2) 修订的建议必须由研究证据来指导;(3) 在可能的情况下,尽量与先前的 DSM 版本保持连续性;(4) 不能预设 DSM-Ⅳ和 DSM-5 之间改变的程度。

基于初始的文献回顾,工作组确定了诊断领域的关键问题。工作组还研究了广泛的方法论问题,例如,在文献中存在矛盾的发现,发展出更精练的精神障碍的定义,与所有障碍相关的跨界别的问题,以及在 DSM-Ⅳ中作为"未特定类别的障碍的修订"。包含在第二部分中的修订的建议考虑到公共卫生和临床实用性的优缺点、证据的强度,以及改变的幅度。新的诊断和障碍亚型的标注需要额外的证据,例如,需要证明可靠性(即两个临床工作者可以对同一个患者独立做出相同诊断的程度)。临床实用性低和有效性弱的障碍被考虑删除。将"需要进一步研究的状况"放在第三部分,是基于在诊断、诊断的可靠性和有效性,存在明确的临床需要,以及需要进一步研究的潜在利益方面产生的重要证据的数量。

DSM-5 现场试验

使用现场试验来证明可靠性,是自 DSM-Ⅲ开始的一个有价值的改进。DSM-5现场试验的设计和实施策略代表了在 DSM-Ⅲ和 DSM-Ⅳ中使用方法的一些变化,特别是基于获取资料的精确的 Kappa 信度估计(一种统计方法,它评估两个评估者之间的一致性水平,能够纠正由于患病率所致的机会一致性),在高水平的能够诊断的共病的背景下。对于 DSM-5 而言,现场试验通过使用两种不同的设计来扩展:一个是在大型、不同的医疗学术场所,另一个是在日常的临床实践中。前者能够满足大样本来检验在不同的患者群中,许多诊断的可靠性和临床实用性的假设;后者能够提供在 DSM 使用者不同的样本中,在日常临床场所使用建议的修订标准的有价值的信息。预计未来的临床和基础研究将聚焦于修订的分类诊断标准的有效性,以及这些障碍的基础的维度特征(包括现在正在被 NIMH 研究领域诊断标准项目检验的那些)。

医疗学术领域的现场试验是在 11 个北美医疗学术场所进行的,它评估了选择的修订标准的可靠性、可行性和临床实用性,优先给予那些代表了自 DSM-Ⅳ以来最大程度的改变,或那些潜在的对公共卫生影响最大的内容。来到每一个场所的全部临床患者群都是根据 DSM-Ⅳ的诊断进行筛选,或其症状可能预测了几个 DSM-5 感兴趣的障碍。每一个场所都需要四至七种特定障碍的分层样本,再加上一个包含所有其他障碍的代表性样本。患者自愿参与研究,并被随机分配给不知道其诊断的临床工作者进行临床访谈,而接着进行第二次访谈的临床工作者并不知道先前的诊断。患者首先填写一个计算机辅助的超过十几个心理领域的跨界症状量表。这些量表是由中心服务器打分,其结果在他们进行典型的临床访谈之前提供给临床工作者(没有结构性的程序)。临床工作者被要求在计算机辅助 DSM-5 诊断条目上,对于是否存在符合的诊断标准打分,确定诊断,评分诊断的严重程度,并将所有资料提交给中心网络服务器。这一研究设计允许计算两个独立的临床工作者同意一个诊断(使用类别内 Kappa 统计)或一个患者的程度,或两个不同的临床工作者对跨界症状、人格特质,残疾和诊断的严重程度的分别评估(使用类别内相关系数),伴有基于对这些可靠性估计的精确性的信息。它也可以在分别的临床人群中评估 DSM-Ⅳ和 DSM-5 障碍的患病率。

日常临床实践的现场试验涉及召集个体精神科医生和其他临床工作者。招募的志愿者样本包括普通和特色精神科医生、心理学家、执业临床社工、咨询师、婚姻和家庭治疗师,以及精神科专业护士。现场试验使许多临床工作者接触到建议的 DSM-5 诊断和维度测量以评估其可行性和临床实用性。

公众与专业人士回顾

2010 年,APA 开放了一个独特的促进公众和专业人士对 DSM-5 反馈的专业网站。所有的诊断标准草案和建议的结构改变都被放置在 www.dsm5.org 网站上,进行为期 2 个月的公示。总计收集了超过 8 000 份反馈,被 13 个工作组及其成员在恰当的情况下进行了系统的回顾,将问题和评论整合进草案的修订和现场试验计划中。在对初始的诊断标准草案和建议的章节结构的修订后,于 2011 年进行了二次公示。在起草建议的最终诊断标准时,工作组考虑了网站上的反馈和 DSM-5 现场试验的结果,2012 年它被第三次也是最后一次在网站上进行公示。这三次广泛的外部回顾在网站上产生了超过 13 000 条个体签名的评语,以及数千名有组织的签名请愿来支持和反对一些建议的修订,它们被工作组收集和回顾,所有这些都使工作委员会能够积极地回答 DSM 使用者、患者和倡导群体的担心,以确保临床实用性仍然是最高优先级。

专家回顾

13 个工作组的成员,代表了在各自领域的专长,与顾问和评论者合作,在

DSM-5 工作委员会的总指导下起草了诊断标准和行文。这一努力是由 APA 研究部门团队以及每一位工作组的文字协调员来支持。文字工作是通过文字协调员，与工作组合作，在工作委员会的指导下进行。科技文献回顾委员会(SRC)的建立是为了提供一个科学的同行的回顾过程，它被设置在工作组之外。SRC 的主席、副主席、六个委员会成员负责回顾在多大程度上，建议的 DSM-Ⅳ的改变能够得到科学证据的支持。每一个对诊断修订的建议都需要由工作组准备改变的证据备忘录，以及伴随围绕建议的诊断标准的有效因素的支持资料的总结(即前瞻性的有效因素如家族聚集性，同步性的有效因素如生物标记，以及预测性的有效因素如对治疗的反应或疾病的病程)。提交的报告由 SRC 回顾，并根据支持的科学资料的强度来评分。其他改变的理由，如那些来自于临床经验或需要或来自于诊断类别的概念性重构，一般被视为 SRC 的工作以外。评论者的分数，在不同的建议中有显著的变异，伴有简短的评语，然后再交回 APA 董事会和工作组来考虑和回应。

临床和公共卫生委员会(CPHC)，由主席、副主席和六名成员组成，他们是考虑那些额外的临床实用性，公共卫生和那些证据的类型或水平还没有积累到被 SRC 认为充足到支持改变诊断标准的逻辑澄清问题。这些回顾过程对于已知有缺陷的 DSM-Ⅳ的障碍特别重要，以及对他们建议的改变先前既没有在 DSM 修订过程中被考虑到也没有被研究复制过。这些选择的障碍被四至五个外部评论者评估，以及改变的匿名的结果被 CPHC 成员回顾，他们再向 APA 董事会和工作组提出建议。

由 APA 精神医学和法律委员会成员对那些频繁出现在司法环境中，以及有高的潜在性在法庭上影响民事和刑事判决的那些障碍进行司法回顾。工作组在相关领域还增加了一些司法专家作为顾问来对精神医学和法律委员会的专长进行补充。

工作组本身负责回顾围绕诊断领域的全部研究文献，包括旧的、修订的和新的诊断标准，在密集的 6 年的回顾过程中，评估小的改变或重大的概念化改变的优缺点，来回答那些与持续数十年的诊断概念方法同时出现的不可避免的具体问题。这些改变包括将先前分开的诊断领域合并为更具维度的谱系，例如孤独症谱系障碍、物质使用障碍、性功能失调和躯体症状及相关障碍。其他的改变包括纠正那些随着时间变得明显的瑕疵，如选择一些障碍的操作标准。这些类型的改变对 SRC 和 CPHC 的回顾过程特别有挑战性，它们不是对 DSM-Ⅳ诊断标准的有效性的评估。然而，DSM-5 工作委员会与工作组在这段时间同步进行，回顾那些建议的改变以及负责回顾描述每一种障碍的行文，使他们处在一个独特的位置来对这些改变的科学性进行知情的判断。而且，许多这些重大的改变需要进行现场试验，尽管不可能对所有建议的改变进行综合试验，因为时间限制和可获得的资源。

最后的来自工作委员会的建议被提供给 APA 董事会和 APA 大会 DSM-5 委员会，来考虑一些建议修订的临床实用性和可行性。大会是 APA 的议事机构，它代表了各地的分支机构和来自美国各地的精神科医生组成的会员，他们能够提供地理位置、实践形式和兴趣的多样性。DSM-5 委员会是由不同群体的大会领导者组成。

接着所有先前的回顾步骤,由大会和 APA 董事会执行委员会举行执行“峰会”,整合来自于回顾和大会委员会主席、工作委员会主席、司法顾问和统计顾问的意见,对每一种障碍进行初步回顾。随后,由 APA 董事会全体成员进行初步回顾。2012 年 11 月大会投票,建议董事会批准发表 DSM-5,APA 董事会同意于 2012 年 12 月发表。对这一过程有贡献的许多专家、评论者和顾问的名单被列在附录中。

组织结构

那些构成诊断标准的单个障碍的定义,为临床和研究的目的提供了 DSM-5 的核心。尽管程度不同,但这些诊断标准经过科学的回顾,许多障碍还经过评估者之间可靠性的现场试验。作为对比,障碍的分类(障碍被分组的形式,为本手册提供了更高水平的组织)一般不被认为在科学上具有相同的意义,尽管事实上当这些障碍在 DSM-Ⅲ中被初始分类时这些决定就已做出。

DSM 是一个障碍的医学分类,是历史上决定的基于临床和科学信息的认知模式,以增强其可理解性和实用性。毫不惊讶的是,当那些最终导致 DSM-Ⅲ产生的基础科学经历了近半个世纪,临床医生和科学工作者面临的挑战,是 DSM 的内在结构所固有的而不是对任何单个疾病的描述。这些挑战包括在 DSM 章节内和跨章节之间高的共病率,过度使用和依赖“未特定的”(NOS)诊断标准,逐渐增加的无法整合 DSM 障碍与遗传研究和其他科学发现的结果。

随着 APA 和 WHO 开始计划各自的 DSM 和国际疾病分类(ICD)的修订,两者都考虑了改进临床实用性的可能(例如,帮助解释明显的共病),以及通过根据一些合理的和相关的结构排列章节的数字编码所设计的线性系统,来重新思考两者的组织结构以促进科学研究。对于 DSM-5 工作委员会和 ICD-10 精神和行为障碍修订 WHO 国际顾问组而言,非常重要的是,对组织结构的修订要增进临床实用性和保持在能够复制的科学信息的界限之内。尽管改革的需要很明显,但非常重要的是尊重科学的现状以及对临床和研究社区的看似快速变化的挑战。在这种精神下,对组织结构采取保守的、进化的诊断的改革,它是被在障碍群组关系方面新出现的科学证据所指导。通过重新排序和重组现有障碍,修订结构的目的是刺激新的临床角度和鼓励研究者确定那些不受严格的分类限制的心理和生理的跨界因素。

DSM 诊断标准的使用,在临床工作者之间,对于障碍的诊断创造了一个关于共同语言的明确的价值。那些被确定已经有临床应用性的正式的诊断标准和障碍位于本手册的第二部分。然而,应该注意这些诊断标准及其在分类系统内的关系是基于目前的研究,可能随着在所建议的障碍的领域内和领域间的未来研究所汇集的新证据而调整。第三部分所描述的“需要进一步研究的状况”,被认为科学证据还不能支持其广泛的临床使用。包括这些诊断标准是为了强调进化和在这些领域的科学进展的方向以刺激进一步的研究。

任何持续的回顾过程，特别是这么复杂的，不同的观点会出现，已经做出了许多努力来考虑各种观点并在需要时采纳它们。例如，包括在第二、第三部分中的人格障碍；第二部分代表了那些与 DSM-Ⅳ-TR 相同的诊断标准有关的行文的修订，而第三部分包括了建议的人格障碍的研究模式，以及由 DSM-5 人格和人格障碍工作组发展出的概念。随着这一领域的发展，希望两个版本都能够帮助临床实践和研究项目。

与 ICD-11 的一致性

负责修订 DSM 和 ICD 系统的工作组的共同目标是使两个诊断系统尽量一致，理由如下：

- 存在两种精神障碍的诊断系统阻碍了美国国家健康统计的收集和使用和以发展新治疗为目标的临床试验设计，并且国际监管机构考虑了其结果的全球应用性。
- 更广泛而言，存在两种诊断系统使复制跨国界的科学结果的努力变得复杂化。
- 即使意图确认相同的患者人群，DSM-Ⅳ 和 ICD-10 的诊断并不总是一致。

在早期的修订过程中，非常明显的是，共享的组织结构能够帮助诊断系统的一致性。事实上，共享的框架的使用帮助整合了 ICD 和 DSM 工作组的工作以及聚焦了科学问题。DSM-5 的组织和 ICD-11 建议的线性结构已经被 NIMH 研究领域诊断标准（RDoc）项目的领导者认可，认为与他们的项目的初始总体结构是一致的。

当然，考虑到现阶段科学知识的状态，关于精神病理的分类和某些特定障碍的特定的诊断标准的原则上的分歧是可预期的。然而，在 DSM 和 ICD 分类之间大部分的分歧并不反映真正的科学上的差异，而是代表了历史上独立委员会工作过程中的副产品。

在两者的修订过程中，使参与者感到惊喜的是，大部分内容都比较容易达成一致，反映了在一些领域的科学文献的强度，例如流行病学、共病的分析、双胞胎研究，以及某些其他遗传学的设计。当不同意见出现时，他们几乎总是反映了需要做出一个判断，在面临不完全的——或更经常是有冲突的——资料时，将某一个障碍置于何处。因此，例如，基于症状的模式，共病和共享的风险因素，注意缺陷/多动障碍（ADHD）被放在神经发育障碍一章中，但相同的资料也强烈支持将注意缺陷/多动障碍放在破坏性、冲动控制及品行障碍一章中。这些问题都根据优势证据来解决（最显著的是被 DSM-5 工作组批准的最重要的有效因素）。然而，工作组认识到，未来的发现可能改变其位置和单个障碍的概貌，而且，那些支持临床实践的简单线性的组织可能不能完全捕捉精神障碍的复杂性和异质性。修订后的组织机构与 ICD-11 的精神和行为障碍一章（第五章）相协调，它将利用扩展的数字-字母编码系统。然而，在美国本手册发表时，正式的编码系统修订自 ICD-10 的国际疾病分类第十版——临床修订版（ICD-10-CM），将于 2015 年 10 月在美国开始使用。考虑到未来将出版 ICD-11，所以与 ICD-11 而不是 ICD-10 迭代是最相关的。

诊断的维度方法

那些植根于先前 DSM 分类的基本设计中的结构问题,以及大量狭窄的诊断类别的构建,已经出现在临床实践和研究中。不同来源的相关证据包括共病的研究和对未特定诊断的显著需求,代表了在进食障碍、人格障碍和孤独症谱系障碍中的绝大部分诊断。遗传学和环境风险因素的研究,无论是基于双胞胎的设计、家族遗传,或是分子分析,也加重了对 DSM 系统类别结构的担忧。因为先前的 DSM 的方法考虑到每一个诊断在类别上截然不同于健康和其他诊断,它没有捕捉到在共病的研究方面非常明显的跨许多障碍的广泛共享的症状和风险因素。早期版本的 DSM 聚焦于从诊断中排除假阳性结果;因此其类别过于狭窄,所以它广泛地需要使用 NOS(未特定)诊断。确实如此,为了治疗和研究,确定同质性群体的合理目标会导致狭窄的诊断类别,它不能捕捉临床现实,在障碍中症状的异质性,以及跨多个障碍的显著共享的症状。历史上,通过在障碍诊断类别之内逐渐分类以获得诊断的同质性不再是合理的;如大多数人类常见的疾病,从遗传风险因素到症状,精神障碍在许多层面上都是异质的。

与 DSM-5 章节结构改变的建议相关,诊断谱系工作组的成员考虑了科学的有效因素是否能够帮助在现有的类别框架中,对相关障碍进行新的分组。11 个指标被推荐用于该目的:共享的神经机制,家族特质,遗传风险因素,特定的环境风险因素,生物标记物,气质的前瞻性,情绪或认知过程的异常,症状的相似性,疾病的病程,高的共病和共享的治疗反应。这些指标作为重要的指南,来帮助工作组和工作委员会决定如何将障碍分组,以最大化其有效性和临床实用性。

一系列的论文被产生出来和发表在重要的国际杂志上(《心理医学》,2009 年,第 39 卷),作为 DSM-5 和 ICD-11 发展过程的一部分,来记录这些有效因素对建议障碍的大的分组是最有用的,而不是"有效化"单个障碍的诊断标准。DSM-5 精神障碍的重新分组意图使未来的研究能够提高对疾病起源的理解和障碍之间病理生理的共性,以及对未来的复制提供基础,使这些资料随着时间可以被重新分析以继续评估其有效性。DSM-5 的持续修订将使其成为一个"活文件",它能够适应未来在神经生物学、遗传学和流行病学方面的发现。

基于 DSM-5 和 ICD-11 分析的已发表的发现,已经证明根据内化和外化因素将障碍分组,代表了有证据支持的框架机构。在内化组(代表了有显著的焦虑、抑郁和躯体症状的障碍)和外化组(代表了有显著的冲动、破坏性行为和物质使用症状的障碍)中,共享的遗传和环境风险因素,如在双胞胎研究中显示的那样,很可能解释在临床和社区样本大多数系统性的共病。相邻放置的"内化障碍"特征性地表现为抑郁的心境、焦虑以及相关的生理和认知症状,应该有助于开发新的诊断方法,包括维度方法,同时促进生物标记物的确定。类似地,相邻放置的"外化组"包括表现出反社会行为,品行紊乱、成瘾和冲动控制的障碍,应该能够鼓励在确定诊断、标记物和基础机制方面的进展。

尽管类别诊断有许多问题,DSM-5 工作组认识到对大多数障碍提出替代定义，在科学上尚不成熟。对于新的诊断方法，组织结构应该作为一个桥梁而不破坏目前的临床实践或研究。来自于DSM相关的培训材料，美国国家健康研究所，其他基金组织和科学文献的支持，通过鼓励在建议的和相邻的章节中更广泛地研究，DSM-5的维度方法和组织结构可以促进目前跨诊断类别的研究。这样重新调节研究目标能够帮助DSM-5处于诊断的维度方法的发展核心，很可能在未来补充或取代现有的分类方法。

发育与生命周期的考量

为了提高临床实用性，DSM-5是在发育和生命周期的考量的基础上组织的。本手册开始于反映了生命早期阶段的发育过程的诊断（例如，神经发育和精神分裂症及其他精神病性障碍），随后是青春期和成年人早期的诊断（例如，双向、抑郁和焦虑障碍），最后以成人期和生命晚期的诊断结尾（例如，神经认知障碍）。在可能的情况下，每一章都采取了类似的方法。这种组织结构促进了综合使用生命周期的信息作为一种帮助做出诊断决定的方式。

DSM-5建议的组织结构，在神经发育障碍之后，是基于内化障碍组（情绪和躯体障碍）、外化障碍组、神经认知障碍和其他障碍。我们希望这个组织结构能够促进研究引起诊断性共病和症状异质性的基础病理生理过程。而且，通过设置障碍群来反映临床现实性，DSM-5能够促进由非精神卫生专家，如初级保健医生，来确定潜在的诊断。

DSM-5的组织结构与ICD的一致性，被设计来为下一个研究时代提供更好的、更灵活的诊断概念，以及作为临床工作者一个有用的指南，来向患者解释为什么他们会有多个诊断或者为什么在他们的生命周期中会有额外的或变化的诊断。

文化问题

精神障碍是相对于文化、社会和家庭的规范和价值而定义的。文化提供了解释性的框架结构，它能够改变体验和那些作为诊断标准的症状、体征和行为的表达。文化可以被传播、修订，在家庭和其他社会系统和机构中被重新创造。诊断评估必须考虑个体的体验、症状和行为不同于社会文化规范，以及导致在文化起源和特定的社会或家庭背景下的适应困难。与诊断分类和评估相关的文化的关键概念已经在DSM-5的发展过程中被考虑到。

在第三部分中，“文化概念化”包含了详细的讨论DSM-5中的文化诊断，包括深度的文化评估工具。

正常和病理之间的边界，对于特定类型的行为而言，存在跨文化的不同。对于特定的症状或行为耐受的阈值在不同文化、社交场所和家庭中是不同的。因此，在哪种水平上，行为变得有问题或病理也是不同的。判断一个给定的行为是异常的以及需要临床关注，是基于被个体内化的文化规范，以及被周围的他人所认同，包括家庭成员和临床工作者。觉知文化的意义可能纠正一些对精神病理的错误解释,但文化也可能造成易患性和痛苦(例如,放大了维持惊恐障碍和健康焦虑的恐惧)。文化的含义,习惯和传统也可以造成偏见或在社会和家庭中支持对精神障碍的应对。文化可能提供增加应对疾病韧性的策略,或建议寻求帮助和利用各种类型的健康照顾的选项,包括替代的和补充的健康系统。文化可能影响接受或排斥一个诊断和坚持治疗,影响疾病和康复的过程。文化也可能影响临床就诊的行为;作为结果,在临床工作者和患者之间的文化差异也可能影响诊断的准确性和接受度,对治疗的决定,以及预后的考量和临床后果。

历史上,文化相关综合征的构建是文化精神医学所感兴趣的。在 DSM-5 中,这种构建被三个有更大临床实用性的概念所替代:

1. *文化综合征*是一组共同出现的、相对稳定的症状,存在于特定的文化群体、社区或背景中(例如,*神经发作*,Ataque de Nervios)。该综合征在给定的文化中可能被认为或也可能不被认为是一种疾病(例如,它可能以不同的方式被命名),但这种文化的痛苦模式和疾病的特征可能不被外来的观察者认识到。
2. *痛苦的文化习语*是一个语言学的术语、短句或在某个文化群体中讨论痛苦的方式(例如,相似的种族和宗教),它是指共享的病理的概念和表达沟通或命名痛苦的基本特征的概念(例如,*思虑过多*,Kufungisisa)。痛苦的习语可能不需要与特定的症状、综合征或感受到的原因相关。它可以用来表达范围广泛的不舒适,包括每天的体验、亚临床的状态,或由于社会环境而非精神障碍所致的痛苦。例如,大多数文化都有常见的躯体的痛苦的习语,用以表达广泛的痛苦和担忧。
3. *文化的解释或感受到的原因*是一个命名、归因或提供文化上感受到的原因的解释模式的特征,或是症状、疾病或痛苦的原因(例如,*人为疾病*,Maladi Moun)。因果的解释可能是被普通人或治疗者使用的民间分类的主要特征。

这三个概念建议,理解和描述疾病体验的文化方式,它可以在就诊中被询问。它们影响症状学、寻求帮助,临床表现,对治疗的预期,疾病的适应和治疗的反应。相同的文化术语经常提供一个以上的这些功能。

性别差异

与躯体疾病的原因和表达相关的性和性别差异已经在许多疾病中被确定,包括一些精神障碍。DSM-5 的修订包括在精神疾病表达方面的男性和女性之间的潜在差异。关于术语的命名,*性的差异*是指个体的生殖器官的 XX 或 XY 染色体的不同。*性别差异*是来自生物学性的变异以及个体的自我感受,包括心理、行为和个体感受到的性别的社会后果。DSM-5 中使用的术语*性别差异*,因为常见于男性和女性之间的差异,它是生物性别和个体自我感受的两者的结果。然而,一些差异仅仅基于生物性别。

性别能够以不同的方式影响疾病。第一，它可能仅仅决定个体是否对某种疾病有风险(例如，在经前期烦躁综合征中)。第二，性别可能调节发生某种疾病的总风险，以及对一些精神障碍在患病率和发病率方面表现出显著的性别差异。第三，性别可能影响个体体验某种障碍特定症状的可能性。注意缺陷/多动障碍是经常被男孩或女孩体验到的在临床表现方面有差异的障碍的例子。性别可能对一种障碍的体验有其他影响，它间接地与精神疾病的诊断相关。某些症状更可能被男性或女性报告，这些导致了在服务提供方面的差异(例如，女性更容易认识到抑郁、双相或焦虑障碍，男性可能报告更全面的症状清单)。

生殖生命周期事件，包括雌激素的变化，也能导致疾病的风险和表达方面的差异。因此，产后起病的躁狂或重性抑郁发作的标注，注明了女性开始某种疾病的风险的时间段。在睡眠和精力方面，这种改变在产后经常是正常的，因此在产后女性中诊断的可靠性较低。

本手册包括在多种水平上有关性别的信息。如果存在有性别特点的症状，它们将被添加到诊断标准中。性别相关的标注，如围产期起病的心境发作，能够提供额外的关于性别和诊断的额外信息。最后，其他与诊断和性别考量相关的问题可参见“性别相关的诊断问题”部分。

其他特定的和未特定的障碍的使用

为了提高诊断的特异性，DSM-5 取代了先前的 NOS(未特定)的诊断，有两个选择可供临床使用：*其他特定的障碍和未特定的障碍*。提供其他特定的障碍的类别，允许临床工作者沟通那些在任何诊断类别中，其临床表现不符合任何特定类别诊断标准的特定原因。这是通过记录类别的名称，接着特定的原因来实现。例如，个体有临床意义的抑郁症状持续 4 周，但其症状低于重性抑郁发作的诊断阈值，则临床工作者会记录其他特定的抑郁障碍，抑郁发作伴不充足的症状。如果临床工作者选择不标注那些不符合特定障碍诊断标准的原因，则可给予“未特定的抑郁障碍”的诊断。注意，其他特定的和未特定的障碍之间的区别是基于临床工作者的决定，未指定的障碍是基于临床医生的决策，为诊断提供了最大的弹性。临床工作者不需要基于临床表现的一些特征来区别其他特定的和未特定的障碍。当临床工作者决定有证据能够特定临床表现的性质，则应给予其他特定的诊断。当临床工作者不能进一步特定和描述临床表现时，则应给予未特定的诊断。这完全基于临床判断。

更详细如何使用其他特定的和未特定的诊断的讨论，参见第一部分的“使用手册”部分。

多轴系统

尽管被广泛使用以及被某些保险公司和政府机构采用，但进行精神障碍的诊断时不再需要 DSM-Ⅳ的多轴系统。非轴性的评估系统，也包括那些列在相应的轴Ⅰ,Ⅱ和Ⅲ的障碍和疾病,没有轴的区分。DSM-5已经改为非轴性的诊断记录(原轴Ⅰ,Ⅱ和Ⅲ),伴有分别的对重要的心理社会和背景因素的注解(先前的轴Ⅳ)和残疾评估(先前的轴Ⅴ)。本次修订与DSM-Ⅳ行文的申明一致,“轴Ⅰ,Ⅱ和Ⅲ中多轴的区别并不表明它们在概念化方面有根本的不同,也不表明精神障碍与生理或生物因素或过程无关,或也不表明一般的躯体疾病与行为或心理因素或过程无关”。分别注明来自心理社会和背景因素的方法是与已经确立的WHO的ICD指南,分别考虑个体的功能状态及其诊断或症状状态相一致。在DSM-5中,轴Ⅲ与轴Ⅰ和Ⅱ合并。临床工作者应该继续列出对理解和管理个体精神障碍来说重要的躯体疾病。

DSM-Ⅳ中轴Ⅳ包括了那些影响精神障碍的诊断、治疗和预后的心理社会和环境问题。尽管该轴提供了有用的信息,即使没有像预期那样被频繁使用,DSM-5工作组建议DSM-5不应该发展有关心理、社会和环境问题的自己的分类,而是使用一些包含在ICD-10-CM中新的Z编码。ICD-10的Z编码被检验以决定哪些与精神障碍最相关、哪些还存在差距。

DSM-Ⅳ的轴Ⅴ是由整体的功能评估(GAF)量表组成,它代表了临床工作者对个体的总的精神卫生-疾病的假设的连续性的功能水平的判断。由于几个原因,DSM-5建议停止使用GAF,包括其概念缺乏清晰性(即包括症状、自杀风险和残疾描述)和日常实践中有问题的心理测量。为了提供残疾的整体评估,以及进一步的研究,在DSM-5的第三部分包含了WHO残疾评估量表(WHODAS)(参见“评估量表”一章)。WHODAS是基于国际功能残疾和健康的分类(ICF),可在所有的医学和卫生保健领域使用。WHODAS(2.0版)和针对儿童/青少年及其父母的修订版,以及被损害和残疾研究研究工作组包含在DSM-5的现场试验中。

在线增强

决定哪些内容要包括在DSM-5的印刷版中,它是与临床最相关的和有用的,同时保持合理的限度,这是具有挑战性的。因为这个原因,在印刷版中的临床评定量表和方法仅限于那些被认为是最相关的。在现场试验中使用的额外的评估方法可在线获得(www.psychiatry.org/dsm5),它与相关障碍相链接。文化概念化访谈、文化概念化访谈-知情者版本,以及对核心文化概念化访谈的补充模块也可在www.psychiatry.org/dsm5网站上获得。

DSM-5可在PsychiatryOnline网站上在线订阅以及可以作为电子书。在线部分包含可以增强诊断标准和行文的模块和评估工具。也可在线获得一套完整的支持性参考文献和额外有用的信息。DSM-5的组织结构、维度测量的使用,以及与ICD编码的兼容,使其非常容易适应未来的科学发现和在临床实用方面的改进。随着时间的推移,DSM-5将被分析和继续评估其有效性以及提高它对临床工作者的价值。

使用手册

DSM-5 的主要目的是帮助经过训练的临床工作者将患者的精神障碍诊断作为案例概念化评估的一部分，从而为每一位个体制订更加全面的治疗计划。每一疾病诊断标准中所列出的症状并不能涵盖符合该疾病定义的全部内容，还有远比这些简要描述更为复杂的认知、情感、行为和生理过程。因此，诊断标准的目的是将疾病的体征和症状总结为指向某一疾病的特征性综合征，而这些疾病有其特征性的发展史、生物和环境的风险因素、相关的神经心理和生理因素，以及典型的临床病程。

临床案例概念化的方法

患者的案例概念化必须包括详细的临床病史和那些可能导致任一种精神障碍的社会、心理、生物因素的简要总结。因此，诊断精神障碍不能简单核对诊断标准中的症状。尽管对每个患者作基于诊断标准的系统性核查是更可靠的评估，但是每一条标准所对应的严重程度和效价以及对诊断的影响都需要临床判断。诊断标准中的症状只是人类对内在和外在应激源的情绪反应的一部分，如果正常功能未被破坏，情绪反应将维持在一个稳定的平衡中。易患因素、加重因素、持续因素和保护因素联合导致的体征和症状超出正常范围的精神病理学状况，需要临床训练加以识别。临床案例概念化的最终目标是使用可得到的背景和诊断信息，做出符合个体文化和社会背景的综合治疗计划。然而，本手册不提供对每一种障碍最适合的、以实证为基础的治疗计划的选择和使用的建议。

尽管数十年的科研努力发展出了包括在第二部分中的精神障碍诊断标准，我们都明确认识到这些分类诊断尚不能完全描述世界各地的个体每天所经历的和呈现给临床工作者的全方位的精神障碍。在人的发育过程中，遗传/环境的相互作用对认知、情感和行为功能的影响是无限的。所以，现在使用的分类诊断不可能涵盖精神病理学的全部内容。因此，有必要包括“其他特定/未特定”的障碍诊断来描述每章中不符合诊断标准的精神障碍。在急诊室的环境下，可能只确认相关章节最突出的症状表现——例如，妄想、幻觉、躁狂、抑郁、焦虑、物质中毒或神经认知症状——所以，直到做出完整的鉴别诊断，才能确定分类中那些“未特定”的障碍。

精神障碍的定义

本手册第二部分确认的每一种障碍（不包括那些题为“药物所致的运动障碍及其他不良反应”和“可能成为临床关注焦点的其他状况”的章节）必须符合精神障碍的定义。尽管没有定义可以涵盖 DSM-5 所包含的所有障碍的各个方面，但仍需下列要素。

精神障碍是一种综合征,其特征表现为个体的认知、情绪调节或行为方面有临床意义的功能紊乱,它反映了精神功能潜在的心理、生物或发展过程中的异常。精神障碍通常与在社交、职业或其他重要活动中显著的痛苦或伤残有关。像所爱的人死亡等常见应激源或丧痛的可预期或文化认同的反应,并非精神障碍。异常的社会行为(例如,政治、宗教或性)和主要表现为个体与社会之间的冲突并非精神障碍,除非这异常或冲突是上述个体功能失调的结果。

精神障碍的诊断应具备临床实用性:它应该有助于临床工作者判断患者的预后、治疗计划和潜在的治疗效果。然而,诊断为精神障碍并不等同于需要治疗。是否需要治疗是一个复杂的临床决定,要考虑患者症状的严重程度,症状的显著性(例如,存在自杀观念),与症状有关的痛苦(精神痛苦),与症状相关的伤残,现有治疗的风险和收益,以及其他因素(例如,使其他疾病复杂化的精神症状)。因此临床工作者可能会遇到此类个体,其症状虽不符合精神障碍的全部诊断标准,但明确需要治疗或护理。事实上,一些个体并未表现出诊断所需的所有症状,但这不能限制他们获得适合的服务。

使精神障碍分类诊断标准变得有效的方法包括下列依据:前瞻性的有效因素(相似的基因标记,家族特征、气质和所处环境),同步性的有效因素(相似的神经基质,生物标记、情感和认知的加工,及症状的相似性)和预测性的有效因素(相似的临床病程和治疗反应)。在DSM-5中,我们认识到,目前任何单一障碍的诊断标准都不能按照上述因素精确划分出可靠的单一患者群体。现有证据表明,这些有效因素跨越了现有的诊断边界,但往往更集中于DSM-5的某一章或者跨越到相邻章节。在有更明确的病源性或病理生理机制来界定特定的障碍或障碍谱系之前,对DSM-5诊断标准而言,最重要的是它们能评估依据这些诊断标准分类的个体的临床病程和治疗反应。

这些精神障碍的定义是为临床、公共卫生和研究的目的而发展出来的。为做出如犯罪责任、伤残补偿资格和能力评估等问题的法律判断(参见本手册后面的"DSM-5司法谨慎使用的声明"),需要DSM-5诊断标准之外的信息。

临床意义的标准

DSM-5工作组和世界卫生组织(WHO)已做出大量努力来区分精神障碍和伤残的概念(在社交、职业或其他重要功能方面的损害)。在WHO系统中,国际疾病分类(ICD)涵盖了所有的疾病和障碍,而功能、伤残和健康的国际分类(ICF)提供了总体伤残的分类。WHO伤残评估量表(WHODAS)是基于ICF,且已被证明对精神障碍伤残的标准化测量是有用的。然而,对许多精神障碍来说,在缺乏明确的生物标记或临床上有用的严重程度测量工具的情况下,不可能完全区分那些包含在诊断标准中的正常的和病理的症状表达。当患者的症状(特别是在轻度的情况下)不是天然病理性的情况下更难区分,也可能在那些不能诊断为"精神障碍"的个体中遇到困难。因此，为建立障碍的阈值，通用的诊断标准需要包括痛苦或伤残，通常措辞为“该障碍引起具有临床意义的痛苦，或导致社交、职业或其他重要功能方面的损害”。下述重新修订的精神障碍定义指出，这个标准有助于确定患者是否需要治疗。必要时，建议使用来自家庭成员和其他第三方（除了个体本人）的关于个体表现的信息。

诊断要素

诊断标准和描述

诊断标准作为诊断指南，应根据临床判断来使用。正文的描述包括每一个诊断章节的介绍部分，有助于支持诊断（例如，提供鉴别诊断，在“诊断特征”中更全面地描述诊断标准）。

继诊断标准的评估之后，临床工作者应适当考虑障碍的亚型和/或标注的应用。只有当符合全部诊断标准时，严重程度和病程的标注才能用来描述个体目前的临床表现。当不符合全部诊断标准时，临床工作者应考虑症状表现是否符合“其他特定”或“未特定”的诊断标准。在适合的情况下，需要给每一个诊断提供定义障碍严重性的特定标准（例如，轻度、中度、重度、极重度），描述性的特征（例如良好或一般的自知力，在受控制的环境下）和病程（例如，部分缓解、全部缓解、复发）。临床工作者需要基于临床访谈、文字描述、诊断标准和临床判断来做出最后的诊断。

传统上，可以对符合一个以上 DSM-5 障碍诊断标准的临床表现，给出多个诊断。

亚型和标注

亚型和标注（其中一些被编码在第 4、第 5 或第 6 位数上）是为了提高特异性。亚型是互相排斥的，联合起来能完全描述某个诊断的现象学，表述在诊断标准中的“*标注是否是*”下面。相比之下，*标注*不是互相排斥的，联合起来也不能完全描述某个诊断的现象学，因而可以给予 1 个以上标注。标注在诊断标准中被表述为“*标注*”或“*标注是否是*”。标注有助于准确划分具备共同特征的精神障碍的同质性亚群（例如，重度抑郁障碍，伴混合特征），并能提供与个体的障碍管理相关的信息，例如，在睡眠-觉醒障碍中“伴其他躯体共病”的标注。虽然第 5 位数有时被编码为亚型或标注[例如，F02.81 阿尔茨海默病（Alzheimer）所致的重度神经认知障碍，伴行为异常或严重程度 F32.0 重性抑郁障碍，单次发作，轻度]，DSM-5 中大多数的亚型和标注不能被编码在 ICD-10-CM 的系统中，而只能将亚型或标注表述在障碍的名称之后[例如，社交焦虑障碍（社交恐惧症），表演型]。请注意在某些案例中，其标注或亚型可以被编码在 ICD-10-CM 中。因此，在某些案例中，编码亚型或标注的第 4 或第 5 位数仅提供 ICD-10-CM 的编码。

DSM-5 诊断通常适用于个体目前的临床表现；而之前的诊断，个体已经康复的诊断也应被明确地记录。指示病程的标注(例如,部分缓解、完全缓解)可以被列在诊断之后,且表述在一些诊断标准中。当使用标注时,严重程度的标注可以指导临床工作者评估某个障碍的强度、频率、病程、症状数量或其他严重程度的指标。严重程度的标注被表述为诊断标准中的"标注目前的严重程度",其内容取决于特定的障碍。描述性特征的标注也被提供在诊断标准中,并提供有助于治疗计划的额外信息[例如,强迫症(OCD),伴不良的自知力]。然而,并非所有障碍都包括病程、严重程度和/或描述性特征的标注。

药物所致的运动障碍和可能成为临床关注焦点的其他状况

除了重要的心理社会因素和环境因素,第二部分的这些章节也包含不是精神障碍的其他疾病,但可能被精神健康临床工作者遇到。这些状况可能被列为临床就诊的原因,替代或附加于第二部分所列的精神障碍。单独有一章专门描述药物所致的障碍和其他的不良反应,临床工作者在精神健康实践中可能对此做出评估和治疗,如静坐不能、迟发性运动障碍和肌张力障碍。神经阻滞剂恶性综合征的描述与 DSM-Ⅳ-TR 相比有所加大,以强调此状况的紧急性和潜在致命性,并提供了一个新的抗抑郁药停药综合征。另一个章节则讨论可能成为临床关注焦点的其他状况。它们包括关系问题,与虐待和忽视相关的问题,治疗的依从性问题,肥胖症,反社会行为和诈病。

主要诊断

当个体在住院时被给予 1 种以上诊断时,其主要诊断是指经过研究认为是引起个体入院的主要状况。当个体在门诊被给予 1 种以上诊断时,其主要诊断是指个体此次就诊接受门诊医疗服务的主要状况。在大多数案例中,主要诊断或就诊原因也是关注或治疗的焦点。通常很难(有时是主观臆断)确定哪一个是主要诊断或就诊原因,特别是当物质相关的诊断如酒精使用障碍,伴非物质相关的诊断如精神分裂症。对于同时患有精神分裂症和酒精使用障碍的住院个体而言,哪一个诊断是"主要的"可能并不明确,因为每种状况都可能同等地需要住院和治疗。主要诊断应首先列出,其余障碍应按照关注和治疗焦点的顺序列出。当主要诊断或就诊原因是其他躯体疾病所致的精神障碍时(例如,阿尔茨海默病所致的重度神经认知障碍,恶性肺肿瘤所致的精神病性障碍),ICD 编码规则要求,病因上的躯体疾病应首先列出。在这种情况下,作为主要诊断或就诊原因的躯体疾病所致的精神障碍,应列在第二位。在大多数案例中,被列为主要诊断或就诊原因的障碍之后应写上描述语"(主要诊断)"或"(就诊原因)"。

临时诊断

当强烈地认为最终会符合某种障碍的全部诊断标准,但没有足够的信息可以做出确切的诊断时,可以使用"临时"的标注。临床工作者可以通过在诊断后面记录"临时"来表示不确定的诊断。例如,当个体似乎有重性抑郁障碍,但无法给予充足的病史，因此不能确定其是否符合全部的诊断标准，就可以使用这种诊断。另一个使用临时术语的情况适用于鉴别诊断仅仅取决于病程。例如，诊断精神分裂症样障碍需要病程至少 1 个月，但少于 6 个月，如果需要在出现缓解之前做出诊断，则只能给予临时诊断。

编码和报告程序

每一种障碍都有确定的诊断和统计编码，它们通常被数据收集和收费机构或部门使用。这些诊断编码有特定的记录程序（在正文中为编码备注部分），它由世界卫生组织、美国医疗保险和医疗补助服务中心（CMS）、美国疾病控制中心、美国国家健康统计中心建立，以确保那些已确认的健康状况的患病率和死亡率的国际记录的一致性。对于大多数临床工作者而言，此编码被用来确定诊断和就诊原因，以便向 CMS 和私人保险服务理赔。ICD-10-CM 编码已列在：(1)在此分类中障碍的名称之前，(2)伴随每一种障碍的诊断标准。对于一些诊断（例如，神经认知和物质/药物所致的障碍），恰当的编码基于进一步的分类，且被列在此障碍的诊断标准中，作为编码备注，在一些案例中，在记录部分编码被进一步澄清。一些障碍名称之后的括号内是替代名称，在大多数案例中，替代名称是 DSM-Ⅳ 中障碍的名称。

展望未来：评估和监测工具

DSM-5 的各部分可以用来促进患者的评估和有助于发展出综合的案例概念化。第二部分的诊断标准是经过广泛的复审而建立起来的内容，而第三部分的评估工具，文化概念化（模式化）访谈和需要进一步研究的状况，尚没有充足的科学证据支持其广泛的临床应用。第三部分包含这些诊断工具和标准，是为了强调这些领域的科学演进和方向，并刺激进一步研究。

第三部分的每一个工具，都有助于个体的综合性评估，有助于根据个体的临床表现和背景制订诊断和治疗计划。文化因素对于诊断性评估特别重要，文化概念化（模式化）访谈被认为是与个体沟通的有用工具。跨疾病种类的症状和特定诊断的严重性评估提供了对重要临床领域的定量评级，它被设计用于初诊评估中，以建立与后续临床就诊的评级相比的基线，并用于监测、改变和帮助制订治疗计划。

数字化应用无疑将促进这些测评工具的使用，第三部分包含的测评工具提供了进一步评估和发展的可能。像每一版的 DSM 一样，精神障碍的诊断标准和 DSM-5 的分类反映了不断发展的本领域知识在目前的共识。

DSM-5 司法谨慎使用的声明

尽管 DSM-5 诊断标准和正文的主旨是帮助临床工作者进行临床评估、案例概念化和治疗计划，DSM-5 也被法院和律师用作评估精神障碍的司法结果的参考。因此，值得注意的是包含在 DSM-5 中的精神障碍的定义，是为了满足临床工作者、公共卫生专业人员和研究者的需要，而不是为了满足法院和法律专业人士在技术方面的需要。同样值得注意的是，DSM-5 不为任何障碍提供治疗指南。

如果使用得当，诊断和诊断信息可以有助于法律决策者做出决定。例如，当后续法律决定（例如，强制住院治疗）取决于精神障碍是否存在时，已建立的诊断系统有助于提高此决定的价值和可靠性。通过提供相关临床和研究文献的回顾纲要，DSM-5 促进了法律决策者对精神障碍相关特征的理解。有关诊断的文献也有助于对特定个体的精神障碍和功能的主观臆测进行核实。当法律问题涉及个体过去或未来的精神功能时，关于纵向病程的诊断信息可能会帮助做出决定。

然而，使用 DSM-5 应了解它在司法环境下应用的风险和局限性。当 DSM-5 的分类、诊断标准和文字描述被用于司法目的时，存在诊断信息被误用或误解的风险。出现这些风险是由于司法最终考虑的问题与临床诊断包含的信息并不完全匹配。在大多数情况下，DSM-5 精神障碍的临床诊断，如智力障碍（智力发育障碍）、精神分裂症、重度神经认知障碍、赌博障碍或恋童癖的临床诊断并不意味着存在此类病症的个体符合存在精神障碍的法律标准或特定的法律规定（例如，胜任能力、刑事责任或伤残）。对后者而言，通常需要 DSM-5 诊断之外的信息，可能包括个体的功能损害，以及这些损害如何影响具体问题中的特定能力。正是由于损害、能力和伤残的概念在每一个诊断类别中都存在广泛的差异，因而给出一个特定诊断并不意味着特定的损害或伤残水平。

我们不建议非临床、非医疗或未经充分训练的人员使用 DSM-5 来评估精神障碍的存在。非临床决策者也应注意，诊断不带有任何关于个体精神障碍的病因或起因或与此障碍相关的行为控制水平的暗示。即使个体行为控制的减少是某种障碍的特征之一，具备此诊断也不能证明特定个体在现在（或过去）的某个特定时间无法控制他或她的行为。

第二部分

诊断标准和编码

这一部分包含了伴有 ICD-10-CM 的编码的常规的临床使用的诊断标准。对于每一种精神障碍，诊断标准都接着描述性的正文以帮助做出诊断的决定。当需要时，特定的记录程序与诊断标准共同为选择最恰当的编码提供指南。在一些情况下，提供了 ICD-10-CM 的记录程序。尽管没有被作为 DSM-5 正式的障碍，但药物所致的运动障碍及其他不良反应和可能成为临床关注焦点的其他状况（包括 ICD-10-CM 的 Z 编码）被提供来表明临床就诊的其他原因，例如环境因素、关系问题。这些来自 ICD-10-CM 的编码，既没有被复审也没有被批准作为正式的 DSM-5 的诊断，但是可能提供额外的临床概念化和治疗计划的背景。这三个部分——诊断标准及其描述的正文，药物所致的运动障碍及其他不良反应，可能成为临床关注焦点的其他状况——代表了临床诊断过程的关键因素，因此被一并列出。

神经发育障碍

神经发育障碍是一组在发育阶段起病的疾病。这些障碍一般出现在发育早期,常常在学龄前,并以引起个体社交、学业或职业功能损害的发育缺陷为特征。发育缺陷的范围不同,从非常特定的学习或执行功能控制的局限到社会技能或智力的全面损害。神经发育障碍通常共同出现,例如,有孤独症(自闭症)谱系障碍的个体经常有智力障碍(智力发育障碍),而许多患有注意缺陷/多动障碍的儿童也可能有特定学习障碍。对于一些障碍来说,临床表现还包括过度的症状和缺陷,以及在达到预期发育标志的进程中出现的迟缓。例如,孤独症(自闭症)谱系障碍只有当特征性的社交交流缺陷伴发过度重复的行为、局限的兴趣和坚持相同性时才能被诊断。

智力障碍(智力发育障碍)的特征为一般精神能力的缺陷,例如推理、问题解决、计划、抽象思维、判断、学业学习和从经验中学习。这些缺陷导致了适应功能的损害,以至于个体在日常生活的一个或多个方面不能符合个人独立和社会责任的标准,包括交流、社会参与、学业或职业功能以及在家庭或社区的独立性。全面发育迟缓,顾名思义,当个体在智力功能的若干方面无法达到预期的发育标志时,给予该诊断。该诊断用于不能接受系统性智力功能评估的个体,包括因年龄太小而无法参加标准化测试的儿童。智力障碍可能由发育期间的获得性损伤引起,例如严重脑损伤,在这样的案例中,神经认知障碍也可能被诊断。

交流障碍包括语言障碍、语音障碍、社交(语用)交流障碍和儿童期起病的言语流畅障碍(口吃)。前三种障碍的特征是分别在语言、语音和社交交流的发育和使用上存在缺陷。儿童期起病的言语流畅障碍的特征是语言的正常流利性和运动发生紊乱,包括重复的语音和音节、元音或辅音的语音延长、字词的断裂、阻断或字词生成伴有过度的躯体紧张。如同其他神经发育障碍,交流障碍开始于生命早期,并可能造成终生的功能损害。

孤独症(自闭症)谱系障碍的特征是在多种场合下,社交交流和社交互动方面存在持续性的缺陷,包括社交互动中的缺陷、在社交互动中使用非语言交流行为的缺陷,以及发展、维持和理解人际关系技能的缺陷。除了社交交流的缺陷,孤独症(自闭症)谱系障碍的诊断需要存在局限的、重复的行为模式、兴趣或活动。由于症状随发育而变化,且可能被代偿机制所掩盖,所以根据既往信息可能符合诊断标准,但是目前的临床表现必须引起显著的损害。

在孤独症(自闭症)谱系障碍的诊断中,通过使用标注可以记录个体的临床特征(有或没有伴随的智力损害,有或没有伴随的结构性语言损害,与已知的躯体/遗传性或环境/获得性疾病有关,与其他神经发育、精神或行为障碍有关),也可以通过使用标注来描述孤独症(自闭症)的症状(首先担心患病的年龄,是否丧失已经建立的技能,严重程度)。这些标注使得临床工作者能够实现个体化诊断并对患病个体进行更丰富的临床描述。例如,许多既往被诊断为艾斯伯格综合征(Asperger)的个体现在可以诊断为没有语言或智力损害的孤独症(自闭症)谱系障碍。

注意缺陷/多动障碍是一种注意障碍、混乱和/或多动—冲动受到一定水平的损害的神经发育障碍。注意缺陷和混乱导致不能坚持做事、心不在焉和丢三落四,达到与年龄或发育水平不相符的程度。多动—冲动导致活动过度、坐立不安、坐不住、侵入他人的活动和不能等待,这些症状就年龄或发育水平来说是过度的。在儿童期,注意缺陷/多动障碍往往与经常被看作"外化性障碍"的疾病相重叠,例如对立违抗障碍和品行障碍。注意缺陷/多动障碍经常持续到成人期,伴随由此引起的社交、学业和职业功能的损害。

神经发育运动障碍包括发育性协调障碍、刻板运动障碍和抽动障碍。发育性协调障碍的特征是获得和使用协调性运动技能的缺陷,表现为动作笨拙和运动技能的缓慢或不精确,妨碍了日常生活中的活动。刻板运动障碍的诊断是当个体有重复的、看似被驱使的和显然是漫无目的的运动行为,例如拍手、摆动身体、撞头、咬自己或打自己。这样的运动妨碍了社交、学业或其他活动。如果该行为引起了自我伤害,这一项应作为诊断描述的一部分进行标注。抽动障碍的特征是存在运动或发声抽动,抽动是突然的、快速的、反复的、非节律性的、刻板的运动或发声。病程、假设的病因和临床表现决定了特定的抽动障碍的诊断:抽动秽语综合征(Tourette,又叫图雷特综合征)、持续性(慢性)运动或发声抽动障碍、暂时性抽动障碍、其他特定的抽动障碍和未特定的抽动障碍。抽动秽语综合征的诊断基于个体存在多种运动和发声抽动,持续至少1年且有症状时好时坏的病程。

特定学习障碍,顾名思义,当个体有效和准确地感知或处理信息的能力有特定缺陷时,给予该诊断。这种神经发育障碍最早出现在正式的学校教育期间,其特征是有持续的和受损的学习基本学业技能的困难,例如阅读、写作和/或数学。学业技能受到影响的个体的表现远低于同龄人的平均水平,或只有通过超乎寻常的努力才能达到可接受的表现水平。特定学习障碍可能发生在被认为智力超常的个体身上,只有当学习要求或评估步骤(例如,定时测试)造成了不能通过他们的天生智力和代偿策略克服的障碍时才会表现出来。对于所有的个体,特定学习障碍对那些需要技能的活动可以造成终生的损害,包括职业表现。

对神经发育障碍诊断标注的使用丰富了对个体的临床病程和目前症状学的临床描述。除了描述临床表现的标注,例如,起病年龄或严重程度的分级,神经发育障碍还可以包括"与已知的躯体或遗传性疾病或环境因素有关"的标注。这样的标注给临床工作者一个机会去记录那些可能在该障碍的病因学上发挥作用的因素,以及那些可能影响临床病程的因素。例如遗传性疾病,如脆性X染色体综合征、结节性硬化症和大脑萎缩性高血氨综合征(Rett,又叫雷特综合征);躯体疾病,如癫痫;以及环境因素,包括极低的出生体重和胎儿酒精暴露(即使在没有胎儿酒精综合征的特征的情况下)。

智力障碍

智力障碍(智力发育障碍)

诊断标准

智力障碍(智力发育障碍)是在发育阶段发生的障碍,包括智力和适应功能两方面的缺陷,表现在概念、社交和实用的领域中。必须符合下列3项诊断标准。

A. 经过临床评估和个体化、标准化的智力测评确认的智力功能的缺陷,如推理、问题解决、计划、抽象思维、判断、学业学习和从经验中学习。

B. 适应功能的缺陷导致未能达到个人的独立性和社会责任方面的发育水平和社会文化标准。在没有持续的支持的情况下,适应缺陷导致一个或多个日常生活功能受限,如交流、社会参与和独立生活,且在多个环境中,如家庭、学校、工作和社区。

C. 智力和适应缺陷在发育阶段发生。

注:智力障碍的诊断等同于ICD-11中智力发育障碍的诊断术语。虽然此手册中始终使用智力障碍的术语,但将这两个诊断术语都列为标题,以澄清其与其他分类系统的关系。此外,美国联邦法律(公共法111-256,Rosa法)用智力障碍一词替换了精神发育迟滞,且研究期刊也使用智力障碍。因此,智力障碍是被医疗、教育和其他行业,以及普通大众和利益团体共同使用的术语。

ICD-10-CM的编码则基于严重程度的标注(参见表1)。

F70 轻度。

F71 中度。

F72 重度。

F73 极重度。

标注

不同严重程度的水平是基于适应功能来决定的,而不是智商分数,因为是适应功能决定了所需支持的程度。此外,在智商区间的下限上,智商评估的有效性较低。

表1 智力障碍(智力发育障碍)的严重程度

严重程度	概念领域	社交领域	实用领域
轻度	对于学龄前儿童没有明显的概念化区别。对于学龄儿童和成年人,有学习学业技能的困难,包括读、写、计算、时间或金钱,在一个或更多方面需要支持,以达到与年龄相关的预期。对于成年人,抽象思维、执行功能(即计划、策略、建立优先顺序和认知灵活性)和短期记忆,以及学业技能的功能性使用(例如,阅读、财务管理)是受损的。与同龄人相比,对问题和解决方案有一些具体化	与正常发育的同龄人相比,个体在社交方面是不成熟的。例如,在精确地感受同伴的社交线索方面存在困难。与预期的年龄相比,交流、对话和语言是更具体和更不成熟的。在以与年龄相匹配的方式调节情绪和行为方面可能有困难;在社交情况下,这些困难能够被同伴注意到。对社交情况下的风险理解有限;对其年龄而言,社交判断力是不成熟的,个体有被他人操纵(易上当)的风险	个体在自我照料方面,是与年龄相匹配的。与同伴相比,个体在复杂的日常生活任务方面需要一些支持。在成人期,其支持通常涉及食品杂货的购买,交通工具的使用,家务劳动和照顾儿童,营养食物的准备,以及银行业务和财务管理。有与同龄人相似的娱乐技能,尽管在判断娱乐活动的健康性和组织工作方面需要帮助。在成人期,能参与不需要强调概念化技能的有竞争性的工作。个体在做出健康服务和法律方面的决定,以及学会胜任有技能的职业方面,一般需要支持。在养育家庭方面通常也需要支持
中度	在所有的发育阶段,个体概念化的技能显著落后于同伴。对于学龄前儿童,其语言和学业前技能发育缓慢。对于学龄儿童,其阅读、书写、计算和理解时间和金钱方面,在整个学校教育期间都进展缓慢,与同伴相比明显受限。对于成年人,其学业技能的发展通常处于小学生的水平,在工作和个人生活中一切使用学业技能的方面需要支持。完成日常生活中的概念化的任务需要每日、持续的帮助,且可能需要他人完全接管个体的这些责任	与同伴相比,个体在整个发育期,社交和交流行为表现出显著的不同。通常社交的主要工具是口语,但与同伴相比,其口语过于简单。发展关系的能力明显地与家庭和朋友相关联,个体的成人期可能有成功的朋友关系,有时还可能有浪漫的关系。然而,个体可能不能精确地感受或解释社交线索。社会判断和做出决定的能力是受限的,照料者必须在生活决定方面帮助个体。与同伴发展友谊通常受到交流或社交局限的影响。为了更好地工作,需要显著的社交和交流的支持	作为成年人,个体可以照顾自己的需求,涉及吃饭、穿衣、排泄和个人卫生,尽管需要很长的教育和时间,个体才能在这些方面变得独立,并且可能需要提醒。同样,在成人期,可以参与所有的家务活动,但需要长时间的教育,如果要有成年人水准的表现通常需要持续的支持。可以获得那些需要有限的概念化和交流技能的独立的雇佣工作,但需要来自同事、主管和他人的相当多的支持,以应对社会期待,工作的复杂性和附带责任,如排班、使用交通工具、健康福利和金钱管理。个体可以发展出多种不同的娱乐技能。这些通常需要较长时间的额外的支持和学习的机会。在极少数人中,存在不良的适应行为,并引起社会问题

续表

严重程度	概念领域	社交领域	实用领域
重度	个体只能获得有限的概念化技能。通常几乎不能理解书面语言或涉及数字、数量、时间和金钱的概念。照料者在个体的一生中都要提供大量解决问题的支持	个体的口语在词汇和语法方面十分有限。演讲可能是单字或短语，可能通过辅助性手段来补充。言语和交流聚焦于此时此地和日常事件。语言多用于满足社交需要而非用于阐述。个体理解简单的言语和手势的交流。与家庭成员和熟悉的人的关系是个体获得快乐和帮助的来源	个体日常生活的所有活动都需要支持，包括吃饭、穿衣、洗澡和排泄。个体总是需要指导。个体无法做出负责任的关于自己和他人健康的决定。在成人期，参与家务、娱乐和工作需要持续不断的支持和帮助。所有领域技能的获得，都需要长期的教育和持续的支持。极少数个体存在适应不良行为，包括自残
极重度	个体的概念化技能通常涉及具体的世界而不是象征性的过程。个体能够使用一些目标导向的物体，进行自我照顾、工作和娱乐。可获得一定的视觉空间技能，如基于物质特征的匹配和分类。然而，同时出现的运动和感觉的损伤可能阻碍这些物体的功能性使用	在言语和手势的象征性交流中，个体的理解非常局限。他或她可能理解一些简单的指示或手势。个体表达他或她自己的欲望或情感，主要是通过非语言、非象征性的交流。个体享受与自己非常了解的家庭成员、照料者和非常熟悉的人的关系，以及通过手势和情感线索启动和应对社交互动。同时出现的感觉和躯体的损伤可能阻碍许多社交活动	个体日常的身体照顾、健康和安全的所有方面都依赖于他人，尽管他或她也能参与一些这样的活动。没有严重躯体损伤的个体可能帮助做一些家庭中的日常工作，如把菜端到餐桌上。使用物体的简单行为，可能是在持续的、高度的支持下，从事一些职业活动的基础。娱乐活动可能涉及例如，欣赏音乐，看电影，外出散步或参加水上活动，所有的活动都需要他人的支持。同时出现的躯体和感觉的损伤，常常是参与家务、娱乐和职业活动的障碍（除了观看）。极少数的个体存在适应不良行为

诊断特征

智力障碍（智力发育障碍）的基本特征是总体精神能力的缺陷（诊断标准 A），相较于与个体的年龄、性别和社会文化相匹配的同伴，其日常适应功能存在损害（诊断标准 B）。起病于发育阶段（诊断标准 C）。智力障碍的诊断基于临床评估及标准化的智力和适应功能测评。

诊断标准 A 指的是智力功能，涉及推理、问题解决、计划、抽象思维、判断、从指导和经验中学习及实践理解的功能。关键部分包括言语理解、工作记忆、感知推理、数量推理、抽象思维和认知的有效性。智力功能通常使用单独进行的和心理测量学上有效、全面、文化上相匹配、心理测量学上合理的智力测评。有智力障碍的个体的分数比人群均值低两个或更多标准差,包括测评误差范围(一般为±5 分)。标准差为 15 和均值为 100 的测评,评分范围是 65—75(70±5)。需要临床训练和判断以解释测评结果和评估智力表现。

可能影响测评分数的因素包括练习效应和“Flynn[①] 效应”(即由于过时的测评常模造成过高分数)。无效的分数可能由于使用简单的智力筛查测评或团体测评,个体高度差异的分测评分数可能使得总体智商分数无效。测评工具必须按照个体的社会文化背景和母语进行常模化。同时出现的影响交流、语言和/或运动或感觉功能的障碍,可能影响测评分数。对于智力能力的理解,基于神经心理测评的个体认知概貌比单纯的智商分数更加有用。这样的测评可以识别相对优势和劣势的领域,是对学业和职业计划的重要评估。

智商测评分数是对概念功能的粗略估计,不能充分地评估现实生活情况中的推理能力和对实用任务的掌握能力。例如,智商得分 70 以上的个体可能在社交判断、社交理解和适应功能的其他领域上有严重的适应性行为问题,以致其实际功能与智商得分更低的个体的表现相当。因此,在解释智商测评的结果时需要临床判断。

适应功能缺陷(诊断标准 B)指的是与相似年龄和社会文化背景的个体相比,个体在个人独立性和社会责任方面达到社区标准的程度如何。适应功能涉及三个领域的适应推理:概念的、社交的和实用的。概念(学业)领域涉及记忆、语言、阅读、书写、数学推理、获得实用知识、问题解决以及在新情况中的判断等多方面的能力。社交领域涉及对他人思想、感受和经验的觉察,共情,人际交流技能,交友能力,以及社交判断能力等。实用领域涉及生活场景中的学习和自我管理,包括自我照料、工作责任、财务管理、娱乐、行为的自我管理,以及学业和工作任务的组织等。智力能力、教育、动机、社会化、人格特点、职业机会、文化经历、共病的躯体疾病或精神障碍均会影响适应功能。

适应功能的评定需要同时使用临床评估和个体化、与文化相匹配、心理测量学上合理的方法。可以利用知情者(例如,父母或其他家庭成员、老师、辅导员、照料者)和可能相关的个体进行标准化测评。额外的信息来源包括教育、发育、医疗和精神卫生评估。标准化测评分数和访谈资料必须根据临床判断进行解释。当标准化测评由于各种因素(例如,感觉损害、严重的问题行为)有难度或无法完成时,个体可诊断为未特定的智力障碍。在受限制的环境中(例如,监狱、看守所)通常难以评估适应功能;如果可能,应该获取在那些环境之外能够反映个体功能的确凿信息。

诊断标准 B 的条件是当至少一个领域的适应功能——概念的、社交的或实用的——受到严重的损害以致个体为了在学校、工作、家庭或社区的一个或多个环境里能够表现合格而需要持续的支持。如要符合智力障碍的诊断标准,适应功能的缺陷必须与诊断标准 A 里描述的智力损害直接相关。诊断标准 C,发生在发育阶段,是指智力和适应缺陷的识别出现在儿童或青少年阶段。

---

① 本书中极少数专业术语、有关文化的综合征和罕见的疾病综合征尚没有恰当的中文名称。为了使用者准确检索和阅读方便,暂以原文列出,待再版时,如有恰当的中文名称将予以标出。——译者注

支持诊断的有关特征

智力障碍是有多种病因的异质性疾病。在社交判断、风险评估、行为的自我管理、情绪或人际关系;或在学校或工作环境中的动机等方面存在有关的困难。缺乏沟通技能可能导致破坏性和攻击性行为。容易上当经常是一个特点,包括社交情况下表现幼稚和容易被他人操纵的倾向。容易上当和缺乏风险意识可能导致被他人利用,可能有受害、舞弊、非故意犯罪、虚假供述,以及受到身体和性虐待的风险。这些有关特点在刑事案件中非常重要,包括涉及死刑判决的 Atkins 样听证。有智力障碍的个体同时出现精神障碍时,存在自杀风险。他们思考自杀,做出自杀企图,并可能自杀成功。因此,对自杀想法的筛查在评估过程中必不可少。由于缺乏对风险和危险的觉察,意外伤害发生率可能会增加。

患病率

智力障碍在一般人群中的总体患病率约为 1%,并随年龄而变化。严重智力障碍的患病率大约是每 1 000 人中有 6 个。

发展与病程

智力障碍起病于发育阶段。起病年龄和典型特征基于大脑功能失调的病因和严重程度。在那些更加严重的有智力障碍的个体中,运动、语言和社交等方面的发育标志的延迟在 2 岁前就能识别出来,而有轻度智力障碍的个体直到学龄期,当学业的学习困难变得明显时才能被识别。所有的诊断标准必须在病史或目前的表现中得以符合(包括诊断标准 C)。一些最终符合智力障碍诊断标准的 5 岁以下的儿童存在符合全面发育迟缓诊断标准的缺陷。

当智力障碍与遗传综合征有关时,可能会有典型的外貌特征[如在唐氏综合征(Down,又叫 21-三体综合征)中所见]。一些综合征存在行为表现,是指作为特定遗传病的特征出现的特定行为[例如,自毁容貌症(Lesch-Nyhan,又叫莱施-奈恩综合征)]。在后天获得的疾病形式中,起病可能很突然,发生在发育阶段出现的疾病如脑膜炎、脑炎或头外伤之后。当智力障碍是由先前习得的认知技能的丧失造成时,如在严重的创伤性脑损伤(TBI)中,可以同时给予智力障碍和神经认知障碍两种诊断。

虽然智力障碍一般是非进行性的,但在特定的遗传病中(例如,大脑萎缩性高血氨综合征)在加重阶段之后存在一段稳定期,而在其他疾病中(例如,Sanfilippo 综合征)存在智力功能的进行性加重。在儿童早期之后,疾病通常是终生的,尽管其严重程度会随时间而变化。病程会受到所涉及的躯体疾病或遗传疾病以及同时出现的疾病的影响(例如,听力或视力损害,癫痫)。早期且持续性的干预可以改善从儿童期到成人期的适应功能。在一些案例中,这些干预显著改善了智力功能,以至于不再适用智力障碍的诊断。因此,普遍的做法是当评估婴儿和幼儿时,在未提供恰当的治疗前,要延迟智力障碍的诊断。对于年龄较大的儿童和成年人,应提供充分的支持使其参与所有的日常活动并改进其适应功能。必须用诊断性评估来确定改进的适应技能是习得了稳定而广泛的新技能的结果(在这样的案例中,智力障碍的诊断可能不再适用),还是基于存在支持和持续性的干预(在这样的案例中,智力障碍的诊断可能仍然适用)。

风险与预后因素

遗传与生理的。产前的病因包括基因综合征(例如,涉及一个或多个基因序列的变异或拷贝数的变异,染色体疾病)、先天性代谢缺陷、大脑畸形、母体疾病(包括胎盘疾病),以及环境的影响(例如,酒精、其他药物、毒素、致畸剂)。围产期的病因包括各种导致新生儿脑病的与生产和分娩相关的事件。产后的病因包括低氧缺血性脑损伤、创伤性脑损伤、感染、脱髓鞘性疾病、惊厥障碍(例如,婴儿痉挛症),重度和长期的社会隔离,中毒性代谢综合征和中毒(例如,铅、汞中毒)。

文化相关的诊断问题

智力障碍可以发生在所有种族和文化中。评估时需要文化敏感性和相关知识,必须考虑到个体的种族、文化和语言背景、现有经验、所在社区和文化场所中的适应功能。

性别相关的诊断问题

总的来说,男性比女性更有可能被诊断为轻度(男女比率平均为 1.6∶1)和重度(男女比率平均为 1.2∶1)的智力障碍。然而,性别比率在现有研究中变异很大。性连锁遗传因素和男性对脑损伤的易患性可以解释一些性别之间的差异。

诊断标记物

综合评估包括对智力能力和适应功能的评估,识别遗传性和非遗传性病因,评估有关的医学疾病(例如,脑瘫、惊厥障碍),以及评估同时出现的精神、情绪和行为障碍。评估的要素可以包括基本的产前和围产期病史、三代的家族谱系、体格检查、遗传评估(例如,染色体核型或染色体基因芯片分析和检测特定的遗传性综合征),以及代谢性筛查和神经影像学检查。

鉴别诊断

当同时符合诊断标准 A、诊断标准 B 和诊断标准 C 时,就应给予智力障碍的诊断。不应该因特定的遗传性或躯体疾病而假设智力障碍的诊断。与智力障碍相关联的遗传性综合征应作为智力障碍的共存诊断。

重度和轻度神经认知障碍:智力障碍被归为一种神经发育障碍,有别于以认知功能丧失为特征的神经认知障碍。重度神经认知障碍可以和智力障碍同时发生[例如,患有唐氏综合征的个体可以发展出阿尔茨海默病(Alzheimer),或者有智力障碍的个体在脑外伤后丧失更多的认知能力]。在这些案例中,可以同时给予智力障碍和神经认知障碍的诊断。

交流障碍和特定学习障碍：这些神经发育障碍特定于交流和学习领域，在智力和适应行为上并未显示出缺陷。它们可以与智力障碍同时出现。如果完全符合智力障碍和交流障碍或特定学习障碍的诊断标准，可以同时给予这两种诊断。

孤独症（自闭症）谱系障碍：智力障碍在有孤独症（自闭症）谱系障碍的个体中很常见。孤独症（自闭症）谱系障碍内在的社交-交流和行为缺陷可能会使智力能力的评估变得复杂，这些缺陷可能会妨碍对测评程序的理解和遵守。在孤独症（自闭症）谱系障碍中，对智力功能的恰当评估很有必要，在整个发育标志中需要反复评估，因为孤独症（自闭症）谱系障碍的IQ（智商）可能是不稳定的，特别是在儿童早期。

共病

智力障碍常与精神、神经发育、医学和躯体疾病同时出现，一些疾病（例如，精神障碍、脑瘫和惊厥障碍）的发生率比普通人群高出三到四倍。共病诊断的预后和结局受到存在智力障碍的影响。由于有关障碍，包括交流障碍、孤独症（自闭症）谱系障碍和运动、感觉或其他障碍，评估的步骤可能需要调整。知情者对于症状的确认是必要的，例如，易激惹、情绪失调、攻击、进食问题和睡眠问题，同时对于评估在不同社区环境中的适应功能也是必要的。

最常见的同时出现的精神和神经发育障碍是注意缺陷/多动障碍；抑郁和双相障碍；焦虑障碍；孤独症（自闭症）谱系障碍；刻板运动障碍（有或无自我伤害行为）；冲动-控制障碍及重度神经认知障碍。重性抑郁障碍在不同严重程度的智力障碍中均可以发生。自我伤害行为需要引起诊断上即刻的注意，可能是单独诊断刻板运动障碍的依据。有智力障碍的个体，特别是那些更加严重的个体，可能还会表现出攻击和破坏行为，包括伤害他人或毁坏财物。

与其他分类系统的关系

ICD-11（在DSM-5出版时仍在编写中）使用术语*智力发育障碍*来表示这些是涉及早年大脑功能受损的障碍。这些障碍在ICD-11中被描述成发生在发育阶段的元综合征（Metasyndrome），与发生在晚年的痴呆或神经认知障碍相似。在ICD-11中有四个亚型：轻度、中度、重度和极重度。

美国智力与发育障碍协会（American Association on Intellectual and Developmental Disabilities，AAIDD）也使用术语*智力障碍*（Intellectual Disability），与本手册中的术语意义相似。美国智力与发育障碍协会的分类是多维度的而不是分类的，建立在障碍的构成的基础上。不像DSM-5那样罗列标注，美国智力与发育障碍协会强调基于严重程度的支持性概况。

全面发育迟缓

F88

此诊断专用于5岁以下个体，当其临床严重程度不能在儿童早期可靠地进行评估时。此类别适用于个体在智力功能的若干方面无法符合预期的发育标志，且适用于那些无法接受系统性智力功能评估，包括因年龄太小而无法参与标准化测试的儿童。此类别需要一段时间后再评估。

未特定的智力障碍(智力发育障碍)

F79

此诊断专用于5岁以上个体，因为伴随感觉或躯体障碍，如失明或学语前聋，特定运动障碍或存在严重的问题行为或同时出现精神障碍，其智力缺陷(智力发育障碍)程度的评估使用只在当地可以采用的程序存在困难或不能进行才采用该类别。此类别只应在特殊情况下使用，且需要一段时间后再评估。

交流障碍

交流障碍包括语言、言语和交流的缺陷。言语是表达性的发音，包括个体的构音、流畅性、嗓音和共振的质量。语言包括出于交流目的，在规则制约的形式下，传统符号系统(例如，口语单词、手语、书面语单词、图画)的形式、功能和使用。交流包括任何影响行为、观念或对他人态度的言语或非言语行为(无论是有意的或无意的)。对言语、语言和交流能力的评估必须考虑到个体的文化和语言背景，特别对于在双语环境中长大的个体。对语言发育和非言语智力能力的标准化测评必须适应相应的文化和语言群体(即为某个群体开发和标准化的测评可能无法为另一群体提供恰当的常模)。交流障碍的诊断类别包括：语言障碍、语音障碍、儿童期起病的言语流畅障碍(口吃)、社交(语用)交流障碍及其他特定的和未特定的交流障碍。

语言障碍

诊断标准 F80.2

A. 由于语言的综合理解或生成方面的缺陷，导致长期在各种形式的语言习得和使用中存在持续困难(即说、写、手语或其他)，包括下列情况：
   1. 词汇减少(字的知识和运用)。
   2. 句式结构局限(根据语法和词态学规则，把字和词连在一起形成句子的能力)。
   3. 论述缺陷(使用词汇和连接句子来解释或描述一个主题或系列事件或对话的能力)。

B. 语言能力显著地、量化地低于年龄预期，导致在有效交流、社交参与、学业成绩或职业表现方面的功能受限，可单独出现或任意组合出现。

C. 症状发生于发育早期。

D. 这些困难并非由于听觉或其他感觉的损伤、运动功能失调或其他躯体疾病或神经疾病所致，也不能用智力缺陷（智力发育障碍）或全面发育迟缓来更好地解释。

诊断特征

语言障碍的核心诊断特征是由于词汇、句式结构和表述的理解或生成方面的缺陷而导致的语言习得和使用的困难。语言缺陷在口头交流、书面交流或手语中非常明显。语言的学习和使用基于感受和表达的技能。*表达能力*是指声音、姿势或言语信号的生成，而*感受能力*是指接收和理解语言信息的过程。要对语言技能从表达和感受两个方面进行评估，这两方面的严重程度可能不同。例如，个体的表达性语言是严重受损的，而其感受性语言却几乎没有损害。

语言障碍通常影响到词汇和语法，而这些影响限制了表述能力。在起病时，儿童首次运用单词和短语的出现可能延迟；词汇量比预期的更少且缺乏变化；句子更短且更简单并伴有语法错误，特别是在过去时态中。语言理解的缺陷常常被低估，因为儿童可能善于使用语境来推断含义。可能有找词困难，贫乏的言语释义，或较难理解同义词、多重含义或与年龄和文化相符的双关语。记忆新单词和句子的问题表现为难以跟上增加长度的指导、难以复述言语信息的字符串（例如，记忆电话号码或购物清单）、难以记忆新的声音序列——这个技能对于学习新单词非常重要。表述困难表现为提供重要事件的充足信息及叙述一个连贯故事的能力下降。

语言困难表现在能力显著地、可量化地低于年龄预期，且明显妨碍了学业成绩、职业表现、有效交流或社会化程度（诊断标准 B）。语言障碍的诊断基于对个体病史、不同环境中（即家庭、学校或工作）直接的临床观察以及可用来协助严重程度估计的语言能力标准化测评分数等方面的综合考虑。

支持诊断的有关特征

经常可见语言障碍的阳性家族史。个体，即使是儿童，都能够适应他们有限的语言能力。他们可能表现出羞怯或少言寡语。患病个体可能更喜欢只和家人或其他熟悉的人交流。虽然这些社交特点不是语言障碍的诊断特征，但是如果是显著而持续的，就有必要转诊以进行全面的语言评估。语言障碍，特别是表达性缺陷，可能与语音障碍共同出现。

发展与病程

从幼童期开始，到青春期显现出成年人水平，这一变化是语言习得的特征。这种改变发生在按年龄分级增长和同步的语言的各个维度（发音、单词、语法、叙述性/说明性文本和对话技能）。语言障碍出现在发育早期；然而，在早期词汇习得和早期词语组合中有相当大的变异，个体差异作为单一的指征，对以后的结果没有高度的预示。直到 4 岁,个体语言能力的差异才更加稳定,才有更好的测评精确性,同时对以后的结果也有较高的预示。4 岁开始诊断的语言障碍很可能长期保持稳定且通常持续到成年,尽管语言的优势和缺陷的特定概貌可能随发育过程而变化。

风险与预后因素

伴有感受性语言损害的儿童比那些有显著的表达性损害的儿童预后更差。他们更加难以治疗,并常常存在阅读理解的困难。

遗传与生理性的: 语言障碍具有高度的遗传性,且家庭成员更可能有语言损害的病史。

鉴别诊断

语言的正常变异: 语言障碍需要和正常的发育变异相鉴别,且在 4 岁以前很难区分。当评估个体的语言损害时,必须考虑到语言在地域、社会或文化/种族方面的变异(例如,方言)。

听觉或其他感觉的损害: 作为语言问题的首要病因,需要排除听觉损害。语言缺陷可能与听力损害、其他感觉缺陷或语音-运动缺陷有关。当语言缺陷超出了通常与这些问题有关的缺陷时,才可以诊断为语言障碍。

智力障碍(智力发育障碍): 语言延迟经常是存在智力障碍的特征,直到儿童能够完成标准化测评时才可能给予明确的诊断。只有语言缺陷明确地超出了智力的限制,才可以给予额外的诊断。

神经系统疾病: 语言障碍的获得可能与神经系统疾病有关,包括癫痫[例如,获得性失语症或获得性癫痫失语综合征(Landau-Kleffner)]。

语言退化: 3 岁前儿童的语音和语言的丧失可能是孤独症(自闭症)谱系障碍或特定的神经系统疾病的标志,例如获得性癫痫失语综合征。在 3 岁以上儿童中,语言丧失可能是惊厥发作的症状,所以诊断性评估对于排除癫痫的存在很有必要(例如,常规脑电图和睡眠脑电图)。

共病

语言障碍与其他神经发育障碍有很大关联,包括特定学习障碍(识字和识数)、注意缺陷/多动障碍、孤独症(自闭症)谱系障碍和发育性协调障碍等。语言障碍也与社交(语用)交流障碍有关。经常存在语音或语言障碍的阳性家族史。

语音障碍

诊断标准 F80.0

A. 持续的语音生成困难影响了语音的可理解度,或妨碍了信息的口语式交流。

B. 该障碍导致了有效交流方面的局限,干扰了社交参与、学业成绩或职业表现,可单独出现或任意组合出现。

C. 症状发生于发育早期。
D. 这些困难并非由于先天的或获得性疾病所致，如脑瘫、腭裂、耳聋或听力丧失、创伤性脑损伤、其他躯体疾病、神经疾病。

诊断特征

语音生成描述了音素(即单个的声音)的清晰构音，而音素通过联合组成了口语单词。语音生成需要语音的语音学知识和协调发音器官(即下颌、舌头和嘴唇)的运动与语言所需呼吸和说话的能力。有言语生成困难的儿童可能出现语音的语音学知识方面或协调言语运动能力方面的不同程度的困难。因而语音障碍的起病机制是异质性的，包括语音障碍和构音障碍。当语音生成不符合儿童的年龄和发育阶段的预期，且缺陷不是由躯体、结构、神经系统或听力损害引起时，才可以诊断为语音障碍。正常发育的 4 岁儿童，说话大致上可以被听懂，而 2 岁儿童的话语，只有 50%能被听懂。

支持诊断的有关特征

语言障碍，特别是表达性缺陷，可能与语音障碍共同出现。经常存在语音或语言障碍的阳性家族史。

如果快速协调发音的能力是某一方面的困难，可能在获得那些利用发音器官和相关面部肌肉的技能方面，存在延迟或不协调的病史；其中，这些技能包括咀嚼、保持口腔闭合和擤鼻子。如同发育性协调障碍，运动协调的其他领域也可能受损。*语音运用障碍*也是用于语音生成问题的术语。

语音在某些遗传性疾病中有差异性的损害(例如，唐氏综合征、22q 缺失、FoxP2 基因突变)。如果存在，对这些疾病也应该编码。

发展与病程

学习清晰而准确地生成语音和学习流利地生成连贯的语音属于发育性技能。语音的发音按照发育模式发展，可以采用按照年龄常模标准化的测评来反映。正常发育的儿童在学习说话时利用发育过程缩短单词和音节的现象并不少见，但是他们在掌握语音生成上的进步应该使其在 3 岁时大部分言语可被理解。但有语音障碍的儿童在超过大部分儿童能够清晰说出单词的年龄时，仍持续使用不成熟的语音学上的简化过程。

按照年龄和社区常模，儿童到 7 岁时应该清晰地发出大部分语音并能准确地读出大部分单词。通常最晚学会最常发错的语音，致使这些语音被称为“迟到的八个”(l，r，s，z，th，ch，dzh 和 zh)。在 8 岁前，发错这几个语音中的任意一个均属正常。当涉及复合音时，在多数儿童能够准确发音的年龄之前，可以把针对某些发音的练习作为改进可理解性的计划的一部分。说话咬舌(例如，发错咝音)特别常见，并可能涉及气流方向的正面或侧面模式。这可能与异常的吐舌吞咽模式有关。

大多数有语音障碍的儿童治疗效果良好，语音困难可随时间而改善，因此这种障碍未必会持续终生。然而,如果存在语言障碍,语音障碍的预后会更差,并可能与特定学习障碍相关。

鉴别诊断

语音的正常变异: 在诊断之前应该考虑到地域、社会或文化/种族的语音变异。

听觉或其他感觉的损害: 听觉损害或耳聋可以导致语音异常。语音生成的缺陷可能与听觉损害、其他感觉缺陷或言语-运动缺陷有关。当语音缺陷超出了通常与这些问题相关的那些缺陷时,可以给予语音障碍的诊断。

结构缺陷: 语音损害可能由于结构缺陷所致(例如,腭裂)。

构音障碍: 语音损害可以归因于运动障碍,如脑瘫。神经系统体征以及特别的声音特点,可以鉴别构音障碍和语音障碍,尽管在幼儿(小于 3 岁)中鉴别较为困难,特别在没有或只有极少的全身运动参与时(如同在 Worster-Drought 综合征中所见)。

选择性缄默症: 语言的有限使用可能是选择性缄默症的标志,这是一种以在某个或更多背景或环境中语音缺乏为特征的焦虑障碍。有语音障碍的儿童由于它们的损害而感到尴尬,有可能出现选择性缄默症,但是许多有选择性缄默症的儿童在"安全"的环境中(例如,在家里或与亲密朋友一起时)语音正常。

童年发生的言语流畅障碍(口吃)

诊断标准 F80.81

A. 言语的正常流利程度和停顿模式的紊乱,对于个体的年龄和语言能力而言是不适当的,且长期持续存在,其特点是频繁和显著地出现下列 1 项(或更多)症状:
   1. 语音和音节的重复。
   2. 元音和辅音的语音延长。
   3. 字词的断裂(例如,在一个字词内停顿)。
   4. 有声或无声的阻断(言语中有内容的或无内容的停顿)。
   5. 迂回的说法(以其他字词替代困难字词)。
   6. 字词生成伴有过度的躯体紧张。
   7. 重复单音节的字(例如,"我——我——我——我看见他")。

B. 这种障碍造成说话焦虑或有效交流、社交参与、学业成绩或职业表现的局限,可单独出现或任意组合出现。

C. 症状发生于发育早期。(注:晚期发生的案例应被诊断为 F98.5 成年发生的流畅性障碍。)

D. 这种障碍并非由于言语-运动或感觉缺陷,与神经系统损伤有关的言语障碍(例如,中风、肿瘤、外伤)或其他躯体疾病所致,且不能用其他精神障碍来更好地解释。

诊断特征

童年发生的言语流畅障碍(口吃)的基本特征是相对于个体年龄不恰当的言语的正常流利程度和时间模式的紊乱。这种紊乱的特征是语音或音节的频繁重复或延长,且有其他形式的言语不流利,包括字词的断裂(例如,在一个字词内停顿),有声或无声的阻断(即言语内容中有内容或无内容的停顿),迂回的说法(即以其他字词替代困难字词),字词生成伴有过度的躯体紧张以及重复单音节的字(例如,"我——我——我——我看见他")。流畅性的紊乱妨碍了学业、职业成绩或社交交流。紊乱的程度随情境而变化,且在有交流的特殊压力时(例如,在学校做报告、求职面试)经常更加严重。在朗读、歌唱或跟无生命的物体或宠物说话时很少出现流畅性障碍。

支持诊断的有关特征

可能出现对问题的害怕性预期。说话者可能利用语言学上的机制(例如,改变说话的速度、避免某些单词或语音)或回避某些说话情境(例如,打电话或公开演讲),试图避免流畅性障碍。除了该疾病的特征以外,应激和焦虑可以加重流畅性障碍。

童年发生的言语流畅障碍也可能伴有躯体运动(例如,眨眼、抽动、嘴唇或面部震颤、转头、呼吸运动、握拳)。有流畅性障碍的儿童显示出一定范围的语言能力,而流畅性障碍和语言能力的关系尚不清楚。

发展与病程

童年发生的言语流畅障碍或发育性口吃80%—90%的个体起病于6岁之前,而起病年龄的范围是2—7岁。起病可以是隐匿的或更为突然的。通常,流畅性障碍是逐步出现的,伴有开头的辅音(声母)、短语的开头单词或长单词的重复。儿童可能意识不到言语流畅障碍。但随着疾病的进展,流畅障碍变得更加频繁和有干扰性,出现在说话时大多数有意义的单词或短语中。随着儿童意识到说话困难,他可能发展出避免流畅性障碍和情感反应的机制,包括公共演讲并使用尽量简短的表达。纵向研究显示,65%—85%儿童的流畅性障碍可以康复,8岁时流畅性障碍的严重程度可以预测康复或持续到青春期及以后。

风险与预后因素

遗传与生理性的: 有童年起病的言语流畅障碍的个体的一级亲属中,发生口吃的风险比一般人群高出三倍。

童年发生的言语流畅障碍(口吃)的功能性后果

除了该疾病的特征以外,应激和焦虑可以加重流畅性障碍。社交功能的损害可能来自这种焦虑。

鉴别诊断

感觉缺陷: 言语的流畅性障碍可能与听觉损害或其他感觉缺陷或言语-运动缺

陷有关。当言语流畅性障碍超出了通常与这些问题相关联的缺陷时,可以给予童年发生的言语流畅性障碍的诊断。

正常的言语不流利: 该障碍必须与幼儿期经常出现的正常的言语不流利相区别,包括整个单词或短语的重复(例如,"我想,我想要冰淇淋")、不完整的短语、插入语、无内容的停顿以及题外话。如果随着儿童年龄的增长,这些困难在频率或复杂性上都有增加,则可以给予童年发生的言语流畅性障碍的诊断。

药物副作用: 口吃可以是药物的副作用,并且可通过与药物接触在时间上的关系检验出来。

成年人发生的言语不流利: 如果言语不流利发生在青少年期或更晚,就是"成年人发生的言语不流利",而不是神经发育障碍。成年人发生的言语不流利与特定的神经系统损害和各种躯体疾病及精神疾病有关,并且可以用这些疾病来具体说明,但它们不是 DSM-5 中的诊断。

抽动秽语综合征: 抽动秽语综合征的发声抽动和重复的发声应与童年发生的言语流畅障碍的重复语音通过性质和时间来鉴别。

社交(语用)交流障碍

诊断标准 F80.82

A. 在社交使用口语和非口语交流方面的持续困难,表现为下列所有各项症状:
   1. 以社交为目的的交流缺陷,例如,在社交情景下以合适的方式进行问候和分享信息。
   2. 变换交流方式以匹配语境或听众需要的能力的损伤,例如,在教室里和在操场上讲话不同,与孩子和与成年人交谈不同,并避免使用过于正式的语言。
   3. 遵循对话和讲故事的规则有困难,例如,轮流交谈,被误解时改述,知道如何使用语言和非语言的信号去调节互动。
   4. 理解什么是没有明确表述出来的(例如,做出推论)和非字面或模棱两可的意思(例如,成语、幽默、隐喻,根据语境解释有多重含义的)有困难。

B. 这种缺陷导致了有效交流、社交参与、社交关系、学业成绩或职业表现方面的功能局限,可单独出现或任意组合出现。

C. 症状发生于发育早期(但是,直到社交交流的需求超过其有限能力时,缺陷可能才会完全表现出来)。

D. 这些症状并非由于其他躯体疾病或神经疾病,或构词、语法方面的低能力所致,且不能用孤独症(自闭症)谱系障碍、智力障碍(智力发育障碍)、全面发育迟缓或其他精神障碍来更好地解释。

诊断特征

社交(语用)交流障碍的特征是主要在语用学或语言的社交使用和交流上存在困难,表现为在自然背景中理解和遵循言语和非言语交流的社交规则、根据听众或场景的需要变换语言以及遵循对话和讲故事的规则方面存在缺陷。社交交流的缺陷导致有效交流、社交参与、社交关系的发展、学业成绩或职业表现等方面的功能受限。这些缺陷不能更好地用结构性语言或认知功能等领域的能力低下来解释。

支持诊断的有关特征

社交(语用)交流障碍最常见的有关特征是存在语言损害,其特点是有延迟达到语言发育标志的既往史,同时即使目前没有过去也曾有过结构性的语言问题(参在本章"语言障碍"部分)。有社交交流缺陷的个体可能回避社交互动。注意缺陷/多动障碍、行为问题和特定学习障碍在患者中也更为常见。

发展与病程

由于社交(语用)交流依赖于言语和语言的充分发育过程,很少在小于4岁的儿童中做出社交(语用)交流障碍的诊断。直至4岁或5岁,大多数儿童都应具有了充分的言语和语言能力,这样才有可能识别出社交交流的特定缺陷。轻度的该障碍可能直到少年早期才变得明显,此时语言和社交互动的情况更加复杂。

社交(语用)交流障碍的结局不同,一些儿童随着时间显著改善,而其他则直到成人期都存在困难。即使在那些有显著改善的案例中,语用方面的早期缺陷也可能导致持续的社交关系和行为以及获得其他相关技能的损害,如书面表达。

风险与预后因素

遗传与生理性的:孤独症(自闭症)谱系障碍、交流障碍或特定学习障碍的家族史可能增加社交(语用)交流障碍的风险。

鉴别诊断

孤独症(自闭症)谱系障碍:对于表现出社交交流缺陷的个体,首先要考虑是孤独症(自闭症)谱系障碍。这两种障碍可以通过孤独症(自闭症)谱系障碍存在受限的/重复的行为、兴趣或活动的模式,而社交(语用)交流障碍则没有这些表现来鉴别。有孤独症(自闭症)谱系障碍的个体可能在发育阶段早期只表现出受限的/重复的行为、兴趣和活动的模式,因此应该采集全面的病史。如果受限的兴趣和重复的行为在既往出现过,即使目前没有症状也不能排除孤独症(自闭症)谱系障碍的诊断。只有在发育史中没有显示任何受限的/重复的行为、兴趣或活动的模式的证据时,才应该给予社交(语用)交流障碍的诊断。

注意缺陷/多动障碍:注意缺陷/多动障碍的主要缺陷可能引起社交交流的损害以及有效交流、社交参与或学业成绩等方面的功能受限。

社交焦虑障碍(社交恐惧症):社交交流障碍的症状与社交焦虑障碍的症状有所重叠。鉴别的特征是症状发生的时间。在社交(语用)交流障碍中,个体从未有过有效的社交交流;而在社交焦虑障碍中,社交交流的技能发展得很恰当,但是因为对社交互动感到焦虑、害怕或痛苦而没有被使用。

智力障碍(智力发育障碍)和全面发育迟缓：在有全面发育迟缓或智力障碍的个体中，社交交流技能可能是有缺陷的，但是除非社交交流缺陷明确地超出了智力限制，才可以单独诊断。

未特定的交流障碍

F80.9

此类别适用于那些以交流障碍的特征症状为主的临床表现，这些症状引起有临床意义的痛苦，或导致社交、职业或其他重要功能方面的损害，但不符合交流障碍或神经发育障碍诊断类别中的任一种障碍的诊断标准。这种未特定的交流障碍的类别在下列情况下使用：临床工作者选择不标注未能符合交流障碍或特定的神经发育障碍的诊断标准的原因，以及包括因信息不足而无法做出更特定的诊断。

孤独症(自闭症)谱系障碍

孤独症(自闭症)谱系障碍

诊断标准 **F84.0**

A. 在多种场所下，社交交流和社交互动方面存在持续性的缺陷，表现为目前或历史上的所有下列情况(以下为示范性举例，而非全部情况)：
   1. 社交情感互动中的缺陷，例如，从异常的社交接触和不能正常地来回对话到分享兴趣、情绪或情感的减少，到不能启动或对社交互动做出回应。
   2. 在社交互动中使用非语言交流行为的缺陷，例如，从语言和非语言交流的整合困难到异常的眼神接触和身体语言，或在理解和使用手势方面的缺陷到面部表情和非语言交流的完全缺乏。
   3. 发展、维持和理解维持和理解人际关系的缺陷，例如，从难以调整自己的行为以适应各种社交情境的困难到难以分享想象的游戏或交友的困难，到对同伴缺乏兴趣。

标注目前的严重程度：

严重程度是基于社交交流的损害和受限，重复的行为模式(参见本章中的表2)。

B. 受限的、重复的行为模式、兴趣或活动，表现为目前的或历史上的下列2项情况(以下为示范性举例，而非全部情况)：
   1. 刻板或重复的躯体运动，使用物体或言语(例如，简单的躯体刻板运动、摆放玩具或翻转物体、模仿言语、特殊短语)。
   2. 坚持相同性，缺乏弹性地坚持常规或仪式化的语言或非语言的行为模式(例如，对微小的改变极端痛苦、难以转变、僵化的思维模式、仪式化的问候、需要走相同的路线或每天吃同样的食物)。

3. 高度受限的、固定的兴趣，其强度和专注度方面是异常的（例如，对不寻常物体的强烈依恋或先占观念、过度的局限或持续的兴趣）。
4. 对感觉输入的过度反应或反应不足，或在对环境的感受方面不同寻常的兴趣（例如，对疼痛/温度的感觉麻木，对特定的声音或质地的不良反应，对物体过度地嗅或触摸，对光线或运动的凝视）。

标注目前的严重程度：

严重程度是基于社交交流的损害和受限的重复的行为模式（参见本章表 2）。

C. 症状必须存在于发育早期（但是，直到社交需求超过有限的能力时，缺陷可能才会完全表现出来，或可能被后天学会的策略所掩盖）。

D. 这些症状导致社交、职业或目前其他重要功能方面的有临床意义的损害。

E. 这些症状不能用智力障碍（智力发育障碍）或全面发育迟缓来更好地解释。智力障碍和孤独症（自闭症）谱系障碍经常共同出现，进行孤独症（自闭症）谱系障碍和智力障碍的合并诊断时，其社交交流应低于预期的总体发育水平。

注：若个体患有已确定的 DSM-Ⅳ 中的孤独症（自闭症）、艾斯伯格综合征或未在他处注明的全面发育障碍的诊断，应给予孤独症（自闭症）谱系障碍的诊断。个体在社交交流方面存在明显缺陷，但其症状不符合孤独症（自闭症）谱系障碍的诊断标准时，应进行社交（语用）交流障碍的评估。

标注如果是：

有或没有伴随的智力损害。

有或没有伴随的语言损害。

与已知的躯体或遗传性疾病或环境因素有关（编码备注：使用额外的编码来确定有关的躯体或遗传性疾病）。

与其他神经发育、精神或行为障碍有关（编码备注：使用额外的编码来确定有关的神经发育、精神或行为障碍）。

伴紧张症（其定义参见与其他精神障碍有关的紧张症的诊断标准，第 114—115 页）。[**编码备注：**使用额外的编码 F06.1 与孤独症（自闭症）谱系障碍相关的紧张症表明存在合并的紧张症。]

记录步骤

把那些与已知的躯体或遗传性疾病或环境因素或其他神经发育的、精神的或行为障碍相关的孤独症（自闭症）谱系障碍，记录为与疾病障碍的名称或因素相关的孤独症（自闭症）谱系障碍[例如，与大脑萎缩性高血氨综合征相关的孤独症（自闭症）谱系障碍]。严重程度应记录为本章表 2 中两种精神病理领域中的每一种需要支持的水平（例如，“社交交流缺陷方面需要非常多的支持，及受限的重复行为方面需要多的支持”）。接下来应记录“有伴随的智力损害”或“没有伴随的智力损害”的标注。再下来是记录语言损害的标注。如果有伴随的语言损害，则应记录目前的语言功能水平（例如，“有伴随的语言损害—无可理解的言语”或“有伴随的语言损害—短语言语")。如果存在紧张症,则应分开记录"与孤独症(自闭症)谱系障碍相关的紧张症"。

标注

可以使用严重程度标注(参见本章表2)来简要描述目前的症状学(可能降到水平1以下),同时要认识到严重程度会依据环境变化和随着时间波动。社交交流困难和受限、重复行为的严重程度应该分别评定。描述性的严重程度分类不应该用来决定享受服务的资格和服务的提供;这些只能在个体层面并通过对个人优先度和目标的讨论进行阐释。

关于标注"伴或不伴智力损害",理解患有孤独症(自闭症)谱系障碍的儿童或成年人(经常是不稳定的)智力特点对于解释诊断特征是必要的。分别估计言语和非言语技能很有必要(例如,使用不限时的非言语测评评估伴有语言受限个体的潜在优势)。

表2 孤独症(自闭症)谱系障碍的严重程度

严重程度	社交交流	受限的重复行为
水平3 "需要非常多的支持"	在语言和非语言社交交流技能方面的严重缺陷导致功能上的严重损害,极少启动社交互动,对来自他人的社交示意的反应极少。例如,个体只能讲几个能够被听懂的字,很少启动社交互动,当他或她与人互动时,会做出不寻常的举动去满足社交需要,且仅对非常直接的社交举动做出反应	行为缺乏灵活性,应对改变极其困难,或其他局限的/重复行为显著影响了各方面的功能。改变注意力或行动很困难/痛苦
水平2 "需要多的支持"	在语言和非语言社交交流技能方面的显著缺陷;即使有支持仍有明显社交损害;启动社交互动有限;对他人社交示意反应较少或异常。例如,个体只讲几个简单的句子,其互动局限在非常狭窄的特定兴趣方面,且有显著的奇怪的非语言交流	行为缺乏灵活性,应对改变困难,或其他局限的/重复行为对普通观察者来说看起来足够明显,且影响了不同情况下的功能。改变注意力或行动痛苦/困难
水平1 "需要支持"	在没有支持的情况下,社交交流方面的缺陷造成可观察到的损害。启动社交互动存在困难,是对他人的社交示意的非典型的或不成功反应的明显例子。可表现为对社交互动方面的兴趣减少。例如,个体能够讲出完整的句子和参与社交交流,但其与他人的往来对话是失败的,他们试图交友的努力是奇怪的,且通常是不成功的	缺乏灵活性的行为显著地影响了一个或多个情境下的功能。难以转换不同的活动。组织和计划的困难妨碍了其独立性

要使用标注"伴或不伴语言损害",就应该评估和描述言语功能的目前水平。对"伴有语言损害"的标注进行特定描述的例子可能包括无法理解的言语(非言语)、只有单个字或短语言语。"不伴语言损害"个体的语言水平可以通过用完整的句子说话或具有流利的言语来进一步描述。因为在孤独症(自闭症)谱系障碍

患者中感受性语言落后于表达性语言的发展，感受性和表达性语言技能应该分别考虑。

标注“与已知的躯体或遗传疾病或环境因素有关”应该用于个体患有已知的遗传性疾病（例如，大脑萎缩性高血氨综合征、脆性 X 染色体综合征、唐氏综合征）和躯体疾病（例如，癫痫）或环境暴露的历史（例如，丙戊酸钠、胎儿酒精综合征、极低出生体重）时使用。

额外的神经发育、精神或行为疾病也应注明（例如：注意缺陷/多动障碍；发育性协调障碍；破坏性行为、冲动控制或品行障碍；焦虑、抑郁或双相障碍；抽动或抽动秽语综合征；自伤；喂食、排泄或睡眠障碍）。

诊断特征

孤独症（自闭症）谱系障碍的基本特征是交互性社交交流和社交互动的持续损害（诊断标准 A）和受限的、重复的行为、兴趣或活动模式（诊断标准 B）。这些症状从儿童早期出现，并限制或损害了日常功能（诊断标准 C 和 D）。根据个体的特征和他所处的环境，功能性损害变得明显的阶段会有所不同。核心诊断特征在发育阶段很明显，但是干预、代偿和目前的支持至少在一些情况下可以掩盖困难。该障碍的表现依据孤独症（自闭症）状态的严重程度、发育水平和生理年龄也会差别很大；因而使用术语*谱系*。孤独症谱系障碍包括先前所指的早期婴儿孤独症、儿童孤独症、卡纳孤独症（Kanner）、高功能孤独症、非典型孤独症、未特定的广泛发育障碍、儿童期瓦解障碍和艾斯伯格综合征。

诊断标准 A 中特定的交流和社交互动的损害是全面而持续的。当基于多重信息来源，包括临床工作者的观察、照料者提供的病史以及自我报告（可能的话），诊断才是最有效和可靠的。基于个体的年龄、智力水平、语言能力，以及其他因素例如治疗史和现有的支持，社交交流中言语和非言语的缺陷有不同的表现。许多个体有语言缺陷，其范围可以从言语完全缺乏到语言迟缓、对言语的综合理解力差、模仿性言语或生硬而过于书面化的语言，等等。即使正规的语言技能（例如，词汇、语法）是完整的，在孤独症（自闭症）谱系障碍中用于相互社交交流的语言使用也受到了损害。

社交情感互动中的缺陷（即与他人建立关系及分享想法和感受的能力）在患有该障碍的幼儿中非常明显，他们可能表现出极少或没有社交互动，也没有情绪分享，伴有对他人行为模仿的减少或缺乏。语言存在的内容经常是单向的，缺乏社交互动，且仅被用来表达需求或标记而不是给予评论、分享感受或交谈。在没有智力障碍或语言迟缓的成年人中，社交情感互动的缺陷可能在困难处理和对复杂社交线索（例如，何时、如何加入谈话、不该说什么）做出反应方面表现突出。对一些社交挑战发展出代偿策略的成年人，在新的或非支持性环境中仍然会很吃力，因为要去有意识的思考对大多数人来说是社交直觉的事情而感到费力和焦虑。

用于社交互动的非言语交流的缺陷表现为眼神接触（相对于文化常模）、手势、面部表情、身体定位或言语语调等方面的缺乏、减少或不合常规的使用。孤独症

(自闭症)谱系障碍的早期特征是联合注意力的损害,其表现为缺乏指示、展示或将物品与他人分享,或不能跟随他人的指示或眼睛的注视。个体可能学会一些功能性手势,但是他们的技能要比其他人少,而且他们经常不能在交流中自发地使用表达性手势。在语言流利的成年人中,非言语交流与言语的协调困难可能在交流中使人感到"身体语言"非常的古怪、呆板或夸张。在个别模式中(例如,说话时可能有相对良好的眼神接触),损害可能相对轻微,但是社交交流的眼神接触、手势、身体姿势、语调和面部表情的不良整合则非常明显。

发展、维持和理解人际关系的缺陷应该依据年龄、性别和文化的规范加以判断。可能没有、减少或不典型的社交兴趣,表现为对他人排斥、被动或看起来像攻击或破坏的不恰当方式。这些困难在幼儿中表现得非常明显,他们经常缺乏共同的社交游戏和想象(例如,与年龄相匹配的灵活的假扮游戏),并且后来坚持按照非常固定的规则进行游戏。年长的个体要尽力去理解在一种场景下被认为恰当而在另一种场景下却不恰当的行为(例如,在求职面试时随意的行为),或语言可以被用来交流的不同方式(例如,讽刺、善意的谎言)。可能对独自活动或与年龄特别小或特别大的人互动有明显的偏好。通常渴望建立友谊但对友谊会带来什么缺乏完整或现实的概念(例如,单方面的友谊或仅仅基于共同的特殊兴趣的友谊)。与兄弟姐妹、同事和照料者之间的关系也要重点考虑(针对互动性方面)。

孤独症(自闭症)谱系障碍也被定义为受限的、重复的行为、兴趣或活动模式(如在诊断标准 B 中特定的那样),其显示了根据年龄、能力、干预及目前支持而定的一系列表现。刻板或重复的行为包括简单的躯体刻板运动(例如,拍手、弹手指)、重复使用物体(例如,旋转硬币、摆放玩具)和重复的言语(例如,模仿言语、迟缓或即刻机械地模仿听到的单词;当提到自己时使用"你";刻板地使用单词、短语或韵律模式)。过度地坚持常规和受限的行为模式可能表现为抗拒改变(例如,对微小的改变感到痛苦,如最喜爱的食物的包装;坚持遵守规则;思想僵化)或仪式化的言语或非言语的行为模式(例如,重复提问、绕圈踱步)。在孤独症(自闭症)谱系障碍中高度受限的、固定的兴趣主要是在强度或专注度方面的异常(例如,幼儿强烈地依恋平底锅;儿童沉湎于吸尘器;而成年人花数小时写出日程表)。一些着迷和常规可能与对感觉输入的反应过度或不足有关,表现为对特定的声音或质地的过度反应、对物体过度地嗅闻或触摸、对光线或旋转物体特别感兴趣,以及有时对疼痛、热或冷的明显麻木。涉及对味觉、嗅觉、质地或食物外观的过度反应或仪式动作,或者过度的食物限制都很常见,并且可能是孤独症(自闭症)谱系障碍的表现特征。

许多没有智力或语言障碍的孤独症(自闭症)谱系障碍的成年人患者学习在公共场所抑制其重复行为。特殊的兴趣可以是乐趣和动力的来源,并且为日后生活中的教育和职业提供了途径。如果在儿童期或在过去某段时间出现过受限的、重复的行为、兴趣或活动的模式,就符合诊断标准,即使目前并不存在症状。

诊断标准 D 要求这些特征必须导致社交、职业或目前其他重要领域的有临床意义的损害。诊断标准 E 特定的社交交流障碍并非与个体的发育水平一致,尽管有时的确伴有智力障碍(智力发育障碍);损害超出了基于发育水平所预期到的困难。

可以使用有良好心理测评性能的标准行为诊断工具,包括照料者访谈、问卷和临床工作者观察评估,并且能够改善不同时间和不同临床工作者之间的诊断信度。

支持诊断的有关特征

许多有孤独症(自闭症)谱系障碍的个体也有智力损害和/或语言损害(例如,说话缓慢、语言理解落后于生成)。即使有平均或较高智力水平的个体也有参差不齐的能力概貌。智力和适应性功能的技能之间的差异经常是巨大的。运动缺陷经常存在,包括怪异步态、笨拙和其他异常的运动体征(例如,用脚尖走路)。可能出现自残(例如,撞击头部、咬手腕),在与其他障碍包括智力障碍相比时有孤独症(自闭症)谱系障碍的儿童和青少年破坏/挑衅的行为也更为常见。有孤独症(自闭症)谱系障碍的青少年和成年人容易出现焦虑和抑郁。一些个体出现紧张症样运动行为(行动中动作变慢和僵住),但是这些通常达不到一次紧张症发作的程度。然而,对于有孤独症(自闭症)谱系障碍的个体可能会经历运动症状方面的显著恶化并表现出一次完全的紧张症发作,出现例如缄默、摆姿势、扮鬼脸和蜡样屈曲等症状。合并紧张症的危险时期似乎在青少年阶段最为突出。

患病率

据报道,近些年孤独症(自闭症)谱系障碍的患病率已经接近人群的 1%,在儿童和成年人样本中的估计值相似。尚不清楚更高的患病率是否反映了 DSM-Ⅳ诊断标准的扩大以致包括了阈下案例、增加了公众知晓度、研究方法学的差异等情况,还是孤独症(自闭症)谱系障碍的患病率出现了真正的增长。

发展与病程

还应注意孤独症(自闭症)谱系障碍的起病年龄和模式。症状通常在生命的第二年(12—24 个月)被识别出来,但是如果发育迟缓很严重,就可能在 12 个月之前发现,或者如果症状比较轻微也可能晚于 24 个月才会发现。起病描述的模式可能包括关于早期发育迟缓的信息或者任何社交或语言技能的丧失。在技能已经丧失的案例中,父母或照料者可能提供在社交行为或语言技能方面逐渐或相对快速的恶化过程。通常,这种情况在 12 到 24 个月之间发生,并且不同于至少在正常发育 2 年以后发生的罕见的发育退行案例(之前描述为儿童期瓦解性障碍)。

孤独症(自闭症)谱系障碍的行为特征首先在儿童期早期变得明显,有一些案例在生命的第一年就表现出社交互动的兴趣缺乏。一些患有孤独症(自闭症)谱系障碍的儿童经历发育的停滞或退行,在社交行为或语言使用方面逐渐或相对快速地恶化,经常是在生命的前 2 年期间。在其他障碍中这种丧失很罕见,对孤独症(自闭症)谱系障碍来说可能是一个有用的“危险信号”。更不常见和有必要进行更加广泛医学调查的是超出社交交流的技能丧失(例如,丧失自我照料、如厕和运动技能),或者那些发生在第二个生日之后的丧失(参见本障碍“鉴别诊断”部分的大脑萎缩性高血氨综合征)。

孤独症(自闭症)谱系障碍的初始症状常常涉及延迟的语言发育,经常伴随社交兴趣的缺乏或不常见的社交互动(例如,用手拉别人但没有任何意图去看他们),古怪的游戏模式(例如,随身携带玩具但是从不摆弄它们),以及不常见的交流模式(例如,认识字母但是对自己的名字没有回应)。可能被怀疑是耳聋,但通常被排除。在第二年,古怪和重复的行为以及典型游戏的缺失日益明显。因为通常许多发育中的幼儿有强烈的偏好和享受重复性(例如,吃同样的食物、多次观看相同的视频),所以在学龄前儿童中鉴别孤独症(自闭症)谱系障碍的受限的和重复的行为可能存在困难。临床上的鉴别是基于行为的类型、频率和强度(例如,儿童每天摆放物体数小时并对任何物品的移动感到痛苦)。

孤独症(自闭症)谱系障碍不是一种退行性疾病,且通常需要终生的学习和代偿策略。症状经常在儿童期早期和学龄期早期最明显,通常至少有一些方面在儿童期晚期会有发育上的改善(例如,社交互动的兴趣增加)。在青少年时期,有一小部分个体会出现行为方面的恶化,但是大多数个体可以改善。只有少数有孤独症(自闭症)谱系障碍的个体在成人期独立地生活和工作;他们一般有较好的语言和智力能力并能够找到匹配他们特殊兴趣和技能的合适的职业。一般来说,损害水平较低的个体能够更好地独立行使功能。然而,甚至这样的个体可能仍然表现出社交幼稚和易受伤害,在没有帮助时难以处理实际需求,且容易感到焦虑和抑郁。许多成年人报告使用代偿策略和应对机制去掩盖他们在公共场所的困难,但是要承受压力和困难去维持社交上可以被接受的假象。对于老年孤独症(自闭症)谱系障碍尚无了解。

一些个体在成人期第一次被诊断,可能受到家庭中某个儿童诊断为孤独症(自闭症)或在工作或家里关系破裂的提示。在这样的案例中,获得详细的发育史可能有困难,并且很重要的是考虑到自我报告的困难。当临床观察目前符合诊断标准,假设没有儿童期社交和交流技能良好的证据,则可以诊断孤独症(自闭症)谱系障碍。例如,关于个体在童年期有正常和持续的交互性友谊且有良好的非言语交流技能的报告,则可以排除孤独症(自闭症)谱系障碍的诊断;然而,若发育信息本身缺失,就不应该排除该诊断。

社交和交流损害的表现以及那些定义孤独症(自闭症)谱系障碍的受限的/重复的行为在发育时期非常明确。在日后的生活中,干预或代偿,以及现有的支持,可能会掩盖至少某些情境中的此类困难。然而,症状仍然足以引起社交、职业或其他重要功能领域的现有损害。

风险与预后因素

对于有孤独症(自闭症)谱系障碍的个体的结局,其已确立的最好的预后因素是存在或缺失有关的智力障碍和语言损害(例如,5 岁时具有功能性语言是一个良好的预后标志),以及额外的精神健康问题。癫痫,作为一个共病的诊断,与更严重的智力障碍和更差的言语能力有关。

环境的：各种不同的非特定的风险因素，例如高生育年龄、低出生体重或胎儿期接触丙戊酸钠，均可能是孤独症（自闭症）谱系障碍的风险因素。

遗传与生理的：基于双胞胎的共患率，对孤独症（自闭症）谱系障碍的遗传度的估计从37%到高于90%不等。目前，15%的孤独症（自闭症）谱系障碍案例似乎与一个已知的基因突变有关，在不同家庭中与此障碍有关的特定基因存在新生的不同的拷贝数目的变异或新生的突变。然而，即使是与一个已知的基因突变有关的孤独症（自闭症）谱系障碍，它也并不一定能够完全表达。其余案例的风险看起来是多基因的，可能有上百个基因位点起了相对较小的作用。

文化相关的诊断问题

社交互动、非言语交流和关系的规范存在文化的差异，但是有孤独症（自闭症）谱系障碍的个体有显著受损，不符合他们所处文化背景的规范。文化和社会经济因素可能会影响识别或诊断该障碍的年龄。例如，在美国的非洲裔儿童中，孤独症（自闭症）谱系障碍的诊断可能过晚或不足。

性别相关的诊断问题

孤独症（自闭症）谱系障碍在男性中的诊断比女性多出四倍。在临床样本中，女性倾向于更多地伴有智力发育障碍，这表明因为轻度的社交和交流障碍的表现，所以不伴有智力障碍或语言迟缓的女性可能未被识别。

孤独症（自闭症）谱系障碍的功能性后果

在有孤独症（自闭症）谱系障碍的幼儿中，缺乏社交和交流能力可能妨碍学习，特别是通过社交互动或在有同伴的场所中的学习。在家里，坚持常规和厌恶改变以及感觉敏感，可能妨碍进食和睡眠，同时使得常规护理（例如，理发、牙齿护理）变得非常困难。适应技能通常低于测得的智商（IQ）。计划、组织和应对改变方面的极端困难对学业成绩造成负面影响，即使是对那些智力平均水平以上的学生也是如此。在成人期，由于持续的机械性和难以适应新事物，这些个体可能很难变得独立。

许多有孤独症（自闭症）谱系障碍的个体，即使没有智力发育障碍，在测评其独立性和有报酬的工作时，也会表现出较差的成年人心理社交功能。老年人的功能性后果是未知的，但是社交隔离和交流问题（例如，求助减少）可能对老年期的健康产生影响。

鉴别诊断

大脑萎缩性高血氨综合征：社交互动的破坏可能在大脑萎缩性高血氨综合征的退行阶段被观察到（一般在1—4岁之间）；因此，相当大比例的患病年幼女孩可能存在符合孤独症（自闭症）谱系障碍诊断的表现。然而，在这个阶段之后，大多数有大脑萎缩性高血氨综合征的个体会改善他们的社交交流技能,且孤独症(自闭症)的特征不再是主要担心的方面。因此,只有当所有诊断标准都符合时,才考虑孤独症(自闭症)谱系障碍的诊断。

选择性缄默症:在选择性缄默症中,早期发育通常没有被干扰。患儿通常在一些背景和环境下表现出恰当的交流技能。即使在儿童缄默的场所,社交的交互性也未受损,也没有受限的或重复的行为模式。

语言障碍与社交(语用)交流障碍:在一些形式的语言障碍中,可能存在交流问题和一些继发的社交困难。然而,特定的语言障碍通常与异常的非言语交流无关,也没有受限的、重复的行为、兴趣或活动模式。

当个体显示出社交交流和社交互动的损害但未显示出受限的和重复的行为或兴趣时,可能符合社交(语用)交流障碍的诊断标准,而不是孤独症(自闭症)谱系障碍。当符合孤独症(自闭症)谱系障碍的诊断标准时,孤独症(自闭症)谱系障碍的诊断可以取代社交(语用)交流障碍的诊断,同时关于既往或目前受限/重复的行为模式应该仔细询问。

不伴有孤独症(自闭症)谱系障碍的智力障碍(智力发育障碍):在非常年幼的儿童中,鉴别不伴有孤独症(自闭症)谱系障碍的智力障碍和孤独症(自闭症)谱系障碍是困难的。有智力障碍的个体如果没有发展出语言或符号语言的技能,对于鉴别诊断就提出了挑战,因为重复的行为经常出现在这样的个体中。在有智力障碍的个体中,当社交交流和互动相对于个体非言语技能(例如,精细的运动技能、非言语问题的解决能力)的发育水平显著受损时,诊断孤独症(自闭症)谱系障碍是恰当的。作为对比,当社交交流技能和其他智力技能的水平没有显著差异时,诊断智力障碍更为恰当。

刻板运动障碍:运动的刻板性是孤独症(自闭症)谱系障碍的诊断特征之一,因此当这样的重复行为可以更好地用孤独症(自闭症)谱系障碍来解释时,不需要再额外给予刻板运动障碍的诊断。然而,当刻板动作引起自我伤害和成为治疗的焦点时,可以给予两种诊断。

注意缺陷/多动障碍:注意的异常(过度关注或容易分神)在有孤独症(自闭症)谱系障碍的个体中很常见,多动症状也是如此。当注意困难或多动超出了在心智年龄相匹配的个体中通常所见的,应该考虑注意缺陷/多动障碍的诊断。

精神分裂症:儿童期起病的精神分裂症通常在一个正常或接近正常的发育阶段之后出现。前驱期状态是指社交损害、非典型兴趣和信念,这些症状可能会与孤独症(自闭症)谱系障碍中的社交缺陷相混淆。作为精神分裂症特征的幻觉和妄想不是孤独症(自闭症)谱系障碍的特征。然而,临床工作者必须要考虑到有孤独症(自闭症)谱系障碍的个体在解释精神分裂症关键特征相关的问题时,会有潜在的具体化的倾向[例如,"你在没人的时候能听见声音吗?""能(在收音机里)"]。

共病

孤独症(自闭症)谱系障碍常常与智力损害和结构性语言障碍有关(即不能使

用恰当的语法理解和构建句子)，当适用时应该备注相应的标注。许多有孤独症(自闭症)谱系障碍的个体存在不构成该障碍诊断标准的精神疾病症状[约70%有孤独症(自闭症)谱系障碍的个体可能有一种共病的精神障碍，40%可能有两种或多种共病的精神障碍]。当同时满足注意缺陷/多动障碍和孤独症(自闭症)谱系障碍的诊断标准时，应给予两种诊断。该原则适用于同时存在的孤独症(自闭症)谱系障碍和发育性协调障碍、焦虑障碍、抑郁障碍的诊断及其他共病的诊断。在那些不能讲话或有语言缺陷的个体中，如果观察到例如睡眠或进食的改变和挑衅性行为增加的迹象，则提示应进行焦虑或抑郁的评估。与发育性协调障碍一样，特定的学习困难(识字和识数)很常见。与孤独症(自闭症)谱系障碍有关的常见的躯体疾病应该记录在“与已知的躯体/遗传或环境的/获得性有关”的标注下。这些躯体疾病包括癫痫、睡眠问题和便秘。回避性/限制性摄食障碍是孤独症(自闭症)谱系障碍相当常见的特征，并且可能持续存在极端和有限的食物偏好。

注意缺陷/多动障碍

注意缺陷/多动障碍

诊断标准

A. 一个持续的注意缺陷和/或多动-冲动的模式，干扰了功能或发育，以下列1.或2.为特征。

1. 注意缺陷：6项(或更多)的下列症状持续至少6个月，且达到了与发育水平不相符的程度，并直接负性地影响了社会和学业/职业活动。

   注：这些症状不仅仅是对立行为、违拗、敌意的表现，或不能理解任务或指令。年龄较大(17岁及以上)的青少年和成年人，至少需要下列症状中的5项。

   a. 经常不能密切关注细节或在作业、工作或其他活动中犯粗心大意的错误(例如，忽视或遗漏细节，工作不精确)。

   b. 在任务或游戏活动中经常难以维持注意力(例如，在听课、对话或长时间的阅读中难以维持注意力)。

   c. 当别人对其直接讲话时，经常看起来没有在听(例如，即使在没有任何明显干扰的情况下，显得心不在焉)。

   d. 经常不遵循指示以致无法完成作业、家务或工作中的职责(例如，可以开始任务但很快就失去注意力，容易分神)。

   e. 经常难以组织任务和活动(例如，难以管理有条理的任务；难以把材料和物品放得整整齐齐；凌乱、工作没头绪；不良的时间管理；不能遵守截止日期)。

f. 经常回避、厌恶或不情愿从事那些需要精神上持续努力的任务(例如,学校作业或家庭作业;对于年龄较大的青少年和成年人,则为准备报告、完成表格或阅读冗长的文章)。

g. 经常丢失任务或活动所需的物品(例如,学校的资料、铅笔、书、工具、钱包、钥匙、文件、眼镜、手机)。

h. 经常容易被外界的刺激分神(对于年龄较大的青少年和成年人,可能包括不相关的想法)。

i. 经常在日常活动中忘记事情(例如,做家务、外出办事;对于年龄较大的青少年和成年人,则为回电话、付账单、约会)。

2. 多动和冲动:6 项(或更多)的下列症状持续至少 6 个月,且达到了与发育水平不相符的程度,并直接负性地影响了社会和学业/职业活动。

注: 这些症状不仅仅是对立行为、违拗、敌意的表现,或不能理解任务或指令。年龄较大(17 岁及以上)的青少年和成年人,至少需要符合下列症状中的 5 项。

a. 经常手脚动个不停或在座位上扭动。

b. 当被期待坐在座位上时却经常离座(例如,离开他或她在教室、办公室或其他工作的场所,或是在其他情况下需要保持原地的位置)。

c. 经常在不适当的场所跑来跑去或爬上爬下(注:对于青少年或成年人,可以仅限于感到坐立不安)。

d. 经常无法安静地玩耍或从事休闲活动。

e. 经常"忙个不停",好像"被发动机驱动着"(例如,在餐厅、会议中无法长时间保持不动或觉得不舒服;可能被他人感受为坐立不安或难以跟上)。

f. 经常讲话过多。

g. 经常在提问还没有讲完之前就把答案脱口而出(例如,接别人的话;不能等待交谈的顺序)。

h. 经常难以等待轮到他或她(例如,当排队等待时)。

i. 经常打断或侵扰他人(例如,插入别人的对话、游戏或活动;没有询问或未经允许就开始使用他人的东西;对于青少年和成年人,可能是侵扰或接管他人正在做的事情)。

B. 若干注意障碍或多动-冲动的症状在 12 岁之前就已存在。

C. 若干注意障碍或多动-冲动的症状存在于 2 个或更多的场所(例如,在家里、学校或工作中;与朋友或亲属互动中;在其他活动中)。

D. 有明确的证据显示这些症状干扰或降低了社交、学业或职业功能的质量。

E. 这些症状不能仅仅出现在精神分裂症或其他精神病性障碍,也不能用其他精神障碍来更好地解释(例如,心境障碍、焦虑障碍、分离障碍、人格障碍、物质中毒或戒断)。

标注是否是:

F90.2 组合表现: 如果在过去的 6 个月内,同时符合诊断标准 A1(注意障碍)

和诊断标准 A2(多动-冲动)。

F90.0 主要表现为注意缺陷: 如果在过去的 6 个月内,符合诊断标准 A1(注意障碍)但不符合诊断标准 A2(多动-冲动)。

F90.1 主要表现为多动/冲动: 如果在过去的 6 个月内,符合诊断标准 A2(多动-冲动)但不符合诊断标准 A1(注意障碍)。

标注如果是:

部分缓解: 先前符合全部诊断标准,但在过去的 6 个月内不符合全部诊断标准,且症状仍然导致社交、学业或职业功能方面的损害。

标注目前的严重程度:

轻度: 存在非常少的超出诊断所需的症状,且症状导致社交或职业功能方面的轻微损伤。

中度: 症状或功能损害介于"轻度"和"重度"之间。

重度: 存在非常多的超出诊断所需的症状,或存在若干特别严重的症状,或症状导致明显的社交或职业功能方面的损害。

诊断特征

注意缺陷/多动障碍的基本特征是一种干扰了功能或发育的持续的注意缺陷和/或多动-冲动的模式。注意缺陷/多动障碍中的*注意缺陷*在行为上表现为游离于任务、缺乏持续性、难以维持注意力以及杂乱无章,且并非由于违拗或缺乏理解力所致。*多动*是指在不恰当的时候过多的躯体运动(例如,孩子到处乱跑),或过于坐立不安、手脚动个不停或讲话过多。在成年人中,多动可能表现为极度坐立不安或使别人在他们的活动中精疲力竭。*冲动*是指没有事先考虑就匆忙行事且对于个体有较大的潜在的造成伤害的可能性(例如,没有观望就冲进街道)。冲动可能反映了一种对即刻犒赏的欲望或做不到延迟满足。冲动行为可以表现为社交侵扰(例如,过多地打断别人)和/或没有考虑长期结果就做出重要的决定(例如,没有充分的信息就接受一份工作)。

注意缺陷/多动障碍始于童年期。在 12 岁之前就已经存在若干症状的要求传递了在儿童期有显著临床表现的重要性。同时,由于难以回顾性确定精确的儿童期起病时间,所以并不需要标注更早的起病年龄。成年人对儿童期症状的回忆通常不可靠,同时获得补充信息是有帮助的。

该障碍的表现必须在一个以上的场所中存在(例如,在家里和学校、在工作中)。需要向在那些场所中了解个体的知情者咨询信息,以确认不同场所中的显著症状。症状通常根据所在场所的情境而不同。当个体由于恰当的行为而频繁受到犒赏,处于密切的监督下,在一个新环境中,参与特别有趣的活动,有持续的外部刺激(例如,通过电子屏幕),或在一对一的情境中(例如,在临床工作者的办公室)互动时,该障碍的体征可能很少或没有。

支持诊断的有关特征

语言、运动或社交发育的轻度迟缓并非注意缺陷/多动障碍所特有,但经常共同出现。有关特征可以包括低挫折耐受度,易激惹或情绪不稳定。即使没有特定学习障碍,学业或工作表现也经常受损。注意缺陷的行为与所涉及的各种认知过程有关,且有注意缺陷/多动障碍的个体可能在注意力、执行功能或记忆测评方面表现出认知问题,虽然这些测评并不足够敏感,也不能够作为诊断指标。到成年早期,主要在与心境、品行或物质使用障碍共病时,注意缺陷/多动障碍与企图自杀的风险增加有关。

注意缺陷/多动障碍尚无诊断性生物标记。作为一个群体,与同龄人相比,有注意缺陷/多动障碍的儿童表现出慢波脑电图增加、核磁共振检查总体脑容积减少,同时可能出现由后部向前部的大脑皮质的成熟迟缓,但是这些发现都不是诊断性的。在有已知遗传病因(例如,脆性 X 染色体综合征、22q11 缺失综合征)的罕见案例中,注意缺陷/多动障碍的表现仍然需要被诊断。

患病率

人群调查显示在大多数文化中,注意缺陷/多动障碍的儿童患病率约为 5%,成年人患病率约为 2.5%。

发展与病程

许多父母在孩子学步时首次观察到过多的躯体活动,但是在 4 岁之前症状很难与高度多变的正常行为相鉴别。注意缺陷/多动障碍在小学阶段最常被识别出来,同时注意缺陷变得更加显著,受损更加严重。该障碍在青少年早期相对稳定,但是一些个体有加重的病程并伴有反社会行为。在大多数有注意缺陷/多动障碍的个体中,躯体的多动症状在青少年期和成人期变得不明显,但是坐立不安、注意缺陷、计划性差及冲动等困难会持续存在。有注意缺陷/多动障碍的儿童中,相当多的个体在进入成人期后仍然存在相对的损害。

在学龄期前,主要表现为多动。注意缺陷在小学期间变得更加显著。在青少年期,多动的指征(例如,奔跑和攀爬)不太常见,可能被限定为烦躁不安或战战兢兢的内心感受、坐立不安或不耐烦。在成人期,除了有注意缺陷和坐立不安以外,即使多动已经减少,但冲动仍然是个问题。

风险与预后因素

气质的:注意缺陷/多动障碍与行为抑制的减少,努力地控制或约束,负性情绪和/或对新事物的追求增加有关。这些特质使一些孩子易患注意缺陷/多动障碍,但对该障碍不具有特异性。

环境的:极低出生体重(低于 1500 克)使罹患注意缺陷/多动障碍的风险升高两到三倍,但大多数低出生体重的儿童并未出现注意缺陷/多动障碍。虽然注意缺陷/多动障碍与孕期吸烟有关,但这种相关性部分反映了共同的遗传风险。少数案例可能与对节食的反应有关。可能有儿童期被虐待、被忽视、经历多个抚育场所、接触神经毒素(例如,铅)、感染(例如,脑炎)或在宫内接触酒精的病史。接触环境中的有毒物质与随后出现的注意缺陷/多动障碍有关,但尚不清楚这些关联是否具有因果关系。

遗传与生理的:在有注意缺陷/多动障碍的个体的一级亲属中,注意缺陷/多动障碍起病增多。注意缺陷/多动障碍的遗传性显著。虽然一些特定基因与注意缺陷/多动障碍相关,但它们既不是必要的也不是充分的致病因素。应该考虑到视力和听力的损害,代谢异常、睡眠障碍、营养缺乏和癫痫都可能影响到注意缺陷/多动障碍的症状。

注意缺陷/多动障碍并非与特定的躯体特征有关,虽然轻微的躯体异常(例如,眼距过宽、高弓颚、耳廓低下)的比例可能相对升高。可能有不显著的运动迟缓和其他神经系统软性体征。[注意明显的共同出现的笨拙和运动迟缓应该单独编码(例如,发育性协调障碍)。]

病程影响因素:儿童早期的家庭互动模式不太可能引起注意缺陷/多动障碍,但是可能影响其病程或在继发性品行问题的发生中起作用。

文化相关的诊断问题

不同地域中注意缺陷/多动障碍患病率的区别看起来主要归因于诊断标准和方法学的不同。然而,也可能有对待儿童行为的态度或解释方面的文化差异。在美国,对于非洲裔美国人和拉丁裔人群的临床识别率通常比白人要低。知情者症状量表可能受到儿童和知情者所在文化群体的影响,提示评估注意缺陷/多动障碍最好采用与文化相符的操作。

性别相关的诊断问题

在普通人群中,男性注意缺陷/多动障碍患者比女性多,比例在儿童中约为 2∶1,在成年人中为 1.6∶1。女性比男性更有可能主要表现出注意缺陷的特征。

注意缺陷/多动障碍的功能性后果

注意缺陷/多动障碍与下降的学校表现、学业成就和社交排斥有关,成年人则与更差的职业表现、成就、出勤率和更高的失业可能性以及增加的人际冲突有关。有注意缺陷/多动障碍的儿童比未患注意缺陷/多动障碍的同龄人明显更有可能在青少年期出现品行障碍和在成人期出现反社会人格障碍,因而增加了物质使用障碍和入狱的可能性。随后出现物质使用障碍的风险增加,尤其在出现品行障碍或反社会人格障碍时。有注意缺陷/多动障碍的个体比同龄人更可能受伤。交通事故和违章在有注意缺陷/多动障碍的驾驶者中更常见。有注意缺陷/多动障碍的个体出现肥胖的可能性增加。

对需要付出持续努力的任务投入不充分或朝三暮四,常常被他人解释为懒惰、不负责任或无法合作。家庭关系的特征可能是不和谐和负性互动。同伴关系通常因有注意缺陷/多动障碍的个体被同伴排斥、忽视或戏弄而遭到破坏。平均而言,有注意缺陷/多动障碍的个体相比他们的同龄人接受的学校教育更少、职业成就更差且智力分数更低,尽管其中存在很大的变异性。该障碍的严重形式,具有显著的损害,影响社交、家庭和学术/职业的适应。

学业缺陷、学校相关的问题以及同伴忽视通常与增多的注意缺陷症状最为有关,而被同伴排斥以及在较少程度上的意外伤害则与显著的多动或冲动症状更为有关。

鉴别诊断

对立违抗障碍:有对立违抗障碍的个体会抵制需要自我投入的工作或学校的任务,因为他们抵制顺应他人的要求。他们的行为特征是消极、敌对和违拗。这些症状必须要与在有注意缺陷/多动障碍的个体中因为维持脑力劳动有困难、忘记指示和冲动所致的对学校或需要耗费脑力的任务的反感相鉴别。使鉴别诊断复杂化的是一些有注意缺陷/多动障碍的个体可能发展出对此类任务的继发的对立的态度以及贬低其重要性。

间歇性暴怒障碍:注意缺陷/多动障碍和间歇性暴怒障碍都有高水平的冲动行为。然而,有间歇性暴怒障碍的个体对他人有严重的攻击性,这一点不是注意缺陷/多动障碍的特征;同时他们不会遇到在注意缺陷/多动障碍中所见的维持注意的问题。此外,间歇性暴怒障碍罕见于儿童期。存在注意缺陷/多动障碍时,可以同时诊断间歇性暴怒障碍。

其他神经发育障碍:注意缺陷/多动障碍患者出现的增多的躯体活动必须要与以重复运动行为为特征的刻板运动障碍和一些孤独症(自闭症)谱系障碍的案例相区别。在刻板运动障碍中,运动行为一般是固定的和重复的(例如,摆动身体、咬自己),然而注意缺陷/多动障碍中的烦躁不安和坐立不安通常是泛化的、不以重复的刻板运动为特征。在抽动秽语综合征里,频繁的多种抽动可能被误认为是注意缺陷/多动障碍泛化的烦躁不安。可能需要延长观察时间来鉴别烦躁不安和多种抽动的发作。

特定学习障碍:有特定学习障碍的儿童可能因挫折、缺乏兴趣或能力有限而看起来像注意缺陷。但是,有某种特定学习障碍但未患注意缺陷/多动障碍的个体的注意缺陷在学业、工作之外并未受损。

智力障碍(智力发育障碍):在儿童处于和他们智力能力不相符的学业场所时,注意缺陷/多动障碍的症状很常见。在这些案例中,症状在非学业任务中并不明显。要在智力障碍患者中诊断注意缺陷/多动障碍需要有对其心智年龄来说过度的注意缺陷或多动症状。

孤独症(自闭症)谱系障碍:有注意缺陷/多动障碍的个体以及那些有孤独症(自闭症)谱系障碍的个体表现出注意缺陷、社交功能失常以及难以管理的行为。在注意缺陷/多动障碍患者中所见的社交功能失常和被同伴排斥必须要和孤独症(自闭症)谱系障碍患者中所见的社交脱离、隔离和对面部及声音的交流线索漠不关心相区别。有孤独症(自闭症)谱系障碍的儿童可能因无法忍受事件预期进程的改变而发脾气。作为对比,有注意缺陷/多动障碍的儿童可能因为在一个重大转变中由于冲动或自我控制力差而行为不当或发脾气。

反应性依恋障碍:有反应性依恋障碍的儿童可以表现出社交脱抑制但不是全部的注意缺陷/多动障碍症状群,同时表现出其他特征,例如缺乏持久的关系,而这并非注意缺陷/多动障碍的特征。

焦虑障碍:注意缺陷/多动障碍和焦虑障碍有共同的注意缺陷症状。有注意缺陷/多动障碍的个体由于受到外部刺激、新鲜活动的吸引,或一心想着令人愉快的活动而注意力不集中。这一点不同于焦虑障碍中因担忧和反刍导致的注意缺陷。坐立不安也可能见于焦虑障碍。但是,在注意缺陷/多动障碍中,该症状与担忧和反刍无关。

抑郁障碍:有抑郁障碍的个体可以表现为不能集中注意力。但是,心境障碍的不能集中注意力只在抑郁发作期间才变得明显。

双相障碍:有双相障碍的个体可以有活动增多、不能集中注意力和冲动性增加,但是这些特征是阵发性的,每次出现数天。在双相障碍里,增加的冲动性或注意障碍通常伴随情绪高涨、夸大和其他特异的双相特征出现。有注意缺陷/多动障碍的儿童可以在同一天内表现出明显的心境变化;这种不稳定性不同于躁狂发作,后者必须持续 4 天以上才是双相障碍的临床指征,即使在儿童中也是如此。双相障碍罕见于青春期前,即使严重的易激惹和愤怒很显著;然而注意缺陷/多动障碍在表现出过度愤怒和易激惹的儿童和青少年里很常见。

破坏性心境失调障碍:破坏性心境失调障碍的特征是具有泛化的易激惹和不能耐受挫折,但是冲动和注意涣散不是其基本特征。然而,大多数有该障碍的儿童和青少年也可能具有符合注意缺陷/多动障碍诊断标准的症状,则需要额外诊断。

物质使用障碍:如果注意缺陷/多动障碍症状的初始表现出现在物质滥用或频繁使用之后,就很难鉴别注意缺陷/多动障碍和物质使用障碍。在物质使用不当之前,来自知情者或既往记录的明确的注意缺陷/多动障碍证据对于鉴别诊断至关重要。

人格障碍:在青少年和成年人中,要鉴别注意缺陷/多动障碍和边缘型、自恋型以及其他类型的人格障碍是困难的。所有这些障碍通常都有杂乱无章、社交侵扰、情绪失调和认知失调等特征。然而,注意缺陷/多动障碍不以害怕被遗弃、自残、极度犹豫不决或其他一些人格障碍的特点为特征。需要利用更长时间的临床观察,知情者访谈或详细的病史来区分究竟是冲动、社交侵扰或不恰当的行为还是自恋、攻击或控制的行为以进行鉴别诊断。

精神病性障碍:如果仅仅在精神病性障碍的过程中出现注意缺陷和多动症状,则不能诊断注意缺陷/多动障碍。

药物所致的注意缺陷/多动障碍症状:归因于药物使用[例如,支气管扩张药、异烟肼、神经阻滞剂(导致静坐不能)、甲状腺素替代药物]的注意缺陷、多动或冲动症状,应被诊断为其他特定的或未特定的其他(或未知)的物质相关障碍。

神经认知障碍:尚不知道早期重度神经认知障碍(痴呆)和/或轻度神经认知障碍与注意缺陷/多动障碍有关,但是可以表现出相似的临床特征。这些疾病的起病时间晚,可以与注意缺陷/多动障碍相鉴别。

共病

在临床场所中,症状符合注意缺陷/多动障碍诊断标准的个体有共病障碍是常见的。在普通人群中,对立违抗障碍与组合表现的注意缺陷/多动障碍儿童中约一半,及主要表现为注意缺陷的注意缺陷/多动障碍儿童中约四分之一共病。品行障碍根据年龄和环境的不同,与约四分之一有组合表现的儿童或青少年共病。大多数有破坏性心境失调障碍的儿童和青少年也有符合注意缺陷/多动障碍诊断标准的症状;有注意缺陷/多动障碍的儿童中有较少的比例存在符合破坏性心境失调障碍诊断标准的症状。特定学习障碍通常与注意缺陷/多动障碍共病。焦虑障碍和重性抑郁障碍可见于少数有注意缺陷/多动障碍的个体,但明显高于普通人群水平。间歇性暴怒障碍可见于少数有注意缺陷/多动障碍的成年人,但也明显高于人群平均水平。在普通人群中,虽然物质使用障碍在有注意缺陷/多动障碍的成年人中相对常见,但是这些障碍只出现在少数有注意缺陷/多动障碍的成年人中。在成年人中,反社会型和其他类型的人格障碍可以与注意缺陷/多动障碍共病。其他可能与注意缺陷/多动障碍共病的障碍包括强迫症、抽动障碍和孤独症(自闭症)谱系障碍。

其他特定的注意缺陷/多动障碍

F90.8

此类别适用于那些以注意缺陷/多动障碍的特征症状为主的临床表现,这些症状引起有临床意义的痛苦,或导致社交、职业或其他重要功能方面的损害,但不符合注意缺陷/多动障碍或神经发育障碍诊断类别中的任一种障碍的诊断标准。此种其他特定的注意缺陷/多动障碍的类别在下列情况下使用:临床工作者用于交流不符合注意缺陷/多动障碍或任何其他的神经发育障碍的临床诊断标准的特定原因。通过记录"其他特定的注意缺陷/多动障碍",接着记录特定的原因来完成(例如,"伴有不充分的注意障碍症状")。

未特定的注意缺陷 /多动障碍

F90.9

此类别适用于那些以注意缺陷/多动障碍的特征症状为主的临床表现,这些症状引起有临床意义的痛苦,或导致社交、职业或其他重要功能方面的损害,但不符合注意缺陷/多动障碍或神经发育障碍诊断类别中的任一种障碍的诊断标准。此种未特定的注意缺陷/多动障碍的类别在下列情况下使用:临床工作者选择不标注不符合注意缺陷/多动障碍或任何特定的神经发育障碍的诊断标准的原因及包括因信息不足而无法做出更特定的诊断。

特定学习障碍

特定学习障碍

诊断标准

A. 学习和使用学业技能的困难,如存在至少 1 项下列所示的症状,且持续至少 6 个月,尽管针对这些困难存在干预措施：

1. 不准确或缓慢而费力地读字(例如,读单字时不正确地大声或缓慢、犹豫、频繁地猜测,难以念出字)。
2. 难以理解所阅读内容的意思(例如,可以准确地读出内容但不能理解其顺序、关系、推论或更深层次的意义)。
3. 拼写方面的困难(例如,可能添加、省略或替代元音或辅音)。
4. 书面表达方面的困难(例如,在句子中犯下多种语法或标点符号的错误;段落组织差;书面表达的思想不清晰)。
5. 难以掌握数字感、数字事实或计算(例如,数字理解能力差,不能区分数字的大小和关系;用手指加个位数字而不是像同伴那样回忆数字事实;在算术计算中迷失,也可能转换步骤)。
6. 数学推理方面的困难(例如,应用数学概念、事实或步骤去解决数量的问题有严重困难)。

B. 受影响的学业技能显著地、可量化地低于个体实际年龄所预期的水平,显著地干扰了学业或职业表现或日常生活的活动,且被个体的标准化成就测评和综合临床评估确认。17 岁以上个体,其损害的学习困难的病史可以用标准化测评代替。

C. 学习方面的困难开始于学龄期,但直到那些对受到影响的学业技能的要求超过个体的有限能力时,才会完全表现出来(例如,在定时测试中,读或写冗长、复杂的报告,并且有严格的截止日期或特别沉重的学业负担)。

D. 学习困难不能用智力障碍、未校正的视觉或听觉的敏感性,其他精神或神经病性障碍、心理社会的逆境、对学业指导的语言不精通,或不充分的教育指导来更好地解释。

注：符合上述 4 项诊断标准是基于临床合成的个体的历史(发育、躯体、家庭、教育)、学校的报告和心理教育的评估。

编码备注：标注所有受损的学业领域和次级技能。当超过 1 个领域受损时,每一个都应根据下列标注单独编码。

标注如果是：

F81.0 伴阅读受损：

阅读的准确性。

阅读速度或流畅性。

阅读理解力。

注:阅读障碍是一个替代术语,是指一种学习困难的模式,以难以精确地或流利地认字、不良的解码和不良的拼写能力为特征。如果阅读障碍是用来标注这一特别的困难的模式,标注任何额外存在的困难也非常重要,如阅读理解困难或数学推理困难。

F81.81 伴书面表达受损:

拼写准确性。

语法和标点准确性。

书面表达清晰度或条理性。

F81.2 伴数学受损:

数字感。

算术事实的记忆力。

计算能力的准确性或流畅性。

数学推理能力的准确性。

注:计算障碍是一个替代术语,是一种以数字信息处理加工、学习计算事实、计算的准确性或流畅性为特征的困难模式。如果计算障碍用来标注这一特别的困难的模式,标注任何额外存在的困难也非常重要,如数学推理困难或文字推理准确性的困难。

标注目前的严重程度:

轻度:在1个或2个学业领域存在一些学习技能的困难,但其严重程度非常轻微,当为其提供适当的便利和支持服务时,尤其是在学校期间,个体能够补偿或发挥功能。

中度:在1个或多个学业领域存在显著的学习技能的困难,在学校期间,如果没有间歇的强化和特殊的教育,个体不可能变得熟练。在学校、工作场所或在家的部分时间内,个体需要一些适当的便利和支持性服务来准确和有效地完成活动。

重度:严重的学习技能的困难影响了几个学业领域,在学校期间的大部分时间内,如果没有持续的、强化的、个体化的、特殊的教育,个体不可能学会这些技能。即使在学校、在工作场所或在家有很多适当的便利和支持性服务,个体可能仍然无法有效地完成所有活动。

记录步骤

特定学习障碍的每一个受损的学业领域和次级技能应被记录下来。由于ICD编码的要求,阅读受损、书写表达受损、数学受损及与其相应的次级技能的受损,必须分别编码。例如,阅读和数学受损,以及阅读速度与流畅性、阅读理解、准确或流畅的计算、准确的数学推理这些次级技能的受损应分别编码和记录为F81.0特定学习障碍伴阅读受损,伴阅读速度和流畅性受损,伴阅读综合理解受损;F81.2特定学习障碍伴数学受损，伴准确或流畅的计算受损和准确的数学推理受损。

诊断特征

特定学习障碍是一种有生物学起源的神经发育障碍，此种起源是与该障碍的行为标志有关的认知水平异常的基础。生物学起源包括遗传学、表观遗传学和环境因素之间的交互作用，这些因素影响大脑有效而准确地察觉或处理言语或非言语信息的能力。

特定学习障碍的一个基本特征是对学习关键学业技能有持续的困难（诊断标准 A），在正式的学校教育期间起病（即发育阶段）。关键学业技能包括准确而流利地读单个字、阅读理解、书面表达和拼写、算术计算和数学推理（解决数学问题）。相对于说话或走路，它们是伴随大脑成熟而出现的习得性发育标志，学业技能（例如，阅读、拼写、书写、数学）必须要有明确的教和学。特定学习障碍破坏了学习学业技能的正常模式；它不只是缺乏学习机会或指导不充分的结果。掌握这些关键的学业技能的困难也可能妨碍学习其他学业科目（例如，历史、科学、社会研究），但是那些困难归因于学习基本学业技能的困难。学习听到他人语言的声音去对应字母有困难——阅读印刷文字（经常称为阅读障碍）——是特定学习障碍最常见的表现之一。学习困难表现为一系列可观察到的、描述性的行为或症状（诊断标准 A1—A6）。这些临床症状可以被观察到、通过临床访谈的方法调查到，或者使用学校报告、评估量表或既往的教育学或心理学评估的描述来确定。学习困难是持续的而不是一过性的。在儿童和青少年中，持续被定义为尽管在家里或学校有额外的帮助措施，但至少有 6 个月的学习进步受限（即没有证据表明个体正在赶上同龄人）。例如，即使借助语音学技术或单词识别策略上的指导措施，学习阅读单个字的困难仍不能完全或快速地减轻，则可以定为特定学习障碍。持续的学习困难的证据可以从累积的学校报告、儿童受评估的工作档案、基于课程的测评或临床访谈中获得。在成年人中，持续的困难是指在儿童或青少年期开始表现，如学校报告的累积证据，受评估的工作档案或既往评定所示，且在成人期持续的识字或识数上的困难。

第二个关键特征是个体学业技能受影响的表现远低于年龄平均水平（诊断标准 B）。学习学业技能困难的一个重要临床指征是就年龄而言的低学业成绩或只有通过异常高水平的努力或支持才能维持的平均水平的成绩。在儿童中，低学业技能在学校表现上（例如，学校报告和老师给的分数或评级）引起显著的干扰。另一个临床指征，特别在成年人中，是对那些需要学业技能的活动的回避。同样在成人期，低学业技能干扰了职业表现或需要这些技能的日常活动（如自我报告或他人报告所示）。然而，这条标准也需要心理测评的证据，这些证据来自于对个体实施的、可靠的心理测评以及与文化相符的经过常模或标准校正的学业成绩测评。学业技能是连续分布的，因此并没有自然的界值可以用来区分个体有或没有特定学习障碍。因此，任何界定显著低下的学业成绩（例如，学业技能远低于年龄预期）的阈值在很大程度上都带有主观性。为了达到诊断的最大的准确性，需要在某个学术领域里的一个或多个标准化测评或分测评上的低学业成绩［例如，比同龄人群平均值至少低 1.5 个标准差(SD),转换成标准分数即为 78 分或更低,低于第 7 个百分位数]。然而,精确的分数会因为使用的特定标准化测评而变化。基于临床判断,当学习困难是由来自临床评估、学业历史、学校报告或测评分数所提供的证据支持时,可能需要更加宽泛的阈值(例如,在同龄人群平均值以下 1.0—2.5 个标准差)。此外,标准化测评没有所有语言的版本,因此诊断在某种程度上要依据对现有测评分数的临床判断。

第三个核心特征是学习困难在大多数个体的就学早期就显而易见(诊断标准 C)。然而,在其他个体中,学习困难可能要到就学晚期才完全表现出来,那时学习要求增加并超出个体有限的能力。

另一个关键的诊断特征是学习困难被认为是"特定的",有下述四个理由。第一,它们不能归因于智力障碍[智力障碍(智力发育障碍)]、全面发育迟缓、听觉或视觉障碍或神经性或运动障碍(诊断标准 D)。特定学习障碍会影响那些个体,否则是正常水平的智力功能[通常采用 IQ(智商)大于 70 分(允许测评误差±5 分)进行估计]。短语"未预期的学业成绩不良"经常用于定义特征性的特定学习障碍,它不是在智力障碍或全面发育迟缓中的更广泛的学习困难的一部分。特定学习障碍也可以出现在那些智力上有"天赋"的个体中。在学习要求或评估步骤(例如,限时测试)对他们需要学习和完成的任务造成障碍之前,这些个体可能通过使用代偿策略、超常的努力或支持去维持表面上可以胜任学业功能。第二,学习困难不能归因于普遍的外在因素所致,例如经济或环境的不利条件、长期的缺勤或个体所在的社区环境中缺少通常应该提供的教育。第三,学习困难不能归因于神经性(例如,儿童中风)或运动障碍或视觉或听觉障碍,这些障碍经常与学习学业技能的问题相关,但是通过存在的神经体征可以区分。第四,学习困难可能局限于一个学业技能或领域(例如,阅读单个词、搜索、计算数字)。

需要进行综合评估。特定学习障碍只能在正式学校教育开始后才能进行诊断,此后,儿童期、青春期或成人期的任何时点均可诊断,只要有正式上学期间(即发育阶段)起病的证据即可。要诊断特定学习障碍,单一的数据源是不够的。相反,特定学习困难是基于对个体医学、发育、教育和家族史等多方面综合评估后做出的临床诊断;学习困难的历史,包括既往和当前的表现;学业、职业或社交功能困难的影响;既往或当前的学校报告;需要学业技能的工作档案;基于课程的评估;以及既往或当前来自对学业成绩的个体标准化测评分数。如果怀疑有智力、感觉、神经或运动障碍,则针对特定学习障碍的临床评估还应该包括适合这些障碍的方法。因此,综合评估会涉及具备特定学习障碍和心理/认知评估两方面有专长的专业人员。因为特定学习障碍通常持续到成人期,除非学习困难显著变化(改善或加重)或应特殊目的要求,很少需要重新评估。

支持诊断的有关特征

在学龄前,可能持续并与特定学习障碍共同出现的注意、语言或运动技能迟缓,经常但并不总是在特定学习障碍之前发生。各种能力不均衡的特点很常见,例如平均水平之上的绘画、设计和其他视空间能力，但是缓慢、费力和不准确的阅读、糟糕的阅读理解以及书面表达能力。有特定学习障碍的个体通常(但不总是)在认知加工的心理测评上表现不佳。但仍然不清楚这些认知异常是学习困难的原因、相关因素还是结果。同样，虽然对学习阅读单词困难相关的认知缺陷了解甚多，但那些与特定学习障碍其他表现(例如，阅读理解、算术计算、书面表达)相关的认知缺陷仍不太明确或尚属未知。此外，有相似行为症状或测评分数的个体被发现有各种不同的认知缺陷，并且许多此类加工缺陷也可见于其他神经发育障碍[例如，注意缺陷(多动障碍)、孤独症(自闭症)谱系障碍、交流障碍、发育性协调障碍]。因此，诊断性评估不需要对认知加工缺陷的评估。特定学习障碍与儿童、青少年和成年人中自杀观念和自杀企图的风险增加有关。

尚无已知的特定学习障碍的生物标记。作为群体，有该障碍的个体在认知加工和大脑结构及功能方面表现出有限的改变。群体水平上的遗传差异也很明显。但是，认知测评、神经影像或基因测试目前对诊断都没有帮助。

患病率

累及阅读、书写和数学等学业领域的特定学习障碍的患病率在不同语言和文化的学龄儿童中为5%—15%。在成年人中的患病率尚不清楚，约为4%。

发展与病程

特定学习障碍的起病、识别和诊断通常发生在小学阶段，这个时期儿童需要学习阅读、拼写、书写和数学。然而，前驱症状如语言迟缓或缺陷、押韵或数数困难或书写所需的精细运动技能困难通常出现在正式入学前的儿童早期。其表现可能是行为上的(例如，不愿意参与学习、对立行为)。特定学习障碍是终生的，但病程和临床表现多变，部分依赖于环境对任务的要求，个体学习困难的范围和严重程度，个体的学习能力，共病以及可利用的支持系统和干预手段等各方面之间的相互作用。然而，在日常生活中存在的阅读流利性和理解力、拼写、书面表达和计算技能等方面的问题通常会持续到成年。

症状表现随年龄增长而变化，因此个体可能有一系列持续或多变的学习困难贯穿一生。

在学龄前儿童中，观察到的症状实例包括对语言语音游戏不感兴趣(例如，重复、押韵)，以及可能学习儿歌有困难。有特定学习障碍的学龄前儿童会频繁地使用儿语、发音错误的单词，并且记忆姓名、数字或星期几有困难。他们可能无法识别自己姓名中的字母并且学习数数有困难。有特定学习障碍的幼儿园年龄的儿童不能够识别和书写字母，不能书写自己的名字，或可能使用自创的拼写。他们难以将口语单词分解成音节(例如，将“cowboy”分解成“cow”和“boy”)，也难以识别押韵的单词(例如，cat、bat、hat)。幼儿园年龄的儿童也难以将字母与它们的发音联系起来(例如，字母 b 发/b/音)，同时不能识别音素[例如，不知道一组单词中(例如，dog、man、car)哪一个与“cat”以相同的发音起始]。

特定学习障碍在小学年龄的儿童中通常表现为在学习字母一发音相对应(特别对说英语的儿童),流利单词解码,拼写或数学方面有明显的困难;朗读缓慢、不准确而费力,同时一些儿童很难理解口语或书面语数字所代表的大小。低年级的儿童(1—3 年级)可能继续存在识别和使用音素的问题,不能阅读常见的单音节单词(例如 mat 或 top),也不能识别常见的拼写不规则的单词(例如,said、two)。他们可能犯阅读错误,表现出连接发音和字母的问题(例如,把“big”当成“got”),同时难以将数字和字母排序。1—3 年级的儿童还可能难以记忆数字或完成加减法的算术步骤等,也可能抱怨阅读或算术很难并回避。有特定学习障碍的儿童在中年级时(4—6 年级)会发错音或跳过长的、多音节单词(例如,把“convertible”说成“conible”,把“animal”说成“aminal”)以及混淆发音相似的单词(例如,把“volcano”说成“tornado”)。他们难以记住日期、姓名和电话号码,同时难以按时完成家庭作业或考试。中年级的儿童也可能理解力很差,伴或不伴缓慢、费力而不准确的阅读,同时他们难以阅读小功能的单词(例如:that,the,an,in)。他们的拼写和书面作业可能很糟糕。他们可能正确说出一个单词的开头部分,然后广泛性地猜测(例如,把“clover”读成“clock”),同时可能表达出害怕朗读或拒绝朗读。

相比之下,青少年可能已经掌握了单词解码,但是阅读仍然缓慢而费力,他们可能显示出阅读理解、书面表达(包括拼写不良)以及掌握数学或解决数学问题等多方面的明显问题。在青少年时期及进入成人期,有特定学习障碍的个体可能会继续犯无数的拼写错误以及阅读单个词和连贯文本缓慢、极其费力并难以发出多音节单词。他们可能常常需要重复阅读材料以理解或获得主要观点并难以从书面文字中获得推论。青少年和成年人会回避需要阅读或算术的活动(阅读消遣、阅读指导)。有特定学习障碍的成年人有持续的拼写问题、阅读慢而费力或难以从与工作相关的书面文件的数字信息中做出重要的推论。他们可能回避需要阅读或书写的休闲和工作相关活动,或使用印刷品的替代方法(例如,文本转换成有声文件/有声文件转换成文本的软件、有声读物、视听媒体)。

另一种可能的临床表现是持续终生的有限的学习困难,例如掌握不了基本的数字感(例如,知道一对数字或点数哪个代表更大的数量),或对单词辨识或拼写不熟练。回避或不愿意参与需要学业技能的活动,在儿童、青少年和成年人中都很常见。严重的焦虑发作或焦虑障碍,包括躯体主诉或惊恐发作在一生中都很常见,同时伴有特定的和广泛的学习困难的表现。

风险与预后因素

环境的:与产前接触尼古丁一样,早产或极低体重也会增加特定学习障碍的风险。

遗传与生理的:特定学习障碍表现为家庭聚集性,特别当影响到阅读、数学和拼写时。对于有阅读或数学学习困难的特定学习障碍患者,他们的一级亲属相比没有这些学习困难患者的一级亲属来说,相对风险度明显更高(例如,分别高出 4—8 倍和 5—10 倍)。阅读困难的家族史(阅读障碍)和父母的读写技能可以预测后代的读写问题或特定学习障碍,提示遗传和环境因素的联合作用。

在字母和非字母语言里，阅读能力和阅读障碍都有高度遗传性，包括对学习能力和障碍多数表现的高度遗传性（例如，遗传度估计值大于 0.6）。学习困难各种表现之间的协同变异性很高，提示关系到某种表现的基因与关系到另一种表现的基因关联度非常高。

病程影响因素：有学龄前注意缺陷行为的显著问题，可以预测之后阅读和数学有困难（但未必是特定学习障碍）以及有效的学业干预手段效果不佳。学龄前言语、语言的迟缓或障碍或认知加工受损（例如，音素的意识、工作记忆、快速连续命名）可以预测之后阅读和书面表达方面的特定学习障碍。与未患有注意缺陷/多动障碍的特定学习障碍相比，与注意缺陷/多动障碍共病可以预测更差的精神健康后果。系统的、强化的、个体化的指导或使用基于实证的干预方法，可以改善或缓解某些个体的学习困难或促进其他个体使用代偿策略，因此缓解了原本不良的后果。

文化相关的诊断问题

特定学习障碍可以出现在不同语言、文化、种族和社会经济情况下，但是根据口语和书面的符号系统以及文化和教育实践的性质，其表现可能各不相同。例如，阅读和数字相关工作的认知加工要求在不同的文字拼写体系中变化很大。在英语语言中，学习困难的临床症状可观察到的特点是阅读单个字不准确且缓慢；在其他发音和字母间更加直接对应的字母语言中（例如，西班牙语、德语）及非字母语言中（例如，汉语、日语），标志特征是缓慢但准确的阅读。在英语语言初学者中，评估应该包括考虑阅读困难的来源究竟是对英语不够熟练还是源于特定学习障碍。英语语言初学者患有特定学习障碍的危险因素包括特定学习障碍家族史或母语的语言迟缓，以及对英语的学习困难及不能追赶上同龄人水平。如果怀疑有文化或语言的差异（例如，对于英语初学者），评估时需要考虑到个体对他的第一语言或母语以及第二语言（在这个例子中，是英语）掌握的熟练程度。另外，评估应该考虑个体正在生活的语言和文化背景，以及他在原始文化和语言中的教育和学习的经历。

性别相关的诊断问题

特定学习障碍在男性中比女性中更常见（比率约为 2∶1 到 3∶1），且不能归因于例如确定偏差、定义或测评变异、语言、种族或社会经济状态等因素。

特定学习障碍的功能性后果

特定学习障碍对终生都有负性的功能影响，包括学业成绩更低、高中辍学比例更高、高等教育比例更低、心理痛苦水平更高、总体精神健康更差、失业和不充分就业比例更高以及收入更低。辍学和同时出现的抑郁症状增加了不良精神健康后果的风险（包括自杀），但是高水平的社交或情感支持预测更好的精神健康后果。

鉴别诊断

学业成绩的正常变异：特定学习障碍不同于由于外在因素（例如，缺少教育机会、持续的指导不良、在第二语言环境中学习)所致的学业成绩的正常变异,因为即使有充分的教育机会和与同伴受到同样的指导且能够熟练掌握指导语言,哪怕它不同于个体的母语,这些学习困难仍然持续存在。

智力障碍(智力发育障碍):特定学习障碍不同于与智力障碍有关的一般性学习困难,因为该学习困难出现在正常的智力功能水平中[即 IQ(智商)至少 70±5]。如果存在智力障碍,只有学习困难超出通常与智力障碍相关的程度时才能诊断特定学习障碍。

由神经性或感觉障碍所致的学习困难:特定学习障碍不同于由神经性或感觉障碍(例如,儿童中风、创伤性脑损伤、听觉损伤,视觉损伤)所致的学习困难,因为这些案例在神经检查中存在异常的发现。

神经认知障碍:特定学习障碍不同于与神经退行性认知障碍有关的学习问题,因为特定学习障碍中的特定学习困难的临床表现出现在发育阶段,同时这些困难并不表现为从正常状态的显著下降。

注意缺陷/多动障碍:特定学习障碍不同于与注意缺陷/多动障碍有关的学业表现不良,因为在注意缺陷/多动障碍中问题可能不一定体现在学习学业技能上有特定困难,而更可能体现在执行这些技能上有困难。然而,特定学习障碍和注意缺陷/多动障碍共同存在比随机预期的更加常见。如果同时符合这两种疾病的诊断标准,可以给予两种诊断。

精神病性障碍:特定学习障碍不同于与精神分裂症或精神病性症状有关的学业和认知加工困难,因为在这些疾病中,这些功能领域存在某种衰退(经常是快速的)。

共病

特定学习障碍常常与神经发育性障碍[例如,注意缺陷/多动障碍、交流障碍、发育性协调障碍、孤独症(自闭症)谱系障碍]或其他精神障碍(例如,焦虑障碍、抑郁和双相障碍)共同出现。这些共病并不一定要排除特定学习障碍的诊断,但可能使得检测和鉴别诊断更加困难,因为每个共同存在的障碍都独立地干扰包括学习在内的各种日常生活活动的执行能力。因此,需要临床判断将这种损害归为学习困难。如果有指征表明另一种诊断能够解释诊断标准 A 中所描述的学习关键学业技能的困难,那么就不应诊断为特定学习障碍。

运动障碍

发育性协调障碍

诊断标准 F82

A. 协调的运动技能的获得和使用显著低于基于个体的生理年龄和技能的学习以及使用机会的预期水平。其困难的表现为动作笨拙(例如,跌倒或碰撞到物体)

以及运动技能的缓慢和不精确(例如,抓一个物体、用剪刀或刀叉、写字、骑自行车或参加体育运动)。

B. 诊断标准A中的运动技能缺陷显著地、持续地干扰了与生理年龄相应的日常生活的活动(例如,自我照顾和自我维护),以及影响了学业/学校的成绩,就业前教育和职业活动,休闲、玩耍。

C. 症状发生于发育早期。

D. 运动技能的缺陷不能用智力障碍(智力发育障碍)或视觉损害来更好地解释,也并非由于某种神经疾病影响了运动功能(例如,脑瘫、肌营养不良症、退行性疾病)。

诊断特征

诊断发育性协调障碍需要通过临床上综合病史(发育的和医学的)、体格检查、学校和工作单位的报告以及使用心理测量学上合理的并与文化相符的标准化测评进行的个体评估。那些受损的需要运动协调性的技能的表现(诊断标准A)随着年龄而变化。虽然许多幼儿达到了典型的运动发育标志,但可能在达到运动发育标志时出现迟缓(例如,坐、爬、走)。他们也可能在发展技能,例如跨越楼梯、骑自行车、扣衬衫纽扣、完成智力游戏以及使用拉链等方面出现迟缓。甚至即使获得了技能,运动的执行过程也可能比同伴显得笨拙、缓慢或不够精确。年龄更大的儿童和成年人可以表现出各种活动的运动方面速度慢或不准确,例如组合智力玩具、搭建模型、玩球类游戏(特别在团队里)、书写、打字、驾驶或执行自我照顾技能等活动。

只有在运动技能的损害显著干扰了患者在家庭、社交、学校或社区生活中的表现、参与时,才能诊断发育性协调障碍(诊断标准B)。这些活动的例子包括穿衣服、使用与年龄相符的用具而不狼狈地进餐、与他人一起进行体育比赛、课堂上使用特定工具如直尺和剪刀以及在学校参与团队训练活动。不仅完成这些动作的能力受损,而且执行过程的显著迟缓也很常见。书写的能力经常受到影响,继而影响了书面表达的清晰度和/或速度,也影响了学业成绩(这个影响不同于强调书面表达技能运动成分的特定学习困难)。在成年人中,教育和工作上的日常技能,特别是那些对速度和准确性有要求的技能,将由于协调性问题而受到影响。

诊断标准C表明发育性协调障碍的症状的发生必须在发育早期。但是,通常在5岁前不诊断发育性协调障碍,因为在习得许多运动技能的年龄上会有相当多的变异或在儿童早期缺乏测评的稳定性(例如,有些儿童会赶上来)或因为引起运动迟缓的其他原因还没有完全表现出来。

诊断标准D具体说明了在协调性困难不能用视觉损害或用归因于神经系统疾病时,才能诊断发育性协调障碍。因此,视觉功能检查和神经检查必须包含在诊断性评估中。如果存在智力障碍(智力发育障碍),运动困难会超出心智年龄的预期水平;但是,没有规定IQ(智商)的划界分或差异标准。

发育性协调障碍没有明确的亚型,但是个体可能主要在整体运动技能或在包括书写技能在内的精细运动技能上受损。

其他用来描述发育性协调障碍的术语包括儿童期运用障碍、运动功能的特定发育障碍和笨拙儿童综合征。

支持诊断的有关特征

一些有发育性协调障碍的儿童表现出额外的(通常被抑制的)运动活动,例如无支撑肢体的舞蹈病样运动或镜像运动。这些“过度溢出”的运动被认为是神经发育不成熟或神经软性体征而不是神经异常。在目前的文献和临床实践中,它们在诊断中的地位尚不清楚,需要进一步评估。

患病率

发育性协调障碍的患病率在5—11岁的儿童中是5%—6%(在7岁儿童中,有1.8%被诊断为重度发育性协调障碍,3%为可能的发育性协调障碍)。男性比女性患病更多,男性与女性比率在2∶1和7∶1之间。

发展与病程

发育性协调障碍的病程可变但可稳定至少达1年随访时间。虽然在长期病程中可能会有改善,协调运动问题估计在50%—70%的儿童中会持续到青少年期。起病在儿童早期。延迟出现的运动发育标志可能是初始迹象,或在儿童尝试任务例如抓住刀叉、扣衣服纽扣或玩球类游戏时首次识别该障碍。在童年中期,在组合智力玩具、搭建模型、玩球和书写等运动方面以及整理随身物品等方面存在困难,后者需要运动性排序和协同。在成年早期,在学习涉及复杂/自动运动技能的新任务上有持续的困难,包括驾驶和使用工具。不能快速地做笔记和书写会影响在工作场所的表现。与其他障碍共同出现(见该障碍的“共病”部分)对临床表现、病程和后果都会有额外的影响。

风险与预后因素

环境的: 发育性协调障碍在有产前酒精接触和早产以及低出生体重儿童中更加常见。

遗传与生理性的: 在所涉及的神经发育中,那些损害——特别是视觉—运动技能,无论是视觉—运动感知还是空间心智化——已被发现并影响到根据所需运动复杂性的增加进行快速运动调整的能力。也有人提出小脑功能失调,但是发育性协调障碍的神经基础并不明确。因为发育性协调障碍与注意缺陷/多动障碍、特定学习障碍和孤独症(自闭症)谱系障碍共同出现,已经提出它们共享遗传效应。然而,在双胞胎中,持续的共病仅见于严重案例。

病程影响因素: 同时患有注意缺陷/多动障碍和发育性协调障碍的个体比仅患注意缺陷/多动障碍但未患发育性协调障碍的个体表现出更多的损害。

文化相关的诊断问题

发育性协调障碍可在不同文化、种族和社会经济环境中出现。根据定义,“日常生活活动”指的是需要考虑每个儿童生活的背景以及是否有恰当的学习和练习此类活动的机会等方面的文化差异。

发育性协调障碍的功能性后果

发育性协调障碍导致日常生活活动的功能表现受损(诊断标准 B),这些损害在有共患疾病时更为严重。发育性协调障碍的结局包括团队游戏和运动的参与减少、自尊和自我价值感低、情绪或行为问题、学业成绩受损、身体健康状况差以及身体活动减少和肥胖。

鉴别诊断

由于其他躯体疾病所致的运动损害: 协调性问题可能与视觉功能损害和特定神经系统障碍(例如,脑瘫、进展性小脑病变、神经肌肉障碍)有关。在这些案例中,神经系统检查会有额外的发现。

智力障碍(智力发育障碍): 如果有智力障碍,可能会有与智力障碍相符的运动能力的损害。但是,如果运动困难超出了智力障碍可以解释的程度,同时符合发育性协调障碍的诊断标准,应同时诊断发育性协调障碍。

注意缺陷/多动障碍: 有注意缺陷/多动障碍的个体可能跌到、碰撞物体或撞翻东西。需要在不同场所中仔细观察以确认是否运动能力的缺乏归因于注意力不集中和冲动而不是发育性协调障碍。如果注意缺陷/多动障碍和发育性协调障碍的诊断标准都符合,应给予两种诊断。

孤独症(自闭症)谱系障碍: 有孤独症(自闭症)谱系障碍的个体可能对参与需要复杂协调性技能的任务(例如球类运动)不感兴趣,这会影响到测评表现和功能但不反映核心的运动能力。发育性协调障碍和孤独症(自闭症)谱系障碍的共病很常见。如果两种诊断标准都符合,应给予两种诊断。

关节过度活动综合征: 有引起关节过度伸展综合征的个体(在体格检查时可发现;常有疼痛主诉)可以表现出与发育性协调障碍相似的症状。

共病

常常与发育性协调障碍共病的障碍包括言语和语言障碍、特定学习障碍(特别是阅读和书写)、注意缺陷问题包括注意缺陷/多动障碍(最常共病的疾病,约 50%的共患率)、孤独症(自闭症)谱系障碍、破坏性和情绪性行为问题以及关节过度活动综合征。可能存在不同的共病组合(例如,重度阅读障碍、精细运动问题和书写问题的组合;运动控制和运动计划损害的另一种组合)。其他障碍的存在不排除发育性协调障碍,但是会使检查更加困难,以及独立地干扰到日常生活活动的执行,因此在将损害归因于运动技能时需要检查者的判断。

刻板运动障碍

诊断标准 F98.4

A. 重复的、看似被驱使的,显然是漫无目的的运动行为(例如,握手或挥手、摆动身体、撞头、咬自己、打自己的身体)。

B. 重复的运动行为干扰了社交、学业或其他活动,可能导致自我伤害。

C. 症状发生于发育早期。

D. 重复的运动行为不能归因于某种物质的生理效应或神经疾病,也不能用其他神经发育或精神障碍来更好地解释[例如,拔毛癖(拔毛障碍)、强迫症]。

标注如果是:

伴自我伤害行为(或如果不使用预防措施,则此行为将导致损伤)。

无自我伤害行为。

标注如果是:

与已知的躯体疾病或遗传病或神经发育障碍或环境因素有关[例如,自毁容貌症、智力障碍(智力发育障碍)、子宫内酒精接触]。

编码备注:使用额外的编码来确认相关的躯体疾病或遗传病或神经发育障碍。

标注目前的严重程度:

轻度:症状很容易被感觉的刺激或分神抑制住。

中度:症状需要明确的防护措施和行为矫正。

重度:需要持续的监控和防护措施以防止严重的伤害。

记录步骤

与已知的躯体疾病或遗传病或神经发育障碍或环境因素有关的刻板运动障碍,记录为与(疾病、障碍的名称或因素)有关的刻板运动障碍(例如,与自毁容貌症有关的刻板运动障碍)。

标注

无自我伤害的刻板运动的严重程度可以从很容易被感觉刺激或分散注意力抑制住的轻度表现到明显干扰日常生活所有活动的持续运动不等。自我伤害行为在严重程度上按不同维度而变化,相关维度包括频率、对适应功能的影响和身体伤害的严重程度(从轻度的瘀伤或用手打击身体留下的红斑,到划伤或手指的截肢,到由撞头引起的视网膜脱落)。

诊断特征

刻板运动障碍的基本特征是重复的、看似被驱使的、以及显然是无目的的运动行为(诊断标准 A)。这些行为经常是头部、手或身体有节奏的、但没有明显适应性功能的运动。运动可能对或不对阻止它们的努力做出反应。对于典型发育中的儿童,当注意转向他们或儿童的注意力被分散时,重复的行为可以停止。对于有神经发育障碍的儿童,他们的行为通常对此类努力的反应较少。在其他案例中,个体显示出自我约束的行为(例如,坐在手上、用衣服缠住手臂、寻找防护设备)。

该行为是多变的;每个个体表现出自身独特模式化的、"招牌式"的行为。无自我伤害的刻板运动的例子包括(但不限于)身体摇动、双侧的摆动或转动头部运动、在面前轻弹或挥动手指、挥舞或摆动手臂以及点头。刻板的自我伤害行为包括(但不限于)反复撞头、打耳光、戳眼睛以及咬手、咬唇或身体的其他部位。戳眼睛尤其令人担忧;在有视力损害的儿童中更常见。多种运动可能组合(例如,歪头、摆动躯干、在面前反复挥舞一小段绳子)。

刻板运动可能在一天中多次出现,持续几秒钟到数分钟或更长。频率可以从一天数次到发作间隔数周不等。行为根据场所而变化,当个体全神贯注于其他活动、激动、紧张、疲劳或无聊时出现。诊断标准 A 需要运动是"显然"无目的的。但是,运动可能提供某些功能。例如,刻板运动可以减少外部压力源引发的焦虑。

诊断标准 B 规定刻板运动干扰了社交、学业或其他活动,同时在某些儿童中,可以导致自我伤害(或没有使用保护措施时会自我伤害)。如果存在自我伤害,应使用标注编码。刻板运动起病于发育阶段早期(诊断标准 C)。诊断标准 D 规定刻板运动障碍中重复、刻板的行为不能归因于某种物质的生理效应或神经系统疾病,也不能更好地用其他神经发育或精神障碍来解释。特别在 1—3 岁的儿童中,刻板运动的出现可能提示某种未被识别的神经发育问题。

患病率

简单刻板运动(例如,摆动)在年幼通常正在发育的儿童中很常见。复杂刻板运动很少见(发生率约 3%—4%)。有智力障碍(智力发育障碍)的个体中,4%—16%存在刻板和自我伤害。在有重度智力障碍的个体中风险更大。生活在专业寄宿机构里的有智力障碍的个体中,10%—15%可能伴有自我伤害的刻板运动。

发展与病程

刻板运动通常开始于生命的前 3 年。简单刻板运动常见于婴儿期,并且可能涉及运动掌握的习得。在发展出复杂运动刻板模式的儿童中,约 80%在 24 个月前出现症状,12%在 24—35 个月间出现以及 8%在 36 个月或年龄更大时出现。在大多数正常发育的儿童中,这些运动可以随时间消退或能被抑制住。复杂刻板运动起病于婴儿期或更晚的发育阶段。在有智力障碍的个体中,即使自我伤害的形式或模式可能改变,刻板的自我伤害行为也可以持续数年。

风险与预后因素

环境的: 社交隔离是自我兴奋的风险因素,自我兴奋可以发展为伴有反复自我伤害的刻板运动。环境压力也可能促发刻板行为。恐惧可以改变生理状态,导致刻板行为的频率增加。

遗传与生理性的:认知功能更差关系到刻板行为的风险更高以及干预的效果更差。刻板运动在有中度到重度/极重度智力障碍的个体中更常见,他们因某种特定的综合征(例如,大脑萎缩性高血氨综合征)或环境因素(例如,刺激相对不足的环境)似乎有更高的刻板运动的风险。反复的自我伤害行为可以是神经遗传综合征的行为表现。例如,在自毁容貌症中,如果没有被约束,既有刻板的肌张力失调运动又有手指的自残、咬嘴唇和其他形式的自我伤害,同时在大脑萎缩性高血氨综合征和德朗热综合征(Cornelia de Lange)中,自我伤害可能由于手-口刻板运动所致。刻板行为可能由于痛苦的躯体疾病(例如,中耳炎症、牙齿问题、胃食管反流)。

文化相关的诊断问题

刻板运动障碍,伴或不伴自我伤害,可以出现在所有种族和文化里。对不寻常行为的文化态度可能导致诊断延迟。对待刻板运动的整体文化容忍度和态度不尽相同因而必须被考虑。

鉴别诊断

正常发育:简单刻板运动常见于婴儿期和儿童早期。摆动可以出现在睡梦到觉醒的过渡阶段,这种行为通常随年龄增长而缓解。复杂刻板运动罕见于正常发育的儿童,并且可以通过分散注意力或感觉刺激进行抑制。个体日常常规活动很少受到影响,并且运动一般不会引起儿童的痛苦。在这些情况下,诊断刻板运动障碍就不恰当。

孤独症(自闭症)谱系障碍:刻板运动可能是孤独症(自闭症)谱系障碍的症状表现,在评估重复运动和行为时应该考虑到。孤独症(自闭症)谱系障碍表现出的社交交流和交互性表现的缺陷一般不出现在刻板运动障碍中,因此社交互动、社交交流和机械的重复行为和兴趣是它们的鉴别特征。当有孤独症(自闭症)谱系障碍时,只有自我伤害或刻板运动足够严重到成为治疗焦点时,才能诊断刻板运动障碍。

抽动障碍:与平均起病年龄为5—7岁的抽动障碍相比,通常刻板运动起病更早(在3岁前)。与表现多变的抽动障碍相比,刻板运动的表现在模式或形式上是前后一致且固定的。刻板运动可以涉及手臂、手或整个身体,而抽动常常涉及眼睛、面部、头和肩膀。与通常简短、快速、随机和波动的抽动症状相比,刻板运动更加固定、有节律且持续时间更长。抽动和刻板运动都可以通过分散注意力来减少。

强迫及相关障碍:刻板运动障碍通过缺少强迫思维以及其重复行为的性质而区别于强迫症,有强迫症的个体感到被驱使完成重复的行为是为了应对某种强迫思维或依据必须严格应用的规则,而刻板运动障碍的行为看似被驱使但显然是漫无目的的。拔毛癖(拔毛障碍)和抓痕(皮肤搔抓)障碍的特征是聚焦于身体的重复行为(即拔毛发和搔抓皮肤),这些行为看似被驱使但不是漫无目的的,也不是模式化或有节律的。此外,拔毛癖和抓痕障碍的起病通常不是在发育阶段早期,而是在青春期或更晚。

其他神经和躯体疾病: 诊断刻板运动需要排除习惯、造作、阵发性运动障碍和良性遗传性舞蹈病。需要神经系统病史和检查来评估提示其他障碍的特征,例如肌阵挛、肌张力失调、抽动和舞蹈病。与神经系统疾病相关的不自主运动可以通过体征和症状来区分。例如,迟发性运动障碍中的重复刻板运动可以通过慢性神经阻滞剂的使用史及特征性的口腔或面部运动障碍或不规则的躯干或肢体运动来鉴别。这些类型的运动不会导致自我伤害。刻板运动障碍的诊断不适用于与苯丙胺中毒或滥用相关的反复的皮肤搔抓或划痕(例如,诊断有由物质/药物所致的强迫及相关障碍的患者)以及与其他神经系统障碍相关的重复的舞蹈手足徐动症样运动。

共病

刻板运动障碍可以作为原发的诊断或继发于其他障碍。例如,刻板运动是各种不同神经遗传性障碍的常见表现,例如自毁容貌症、大脑萎缩性高血氨综合征、脆性 X 染色体综合征、德朗热综合征以及史密斯-马吉利综合征(Smith-Magenis)。当刻板运动障碍与其他躯体疾病共病时,两者都应被编码。

抽动障碍

诊断标准

注: 抽动是突然的、快速的、反复的、非节律性的运动或发声。

抽动秽语综合征 F95.2

A. 在疾病的某段时间内存在多种运动和一个或更多的发声抽动,尽管不一定同时出现。

B. 抽动的频率可以有强有弱,但自第一次抽动发生起持续超过 1 年。

C. 于 18 岁之前发生。

D. 这种障碍不能归因于某种物质(例如,可卡因)的生理效应或其他躯体疾病(例如,亨廷顿病、病毒后脑炎)。

持续性(慢性)运动或发声抽动障碍 F95.1

A. 单一或多种运动或发声抽动持续存在于疾病的病程中,但并非运动和发声两者都存在。

B. 抽动的频率可以有强有弱,但自第一次抽动发生起持续至少 1 年。

C. 于 18 岁之前发生。

D. 这种障碍不能归因于某种物质(例如,可卡因)的生理效应或其他躯体疾病(例如,亨廷顿病、病毒后脑炎)。

E. 从不符合抽动秽语综合征的诊断标准。

标注如果是：

仅仅有运动抽动。

仅仅有发声抽动。

暂时性抽动障碍 F95.0

A. 单一或多种运动和/或发声抽动。

B. 自第一次抽动发生起持续少于1年。

C. 于18岁之前发生。

D. 这种障碍不能归因于某种物质(例如，可卡因)的生理效应或其他躯体疾病(例如，亨廷顿病、病毒后脑炎)。

E. 从不符合抽动秽语综合征或持续性(慢性)运动或发声抽动障碍的诊断标准。

标注

只有持续性(慢性)运动或发声抽动障碍才需要“仅有运动抽动”或“仅有发声抽动”的标注。

诊断特征

抽动障碍包括四个诊断类别：抽动秽语综合征、持续性(慢性)运动或发声抽动障碍、暂时性抽动障碍以及其他特定的和未特定的抽动障碍。任一抽动障碍的诊断都是基于运动和/或发声抽动的存在(诊断标准A)、抽动症状的持续时间(诊断标准B)、起病年龄(诊断标准C)以及没有任何已知的原因例如其他躯体疾病或物质使用(诊断标准D)。抽动障碍在诊断顺序上是按等级划分的[即首先是抽动秽语综合征，其次是持续性(慢性)运动或发声抽动障碍，再次是暂时性抽动障碍，最后是其他特定的和未特定的抽动障碍]，这样一旦诊断了某个等级水平的抽动障碍，就不能给出更低等级的诊断(诊断标准E)。

抽动是突然的、快速的、反复的、非节律性的运动或发声。个体可能随时间会有不同的抽动症状，但是在任何时点，抽动症状都会以其特征性的方式复发。尽管抽动可以包含几乎任何肌群或发声，但某些抽动症状，例如眨眼或清嗓子在不同患者人群中都很常见。抽动常常被体验为不自主的运动，但可以自主地抑制不同的时长。

抽动可以分为简单或复杂两类。*简单运动抽动*持续时间短(即数毫秒)且包括眨眼、耸肩和伸展四肢。简单发声抽动包括清嗓子、擤鼻子和由膈肌或咽喉肌收缩引起的呼噜声。*复杂运动抽动*持续时间长(即数秒)且通常包括简单抽动的组合，例如同时转头和耸肩。复杂抽动可以看似是有目的的，例如抽动样性或秽亵的姿势(秽行症)或抽动样的模仿他人动作(模仿动作)。类似地，复杂发声抽动包括重复自己的声音或词语(言语重复)、重复刚听到的词语或短语(模仿言语)、或发出社会不能接受的词语，包括秽语或民族、种族或宗教上的诋毁（秽语症）。重要的是，秽语症是突然的、尖锐的吼叫或发出呼噜声，以及缺少那些在人际互动中观察到的类似的不恰当的言语节律。

运动和/或发声抽动的表现在四种抽动障碍中各不相同（诊断标准 A）。对于抽动秽语综合征，运动和发声抽动必须都存在，而对于持续性（慢性）运动或发声抽动障碍，仅有运动或仅有发声抽动存在。对于对暂时性抽动障碍，运动和/或发声抽动可能存在。对于其他特定的或未特定的抽动障碍，运动障碍症状的最大特点是抽动但在表现或起病年龄上不典型，或者有已知的病因。

最少 1 年持续时间的诊断标准（诊断标准 B）确保了诊断为抽动秽语综合征或持续性（慢性）运动或发声抽动障碍的个体已经有持续的症状。抽动的严重程度时轻时重，且一些个体可以有数周至数月无抽动症状的时期；然而，不论无抽动症状时期的长短，自首次发生抽动起抽动症状超过 1 年的个体都被认为其有持续性的症状。对于自首次发生抽动起少于 1 年的有运动和/或发声抽动的个体，可以考虑诊断为暂时性抽动障碍。对于其他特定的和未定的抽动障碍，没有持续时间的具体要求。抽动的起病必须在 18 岁之前（诊断标准 C）。抽动障碍通常始于青春前期，其平均起病年龄在 4—6 岁之间且新发抽动障碍的发病率在青少年时期下降。成人期的新发抽动障碍极其罕见且经常与接触毒品有关（例如，过度的可卡因使用）或是中枢神经系统损害的结果（例如，病毒后脑炎）。尽管抽动在青少年和成年人中发病不常见，但是青少年和成年人来就诊进行首次诊断性评估且经过仔细评估后，发现追溯到儿童期的较为轻微症状的病史并不少见。对于那些在常见年龄范围之外的提示抽动的新发异常运动，应该考虑评估其他运动障碍或特定的病因。

抽动症状不能归因于某种物质的生理效应或其他躯体疾病（诊断标准 D）。当有来自病史、体格检查和/或实验室结果的强有力的证据，提示了抽动障碍的某种合理的、最接近的以及可能的病因时，应该使用其他特定的抽动障碍的诊断。

既往符合抽动秽语综合征的诊断标准就否定了持续性（慢性）运动或发声抽动障碍的可能诊断（诊断标准 E）。类似地，持续性（慢性）运动或发声抽动障碍的既往诊断就否定了暂时性抽动障碍或其他特定的或未特定的抽动障碍的诊断（诊断标准 E）。

患病率

抽动在儿童期很常见但在大多数案例中是一过性的。据估计抽动秽语综合征患病率的范围是每 1 000 个学龄儿童中有 3—8 个。男性比女性更常受到影响，其比率范围从 2∶1 至4∶1。一项美国的全国调查估计临床可确诊病例的患病率为千分之三。确诊病例的比例在非洲裔和西班牙裔美国人中更少，这可能与获得医疗服务上的差异有关。

发展与病程

抽动的发病通常在 4—6 岁之间。严重程度的峰值发生在 10—12 岁之间，在青春期严重程度下降。许多有抽动障碍的成年人会经历症状的减轻。一小部分个体在成人期仍有持续重度或恶化的症状。

抽动症状在所有年龄组和生命不同阶段的表现都很相似。随着时间的变迁，抽动的严重程度时轻时重且被影响的肌群和发声也会改变。随着儿童年龄的增长，他们开始报告的抽动与某种先兆冲动——一种在抽动之前出现的躯体感觉——以及表达冲动之后紧张减轻的感觉有关。与先兆冲动相关的抽动可能被体验为并非完全地“不随意”，因为冲动和抽动可以被克制。个体也可能觉得需要用某种特定方式完成一次抽动或重复它直到感到抽动完成得“恰到好处”。

出现共同发生的疾病的易患性随着个体经历不同的共同发生的疾病的风险的年龄而变化。例如，有抽动障碍的青春期前的儿童更可能经历注意缺陷/多动障碍、强迫症和分离焦虑障碍，而青少年和成年人抽动障碍的患者更可能经历新发的重性抑郁障碍、物质使用障碍或双相障碍。

风险与预后因素

气质的：抽动由于焦虑、兴奋和疲惫而加重，而在平静、专注的活动中减轻。与放学在家或晚上放松时相比，个体在忙于功课或工作任务时抽动更少。有压力的/令人兴奋的事件(例如，参加考试、参与令人兴奋的活动)经常使抽动更加严重。

环境的：观察别人的姿势或声音可能导致有抽动障碍的个体做出相似的姿势或发出相似的声音，这些可能被他人误认为是故意的。当该个体与权威人物(例如，老师、主管、警察)互动时，这种情况会更有问题。

遗传与生理性的：遗传与环境因素影响抽动症状的表达和严重程度。抽动秽语综合征的重要的风险等位基因和有抽动障碍家庭中的罕见遗传变异均有发现。产科并发症、更大的父亲年龄、更低出生体重和孕期母亲吸烟都与更严重的抽动程度有关。

文化相关的诊断问题

在不同种族、民族和文化中，抽动障碍在临床特征、病程或病因方面没有不同。但是，种族、民族和文化可以影响抽动障碍在家庭和社区中如何被感受和应对，也会影响寻求帮助和选择治疗的模式。

性别相关的诊断问题

男性比女性更常患病，但是抽动种类、发病年龄或病程方面没有性别差异。有持续抽动障碍的女性更可能经历焦虑和抑郁。

抽动障碍的功能性后果

许多有轻到中度抽动的个体体验不到痛苦或功能上的损害甚至意识不到他们的抽动。有更加严重症状的个体一般在日常生活中有更多的损害，但即使个体有中度或严重的抽动障碍仍然可能功能良好。存在共同出现的疾病，例如注意缺陷/多动障碍或强迫症，对功能有更大的影响。更少见的是，抽动破坏日常活动的功能，导致社交隔离、人际冲突、同伴欺负、不能工作或上学，生活质量降低。个体也可能经历显著的心理痛苦。抽动秽语综合征的罕见共病包括躯体损伤、眼部损伤(由于击打自己的脸)、骨伤和神经系统损伤(例如,与强力的头部和颈部运动相关的椎间盘疾病)。

鉴别诊断

可能伴随其他躯体疾病和刻板运动障碍的异常运动: 运动刻板动作被定义为不自主的有节律的重复和可预测的运动,看似是有目的的但没有明显的适应功能或目的,并且可以通过分神来停止。实例包括重复挥手/转动,挥舞手臂和扭动手指。运动刻板动作可以根据以下几点与抽动相鉴别:其发病年龄更早(小于3岁),更长的持续时间(数秒至数分钟),持续重复固定的形式和场所,全神贯注于活动时加重,缺乏先兆冲动及分神可中止(例如,叫名字或触摸)。舞蹈病代表快速、随机、持续、突然、不规则、不可预测和非刻板性的动作,该动作通常是双侧并且影响身体的所有部分(即面部、躯干和四肢)。时机、方向和运动分布每一时刻都在变化,且运动通常在尝试自主动作时加重。肌张力障碍是主动肌和拮抗肌同时持续的痉挛,导致扭曲的姿势或身体部位的运动。肌张力障碍的姿势通常由尝试自主运动而诱发,在睡眠时消失。

物质所致和阵发性运动障碍: 阵发性运动障碍通常作为肌张力障碍或舞蹈手足徐动症样运动出现,它通过自主运动或用力加重,且很少由正常的背景运动引起。

肌阵挛: 肌阵挛的特征是突然单向且通常是非节律的运动。它可以由运动加重并可在睡眠期间出现。通过快速、缺乏可抑制性和没有先兆冲动,肌阵挛可以与抽动进行鉴别。

强迫及相关障碍: 鉴别强迫行为和抽动可能是困难的。支持强迫行为的线索包括基于认知的驱动(例如,害怕污染)和用特定形式以特定次数完成动作的需要,身体两侧的表现一样,或者直到获得某种"正确"的感觉。冲动控制问题和其他重复行为,包括持续的拔毛发、搔抓皮肤和咬指甲,比抽动显得更加有目的性和复杂。

共病

许多躯体和精神疾病可与抽动障碍共病,其中以注意缺陷/多动障碍和强迫及相关障碍共病特别常见。在抽动障碍中观察到的强迫症状常常表现为更明显的对称和次序症状,并以使用选择性5-羟色胺再摄取抑制剂的药物治疗效果不佳为特征。有注意缺陷/多动障碍的儿童可以表现出破坏性行为、社交不成熟和学习困难,这些都可以妨碍学业进步和人际关系并导致比抽动障碍更大的损害。有抽动障碍的个体也可以有其他运动障碍或其他精神障碍,例如抑郁、双相或物质使用障碍。

其他特定的抽动障碍

F95.8

此类别适用于那些以抽动障碍的特征症状为主的临床表现,这些症状引起有临床意义的痛苦,或导致社交、职业或其他重要功能方面的损害,但不符合抽动障碍或神经发育障碍诊断类别中的任一种障碍的诊断标准。此种其他特定的抽动障碍的类别在下列情况下使用:临床工作者用于交流未能符合抽动障碍或任何其他的神经发育障碍的临床诊断标准的特定原因。通过记录“其他特定的抽动障碍”,接着记录特定的原因来完成(例如,“18 岁后发生”)。

未特定的抽动障碍

F95.9

此类别适用于那些以抽动障碍的特征症状为主的临床表现,这些症状引起有临床意义的痛苦,或导致社交、职业或其他重要功能方面的损害,但不符合抽动障碍或神经发育障碍诊断类别中的任一种障碍的诊断标准。此种未特定的抽动障碍的类别在下列情况下使用:临床工作者选择不标注未能符合抽动障碍或任何特定的神经发育障碍的诊断标准的原因及包括因信息不足而无法进行更特定的诊断。

其他神经发育障碍

其他特定的神经发育障碍

F88

此类别适用于那些以神经发育障碍的特征症状为主的临床表现,这些症状导致社交、职业或其他重要功能方面的损害,但不符合神经发育障碍诊断类别中的任一种障碍的诊断标准。此种其他特定的神经发育障碍的类别在下列情况下使用:临床工作者用于交流未能符合任何特定的神经发育障碍的临床诊断标准的特定原因。通过记录“其他特定的神经发育障碍”,接着记录特定原因来完成(例如,“与产前酒精接触有关的神经发育障碍”)。

能够归类为“其他特定”的一个示例如下:

与产前酒精接触有关的神经发育障碍:与产前酒精接触有关的神经发育障碍是以胎儿在子宫内接触到酒精后所产生的一系列发育障碍为特征。

未特定的神经发育障碍

F89

此类别适用于那些以神经发育障碍的特征症状为主的临床表现,这些症状导致社交、职业或其他重要功能方面的损害,但不符合神经发育障碍诊断类别中的任一种障碍的诊断标准。此种未特定的神经发育障碍的类别在下列情况下使用:临床工作者选择不标注未能符合任何特定的神经发育障碍的诊断标准的原因,及包括因信息不足而无法作出更特定的诊断(例如,在急诊室环境下)。

精神分裂症谱系及其他精神病性障碍

精神分裂症谱系及其他精神病性障碍包括精神分裂症、其他精神病性障碍，和分裂型(人格)障碍。它们根据下列五个功能异常中的一个或多个而确定：妄想，幻觉，思维(言语)紊乱，明显紊乱或异常的运动行为(包括紧张症)，以及阴性症状。

确定精神病性障碍的关键特征

妄想

妄想是固定不变的信念，即便存在与其信念相冲突的证据。妄想的内容可能包括各种主题(例如被害的、关系的、躯体的、宗教的、夸大的)。*被害妄想*(例如，相信自己将要被他人、组织或其他群体伤害、羞辱等)是最常见的。*关系妄想*(例如，相信一定的姿势、评论、环境因素等是直接针对他的)也是常见的。*夸大妄想*(例如，个体相信他或她有超乎寻常的能力、财富或名声)和*钟情妄想*(例如，个体错误地相信另一个人钟情于他或她)也能见到。*虚无妄想*包括确信一个重大灾难将要发生，而*躯体妄想*是聚焦于有关健康和器官功能的先占观念。

妄想是*古怪的*，明显是不真实的或不能被相同文化中的个体理解，也并非来源于日常生活经验。举个古怪妄想的例子，比如个体相信一个外部力量把他的内脏换成了其他人的内脏，而没有留下任何伤疤。非古怪妄想的例子，比如相信有警察监视他或她，尽管缺少确凿的证据。那些表现为失去思想或躯体控制的妄想也被认为是古怪的；包括相信自己的思想被一个外部力量删除了(*思想被撤走*)，被植入了别的思想(*思想被插入*)，他的躯体或行动被外部力量控制了(*被控制妄想*)。妄想和信念有时是很难区分的，部分取决于当其真实性存在明确的合理的相反证据时的相信程度。

幻觉

*幻觉*是当没有实际的外部刺激存在时，类似感觉的体验。这种感觉清晰又生动，具备正常感觉所有的一切因素，并不受自主控制。幻觉可以发生在任何感觉形式上，但在精神分裂症及相关障碍中，幻听是最常见的。幻听通常被体验为不同于他或她自己想法的声音，不管这声音是否熟悉。幻觉必须出现在清醒的知觉状态下；那些在即将入睡(*临睡前*)或即将醒来(*觉醒前*)时出现的幻觉，被认为是正常的体验。在一定文化背景下，幻觉也可以是宗教体验的正常部分。

思维(言语)紊乱

思维紊乱(*思维形式障碍*)通常从个体的言语中推断出来。个体可能从一个话题跳转到另一个话题(*思维脱轨或联想松弛*)。对问题的回答可能是不大相关或完

全不相关的(接触性思维脱轨)。个体的言语可能严重紊乱,以至于完全无法理解,其语言组织毫无逻辑,类似感觉性失语(语无伦次或“词的杂拌”)。因为轻度的言语紊乱是常见的,所以这一症状必须严重到一定程度才会影响有效沟通。如果测评人员与被试来自不同的文化背景,那么对症状损害严重性的评估可能非常困难。精神分裂症在起病前和残留期可能出现轻微的思维或言语障碍。

明显紊乱或异常的运动行为(包括紧张症)

明显紊乱或异常的运动行为可能表现为各种方式,从儿童式的“荒唐”到无法预测的激越。个体在任何目标导向的行为中都可能出现问题,导致日常生活的困难。

紧张症行为是对环境反应的显著减少。这包括对抗指令(违拗症),保持一个僵硬、古怪的姿态,和完全缺乏言语和运动反应(缄默症和木僵)。它也包括无明显诱因时无目的的过多的运动行为(紧张性兴奋)。其他特征表现为刻板运动、凝视、扮鬼脸、木僵和学舌。尽管在历史上,紧张症被认为与精神分裂症有关,但紧张症性症状并非精神分裂症所特有的,并且可能存在于其他精神障碍(如双相或抑郁障碍伴紧张症)和躯体疾病(由于其他躯体疾病所致的紧张症)中。

阴性症状

阴性症状占精神分裂症发病率相当大的一部分,但在其他精神病性障碍中并不显著。精神分裂症存在两个显著的阴性症状:情感表达减少和意志减退。情感表达减少包括面部表情、目光接触、讲话语调(韵律)的减少,以及通常在言语时用作加强语气的手部、头部和面部动作的减少。意志减退是积极的自发的有目的活动的减少。个体可能坐很长时间,对参与工作或社交活动几乎没有兴趣。其他阴性症状包括语言贫乏、快感缺失和社交减少。语言贫乏表现在言语表达减少。快感缺失表现为对正性刺激缺少愉快体验和回忆过往愉快经历时愉悦性的减少。社交减少是指明显缺乏社交兴趣,可能与意志减退有关,但也可能是社交机会少的体现。

本章包括的障碍

本章是根据精神病理学的严重程度来组织的。临床工作者首先要考虑那些并未达到精神病性障碍全部诊断标准的或只局限于一个精神病理学领域的状况;然后要考虑时间限制的状况;最后,精神分裂症谱系障碍的诊断需要排除其他可能引起精神病性症状的状况。

本章包含了分裂型人格障碍,因为它被认为属于精神分裂症谱系,但对它的完整描述在“人格障碍”那一章。分裂型人格障碍的诊断包括广泛的社交和人际关系的缺陷,包括亲密关系能力的降低,认知或知觉扭曲和行为怪异,通常起病于成年早期,但在一些案例中,在儿童期和青少年期就开始出现明显症状了。信念、思维和知觉的异常低于精神病性障碍诊断标准的阈值。

妄想或紧张症这两个状况被定义为局限于一个精神病性领域的异常。妄想障碍的特征表现为持续至少 1 个月的妄想,但是没有其他精神病性症状。本章后面将对紧张症作描述和进一步讨论。

短暂精神病性障碍持续至少 1 天,并且少于 1 个月。精神分裂症样障碍的特征表现与精神分裂症相同,但病程持续时间(少于 6 个月)不同,不需要出现功能下降。

精神分裂症持续至少 6 个月,包括至少 1 个月的活动期症状。在分裂情感性障碍中,心境发作和精神分裂症活动期症状同时出现,而在没有显著心境症状的情况下,存在至少 2 周的妄想或幻觉。

精神病性障碍可能由另一种疾病诱发。在物质/药物所致的精神病性障碍中,精神病性症状被认为是滥用的毒品、药物、毒素接触和物质中断的生理结果。在另一种躯体疾病所致的精神病性障碍中,精神病性症状被认为是另一种躯体疾病直接的生理结果。

紧张症可能发生在几种障碍中,包括神经发育、精神病性、双相、抑郁和其他精神障碍。本章包括与另一种精神障碍有关的紧张症(紧张症标注)、另一种躯体疾病所致的紧张症和未特定的紧张症的诊断,并在一起描述这三种疾病的诊断标准。

其他特定和未特定的精神分裂症谱系及其他精神病性障碍,用来分类那些未能达到任何特定精神病性障碍诊断标准的精神病性表现和存在不充分或不一致信息的精神病性症状。

由临床工作者评估精神病症状和相关临床表现

精神病性障碍是多种多样的,其症状严重程度可以预测疾病的重要方面,比如认知或神经生物学缺陷的程度。为进一步发展该领域,第三部分"评估量表"包含了对疾病严重程度评估的详细架构,它能帮助制订治疗计划,判断预后情况,促进病理生理机制的研究。第三部分"评估量表"也包含了精神病性障碍主要症状维度的评估,包括幻觉、妄想、紊乱的言语(除了物质/药物所致的精神病性障碍和由于另一种躯体疾病所致的精神病性障碍)、异常的精神运动行为和阴性症状,以及抑郁和躁狂的维度评估。精神病性障碍中心境症状的严重程度有预后的价值,可以指导治疗。越来越多的证据表明,分裂情感性障碍不是独特的疾病类别。所以,对所有精神病性障碍的抑郁和躁狂维度的评估可以提醒临床工作者心境障碍的病理和需要恰当治疗的方面。第三部分量表也包括了认知损伤维度的评估。许多精神病性障碍个体存在可以预知功能状态的认知领域的损害。临床神经心理学评估有助于指导诊断和治疗,但在没有正式神经心理学评估时的简要评估也能提供有用信息,对诊断而言是充分的。正式的神经心理学测评,应由在测评工具使用方面受过专业训练的人员操作和打分。当不能进行正式的神经心理学测评时,临床工作者需要用尽可能多的信息做出判断。对这些测评的进一步研究是必需的,以便决定其临床使用性。因此,第三部分所列量表应被看作原型来激励这类研究。

分裂型(人格)障碍

分裂型人格障碍的诊断标准和其他内容在“人格障碍”那一章。因为这种障碍被认为是精神分裂症谱系障碍的一部分，在ICD-10中也将其作为分裂型障碍列在这部分，因此将它列在本章，而进一步讨论则在“人格障碍”那一章。

妄想障碍

诊断标准 F22

A. 存在1个(或多个)妄想，时间持续1个月或更长。

B. 从不符合精神分裂症的诊断标准A。

注：如果存在幻觉，则不突出，并且与妄想的主题相关(例如，与昆虫大批出没的妄想有关的被昆虫寄生的感觉)。

C. 除了受妄想或其结果的影响，功能没有明显损害，行为没有明显的离奇或古怪。

D. 如果出现躁狂或重性抑郁发作，则这些发作对于妄想的病程而言是短暂的。

E. 这种障碍不能归因于某种物质的生理效应或其他躯体疾病，且不能用其他精神障碍来更好地解释，如躯体变形障碍或强迫症。

标注是否是：

钟情型：此亚型适用于妄想的核心主题是另一个人钟爱自己。

夸大型：此亚型适用于妄想的核心主题是个体坚信自己有一些伟大的(但未被认可的)天赋、自知力或取得了一些重大的发现。

嫉妒型：此亚型适用于妄想的核心主题是他或她的配偶或爱人不忠。

被害型：此亚型适用于妄想的核心主题涉及个体的信念，即他/她认为被阴谋算计、被欺骗、被监视、被跟踪、被投毒或被下药，被恶意诽谤、被骚扰，或被妨碍追求长期目标。

躯体型：此亚型适用于妄想的核心主题涉及躯体的功能或感觉。

混合型：此亚型适用于没有一个妄想主题占主导地位的情况。

未特定型：此亚型适用于占优势地位的妄想信念不能被清楚地确定或其特定类型不能被清楚地描述(例如，关系妄想中没有突出的被害或夸大的成分)。

标注如果是：

伴离奇的内容：如果妄想的内容显然是难以置信的、不可理解的，也不是来自于平常的生活经验(例如，个体相信一个陌生人移除了他或她的内部器官，取而代之以他人的器官，且没有留下任何伤口或疤痕)，那么妄想被视为离奇的。

标注如果是：

以下病程标注只能用于此障碍1年病程之后：

初次发作，目前在急性发作期：障碍的最初表现符合症状和时间的诊断标准。急性期是指症状符合诊断标准的时间段。

初次发作，目前为部分缓解：部分缓解是先前发作后有所改善而现在部分符合诊断标准的时间段。

初次发作，目前为完全缓解：完全缓解是先前发作后没有与障碍相关的特定症状存在的时间段。

多次发作，目前在急性发作期。

多次发作，目前为部分缓解。

多次发作，目前为完全缓解。

持续型：符合障碍诊断标准的症状在其病程的绝大部分时间里存在，阈下症状期相对于整个病程而言是非常短暂的。

未特定型。

标注目前的严重程度：

严重程度是用被量化的精神病的主要症状来评估，包括妄想、幻觉、言语紊乱、异常的精神运动行为，及阴性症状。每一种症状都可以用5分制测量来评估它目前的严重程度(过去7天里最严重的程度)，从0(不存在)到4(存在且严重)。(参见第三部分“评估量表”一章中“精神病症状严重程度临床工作者评估”量表。)

注：妄想障碍的诊断可以不使用严重程度的标注。

亚型

在*钟情型*中，妄想的主题是另一个人爱上他或她了。他或她所想的那个人通常地位比他或她高(例如名人或是工作中的上级)，但也可以是完全陌生的人。个体常常努力去接触妄想的对象。在*夸大型*中，妄想的主题是个体具备伟大的天赋或自知力，或有非常重大的发现。不太常见的有，个体妄想的内容是自己与大人物有特殊的关系或者自己是大人物(在这种情况下，妄想的对象被认为是替身)。夸大妄想可能有宗教的内容。在*嫉妒型*中，妄想的主题是伴侣不忠。这个信念是没有根据或基于很少“证据”基础上的错误推论(例如，着装不整齐)。有妄想的个体通常会与配偶或情人对质，企图阻止他或她想象中的不忠事件。在*被害型*中，妄想的主题涉及个体认为自己被算计、欺骗、监视、跟踪、投毒、恶意中伤、骚扰或被阻碍追求长期目标。一些细小的线索可能被夸大成妄想系统的焦点。有这种妄想的个体，常常要诉诸法律或立法行动来达成所愿。有被害妄想的个体常常是怨恨和愤怒的，可能会对那些他或她认为伤害自己的人诉诸暴力。在*躯体型*中，妄想的主题涉及躯体功能或感觉。躯体妄想可能有几种形式。最常见的是个体相信：自己散发臭味；有昆虫在他或她皮肤上或皮肤内出没；体内有寄生虫；或者那部分身体没有功能了。

诊断特征

妄想障碍的必要特征是存在持续至少1个月的1个或多个妄想(诊断标准A)。如果个体的症状表现符合精神分裂症的诊断标准A，那就不能诊断为妄想障碍(诊断标准B)。除了妄想的直接影响，妄想障碍的心理社交功能损害比其他精神病性障碍如精神分裂症较为局限,行为也不是明显的古怪或奇特(诊断标准C)。如果心境发作与妄想同时出现,心境发作总的病程相对妄想阶段总的病程来说是短暂的(诊断标准D)。妄想不能归因于物质的生理效应(如可卡因)或另一种躯体疾病(如阿尔茨海默病),也不能更好地用另一种精神障碍如躯体变形障碍或强迫症来解释(诊断标准E)。

除了在诊断标准中确定的五个症状领域外,认知、抑郁和躁狂症状领域的评估对区分不同精神分裂症谱系及其他精神病性障碍来说,也是非常重要的。

支持诊断的有关特征

妄想障碍的信念可能导致社会、婚姻或工作问题。妄想障碍个体也许有能力据实描述其他人认为他们的想法是不合理的,但他们自己无法接受这个现实(例如,可能有"事实的自知力",但没有真正的自知力)。很多个体发展出激惹烦躁的情绪,通常被理解为是对妄想信念的反应。被害型、嫉妒型和钟情型妄想的个体可能产生愤怒和暴力行为。个体可能采取投诉或对抗行为(例如,可能给政府发送数百封抗议信)。他们可能会有法律上的麻烦,尤其是嫉妒型和钟情型妄想的个体。

患病率

妄想障碍的终生患病率估计约有0.2%,最常见的亚型是被害型。嫉妒型妄想障碍,男性多于女性,但在总的妄想障碍发病率中,并没有显著的性别差异。

发展与病程

平均而言,妄想障碍个体的整体功能比在精神分裂症个体中观察到的要好。尽管妄想障碍的诊断通常是稳定的,但部分个体会发展为精神分裂症。妄想障碍与精神分裂症和分裂型人格障碍关系密切。尽管此疾病也可能出现在年轻人群中,但更常见于年龄大的人群。

文化相关的诊断问题

在评估妄想障碍时,必须考虑到个体的文化和宗教背景。妄想的内容也会有跨文化背景的变异。

妄想障碍的功能性后果

比起其他精神病性障碍,妄想障碍的功能损害较为有限,尽管在一些案例中,包括职业功能不良和社交孤立的功能损害是显著的。当不良的心理社交功能存在时,妄想信念经常起到一个显著的作用。妄想障碍个体的常见特征是,当不讨论或执行他们的妄想信念时,其行为和表现看起来是正常的。

鉴别诊断

强迫与相关障碍:如果强迫症个体完全确信他的强迫障碍信念是真的,那么应该诊断为强迫症，伴缺少自知力/妄想信念，而不是诊断为妄想障碍。类似的，如果躯体变形障碍个体完全确信他的躯体变形障碍信念是真的，那么应该诊断为躯体变形障碍，伴缺少自知力/妄想信念，而不是诊断为妄想障碍。

谵妄，重度神经认知障碍，由另一种躯体疾病所致的精神病性障碍，以及物质/药物所致的精神病性障碍：有这些障碍的个体，可能表现的症状提示是妄想障碍。例如，单纯的被害妄想可能出现在重度神经认知障碍的背景下，应诊断为重度神经认知障碍，伴行为紊乱。物质/药物所致的精神病性障碍可以跨界地与妄想障碍的症状相同，但可以通过物质使用与妄想信念起病和缓解的时间关系来区分。

精神分裂症和精神分裂症样障碍：妄想障碍可以通过缺少精神分裂症活动期的其他特征性症状，来与精神分裂症和精神分裂症样障碍相区分。

抑郁、双相障碍和分裂情感性障碍：这些障碍可以通过心境紊乱和妄想的时间关系以及心境症状的严重程度，与妄想障碍相区分。如果妄想只出现在心境发作时，则诊断是抑郁或双相障碍伴精神病性特征。那些符合心境发作全部诊断标准的心境症状，可以出现在妄想障碍中。只有当心境发作总的病程对于妄想障碍总的病程来说是短暂的，才能诊断为妄想障碍。如果不是这样的话，那么可以诊断为其他特定或未特定的精神分裂症谱系和其他精神病性障碍，伴其他特定的抑郁障碍，未特定的抑郁障碍，其他特定的双相和相关障碍，或未特定的双相和相关障碍。

短暂精神病性障碍

诊断标准 F23

A. 存在 1 项(或更多)下列症状，至少其中 1 项必须是 1，2 或 3：
   1. 妄想。
   2. 幻觉。
   3. 言语紊乱(例如，频繁地思维脱轨或联想松弛)。
   4. 明显紊乱的或紧张症的行为。

   注：不包括文化认可的反应性的症状。

B. 这种障碍的发作持续至少 1 天，但少于 1 月，最终能完全恢复到发病前的功能水平。

C. 这种障碍不能更好地用重性抑郁障碍或双相障碍伴精神病性特征或其他精神病性障碍如精神分裂症或紧张症来解释，也不能归因于某种物质(例如，滥用的毒品、药物)的生理效应或其他躯体疾病。

标注如果是：

伴显著的应激源(短暂反应性精神病)：患者的症状是对单一或复合事件的反应，该事件在患者所处的文化中及在相同的环境下，对几乎所有人都是显著的应激。

无显著的应激源：患者的症状不是对单一或复合事件的反应，该事件在患者所处的文化中及在相同的环境下,对几乎所有人都是显著的应激。

伴围产期起病:如果发生于怀孕期间或产后4周之内。

标注如果是:

伴紧张症(其定义参见"与其他精神障碍相关的紧张症"的诊断标准)。

编码备注:使用额外的编码F06.1,与短暂精神病性障碍有关的紧张症,表明存在合并的紧张症。

标注目前的严重程度:

严重程度是用被量化的精神病的主要症状来评估,包括妄想、幻觉、言语紊乱、异常的精神运动行为,及阴性症状。每一种症状都可以用5分制测量来评估它目前的严重程度(过去7天里最严重的程度),从0(不存在)到4(存在且严重)。(参见第三部分"评估量表"一章中"精神病症状严重程度临床工作者评估"量表。)

注:短暂精神病性障碍的诊断可以不使用严重程度的标注。

诊断特征

短暂精神病性障碍的主要特征是一种紊乱,包括突然开始的下列至少一个阳性精神病性症状:妄想,幻觉,言语紊乱(例如,频繁思维脱轨或联想松弛),或明显异常的精神运动行为,包括紧张症(诊断标准A)。突然起病被定义为在2周内从非精神病性的状态转到明显的精神病性状态,且通常没有先兆。此障碍的发作持续至少1天,小于1个月,个体最终完全恢复到发病前的功能水平(诊断标准B)。此障碍不能更好地被抑郁或双相障碍伴精神病性特征、分裂情感性障碍和精神分裂症解释,也不能归因于物质(例如,致幻剂)的生理效应或另一种躯体疾病(例如,硬膜下血肿)(诊断标准C)。

除了在诊断标准中确定的五个症状领域外,认知、抑郁和躁狂症状领域的评估对区分不同精神分裂症谱系及其他精神病性障碍来说,是非常重要的。

支持诊断的有关特征

短暂精神病性障碍的个体通常会经历情绪波动或严重混乱。他们可能有强烈情绪状态之间的快速转换。虽然此障碍是短暂的,但损害水平可能是严重的,所以需要采取监管措施来保证其营养和卫生需求得到满足,也保护个体免于不良判断、认知损害和基于妄想的行动所造成的后果。此障碍可能有增加自杀行为的风险,特别在急性发作期。

患病率

在美国,短暂精神病性障碍占所有首发精神病的9%。那些符合短暂精神病性障碍的诊断标准A和C,但不符合诊断标准B的精神病性障碍(例如,活动期症状的病程是1—6个月,而不是在1个月之内缓解),在发展中国家比在发达国家常见。女性短暂精神病性障碍的发病率是男性的2倍。

发展与病程

短暂精神病性障碍可能出现在青少年期或成年早期，也可能出现在整个生命周期，平均起病年龄在 35 岁左右。根据定义，短暂精神病性障碍的诊断，需要在此障碍起病 1 个月内所有症状完全缓解，并最终恢复到起病前的功能水平。在一些个体中，精神病性症状的病程可以非常短暂（如几天）。

风险与预后因素

气质特征：先前存在的人格障碍和特质（例如，分裂型人格障碍；边缘性人格障碍；或精神病性领域的特质，如知觉失调及负性情感领域，如多疑）可能使个体易于发展成短暂精神病性障碍。

文化相关的诊断问题

把短暂精神病性障碍的症状与文化上认可的反应模式相区分，是非常重要的。例如，在一些宗教仪式上，个体可能报告听到了声音，但这个声音通常不持续，那么在个体所在社区中的大部分成员不认为这样是异常的。此外，当评估一个信念是否是妄想时，必须考虑文化和宗教背景。

短暂精神病性障碍的功能性后果

尽管复发率很高，但对大多数个体来说，其社交功能和症状方面的预后较好。

鉴别诊断

其他躯体疾病：很多躯体疾病可能表现为短暂的精神病性症状。如果有病史、体格检查或实验室检验的证据表明，该妄想或幻觉是一个特定的躯体疾病（例如，库欣综合征，脑肿瘤）直接的生理后果，那么需要诊断为由另一种躯体疾病所致的精神病性障碍或谵妄（参见本章后半部分的“由躯体疾病所致的精神病性障碍”）。

物质有关的障碍：如果一种物质（毒品滥用、药物，毒素接触）被认为在病因上与精神病性症状相关，那么可以对物质/药物所致的精神病性障碍、物质诱发的谵妄及物质中毒与短暂精神病性障碍做出鉴别（参见本章后半部分的“物质/药物所致的精神病性障碍”）。实验室检验，例如尿液中毒品的筛查或血液中酒精的浓度，以及物质使用的详细病史，有助于在这方面做出鉴别，特别是物质摄入和症状开始之间的时间关系以及被使用物质的性质。

抑郁与双相障碍：如果精神病性症状能更好地被心境发作解释，那么不能诊断为短暂精神病性障碍（例如，精神病性症状只出现在重度抑郁、躁狂或混合发作时）。

其他精神病性障碍：如果精神病性症状持续 1 个月或更长，那么可以根据其在临床表现中的其他症状，诊断为精神分裂症样障碍，妄想障碍，抑郁障碍伴精神病性特征、双相障碍伴精神病性特征、其他特定或未特定的精神分裂症谱系及其他精神病性障碍。如果经药物成功治疗,精神病性症状在1个月内缓解,那么对短暂精神病性障碍和精神分裂症样障碍的鉴别诊断是困难的。特别要注意这种可能性,反复发作的精神病性障碍(例如,双相障碍、精神分裂症反复的急性加重)可能引起任何反复出现的精神病性发作。

诈病与做作性障碍: 做作性障碍伴主要心理体征和症状的发作,可能看起来像短暂精神病性症状的表现,但在这样的案例中,有证据表明这些症状是有意使然。当诈病涉及精神病性症状的表现时,通常有证据表明,该疾病是为某个目的而装出来的。

人格障碍: 在某些有人格障碍的个体中,心理社会的应激源可能促发短暂的精神病性症状。这些症状通常是短暂的,不需要一个额外的诊断。如果精神病性症状持续至少1天,那么可以另外做出短暂精神病性障碍的诊断。

精神分裂症样障碍

诊断标准 F20.81

A. 2项(或更多)下列症状,每一项症状均在1个月中有相当显著的一段时间里存在(如经成功治疗,则时间可以更短),至少其中1项必须是1.、2.或3.:
   1. 妄想。
   2. 幻觉。
   3. 言语紊乱(例如,频繁地思维脱轨或联想松弛)。
   4. 明显紊乱的或紧张症的行为。
   5. 阴性症状(即,情绪表达减少或意志减退)。

B. 这种障碍的发作持续至少1个月,但少于6个月。当不能等待其痊愈就需进行诊断时,应定性为"临时"。

C. 分裂情感性障碍和抑郁或双相障碍伴精神病性特征已经被排除,因为:(1)没有与活动期症状同时出现的重性抑郁或躁狂发作;或(2)如果心境发作出现在症状活动期,则它们只是存在此疾病的活动期和残留期整个病程的小部分时间内。

D. 这种障碍不能归因于某种物质(例如,滥用的毒品、药物)的生理效应或其他躯体疾病。

标注如果是:

伴良好的预后特征: 此标注需要存在至少2项下列特征:显著的精神病性症状发生在日常行为或功能首次出现可察觉的变化的4周内;意识模糊或混乱;病前社交或职业功能良好;无情感迟钝或平淡。

无良好的预后特征: 此标注适用于不存在2项或更多的上述特征。

标注如果是:

伴紧张症(其定义参见与其他精神障碍有关的紧张症的诊断标准,第60—61页)。

编码备注: 使用额外的编码F06.1,与精神分裂症样障碍有关的紧张症,表明存在合并紧张症。

标注目前的严重程度：

严重程度是用被量化的精神病主要症状来评估，包括妄想、幻觉、言语紊乱、异常的精神运动行为，及阴性症状。每一种症状都可以用5分制测量来评估它目前的严重程度(过去7天里最严重的程度)，从0(不存在)到4(存在且严重)。(参见第三部分“评估量表”一章中“精神病症状严重程度临床工作者评估”量表。)

注：精神分裂症样障碍的诊断可以不使用严重程度的标注。

注：支持诊断的有关特征、发展与病程(年龄相关的因素)、文化相关的诊断问题、性别相关的诊断问题、鉴别诊断和共病方面的其他信息，参见“精神分裂症”那一节的相应部分。

诊断特征

精神分裂症样障碍的特征性症状，与精神分裂症一样(诊断标准A)。根据病程，可以区分精神分裂症样障碍和精神分裂症：前者包括起病期、活动期和残留期阶段的总的病程，至少1个月，不到6个月(诊断标准B)。精神分裂症样障碍的病程介于持续至少1天并小于1个月的短暂精神病性障碍和持续至少6个月的精神分裂症之间。精神分裂症样障碍的诊断需要符合下面两个条件：(1)疾病发作持续1到6个月，并且个体已经复原；(2)个体有症状的阶段小于精神分裂症诊断所需的6个月病程，且还没有复原。在这样的案例中，诊断应标注为“精神分裂症样障碍(临时)”，因为不确定个体是否能在6个月内复原。如果紊乱持续超过6个月，则诊断为精神分裂症。

精神分裂症样障碍的另一个特征，是不需要社交和职业功能损害的诊断标准。尽管可能有潜在的功能损害，但这不是诊断精神分裂症样障碍的必要条件。

除了在诊断标准中确定的五个症状领域外，认知、抑郁和躁狂症状领域的评估对区分不同精神分裂症谱系及其他精神病性障碍来说，是非常重要的。

支持诊断的有关特征

像精神分裂症一样，目前还没有关于精神分裂症样障碍的实验室检验或心理测量。已经有多个脑区的神经影像学、神经病理学和神经生理学研究提示异常，但没有一种是诊断性的。

患病率

精神分裂症样障碍跨社会文化背景的发生率与在精神分裂症中观察到的相似。在美国和其他发达国家，精神分裂症样障碍的发生率较低，可能五倍低于精神分裂症。在发展中国家，其发生率可能是高的，特别是标注为“伴良好预后特征”的那一类。在这样一些背景下，精神分裂症样障碍与精神分裂症一样常见。

发展与病程

精神分裂症样障碍的发展与精神分裂症相似。约有三分之一最初诊断为精神分裂症样障碍(临时)的个体,在6个月内复原,他们的最终诊断是精神分裂症样障碍。剩下三分之二中的大部分个体,最终诊断为精神分裂症或分裂情感性障碍。

风险与预后因素

遗传与生理的: 精神分裂症样障碍个体的亲属,患精神分裂症的风险增加。

精神分裂症样障碍的功能性后果

大多数精神分裂症样障碍个体,最终被诊断为精神分裂症或分裂情感性障碍,其功能性后果与这些障碍相似。大多数个体经历了几方面的日常功能失调,如学校或工作、人际关系,及自我照顾。那些从精神分裂症样障碍中复原的个体,功能结果较好。

鉴别诊断

其他精神障碍与躯体疾病: 很多不同的精神和躯体疾病可以表现为精神病性症状,在做精神分裂症样障碍的鉴别诊断时,必须给予考虑。这些包括:由另一种躯体疾病或治疗所致的精神病性障碍;谵妄或重度神经认知障碍;物质/药物所致的精神病性障碍或谵妄;抑郁或双相障碍伴精神病性特征;分裂情感性障碍;其他特定或未特定的双相及相关障碍;抑郁或双相障碍伴紧张症特征;精神分裂症;短暂精神病性障碍;妄想障碍;其他特定或未特定的精神分裂症谱系及其他精神病性障碍;分裂型人格障碍,分裂样人格障碍或偏执型人格障碍;孤独症谱系障碍;儿童期出现的障碍伴言语紊乱;注意缺陷/多动障碍;强迫症;创伤后应激障碍(PTSD);创伤性脑损伤。

因为精神分裂症样障碍和精神分裂症的诊断标准主要是病程的差异,所以精神分裂症鉴别诊断的讨论也适用于精神分裂症样障碍。

短暂精神病性障碍: 精神分裂症样障碍与短暂精神病性障碍的病程不同,后者的病程不到1个月。

精神分裂症

诊断标准 F20.9

A. 2项(或更多)下列症状,每一项症状均在1个月中有相当显著的一段时间里存在(如经成功治疗,则时间可以更短),至少其中1项必须是1.、2.或3.:

1. 妄想。
2. 幻觉。
3. 言语紊乱(例如,频繁地思维脱轨或联想松弛)。

4. 明显紊乱的或紧张症的行为。

5. 阴性症状(即,情绪表达减少或意志减退)。

B. 自障碍发生以来的明显时间段内,1 个或更多的重要方面的功能水平,如工作、人际关系或自我照顾,明显低于障碍发生前具有的水平(或当障碍发生于儿童或青少年时,则人际关系、学业或职业功能未能达到预期的发展水平)。

C. 这种障碍的体征至少持续 6 个月。此 6 个月应包括至少 1 个月(如经成功治疗,则时间可以更短)符合诊断标准 A 的症状(即活动期症状),可包括前驱期或残留期症状。在前驱期或残留期中,该障碍的体征可表现为仅有阴性症状或有轻微的诊断标准 A 所列的 2 项或更多的症状(例如,奇特的信念、不寻常的知觉体验)。

D. 分裂情感性障碍和抑郁或双相障碍伴精神病性特征已经被排除,因为:(1)没有与活动期症状同时出现的重性抑郁或躁狂发作;或(2)如果心境发作出现在症状活动期,则它们只是存在此疾病的活动期和残留期整个病程的小部分时间内。

E. 这种障碍不能归因于某种物质(例如,滥用的毒品、药物)的生理效应或其他躯体疾病。

F. 如果有孤独症(自闭症)谱系障碍或儿童期发生的交流障碍的病史,除了精神分裂症的其他症状外,还需有显著的妄想或幻觉,且存在至少 1 个月(如经成功治疗,则时间可以更短),才能进行精神分裂症的额外诊断。

标注如果是:

以下病程标注仅用于此障碍 1 年病程之后,如果它们不与诊断病程的标准相矛盾的话。

初次发作,目前在急性发作期:障碍的首次表现符合症状和时间的诊断标准。急性发作期是指症状符合诊断标准的时间段。

初次发作,目前为部分缓解:部分缓解是先前发作后有所改善而现在部分符合诊断标准的时间段。

初次发作,目前为完全缓解:完全缓解是先前发作后没有与障碍相关的特定症状存在的时间段。

多次发作,目前在急性发作期:至少经过 2 次发作后,可以确定为多次发作(即,第一次发作并缓解,然后至少有 1 次复发)。

多次发作,目前为部分缓解。

多次发作,目前为完全缓解。

持续型:符合障碍诊断标准的症状在其病程的绝大部分时间里存在,阈下症状期相对于整个病程而言是非常短暂的。

未特定型。

标注如果是:

伴紧张症(其定义参见“与其他精神障碍有关的紧张症”的诊断标准)。

编码备注：使用额外的编码 F06.1，与精神分裂症有关的紧张症，表明存在合并紧张症。

标注目前的严重程度：

严重程度是用被量化的精神病主要症状来评估，包括妄想、幻觉、言语紊乱、异常的精神运动行为，及阴性症状。每一种症状都可以用 5 分制测量来评估它目前的严重程度(过去 7 天里最严重的程度)，从 0(不存在)到 4(存在且严重)。(参见第三部分“评估量表”一章中“精神病症状严重程度临床工作者评定”量表。)

注：精神分裂症的诊断可以不使用严重程度的标注。

诊断特征

精神分裂症的特征性症状涉及认知、行为和情绪的功能失调，但没有任何单一症状是此障碍的诊断性特征。精神分裂症的诊断要识别与职业或社交功能损害有关的一系列体征和症状。有此障碍的个体在多数特征上变化显著，因为精神分裂症是混合性的临床综合征。

精神分裂症在至少 1 个月中有相当显著的一段时间，存在至少两个诊断标准 A 的症状。这些症状中至少一个必须是明显存在的妄想(诊断标准 A1)，幻觉(诊断标准 A2)，或言语紊乱(诊断标准 A3)。明显紊乱的或紧张症的行为(诊断标准 A4)和阴性症状(诊断标准 A5)也可能存在。那些经过治疗、活动期症状在 1 个月内缓解的情况中，如果临床工作者估计缺少治疗的话症状会持续存在，那么仍然符合诊断标准 A。

精神分裂症涉及一个或更多主要功能方面的损害(诊断标准 B)。如果障碍起病于儿童期或青少年期，则未能达到预期的功能发育水平。把精神分裂症个体与未患病的兄弟姐妹相比，是有帮助的。在此障碍的病程中，功能失调持续显著的一段时间，而且不是任何单一特征的直接后果。意志减退(例如，追求目标导向行为的动力减少；诊断标准 A5)与在诊断标准 B 中描述的社交功能失调有关。在有精神分裂症的个体中，有强烈证据表明认知损害(参见本节中“支持诊断的有关特征”部分)和功能损害是有关的。

此障碍的一些体征必须持续至少 6 个月(诊断标准 C)。发病前症状经常先于活动期，而特征表现为轻度或阈下形式的幻觉或妄想的残留症状可能在活动期后出现。个体可能表达各种罕见或奇怪的信念，但还没有达到妄想的程度(例如，牵连观念或奇幻思维)；他们也可能有不寻常的感知体验(例如，能感受到看不见的人)；他们的言语通常能被理解，但是含糊不清；他们的行为可能是奇特的，但不是明显紊乱(例如，在公共场所喃喃自语)。阴性症状在发病前和残留期是常见的，并且可能是严重的。曾经社交积极的人，可能不再遵循以往的惯例。这些行为经常是此障碍的最初征兆。

心境症状和完全的心境发作在精神分裂症中是常见的，并且可能与活动期症状并存。然而，不同于精神病性心境障碍，精神分裂症的诊断需要在缺少心境发作的情况下存在妄想或幻觉。此外，所有的心境发作只能存在于精神分裂症活动期和残留期整个病程的一小部分中。

除了在诊断标准中确定的五个症状领域外，认知、抑郁和躁狂症状领域的评估对区分不同精神分裂症谱系及其他精神病性障碍来说，是非常重要的。

支持诊断的有关特征

有精神分裂症的个体可能表现出不恰当的情感(例如，在缺少合适的刺激下大笑)；烦躁心境可表现为抑郁、焦虑或愤怒；紊乱的睡眠模式(例如，白天睡觉和晚间活动)；缺少吃的兴趣或拒绝食物。可能出现人格解体、现实解体和对躯体的担忧，有时达到妄想的程度。焦虑和恐惧是常见的。在精神分裂症中，认知缺陷是常见的，与职业和功能损害有关。这些缺陷包括陈述性记忆、工作记忆、语言功能和其他执行功能的下降，也有信息加工速度的减慢。感觉的加工速度和抑制能力也不正常，也发现有注意力降低。一些有精神分裂症的个体表现为社会认知的缺陷，包括推论他人企图的能力(心理理论)缺陷，注意一些不相关的事件或信号，并解释为是有意义的，也可能导致产生解释性妄想。这些损害在症状缓解时经常持续存在。

一些有精神病性症状的个体可能缺少对其疾病的自知力或觉知(例如，疾病感缺失)。这种缺少"自知力"包括不知道精神分裂症的症状，并且可能存在于该疾病的全部病程中。不能觉知该疾病，是精神分裂症的典型症状，而非应对机制。这与脑损伤后神经系统缺陷导致的缺少觉知是相似的，也就是*疾病感缺失*。这个症状是对治疗不依从的最常见预兆，它预示了高的复发率、强制治疗次数的增加、不良的心理社交功能、攻击性和不良的病程。

敌对和攻击可能与精神分裂症有关，尽管自发和随机的攻击是不常见的。攻击更常见于年轻男性，及有暴力的既往史、对治疗不依从、物质滥用和冲动性的个体。应该注意到，绝大多数有精神分裂症的个体不是攻击性的，与普通人群相比，他们经常是受害者。

目前对该疾病没有放射学、实验室或神经测评方面的检查。在健康群体和有精神分裂症的群体中，存在多个大脑区域的明显差异，包括神经影像学、神经病理学和神经心理学研究的证据。在细胞结构上、白质的连接上，和在不同区域灰质的容积上，例如前额叶和颞叶皮层，也存在明显差异。整个大脑容积的减少已被观察到了。随着年龄的增加，大脑容积的减少更加明显。与健康个体相比，大脑容积的减少，更常见于精神分裂症个体。最后，在眼动跟踪和电生理指标上，有精神分裂症个体与没有精神分裂症个体的表现存在差异。

在精神分裂症个体中，神经系统的软体征是常见的，包括运动协调、感觉整合和复杂运动的运动顺序方面的损害，左右混淆，和伴随运动的脱抑制。此外，也可能出现面部和肢体的轻微躯体异常。

患病率

精神分裂症的终生患病率约为 0.3%—0.7%，尽管有报道患病率因种族、国家、移民和移民后代的不同地理来源而异。性别比例因样本和人群而异。男性的阴性症状和较长病程(与不良预后有关)的发生率较高。然而如果包括心境症状和短暂的病程(与较好的预后有关),则男女风险一致。

发展与病程

精神分裂症的精神病性特征通常出现于青少年晚期到35岁之间,青春期前的发病是罕见的。精神病性发作的第一个高峰期,男性在20多岁初至25岁,女性在20多岁末。发病可以是突然或隐袭的,但大多数个体表现为缓慢和逐渐进展的有临床意义的各种体征和症状。一半个体的主诉是抑郁症状。发病越早,越预示了不良的预后。然而,年龄对发病的影响很可能与性别相关,男性往往有前驱期的适应不良,较低的教育成绩,更多的阴性症状和认知损害,一般预后不良。认知损害是常见的,在疾病的发展过程中,甚至在精神病性症状出现之前,就会出现认知改变,并在成人期存在持续的认知损害。当其他症状缓解后,认知损害持续存在,并导致该疾病的相关残障。

在很大程度上,预示指标是未知的,经常不能可靠地预测病程和预后。20%的精神分裂症个体的预后较好,少数个体可以完全康复。然而,大多数精神分裂症个体需要正式或非正式的日常生活的支持;许多个体变成慢性病,并伴有活动期症状的加重或缓解;其他个体有逐渐加重的病程。

精神病性症状倾向于随着生命周期逐渐减少,可能与正常的年龄相关的多巴胺活动衰退有关。相比那些阳性症状,阴性症状更可能与预后相关,倾向于更持久。而且,与疾病有关的认知缺陷,可能并不随着疾病的病程而改善。

儿童期的精神分裂症的基本特征也是一样的,但是更难以进行诊断。比起成年人,儿童期的妄想和幻觉可能描述不清,视幻觉更常见,应该与正常的幻想相区分。许多儿童期发病的障碍(例如,孤独症)会出现言语紊乱,行为紊乱也是如此(例如,注意缺陷/多动障碍)。在仔细考虑儿童期常见的其他障碍之前,不应把这些症状归因于精神分裂症。儿童期发病的案例,与不良预后的成年人案例类似,以逐渐发病和阴性症状为主。那些后来被诊断为精神分裂症的儿童,更可能经历非特定的情绪行为紊乱和精神病理学、智力和语言的改变,以及轻微的运动功能的发育迟缓。

晚期发病的案例(例如,40岁以后发病)主要是女性,她们可能已婚。其病程特征性地表现为精神病性症状,但保留了情感和社交功能。这样晚期发病的案例,仍然符合精神分裂症的诊断标准,但是否与在生命中期(例如,55岁之前)之前诊断的精神分裂症完全是同一个疾病,还不清楚。

风险与预后因素

环境的:出生季节与精神分裂症的发病率有关联,夏天以及某些地区的晚冬和早春出生,与该疾病的缺陷型有关联。在城市环境下成长和少数族裔的孩子中,精神分裂症以及相关障碍的发病率更高。

遗传与生理的：对精神分裂症的风险来说，遗传因素起了很重要的作用，尽管被诊断为精神分裂症的大多数个体并没有精神病性障碍的家族史。易感性是由常见和罕见的风险等位基因群决定的，每一个等位基因在总的人群变异中只起很小的作用。迄今为止，已确定的风险等位基因，也与其他精神障碍有关，包括双相障碍、抑郁症和孤独症谱系障碍。

对发育中的胎儿来说，怀孕和分娩并发症伴低氧及较大的父亲年龄，与精神分裂症的高风险有关。此外，其他产前和围产期问题，包括应激、感染、营养不良、母亲糖尿病和其他躯体疾病，也与精神分裂症有关联。然而，绝大多数有这些风险因素的后代并不发展出精神分裂症。

文化相关的诊断问题

必须考虑文化和社会经济因素，特别是当个体与临床工作者的文化和社会经济背景不一样时。在一种文化中，看起来像妄想的观念（例如，巫术）在另一种文化中可能是常见现象。在一些文化中，带有宗教内容的视幻觉和听幻觉（例如，听见“神”的声音）可能是宗教体验的正常部分。此外，如果有跨文化的叙事风格方面的语言差异，评估言语紊乱也可能是困难的。情感的评估，需要保持对不同文化下不同风格的情绪表达、目光接触和身体语言的敏感性。如果评估用语不是被评估个体的母语，那么必须考虑言语贫乏不是语言障碍引起的。在某些文化中，痛苦可能以幻觉或假性幻觉为表现形式，而在临床上看起来与真正的精神病性症状相似的某些夸张观念，在其所在的亚文化群体中是正常的。

性别相关的诊断问题

一些特征可以用来区分精神分裂症在女性和男性中的临床表现。精神分裂症在女性中的发病率倾向于稍低，特别是在那些治疗的案例中。女性的发病年龄较晚，如前所述，是在第二个高峰期——中年（参见本节的“发展与病程”部分）。女性的症状倾向于以情感为主，和更多的精神病性症状，精神病性症状更可能在生命晚期加重。其他症状差异包括较少频率的阴性症状和紊乱。最后，女性的社交功能倾向于保留得较好。然而，上述规律常有例外。

自杀风险

大约5%—6%的精神分裂症个体死于自杀，约20%的有一次以上的自杀企图，有自杀观念的比例更高。自杀行为有时是对伤害自己或他人的命令式幻觉的反应。对男性和女性来说，自杀风险在整个生命周期都较高，尽管对于合并物质使用的年轻男性来说，自杀风险尤其高。其他风险因素包括有抑郁症状或感觉无望和失业，在精神病性发作或出院后的一段时间，自杀风险也较高。

精神分裂症的功能性后果

精神分裂症与显著的社会和职业的功能失调有关。学业进展和维持就业常常被意志减退或该疾病的其他表现所损害,即便认知功能足以应付这些任务。与其父母相比,大多数个体从事较低水平的工作;特别对男性来说,大多不结婚,或在家庭外的社会接触非常有限。

鉴别诊断

重性抑郁或双相障碍伴精神病性或紧张症特征: 精神分裂症与重性抑郁或双相障碍伴精神病性特征或紧张症之间的区别,取决于心境紊乱和精神病性症状的时间关系,和抑郁或躁狂症状的严重程度。如果妄想或幻觉只出现在重性抑郁或躁狂发作时,则诊断为抑郁障碍或双相障碍伴精神病性特征。

分裂情感性障碍: 诊断分裂情感性障碍,需要重性抑郁或躁狂发作与精神分裂症的活动期症状同时出现,心境症状还要存在于活动期的整个病程的大多数时间内。

精神分裂症样障碍与短暂精神病性障碍: 正如在诊断标准 C 中所定义的,精神分裂症需要有 6 个月的病程,而这些障碍与精神分裂症相比是病程较短的。精神分裂症样障碍的病程是小于 6 个月;而短暂精神病性障碍的病程是大于 1 天,并小于 1 个月。

妄想障碍: 妄想障碍可以通过缺少精神分裂症的其他特征性症状(例如,妄想、显著的听幻觉或视幻觉、言语紊乱、明显紊乱的或紧张症的行为、阴性症状)来与精神分裂症相区别。

分裂型人格障碍: 分裂型人格障碍可以通过与持续的人格特征有关的阈下症状来与精神分裂症相区分。

强迫症与躯体形式障碍: 有强迫症和躯体形式障碍的个体也可能存在不良的自知力或缺少自知力,其先占观念可能达到妄想的程度。但这些障碍可以通过显著的强迫思维、强迫行为、对外表或体味的先占观念、囤积或聚焦于身体的重复行为,与精神分裂症相区分。

创伤后应激障碍: 创伤后应激障碍可能包括与幻觉类似的闪回,以及可能达到妄想程度的过度警觉。但是做出创伤后应激障碍的诊断,需要创伤事件,及与对创伤事件的反应和重新体验相关的特征性症状。

孤独症谱系障碍或交流障碍: 这些障碍可能也有类似精神病性发作的症状,但是它们分别可以通过伴有重复和限制性行为的社交互动、其他认知和交流缺陷,来与精神分裂症相区分。有孤独症谱系障碍或交流障碍的个体,必须完全符合精神分裂症的诊断标准,并且至少在 1 个月的时间内存在显著的幻觉或妄想,才能合并诊断精神分裂症。

与精神病性发作有关的其他精神障碍: 只有当精神病性症状的发作是持续的,并且不能归因于物质或其他躯体疾病的生理影响时,才能诊断为精神分裂症。有谵妄或重度或轻度神经认知障碍的个体,也可能表现为精神病性症状,但这些症状与这些障碍的认知改变的发生存在时间上的关系。物质/药物所致的精神病性障碍也可以表现为精神分裂症诊断标准 A 的特征性症状,但它经常可以通过物质使用所致的精神病性症状的发生与在没有物质使用时精神病性症状的缓解的时间关系，来与精神分裂症相区分。

共病

精神分裂症与物质相关障碍的共病率是高的。一般以上有精神分裂症的个体存在烟草使用障碍，并规律性地吸烟。精神分裂症与焦虑障碍的共病，逐渐被认识到。与普通人群相比，精神分裂症个体的强迫症和惊恐障碍的发病率较高。有时，在精神分裂症发病之前，存在分裂型或偏执型人格障碍。

因为伴随的躯体疾病，有精神分裂症的个体往往寿命缩短。与普通人群相比，有精神分裂症的个体，体重增加、糖尿病、代谢综合征、心血管和肺部疾病是常见的。较少从事保健（例如，肿瘤筛查、锻炼）增加了慢性病的风险，但是该障碍的其他因素，包括用药、生活方式、吸烟和节食，也可能起作用。精神病性症状和躯体疾病共享的易患因素也可能解释精神分裂症的一些躯体共病。

分裂情感性障碍

诊断标准

A. 在一个不间断的疾病周期中，有主要心境发作（重性抑郁或躁狂），同时存在符合精神分裂症诊断标准 A 的症状。

注：重性抑郁发作必须包括诊断标准 A1：抑郁心境。

B. 在此疾病的全程中，在缺少主要心境发作（抑郁或躁狂）的情况下，存在持续 2 周或更长时间的妄想或幻觉。

C. 在此疾病的活动期和残留期的整个病程的大部分时间内，存在符合主要心境发作诊断标准的症状。

D. 这种障碍不能归因于某种物质（例如，滥用的毒品、药物）的生理效应或其他躯体疾病。

标注是否是：

F25.0 双相型：如果临床表现的一部分是躁狂发作，则适用此亚型，重性抑郁发作也可以出现。

F25.1 抑郁型：如果临床表现的一部分仅仅是典型抑郁发作，则适用此亚型。

标注如果是：

伴紧张症（其定义参见“与其他精神障碍有关的紧张症”的诊断标准）。

编码备注：使用额外的编码 F06.1，与分裂情感性障碍有关的紧张症，表明存在合并紧张症。

标注如果是：

以下病程标注仅用于此障碍 1 年病程之后，如果它们不与诊断病程的标准相矛盾的话。

初次发作,目前在急性发作期:障碍的首次表现符合症状和时间的诊断标准。急性发作期是指症状符合诊断标准的时间段。

初次发作,目前为部分缓解:部分缓解是先前发作后有所改善而现在部分符合诊断标准的时间段。

初次发作,目前为完全缓解:完全缓解是先前发作后没有与障碍相关的特定症状存在的时间段。

多次发作,目前在急性发作期:至少经过 2 次发作后,可以确定为多次发作(即,第一次发作并缓解,然后至少有 1 次复发)。

多次发作,目前为部分缓解。

多次发作,目前为完全缓解。

持续型:符合障碍诊断标准的症状在其病程的绝大部分时间里存在,阈下症状期相对于整个病程而言是非常短暂的。

未特定型。

标注目前的严重程度:

严重程度是用被量化的精神病的主要症状来评估,包括妄想、幻觉、言语紊乱、异常的精神运动行为和阴性症状。每一种症状都可以用 5 分制测量来评估它目前的严重程度(过去 7 天里最严重的程度),从 0(不存在)到 4(存在且严重)。(参见第三部分"评估量表"一章中"精神病症状严重程度临床工作者评估"量表。)

注:分裂情感性障碍的诊断可以不使用严重程度的标注。

注:关于发展与病程(年龄相关因素)、风险与预后因素(环境风险因素)、文化相关的诊断问题和性别相关的诊断问题等的额外信息,参见"精神分裂症""双相Ⅰ型障碍"和"双相Ⅱ型障碍"及"重性抑郁障碍"所在章节的相应部分。

诊断特征

分裂情感性障碍的诊断基于不间断的疾病病程的评估,在此过程中,个体继续表现为精神病性疾病的活动期或残留期的症状。通常在精神病性疾病期间诊断该疾病,但这并非必然。在病程的某一个时间点,必须符合精神分裂症的诊断标准 A,但精神分裂症的诊断标准 B(社交功能失调)和 F(排除儿童期发生的孤独症谱系障碍或其他交流障碍),不需要符合。除了符合精神分裂症的诊断标准 A,还存在主要心境发作(重性抑郁或躁狂)(分裂情感性障碍的诊断标准 A)。因为在精神分裂症中失去兴趣或快乐是常见的,所以,重性抑郁发作必须包括广泛的抑郁心境(例如,只存在显著的兴趣减少或不快乐是不充分的),才能符合分裂情感性障碍的诊断标准 A。抑郁和躁狂的发作,存在于该疾病整个病程的大部分时间内(例如,符合诊断标准 A 之后)(分裂情感性障碍的诊断标准 C)。在整个病程的某一时间点,在缺少主要心境发作(抑郁或躁狂)的情况下,至少存在两周的妄想或幻觉(分裂情感性障碍的诊断标准 B),可以区分分裂情感性障碍与抑郁或双相障碍伴精神病性特征。该症状不能归因于物质或其他躯体疾病的影响(分裂情感性障碍的诊断标准 D)。

分裂情感性障碍的诊断标准 C 标明,符合主要心境发作的心境症状必须存在于该疾病的活动期和残留期的大部分时间内。不同于 DSM-Ⅳ 只要求评估目前阶段的疾病,DSM-5 的诊断标准 C 需要评估精神病性疾病整个病程的心境症状。如果心境症状只存在于相对较短的时间,那么诊断为精神分裂症,而不是分裂情感性障碍。当决定个体的临床表现是否符合诊断标准 C 时,临床工作者应该回顾精神病性疾病的整个病程(例如,包括活动期和残留期的症状),来决定什么时候是显著的心境症状(没有治疗或需要用抗抑郁药和/或情绪稳定剂治疗)伴精神病性症状。这个决定需要充足的病史信息和临床判断。例如,个体存在 4 年精神分裂症的活动期和残留期症状,又有抑郁和躁狂发作,但加起来不到精神病性疾病 4 年病史中的 1 年,则不符合诊断标准 C。

除了在诊断标准中确定的五个症状领域外,认知、抑郁和躁狂症状领域的评估对区分不同精神分裂症谱系及其他精神病性障碍来说,是非常重要的。

支持诊断的有关特征

职业功能经常受损,但并非决定性标准(相对精神分裂症来说)。有限的社会接触和自我照顾的困难,与分裂情感性障碍有关,但与精神分裂症相比,阴性症状没有那么严重和持续。疾病感缺失(例如,自知力不良)在分裂情感性障碍也常见,但与精神分裂症相比,自知力的缺陷没有那么严重和泛化。如果有分裂情感性障碍的个体,在符合精神分裂症诊断标准 A 的症状缓解后,继续存在心境症状,那么有发生重性抑郁障碍或双相障碍的风险。也可能有酒精和其他物质相关障碍。

目前尚没有帮助诊断分裂情感性障碍的测试或生物学方法。对于分裂情感性障碍与精神分裂症在结构性或功能性的脑异常、认知缺陷,或遗传的风险因素等有关特征方面的差异,并不是很清楚。

患病率

分裂情感性障碍的患病率约为精神分裂症的 1/3。其终生患病率约为 0.3%。分裂情感性障碍的发病率女性多于男性,主要由于女性中抑郁亚型的发病率较高。

发展与病程

分裂情感性障碍通常的发病年龄是成年人早期,尽管也可以发生在青少年期和生命晚期的任何时间。许多一开始被诊断为其他精神病性疾病的个体,当心境发作的模式变得更明显时,后来被诊断为分裂情感性障碍。根据现行的诊断标准 C,可以预期一些原先诊断为分裂情感性障碍的个体,当心境症状变得不够明显时,可能转变为其他精神障碍。分裂情感性障碍的预后比精神分裂症好,但是比心境障碍的预后差。

分裂情感性障碍可能以不同的时间模式出现。下面是典型的模式:在显著的重性抑郁发作之前,个体可能有明显的听幻觉和被害妄想 2 个月。之后是精神病性症状和重性抑郁发作共同存在3个月。然后,个体完全从重性抑郁发作中康复,但是精神病性症状再持续1个月,直至消失。在该疾病的病程中,个体的症状可以同时符合重性抑郁发作和精神分裂症的诊断标准A,并且在同一个发病期,抑郁的发作前后都存在听幻觉和妄想。整个疾病的病程要持续约6个月,最初2个月精神病性症状单独存在,接下来的3个月抑郁和精神病性症状共同存在,最后1个月精神病性症状单独存在。在这个例子中,抑郁发作的病程相对整个精神病性障碍来说,不是短暂的。因此,该临床表现符合分裂情感性障碍的诊断标准。

精神病性症状的临床表现在生命周期中是有变化的。抑郁或躁狂症状可以出现在精神病性症状发生之前,在急性精神病发作中,在残留期,以及在精神病性症状消失后。例如,在精神分裂症的前驱期,个体可能表现为显著的心境症状。这个模式不一定预示分裂情感性障碍,因为它需要精神病性和心境症状同时存在,才能诊断。那些症状明显符合分裂情感性障碍的个体,在后续追踪时,可能只表现为残留的精神病性症状(比如阈下的精神病性/或显著的阴性症状),那么诊断可能变成精神分裂症,因为相对心境症状来说,精神病性症状的总病程变得更明显。分裂情感性障碍、双相型,可能在年轻人中更常见;而分裂情感性障碍、抑郁型,可能在年长的人中更常见。

风险与预后因素

遗传与生理的:在精神分裂症个体的一级亲属中,分裂情感性障碍的风险增加。其一级亲属有精神分裂症、双相障碍或分裂情感性障碍的个体,分裂情感性障碍的风险增加。

文化相关的诊断因素

必须考虑文化和社会经济因素,特别是当个体与临床工作者的文化和社会经济背景不一样时。在一种文化中,看起来像妄想的观念(例如,巫术)在另一种文化中可能是常见现象。有文献证据表明,对非裔美国人和西班牙裔人口来说,相比分裂情感性障碍,精神分裂症被过度诊断。所以,必须采取措施以确保与文化相适应的包括精神病性和情感症状的评估。

自杀风险

精神分裂症和分裂情感性障碍的终生自杀风险是5%,抑郁症状的存在与更高的自杀风险有关。有证据表明,在有精神分裂症和分裂情感性障碍的人口中,北美的自杀率比欧洲、东欧、南美和印度都高。

分裂情感性障碍的功能性后果

分裂情感性障碍与社交和职业功能失调有关,但是功能失调不是诊断标准(其为精神分裂症的诊断标准),因为在被诊断为分裂情感性障碍的个体间,功能失调表现的变异性很大。

鉴别诊断

其他精神障碍与躯体疾病: 很多不同的精神疾病和躯体疾病可以表现为精神病性和心境症状,在做分裂情感性障碍的鉴别诊断时,必须加以考虑。这些疾病包括:由于其他躯体疾病所致的精神病性障碍,谵妄,重度神经认知障碍,物质/药物所致的精神病性障碍或神经认知障碍,双相障碍伴精神病性特征,重度抑郁障碍伴精神病性特征,抑郁或双相障碍伴紧张症特征,分裂型、分裂样或偏执型人格障碍,短暂精神病性障碍,精神分裂症样障碍,精神分裂症,妄想障碍,及其他特定和未特定的精神分裂症谱系及其他精神病性障碍。躯体疾病和物质使用可以表现为精神病性和心境症状,因此,需要排除由于其他躯体疾病所致的精神病性障碍。经常很难区分分裂情感性障碍与精神分裂症、抑郁和双相障碍伴精神病性特征。诊断标准 C 是用来区分分裂情感性障碍与精神分裂症,诊断标准 B 是用来区分分裂情感性障碍与抑郁或双相障碍伴精神病性特征。更具体地说,由于在缺少主要心境发作时,存在 2 周或更长时间显著的妄想或幻觉,因此分裂情感性障碍可以与抑郁或双相障碍伴精神病性特征相区分。作为对比,在抑郁或双相障碍伴精神病性特征中,精神病性特征主要出现在心境发作时。因为心境症状相对精神病性症状的比例可能随着时间而改变,所以可能从分裂情感性障碍转变为其他诊断,或从其他诊断转变为分裂情感性障碍(例如,在持续性的精神病性疾病的前 6 个月中,有持续 3 个月严重和显著的重性抑郁发作,可以诊断为分裂情感性障碍;接下来如果活动期的精神病性或显著的残留症状持续几年,而没有再次心境发作,则诊断需要改为精神分裂症)。

由于其他躯体疾病所致的精神病性障碍: 其他躯体疾病和物质使用可以表现为精神病性和心境症状,所以,需要排除由于其他躯体疾病所致的精神病性障碍。

精神分裂症、双相、和抑郁障碍: 经常很难区分分裂情感性障碍与精神分裂症、抑郁和双相障碍伴精神病性特征。诊断标准 C 是用来区分分裂情感性障碍与精神分裂症,诊断标准 B 是用来区分分裂情感性障碍与抑郁或双相障碍伴精神病性特征。更具体地说,由于在缺少主要心境发作时,存在 2 周或更长时间显著的妄想或幻觉,因此分裂情感性障碍可以与抑郁或双相障碍伴精神病性特征相区分。作为对比,在抑郁或双相障碍伴精神病性特征中,精神病性特征主要出现在心境发作时。因为心境症状相对精神病性症状的比例可能随着时间而改变,所以可能从分裂情感性障碍转变为其他诊断,或从其他诊断转变为分裂情感性障碍(例如,在持续性的精神病性疾病的前 6 个月中,有持续 3 个月严重和显著的重性抑郁发作,可以诊断为分裂情感性障碍;接下来如果活动期的精神病性或显著的残留症状持续几年,而没有再次心境发作,则诊断需要改为精神分裂症)。

共病

许多诊断为分裂情感性障碍的个体,也可以诊断为其他精神障碍,特别是物质使用障碍和焦虑障碍。类似地,躯体疾病的发病率也增加,高于普通人群的发病率,并导致寿命缩短。

物质/药物所致的精神病性障碍

诊断标准

A. 存在下列症状的 1 项或 2 项:
  1. 妄想。
  2. 幻觉。

B. 来自病史、体格检查或实验室的证据显示存在下列 1. 和 2. 两项情况:
  1. 诊断标准 A 的症状是在物质中毒或戒断的过程中或不久后,或接触某种药物之后出现。
  2. 所涉及的物质/药物能够引起诊断标准 A 的症状。

C. 这种障碍不能更好地用一种非物质/药物所致的精神病性障碍来解释。独立的精神病性障碍的证据包括如下:

  症状的发作是在开始使用物质/药物之前;在急性戒断或重度中毒结束之后,症状仍持续相当长的时间(例如,约 1 个月);或有其他证据表明存在一种独立的、非物质/药物所致的精神病性障碍(例如,有反复出现的与非物质/药物相关的发作的病史)。

D. 这种障碍并非仅仅出现于谵妄时。

E. 这种障碍引起有临床意义的痛苦,或导致社交、职业或其他重要功能方面的损害。

注:仅当诊断标准 A 的症状在临床表现中非常明显且已经严重到足以引起临床关注时,才应该进行这种诊断以代替物质中毒或物质戒断的诊断。

编码备注:下表是 ICD-10-CM 中(特定的物质/药物)所致的精神病性障碍的编码。注意 ICD-10-CM 的编码是取决于对同一物质是否存在一个合并物质使用障碍。如果一个轻度的物质使用障碍合并物质所致的精神病性障碍,则第 4 位的数码为"1",临床工作者应该在物质所致的精神病性障碍之前记录"轻度(物质)使用障碍"(例如,"轻度的可卡因使用障碍和可卡因所致的精神病性障碍")。如果一个中度或重度的物质使用障碍合并物质所致的精神病性障碍,则第 4 位的数码为"2",临床工作者应该根据合并物质使用障碍的严重程度来记录"中度(物质)使用障碍"或"重度(物质)使用障碍"。如果未伴发物质使用障碍(例如,仅仅一次高剂量物质使用后),则第 4 位数码为"9",且临床工作者应该仅仅记录物质所致的精神病性障碍。

项目	ICD-10-CM		
	伴轻度使用障碍	伴中度或重度使用障碍	无使用障碍
酒精	F10.159	F10.259	F10.959
大麻	F12.159	F12.259	F12.959
苯环利定	F16.159	F16.259	F16.959
其他致幻剂	F16.159	F16.259	F16.959
吸入剂	F18.159	F18.259	F18.959
镇静剂、催眠药或抗焦虑药	F13.159	F13.259	F13.959
苯丙胺(或其他兴奋剂)	F15.159	F15.259	F15.959
可卡因	F14.159	F14.259	F14.959
其他(或未知)物质	F19.159	F19.259	F19.959

标注如果是：(参见表 474 页表 1："物质相关及成瘾障碍"一章中"与物质种类有关的诊断")

于中毒期间起病：如果物质中毒和在中毒过程中产生的症状都符合诊断标准。

于戒断期间起病：如果物质戒断和在戒断过程中或不久后产生的症状都符合诊断标准。

标注目前的严重程度：

严重程度是用被量化的精神病主要症状来评估，包括妄想、幻觉、言语紊乱、异常的精神运动行为和阴性症状。每一种症状都可以用 5 分制测量来评估它目前的严重程度(过去 7 天里最严重的程度)，从 0(不存在)到 4(存在且严重)。(参见第三部分"评估量表"一章中"精神病症状严重程度临床工作者评估"量表。)

注：物质/药物所致的精神病性障碍的诊断可以不使用严重程度的标注。

记录步骤

ICD-10-CM：物质/药物所致的精神病性障碍的名称由假设能导致妄想或幻觉的特定物质(例如，可卡因、地塞米松)开始。诊断编码筛选自包括物质种类和存在或缺乏合并的物质使用障碍的表格。不符合任何种类的物质(例如，地塞米松)，应使用"其他物质"，无合并物质使用的编码；某种物质被判断为病因，但该物质的特定种类是未知的，在这种情况下应使用"未知物质"，无合并物质使用的编码。

当记录疾病名称时，合并物质使用障碍(若有)应列在前面，接着"和"这个字，后面接着物质所致的精神病性障碍的名称，再接着是发生的标注(即：于中毒期间起病，于戒断期间起病)。例如，在有重度可卡因使用障碍的个体中毒时出现妄想的情况下，其诊断为 F14.259 重度可卡因使用障碍伴可卡因所致的精神病性障碍，于中毒期间起病。不再分别给出一个合并的重度可卡因使用障碍的诊断。如果物质所致的精神病性障碍出现在未伴发物质使用障碍时(例如,仅仅一次高剂量物质使用后),则无需注明合并物质使用障碍(例如,F16.959苯环利定所致的精神病性障碍,于中毒期间起病)。当一种以上的物质被判断在精神病性症状的发展过程中起到重要作用时,应分别列出(例如,F12.259重度大麻使用障碍伴大麻所致的精神病性障碍,于中毒期间起病;F19.94轻度苯环利定使用障碍伴苯环利定所致的精神病性障碍,于中毒期间起病)。

诊断特征

物质/药物所致的精神病性障碍的基本特征是显著的妄想和/或幻觉(诊断标准A),这些症状被认为是由于物质/药物(例如,滥用的毒品、药物或毒素接触)的生理效应所致(诊断标准B)。个体意识到的由于物质/药物所致的幻觉,不包括在此,而应诊断为物质中毒或物质戒断附加标注"伴知觉紊乱"(适用于酒精戒断,大麻中毒,镇静剂、催眠药或抗焦虑药戒断和兴奋剂中毒)。

物质/药物所致的精神病性障碍可以通过其发病、病程和其他因素,来与原发的精神病性障碍相区分。对于滥用的毒品,必须有来自病史、体格检查或实验室发现的物质使用、中毒或戒断的证据。物质/药物所致的精神病性障碍,可以出现在接触药物的过程中或不久后,或在物质中毒后或戒断,但可以持续数周;而原发的精神病性障碍可以先于物质或药物使用之前出现,或可出现在持续的禁戒期。一旦开始,那么只要物质/药物持续使用,精神病性症状就可能持续。也要考虑存在原发的精神病性障碍的不典型特征(不典型的发病年龄或病程)。例如,35岁以上才出现妄想,又没有已知的原发的精神病性障碍的病史,则提示物质/药物所致的精神病性障碍的可能性。即使有原发的精神病性障碍的既往史,也不能排除物质/药物所致的精神病性障碍的可能性。作为对比,那些支持原发的精神病性障碍的精神病性症状的因素,包括在物质中毒或急性物质戒断结束后,或在药物使用停止后,较长一段时间(例如,1个月或更多)存在持续的精神病性症状,或有反复的原发的精神病性障碍的病史。即使在有物质中毒或戒断的个体中,也要考虑精神病性症状的其他原因,因为物质使用的问题,在非物质/药物所致的精神病性障碍的个体中,也是常见的。

除了在诊断标准中确定的四个症状领域外,认知、抑郁和躁狂症状领域的评估对区分不同精神分裂症谱系及其他精神病性障碍来说,是非常重要的。

支持诊断的有关特征

精神病性障碍可以出现在下列物质中毒有关的情况下:酒精;大麻;致幻剂,包括苯环利定和相关物质;吸入剂;镇静剂、催眠药和抗焦虑药;兴奋剂(包括可卡因);和其他(或未知)物质。精神病性障碍可以出现在下列物质戒断有关的情况下:酒精;镇静剂、催眠药和抗焦虑药;其他(或未知)物质。

一些药物也能引起精神病性症状,包括:麻醉药和镇痛药,抗胆碱药物,抗癫痫药物,抗组胺药物,抗高血压和心血管药物,抗生素,抗帕金森药物,化疗药物(比如，环孢霉素、甲基苄肼)，皮质类固醇，胃肠道药物，肌肉松弛剂，非甾体类抗炎药物，其他非处方药(比如，苯肾上腺素，伪麻黄碱)，抗抑郁药和戒酒硫。能诱发精神病性症状的毒素包括：抗胆碱酯酶，有机磷杀虫剂，沙林和其他神经毒气，一氧化碳，二氧化碳，挥发性物质如燃料或油漆。

患病率

普通人群的物质/药物所致的精神病性障碍患病率是未知的。在不同场所，第一次精神病性发作的个体中，有 7%—25%是物质/药物所致的精神病性障碍。

发展与病程

该障碍的起病因物质而异。例如，吸入大剂量的可卡因，可能在数分钟内就产生精神病性症状，而数天或数周的大剂量的酒精或镇静剂的使用，才能产生精神病性症状。酒精所致的精神病性障碍，伴幻觉，通常只出现在有中度到重度酒精使用障碍，并且存在长期的大剂量的酒精摄入的个体中，该幻觉通常是幻听。

苯丙胺和可卡因所致的精神病性障碍具有相似的临床特征。在使用苯丙胺或相似的拟交感神经活性药物不久后，可能快速产生被害妄想。虫子的幻觉或虫子在皮肤里或皮肤下爬行(蚁走感)可以导致搔抓和广泛的皮肤抓痕。大麻所致的精神病性障碍可以在大剂量的大麻使用不久后发生，通常涉及被害妄想、明显的焦虑、情绪的异变和人格瓦解。该障碍通常在 1 天内缓解，但在一些案例中可以持续数天。

物质/药物所致的精神病性障碍，有时当物质/药物停用后，症状可能持续，因此在开始时难以区别它与独立的精神病性障碍。像苯丙胺、苯环利定和可卡因这样的物质，可以引起短暂的精神病性状态，有时持续数周或更长，尽管这些物质已经停止使用，并且用了神经阻滞剂治疗。在生命晚期，相对于滥用的物质来说，治疗躯体疾病的多种药物，和接触帕金森综合征、心血管疾病和其他躯体疾病的药物，更可能产生处方药所致的精神病性症状，相对于物质滥用来说。

诊断标记物

对那些能测量血液浓度的物质来说(例如，血液酒精浓度，其他可以计量的血液浓度如地高辛)，存在与中毒一致的血液浓度，可以增加诊断的准确性。

物质/药物所致的精神病性障碍的功能性后果

物质/药物所致的精神病性障碍通常是严重失常的，经常在急诊室能观察到这样的结果，因为当这种情况发生时，个体经常被带到急诊场所。然而这种失常通常是自限的，当物质使用停止时，通常可以缓解。

鉴别诊断

物质中毒或物质戒断：兴奋剂、大麻，阿片类物质杜冷丁或苯环利定中毒的个体,或酒精或镇静剂戒断的个体,可能经历知觉改变,并且他们能够意识到这是物质的作用。如果对这些体验的现实检验能力是现实感保持完整(比如,个体意识到这些知觉是物质所致的,并且既不相信也不会采取行动),那么不能诊断为物质/药物所致的精神病性障碍,而要诊断为物质中毒或物质戒断,伴知觉紊乱(例如,可卡因中毒,伴知觉紊乱)。"闪回"的幻觉出现在停止使用致幻剂长时间以后,应诊断为致幻剂持续性知觉障碍。如果物质/药物所致的精神病性症状只出现在谵妄时,例如在严重的酒精戒断中,那么该精神病性症状被认为与谵妄的特征有关,不做额外诊断。在重度或轻度神经认知障碍背景下的妄想,应诊断为重度或轻度神经认知障碍,伴行为紊乱。

原发的精神病性障碍: 物质/药物所致的精神病性障碍区分于原发的精神病性障碍,例如精神分裂症、分裂情感性障碍、妄想障碍、短暂精神病性障碍、其他特定的精神分裂症谱系及其他精神病性障碍,或未特定的精神分裂症谱系及其他精神病性障碍,是通过该物质被认为在病因上与这些症状相关。

由于其他躯体疾病所致的精神病性障碍: 由于治疗精神或躯体疾病的处方药物引起的物质/药物所致的精神病性障碍,必须是当个体使用这些药物时(或在戒断中,如果有与该药物有关的戒断综合征)起病。因为有躯体疾病的个体经常使用治疗该疾病的药物,那么临床工作者必须考虑精神病性症状是该躯体疾病的生理后果,而不是药物引起的可能性,则诊断为由于其他躯体疾病所致的精神病性障碍。病史经常能够提供做出这种临床判断的基础。有时,需要在治疗躯体疾病过程中做些改变(例如,改变药物或停药),来判定药物是否是病因。如果临床工作者认为此障碍应归因于躯体疾病和物质/药物使用,那么就要做出两个诊断(例如,由于其他躯体疾病所致的精神病性障碍和物质/药物所致的精神病性障碍)。

由于其他躯体疾病所致的精神病性障碍

诊断标准

A. 显著的幻觉或妄想。

B. 从病史、体格检查或实验室发现的证据表明,该障碍是其他躯体疾病的直接的病理生理性结果。

C. 这种障碍不能用其他精神障碍来更好地解释。

D. 这种障碍并非仅仅出现于谵妄时。

E. 这种障碍引起有临床意义的痛苦,或导致社交、职业或其他重要功能方面的损害。

标注是否是:

编码需基于主要症状:

F06.2 伴妄想: 如果主要症状为妄想。

F06.0 伴幻觉：如果主要症状为幻觉。

编码备注：将其他躯体疾病的名字包含在此精神障碍的名称之内(例如，F06.2 由于恶性肺肿瘤所致的精神病性障碍，伴妄想)。在由于其他躯体疾病所致的精神病性障碍之前，其他躯体疾病应该被编码和单独列出(例如，C34.90 恶性肺肿瘤；F06.2 由于恶性肺肿瘤所致的精神病性障碍，伴妄想)。

标注目前的严重程度：

严重程度是用被量化的精神病主要症状来评估，包括妄想、幻觉、异常的精神运动行为和阴性症状。每一种症状都可以用 5 分制测量来评估它目前的严重程度(过去 7 天里最严重的程度)，从 0(不存在)到 4(存在且严重)。(参见 DSM-5 第三部分"评估量表"一章中精神病症状严重程度临床工作者评定量表。)

注：由于其他躯体疾病所致的精神病性障碍的诊断可以不使用严重程度的标注。

标注

除了在诊断标准中确定的症状领域外，认知抑郁和躁狂症状领域的评估对区分不同精神分裂症谱系及其他精神病性障碍来说，是非常重要的。

诊断特征

由于其他躯体疾病所致的精神病性障碍的基本特征是显著的妄想或幻觉，这些症状被认为是归因于其他躯体疾病的生理效应，并且不能被其他精神障碍更好地解释(例如，这些症状不是对一个严重的躯体疾病的心理反应，在那种情况下，应诊断为短暂精神病性障碍，伴明显的应激源)。

幻觉可以以任何感觉方式出现(例如，视觉、嗅觉、味觉、触觉和听觉)，但是一定的病医学因素可以触发特定的幻觉现象。嗅幻觉经常提示颞叶癫痫。基于病因和环境因素，幻觉可能是从简单的无组织的到高度复杂的和有组织的。如果该个体对幻觉有现实感，并能理解该幻觉是来自躯体疾病，那么就不能诊断为由于其他躯体疾病所致的精神病性障碍。妄想可以有不同的主题，包括躯体的、夸大的、宗教的和最常见的被害妄想。然而，总的来说，妄想与特定的躯体疾病之间的关系，看起来没有幻觉与特定的躯体疾病之间的关系更明确。

在决定精神病性紊乱是否归因于其他躯体疾病时，该躯体疾病必须是确定存在的，并且该躯体疾病被认为通过生理机制成为该精神病性症状的病因。尽管没有可靠的准则来确定躯体疾病和精神病性障碍之间的因果关系，但有一些因素可以提供指导。第一个考虑是躯体疾病的发生、加重或缓解与精神病性障碍之间的时间关系。第二个考虑是所存在的特征对于精神病性障碍来说，是非典型的(例如，非典型的发病年龄，或存在视或嗅幻觉)。该障碍也必须与物质/药物所致的精神病性障碍或其他精神障碍相鉴别(例如，适应障碍)。

支持诊断的有关特征

躯体疾病的发生或加重与妄想或幻觉之间的时间关系提供了妄想或幻觉能够

归因于躯体疾病的诊断的最有利的证据。有时需要考虑额外因素,对所涉及的躯体疾病的治疗也可能独立地增加精神病性症状的风险,例如,对自身免疫病的类固醇激素治疗。

患病率

因为要考虑所涉及的多种不同的躯体病因,所以很难统计由于其他躯体疾病所致的精神病性障碍的患病率。终生患病率估计是0.21%—0.54%。当按照年龄区分患病率时,相比年轻人,65岁以上的个体患病率较高,达到0.74%。精神病性症状的发生率也随所涉及的躯体疾病而变化,与精神病性症状最有关的疾病包括:未经治疗的内分泌和代谢性疾病、自身免疫病(例如,系统性红斑狼疮、NMDA受体自身免疫性脑炎)或颞叶癫痫。癫痫所致的精神病性症状可以进一步区分为发作期、发作后和发作间的精神病性症状,其中最常见的是发作后的精神病性症状,在癫痫病人中占2%—7.8%。在年长个体中,女性的患病率较高,尽管额外的性别相关的特征并不明显,该变化也随所涉及躯体疾病的性别分布而变化。

发展与病程

由于其他躯体疾病所致的精神病性障碍可能是一个简单的过渡状态,也可能复发,随所涉及躯体疾病的加重和缓解而循环。尽管所涉及躯体疾病的治疗经常带来精神病性症状的缓解,但并非总是如此,精神病性症状也可能在躯体疾病后持续很长一段时间(例如,由于局部脑损伤所致的精神病性障碍)。在慢性疾病的背景下,例如多发性硬化症或癫痫慢性发作间的精神病性症状中,精神病性症状也可能长期存在。

不同年龄发病的由于其他躯体疾病所致的精神病性障碍的临床表现并没有显著差异。然而,年长人群的发病率较高,这可能是由于随着年龄增加疾病负担增加,以及有害暴露和年龄相关过程(例如,动脉粥样硬化)的累积影响。所涉及的躯体疾病的性质很可能随着生命周期而变化,年轻人群更可能被癫痫、脑外伤、自身免疫病影响;中年人群更可能被肿瘤疾病影响;老年人群更可能被中风、缺氧和多系统共病影响。所涉及的随着年龄而增加的因素,如预先存在的认知、视力和听力损害,可能增加精神病性症状的风险,这可能是由于它们使个体得精神病性症状的阈值降低。

风险与预后因素

病程的影响因素:确定和治疗所涉及的躯体疾病,对病程的影响最大。尽管预先存在的中枢神经系统的损伤(例如,头部外伤、脑血管疾病)可能导致病程的不良后果。

诊断标记物

由于其他躯体疾病所致的精神病性障碍的诊断,取决于每一个体的临床状况,以及根据状况而异的诊断性检查。多种躯体疾病可以引起精神病性症状，包括神经系统疾病[例如，肿瘤、脑血管疾病、亨廷顿病(Huntington)、多发性硬化症、癫痫、听或视神经的损伤或损害、耳聋、偏头痛、中枢神经系统感染]，内分泌疾病(例如，甲状腺功能亢进和低下、甲状旁腺功能亢进和低下、肾上腺皮质功能亢进和低下)，代谢性疾病(例如，低氧、高碳酸、低血糖)，体液或电解质失衡，肝或肾疾病，以及自身免疫病伴中枢神经系统损害(例如，系统性红斑狼疮)。有关的体格检查结果、实验室发现、患病率或发病的模式，反映了病因学上的躯体疾病。

自杀风险

由于其他躯体疾病所致的精神病性障碍背景下的自杀风险不明确。尽管特定的疾病，例如癫痫和多发性硬化症与自杀率的增加有关，当存在精神病性症状时，自杀率更高。

由于其他躯体疾病所致的精神病性障碍的功能性后果

在由于其他躯体疾病所致的精神病性障碍背景下，功能性的残疾通常比较严重，但是会随躯体疾病的类型而变化，随躯体疾病的成功治疗而改善。

鉴别诊断

谵妄：幻觉和妄想经常出现在谵妄时，然而，如果此紊乱只出现在谵妄时，则不能诊断为由于其他躯体疾病所致的精神病性障碍。妄想出现在重度或轻度神经认知障碍的背景下，则诊断为重度或轻度神经认知障碍，伴行为紊乱。

物质/药物所致的精神病性障碍：如果有最近或持续的物质使用的证据(包括有精神活力作用的药物)，物质戒断或接触毒素[例如，麦角酸酰二乙胺(LSD)中毒、酒精戒断]，则应考虑物质/药物所致的精神病性障碍。如果症状出现在物质中毒或戒断的过程中或不久后(例如，四周内)或药物使用后，可能特别提示为物质/药物所致的精神病性障碍，取决于使用的物质的特点、时间或剂量。如果临床工作者认为此障碍是由于躯体疾病和物质使用二者引起的，则应给予两个诊断(例如，由于其他躯体疾病所致的精神病性障碍和物质/药物所致的精神病性障碍)。

精神病性障碍：由于其他躯体疾病所致的精神病性障碍必须与精神病性障碍(例如，精神分裂症、妄想障碍、分裂情感性障碍)或抑郁或双相障碍伴精神病性特征相鉴别。在精神病性障碍和抑郁或双相障碍伴精神病性特征中，没有特定的和直接的与躯体疾病有关的致病性生理机制。晚期发病，又缺少精神病分裂症或妄想障碍的个人史或家族史，则提示需要做全面的评估，以排除由于其他躯体疾病所致的精神病性障碍。那些涉及特别复杂的句子的听幻觉更可能是精神分裂症的特征而不是由于其他躯体疾病所致的精神病性障碍。其他类型的幻觉(例如，视幻觉或嗅幻觉)经常提示是由于其他躯体疾病所致的精神病性障碍或物质/药物所致的精神病性障碍。

共病

在 80 岁以上的个体中,由于其他躯体疾病所致的精神病性障碍与同时出现的重度神经认知障碍(痴呆)有关。

紧张症

紧张症可以出现在几类疾病的背景下:神经发育性、精神病性、双相、抑郁障碍和其他躯体疾病(例如,脑叶酸缺乏症、罕见的自身免疫性和副肿瘤性疾病)。本手册不认为紧张症是一个独立的类别,但是承认:a)紧张症与其他精神障碍有关(例如,神经发育性、精神病性障碍、双相障碍、抑郁障碍或其他精神障碍);b)由于其他躯体疾病所致的紧张症;c)未特定的紧张症。

紧张症诊断:存在与其他精神障碍有关的紧张症和由于其他躯体疾病所致的紧张症的诊断标准中的 12 个精神运动性特征中的 3 项或更多。紧张症的疾病特征是有显著的精神运动性紊乱,可能涉及运动活动的减少,在体格检查或访谈中参与度降低,或过度的和特殊的运动活动。紧张症的临床表现令人困惑,因为精神运动性紊乱的范围可以从显著的无反应到显著的激越。运动的减少可以是非常严重的(木僵)或中度的(僵住和蜡样屈曲)。类似的,参与度的降低可以是非常严重的(缄默)或中度的(违拗)。过度和特殊的运动行为可以是复杂的(例如,刻板运动)或简单的(激越),和可能包括模仿言语及模仿动作。在极端案例中,同一个体可以在运动活动的减少和增加之间来回变化。该诊断看似相反的临床特征和多变的表现,使得对紧张症的觉知和认识不足。在紧张症的严重阶段,个体可能需要仔细照管,以免自我伤害或伤害他人。潜在的风险包括营养不良、精疲力竭、高热和自我损伤。

与其他精神障碍有关的紧张症(紧张症的标注)

F06.1

A. 临床表现主要包括 3 项(或更多)下列症状:
  1. 木僵(即,无精神运动性活动;无主动地与环境联系)。
  2. 僵住(即,被动地还原为对抗重力的姿势)。
  3. 蜡样屈曲(即,对检查者摆放的姿势几乎无抵抗)。
  4. 缄默[即,没有或几乎没有言语反应(如果有失语症,除外此项)]。
  5. 违拗(即,对指令或外部刺激抗拒或没有反应)。
  6. 作态(即,自发地、主动地维持对抗重力的姿势)。
  7. 装相(即,奇怪地、矫揉造作地模仿正常的行为)。
  8. 刻板运动(即,重复的、异常频繁的、非目标导向的运动)。
  9. 不受外界刺激影响的激越。

10. 扮鬼脸。
11. 模仿言语(即,模仿他人的言语)。
12. 模仿动作(即,模仿他人的动作)。

编码备注: 记录此种状况时,需指出相关的精神障碍的名称(例如,F06.1 与重性抑郁障碍有关的紧张症)。先编码有关的精神障碍(即,神经发育障碍、短暂精神病性障碍、精神分裂症样障碍、精神分裂症、分裂情感性障碍、双相障碍、重性抑郁障碍或其他精神障碍)(例如,F25.1 分裂情感性障碍,抑郁型;F06.1 与分裂情感性障碍有关的紧张症)。

诊断特征

在神经发育性、精神病性、双相、抑郁或其他精神障碍的病程中符合紧张症的诊断标准时,可以使用与其他精神障碍有关的紧张症(紧张症的标注)。当临床表现是特征性的显著精神运动性紊乱以及涉及诊断标准 A 中所列的 12 项诊断特征中至少 3 项时,适用紧张症的标注。紧张症通常在住院病人中诊断,在有精神分裂症的住院个体中可以高达 35%,但是大多数紧张症案例涉及抑郁或双相障碍个体。在神经发育性、精神病性、双相、抑郁或其他精神障碍中使用紧张症的标注前,需要排除各种其他的躯体疾病,这些疾病包括但不限于由于感染、代谢所致的躯体疾病或神经系统疾病。紧张症也可以是药物的副作用(参见“药物所致的运动障碍及其他不良反应”一章)。因为并发症的严重性,需要特别注意归因于 G21.0 神经阻滞剂恶性综合征的紧张症的可能性。

由于其他躯体疾病所致的紧张症

诊断标准 F06.1

A. 临床表现主要包括 3 项(或更多)下列症状:
1. 木僵(即,无精神运动性活动;无主动地与环境联系)。
2. 僵住(即,被动地还原为对抗重力的姿势)。
3. 蜡样屈曲(即,对检查者摆放的姿势几乎无抵抗)。
4. 缄默[即,没有或几乎没有言语反应(注:如果已确诊为失语症,则不适用)]。
5. 违拗(即,对指令或外部刺激抗拒或没有反应)。
6. 作态(即,自发地、主动地维持对抗重力的姿势)。
7. 装相(即,奇怪地、矫揉造作地模仿正常的行为)。
8. 刻板运动(即,重复的、异常频繁的、非目标导向的运动)。
9. 不受外界刺激影响的激越。
10. 扮鬼脸。
11. 言语模仿(即,模仿他人的言语)。
12. 模仿动作(即,模仿他人的行为)。

B. 从病史、体格检查或实验室发现的证据表明,该障碍是其他躯体疾病的直接的病理生理性结果。

C. 这种障碍不能用其他精神障碍来更好地解释(例如,躁狂发作)。

D. 这种障碍并非仅仅出现于谵妄时。

E. 这种障碍引起有临床意义的痛苦,或导致社交、职业或其他重要功能方面的损害。

编码备注:将躯体疾病的名字包含在此精神障碍的名称之内(例如,F06.1 由于肝性脑病所致的紧张症)。在诊断由于其他躯体疾病所致的紧张症之前,其他躯体疾病应该被编码和单独列出(例如 K71.90 肝性脑病;F06.1 由于肝性脑病所致的紧张症)。

诊断特征

由于其他躯体疾病所致的紧张症的基本特征是被判断存在归因于其他躯体疾病的生理效应。当存在诊断标准 A 的 12 项临床特征中的至少 3 项时,则诊断为紧张症。必须有来自病史、体格检查或实验室发现的证据表明,紧张症是归因于其他躯体疾病(诊断标准 B)。如果紧张症能被其他精神障碍(例如,躁狂发作)更好地解释(诊断标准 C),或者如果紧张症只出现在谵妄时(诊断标准 D),则不能诊断为由于其他躯体疾病所致的紧张症。

支持诊断的有关特征

不同的躯体疾病可能引起紧张症,特别是神经系统疾病(例如,肿瘤、脑外伤、脑血管病、脑炎)和代谢性疾病(例如,高钙血症、肝性脑病、高胱氨酸尿症、糖尿病酮症酸中毒)。有关的体格检查结果、实验室发现、患病率和发病的模式,反映了作为病因的躯体疾病的状况。

鉴别诊断

如果紧张症仅仅出现在谵妄时或神经阻滞剂恶性综合征,则不需要额外做出由于其他躯体疾病所致的紧张症的诊断。如果个体正在同时服用神经阻滞剂,则应考虑药物所致的运动障碍(例如,异常的姿态可能是由于神经阻滞剂所致的急性肌张力障碍引起)或者神经阻滞剂恶性综合征(例如,可能存在紧张症样的特征,伴有关的生命体征和/或实验室结果异常)。紧张症的症状可能存在于下列 5 种精神病性障碍中的任何一种:短暂精神病性障碍、精神分裂症样障碍、精神分裂症、分裂情感性障碍和物质/药物所致的精神病性障碍。它也可能存在于一些神经发育障碍中,所有的双相和抑郁障碍中及其他精神障碍中。

未特定的紧张症

此类型适用于那些临床表现为具备紧张症的典型症状,且引起有临床意义的痛苦,或导致社交、职业或其他重要功能方面的损害,但是,引起紧张症的精神障碍的性质或其他躯体疾病目前尚不清楚，未能符合紧张症的全部诊断标准，或因没有充足的信息而无法做出更特定的诊断（例如，在急诊室的环境下）。

编码备注：首先编码 R29.818 涉及神经和肌肉骨骼系统的其他症状，接着编码 F06.1 未特定的紧张症。

其他特定的精神分裂症谱系及其他精神病性障碍

F28

此类型适用于那些临床表现为具备精神分裂症谱系及其他精神病性障碍的典型症状，且引起有临床意义的痛苦，或导致社交、职业或其他重要功能方面的损害，但未能符合精神分裂症谱系及其他精神病性障碍任一种疾病的诊断标准的情况。可在下列情况下做出 其他特定的精神分裂症谱系及其他精神病性障碍这一诊断：临床工作者选择用它来交流未能符合任一种特定的精神分裂症谱系及其他精神病性障碍的诊断标准的特定理由。通过记录“其他特定的精神分裂症谱系及其他精神病性障碍”，接着记录其特定理由（例如，“持续性听幻觉”）来表示。

能够归类为“其他特定”的示例如下：

1. **持续性听幻觉：**出现于缺少任何其他特征的情况下。

2. **妄想伴显著的重叠性心境发作：**在妄想症状相当显著的一段时间内，存在持续性妄想伴重叠的心境发作（如诊断标准规定，在妄想障碍中只有短暂的心境障碍，则不符合此诊断）。

3. **轻微精神病综合征：**此综合征的特点是存在精神病样症状，但低于完全的精神病性障碍的阈值（例如，这些症状不那么严重、更短暂，且自知力相对保留）。

4. **妄想障碍个体的伴侣的妄想症状：**在关系的背景下，起主导作用的伴侣的妄想素材成为另一方妄想的内容，否则，另一方不能符合妄想障碍的全部诊断标准。

未特定的精神分裂症谱系及其他精神病性障碍

F29

此类型适用于那些临床表现为具备精神分裂症谱系及其他精神病性障碍的典型症状，且引起有临床意义的痛苦，或导致社交、职业或其他重要功能方面的损害，但不符合精神分裂症谱系及其他精神病性障碍任一种疾病的诊断标准的情况。可在下列情况下做出未特定的精神分裂症谱系及其他精神病性障碍这一诊断：临床工作者选择不标注未能符合任一种特定的精神分裂症谱系及其他精神病性障碍的诊断标准的理由，或因没有充足的信息而无法做出更特定的诊断（例如，在急诊室的环境下）。

双相及相关障碍

在 DSM-5 中，将双相及相关障碍与抑郁障碍分为两章，并将其放在精神分裂症谱系及其他精神病性障碍与抑郁障碍这两章之间，是因为本手册认为基于症状学、家族史和遗传学，双相及相关障碍如同这两个诊断类别之间的桥梁。本章诊断包括双相Ⅰ型障碍，双相Ⅱ型障碍，环性心境障碍，物质/药物所致的双相及相关障碍，由于其他躯体疾病所致的双相及相关障碍，其他特定的双相及相关障碍和未特定的双相及相关障碍。

双相Ⅰ型障碍的诊断标准代表了对典型躁狂-抑郁障碍或 19 世纪所描述的情感性精神病的现代理解，与传统描述的区别在于，它既不一定是精神病，也不要求个体一生必须经历一次重性抑郁发作。然而，绝大多数症状完全符合躁狂发作诊断标准的个体在生命历程中也经历了重性抑郁发作。

双相Ⅱ型障碍要求个体一生至少经历一次重性抑郁发作和一次轻躁狂发作，它不再被认为比双相Ⅰ型障碍"更轻"，这主要基于患双相Ⅱ型障碍的个体处于抑郁的时间，同时由于心境的不稳定通常伴有职业或社会功能的严重损害。

诊断环性心境障碍要求成年人经历轻躁狂和抑郁的周期至少 2 年(儿童要满 1 年)，但从未达到躁狂、轻躁狂或重性抑郁发作的诊断标准。

多种滥用的物质、一些处方药和几种躯体疾病可能与躁狂样表现有关。上述事实体现在物质/药物所致的双相及相关障碍以及由于其他躯体疾病所致的双相及相关障碍的诊断中。

许多个体，特别是儿童，从较小范围来说是青少年，经历了双相样表现，但并不符合双相Ⅰ型障碍、双相Ⅱ型障碍、环性心境障碍的诊断标准，则诊断为"其他特定的双相及相关障碍"。实际上，涉及较短病程轻躁狂的特定诊断标准被列在第三部分，以鼓励对这种状况进行更深入的研究。

双相Ⅰ型障碍

诊断标准

符合下列躁狂发作的诊断标准是诊断为双相Ⅰ型障碍的必要条件。在躁狂发作之前或之后可能有轻躁狂或重性抑郁发作。

躁狂发作

A. 在持续至少 1 周的一段时间内，在几乎每一天的大部分时间里(或如果有必要住院治疗，则可以是任何时长)，有明显异常且持续的心境高涨、膨胀或易激惹，或异常且持续的活动增多或精力旺盛。

B. 在心境紊乱、精力旺盛或活动增加的时期内，存在 3 项(或更多)以下症状(如果心境仅仅是易激惹，则为 4 项)，并达到显著的程度，且代表着与平常行为相比有明显的改变。

1. 自尊心膨胀或夸大。
2. 睡眠的需求减少(例如,仅 3 小时睡眠,就精神饱满)。
3. 比平时更健谈或有持续讲话的压力感。
4. 意念飘忽或主观感受到思维奔逸。
5. 自我报告或被观察到的随境转移(即:注意力太容易被不重要或无关的外界刺激所吸引);
6. 目标导向的活动增多(工作或上学时的社交或性活动)或精神运动性激越(即:无目的非目标导向的活动)。
7. 过度地参与那些很可能产生痛苦后果的高风险活动(例如,无节制的购物、轻率的性行为、愚蠢的商业投资)。

C. 这种心境紊乱严重到足以导致显著的社会或职业功能的损害,或必须住院以防止伤害自己或他人,或存在精神病性特征。

D. 这种发作不能归因于某种物质的生理效应(例如,滥用毒品、药物、其他治疗)或由其他躯体疾病所致。

注:由抗抑郁治疗(例如,药物、电休克治疗)引起的一次完整的躁狂发作,持续存在的全部症状超过了治疗的生理效应,这是躁狂发作的充分证据,因此可诊断为双相Ⅰ型障碍。

注:诊断标准 A—D 构成了躁狂发作,诊断为双相Ⅰ型障碍需要个体一生中至少有 1 次躁狂发作。

轻躁狂发作

A. 在至少连续 4 天的一段时间内,在几乎每一天的大部分时间里,有明显异常且持续的心境高涨、膨胀或易激惹,或异常且持续的活动增多或精力旺盛。

B. 在心境紊乱、精力旺盛或活动增加的时期内,存在 3 项(或更多)以下症状(如果心境仅仅是易激惹,则为 4 项),它持续存在,并且与平时行为明显不同,且达到显著的程度。

1. 自尊心膨胀或夸大。
2. 睡眠的需求减少(例如,仅 3 小时睡眠,就精神饱满)。
3. 比平时更健谈或有持续讲话的压力感。
4. 意念飘忽或主观感受到思维奔逸。
5. 自我报告或被观察到的随境转移(即注意力太容易被不重要或无关的外界刺激所吸引)。
6. 目标导向的活动增多(社交的,工作或上学的,或性活动)或精神运动性激越。
7. 过度地参与那些很可能产生痛苦后果的高风险活动(例如,无节制的购物,轻率的性行为,愚蠢的商业投资)。

C. 这种发作伴有明确的功能改变,这些改变在没有症状时不是个体的特征。

D. 心境紊乱和功能改变能够被其他人观察到。

E. 这种发作没有严重到引起社交或职业功能方面的显著损害或需要住院。如果存在精神病性特征，根据定义，则为躁狂发作。

F. 这种发作不能归因于某种物质的生理效应(例如，滥用毒品、药物、其他治疗)或其他躯体疾病。

注：由抗抑郁治疗(例如，药物、电休克治疗)引起的完整的轻躁狂发作，持续存在的全部症状超过了治疗的生理效应，这是轻躁狂发作的充分证据。然而，需要谨慎的是，通过1项或2项症状(特别是使用抗抑郁药物后出现的易激惹性增高、急躁或激越)不足以做出轻躁狂发作的诊断，也并不一定表明个体有双相的素质。

注：诊断标准A—F构成了轻躁狂发作，轻躁狂发作虽然常见于双相Ⅰ型障碍，但对于双相Ⅰ型障碍的诊断而言并不必要。

重性抑郁发作

A. 在同一个2周时期内，出现5项(或更多)下列症状，代表着以往功能出现了明显改变，至少其中1项是1.抑郁心境或2.丧失兴趣或愉悦感。

注：不包括明显由其他躯体疾病所致的症状。

1. 几乎每天大部分时间都存在抑郁心境，既可以是主观的报告(例如，感到悲伤、空虚、无望)，也可以是他人的观察(例如，表现为流泪)(**注：**儿童和青少年可能表现为心境易激惹)。
2. 每天或几乎每天的大部分时间内，对于所有或几乎所有的活动兴趣或愉悦感都明显减少(既可以是主观陈述，也可以是观察所见)。
3. 在未节食的情况下体重明显减轻，或体重增加(例如，一个月内体重变化超过原体重的5%)，或几乎每天食欲都减退或增加(**注：**儿童则可表现为未能达到应增体重)。
4. 几乎每天都失眠或睡眠过多。
5. 几乎每天都精神运动性激越或迟滞(由他人看得出来，而不仅仅是主观体验到的坐立不安或变得迟钝)。
6. 几乎每天都疲劳或精力不足。
7. 几乎每天都感到自己毫无价值，或过分地、不适当地感到内疚(可以达到妄想程度)，而且并不仅仅是因为患病而自责或内疚。
8. 几乎每天都存在思考能力减退或注意力不能集中，或犹豫不决(既可以是主观的陈述，也可以是他人的观察)。
9. 反复出现死亡的想法(而不仅仅是恐惧死亡)，反复出现没有具体计划的自杀观念，或有某种自杀企图，或有某种实施自杀的具体计划。

B. 这些症状引起有临床意义的痛苦，或导致社交、职业或其他重要功能的损害。

C. 这些症状不能归因于某种物质的生理效应，或是由其他躯体疾病所致。

注：诊断标准A—C构成了重性抑郁发作。重性抑郁发作虽然常见于双相Ⅰ型障碍，但对于双相Ⅰ型障碍的诊断而言并不必要。

注：对于重大丧失(例如，丧痛、经济破产、自然灾害的损失、严重的医学疾病或残

障)的反应,可能包括诊断标准A所列出的症状:如强烈的悲伤,沉浸于损失,失眠、食欲不振和体重减轻,这些症状可以类似抑郁发作。尽管此类症状对于丧失来说是可以理解的或反应恰当的,但除了对于重大丧失的正常反应之外,也应该仔细考虑是否存在重性抑郁发作的可能。这个决定无疑是一个需要基于个人史和在丧失的背景下表达痛苦的文化常模的临床判断。①

双相Ⅰ型障碍

A. 至少一次符合了躁狂发作的诊断标准(上述躁狂发作A—D的诊断标准)。

B. 这种躁狂和重性抑郁发作的出现不能更好地用分裂情感性障碍、精神分裂症、精神分裂症样障碍、妄想障碍或其他特定的或未特定的精神分裂症谱系障碍及其他精神病性障碍来解释。

编码与记录步骤

双相Ⅰ型障碍的诊断编码是基于目前或最近的发作的类型、目前严重程度的状态、是否存在精神病性特征以及缓解状态。只有目前符合躁狂或重性抑郁发作的全部诊断标准时,才标明目前的严重程度和精神病性特征。若目前不符合躁狂、轻躁狂或重性抑郁发作的全部诊断标准,仅标明缓解的标注。编码如下:

双相Ⅰ型障碍	目前或最近为躁狂发作	目前或最近为轻躁狂发作*	目前或最近为抑郁发作	目前或最近为未特定的发作**
轻度	F31.11	NA	F31.31	NA
中度	F31.12	NA	F31.32	NA
重度	F31.13	NA	F31.4	NA
伴精神病性特征***	F31.2	NA	F31.5	NA
部分缓解	F31.71	F31.71	F31.75	NA
全部缓解	F31.72	F31.72	F31.76	NA
未特定的	F31.9	F31.9	F31.9	NA

*严重程度和精神病性的标注不适用,未处于缓解状态的案例编码F31.0。

**严重程度、精神病性和缓解的标注不适用,则编码为F31.9。

***如果精神病性特征存在,则编码“伴精神病性特征”的标注,而不考虑发作的严重程度。

① 悲痛反应的主要影响是空虚和失去的感受,而重性抑郁发作(MDE)是持续的抑郁心境和无力预见幸福或快乐,这样的考虑对于鉴别MDE和悲痛反应是有用的。悲痛反应中不快乐可能随着天数或周数的增加而减弱,并且呈波浪式出现,所谓是一阵阵的悲痛。这种波浪式的悲痛往往与想起逝者或提示逝者有关。MDE的抑郁情绪更加持久,并且不与这些特定的想法或担忧相关联。悲痛反应的痛苦可能伴随着正性的情绪或幽默,而以广泛的不快乐和不幸为特点的MDE则不是这样的。与悲痛反应相关的思考内容通常以关于思念逝者和回忆逝者为主,而不是在MDE中所见的自责或悲观的沉思。悲痛反应中通常保留了自尊,然而在MDE中,毫无价值感或自我憎恨的感觉则是普遍的。如果悲痛反应中存在自我贬低性思维,通常涉及意识到对不起逝者(例如,没有足够频繁地探望,没有告诉逝者对他或她的爱有多深)。如果痛失亲人的个体考虑死亡和垂死,这种想法通常聚焦于逝者和为了跟逝者“在一起而死”;然而在MDE中,这种想法则聚焦于因为自认毫无价值,不配享受生活,或无力应对抑郁的痛苦而想结束自己的生命。

记录一次诊断的名称，其名称应按以下顺序：双相Ⅰ型障碍，目前或最近的发作的类型，严重程度/精神病性/缓解标注，接着是适用于目前或最近发作的没有编码的下述标注，需要几个就用几个。

标注：

伴焦虑痛苦。

伴混合特征。

伴快速循环。

伴忧郁特征。

伴非典型特征。

伴心境协调的精神病性特征。

伴心境不协调的精神病性特征。

伴紧张症，编码备注：使用另外的编码 F06.1。

伴围产期起病。

伴季节性模式。

诊断特征

躁狂发作的基本特征是存在明确的时段，几乎每一天的大部分时间里，有明显异常且持续的心境高涨、膨胀或易激惹，持续性的活动增多或精力旺盛，存在至少1周(如果有必要住院治疗，则可以是任何时长)，并伴随诊断标准B中的至少3种症状。如果心境易激惹，而不是高涨或膨胀，则必须存在至少4种诊断标准B中的症状。

躁狂发作期的心境通常可描述为欣快、过度愉悦、高涨或“感到站在世界之巅”。在一些案例中，心境如此富于感染力，很容易被视为过度，或被形容为对人际关系、性关系或职业互动无节制和危险的热情。例如，个体可能自发地在公共场合与陌生人开始范围广泛的谈话。通常个体的主要心境是易激惹而不是高涨，尤其当个体的愿望被拒绝或是个体使用物质后。心境可能在短时间内发生快速变化，被称为易变性(即在欣快、心情烦闷和易激惹之间变化)。在儿童中，快乐、愚蠢和“疯癫”在特殊情境中是正常的；然而，如果这些症状反复发生，与情境不符，而且背离了儿童发育阶段所应有的状态，就可能符合诊断标准A。如果在一个儿童身上产生不常见的快乐(即与基线有明显区别)，而且心境变化同时也作为符合躁狂的诊断标准B的症状出现时，诊断的确定性明显得以提高；然而，心境变化还必须伴有持续的活动和能量水平的升高，且对于非常了解该儿童的他人来说是明显的改变。

在躁狂发作期间，个体可能同时从事多种重叠的新项目。个体或许对新项目知之甚少就开始启动，而且似乎没有任何事情是个体无法做到的。活动水平的提升可以表现为在一天中工作超长的时间。

通常表现出膨胀的自尊心，从毫无保留的自信到显著的夸大，而且在一定比例上达到妄想的程度(诊断标准B1)。尽管缺乏任何特定的经历或才华，个体可能从事复杂的任务,例如写一本小说或为宣传一个不切实际的发明。夸大的妄想(例如,与一个名人有特殊关系)很常见。在儿童中,例如高估自己的能力并相信自己最擅长某种运动或是班级里最聪明的可能是正常的,然而,如果尽管有确切的相反证据,儿童依然存在这种信念或者尝试明显危险的举动,最重要的是,有偏离正常行为的改变,那么就应符合夸大的诊断标准。

最常见的特征之一是睡眠需求减少(诊断标准 B2),与失眠不同,失眠是指个体想睡觉或感到需要睡觉但无法入睡。个体可能睡得很少,就算睡着了也比平常早醒几个小时,却感到休息好了,充满能量。当睡眠紊乱严重时,个体可能几天都不睡觉也不感到疲乏。降低的睡眠需求通常预示了躁狂发作的起病。

说话快速、紧迫、大声、难以打断(诊断标准 B3)。个体可能持续谈话,不顾及他人的交流欲望,往往采取一种侵袭性的方式或不考虑谈话内容的相关性。讲话有时特征性地表现为说笑话、双关语、开不相干的玩笑,而且伴有戏剧性的举止、歌唱和过度的手势。讲话大声和强势通常比传播的内容显得更重要。如果个体的心境是更易激惹,而不是膨胀,说话可能明显地抱怨,表现为敌意的评论或愤怒的长篇攻击性演说,特别当他人试图打断个体时。诊断标准 A 和 B 的症状可能伴有相反的症状(即抑郁)(参见“伴混合特征”的标注)。

个体通常思维奔逸,比语言表达的速度更快(诊断标准 B4)。频繁的思维奔逸,表现为持续而加速的语流,在不同话题之间快速转换。当思维奔逸状况严重时,讲话可能变得缺乏组织性、连续性,令个体感到非常痛苦。有时,想法塞满脑子以致难以表达。

注意力分散(诊断标准 B5)表现为没有能力排除外部刺激(例如,谈话对象的穿着,背景噪声或交谈,房间的装饰),通常令躁狂的个体无法理性对话,也无法遵从指令。

目标导向的活动增加通常由过度计划和参与多种活动组成,包括性的、职业的、政治的或宗教的活动。性驱力、性幻想和性行为增加是常见的。有躁狂发作的个体通常表现为社交性提升(例如,联络老朋友或打电话或联系一般朋友甚至陌生人),不顾及这些互动行为显得具有侵扰性、专横和要求过多。他们通常表现出精神运动性激越或坐立不安(即漫无目的的活动),走来走去,或同时进行多重对话。一些个体就不同的主题给朋友、公众人物或媒体发过多的信件、电子邮件或短消息等。

活动增加的诊断标准在儿童中很难确定;然而,当儿童同时开始多项任务,启动设计复杂的和不切实际的项目计划,发展出先前没有的且与其发育阶段不符的性方面的先占观念时(不包含性虐待或接触露骨的性方面的资料),那么基于临床判断,可能符合诊断标准 B。有必要确定该行为是否代表了偏离儿童基线行为的改变;在诊断所需要的时间段内,几乎出现在每一天的大部分时间里,且在时间上与躁狂的其他症状有关。

心境膨胀、过分乐观、夸大以及判断力差经常导致个体卷入鲁莽的活动,例如疯狂购物、捐赠财产、危险驾驶、愚蠢的商业投资,以及与个体通常行为不一致的性滥交，即使这些活动可能带来灾难性的后果（诊断标准 B7）。个体可能因购买很多不需要的物品而无力支付，且在一些案例中还将这些物品赠与他人。性行为可能包括不忠行为或无选择地与陌生异性发生一夜情，通常不顾及性传播疾病或人际关系后果等风险。

躁狂发作必须导致社交或职业功能的显著损害，或需要住院治疗，以避免对自身或他人的伤害（例如经济损失、违法行为、失业、自我伤害行为）。根据定义，在躁狂发作期间存在精神病性特征，也符合诊断标准 C。

那些归因于物质滥用的生理效应（例如，可卡因或苯丙胺中毒）或药物或治疗（例如类固醇、左旋多巴、抗抑郁剂、兴奋剂）的副作用，或其他躯体疾病引起的躁狂症状或综合征，不能作为诊断为双相Ⅰ型障碍的依据。然而，在治疗（例如，药物治疗、电休克治疗、光疗）或毒品使用期间出现完全的躁狂发作，并且持续时间超过了诱导物的生理影响（即药物已完全排出体外，或电休克治疗的影响已完全消失），可作为诊断躁狂发作的充足证据（诊断标准 D）。需要注意的是，根据 1 项或 2 项症状（特别是使用抗抑郁药后易激惹性增高、急躁或激越）不足以做出躁狂或轻躁狂发作的诊断，也并不一定表明个体有双相障碍的素质。必须符合躁狂发作的诊断标准才能诊断为双相Ⅰ型障碍，但不必须有轻躁狂或重性抑郁发作。然而，它们可能会发生在躁狂之前或紧随其后。对于轻躁狂发作诊断特征的完整描述可见于“双相Ⅱ型障碍”的行文中，而重性抑郁发作的特征会在“重性抑郁障碍”的章节中予以描述。

支持诊断的有关特征

在躁狂发作期间，个体通常不认为他们生病了或需要治疗，而且强烈拒绝治疗。个体可能改变他们的衣着、打扮，或令个人形象趋于性感或过分艳丽的样式。一些个体发现自己的嗅觉、听觉或视觉变得更加敏感。伴随躁狂发作可能会有赌博和反社会行为。一些个体或许会变得有敌意，并以武力威胁他人，且当产生妄想时，可能引发身体攻击或自杀。躁狂发作的灾难性后果（例如，强制性入院治疗，司法困境、严重的财务问题）通常是由于糟糕的判断力、自知力丧失和活动过度所致。

心境可能非常快速地转化为愤怒或抑郁。抑郁症状可在躁狂发作期间出现，一旦出现，可能持续片刻、数小时，或更少见地，持续数天（参见“伴混合特征”的标注）。

患病率

在美国，DSM-Ⅳ定义的双相Ⅰ型障碍 12 个月的患病率估计为 0.6%。在 11 个国家，双相Ⅰ型障碍 12 个月患病率在 0—0.6%之间变动。男性与女性终生患病率的比值为 1.1∶1。

发展与病程

双相Ⅰ型障碍的躁狂、轻躁狂或重性抑郁发作的首次起病平均年龄大约为 18

岁。需要特别的注意来发现儿童中的诊断。由于同样年龄阶段的儿童可能处于不同的发育阶段,很难精确地定义在任何给定的时间点,什么是“正常的”或“预期的”。因此,每个儿童应根据他或她自己的基线来判断。起病可贯穿整个生命周期,包括在60多岁或70多岁首次起病。在中年晚期或晚年,躁狂症状(例如性的或社交的脱抑制)的起病应考虑个体的躯体疾病(例如,额颞神经认知障碍),以及物质使用或戒断。

有一次躁狂发作的个体中,超过90%会有反复的心境发作。约60%的躁狂发作出现在重性抑郁发作不久前。有双相Ⅰ型障碍的个体,在一年内有多次(4次或更多)心境发作(重性抑郁、躁狂或轻躁狂),可给予“伴快速循环”的标注。

风险与预后因素

环境的:双相障碍在高收入国家比低收入国家更常见(1.4%相对0.7%);分居、离异或寡居的个体比已婚或从未结婚的个体具有更高的双相Ⅰ型障碍的患病率,但两者之间的相关性尚不清楚。

遗传与生理的:双相障碍的家族史对于双相障碍是最强和最一致的风险因素。有双相Ⅰ型障碍和双相Ⅱ型障碍的个体的成年人亲属中,患病风险平均10倍于普通人群。风险的大小随亲缘关系的远近而升高。精神分裂症和双相障碍可能具有相同的遗传起源,反映在精神分裂症和双相障碍共同的家族聚集性上。

病程影响因素:个体有过一次伴精神病性特征的躁狂发作后,随后的躁狂发作仍更可能伴有精神病性特征。当目前发作伴有心境不一致的精神病性特征时,发作间期的不完全康复更加常见。

文化相关的诊断问题

双相Ⅰ型障碍的表现方面存在的特定文化差异,尚无更多的信息。一种可能的解释是诊断工具通常未经跨文化的有效性验证,就被翻译和应用于不同的文化。美国一项研究显示,非洲裔加勒比人中的双相Ⅰ型障碍患病率明显低于非洲裔美国人或白人。

性别相关的诊断问题

女性更可能经历心境的快速循环和混合状态,且共病模式不同于男性,包括更高的终生进食障碍的患病率。双相Ⅰ型障碍或双相Ⅱ型障碍的女性比男性更可能经历抑郁症状,她们患酒精使用障碍的终生风险比男性更高,可能性也比普通人群中的女性大得多。

自杀风险

有双相障碍的个体终生自杀风险至少是普通人群的15倍。实际上,在所有自杀死亡中,双相障碍可能占到四分之一。有自杀企图的既往史,过去一年中处于抑郁状态的天数,与自杀企图或自杀死亡的高风险有关。

双相Ⅰ型障碍的功能性后果

虽然很多有双相障碍的个体在发作间歇期间恢复到功能完全正常的水平，但约30%的个体在工作角色功能上显示出严重受损。功能性恢复显著滞后于症状的减轻，特别在职业功能恢复方面更明显，即使与普通人群相比拥有相等的教育程度，也可能导致更低的社会经济地位。有双相Ⅰ型障碍的个体在认知测验上，比健康个体的成绩更差。即使在情绪正常期间，认知损害也可能造成职业和人际关系的困难，且持续终生。

鉴别诊断

重性抑郁障碍：重性抑郁障碍可能伴随轻躁狂或躁狂症状（即与躁狂或轻躁狂诊断所需要的条件相比，症状较少或持续时间较短）。当个体处于重性抑郁发作时，必须根据既往躁狂或轻躁狂的确凿病史进行诊断。易激惹症状可能与重性抑郁障碍有关，也可能与双相障碍有关，增加了诊断的复杂性。

其他双相障碍：双相Ⅰ型障碍的诊断不同于双相Ⅱ型障碍，要确定是否有任何既往躁狂发作。其他特定的和未特定的双相及相关障碍应与双相Ⅰ型障碍和双相Ⅱ型障碍相鉴别，通过考虑躁狂或轻躁狂发作的症状，或是抑郁发作的症状是否不符合双相Ⅰ型障碍和双相Ⅱ型障碍的全部诊断标准。

由于其他躯体疾病所致的双相障碍可与双相Ⅰ型障碍和双相Ⅱ型障碍相鉴别，基于最佳临床证据来确认是否与相关的躯体疾病存在因果关系。

广泛性焦虑障碍、惊恐障碍、创伤后应激障碍或其他焦虑障碍：在鉴别诊断中需要考虑这些障碍是原发的，还是在一些案例中共病的障碍。需要详细的症状史来鉴别广泛性焦虑障碍与双相障碍，例如，焦虑的思维反刍可能被误认为是思维奔逸，而减轻焦虑的努力可能被认为是冲动行为。同样，要将创伤后应激障碍的症状与双相障碍相鉴别。评估症状的发作性质以及症状的激发因素，有助于进行上述的鉴别诊断。

物质/药物所致的双相障碍：伴有物质/药物所致的躁狂症状的物质使用障碍，必须与双相Ⅰ型障碍相鉴别；在物质/药物所致的躁狂期间，情绪稳定剂治疗有效未必就能诊断为双相障碍。有双相Ⅰ型障碍的个体在发作期间倾向于过度使用物质，因而两者存在显著的重叠。原发性双相障碍的诊断，必须基于不再使用物质后残留的症状。

注意缺陷/多动障碍：该障碍可能会被误诊为双相障碍，特别是在青少年和儿童中。许多症状与躁狂症状相重叠，例如言语快速、思维奔逸、注意力涣散和睡眠需求减少。如果临床工作者能够澄清症状是否代表了一次明确的发作，那么就可以避免有关注意缺陷/多动障碍和双相障碍症状的“重复计算”。

人格障碍：人格障碍，例如边缘型人格障碍，与双相障碍有显著的症状上的重叠，因为心境易变性和冲动性在这两种障碍中都很常见。症状必须代表了一次明确的发作，以及存在超出个体基线的、可观察到的增加，才能诊断为双相障碍。在未治疗的心境发作期间,不能诊断人格障碍。

伴有显著易激惹的障碍:对于有严重易激惹的个体,特别是儿童和青少年,必须小心使用双相障碍的诊断,只对那些已有明确的躁狂或轻躁狂发作的个体才能使用——也就是说,有病程所需的明确的时间段,在此期间易激惹的状况明显不同于个体的基线,且伴有诊断标准B症状的发生。当儿童的易激惹持续且严重时,更适合诊断为破坏性心境失调障碍。实际上,当评估儿童为躁狂时,症状必须代表了与该儿童典型行为相比有明显的改变。

共病

双相Ⅰ型障碍与其他精神障碍并存很常见,最常见的是焦虑障碍[例如惊恐发作、社交焦虑障碍(社交恐惧症)、特定恐惧症],出现在约3/4的个体中;注意缺陷/多动障碍,任何破坏性、冲动控制或品行障碍(例如间歇性暴怒障碍、对立违抗障碍、品行障碍),以及任何物质使用障碍(比如酒精使用障碍)发生在一半以上有双相Ⅰ型障碍的个体中。很高比例的成年双相Ⅰ型障碍患者存在严重的和/或未治疗的躯体疾病。与普通人群相比,代谢综合征和偏头痛更常见于有双相障碍的个体。症状符合双相障碍诊断标准的个体中,一半以上有酒精使用障碍,患这两种障碍的个体出现自杀企图的风险更高。

双相Ⅱ型障碍

诊断标准 F31.81

诊断为双相Ⅱ型障碍,必须符合下列目前或过去的轻躁狂发作和目前或过去的重性抑郁发作的诊断标准:

轻躁狂发作

A. 在至少连续4天的一段时间内,在几乎每天的大部分时间里,有明显异常且持续的心境高涨、膨胀或易激惹,或异常且持续的活动增多或精力旺盛。

B. 在心境紊乱、精力旺盛或活动增加的时期内,存在3项(或更多)以下症状(如果心境仅仅是易激惹,则为4项),它持续存在,并且与平时行为明显不同,且达到显著的程度。

1. 自尊心膨胀或夸大。
2. 睡眠的需求减少(例如,仅3小时睡眠,就精神饱满)。
3. 比平时更健谈或有持续讲话的压力感。
4. 意念飘忽或主观感受到思维奔逸。
5. 自我报告或被观察到的随境转移(即,注意力太容易被不重要或无关的外界刺激所吸引)。
6. 目标导向的活动增多(社交的,工作或上学的或性活动)或精神运动性激越。
7. 过度地参与那些很可能产生痛苦后果的高风险活动(例如,无节制的购物,轻率的性行为，愚蠢的商业投资）。

C. 这种发作伴有明确的功能改变，个体无症状时没有这种情况。

D. 这种心境紊乱和功能的改变可以明显地被他人观察到。

E. 这种发作没有严重到足以导致显著的社交或职业功能的损害或必须住院治疗。如果存在精神病性特征，根据定义，则为躁狂发作。

F. 这种发作不能归因于某种物质的生理效应（例如，滥用的毒品、药物或其他治疗）或其他躯体疾病。

注：由抗抑郁治疗（例如，药物、电休克治疗）引起的完整的轻躁狂发作，持续存在的全部症状超过了那种治疗的生理效应，这对于诊断为轻躁狂发作而言已是足够的证据。然而，需要谨慎的是，根据 1 项或 2 项症状（尤其是使用抗抑郁药物后出现的易激惹性增高、急躁或激动）不足以做出轻躁狂发作的诊断，也并不一定表明个体有双相的素质。

重性抑郁发作

A. 在同一个 2 周时期内，出现 5 项（或更多）下列症状，代表着以往功能出现了明显改变，至少其中 1 项是 1. 抑郁心境或 2. 丧失兴趣或愉悦感。

注：不包括明显是由其他躯体疾病所致的症状。

1. 几乎每天大部分时间都存在抑郁心境，既可以是主观的报告（例如，感到悲伤、空虚、无望），也可以是他人的观察（例如，表现为流泪）（**注：**儿童和青少年可能表现为心境易激惹）。
2. 每天或几乎每天的大部分时间内，对于所有或几乎所有的活动兴趣或愉悦感都明显减少（既可以是主观陈述，也可以是观察所见）。
3. 在未节食的情况下体重明显减轻，或体重增加（例如，一个月内体重变化超过原体重的 5%），或几乎每天食欲都减退或增加（**注：**儿童则可表现为未能达到应增体重）。
4. 几乎每天都失眠或睡眠过多。
5. 几乎每天都精神运动性激越或迟滞（由他人看得出来，而不仅仅是主观体验到的坐立不安或变得迟钝）。
6. 几乎每天都疲劳或精力不足。
7. 几乎每天都感到自己毫无价值，或过分地、不适当地感到内疚（可以达到妄想程度），而且并不仅仅是因为患病而自责或内疚。
8. 几乎每天都存在思考能力减退或注意力不能集中，或犹豫不决（既可以是主观的陈述，也可以是他人的观察）。
9. 反复出现死亡的想法（而不仅仅是恐惧死亡），反复出现没有具体计划的自杀观念，某种自杀企图，或有某种实施自杀的具体计划。

B. 这些症状引起有临床意义的痛苦，或导致社交、职业或其他重要功能的损害。

C. 这些症状不能归因于某种物质的生理效应，或是由其他躯体疾病所致。

注：上述诊断标准 A—C 构成了重性抑郁发作。

注：对于重大丧失(例如，丧痛、经济破产、自然灾害的损失、严重的医学疾病或致残)的反应，可能包括诊断标准 A 所列出的症状：如强烈的悲伤，沉浸于损失，失眠、食欲不振和体重减轻，这些症状类似抑郁发作。尽管此类症状对于丧失的反应来说是可以理解的或反应恰当的，但除了对于重大丧失的正常反应之外，应该仔细考虑是否存在重性抑郁发作的可能。这个决定无疑是一个需要基于个人史和在丧失的背景下表达痛苦的文化常模的临床判断。

双相Ⅱ型障碍

A. 至少一次符合轻躁狂发作(上述“轻躁狂”发作 A—F 的诊断标准)和至少一次符合重性抑郁发作(上述“符合重性抑郁发作”A—C 的诊断标准)的诊断标准。
B. 从未有过躁狂发作。
C. 这种轻躁狂和重性抑郁发作的出现不能更好地用分裂情感性障碍、精神分裂症、精神分裂症样障碍、妄想障碍或其他特定的或未特定的精神分裂症谱系障碍及其他精神病性障碍来解释。
D. 抑郁症状或抑郁期和轻躁狂期的频繁交替所致的不可预测性，引起有临床意义的痛苦，或导致社交、职业或其他重要功能的损害。

编码与记录步骤

双相Ⅱ型障碍只有一个诊断编码：F31.81。无法编码目前的严重程度、存在精神病性特征、病程和其他标注等状态，但应书面注明(例如，F31.81 双相Ⅱ型障碍，目前为抑郁发作，严重程度为中度，伴混合特征；F 31.81 双相Ⅱ型障碍，最近为抑郁发作，部分缓解)。

标注目前或最近的发作：

轻躁狂。
抑郁。

标注如果是：

伴焦虑痛苦。
伴混合特征。
伴快速循环。
伴忧郁特征。
伴非典型特征。
伴心境协调的精神病性特征。
伴心境不协调的精神病性特征。
伴紧张症，编码备注：使用另外的编码 F06.1。
伴围产期起病。
伴季节性模式。

标注其病程，如果目前不符合心境发作的全部诊断标准：

部分缓解。
完全缓解。

标注其严重程度，如果目前符合重性抑郁发作的全部诊断标准：

轻度。

中度。

重度。

诊断特征

双相Ⅱ型障碍的基本特征是临床反复出现的心境发作，由一次或一次以上重性抑郁发作（"重性抑郁发作"诊断标准 A—C）和至少一次轻躁狂发作（"轻躁狂发作"诊断标准 A—F）组成。重性抑郁障碍持续至少 2 周，轻躁狂发作必须持续至少 4 天，以符合诊断标准。在心境发作期间，所需症状的数量必须发生在几乎每一天的大部分时间里，而且有与通常行为和功能的显著不同的变化。在病程期间，如果存在躁狂发作，则排除双相Ⅱ型障碍诊断（"双相Ⅱ型障碍"诊断标准 B）。物质/药物所致的抑郁障碍或物质/药物所致的双相及相关障碍的发作（由药物、抑郁障碍的其他躯体治疗、滥用的毒品、接触毒素导致的生理效应），或由于其他躯体疾病所致的抑郁及相关障碍，或由于其他躯体疾病所致的双相及相关障碍，都不能用于诊断双相Ⅱ型障碍，除非它们持续超出了治疗或物质的生理效应，则符合一次发作的诊断标准。另外，该发作必须无法更好地用分裂情感性障碍来解释，同时不能附加于精神分裂症、精神分裂症样障碍、妄想障碍，或其他特定的或未特定的精神分裂症谱系或其他精神病性障碍（"双相Ⅱ型障碍"诊断标准 C）。抑郁发作或轻躁狂波动必须导致显著的临床痛苦或社交、职业，或其他重要领域功能的损害（"双相Ⅱ型障碍"诊断标准 D）；然而，对于轻躁狂发作而言，则不一定要满足这个要求。那些引起显著功能损害的轻躁狂发作，更可能符合躁狂发作的诊断标准，因此符合双相Ⅰ型障碍的终生诊断。与双相Ⅰ型障碍相比，在双相Ⅱ型障碍中，反复的重性抑郁发作通常更频繁，且持续时间更长。

有双相Ⅱ型障碍的个体在重性抑郁发作期间就诊，开始时通常不抱怨其轻躁狂症状。通常他们自身的轻躁狂发作不会导致功能损害。而功能损害来自于重性抑郁发作，或来自持续的心境改变和波动反复无常的模式、不可靠的人际或职业功能。虽然他人或许会被个体的不规律的行为所干扰，有双相Ⅱ型障碍的个体可能不会将轻躁狂发作视为病态和不利的表现。来自其他知情者的临床信息，例如亲近的朋友或亲属，在双相Ⅱ型障碍的确诊上，通常很有用。

轻躁狂发作不应与重性抑郁发作缓解后持续数天的情绪正常、精力或活动恢复相混淆。尽管躁狂和轻躁狂发作两者在持续时间和严重程度上存在显著差异，双相Ⅱ型障碍仍然不是双相Ⅰ型障碍的"轻度形式"。与双相Ⅰ型障碍相比，有双相Ⅱ型障碍的个体更具有慢性特征，通常病程里有更多时间处于抑郁周期，可能很严重且导致失能。与轻躁狂发作同时出现的抑郁症状或与抑郁发作同时出现的轻躁狂症状，常见于有双相Ⅱ型障碍的个体，并且在女性中更多，特别是轻躁狂伴混合特征。有轻躁狂伴混合特征的个体可能不会将他们的症状称为轻躁狂，而是体验为抑郁伴能量增加或易激惹。

支持诊断的有关特征

双相Ⅱ型障碍的共同特征是冲动性，可能导致自杀企图和物质使用障碍。冲动可以来源于同时存在的人格障碍、物质使用障碍、焦虑障碍、其他精神障碍或躯体疾病。在一些有双相障碍的个体身上，可能有创造力的升高。然而，这种关系是非线性的；也就是，更高的终生创造性成就与轻度形式的双相障碍有关，在未被该障碍影响的家族成员身上可以发现更高的创造性。个体在轻躁狂发作期间对高创造力的依附性可能会导致对寻求治疗犹豫不决或损害治疗依从性。

患病率

国际上，双相Ⅱ型障碍的12个月患病率为0.3%。在美国，12个月患病率为0.8%。儿童双相障碍的患病率难以确定。DSM-Ⅳ的双相Ⅰ型障碍、双相Ⅱ型障碍以及未特定的双相障碍，在美国与非美国的社区样本中，联合患病率达到1.8%，12岁或以上的年轻人中比例更高(共2.7%)。

发展与病程

尽管双相Ⅱ型障碍可开始于青少年晚期，贯穿成人期，然而平均起病年龄在25岁左右，稍晚于双相Ⅰ型障碍，但早于重性抑郁障碍。该障碍通常以抑郁发作开始，直到出现轻躁狂发作，才能被识别为双相Ⅱ型障碍；在最初被诊断为重性抑郁发作的个体中，约12%是这种情况。焦虑、物质使用或进食障碍可能也会在这一诊断之前出现，使得诊断过程变得更为复杂。许多个体在被首次识别出轻躁狂发作之前，经历了若干次重性抑郁发作。

双相Ⅱ型障碍终生发作(包括轻躁狂发作和重性抑郁发作)的次数往往比重性抑郁障碍或双相Ⅰ型障碍更多。然而，与有双相Ⅱ型障碍的个体相比，有双相Ⅰ型障碍的个体实际上更可能经历轻躁狂症状。双相Ⅱ型障碍的病程中，心境发作的间隔期倾向于随着个体年龄的增长而缩短。虽然轻躁狂发作可作为确定双相Ⅱ型障碍的特征，但似乎抑郁发作更为持久和导致失能。尽管抑郁占主导地位，然而一旦轻躁狂发作，就诊断为双相Ⅱ型障碍，而不能再诊断为重性抑郁障碍。

双相Ⅱ型障碍约有5%—15%的个体在先前12个月中有多次(4次或更多)心境发作(轻躁狂或重性抑郁)。如果出现这种模式，就可用“伴快速循环”的标注。根据定义，精神病性症状不会出现在轻躁狂发作中，而且与双相Ⅰ型障碍相比，它们在双相Ⅱ型障碍的重性抑郁发作中出现的频率更低。

可能发生从重性抑郁发作向躁狂或轻躁狂发作的转变(伴有或不伴有混合特征)，自发性地和在抑郁治疗期间转变都可以存在。双相Ⅱ型障碍中约有5%—15%个体最终发展为躁狂发作，诊断也将变成双相Ⅰ型障碍，无论随后的病程如何。

为儿童做诊断通常是一种挑战，特别是那些易激惹而高度觉醒的非周期性发作(即缺少心境改变的明确界限)的儿童。青年时期非阵发性的易激惹与成人期的焦虑障碍和重性抑郁障碍的风险升高有关，而不是与双相障碍有关。与有双相障碍的青年相比，持续易激惹的青年有更低的家族双相障碍患病率。要诊断轻躁狂发作，儿童的症状必须超过特定环境和文化中与儿童发育阶段相符的预期。与双相Ⅱ型障碍成年人的起病相比，该障碍在儿童期或青少年期起病可能与更严重的终生病程有关。在年龄超过60岁的成年人中，双相Ⅱ型障碍首次起病的3年发病率是0.34％，然而，用晚发或早发来区分60岁以上患双相Ⅱ型障碍的个体，似乎没有任何临床实用性。

风险与预后因素

遗传与生理的：相对于有双相Ⅰ型障碍或重性抑郁障碍的个体，在有双相Ⅱ型障碍个体的亲属中，双相Ⅱ型障碍的风险最高，而且可能存在影响双相障碍起病年龄的遗传因素。

病程影响因素：快速循环模式与更差的预后有关。年龄更小且抑郁症状更轻的双相Ⅱ型障碍个体更可能恢复先前的社交功能，这表明长病程对康复的负性影响。即便考虑了双相障碍的诊断类型（Ⅰ型或Ⅱ型）、当前的抑郁症状以及精神疾病共病，受过更多教育、患病时间更短以及已婚状态仍与双相障碍个体的功能恢复独立相关。

性别相关的诊断问题

双相Ⅰ型障碍的男女比例相当，而在双相Ⅱ型障碍中对性别差异的发现则不一致，根据样本的类型（即疾病登记、社区或临床）和出生地的不同而存在差异。很少或几乎没有证据证明双相障碍的性别差异，然而一些、但非全部的临床样本提示双相Ⅱ型障碍在女性中比男性更普遍，这可能反映了在寻求治疗或其他因素方面的性别差异。

然而，疾病和共病模式似乎因性别而异，女性比男性更倾向于报告轻躁狂伴混合抑郁特征和快速循环的过程。分娩可能是轻躁狂的特定激发因素，可出现在非临床女性的10％—20％中，并且最常见于产后早期阶段。将轻躁狂与通常伴随儿童出生而带来的心境高涨和睡眠减少相鉴别，或许具有挑战性。产后轻躁狂可能预示着抑郁的起病，它出现在大约一半经历产后“心境高涨”的女性中。准确诊断双相Ⅱ型障碍可有助于选择适当的抑郁治疗，这可以降低自杀和杀婴的风险。

自杀风险

双相Ⅱ型障碍自杀风险较高。三分之一的双相Ⅱ型障碍个体报告一生中有自杀企图的历史。双相Ⅱ型障碍和双相Ⅰ型障碍自杀企图的终生患病率相似（分别为32.4％和36.3％）。然而，企图自杀的致死性，定义为较低的企图自杀与完成自杀之比，在双相Ⅱ型障碍的群体中比双相Ⅰ型障碍的群体更高。在有双相障碍的个体中，遗传标记物可能与自杀行为的风险升高有关，包括与双相Ⅰ型障碍的先证者相比，在双相Ⅱ型障碍先证者的一级亲属中，自杀风险高出6.5倍。

双相Ⅱ型障碍的功能性后果

尽管许多有双相Ⅱ型障碍的个体在心境发作间期能够完全恢复功能水平，但至少15%持续存在发作间期的功能失调，也有20%未经发作间期的恢复而直接转入另一种心境发作。功能恢复显著滞后于双相Ⅱ型障碍的症状恢复，特别是职业恢复，这导致了尽管与普通人群的教育水平相当，但社会经济地位较低。在认知测验中，有双相Ⅱ型障碍的个体成绩比健康人更差，并且除了记忆和语义流利性之外，与双相Ⅰ型障碍有相似的认知损害。与双相Ⅱ型障碍有关的认知损害可能导致职业困难。在有双相障碍的个体中，长期失业与更多的抑郁发作、更大的年龄、当前更高的惊恐障碍发生率和终生酒精使用障碍史有关。

鉴别诊断

重性抑郁障碍：或许最具挑战性的鉴别诊断是重性抑郁障碍，它可能伴有那些不符合全部诊断标准的轻躁狂或躁狂症状(即与诊断轻躁狂所需的标准症状相比，有更少的症状或更短的病程)。在评估有易激惹症状的个体时尤其如此，它既可能与重性抑郁障碍有关，也可能与双相Ⅱ型障碍有关。

环性心境障碍：在环性心境障碍中，有大量周期性轻躁狂症状和抑郁症状，但并不符合重性抑郁发作的症状或病程标准。双相Ⅱ型障碍可以通过一次或多次重性抑郁发作，与环性心境障碍相鉴别。如果在2年的环性心境障碍之后出现重性抑郁发作，就可额外给予双相Ⅱ型障碍诊断。

精神分裂症谱系及其他精神病性障碍：双相Ⅱ型障碍必须与精神病性障碍相鉴别(例如，分裂情感性障碍、精神分裂症和妄想障碍)。精神分裂症、分裂情感性障碍和妄想障碍的特点均为在没有显著的心境症状时，出现精神病性症状。其他有帮助的考量包括伴随症状、先前病程和家族史。

惊恐障碍或其他焦虑障碍：在鉴别诊断时需要考虑焦虑障碍，它经常作为共同出现的障碍存在。

物质使用障碍：鉴别诊断也应包括物质使用障碍。

注意缺陷/多动障碍：注意缺陷/多动障碍可能被误诊为双相Ⅱ型障碍，特别是在青少年和儿童中。注意缺陷/多动障碍的许多症状，例如言语快速、思维奔逸、注意力涣散和睡眠需求减少，与轻躁狂症状相重叠。如果临床工作者能够澄清症状是否代表了一次明确的发作，是否存在明显与基线功能不同的、符合双相Ⅱ型障碍诊断的临床表现，那么有关注意缺陷/多动障碍和双相障碍症状的重复考虑就可以避免。

人格障碍：适用于注意缺陷/多动障碍的常规也可用于评估有人格障碍的个体，例如边缘型人格障碍，因为心境易变性和冲动性在人格障碍和双相Ⅱ型障碍中都是常见的。症状必须代表一次明确的发作，并且必须存在明显高于基线功能的、符合双相Ⅱ型障碍的临床表现。在未治疗的心境发作期间，不应诊断人格障碍，除非其终生病史支持人格障碍的存在。

其他双相障碍：双相Ⅱ型障碍的诊断应该通过仔细考虑是否有任何既往躁狂发作与双相Ⅰ型障碍相鉴别，以及通过确认是否存在完全的轻躁狂和抑郁症状与其他特定和未特定的双相及相关障碍相鉴别。

共病

双相Ⅱ型障碍较常与1种或多种并存的精神障碍有关，焦虑障碍最常见。约60%有双相Ⅱ型障碍的个体有3种或更多种并存的精神障碍：75%有焦虑障碍，37%有物质使用障碍。与双相Ⅰ型障碍相比，有双相Ⅱ型障碍的儿童和青少年共患焦虑障碍的比例更高，且焦虑障碍通常比双相障碍出现得更早。与普通人群相比，焦虑障碍和物质使用障碍在有双相Ⅱ型障碍的个体中比例更高。约14%有双相Ⅱ型障碍的个体一生中至少有一种进食障碍，暴食障碍比神经性贪食和神经性厌食更常见。

这些常见的共患障碍似乎并没有遵循独立于双相障碍的疾病过程，而是与心境状态强烈相关。例如，焦虑和进食障碍常与抑郁症状相关，而物质使用障碍与躁狂症状中等程度相关。

环性心境障碍

诊断标准 F34.0

A. 至少2年(儿童和青少年至少1年)的时间内有多次轻躁狂症状，但未符合轻躁狂发作的诊断标准，且有多次抑郁症状，但未符合重性抑郁发作的诊断标准。

B. 在上述的2年(儿童和青少年为1年)的时间内，轻躁狂期和抑郁期至少有一半的时间，且个体无症状的时间每次从未超过2个月以上。

C. 从未符合重性抑郁、躁狂或轻躁狂发作的诊断标准。

D. 诊断标准A的症状不能更好地用分裂情感性障碍、精神分裂症、精神分裂症样障碍、妄想障碍或其他特定的或未特定的精神分裂症谱系障碍及其他精神病性障碍来解释。

E. 这些症状不能归因于某种物质的生理效应(例如，滥用毒品、药物)，或是由其他躯体疾病(例如，甲状腺功能亢进)所致。

F. 这些症状引起有临床意义的痛苦，或导致社交、职业或其他重要功能的损害。

标注如果是：

伴焦虑痛苦。

诊断特征

环性心境障碍的基本特征是慢性、波动的心境紊乱，包括大量周期性的轻躁狂症状和抑郁症状，这两种症状彼此完全不同(诊断标准A)。轻躁狂症状在数量、严重程度、广泛性或病程方面都不符合轻躁狂发作的全部诊断标准，而抑郁症状在数量、严重程度、广泛性或病程都不符合抑郁发作全部诊断标准。在初始2年内(儿童或青少年为 1 年),症状必须是持续性的(有症状的天数多于无症状的天数),而且任何无症状的间歇期不超过 2 个月(诊断标准 B)。只有为符合重性抑郁、躁狂或轻躁狂发作的诊断标准时,才能诊断为环性心境障碍(诊断标准 C)。

如果有环性心境障碍的个体随后(即在成年人发病 2 年后,儿童或青少年发病 1 年后)经历了重性抑郁、躁狂或轻躁狂发作,则诊断分别改为重性抑郁障碍、双相Ⅰ型障碍,或其他特定的或未特定的双相及相关障碍(进一步分类为无先前重性抑郁发作的轻躁狂发作),先前的环性心境障碍则停止使用。

如果心境波动模式可以用分裂情感性障碍、精神分裂症、精神分裂症样障碍、妄想障碍,或其他特定的和未特定的精神分裂症谱系及其他精神病性障碍来更好地解释(诊断标准 D),就不能诊断为环性心境障碍,在这种案例中,心境症状被认为是与精神病性障碍有关的特征。这种心境紊乱必须不能归因于物质(例如,滥用的毒品、药物)或其他躯体疾病(例如甲状腺功能亢进)的生理效应(诊断标准 E)。虽然一些个体在轻躁狂发作期内可能功能尚好,但经过该障碍的漫长病程后,作为心境紊乱的后果,必须有临床显著的痛苦或社交、职业或其他重要领域功能的损害(诊断标准 F)。这些功能损害由长期环性的、经常不可预测的心境改变(例如,个体可能被认为是喜怒无常的、脾气暴躁的、不可预测的、前后不一致的或不可靠的)导致。

患病率

环性心境障碍的终生患病率约为 0.4%—1%。心境障碍门诊中的患病率是 3%—5%。在普通人群中,环性心境障碍的男女患病率相等。在临床场所中,有环性心境障碍的女性比男性更可能寻求治疗。

发展与病程

环性心境障碍通常开始于青少年期或成年早期,并且时常被认为存在患本章其他障碍的性格倾向。环性心境障碍通常发病隐袭、病程持久。15%—50%有环性心境障碍的个体后续有发展为双相Ⅰ型障碍或双相Ⅱ型障碍的风险。在诊断环性心境障碍之前,成年人晚期发生的持久而波动的轻躁狂和抑郁症状,需要与由于其他躯体疾病所致的双相及相关障碍和由于其他躯体疾病(例如多发性硬化症)所致的抑郁障碍相鉴别。在有环性心境障碍的儿童中,症状发生的平均年龄为6.5岁。

风险与预后因素

遗传与生理的:与普通人群相比,在有环性心境障碍的个体的一级亲属中,重性抑郁障碍、双相Ⅰ型障碍、双相Ⅱ型障碍的患病更常见,物质相关障碍的家族风险或许也有所上升。与普通人群相比,有双相Ⅰ型障碍的个体的一级亲属中,环性心境障碍患病更常见。

鉴别诊断

由于其他躯体疾病所致的双相及相关障碍和由于其他躯体疾病所致的抑郁障

碍：当心境紊乱被认为是归因于一种特定的、通常为慢性的躯体疾病（例如甲状腺功能亢进）的生理效应时，可以诊断为由于其他躯体疾病所致的双相及相关障碍和由于其他躯体疾病所致的抑郁障碍。该决定基于病史、体格检查或实验室发现。如果确定轻躁狂和抑郁症状被认为不是这种躯体疾病的生理效应，那么原发性精神障碍（即环性心境障碍）和该躯体疾病都应被编码。例如，如果心境症状被认为是一种慢性躯体疾病的心理（而不是生理的）后果，或者在轻躁狂和抑郁症状与躯体疾病之间不存在病因学上的关联，则为这种情况。

物质/药物所致的双相及相关障碍和物质/药物所致的抑郁障碍：物质/药物所致的双相及相关障碍和物质/药物所致的抑郁障碍可以通过判断一种物质或药物（特别是兴奋剂）是否与心境紊乱之间存在病因学上的关联来与环性心境障碍相鉴别。在这些障碍中，那些表现为环性心境障碍的频繁的心境波动，通常随着物质/药物使用的中止而终结。

伴快速循环的双相Ⅰ型障碍与伴快速循环的双相Ⅱ型障碍：频繁而显著的心境变换这一特征使得这两种障碍看起来似乎与环性心境障碍很相似。根据定义，在环性心境障碍中，重性抑郁、躁狂或轻躁狂发作的诊断标准都从未符合，而标注“伴快速循环”的双相Ⅰ型障碍和双相Ⅱ型障碍，需要存在完全的心境发作。

边缘型人格障碍：边缘型人格障碍与显著的心境变换有关，可能被认为是环性心境障碍。如果同时符合这两种障碍的诊断标准，就可以诊断为有边缘型人格障碍和环性心境障碍。

共病

物质相关障碍和睡眠障碍（即入睡和维持睡眠困难）的症状可能出现在有环性心境障碍的个体中。大多数在精神科门诊寻求治疗的有环性心境障碍的儿童都有共病的精神障碍，与其他有精神障碍的儿童相比，他们更可能有共病的注意缺陷/多动障碍。

物质/药物所致的双相及相关障碍

诊断标准

A. 一种突出的持续性的心境紊乱，主要临床表现为心境高涨、膨胀或易激惹，伴有或没有抑郁心境，或对所有或几乎所有活动的兴趣或愉悦感明显减少。

B. 来自病史、体格检查或实验室的证据显示存在下列1.和2.两项情况。
   1. 诊断标准A的症状是在物质中毒或戒断中或不久后或接触某种药物之后出现。
   2. 涉及的物质/药物能够产生诊断标准A的症状。

C. 这种心境紊乱不能更好地用一种非物质/药物所致的双相及相关障碍来解释。独立的双相及相关障碍的证据包括如下。

症状的发作是在开始使用物质/药物之前；在急性戒断或重度中毒结束之后，症状仍持续相当长的时间(例如,约 1 个月);或有其他证据表明存在一种独立的、非物质/药物所致的双相及相关障碍(例如,有反复出现的与非物质/药物相关的发作的病史)。

D. 这种症状并非仅仅出现于谵妄的病程中。

E. 这种症状引起了有临床意义的痛苦,或导致社交、职业或其他重要功能的损害。

编码备注:下表是 ICD-10-CM 中(特定的物质/药物)所致的双相及相关障碍的编码。注意 ICD-10-CM 的编码是取决于是否存在一个共病的对同一物质的使用障碍。如果一个轻度的物质使用障碍与物质所致的双相及相关障碍伴发,则第 4 位的编码为"1",临床工作者应该在物质所致的双相及相关障碍之前记录"轻度(物质)使用障碍"(例如,"轻度的可卡因使用障碍,伴可卡因所致的双相及相关障碍")。如果一个中度或重度的物质使用障碍与物质所致的双相及相关障碍伴发,则第 4 位的编码为"2",临床工作者应该根据共病的物质使用障碍的严重程度来记录"中度(物质)使用障碍"或"重度(物质)使用障碍"。如果未伴发物质使用障碍(例如,仅仅一次高剂量物质使用后),则第 4 位编码为"9",且临床工作者应该仅仅记录物质所致的双相及相关障碍。

项目	ICD-10-CM		
	伴轻度使用障碍	伴中度或重度使用障碍	无使用障碍
酒精	F10.14	F10.24	F10.94
苯环利定	F16.14	F16.24	F16.94
其他致幻剂	F16.14	F16.24	F16.94
镇静剂、催眠药或抗焦虑药	F13.14	F13.24	F13.94
苯丙胺(或其他兴奋剂)	F15.14	F15.24	F15.94
可卡因	F14.14	F14.24	F14.94
其他(或未知)物质	F19.14	F19.24	F19.94

标注如果是:(参见:"物质相关与成瘾障碍"一章中与物质种类有关的诊断表 1)

于中毒期间起病:如果物质中毒和在中毒过程中产生的症状都符合诊断标准。

于戒断期间起病:如果物质戒断和在戒断过程中或不久后产生的症状都符合诊断标准。

记录步骤

ICD-10-CM:物质/药物所致的双相及相关障碍的名称由假设能导致双相心境障碍的特定物质(例如,可卡因、地塞米松)开始。诊断编码筛选自包括基于药物种类和存在或缺乏共病的物质使用障碍的诊断标准系列在内的表格。不符合任何种类的物质(例如,地塞米松),应使用"其他物质"的编码;某种物质被判断为病因,但该物质的特定种类是未知的，在这种情况下应使用“未知物质”的编码。

当记录疾病名称时，共病的物质使用障碍(若有)应列在前面，接着“和”这个字，后面接着物质所致的双相及相关障碍的名称，再接着起病的标注(即：于中毒期间起病，于戒断期间起病)。例如，在某人重度可卡因使用障碍的中毒中出现易激惹症状的情况下，其诊断为 F14.24 重度可卡因使用障碍和可卡因所致的双相及相关障碍，于中毒期间起病。不再给予一个独立的伴发的重度可卡因使用障碍的诊断。如果物质所致的双相及相关障碍出现在未伴发物质使用障碍时(例如，仅仅一次高剂量物质使用后)，则无需注明共病的物质使用障碍(例如，F15.94苯丙胺所致的双相及相关障碍，于中毒期间起病)。当一种以上的物质被判断在双相心境障碍的发展过程中起到重要作用时，应分别列出(例如，F15.24 重度哌甲酯使用障碍和哌甲酯所致的双相及相关障碍，于中毒期间起病；F19.94 地塞米松所致的双相及相关障碍，于中毒期间起病)。

诊断特征

物质/药物所致的双相及相关障碍的诊断特征与躁狂、轻躁狂或抑郁的诊断特征基本相同。诊断物质/药物所致的双相及相关障碍的关键例外是轻躁狂或躁狂出现在抗抑郁药物的使用或其他治疗方式之后，且症状持续到药物的生理效应之外。上述状况被认为是真正的双相障碍的指标，而不是物质/药物所致的双相及相关障碍。相似地，明显由电休克治疗引起躁狂或轻躁狂发作的个体，其持续时间超出了该治疗的生理效应，则应被诊断为双相障碍，而非物质/药物所致的双相及相关障碍。

一些抗抑郁药和其他精神活性药物的副作用(例如急躁、激越)可能类似于躁狂综合征的主要症状，但它们完全不同于双相症状，也不足以诊断该障碍。也就是说，躁狂/轻躁狂的诊断标准的症状有其特异性(简单的激越不同于过度地参与有目的的活动)，且必须存在诊断所需的足够的症状数量(不仅是一两种症状)。特别是，出现一种或两种非特异的症状——抗抑郁治疗期间出现的易激惹、急躁或激动——在缺乏躁狂或轻躁狂综合征的全部症状时，不应诊断为双相障碍。

支持诊断的有关特征

病因(基于最佳临床证据，与使用精神活性药物或滥用物质有因果关系)是这种病因学特异的双相障碍的关键变量。那些通常被认为与物质/药物所致的双相及相关障碍有关的物质/药物既包括兴奋剂类药物也包括苯环利定和类固醇；然而，随着新的化合物的不断合成(例如浴盐)，许多潜在的物质陆续出现。这些物质使用的病史可以帮助提高诊断的准确性。

患病率

对于物质/药物所致的躁狂或双相障碍尚无流行病学的研究。每一种致病物质可能有其自身的引发双相障碍(躁狂/轻躁狂)的风险。

发展与病程

在苯环利定所致的躁狂中,初始表现可能是伴有情感特征的谵妄,逐渐演变成非典型的躁狂或混合躁狂状态。这种状态紧随着药物的摄入或吸入,通常在数小时或最多数天内发生。在兴奋剂所致的躁狂或轻躁狂状态中,其反应在一次或几次摄入或注射后的数分钟到1小时内出现,发作期很短,一般1—2天即可终结。随着皮质类固醇和一些免疫抑制剂的使用,躁狂(或混合或抑郁状态)通常出现在摄入数天后,且剂量越高越倾向于产生双相症状。

诊断标记物

可通过血液或尿液里的标记物来确定使用的物质以证实诊断。

鉴别诊断

物质/药物所致的双相及相关障碍应与其他双相障碍、物质中毒或物质所致谵妄和药物的副作用(如之前所所述)相鉴别。出现于抗抑郁治疗(例如药物治疗、电休克治疗)期间的完整的躁狂发作,在完全的综合征水平上持续超出了该治疗所引起的生理效应,可作为诊断双相Ⅰ型障碍的充分证据。出现于抗抑郁治疗(例如药物治疗、电休克治疗)期间的完整的轻躁狂发作,在完全的综合征水平上持续超出了该治疗所引起的生理效应,如果先前有重性抑郁发作,则可作为诊断双相Ⅱ型障碍的充分证据。

共病

共病是与非法物质(例如,非法兴奋剂或苯环利定)的使用或处方兴奋剂的转用有关。与类固醇或免疫抑制剂有关的共病,是使用这些药物的病理效应。在那些摄入苯环利定或处方类固醇药物或其他免疫抑制剂的个体中,谵妄可以先于躁狂症状出现或同时出现。

由于其他躯体疾病所致的双相及相关障碍

诊断标准

A. 主要临床表现为突出的持续性的异常的心境高涨、膨胀或易激惹和异常的活动或能量增多。

B. 从病史、体格检查或实验室发现的证据表明,该障碍是其他躯体疾病的直接的病理生理性结果。

C. 这种症状不能用其他精神障碍来更好地解释。

D. 这种症状并非仅仅出现于谵妄的病程中。

E. 这种症状引起了有临床意义的痛苦,或导致社交、职业或其他重要功能的损害,或必须住院治疗以防止伤害自己或他人或存在精神病性特征。

编码备注： ICD-10-CM 中的编码取决于其标注(如下)。

标注如果是：

F06.33 伴躁狂特征： 不符合躁狂或轻躁狂发作的全部诊断标准。

F06.33 伴躁狂或轻躁狂样发作： 符合躁狂发作的诊断标准 D 以外的或轻躁狂发作的诊断标准 F 以外的全部诊断标准。

F06.34 伴混合特征： 目前还存在抑郁症状，但在临床表现中不占主导地位。

编码备注： 将其他躯体疾病的名字包含在此精神障碍的名字之内(例如，F06.33 甲状腺功能亢进所致的双相及相关障碍，伴躁狂特征)。在此由于其他躯体疾病所致的双相及相关障碍之前，其他躯体疾病应该被编码和单独列出(例如，E05.90 甲状腺功能亢进；F06.33 甲状腺功能亢进所致的双相及相关障碍，伴躁狂特征)。

诊断特征

由于其他躯体疾病所致的双相及相关障碍的基本特征是表现出不正常的显著而持久的上升、膨胀或易激惹的心境周期，出现不同寻常的活动或能量的增多，这些都归因于其他躯体疾病(诊断标准 B)。在大多数案例中，躁狂或轻躁狂表现可能在躯体疾病刚出现时就显现出来(即在 1 个月内)；然而，也有例外，慢性躯体疾病可能加重或复发，预示着躁狂或轻躁狂的出现。当躁狂或轻躁狂发作明确地先于躯体疾病时，就不应诊断为由于其他躯体疾病所致的双相及相关障碍，恰当的诊断应是双相障碍(除非在特殊的状况下，所有先前的躁狂或轻躁狂发作——或是仅有一种发作出现时，先前的躁狂或轻躁狂发作——与摄入物质/药物有关)。由于其他躯体疾病所致的双相及相关障碍不应在谵妄时诊断(诊断标准 D)。由于其他躯体疾病所致的双相及相关障碍的躁狂或轻躁狂发作必须引起显著的临床痛苦或社交、职业或其他重要领域的功能损害，才可以诊断(诊断标准 E)。

支持诊断的有关特征

病因学(即基于最好的临床证据，与其他躯体疾病的因果关系)是双相障碍这一病因学特定形式中的关键变量。被认为能够引发躁狂的躯体疾病的列表无法穷尽，临床工作者的判断是这一诊断的基本要素。了解最多的可导致双相的躁狂或轻躁狂症状的躯体疾病是库欣病和多发性硬化症，以及中风和创伤性脑损伤。

发展与病程

由于其他躯体疾病所致的双相及相关障碍通常是急性或亚急性起病，在有关的躯体疾病起病后的前几周或一个月内。然而，并不总是这样的情况，因为有关的躯体疾病的加重或晚期复发也可能先于躁狂或轻躁狂综合症状的起病。在这些情况下，临床工作者必须基于时间上的顺序以及因果关系的可能性，对于躯体疾病是否是致病原因做出临床判断。最后，该疾病在躯体疾病缓解之前或之后也可能缓解，特别是当对躁狂、轻躁狂症状的治疗有效时。

文化相关的诊断问题

有证据显示，文化差异在很大程度上与那些躯体疾病有关(例如，基于饮食、遗传因素和其他环境因素，多发性硬化症和中风的起病率全球都不同)。

性别相关的诊断问题

性别差异与那些相关的躯体疾病有关(例如，系统性红斑狼疮更多见于女性；与女性相比，中风在某种程度上更多见于中年男性)。

诊断标记物

诊断标记物与那些相关的躯体疾病有关(例如，血液或尿液中的类固醇水平可帮助确定库欣氏病的诊断，这一病症可与躁狂或抑郁综合征有关；实验室化验可确诊多发性硬化症)。

由于其他躯体疾病所致的双相及相关障碍的功能性后果

双相症状的功能性后果可能加重与躯体疾病有关的功能损害，可能由于对医疗的干扰而引发更不良的结果。通常人们相信但不确信：如果库欣病被治愈或被控制，则由于库欣病所致的该疾病将不会复发。然而，人们同样相信但不确信：在静止性脑损伤或其他中枢神经系统疾病中，心境综合征，包括抑郁和躁狂/轻躁狂症状可以是阵发的(即复发)。

鉴别诊断

谵妄、紧张症和急性焦虑症状：重要的是将躁狂症状与兴奋或高度警觉的谵妄症状相鉴别；与兴奋的紧张症状相鉴别；以及与急性焦虑症状相关的激动相鉴别。

药物所致的抑郁或躁狂症状：非常重要的鉴别诊断的观察是，其他躯体疾病可能使用那些能够诱发抑郁或躁狂症状的药物(例如，类固醇或 α-干扰素)来治疗。在这些案例中，使用所有可获得的证据进行临床判断是最好的方式，从两种致病因素中区分出最可能的和/或最重要的(即与躯体疾病有关相对物质/药物所致的综合征)。有关的躯体疾病的鉴别诊断是相关的，但已超出本手册的范围。

共病

由于其他躯体疾病所致的双相及相关障碍的共病与在病因学上相关的躯体疾病有关。在有库欣病的个体中，谵妄可先于躁狂症状出现或同时出现。

其他特定的双相及相关障碍

F31.89

此类型适用于那些具备双相及相关障碍的典型症状，且引起了有临床意义的痛苦，或导致社交、职业或其他重要功能的损害，但未能完全符合双相及相关障碍类任一种疾病的诊断标准的情况。可在下列情况使用其他特定的双相及相关障碍这一诊断：临床工作者选择用它来交流未能符合任一种双相及相关障碍的临床诊断标准的特定原因。通过记录“其他特定的双相及相关障碍”，接着记录其特定原因（例如，“短暂环性心境障碍”）来表示。

能够归类为“其他特定的双相及相关障碍”的示例如下。

- **短暂轻躁狂发作（2—3 天）及重性抑郁发作**：在个体一生的病史中，有 1 次或多次重性抑郁发作，但从未符合躁狂或轻躁狂发作的全部诊断标准，却有 2 次或更多次短暂轻躁狂发作，它符合轻躁狂发作的全部症状标准但只持续 2—3 天。轻躁狂症状的发作在时间上与重性抑郁发作不重合，因而该障碍不符合重性抑郁发作伴混合特征的诊断标准。
- **轻躁狂发作，伴症状不足及重性抑郁发作**：在个体一生的病史中，有 1 次或多次重性抑郁发作，但从未符合躁狂或轻躁狂发作的全部诊断标准，却有 1 次或多次轻躁狂发作，它不符合全部症状标准（即，至少连续 4 天的心境高涨及 1 个或 2 个轻躁狂发作的其他症状，或易激惹的心境及 2 个或 3 个轻躁狂发作的其他症状）。轻躁狂症状的发作在时间上与重性抑郁发作不重合，因而该障碍不符合重性抑郁发作伴混合特征的诊断标准。
- **轻躁狂发作，无先前重性抑郁发作**：1 次或多次轻躁狂发作，它从未符合重性抑郁发作或躁狂发作的全部诊断标准。如果这种情况出现在已诊断为持续性抑郁障碍（恶劣心境）的个体中，当符合轻躁狂发作的全部诊断标准时，则两种诊断同时适用。
- **短暂环性心境障碍（少于 24 个月）**：多次不符合轻躁狂发作诊断标准的轻躁狂症状发作，多次不符合重性抑郁发作诊断标准的抑郁症状发作，它们的持续时间少于 24 个月（儿童或青少年少于 12 个月）。个体从未符合重性抑郁、躁狂或轻躁狂发作的全部诊断标准，且从未符合任何精神病性障碍的诊断标准。在这种疾病的病程中，轻躁狂或抑郁症状在大部分时间里存在，个体无症状的时间每次不超过 2 个月，且这些症状导致显著的临床痛苦或损害。

未特定的双相及相关障碍

F31.9

此类型适用于那些具备双相及相关障碍的典型症状，且引起了有临床意义的痛苦，或导致社交、职业或其他重要功能的损害，但未能完全符合双相及相关障碍任一种疾病的诊断标准。此种未特定的双相及相关障碍可在下列情况使用：临床工作者选择不标注未能符合任一种双相及相关障碍的诊断标准的原因及包括因信息不足而无法做出更特定的诊断（例如，在急诊室的环境下）。

双相及相关障碍的标注

标注如果是:

伴焦虑痛苦: 在目前或最近躁狂、轻躁狂或抑郁发作的大部分日子里,存在下列症状中的至少2项:

1. 感到激动或紧张。
2. 感到异常的坐立不安。
3. 因担心而难以集中注意力。
4. 害怕可能发生可怕的事情。
5. 感觉个人可能失去自我控制。

标注目前的严重程度:

轻度: 2个症状。

中度: 3个症状。

中度—重度: 4或5个症状。

重度: 4或5个症状,伴运动性激越。

注: 在初级保健和专业精神卫生场所中,焦虑痛苦被注意到是双相和重性抑郁障碍的突出特征。高焦虑程度与更高的自杀风险,更长的疾病病程和治疗无效可能性更大相关。因此,准确地注明焦虑痛苦的存在和严重程度,在临床上对于制订治疗计划和监控治疗反应是非常有用的。

伴混合特征: 混合特征的标注可以适用于目前的双相Ⅰ型或双相Ⅱ型障碍中的目前躁狂、轻躁狂或抑郁发作。

躁狂或轻躁狂发作,伴混合特征:

A. 符合躁狂或轻躁狂发作的全部诊断标准,在目前或最近一次躁狂或轻躁狂发作的大多数日子里,存在下列症状中的至少3项:
   1. 突出的烦躁或抑郁的心境,可以是主观报告(例如,感觉悲伤或空虚)或他人的观察(例如,表现为流泪)。
   2. 对所有或几乎所有活动的兴趣或愉悦感减少(通过主观的陈述或他人的观察)。
   3. 几乎每天都精神运动性迟滞(由他人看得出来,而不仅仅是主观体验到的变得迟钝)。
   4. 疲劳或精力不足。
   5. 感到自己毫无价值,或过分地、不适当地感到内疚(不仅仅是因为患病而自责或内疚)。
   6. 反复出现死亡的想法(而不仅仅是恐惧死亡),反复出现没有具体计划的自杀观念,或有某种自杀企图,或有某种实施自杀的具体计划。

B. 混合症状代表着与个体的平常行为不同的改变,且能够被他人观察到。

C. 由于躁狂的显著损害和临床的严重性,如果个体的症状同时符合躁狂和抑郁发作的全部诊断标准,则应诊断为躁狂发作,伴混合特征。

D. 混合症状不能归因于某种物质的生理效应(例如,滥用毒品、药物或其他的治疗)。

抑郁发作,伴混合特征:

A. 符合重性抑郁发作的全部诊断标准,在目前或最近的抑郁发作的大多数日子里,存在下列躁狂/轻躁狂症状中的至少 3 项:

1. 心境高涨、膨胀。
2. 自尊心膨胀或夸大。
3. 比平时更健谈或有持续讲话的压力感。
4. 意念飘忽或主观感受到思维奔逸。
5. 精力旺盛或目标导向的活动增多(社交的,工作或上学的,或性活动)。
6. 增加或过度地参与那些很可能产生痛苦后果的高风险活动(例如,无节制的购物,轻率的性行为,或愚蠢的商业投资)。
7. 睡眠的需求减少(与失眠相反,尽管睡眠比平时少,仍精神饱满)。

B. 混合症状代表着与个体的平常行为不同的改变,且能够被他人观察到。

C. 如果个体的症状同时符合躁狂和抑郁发作的全部诊断标准,则应诊断为躁狂发作,伴混合特征。

D. 混合症状不能归因于某种物质的生理效应(例如,滥用毒品、药物或其他的治疗)。

注:与重性抑郁发作相关的混合特征,已被发现是发展成双相Ⅰ型障碍或双相Ⅱ型障碍的一个明显风险因素。因此,注明“伴混合特征”,在临床上对于制订治疗计划和监控治疗反应是有用的。

伴快速循环(适用于双相Ⅰ型或双相Ⅱ型障碍):在先前的 12 个月内至少有 4 次符合躁狂、轻躁狂或重性抑郁发作诊断标准的心境发作。

注:各次发作被至少 2 个月的部分或完全缓解区隔,或转换到相反极性的发作(例如,从抑郁发作到躁狂发作)。

注:快速循环的双相障碍的基本特征是在先前的 12 个月内出现至少 4 次心境发作。这些发作可以呈现出任何的组合或顺序。这些发作必须符合重性抑郁、躁狂或轻躁狂发作的病程或症状数量的诊断标准,必须被一段时间的完全缓解或转换到相反极性的发作区隔。躁狂和轻躁狂发作被作为同一极性。除了出现更频繁,这些发作在快速循环模式和非快速循环模式中并没有区别。确定为快速循环模式的心境发作,应排除由物质(例如,可卡因、皮质类固醇)或其他躯体疾病直接导致的发作。

伴忧郁特征:

A. 在目前发作最严重的疾病期内,存在下列情况之一:

1. 对全部或几乎全部的活动失去愉悦感。
2. 对于平常的快乐刺激源失去反应(当好事情发生时,也感觉不到明显的好)。

B. 存在下列 3 项(或更多症状):

1. 以明显的极度沮丧、绝望和/或郁闷或所谓空虚的心境为特征的不同性质的抑郁心境。

2. 抑郁通常在早晨加重。

3. 早醒(即比通常睡醒提前至少 2 小时)。

4. 明显的精神运动性激越或迟滞。

5. 明显厌食或体重减轻。

6. 过度或不适当的内疚。

注:如果这些特征存在于发作的最严重阶段,则适用此"伴忧郁特征"的说明。几乎完全丧失快乐的能力,而不仅仅是减少。评估缺少心境反应的准则是:即使非常渴求的事件也不再伴有明显的情绪开朗。心境完全不再开朗,或只是部分开朗(例如,每次仅仅有几分钟能够达到常态的 20%—40%)。"伴忧郁特征"的心境与非忧郁性抑郁发作存在"质变"。仅仅被描述为更严重、更持久或没有原因就存在的抑郁心境,不能被考虑为质上的不同。精神运动的改变几乎总是存在,且可以被他人观察到。

在同一个体的多个发作期中,忧郁特征仅仅表现为有限的重复倾向。与门诊个体相比,忧郁特征更频繁地出现在住院个体中;与重度重性抑郁发作相比,更少地出现在轻度重性抑郁发作中;更多地出现于伴精神病性特征的个体中。

伴非典型特征:在目前或最近的重性抑郁发作的多数日子里,如下特征占主导地位时适用此标注。

A. 存在心境反应能力(即对实际发生的或潜在发生的正性事件有正性情绪反应)。

B. 有下列 2 项(或更多)特征:

1. 明显的体重增加或食欲增加;

2. 睡眠过多;

3. 灌铅样麻痹(即上肢或下肢有沉重的、灌铅样的感觉);

4. 长期对人际拒绝敏感的模式(不限于心境紊乱发作期),导致社交或职业功能明显损害。

C. 在同一次发作中,不符合"伴忧郁特征"或"伴紧张症"的诊断标准。

注:"非典型抑郁"具有重大的历史意义(即,很少在门诊患者且几乎从不在青少年和年轻成年人中诊断抑郁障碍的时代,更典型的激越和"内源性"是抑郁障碍的常规表现,与之不同的就称作"非典型"),如今,非典型不像字面暗示的那样,并不代表罕见或独特的临床表现。

心境反应是指,当存在正性事件时(例如,子女来访、他人的表扬),有能力高兴起来。如果外部环境保持良好,心境会变得愉快(不悲伤),并且可以持续相当长的时间。食欲增加可以表现为明显的食物摄入量或体重增加。睡眠增加可以包括较长时间的夜间睡眠和白天打盹,至少每天总计 10 个小时的睡眠(或比不抑郁的时候至少多睡 2 小时以上)。灌铅样麻痹被定义为感觉沉重、灌铅样或负重感,通常出现在上肢或下肢。这种感觉至少一天存在一个小时,但经常一次持续几个小时。不像其他的非典型特征,对主观人际拒绝的病理性敏感是一种早年出现并几乎贯穿整个成年的特质。拒绝敏感性在个体抑郁或不抑郁时都有，尽管它可能会在抑郁期加重。

伴精神病性特征： 妄想或幻觉存在于发作中的任何时间。如果存在精神病性特征，则标注是心境协调或心境不协调。

伴心境协调性精神病性特征： 在躁狂发作期，所有的妄想和幻觉的内容均与夸大、不会受伤害等典型的躁狂主题相符，但也会包括怀疑或偏执的主题，尤其是他人怀疑个体的能力、成就等。

伴心境不协调性精神病性特征： 妄想和幻觉的内容与上文所述的发作极性的主题不符，或其内容是心境协调和心境不协调主题的混合型。

伴紧张症： 如果紧张症的特征在大部分发作期里存在，则此紧张症的标注可以适用于躁狂或抑郁发作。参见“精神分裂症谱系及其他精神病性障碍”一章中与精神障碍相关的紧张症的诊断标准。

伴围产期起病： 如果心境紊乱发生在孕期或产后 4 周，此标注可适用于目前的心境发作，或者如果目前不符合心境发作的全部诊断标准，但最近的发作符合双相Ⅰ型或双相Ⅱ型障碍中躁狂、轻躁狂或重性抑郁发作的诊断标准。

注： 心境发作可以起病于孕期或产后。根据产后的随访时间，尽管有不同的估算值，约 3%—6%的女性在孕期或在产后的数周或数月会经历一次重性抑郁发作。50%的“产后”重性抑郁障碍实际上开始于产前。因此，这些发作被统称为围产期发作。伴围产期抑郁发作的女性经常有重度焦虑甚至惊恐发作。前瞻性研究已经证明，孕期的心境和焦虑症状，以及“产后忧郁”均增加了产后重性抑郁发作的风险。

围产期起病的心境发作可以伴有或没有精神病性特征。杀婴现象最常伴随着产后精神病发作，其特征性表现是通过命令性幻觉杀死婴儿或妄想这个婴儿着魔了，但精神障碍的症状也可发生于无此种特定的幻觉或妄想的重度产后心境发作。

伴精神病性特征的产后心境发作（重度抑郁或躁狂）发生于 1/1000—1/500 的分娩，更常见于初产妇。有既往产后心境发作，有抑郁或双相障碍（尤其是双相Ⅰ型障碍）的既往史，有双相障碍家族史的女性，其产后伴精神病性特征发作的风险会明显增加。

一旦一个女性有产后伴精神病性特征的发作，其每一次后续分娩的复发风险为 30%—50%。产后发作必须与产后期发生的伴意识或注意水平波动的谵妄鉴别。神经内分泌改变的程度和社会心理的适应，母乳喂养对于治疗计划的潜在影响，和产后心境障碍史对于后续生育的长期影响，这些都是产后期所独有的。

伴季节性模式： 此标注适用于心境发作的终生模式。其基本特征是至少有 1 种发作是规律性的季节模式（即，躁狂、轻躁狂或抑郁）。其他类型的发作可以不符合这一模式。例如，个体有季节性发作的躁狂，但其抑郁可以不在一年的特定时间中规律地出现。

A. 在双相Ⅰ型和双相Ⅱ型障碍中，躁狂、轻躁狂或重性抑郁发作的起病与一年中的特定时间（例如，秋季或冬季）存在规律性的时间关系。

注： 不包括与季节性相关的明显的心理社会应激源的个案（例如，每年冬天都常规性失业）。

B. 完全缓解(或从重度抑郁到躁狂或轻躁狂的改变,反之亦然)也发生于一年中的特定时间(例如,抑郁在春季消失)。

C. 在过去的2年中,个体的躁狂、轻躁狂或重性抑郁发作证明了上述的时间季节性关系,且在2年的周期内,没有非季节性的极性发作出现。

D. 在个体的一生中,季节性的躁狂、轻躁狂或抑郁(如上所述)的出现显著地超过了任何非季节性的躁狂、轻躁狂或抑郁。

注:此标注适用于双相Ⅰ型障碍、双相Ⅱ型障碍的重性抑郁发作,或反复发作的重度抑郁障碍。其基本特征是重性抑郁发作的起病和缓解发生于一年中的特定时间。大多数个案的发病始于秋季或冬季,缓解于春季。少数的情况下,可以有反复的夏季抑郁发作。这种起病和缓解的模式必须发生在至少2年的时间内,在此期间没有任何非季节性发作。此外,在个体的一生中,季节性的重性抑郁发作明显多于非季节性的重性抑郁发作。

此标注不适用于那些可以更好地被季节性相关的心理社会应激源(例如,季节性失业或学校的时间表)解释的情况。出现在季节性模式的重性抑郁发作经常具备的特征为:能量减低、睡眠过多、暴食、体重增加和渴求碳水化合物。尚不清楚季节性模式是否更易出现在反复发作的重性抑郁障碍或双相障碍中。然而,在双相障碍人群中,季节性模式更多地出现在双相Ⅱ型障碍而不是双相Ⅰ型障碍中。一些个体的躁狂或轻躁狂发作的发生可能也与特定的季节相关联。

冬季型的季节性模式的患病率似乎随着不同的纬度、年龄和性别而改变。高纬度地区的患病率会增加,年龄也是季节性的一个强大的预测指标,年轻人在冬季抑郁发作的风险较高。

标注如果是:

部分缓解:存在最近一次躁狂、轻躁狂或重性抑郁发作的症状,但目前不符合全部诊断标准,或在这样一次发作结束之后,有一段持续时间少于2个月的无躁狂、轻躁狂或重性抑郁障碍发作的任何明显症状。

完全缓解:在过去的2个月内,没有任何明显的该障碍的症状或体征存在。

标注目前的躁狂发作的严重程度:

严重程度是基于诊断标准症状的数目,症状的严重程度和功能损害的程度。

轻度:存在符合躁狂发作的最少的症状数目。

中度:非常显著的活动增加或判断力受损。

重度:需要几乎持续的监管,为了避免对自己或他人的躯体损害。

标注目前的重性抑郁发作的严重程度:

严重程度是基于诊断标准症状的数目,症状的严重程度和功能损害的程度。

轻度:存在非常少的超出诊断所需的症状数量,症状的强度引起痛苦但是可控的,并导致社交或职业功能的轻微损害。

中度:症状的数量、强度和/或功能损害介于"轻度"和"重度"之间。

重度:症状的数量远远超出诊断所需,症状的强度引起显著的痛苦并不可控,且症状明显干扰了社交或职业功能。

抑郁障碍

抑郁障碍包括破坏性心境失调障碍、重性抑郁障碍(包含重性抑郁发作)、持续性抑郁障碍(恶劣心境)、经前期烦躁障碍、物质/药物所致的抑郁障碍,由于其他躯体疾病所致的抑郁障碍,其他特定和未特定的抑郁障碍。与 DSM-Ⅳ不同,DSM-5 将本章的抑郁障碍与前一章的双相及相关障碍分开。本章所有障碍的共同特点是存在悲哀、空虚或易激惹心境,并伴随躯体和认知改变,显著影响到个体功能。这些障碍之间的差异是病程、时间或假设的病因。

为缓解决儿童双相障碍可能被过度诊断和治疗的担忧,一种新的诊断——破坏性心境失调障碍,指的是表现出持续的易激惹和频繁发作的极端行为失控的儿童——被加入本章,用于年龄达 12 岁的儿童。将其放入本章,反映了研究的发现:当具有这种症状模式的儿童成长到青春期和成人期时,通常会发展成单相抑郁障碍或焦虑障碍,而非双相障碍。

重性抑郁障碍代表了这组障碍的典型疾病。它特征性地表现为明确的至少 2 周的发作(尽管绝大多数的发作持续更久),涉及情感、认知和植物神经功能的明显变化,以及发作间的缓解。尽管该障碍在大多数案例中是反复发作的,但基于单次发作的诊断是可以的。需要仔细区分正常的悲伤和哀痛与重性抑郁发作。丧痛经常导致巨大的痛苦,但一般不导致重性抑郁障碍的发作。与不伴有重性抑郁障碍的丧痛相比,当重性抑郁障碍和丧痛同时出现时,抑郁症状和功能损害通常更为严重,预后更差。与丧痛相关的抑郁倾向于发生在易患抑郁障碍的人群中,抗抑郁药治疗可促进其康复。

一种更为慢性的抑郁形式是持续性抑郁障碍(恶劣心境),当成年人的心境紊乱持续至少 2 年,儿童持续至少 1 年时,可以给予此诊断。这个诊断在 DSM-5 中是新的,它包含了 DSM-Ⅳ中的慢性重性抑郁和恶劣心境。

在仔细而科学地回顾相关证据后,经前期烦躁障碍从 DSM-Ⅳ的附录(“供进一步研究的诊断序列和轴”)转移到 DSM-5 的第二部分。对此疾病近 20 年的研究,确定了它是一种特异的和对治疗有反应的抑郁障碍,该障碍始于排卵,在月经来潮后的头几天内缓解,对功能产生显著影响。

很多物质滥用、一些处方药物和几种躯体疾病,可能与类似抑郁的现象有关。这些情况被诊断为物质/药物所致的抑郁障碍和由于其他躯体疾病所致的抑郁障碍。

破坏性心境失调障碍

诊断标准　　F34.81

A. 严重的、反复的脾气爆发,表现为言语(例如,言语暴力)和/或行为(例如,以肢体攻击他人或财物),其强度或持续时间与所处情况或所受的挑衅完全不成比例。

B. 脾气爆发与其发育阶段不一致。

C. 脾气爆发平均每周发生 3 次或 3 次以上。

D. 几乎每天和每天的大部分时间,脾气爆发之间的心境是持续性的易激惹或发怒,且可被他人观察到(例如,父母、老师、同伴)。

E. 诊断标准 A—D 的症状已经持续存在 12 个月或更长时间,在此期间,个体从未连续 3 个月或更长时间没有诊断标准 A—D 的症状。

F. 诊断标准 A 和 D 至少在下列三种(即在家、在学校、与同伴在一起)的两种场景中存在,且至少在其中一种场景中是严重的。

G. 首次诊断不能在 6 岁前或 18 岁后。

H. 根据病史或观察,诊断标准 A—E 的症状出现的年龄在 10 岁前。

I. 从未有超过持续 1 天的特别时期,在此期间,除了持续时间以外,符合了躁狂或轻躁狂发作的全部诊断标准。

注: 与发育阶段相符的情绪高涨,例如遇到或预期到一个非常积极的事件发生,则不能被视为躁狂或轻躁狂的症状。

J. 这些行为不仅仅出现在重性抑郁障碍的发作期,且不能用其他精神障碍来更好地解释[例如,孤独症(自闭症)谱系障碍、创伤后应激障碍、分离焦虑障碍、持续性抑郁障碍(恶劣心境)]。

注: 此诊断不能与对立违抗障碍、间歇性暴怒障碍或双相障碍并存,但可与其他精神障碍并存,包括重性抑郁障碍、注意缺陷/多动障碍、品行障碍和物质使用障碍。若个体的症状同时符合破坏性心境失调障碍和对立违抗障碍的诊断标准,则只能诊断为破坏性心境失调障碍。如果个体曾有过躁狂或轻躁狂发作,则不能再诊断为破坏性心境失调障碍。

K. 这些症状不能归因于某种物质的生理效应,或其他躯体疾病或神经疾病。

诊断特征

破坏性心境失调障碍的核心特征是慢性的、严重而持续性的易激惹。这种严重的易激惹有两个显著的临床表现:首先是频繁地发脾气。这些发脾气通常是对挫折的反应,可能是言语的或行为的(后者体现为对财产、自我或他人的攻击)。这些情况的发生必须是频繁的(一般每周三次或以上)(诊断标准 C),至少持续一年,至少在两个不同的情境(诊断标准 E 和 F),例如,在家里和学校,而且必须与发展阶段不适应(诊断标准 B)。其次表现为在重度发脾气的期间,存在慢性、持续性的易激惹或发怒的心境。儿童所特有的易激惹或发怒的心境则必须存在于一天中大部分时间,几乎每一天,而且能被处境中的其他人观察到(诊断标准 D)。

破坏性心境失调障碍的临床表现必须仔细地与其他相关疾病,尤其是儿童双相障碍的表现进行区分。与表现出典型的(即发作性的)双相障碍的儿童相比,他们具有慢性、持续性的易激惹特征,实际上,将破坏性心境失调障碍加入 DSM-5,就是为了考虑到对这部分儿童的恰当诊断及治疗。

一些研究者认为，在儿童中，严重的、非发作性的易激惹可以作为双相障碍的特点，尽管DSM-Ⅳ和DSM-5都要求儿童和成年人必须具备明确的躁狂或轻躁狂发作，才能确诊为双相障碍。在20世纪的后期，研究者常规性地把严重的、非发作性的易激惹当作儿童期躁狂的表现，临床工作者将儿童患者诊断为双相障碍的比率也相应地激增。这一急剧增长的比率似乎可以归因于临床工作者将至少两种临床表现合并到了同一类别。也就是对儿童身上典型的、发作性的躁狂表现和非发作性、严重易激惹的表现，一并贴上了双相障碍的标签。在DSM-5中，双相障碍的术语明确用于"双相症状的发作性表现"。DSM-Ⅳ不含专为表现出十分严重、非发作性的易激惹等标志性症状的年轻人而设计的诊断，而DSM-5则包含了破坏性心境失调障碍，为此类表现提供了一个确切的分类。

患病率

在儿童精神卫生门诊就诊的儿童中，常见破坏性心境失调障碍。在社区中该障碍的患病率尚不明确。基于作为该障碍核心特征的慢性、严重持续性易激惹的发生率，在儿童和青少年中，破坏性心境失调障碍6个月到1年的患病率可能在2%—5%。然而，男性和学龄儿童的患病率高于女性和青少年。

发展与病程

破坏性心境失调障碍的起病必须在10岁以前，且发育年龄在6岁以下的儿童不适用该诊断。该障碍的表现是否只出现在这样的年龄限定范围内，尚且未知。因为破坏性心境失调障碍的症状可能随着儿童的成熟而改变，所以该诊断的使用应限制在一定年龄范围内，并且有效性已经建立(6—18岁)。约一半有严重、慢性易激惹的儿童在1年后的表现仍然符合该疾病的诊断标准。从严重、非发作性的易激惹转变为双相障碍的概率则很低。取而代之的是，有慢性、易激惹表现的儿童面临在成人期发展为单相抑郁障碍和/或焦虑障碍的风险。

与年龄相关的变化也能区分典型的双相障碍和破坏性心境失调障碍。青少年期之前，双相障碍的发生率普遍很低(<1%)，到成年早期呈现稳定增长(1%－2%的患病率)。在青少年期之前，破坏性心境失调障碍比双相障碍常见，随着儿童进入成人期，该疾病的症状变得不常见。

风险与预后因素

气质的：有慢性易激惹的儿童通常表现为复杂的精神疾病的病史。在这些儿童中，在达到该综合征的诊断标准之前，常见和典型的表现是相对广泛的慢性易激惹的病史。这些诊断前的临床表现可能已经符合了对立违抗障碍的诊断标准。很多有破坏性心境失调障碍的儿童，当他们在较早年龄发病时，其症状可能也符合注意缺陷/多动障碍和焦虑障碍的诊断标准。也有一些儿童可能达到重性抑郁障碍的诊断标准。

遗传与生理的：在家族聚集性和遗传学方面，基于家族的风险，那些表现为慢性、非发作性易激惹特征的儿童被认为能够与双相障碍的儿童区分开。然而,这两组病人在焦虑障碍、单相抑郁障碍或物质滥用的家族发病率方面并无差异。与儿童双相障碍或其他精神障碍相比,有破坏性心境失调障碍的儿童在信息处理缺陷方面,呈现出相同点和不同点。例如,双相障碍儿童和慢性易激惹儿童,与一些其他精神疾病的儿童一样,都是既表现出面部情绪识别的缺陷,又表现出决策能力和认知控制受干扰。也有一些障碍特异性的功能失调的证据,例如,在评估为应对情感刺激而进行注意力分配的任务中,慢性易激惹儿童显示出独特的功能失调的标志。

性别相关的诊断问题

来就诊的有破坏性心境失调障碍特征的儿童多为男性。在社区样本中,也支持男性多发。男女两性患病率的差异可以区分破坏性心境失调障碍和双相障碍,后者的两性患病率相当。

自杀风险

通常,在破坏性心境失调障碍中,当对有慢性易激惹的儿童进行评估时,应记录自杀行为和攻击行为以及其他严重的功能性后果的证据。

破坏性心境失调障碍的功能性后果

那些在破坏性心境失调障碍中所见的慢性、严重易激惹,既与家庭及同伴关系的严重破坏有关,又与学校表现有关。由于极低的挫折耐受性,这样的儿童往往难以在学业上取得成功;他们经常无法参与健康儿童热衷的活动;他们的家庭生活受到情绪爆发和易激惹特性的严重破坏;而且他们难以建立和维持友谊。通常,双相障碍儿童与破坏性心境失调障碍儿童功能失调的水平相当。这两种疾病造成患病个体及其家庭生活的严重破坏。在破坏性心境失调障碍和儿童双相障碍中,危险行为、自杀观念或自杀企图、严重的攻击性,和精神疾病的住院治疗,都很常见。

鉴别诊断

由于慢性易激惹儿童和青少年往往具有复杂病史,所以在进行破坏性心境失调障碍诊断时必须充分考虑是否存在其他多种疾病。除了需要考虑许多其他疾病之外,尤其需要仔细评估以区分破坏性心境失调障碍和双相障碍及对立违抗障碍。

双相障碍:区分儿童破坏性心境失调障碍和双相障碍的中心特征涉及核心症状的病程。在儿童中,就像在成年人中一样,双相Ⅰ型障碍与Ⅱ型障碍表现为发作性疾病,伴明确的心境混乱的发作期,这不同于破坏性心境失调障碍儿童的典型表现。在躁狂发作期间发生的心境紊乱明显不同于儿童正常的心境。另外,在躁狂发作期间,心境变化必然伴随有关的认知、行为和躯体症状的发生或加重(例如,随境转移,目标导向的活动增加),在一定程度上也明显不同于儿童正常的基线。因此,在躁狂发作期间,父母(基于发育水平,儿童)应该能够区分儿童的心境和行为与往常显著不同的时间段。作为对比,破坏性心境失调障碍的易激惹是持续的,存在几个月;在一定程度上时好时坏,严重的易激惹,是破坏性心境失调障碍儿童的特征性表现。因此,双相障碍是发作性的疾病,而破坏性心境失调障碍则不是。事实上,破坏性心境失调障碍的诊断不能应用于经历过全程的轻躁狂或躁狂发作(易激惹或欣快)的儿童,也不能应用于经历躁狂或轻躁狂发作持续超过一天的儿童。在双相障碍和破坏性心境失调障碍的对比中,另一个重要的鉴别特征是前者存在心境和自大心理的提升或膨胀。这些是躁狂的常见特征,而不是破坏性心境失调障碍的特征性表现。

对立违抗障碍: 对立违抗障碍的症状通常出现在破坏性心境失调障碍的儿童身上,而破坏性心境失调障碍的心境症状则相对很少出现在对立违抗障碍的儿童身上。对于症状也符合对立违抗障碍诊断标准的儿童,诊断破坏性心境失调障碍的关键特征是存在严重和频繁的、反复地发脾气,和发脾气之间持续的心境破坏。此外,破坏性心境失调障碍的诊断还需要在至少一种情境中存在重度的功能损害(即在家、在学校、与同伴在一起),而且在第二种情境中,存在轻度到中度的功能损害。因此,绝大多数症状符合破坏性心境失调障碍诊断标准的儿童,也将符合对立违抗障碍的诊断标准,反之则不然。因为在对立违抗障碍个体中只有约15%符合破坏性心境失调障碍的诊断标准。即使儿童的症状符合这两种诊断标准,也只应给予破坏性心境失调障碍的诊断。最后,破坏性心境失调障碍中显著的心境症状及在跟踪研究中发现的发展成抑郁及焦虑障碍的高风险,都支持破坏性心境失调障碍被安排在DSM-5的抑郁障碍这章中(对立违抗障碍则被安排在“破坏性、冲动控制及品行障碍”一章)。比起对立违抗障碍,破坏性心境失调障碍反映了个体更突出的心境成分。尽管如此,除了心境问题,还要注意到破坏性心境失调障碍也有行为问题的高风险。

注意缺陷/多动障碍,重性抑郁障碍,焦虑障碍,和孤独症谱系障碍: 与被诊断为双相障碍或对立违抗障碍的儿童,一个症状符合破坏性心境失调障碍的儿童可以合并诊断为注意缺陷/多动障碍、重性抑郁障碍和/或焦虑障碍。然而,当儿童仅在重性抑郁障碍发作时或持续性抑郁障碍(恶劣心境)状态下出现易激惹特征时,应被诊断为这两种障碍之一,而非破坏性心境失调障碍。破坏性心境失调障碍儿童的症状可能也符合焦虑障碍的诊断标准,因而可以得到这两个诊断,但如果易激惹特征只在焦虑障碍加重的背景下出现,就应得到相关的焦虑障碍的诊断,而非破坏性心境失调障碍的诊断。此外,孤独症谱系障碍的儿童,当他们的例行程序被打扰时,经常表现为发脾气。在这种情况下,发脾气是继发于孤独症谱系障碍,而不应被诊断为破坏性心境失调障碍。

间歇性暴怒障碍: 有间歇性暴怒障碍的儿童表现为严重的发脾气,很像有破坏性心境失调障碍的儿童。然而,不像破坏性心境失调障碍,间歇性暴怒障碍在爆发的间歇期,不需要有持续的心境破坏。此外,间歇性暴怒障碍只需要3个月的活动期症状,而破坏性心境失调障碍则需要持续12个月的活动期症状才能诊断。而且,同一个儿童不应同时得到这两个诊断。对于有发脾气和间歇性发作、持续性易激惹的儿童,应该只给予破坏性心境失调障碍的诊断。

共病

破坏性心境失调障碍的共病率很高。很少发现症状仅仅符合破坏性心境失调障碍诊断标准的个体。破坏性心境失调障碍与其他 DSM 定义的综合征的共病概率,高于许多其他儿童精神疾病;与对立违抗障碍有最强的重叠。破坏性心境失调障碍不仅共病发生率高,而且共病的范围很广。通常这些儿童具有广泛的破坏性行为,以及心境、焦虑,甚至孤独症谱系的症状和诊断。然而,有破坏性心境失调障碍的儿童不应有符合双相障碍诊断标准的症状,因为在这种情况下,只应诊断为双相障碍。如果儿童症状符合对立违抗障碍或间歇性暴怒障碍,同时符合破坏性心境失调障碍的诊断标准,就应只给予破坏性心境失调障碍的诊断。就像之前指出的那样,如果症状只出现在诱发焦虑的背景下,如孤独症谱系障碍或强迫障碍儿童的例行程序被打扰时,或在重性抑郁发作的背景下,则不能诊断为破坏性心境失调障碍。

重性抑郁障碍

诊断标准

A. 在同样的 2 周时期内,出现 5 个或以上的下列症状,表现出与先前功能相比不同的变化,其中至少 1 项是 1. 心境抑郁或 2. 丧失兴趣或愉悦感。

注: 不包括那些能够明确归因于其他躯体疾病的症状。

1. 几乎每天大部分时间都心境抑郁,既可以是主观的报告(例如,感到悲伤、空虚、无望),也可以是他人的观察(例如,表现流泪)(注:儿童和青少年,可能表现为心境易激惹)。
2. 几乎每天或每天的大部分时间,对于所有或几乎所有的活动兴趣或乐趣都明显减少(既可以是主观体验,也可以是观察所见)。
3. 在未节食的情况下体重明显减轻,或体重增加(例如,一个月内体重变化超过原体重的 5%),或几乎每天食欲都减退或增加(注:儿童则可表现为未达到应增体重)。
4. 几乎每天都失眠或睡眠过多。
5. 几乎每天都精神运动性激越或迟滞(由他人观察所见,而不仅仅是主观体验到的坐立不安或迟钝)。
6. 几乎每天都疲劳或精力不足。
7. 几乎每天都感到自己毫无价值,或过分地、不适当地感到内疚(可以达到妄想的程度),(并不仅仅是因为患病而自责或内疚)。
8. 几乎每天都存在思考或注意力集中的能力减退或犹豫不决(既可以是主观的体验,也可以是他人的观察)。
9. 反复出现死亡的想法(而不仅仅是恐惧死亡),反复出现没有特定计划的自杀观念,或有某种自杀企图,或有某种实施自杀的特定计划。

B. 这些症状引起有临床意义的痛苦,或导致社交、职业或其他重要功能方面的损害。

C. 这些症状不能归因于某种物质的生理效应，或其他躯体疾病。

注：诊断标准 A—C 构成了重性抑郁发作。

注：对于重大丧失(例如，丧痛、经济破产、自然灾害的损失、严重的躯体疾病或伤残)的反应，可能包括诊断标准 A 所列出的症状：如强烈的悲伤，沉浸于丧失，失眠，食欲不振和体重减轻，这些症状可以类似抑郁发作。尽管此类症状对于丧失来说是可以理解的或反应恰当的，但除了对于重大丧失的正常反应之外，也应该仔细考虑是否还有重性抑郁发作的可能。这个决定必须要基于个人史和在丧失的背景下表达痛苦的文化常模来进行临床判断。①

D. 这种重性抑郁发作的出现不能更好地用分裂情感性障碍、精神分裂症、精神分裂症样障碍、妄想障碍或其他特定的或未特定的精神分裂症谱系及其他精神病性障碍来解释。

E. 从无躁狂发作或轻躁狂发作。

注：若所有躁狂样或轻躁狂样发作都是由物质滥用所致的，或归因于其他躯体疾病的生理效应，则此排除条款不适用。

编码与记录步骤：重性抑郁障碍的诊断编码是基于单次发作或反复发作，目前的严重程度，是否存在精神病性特征，及缓解状态。其中，只有目前符合重性抑郁障碍发作的全部诊断标准时，才能标明目前的严重程度和精神病性特征。只有目前没有符合重性抑郁发作的全部诊断标准，才能标明缓解的标注。编码如下：

严重程度/类别说明	单次发作	反复发作*
轻度	F32.0	F33.0
中度	F32.1	F33.1
重度	F32.2	F33.2
伴精神病性特征**	F32.3	F33.3
部分缓解	F32.4	F33.41
全部缓解	F32.5	F33.42
未特定	F32.9	F33.9

*对于考虑为反复发作，则发作的间歇期必须至少有连续的两个月，且间歇期达不到重性抑郁发作的诊断标准。标注的定义可在括号内提示的页面找到。

**如果精神病性特征存在，则编码“伴精神病性特征”的标注，而不考虑发作的严重程度。

① 悲痛反应的主要表现是空虚和失去的感受，而重性抑郁发作(MDE)是持续的抑郁心境和无力预见幸福或快乐，这样的考虑对于鉴别 MDE 和悲痛反应是有用的。悲痛反应中的不快乐可能随着天数或周数的增加而减弱，并且呈波浪式出现，所谓是一阵阵的悲痛。这种波浪式的悲痛往往与想起逝者或提示逝者有关。MDE 的抑郁情绪更加持久，并且不与这些特定的想法或担忧相关联。悲痛反应的痛苦可能伴随着正性的情绪或幽默，而以广泛的不快乐和不幸为特点的 MDE 则不是这样的。与悲痛反应相关的思考内容通常以关于思念逝者和回忆逝者为主，而不是在 MDE 中所见的自责或悲观的沉思。悲痛反应中通常保留了自尊，然而在 MDE 中，毫无价值感或自我憎恨的感觉则是常见的。如果悲痛反应中存在自我贬低性思维，通常涉及意识到对不起逝者(例如，没有足够频繁地探望，没有告诉逝者对他或她的爱有多深)。如果痛失亲人的个体考虑死亡和垂死，这种想法通常聚焦于逝者和为了跟逝者“在一起而死”；然而在 MDE 中，这种想法则聚焦于因为自认毫无价值，不配活着，或无力应对抑郁的痛苦而想结束自己的生命。

记录诊断的名称,应按以下顺序:重性抑郁障碍,单次或反复发作,严重程度/精神病性/缓解标注,接着再记录下述适用于当前发作的没有编码的标注,需要几个就用几个。

标注:

伴焦虑痛苦。

伴混合特征。

伴忧郁特征。

伴非典型特征。

伴心境协调的精神病性特征。

伴心境不协调的精神病性特征。

伴紧张症,编码备注:使用额外的编码 F06.1。

伴围产期起病。

伴季节性模式(仅仅用于反复发作类型)。

诊断特征

除了体重变化和自杀观念之外,重性抑郁障碍的诊断标准的症状必须是几乎每天都存在或能被观察到。几乎每天,每天中大部分时间都存在抑郁心境。患者的主诉经常是失眠或疲劳,如果不对伴随的抑郁症状进行探究,将导致漏诊。一开始个体可能拒绝承认悲伤情绪,但或可通过访谈了解,或是从面部表情和举止得以推断。面对专注于抱怨身体不适的个体,临床工作者应判断抱怨所透露的痛苦是否与特定的抑郁症状有关。疲劳和睡眠紊乱在大部分案例中存在,精神运动性紊乱则少见多了,但说明整体病情更为严重,例如,出现妄想或近乎妄想的内疚。

重性抑郁障碍的基本特征是持续至少 2 周,在此期间,存在抑郁心境,或对几乎所有活动丧失兴趣或愉悦(诊断标准 A),在儿童和青少年身上,心境可能体现出易激惹,而不是悲伤。个体还必须经历清单中的至少 4 种额外症状,包括食欲或体重、睡眠和精神运动性活动的变化;精力不足;无价值或内疚感;思考、集中注意力或做决定困难;或是反复思考死亡,或自杀观念,或自杀计划或企图。为了判断是否为重性抑郁发作,必须与个体发作前的状态进行比较,看症状是否是新出现的或明显恶化。这些症状必须在几乎每一天中的大部分时间里,持续存在,并且至少连续 2 周。发作必须伴随临床显著的痛苦,或社交、职业或其他重要功能领域的损害。一些轻度发作的个体,功能上或许表现正常,但明显需要更多的努力去完成。

重性抑郁障碍个体通常描述自己的心境是抑郁、悲伤、无望、泄气或“心情低落”(诊断标准 A1)。在一些案例中,个体一开始不承认悲伤,但接着可能通过访谈诱发出来(例如,指出个体看上去似乎要哭了)。一些抱怨“无聊”的个体,往往缺乏感受或是感到焦虑,可以从个体的面部表情或细微举止中发现抑郁心境的存在。

一些个体抱怨身体不适(例如,躯体疼痛、痛苦),而不是抱怨悲哀的感受。很多个体报告或表现出激惹性增加(例如,持久的怒气,倾向于对一些事情以愤怒爆发来回应或对他人多加指责,在小事上有夸大的挫折感)。在儿童和青少年身上,可能发生易激惹或不稳定心境,而不是悲伤或沮丧心境。这种表现应与受挫时的易激惹模式区分开。

在一定程度上,几乎总是表现出兴趣或愉悦的丧失。个体可能报告对自己的爱好兴趣减退,"不再在意",或是在从前认为快乐的运动中感受不到快乐了(诊断标准 A2)。家庭成员经常注意到其社交退缩或对愉悦的业余爱好的忽略(例如,从前热衷于高尔夫运动,现在再也不玩了,一个曾经喜欢踢足球的孩子找理由不再去踢)。在一些个体中,性的兴趣或欲望明显低于以往水平。

食欲发生变化,包括食欲减退或增加。一些抑郁个体报告他们不得不强迫自己去进食。另外一些则可能吃得更多,并且渴望特定的食物(例如,甜食或其他碳水化合物)。当食欲严重改变(不论往哪个方向),可能存在明显的体重减轻或增加,在儿童身上则可注意到体重不能达到预期标准(诊断标准 A3)。

睡眠紊乱可能表现为睡眠困难或睡眠过多的形式(诊断标准 A4)。当失眠存在时,通常是睡眠不深(即夜里醒来而且难以入睡),或是早醒(即醒得太早而且无法再次入睡)。一开始就难以入睡(即入睡困难)也可能发生。过度睡眠(嗜睡)的个体或是在夜里睡眠时间延长,或是白天睡眠时间增加。有时个体寻求帮助的原因是睡眠紊乱。

精神运动性改变包括激越(例如,静坐不能,来回踱步,搓手;拉扯或摩擦皮肤、衣服或其他东西)或者迟滞(例如,说话、思考或身体活动变得缓慢;回答问题之前停顿拉长;说话音量降低、音调改变、数量减少、说话内容种类变窄,或是沉默无语)(诊断标准 A5)。精神运动性激越或迟滞必需足够严重,以至于能被旁人观察到,而不仅仅是主观感受。

精力不足、倦怠和疲劳是常见的(诊断标准 A6)。个体可能报告持续的疲劳感,而并未经历强体力活动。甚至最小的任务看似都需要大量的努力。任务完成的效率可能降低。例如,个体可能抱怨早晨的洗漱和着装都令人精疲力竭,要比平时花费两倍的时间。

与重性抑郁发作有关的无价值感或内疚感,包括对自我价值不现实的负面评价,或对过去小失败的内疚性的先占观念或思维反刍(诊断标准 A7)。这样的个体经常误读中性或琐碎的日常事件,把它们当成个人缺点的证据,同时在感受上夸大了对不顺利事件应承担的责任。无价值或内疚感可能达到妄想的程度(例如,确信自己应为全球性贫困负责)。由于抑郁而感到不适或无法履行职业和人际关系的职责而自责,是常见的结果,除非有妄想,这些表现尚不能充分满足这一诊断标准。

很多个体报告思考、集中注意力或做最小的决定都存在能力受损(诊断标准 A8)。他们通常表现为容易分散注意力或抱怨记忆困难。那些需要认知投入的工作往往难以胜任。在儿童身上,成绩的急转直下可能反映出注意力的下降。老人则主要抱怨记忆困难,可能被误解为早期痴呆的征兆("假性痴呆")。当重性抑郁发作被成功治疗后,记忆问题通常也会完全缓解。然而,在一些个体中,尤其是老年人,有时重性抑郁发作可能是不可逆的痴呆的最初表现。

死亡想法、自杀观念或自杀企图是常见的(诊断标准A9)。他们通常从被动地希望早上醒不来,或是相信如果自己死了他人会过得更好,到短暂而反复地想到采取自杀行为,再到一个详细的自杀计划之间变化。有更严重自杀倾向的个体可能已经将后事安排好了(例如,更新遗嘱,解决债务),获取需要的材料(例如,一根绳子或一把枪),选择自杀死亡的地点和时间。自杀动机可能包括不愿再面对个体视为不能克服的障碍,强烈地希望结束视为无休止而痛苦无比的情绪状态,无法预见生活中还有任何快乐,或希望不要成为他人的负担。比起否认有进一步的自杀计划,解决这样的想法是更有意义的降低自杀风险的方法。

在有常见躯体疾病(例如,癌症、中风、心肌梗死、糖尿病、怀孕)的个体中,对重性抑郁发作症状的评估尤其困难。重性抑郁发作的一些诊断标准的体征和症状与那些常见躯体疾病的症状相同(例如,未经治疗的糖尿病个体的体重减轻;癌症个体的疲劳;怀孕个体早期的嗜睡;怀孕个体后期或产后的失眠)。这些症状适用于重性抑郁的诊断,除非它们可以明确而完全地归因于常见躯体疾病。在这样的案例中,烦躁、快感缺失、内疚或无价值、注意力受损或犹豫不决等非植物性症状,以及自杀想法,都应被评估并给予特别关注。修改后的重性抑郁发作的定义只包括这些非植物性症状,它们看起来与全部诊断标准所确定的个体几近一致。

支持诊断的有关特征

重性抑郁障碍与高的死亡率有关,其中很多是自杀;然而,这并非唯一原因。例如,进入医疗养老院的抑郁个体,第一年中的死亡可能性明显增加。个体频繁出现流泪、易激惹、郁闷、强迫性思维反刍、焦虑、恐惧、过度担忧身体健康,以及对疼痛(例如,头疼;关节、腹部或其他疼痛)的主诉。在儿童中则可能产生分离焦虑。

尽管大量文献描述了重性抑郁障碍与神经解剖学、神经内分泌学、神经生理学的关联,但仍没有实验室检查能提供令人信服的、具有充分敏感性和特异性的成果,无法作为该障碍的诊断工具。直到最近,下丘脑-垂体-肾上腺轴的过度活动是被最广泛研究的与重性抑郁发作有关的异常,而且看来也与忧郁特征、精神病性特征,以及自杀风险有关。分子生物学的研究也发现了外围因素,包括神经营养因子和促炎性细胞因子的遗传变异。此外,功能性的磁共振成像提供了证据,表明在有重性抑郁障碍的成年人中,会呈现特定的神经系统的功能异常,该神经系统支持情绪处理、犒赏寻求和情绪调节。

患病率

在美国,重性抑郁障碍12个月的患病率约为7%,在不同年龄群体之间有显著区别,例如18—29岁个体的患病率比60岁及以上个体的患病率高3倍。青少年早期发病的群体中,女性个体患病率比男性高1.5倍到3倍。

发展与病程

重性抑郁障碍可能在任何年龄发病,但青春期起病概率明显较高。在美国,20多岁是高发期,而晚年起病也是常见的。

重性抑郁障碍的病程变化很大,例如,一些个体很少经历缓解(2个月及以上无症状,或只有一两种症状到不超过轻度),而其他一些个体则在发作期间的很多年很少或没有症状。将慢性抑郁障碍的加重期来寻求治疗的个体与近期发展症状的个体区分开,十分重要。慢性的抑郁症状显著提高了人格障碍、焦虑障碍和物质使用障碍的潜在可能性,并且降低了通过治疗使症状完全缓解的可能性。因此,请个体描述抑郁症状,以确定最近至少2个月完全没有抑郁症状的情况,是很有用的。

重性抑郁障碍个体,通常5个中有2个在起病3个月内开始康复,5个中有4个在起病1年内开始康复。新近起病有较大的可能在短期内康复,很多只抑郁了几个月的个体可以期待自发性康复。与低的康复率有关的特征,除了目前的发作持续时间外,还包括精神病性特征、显著的焦虑、人格障碍和症状严重程度。

随着缓解期的延长,复发风险越来越低。在年轻个体,或在已经历过多次发作的个体中,之前的发作越严重,复发风险也越高。在缓解期,即使只存在轻度抑郁症状,也强烈预示复发的可能。

很多双相障碍是从一次或更多次抑郁发作开始的,很大一部分个体开始时表现为重性抑郁障碍,经过一段时间后,被证明其实是双相障碍。这更可能发生在青少年期即起病、有精神病性特征和有双相障碍家族史的个体中。"存在混合特征"的标注,也增加了未来被诊断为躁狂或轻躁狂的风险。重性抑郁障碍,特别是伴精神病性特征的,也可能转化为精神分裂症,比精神分裂症转化成重性抑郁障碍的频率高很多。

尽管抑郁障碍的患病率一直存在性别差异,但在现象学、病程或治疗反应上,并未出现明显的性别差异。同样,在重性抑郁障碍的病程和治疗反应方面,也并不因年龄不同而有明显差异。然而,一些症状差异的确存在,例如嗜睡和食欲过胜更多出现在年轻个体中,而忧郁症状,尤其是精神运动性紊乱,在年长个体中更为普遍。在中老年人中,自杀企图的可能性要小一些,尽管自杀死亡的风险没有差异。早年起病的抑郁个体更可能有家族史,而且更可能涉及人格障碍。重性抑郁障碍个体的病程,一般不随年龄增长而变化。从长期来看,康复的平均时间显得较为稳定,而处于发作期的可能性一般不随时间变化而增加或减少。

风险与预后因素

气质的: 神经质(消极情感)是重性抑郁障碍起病的已确立的风险因素,高水平的神经质似乎令个体在应对生活应激性事件时更可能发展成抑郁发作。

环境的: 童年负性经历,尤其是不同类型的多种经历,构成一系列重性抑郁障碍的强有力的风险因素。应激性生活事件往往被看作重性抑郁发作的促发因素,但临近起病前,负性生活事件的有无似乎对预后或治疗选择并无指导作用。

遗传与生理的: 重性抑郁障碍个体的一级亲属,得重性抑郁障碍的风险比一般人群高2—4倍。早期起病和反复发作的相对风险更高。遗传可能性约为40%,神经质的人格特质在遗传的易患性上占显著比例。

病程影响因素: 基本上所有主要的非心境障碍都会加大个体发展成抑郁的风险。从其他障碍背景发展出来的重性抑郁障碍通常更难治疗。其中,最为常见的是物质使用、焦虑和边缘型人格障碍,而且临床的抑郁症状可能掩盖并延误对它们的识别。然而,抑郁症状持续的临床改善可能有赖于所涉及疾病的恰当治疗。慢性或致残的躯体疾病也会提高重性抑郁障碍的风险。抑郁发作经常使糖尿病、病态肥胖、心血管疾病等常见病复杂化,比起躯体健康的个体,这类个体的抑郁发作更可能转化为慢性。

文化相关的诊断问题

对不同文化的重性抑郁障碍调查显示,12个月的个体患病率存在7倍差异,但在女性与男性的比例、平均起病年龄、该障碍引起共病的物质滥用可能性的程度等方面,更趋向一致。这些发现表明重性抑郁障碍的临床表现方面有显著的文化差异,但这并不允许在特定文化与特定症状之间作简单连接。而且,临床工作者应认识到,绝大多数国家中的大部分抑郁症案例在初级保健中都没有被发现,而且在很多文化中,人们似乎更多地主诉躯体症状。在诊断标准A的症状中,失眠和缺乏精力是最常见的一致性的报告症状。

性别相关的诊断问题

尽管重性抑郁障碍流行病学研究中最有重复性的发现是女性存在更高的患病率,而在症状、病程、治疗反应或功能性后果上,没有明确的性别差异。女性中,自杀企图的风险较高,自杀死亡的风险则较低。相比抑郁障碍人群,在普通人群中,自杀率的性别差异更大。

自杀风险

在重性抑郁发作时,自杀行为的可能性一直存在。最一致的自杀风险因素是自杀企图或威胁自杀的既往史,但应记住,绝大多数自杀死亡的人之前并没有失败的自杀企图。其他与自杀死亡风险增加有关的特征,包括男性的性别、独身或独居,以及显著的无望感。边缘型人格障碍的存在显著增加了未来自杀企图的风险。

重性抑郁障碍的功能性后果

重性抑郁障碍的很多功能性后果源于个体症状,损害可能很轻微,以至于许多与患者打交道的人也意识不到其抑郁症状。然而损害也可能导致完全的失能,以至于抑郁个体无法进行基本的自理,或导致缄默症或紧张症。在一般医疗环境下的个体中,重性抑郁障碍个体有更多疼痛和躯体疾病,在躯体、社会和角色功能上表现为更严重地减退。

鉴别诊断

躁狂发作伴易激惹心境或混合发作：重性抑郁发作伴显著易激惹心境，可能难以与躁狂发作伴易激惹心境或混合发作区分开。需要对躁狂症状的存在进行仔细的临床评估才能分辨。

由于其他躯体疾病所致的心境障碍：如果基于个体病史、体格检查和实验室发现，认为心境紊乱不是某一特定躯体疾病（例如，多发性硬化症、中风、甲状腺功能低下）直接的病理生理结果，则应诊断为重性抑郁发作。

物质/药物所致的抑郁或双相障碍：通过确定某一物质（例如，滥用的毒品、药物、毒素）在病因学上与心境紊乱相关，来把该障碍与重性抑郁障碍相区分。例如，只出现在可卡因戒断情况下的抑郁心境应诊断为可卡因所致的抑郁障碍。

注意缺陷/多动障碍：随境转移及较低的挫折耐受性既可以发生在注意缺陷/多动障碍中，也可以发生在重性抑郁发作中；如果这两种诊断标准都符合，则除了心境障碍，也要诊断为注意缺陷/多动障碍。然而，临床工作者必须小心，不要对有注意缺陷/多动障碍的儿童过度诊断重性抑郁发作，他们的心境紊乱特征性地表现为易激惹，而不是悲伤或兴趣丧失。

适应障碍伴抑郁心境：通过适应障碍不符合重性抑郁发作的全部诊断标准这一事实，来把应对社会心理应激源时所发生的重性抑郁发作与适应障碍伴抑郁心境区分开。

悲伤：最后，阶段性的悲伤是人类体验中固有的部分。这些阶段不应被诊断为重性抑郁发作，除非符合严重程度的诊断标准（例如，9 种症状中至少存在 5 种）、持续时间（例如，一天中的绝大部分时间，至少 2 周中的几乎每天），并且存在临床显著的痛苦或损害。对于表现为抑郁心境伴临床显著的损害，但没有达到持续时间或严重程度的诊断标准的情况，应诊断为其他特定的抑郁障碍。

共病

经常与重性抑郁障碍共病的其他障碍，有物质相关障碍、惊恐障碍、强迫症、神经性厌食、神经性贪食，和边缘型人格障碍。

持续性抑郁障碍（恶劣心境）

诊断标准 F34.1

此障碍由 DSM-Ⅳ所定义的慢性重性抑郁障碍与恶劣心境障碍合并而来。

A. 至少在 2 年内的多数日子里，一天中的多数时间中出现抑郁心境，既可以是主观的体验，也可以是他人的观察。

注：儿童和青少年的心境可以表现为易激惹，且持续至少 1 年。

B. 抑郁状态时，有下列 2 项（或更多）症状存在：

1. 食欲不振或过度进食。
2. 失眠或睡眠过多。
3. 缺乏精力或疲劳。
4. 自尊心低。
5. 注意力不集中或犹豫不决。
6. 感到无望。

C. 在 2 年的病程中(儿童或青少年为 1 年),个体从未有 2 个月以上没有诊断标准 A 和 B 的症状。

D. 重性抑郁障碍的诊断标准可以连续存在 2 年。

E. 从未有过躁狂或轻躁狂发作,且从不符合环性心境障碍的诊断标准。

F. 这种障碍不能用一种持续性的分裂情感性障碍、精神分裂症、妄想障碍、其他特定的或未特定的精神分裂症谱系及其他精神病性障碍来更好地解释。

G. 这些症状不能归因于某种物质(例如,滥用的毒品、药物)的生理效应,或其他躯体疾病(例如,甲状腺功能低下)。

H. 这些症状引起有临床意义的痛苦,或导致社交、职业或其他重要功能方面的损害。

注: 因为在持续性抑郁障碍(恶劣心境)的症状清单中,缺乏重性抑郁发作的诊断标准所含的 4 项症状,所以只有极少数个体持续存在抑郁症状超过 2 年却不符合持续性抑郁障碍的诊断标准。如果在当前发作病程中的某一个时刻,符合了重性抑郁发作的全部诊断标准,则应该给予重性抑郁障碍的诊断。否则,有理由诊断为其他特定的抑郁障碍或未特定的抑郁障碍。

标注如果是:

伴焦虑痛苦。
伴混合特征。
伴忧郁特征。
伴非典型特征。
伴心境协调性精神病性特征。
伴心境不协调性精神病性特征。
伴围产期起病。

标注如果是:

部分缓解。
完全缓解。

标注如果是:

早发: 若在 21 岁前起病。
晚发: 若在 21 岁或之后起病。

标注如果是(在持续性抑郁障碍最近的 2 年内):

伴纯粹的恶劣心境综合征: 在过去至少 2 年内,不符合重性抑郁发作的诊断标准。

伴持续性重性抑郁发作：在过去 2 年内，始终符合重性抑郁发作的诊断标准。

伴间歇性重性抑郁发作，目前为发作状态：当前符合重性抑郁发作的诊断标准，但过去至少 2 年内，至少有 8 周达不到重性抑郁发作的诊断标准。

伴间歇性重性抑郁发作，目前为未发作状态：目前达不到重性抑郁发作的诊断标准，但在过去至少 2 年内，至少有一次或多次重性抑郁发作。

标注目前的严重程度：

轻度。

中度。

重度。

诊断特征

持续性抑郁障碍(恶劣心境)的基本特征是一种抑郁心境，发生于一天中大部分时间，至少 2 年中的大部分日子，儿童和青少年至少 1 年(诊断标准 A)。这一障碍就是 DSM-Ⅳ定义的慢性重性抑郁障碍和恶劣心境障碍的综合。重性抑郁障碍可能发生在持续性抑郁障碍之前，重性抑郁发作也可能发生在持续性抑郁障碍期间。症状符合重性抑郁障碍诊断标准 2 年的个体，应既被诊断为持续性抑郁障碍，又被诊断为重性抑郁障碍。

持续性抑郁障碍个体将他们的心境描述为悲伤或沮丧。抑郁心境期间，诊断标准 B 的 6 种症状至少存在 2 种。由于这些症状已成为个体日常体验的一部分，尤其在早期起病的案例中(例如，“我一直就是这样”)，所以除非个体被直接提示，否则他们可能不报告这些症状。在 2 年间(儿童或青少年在 1 年间)，没有任何症状的间歇期不长于 2 个月(诊断标准 C)。

患病率

持续性抑郁障碍有效地将 DSM-Ⅳ中的恶劣心境障碍与慢性重性抑郁发作综合起来。美国持续性抑郁障碍的 12 个月患病率约为 0.5%，慢性重性抑郁障碍约为 1.5%。

发展与病程

持续性抑郁障碍通常早期和隐袭性起病(例如，在儿童期、青少年期或成年早期)，而且根据定义，是一种慢性病程。随着时间的推移，在有持续性抑郁障碍和边缘型人格障碍的个体中，各自对应特征的相关性，表明它们有一种共同机制在起作用。早发(例如，在 21 岁之前)更可能合并人格障碍和物质使用障碍。

当症状达到重性抑郁发作的水平后，可能返回较低的水平。然而，与重性抑郁发作中的抑郁症状相比，持续性抑郁障碍中的抑郁症状在某个特定时期内获得缓解的可能性更小。

风险与预后因素

气质的: 预示不良的长期后果的因素包括较高水平的神经质(消极情感)、更严重的症状、不良的整体功能,以及存在焦虑障碍或品行障碍。

环境的: 儿童期的风险因素包括丧失父母或与父母分离。

遗传与生理的: DSM-Ⅳ的恶劣心境障碍与慢性重性抑郁障碍之间,在疾病发展、病程或家族史方面并无明显差异。有关这两种障碍的早期发现可能都适用于持续性抑郁障碍。因此,与重性抑郁障碍个体相比,持续性抑郁障碍个体的一级亲属中罹患持续性抑郁障碍的比例更高,而且总的来说,抑郁障碍的比例也更高。

许多脑部区域(例如,前额叶皮层、前扣带回、杏仁核、海马回)都与持续性抑郁障碍有关。也可能存在多导睡眠图的异常。

持续性抑郁障碍的功能性后果

持续性抑郁障碍对社会和职业功能的影响程度变化很大,但其后果可能如同重性抑郁障碍的影响一样大,甚至更严重。

鉴别诊断

重性抑郁障碍: 如果存在抑郁心境,并存在 2 种及以上符合持续性抑郁障碍诊断标准的症状,持续 2 年及更长时间,就应诊断为持续性抑郁障碍。该诊断基于 2 年的病程,以便与不到 2 年的抑郁发作区分开。如果在周期内的任何时候,症状达到过重性抑郁发作的诊断标准,就应记录重性抑郁障碍,并使用持续性抑郁障碍的相关标注。如果目前个体的症状符合重性抑郁发作的诊断标准,那么就标注"伴间歇性重性抑郁发作,目前为发作状态"。如果重性抑郁发作已经持续了至少 2 年,至今保持,那么就标注"伴持续性重性抑郁发作"。如果目前症状不符合重性抑郁发作的诊断标准,但在至少近 2 年的持续性抑郁症状期间,发生过至少一次重性抑郁发作,那么就标注"伴间歇性重性抑郁发作,目前为未发作状态"。如果近 2 年中个体不曾经历过重性抑郁发作,那么就标注"伴纯粹的恶劣心境综合征"。

精神病性障碍: 抑郁症状经常是与慢性精神病性障碍(例如,分裂情感性障碍、精神分裂症、妄想障碍)有关的特征。如果症状只发生在精神病性障碍(包括残留期)的病程中,就不需要额外给予持续性抑郁障碍的诊断。

由于其他躯体疾病所致的抑郁或双相及相关障碍: 持续性抑郁障碍必须与由于其他躯体疾病所致的抑郁或双相及相关障碍区分开。如果基于病史、体格检查或实验室结果,得以确定心境紊乱能够归因于一种特定的、通常为慢性的躯体疾病(例如,多发性硬化症)直接的病理生理影响,就应诊断为由于其他躯体疾病所致的抑郁或双相及相关障碍。如果确定抑郁症状不能归因于其他躯体疾病的生理影响,那么就应记录为原发的精神障碍(例如,持续性抑郁障碍),而躯体疾病则记录为同时发生的躯体疾病(例如,糖尿病)。

物质/药物所致的抑郁或双相障碍：当确定一种物质（例如，滥用的毒品、药物、毒素）与心境紊乱存在病因学上的相关，那么物质/药物所致的抑郁或双相及相关障碍就得以与持续性抑郁障碍区分开。

人格障碍：通常有证据表明同时存在人格紊乱。当个体的表现同时符合持续性抑郁障碍和人格障碍的诊断标准时，应给予两个诊断。

共病

与重性抑郁障碍个体相比，持续性抑郁障碍个体通常有更高风险发生精神疾病的共病，特别是焦虑障碍和物质使用障碍。早发持续性抑郁障碍与DSM-Ⅳ中的B类和C类人格障碍高度有关。

经前期烦躁障碍

诊断标准　　F32.81

A. 在大多数的月经周期中，下列症状中至少有5个在月经开始前1周出现；在月经开始后几天内症状开始改善，在月经1周后症状变得轻微或不存在。

B. 必须存在下列1个（或更多）症状：
   1. 明显的情绪不稳定（例如，情绪波动、突然感到悲伤或流泪，或对拒绝的敏感性增强）。
   2. 明显的易激惹或愤怒或人际冲突增多。
   3. 明显的抑郁心境、无望感或自我贬低的想法。
   4. 明显的焦虑、紧张和/或感到烦躁或有站在悬崖边的感觉。

C. 必须另外存在下列1个（或更多）症状，结合诊断标准B的症状累计符合5个症状。
   1. 对日常活动的兴趣下降（例如，工作、上学、朋友、爱好）。
   2. 主观感觉注意力难以集中。
   3. 昏睡、易疲劳或精力明显不足。
   4. 明显的食欲改变，进食过多或对特定食物有渴求。
   5. 嗜睡或失眠。
   6. 感到被压垮或失去控制。
   7. 躯体症状，例如乳房疼痛和肿胀，关节或肌肉疼痛，感觉"肿胀"或体重增加。

注：在过去一年绝大多数的月经周期中，必须符合诊断标准A—C的症状。

D. 这些症状与临床上明显的痛苦有关，或干扰了工作、上学、平常的社交活动或与他人的关系（例如，回避社交活动，在工作、学校或家庭中的效率下降）。

E. 这种障碍不仅仅是其他障碍症状的加重，例如重性抑郁障碍、惊恐障碍、持续性抑郁障碍（恶劣心境），或某种人格障碍（尽管它可以与这些障碍中的任一种共同出现）。

F. 诊断标准A应该在至少两个症状周期中，通过前瞻性的日常评估予以确认。

(**注**:在确认之前可以临时进行诊断)。

G. 这些症状不能归因于某种物质(例如,滥用的毒品、药物,或其他治疗)的生理效应或其他躯体疾病(例如,甲状腺功能亢进)。

记录步骤

如果症状不能通过对至少两个症状周期的前瞻性的日常评估予以确认,则应在诊断的名称后备注“临时”(即“经前期烦躁障碍,临时”)。

诊断特征

经前期烦躁障碍的基本特征是表现出心境不稳定、易激惹、烦躁不安和焦虑症状,在月经周期的经前期反复发作,紧随月经来潮减轻,或在来潮之后减轻。这些症状可能伴随行为和躯体症状。症状必须在过去一年发生于绝大多数的月经周期中,而且对工作或社交功能产生负面影响。伴随症状的强度和/或表现可能与受影响女性的特征性社会文化背景、家庭视角及诸如宗教信仰、社会容忍度和女性性别角色问题等更多特定因素紧密相关。

通常,症状在月经来潮前后达到顶峰。虽然症状延续到月经前几天的状况并不少见,但个体必然在月经来潮后的卵泡期有一个无症状阶段。核心症状不仅包括心境和焦虑症状,通常也会发生行为和躯体症状。然而,如果缺少心境和/或焦虑症状,仅仅有躯体和/或行为症状,则不足以做出诊断。症状的严重程度(但不是持续时间)可以与其他精神障碍相当,例如重性抑郁发作或广泛性焦虑障碍。为了确认临时诊断,需要对至少两个症状周期的前瞻性症状进行日常评估。

支持诊断的有关特征

在月经周期的黄体期后期,可出现妄想和幻觉,但很少见。经前期阶段被认为是自杀的高危期。

患病率

月经来潮的女性中,经前期烦躁障碍的12个月患病率在1.8%和5.8%之间。如果评估仅仅是基于她们的回顾报告而不是对症状进行前瞻性的日常评估,则患病率会显著地被夸大。然而,基于1—2个月症状的日常记录而评估的患病率可能欠缺代表性,因为症状最严重的个体可能无法坚持评估过程。经前期烦躁障碍最严格的患病率估计为:1.8%的女性症状符合诊断标准且没有功能损害,1.3%的女性症状符合诊断标准且有功能损害,但未共存其他精神障碍症状。

发展与病程

经前期烦躁障碍可以起病于月经初潮后的任何时间。随访40个月以上,新案例的发生率为2.5%(95%的置信区间=1.7—3.7)。有意思的是,很多个体在接近停经时报告症状恶化。症状在停经后停止,然而周期性激素替代治疗可能重新引发症状。

风险与预后因素

环境的：与经前期烦躁障碍表现有关的环境因素包括应激、人际关系创伤史、季节变化和女性性行为的总体社会文化因素，特别是女性的性别角色。

遗传与生理的：经前期烦躁障碍的遗传性是未知的。然而，对于经前期症状，估计遗传性为30%—80%，对于经前期症状中最稳定的部分进行评估，遗传性约为50%。

病程影响因素：使用口服避孕药的女性相比不使用的女性，可能经前期的主诉更少。

文化相关的诊断问题

经前期烦躁障碍不是属于特定文化的综合征，在美国、欧洲、印度和亚洲都曾观察到这样的个体。尚不清楚发生率是否因种族而异。尽管如此，症状的频率、强度和表现，以及寻求帮助的模式，可能受文化因素的显著影响。

诊断标记物

如前所述，经前期烦躁障碍的诊断，需要有2个月的前瞻性症状评估来确认。多种测评方法，包括“问题严重程度的日常评估”，以及“经前期心境症状的视觉模拟量表”，已经通过了有效性检验，并普遍运用于经前期烦躁障碍的临床试验。“经前期紧张综合征评估量表”有自我报告和观察者报告两个版本，两者都已通过了有效性检验，并广泛运用于测量女性经前期烦躁障碍的严重程度。

经前期烦躁障碍的功能性后果

症状必须与月经前一周临床意义上的痛苦和/或社交或职业功能的显著损害有关。社交功能的损害可能通过夫妻失和，与孩子、其他家庭成员或朋友的关系问题体现出来。慢性的婚姻或职业问题不应与仅由经前期烦躁障碍引起的功能失调相混淆。

鉴别诊断

经前期综合征：经前期综合征不同于经前期烦躁障碍，经前期烦躁障碍需要的至少5个症状，经前期综合征都不需要，而且也不必具备情感症状。该疾病可能比经前期烦躁障碍更常见，尽管对经前期综合征患病率的评估有差异。在月经周期的经前阶段，经前期综合征与经前期烦躁障碍表现出一些共同的症状特点，然而经前期综合征的程度较轻。经前期内有躯体或行为症状表现，不伴有特定情感症状，可能符合经前期综合征的诊断标准，而不符合经前期烦躁障碍的诊断标准。

痛经：痛经是一种疼痛的月经综合征，但区别于以情感变化为特征的综合征。而且，痛经症状起始于月经来潮，然而经前期烦躁障碍的症状，根据定义，是起始于月经来潮之前，尽管也可能延续到月经前几天。

双相障碍、重性抑郁障碍和持续性抑郁障碍(恶劣心境)：很多患有(自然发生或物质/药物所致)双相或重性抑郁障碍或持续性抑郁障碍的女性相信自己患有经前期烦躁障碍。然而，当她们记录症状时，会认识到其实不符合经前期模式。患有其他精神障碍的女性可能经历与月经周期不相关的慢性或间歇性症状。然而，月经来潮构成了容易记忆的事件，她们可能报告症状仅仅发生在经前期或在经前期出现了症状的恶化。这是症状需要被前瞻性日常评估进行确认的理由之一。如果临床工作者仅仅依赖回顾性的症状，那么鉴别诊断的过程就会变得尤其困难，因为经前期烦躁障碍和其他诊断的症状之间有很多重叠。在鉴别经前期烦躁障碍与重性抑郁发作、持续性抑郁障碍、双相障碍和边缘型人格障碍时，症状的重叠尤其显著。然而有经前期烦躁障碍的个体罹患人格障碍的概率并不高于那些无此障碍的个体。

激素治疗的使用：一些有中度到重度经前期症状的女性可能正在使用激素治疗，包括激素类避孕药。如果症状发生在外源性激素使用之后，那么可能是由于激素使用所致，而并不涉及经前期烦躁障碍。如果女性停止使用激素，且症状就此消失，那么就符合物质/药物所致的抑郁障碍。

共病

经前期烦躁障碍个体报告最频繁的是之前有过一次重性抑郁发作。在经前期阶段，很多躯体疾病(例如，偏头痛、哮喘、过敏症、癫痫)或其他精神障碍(例如，抑郁和双相障碍、焦虑障碍、神经性贪食、物质使用障碍)可能发生恶化；然而，如果在月经后的间隔期间并无症状消失阶段，则不能诊断为经前期烦躁障碍。这些状况可以更好地解释为目前的精神或躯体障碍在经前期加重。个体的其他精神或躯体障碍只在经前期加重，那么不应给予经前期烦躁障碍的诊断，但如果症状和功能水平的改变是经前期烦躁障碍的特征性表现，并且明显有别于其他现患障碍的症状，就可以考虑额外诊断经前期烦躁障碍。

物质/药物所致的抑郁障碍

诊断标准

A. 一种突出的持续性的心境障碍，主要临床表现为抑郁心境或对所有或几乎所有活动的兴趣或乐趣明显减少。

B. 来自病史、体格检查或实验室的证据显示存在下列1.和2.两项情况：
   1. 诊断标准A的症状是在物质中毒或戒断期间或不久后，或接触某种药物之后出现。
   2. 所涉及的物质/药物能够产生诊断标准A的症状。

C. 这种心境障碍不能用非物质/药物所致的抑郁障碍来更好地解释。独立的抑郁障碍的证据包括如下：
   症状的发作是在开始使用物质/药物之前；在急性戒断或重度中毒结束之后，症状仍持续相当长的时间(例如,约 1 个月);或有其他证据表明存在一种独立的、非物质/药物所致的抑郁障碍(例如,有反复出现的与非物质/药物相关的发作的病史)。

D. 这种障碍并非仅仅出现于谵妄时。

E. 这种障碍引起具有临床意义的痛苦,或导致社交、职业或其他重要功能方面的损害。

注: 仅当诊断标准 A 的症状在临床表现中非常明显且已经严重到足以引起临床关注时,才应该进行这种诊断以代替物质中毒或戒断的诊断。

编码备注: 下表是 ICD-10-CM 中(特定的物质/药物)所致的抑郁障碍的编码。注意 ICD-10-CM 的编码取决于是否存在一个合并对同一物质的使用障碍。如果一个轻度的物质使用障碍合并与物质所致的抑郁障碍,则第 4 位的数码为"1",临床工作者应该在物质所致的抑郁障碍之前记录"轻度(物质)使用障碍"(例如,"轻度的可卡因使用障碍和可卡因所致的抑郁障碍")。如果一个中度或重度的物质使用障碍合并物质所致的抑郁障碍,则第 4 位的数码为"2",临床工作者应该根据合并物质使用障碍的严重程度来记录"中度(物质)使用障碍"或"重度(物质)使用障碍"。如果未合并物质使用障碍(例如,仅仅一次高剂量物质使用后),则第 4 位数码为"9",且临床工作者应该仅仅记录物质所致的抑郁障碍。

项目	ICD-10-CM		
	伴轻度使用障碍	伴中度或重度使用障碍	无使用障碍
酒精	F10.14	F10.24	F10.94
苯环利定	F16.14	F16.24	F16.94
其他致幻剂	F16.14	F16.24	F16.94
吸入剂	F18.14	F18.24	F18.94
阿片类物质	F11.14	F11.24	F11.94
镇静剂、催眠药或抗焦虑药	F13.14	F13.24	F13.94
苯丙胺(或其他兴奋剂)	F15.14	F15.24	F15.94
可卡因	F14.14	F14.24	F14.94
其他(或未知)物质	F19.14	F19.24	F19.94

标注如果是:(参见表 474 页表 1:"物质相关及成瘾障碍"一章中"与物质种类有关的诊断"表 1)

于中毒期间起病: 如果物质中毒和在中毒过程中产生的症状都符合诊断标准。

于戒断期间起病: 如果物质戒断和在戒断过程中或不久后产生的症状都符合诊断标准。

记录步骤

ICD-10-CM：物质/药物所致的抑郁障碍的名称由假设能导致抑郁症状的特定物质(例如,可卡因、地塞米松)开始。诊断编码筛选自包括物质种类和存在或缺乏合并的物质使用障碍的表格。不符合任何种类的物质(例如,地塞米松),应使用“其他物质”的编码;某种物质被判断为病因,但该物质的特定种类是未知的,在这种情况下应使用“未知物质”的编码。

当记录疾病名称时,合并物质使用障碍(若有)应列在前面,接着“和”这个字,后面接着物质所致的抑郁障碍的名称,再接着发生的标注(即于中毒期间起病,于戒断期间起病)。例如,在某人重度可卡因使用障碍的戒断期间出现抑郁的情况下,其诊断为 F14.24 重度可卡因使用障碍和可卡因所致的抑郁障碍,于戒断期间起病。不再给予一个分别的合并重度可卡因使用障碍的诊断。如果物质所致的抑郁障碍出现在未合并的物质使用障碍时(例如,仅仅一次高剂量物质使用后),则无需注明合并物质使用障碍(例如,F16.94 苯环利定所致的抑郁障碍,于中毒期间起病)。当一种以上的物质被判断在抑郁心境障碍的发展过程中起到重要作用时,应分别列出(例如,F15.24 重度盐酸哌甲酯使用障碍和盐酸哌甲酯所致的抑郁障碍,于戒断期间起病;F19.94地塞米松所致的抑郁障碍,于中毒期间起病)。

诊断特征

物质/药物所致的抑郁障碍的诊断特征包括抑郁障碍的症状,例如,重性抑郁障碍;然而,抑郁症状是与物质的摄取、注射或吸入有关(例如,滥用的毒品、毒素、精神活性药物、其他药物),抑郁症状的持续时间超出了物质的生理影响、中毒或戒断预期的时间长度。有临床病史、体格检查或实验室发现的证据表明,相关的抑郁障碍应该在那些能够产生抑郁障碍的物质使用一个月内发生(诊断标准 B1)。此外,该诊断不能更好地用独立的抑郁障碍来解释。独立的抑郁障碍的证据包括抑郁障碍发生于物质的摄取或戒断之前;在停止使用物质后,抑郁障碍依然持续存在相当长的时间;或是有其他证据证明存在一种独立的非物质/药物所致的抑郁障碍(诊断标准 C)。当症状仅出现在谵妄时,则不能做出该诊断(诊断标准 D)。与物质使用、中毒或戒断有关的抑郁障碍,必须导致明显的临床痛苦或社交、职业或其他重要功能方面的损害,才能给予该诊断(诊断标准 E)。

一些药物(例如,兴奋剂、类固醇、左旋多巴、抗生素、中枢神经系统药物、皮肤科用药、化疗药物、免疫药物)可能导致抑郁的心境紊乱。需要临床判断来决定该药物是否真正与所诱发的抑郁障碍有关,还是原发性的抑郁障碍碰巧起病于个体接受治疗时。例如,在一个没有重性抑郁障碍病史的个体中,在开始使用 α-甲基多巴(一种抗高血压药物)的前几周内发生了抑郁发作,则支持药物所致的抑郁障碍的诊断。在一些案例中,一种先前确诊的疾病(例如,重性抑郁障碍,反复发作)可能在个体同时使用能引起抑郁症状的药物(例如,左旋多巴、口服避孕药)时重新出现。在这样的案例中，临床工作者必须做出判断，药物是否是引起此特定情况的原因。

物质/药物所致的抑郁障碍可以通过考虑其起病、病程和其他与物质使用有关的因素，来与原发性的抑郁障碍相区分。必须有来自病史、体格检查或实验室发现的证据，确定在抑郁障碍起病之前存在物质使用、滥用、中毒或戒断。一些物质的戒断状态可能是相当长的，因此在物质使用停止后很长时间都可能存在强烈的抑郁症状。

患病率

在美国的代表性的成年人人口中，物质/药物所致的抑郁障碍的终生患病率为0.26％。

发展与病程

如果存在与物质有关的戒断综合征，与物质使用（例如，酒精、毒品、精神障碍或其他躯体疾病的处方药）有关的抑郁障碍必须在个体使用物质时或戒断时起病。最常见的是，抑郁障碍在物质使用的最早几周或1个月内起病。当停止使用物质后，抑郁症状通常在几天到几周内缓解，根据具体物质/药物的半衰期和是否存在戒断综合征而定。如果超过特定物质/药物的预期戒断时间，症状持续4周，则应考虑其他引起抑郁心境症状的原因。

尽管有少量前瞻性的有对照的临床试验，用于检测抑郁症状与药物使用的相关性，但绝大多数报告来自药物上市后监测研究、回顾性研究或病例报告，难以提供因果关系的明确证据。有不同程度证据支持的能引起抑郁障碍的物质，包括抗病毒药（依法韦仑）、心血管药物（可乐定、胍乙啶、甲基多巴、利血平）、视黄酸衍生物（异维甲酸，即13-顺式视黄酸）、抗抑郁药、抗癫痫药、抗偏头痛药（曲坦类药物）、抗精神病性药、激素类药物（皮质类固醇、口服避孕药、促性腺激素释放激素激动剂、他莫昔芬）、戒烟药物（伐尼克兰），以及免疫药物（干扰素）。然而随着新的化合物不断合成，其他潜在的物质还在陆续出现。这些物质使用的病史可帮助提升诊断的确定性。

风险与预后因素

气质的：那些看起来能增加物质/药物所致的抑郁障碍风险的因素，被认为与特定类型的药物，或有酒精、药物使用障碍的人群有关。所有药物共同的风险因素包括重性抑郁障碍的病史、药物所致的抑郁障碍的病史，和社会心理应激源。

环境的：也有与特定类型的药物有关的风险因素（例如，与α-干扰素所致的抑郁障碍有关的丙型肝炎治疗前的免疫激活），高剂量的皮质类固醇（强的松类药物超过80毫克/天），或高血浆浓度的依法韦仑，以及高雌激素/孕激素含量的口服避孕药。

病程影响因素：在有代表性的美国成年人人口中，与没有物质使用障碍的重性抑郁障碍个体相比，物质所致的抑郁障碍个体更可能是男性、黑人，最高具有高中文凭、无保险以及家庭收入较低等。他们似乎也较多地报告了物质使用障碍与反社会行为的家族史,12个月的应激性生活事件,和DSM-Ⅳ重型抑郁障碍诊断标准的条目。他们似乎较多地报告感到人生没有价值、失眠/嗜睡和有自杀的想法,以及自杀企图,但是似乎较少报告抑郁心境和18岁以前父母去世。

诊断标记物

有时确定是否有物质使用,可以通过对血液和尿液中疑似物质进行实验室检测来进行,以便帮助诊断。

自杀风险

毒品或治疗导致的自杀,表明个体的想法和行为与其基线相比发生了显著变化,通常在时间上与开始使用某种物质有关,这必须与所涉及的原发性的精神障碍相区分。

考虑到与抗抑郁药治疗导致的自杀,美国食品和药物管理局(FDA)顾问委员会综合分析了372个随机的抗抑郁药临床试验中的99 839名参与者的数据。分析显示,当数据从所有成年人群体中抽取时,并没有显著增加的自杀行为或自杀观念的风险。然而,在按年龄分层的分析中发现,年龄处于18—24岁个体的自杀风险升高,但并不显著(比值比[OR]=1.55;95%的置信区间[CI]=0.91—2.70)。FDA的综合分析揭示,在接受抗抑郁药的个体中,自杀的绝对风险是0.01%。作为结论,治疗导致的自杀是极端罕见的现象,但自杀的后果非常严重,促使FDA在2007年扩大了黑框警示,强调对那些接受抗抑郁药治疗的患者进行治疗导致的自杀观念的监控。

鉴别诊断

物质中毒和戒断: 抑郁症状通常出现在物质中毒和戒断过程中,且特定物质中毒或戒断的诊断通常足以对症状的表现进行分类。当心境症状足够严重,以至于需要引起独立的临床关注时,应给予物质所致的抑郁障碍的诊断,而不是物质中毒或戒断的诊断。例如,烦躁不安的心境是可卡因戒断的特征。只有当心境紊乱确实非常强烈,持续时间也比一般的可卡因戒断导致的心境紊乱更长,严重到需要引起单独的注意和治疗时,才应诊断为物质/药物所致的抑郁障碍,而不是可卡因戒断。

原发性抑郁障碍: 通过判断物质是否在病因学上与症状相关,来区分物质/药物所致的抑郁障碍与原发性抑郁障碍,如前所述(见此障碍的“发展与病程”部分)。

由于其他躯体疾病所致的抑郁障碍: 因为有其他躯体疾病的个体经常服用药物,所以临床工作者必须考虑到这一可能性:心境症状是这些躯体疾病的生理结果,而不是药物所致,在这种情况下应诊断为由于其他躯体疾病所致的抑郁障碍。病史常常是帮助判断的首要基础,有时需要改变对躯体疾病的治疗(例如,换药或停药)来决定药物是否是致病原因。如果临床工作者确定功能紊乱是其他躯体疾病和物质使用或戒断联合导致的，那么就要给予两种诊断（即由于其他躯体疾病所致的抑郁障碍，和物质/药物所致的抑郁障碍）。如果没有充分证据确定抑郁症状是否与物质（包括药物）摄取或戒断有关，或与其他躯体疾病有关，或是原发性的（例如，既不是物质使用造成的，也不是其他躯体疾病所致），则诊断为其他特定的抑郁障碍或未特定的抑郁障碍。

共病

与患重性抑郁障碍但不合并物质使用障碍的个体相比，患物质/药物所致的抑郁障碍的个体有较高概率与 DSM-Ⅳ 中的任何一种精神障碍共病；更可能产生 DSM-Ⅳ 中的特定障碍，如病理性赌博，偏执型、表演型和反社会型人格障碍；较少可能发生持续性抑郁障碍（恶劣心境）。与患重性抑郁障碍且合并物质使用障碍的个体相比，患物质/药物所致的抑郁障碍的个体更可能发生酒精使用障碍、其他物质使用障碍和表演型人格障碍，然而，较少可能发生持续性抑郁障碍。

由于其他躯体疾病所致的抑郁障碍

诊断标准

A. 主要临床表现为突出的持续性的抑郁心境，或对所有或几乎所有活动的兴趣或乐趣明显减少。

B. 从病史、体格检查或实验室发现的证据表明，该障碍是其他躯体疾病的直接的病理生理性结果。

C. 这种障碍不能用其他精神障碍来更好地解释（例如，适应障碍伴抑郁心境，其应激源是一种严重的躯体疾病）。

D. 这种障碍并非仅仅出现于谵妄时。

E. 这种障碍引起有临床意义的痛苦，或导致社交、职业或其他重要功能方面的损害。

编码备注： 无论其标注如何，ICD-10-CM 中的编码取决于其标注（如下）。

标注如果是：

F06.31 伴抑郁特征： 达不到一次重性抑郁发作的全部诊断标准。

F06.32 伴类重性抑郁发作： 除诊断标准 C 外，符合重性抑郁发作的全部诊断标准。

F06.34 伴混合特征： 目前还存在躁狂或轻躁狂的症状，但在临床表现中不占主导地位。

编码备注： 将其他躯体疾病的名字包含在此精神障碍的名称之内（例如，F06.31 由于甲状腺功能低下所致的抑郁障碍，伴抑郁特征）。在由于其他躯体疾病所致的抑郁障碍之前，其他躯体疾病应该被编码和单独列出（例如，E03.9 甲状腺功能低下；F06.31由于甲状腺功能低下所致的抑郁障碍，伴抑郁特征）。

诊断特征

由于其他躯体疾病所致的抑郁障碍的基本特征是：主要临床表现为显著而持久的抑郁心境，或对几乎所有活动的兴趣或愉悦明显减少(诊断标准 A)，而且被认为与其他躯体疾病的生理效应直接相关(诊断标准 B)。判断心境紊乱是否是一种躯体疾病所致，临床工作者首先必须确认个体存在该躯体疾病。临床工作者必须进一步确认：在病因学上，心境紊乱通过一种生理机制与该躯体疾病相关。需要对多种因素进行仔细而综合的评估，才能得到判断。尽管没有永远正确的指导原则来决定心境紊乱和某种躯体疾病之间的病因上的关系，但在这方面还是有下面几个指导原则可以考虑。第一个考虑是，躯体疾病的发生、加重和缓解与心境紊乱之间存在时间上的关联性。第二个考虑是，与原发性的心境障碍相比，存在非典型的特征(例如，非典型的起病年龄或病程，或缺少家族史)。来自文献的证据表明，某种躯体疾病与心境症状的发展有直接的关联，这在特定情况的评估中是有用的。

支持诊断的有关特征

病因(即基于最好的临床证据，与躯体疾病是因果关系)是由于其他躯体疾病所致的抑郁障碍的关键变量。可引起重性抑郁的躯体疾病列表永远不会完备，而诊断的关键因素就是临床工作者的最佳判断。

抑郁障碍与中风、亨廷顿病、帕金森病(Parkinson)和创伤性脑损伤是明确相关的，同时存在神经解剖学上的联系。而在神经内分泌的疾病中，与抑郁障碍最相关的是库欣病和甲状腺功能低下。也有很多其他躯体疾病被认为与抑郁障碍有关，例如，多发性硬化症。然而，文献研究支持，有些躯体疾病与抑郁障碍有明确的关系，例如，帕金森病和亨廷顿病，而其他躯体疾病则关联较低，需要与适应障碍伴抑郁心境相鉴别。

发展与病程

最大的病例系列报告显示，中风以后，抑郁急性起病，经常出现在脑血管疾病的一天或几天内。然而在一些案例中，抑郁的发生则在脑血管疾病的数周到数月后才发生。在这个最大的系列报告中，中风后重性抑郁发作的持续时间一般是9—11个月。同样地，在亨廷顿病中，在病程早期就会产生抑郁。在帕金森病和亨廷顿病中，抑郁通常发生于这些疾病所导致的运动和认知损害之前。在亨廷顿病中，这种情况更明显，抑郁被认为是最先出现的神经精神病性症状。有些可观察到的证据表明，随着亨廷顿病中痴呆的进展，抑郁则较为少见。

风险与预后因素

在脑血管疾病后(在1天到1周中)，重性抑郁障碍急性起病的风险与病变的位置强烈相关，左额叶中风的风险最大，右额叶中风的风险似乎最小。在中风后2—6个月发生的抑郁障碍中，未观察到与额叶与偏侧化的关联。

性别相关的诊断问题

性别差异与伴随的躯体疾病有关(例如,系统性红斑狼疮在女性中更常见;而与女性相比,某种程度上中风在中年男性中更常见)。

诊断标记物

诊断标记物与伴随的躯体疾病有关(例如,血液或尿液中的类固醇水平可有助于诊断与躁狂或抑郁综合征有关的库欣病)。

自杀风险

没有流行病学研究提供的依据用以区分由于其他躯体疾病所致的重性抑郁发作与一般的重性抑郁发作引起的自杀风险。与其他躯体疾病引起的重性抑郁发作有关的自杀案例报告是存在的。自杀与严重的躯体疾病之间存在明确的关系,特别是发生在疾病起病或诊断后不久。因此可以谨慎地推测:与躯体疾病有关的重性抑郁发作所导致的自杀风险并不低于其他形式的重性抑郁发作所导致的自杀风险,甚至可能更高。

由于其他躯体疾病所致的抑郁障碍的功能性后果

功能性后果与那些伴随的躯体疾病有关。一般认为(但不是最终确定的),如果库欣病被治愈或不再发展的话,那么由于库欣病所致的重性抑郁发作将不会复发。然而,同样的建议(但不是最终确定的),在某些存在稳定的脑损伤和其他中枢神经系统疾病的个体身上,心境综合征,包括抑郁和躁狂/轻躁狂,可以是发作性的(即复发)。

鉴别诊断

并非由于其他躯体疾病所致的抑郁障碍: 决定伴随躯体疾病的抑郁障碍是否由该躯体疾病所导致,取决于 a)在躯体疾病起病之前,不曾有过抑郁发作,b)有关的躯体疾病潜在地促发或引起抑郁障碍的可能性,以及 c)抑郁症状的病程始于该躯体疾病发生或加重后不久,特别是抑郁症状的缓解是在该躯体疾病被有效治疗或缓解后不久。

药源性抑郁障碍: 特别需要注意的是:一些躯体疾病使用可能引起抑郁或躁狂症状的药物(例如,类固醇或 α-干扰素)来治疗。在这些案例中,基于所有能得到的证据进行临床判断是最好的方式,以区分两种病因中最可能和/或最重要的因素(例如,与躯体疾病有关,或物质所致的综合征)。

适应障碍: 将抑郁发作与适应障碍区分开很重要。因为躯体疾病的起病本身是一种生活应激源,可能带来适应障碍或重性抑郁发作。重要的鉴别因素是:在精神状态检查中,个体报告或证实的抑郁症状的广泛性、数量和性质。有关的躯体疾病的鉴别诊断与本手册相关但又远超本手册所述范围。

共病

由于其他躯体疾病所致的抑郁障碍的共病与那些在病因上相关的躯体疾病有关。已经发现,在伴有不同躯体疾病,例如库欣病的个体中,谵妄经常在抑郁症状之前或伴随出现。不论病因,焦虑症状通常是指广泛性的焦虑症状,在抑郁障碍中常见。

其他特定的抑郁障碍

F32.89

此类型适用于那些临床表现,它们具备抑郁障碍的典型症状,且引起有临床意义的痛苦,或导致社交、职业或其他重要功能方面的损害,但未能符合抑郁障碍任一种疾病的诊断标准的情况。可在下列情况使用其他特定的抑郁障碍这一诊断:临床工作者选择用它来交流未能符合任一种特定的抑郁障碍的诊断标准的特定原因。通过记录"其他特定的抑郁障碍",接着记录其特定原因(例如,"短暂性抑郁发作")来表示。

能够归类为"其他特定的抑郁障碍"的示例如下。

1. **反复发作的短期抑郁:** 在至少连续的 12 个月内,至少每月一次并持续 2—13 天(与月经周期无关),同时存在抑郁心境和至少 4 种其他的抑郁症状,个体的临床表现从不符合任何其他抑郁障碍或双相障碍的诊断标准,且目前不符合任何精神病性障碍活动期或残留期的诊断标准。
2. **短暂性抑郁发作(4—13 天):** 存在抑郁情绪和重性抑郁发作的其他 8 种症状中的至少 4 种,伴有明显的临床痛苦或损害,持续 4 天以上,但少于 14 天,个体的临床表现从不符合任何其他抑郁障碍或双相障碍的诊断标准,且目前不符合任何精神病性障碍活动期或残留期的诊断标准,也不符合反复发作的短期抑郁发作的诊断标准。
3. **症状不足的抑郁发作:** 抑郁情绪和重性抑郁发作的其他 8 种症状中的至少 1 种,与明显的临床痛苦或损害有关,至少持续 2 周,个体的临床表现从不符合任何其他抑郁障碍或双相障碍的诊断标准,且目前不符合任何精神病性障碍活动期或残留期的诊断标准,也不符合混合性焦虑抑郁障碍的症状标准。

未特定的抑郁障碍

F32.9

此类型适用于那些临床表现,它们具备抑郁障碍的典型症状,且引起有临床意义的痛苦,或导致社交、职业或其他重要功能方面的损害,但未能符合抑郁障碍任一种疾病的诊断标准。此种未特定的抑郁障碍可在下列情况使用:临床工作者选择不标注未能符合任一种特定的抑郁障碍的诊断标准的原因及包括因信息不足而无法作出更特定的诊断(例如,在急诊室的环境下)。

抑郁障碍的标注

标注如果是：

伴焦虑痛苦： 在重性抑郁发作或持续性抑郁障碍(恶劣心境)的大部分日子里，存在下列症状中的至少2个，则被定义为焦虑痛苦：

1. 感到激动或紧张。
2. 感到异常的坐立不安。
3. 因担心而难以集中注意力。
4. 害怕可能发生可怕的事情。
5. 感觉可能失去自我控制。

标注目前的严重程度：

轻度： 2个症状。

中度： 3个症状。

中度—重度： 4或5个症状。

重度： 4或5个症状，伴运动性激越。

注： 在初级保健和专业精神卫生场所中，焦虑痛苦被观察到是双相和重性抑郁障碍的突出特征。高焦虑程度与更高的自杀风险、更长的疾病病程和治疗无效的可能性有关。因此，准确地标注焦虑痛苦的存在和严重程度，在临床上对于治疗计划和治疗反应的监控是非常有用的。

伴混合特征：

A. 在重性抑郁发作的大部分日子里，存在下列至少3个躁狂/轻躁狂症状：

1. 心境高涨、膨胀。
2. 自尊心膨胀或夸大。
3. 比平时更健谈或有持续讲话的压力感。
4. 意念飘忽或主观感受到思维奔逸。
5. 精力旺盛或目标导向的活动增多(社交、工作或上学，或性活动)。
6. 增加或过度地参与那些很可能带来痛苦后果的活动(例如，无节制的购物，轻率的性行为，愚蠢的商业投资)。
7. 睡眠的需求减少(与失眠相反，尽管睡眠比平时少，仍感觉休息好了)。

B. 混合性症状与个体的日常行为不一样，且能够被他人观察到。

C. 如果症状符合躁狂或轻躁狂的全部诊断标准，则应诊断为双相Ⅰ型障碍或双相Ⅱ型障碍。

D. 混合性症状不能归因于某种物质(例如，滥用的毒品、药物，或其他治疗)的生理效应。

注： 与重性抑郁发作相关的混合特征，已被发现是发展成双相Ⅰ型障碍或双相Ⅱ型障碍的一个明显风险因素。因此，注明"伴混合特征"的标注，在临床上对于治疗计划和治疗反应的监控是有用的。

伴忧郁特征:

A. 在本次发作最严重的发作期内,至少存在下列情况中的一项:
   1. 对全部或几乎全部的活动失去乐趣。
   2. 对于平常的快乐刺激源失去反应(当好事情发生时,也感觉不到明显改善,哪怕暂时的)。

B. 存在下列3项(或更多症状):
   1. 以明显的极度沮丧、绝望和/或郁闷或所谓空虚的心境为特征的不同性质的抑郁心境。
   2. 抑郁通常在早晨加重。
   3. 早醒(即比通常睡醒提前至少2小时)。
   4. 明显的精神运动性激越或迟滞。
   5. 明显厌食或体重减轻。
   6. 过度或不适当的内疚。

注:如果这些特征存在于发作的最严重阶段,则适用此"伴忧郁特征"的标注。几乎完全丧失快乐的能力,而不仅仅是减少。评估缺少心境反应的准则是:即使非常渴求的事件也不再伴有明显的情绪开朗,或是心境完全不再开朗,或只是部分开朗(例如,每次仅仅有几分钟能够达到常态的20%—40%)。"伴忧郁特征"的心境与非忧郁性抑郁发作存在性质上的不同。仅仅被描述为更严重、更持久或没有原因就存在的抑郁心境,不能认为是性质上的不同。精神运动性改变几乎总是存在,且可以被他人观察到。

在同一个体的多个发作期中,忧郁特征仅仅表现为有限的重复。忧郁特征更频繁地出现在住院患者而不是门诊患者中;与重度重性抑郁发作相比,更少地出现在轻度重性抑郁发作中;更多地出现于伴精神病性特征的个体中。

伴非典型特征:在目前或最近的重性抑郁发作或持续性抑郁障碍的多数日子里,如下特征占主导地位时适用此标注。

A. 心境反应(例如,对实际发生的或潜在发生的积极事件所作出的心境开朗的反应)。

B. 有下列两项(或更多症状):
   1. 显著的体重增加或食欲增加。
   2. 睡眠增加。
   3. 灌铅样麻痹(即上肢或下肢有沉重的、灌铅样的感觉)。
   4. 长期对人际拒绝敏感的模式(不限于心境障碍发作期),导致社交或职业功能明显损害。

C. 在同一次发作中,不符合"伴忧郁特征"或"伴紧张症"的诊断标准。

注:"非典型抑郁"具有历史性的意义(即非典型是相对于常见的更典型的激越和"内源性"的抑郁表现而言,在当时,抑郁症很少在门诊患者、几乎从没有在青少年和年轻人中被诊断),不像它的名字所暗示的那样,今天它不代表着不常见或不平常的临床表现。

心境反应是指,当存在正性事件时(例如,子女来访、他人的表扬),有能力高兴起来。如果外部环境保持良好，心境会变得愉快（不悲伤），并且可以持续相当长的时间。增加食欲可以表现为明显的食物摄入量或体重增加。睡眠增加可以包括较长时间的夜间睡眠和白天打盹，至少每天总计 10 个小时的睡眠（或比不抑郁的时候至少多睡 2 小时）。灌铅样麻痹被定义为感觉沉重、灌铅样或负重感，通常出现在上肢或下肢。这种感觉至少一天存在一个小时，但经常一次持续几个小时。不像其他的非典型特征，对觉察到的人际拒绝有病理性敏感是一种特质，它在早年出现并且贯穿于成年生活的绝大部分时间。拒绝敏感可在个体抑郁或不抑郁时出现，虽然它可能会在抑郁期加重。

伴精神病性特征：存在妄想和/或幻觉。

伴心境协调性精神病性特征：妄想和幻觉的内容均与个体不完美、内疚、疾病、死亡、虚无主义或应受惩罚的重性抑郁的主题相符。

伴心境不协调性精神病性特征：妄想和幻觉的内容均不涉及个体不完美、内疚、疾病、死亡、虚无主义或应受惩罚的重性抑郁的主题，或其内容是心境协调和心境不协调的混合体。

伴紧张症：如果紧张症的特征在大部分发作期里存在，则紧张症的标注可以适用于抑郁发作。参见"精神分裂症谱系及其他精神病性障碍"一章中"与其他精神障碍相关的紧张症"的诊断标准。

伴围产期起病：如果心境症状出现在孕期或产后 4 周，当前为重性抑郁发作，或者当前不完全符合重性抑郁发作的诊断标准，但最近一次的发作是重性抑郁发作，均适用此标注。

注：心境发作可以发生于孕期或产后。尽管估算根据产后的随访周期有所不同，但是约 3%—6%的女性在孕期或在产后的数周或数月会经历一次重性抑郁发作。50%的"产后"重性抑郁发作实际上发生于产前。因此，这些发作被统称为围产期发作。伴围产期重性抑郁发作的女性经常有重度焦虑甚至惊恐发作。前瞻性研究已经证明，孕期的心境、焦虑症状和"产后忧郁"增加了产后重性抑郁发作的风险。

围产期发生的心境发作可以伴有或没有精神病性特征。杀婴现象最常与产后精神病性发作有关，其特征性表现是存在命令性幻觉要杀死婴儿或妄想婴儿被附体，但精神病性症状也可发生于没有这种特定的幻觉或妄想的重度产后心境发作中。

伴精神病性特征的产后心境（重性抑郁或躁狂）的发作发生于 1/1 000—1/500 的分娩中，更常见于初产妇。对于先前有产后心境发作，或有抑郁或双相障碍（尤其是双相Ⅰ型障碍）既往史，或有双相障碍家族史的女性，产后伴精神病性特征发作的风险会明显增加。

一旦一个女性有产后伴精神病性特征的发作，其每一次后续分娩的复发风险为 30%—50%。产后发作必须与产后期发生的伴有意识或注意水平波动的谵妄鉴别。神经内分泌改变的程度和社会心理的适应，母乳喂养对于治疗计划的潜在影响，产后心境障碍史对于后续生育的长期影响，这些都是产后期所独有的。

伴季节性模式：此标注适用于反复发作的重性抑郁障碍。

A. 重性抑郁障碍的重性抑郁发作的起病与一年中的特定时间之间，存在规律性的时间关系(例如,秋季或冬季)。

注:不包括与季节性相关的明显的心理社会应激源影响的案例(例如,每年冬天都常规性失业)。

B. 完全缓解(或从重性抑郁到躁狂或轻躁狂的改变)也发生于一年中的特定时间(例如,抑郁在春季消失)。

C. 在过去的2年中,两次重性抑郁发作的出现能够证明时间的季节性关系,并且在同一时期内没有非季节性的重性抑郁发作出现。

D. 在个体的一生中,季节性的重性抑郁发作(如上所述)明显多于非季节性的重性抑郁发作。

注:"伴季节性模式"的标注适用于反复发作的重性抑郁障碍的重性抑郁发作模式。其必要特征是重性抑郁发作的发生和缓解发生于一年中的特定时间。在大多数案例中,发作始于秋季或冬季,缓解于春季。少数的情况下,可以有反复的夏季抑郁发作。这种发生和缓解的模式必须发生在至少2年的时间内,在此期间没有任何非季节性的发作。此外,在个体的一生中,季节性的重性抑郁发作明显多于非季节性的重性抑郁发作。

此标注不适用于那些可以更好地被季节性相关的心理社会应激源解释的情况(例如,季节性失业或学校放假)。出现在季节性模式的重性抑郁发作经常具备的特征为:能量减低、睡眠增加、暴食、体重增加和渴求碳水化合物。尚不清楚季节性模式是否更易出现在反复发作的重性抑郁障碍或双相障碍中。然而,在双相障碍人群中,季节性模式更多地出现在双相Ⅱ型障碍而不是双相Ⅰ型障碍中。在一些个体中,躁狂或轻躁狂的发作可能也与特定的季节相关联。

冬季型季节性模式的患病率似乎随着不同的纬度、年龄和性别而改变。高纬度地区的患病率会增加,年龄也是季节性的一个强力的预测指标,年轻人在冬季抑郁发作的风险较高。

标注如果是:

部分缓解:存在上一次重性抑郁发作的症状,但目前不符合全部诊断标准,或在一次发作结束之后,有一段持续时间少于2个月的没有重性抑郁障碍发作的任何显著症状的情况。

完全缓解:在过去的2个月内,没有任何明显的该障碍的体征或症状存在。

标注目前的严重程度:

严重程度是基于诊断标准症状的数目,症状的严重程度和功能损害的程度。

轻度:存在非常少的超出诊断所需的症状数量,症状的强度引起痛苦但是可控,并导致社交或职业功能的轻微损害。

中度:症状的数量、强度和/或功能损害介于"轻度"和"重度"之间。

重度:症状的数量远远超出诊断所需,症状的强度引起显著的痛苦并不可控,且症状明显干扰了社交或职业功能。

焦虑障碍

焦虑障碍包括那些共享过度害怕和焦虑，以及有相关行为紊乱的特征的障碍。害怕是对真实或假想的、即将到来的威胁的情绪反应，而焦虑是对未来威胁的期待。显然，这两种状态有所重叠，但也有不同，害怕经常与“战斗或逃跑”的自主神经的警醒、立即的危险、逃跑的行为有关；而焦虑则更经常地与为未来危险做准备的肌肉紧张和警觉、谨慎或回避行为有关。有时害怕或焦虑的水平通过广泛的回避行为来降低。惊恐发作在焦虑障碍中特征鲜明，是恐惧反应的一种特殊类型。惊恐发作不局限于焦虑障碍，也出现在其他精神障碍中。

各种焦虑障碍中，导致害怕、焦虑或回避行为以及伴随的认知观念的物体或情境类型有所不同，可彼此区分开。虽然焦虑障碍倾向于彼此高度地共病，但它们可以通过仔细地检查害怕或回避的情境类型和有关想法或信念的内容来加以区别。

与发育正常的害怕或焦虑不同，焦虑障碍表现为过度的或持续超出发育上恰当的时期。不同于通常由压力导致的一过性的害怕或焦虑，焦虑障碍更为持久（例如，通常持续 6 个月或以上），然而持续时间的标准只是作为一般性指导原则，具备一定的弹性，有时在儿童身上持续时间更短（例如，在分离焦虑障碍和选择性缄默症中）。因为有焦虑障碍的个体往往高估他们害怕或回避的情境，有关的害怕或焦虑是否过度或与实际不符，应由临床工作者给予判断，需将文化性的背景因素考虑在内。许多儿童期发展出的焦虑障碍，如果得不到治疗，就会倾向于延续下去。焦虑障碍更频繁地出现在女性身上，比男性多（比例大约为 2∶1），只有当症状不能归因于物质/药物所致的生理影响或其他躯体疾病时，或不能被其他精神障碍更好地解释时，每一种焦虑障碍才能被诊断。

本章内容根据发育年龄来排列，障碍则根据典型的起病年龄排序。有分离焦虑障碍的个体害怕或紧张与依恋对象的分离，达到与其发育水平不符的程度。持续地害怕或焦虑依恋对象会受到伤害、发生事故导致失去依恋对象或与其分离，以及不愿意离开依恋对象；此外，还存在做噩梦和痛苦的躯体症状。虽然症状通常从儿童期开始出现，它们的表现却可能贯穿整个成人期。

选择性缄默症的特征是经常在被期待发言的社交场合（例如，学校）无法发言，即使个体在其他情境下能够发言。无法开口发言会引起学业或职业成就上的显著不良后果，或是干扰正常的社交交流。

有特定恐怖症的个体恐惧或紧张，或回避特定的物体、情境。不同于其他焦虑障碍的是，特定的认知观念并非这种障碍的特点。恐惧、焦虑或回避几乎总是立即被恐惧情境所诱发，达到持续的、与真实风险不相符的程度。存在各种类型的特定恐惧对象：动物；自然环境；血液-注射-损伤；情境；以及其他情况。

在社交焦虑障碍（社交恐惧症）中，个体恐惧、紧张或回避社交互动和那些涉及可能被审视的情境。这些情境包括社交互动，例如会见不熟悉的人，个体可能要在众目睽睽下吃喝的场合,以及个体要在其他人面前表演的场合。其认知观念是被他人负面评价,被为难、被羞辱、被拒绝或冒犯他人。

在惊恐障碍中,个体体验了反复的意外的惊恐发作,而且持续担心或担忧将经历更多次的惊恐发作,或因为惊恐发作而以适应不良的方式改变他或她的行为(例如,回避体育锻炼或不熟悉的地方)。惊恐发作是强烈的恐惧或不舒服的感觉的突发性潮涌,在几分钟内达到高峰,伴随躯体的和/或认知的症状。有限症状的惊恐发作少于4种症状。惊恐发作可能是意料中的,例如对通常害怕的物体或情境的反应;或者是意料之外的,意味着惊恐发作的发生并无明显的原因。惊恐发作可作为评估一组障碍的严重程度、病程及共病的标记物与预后因素,这组障碍包括但不限于焦虑障碍(例如物质使用、抑郁和精神病性障碍)。因此,惊恐发作可能被作为描述性标注,既可用于任何焦虑障碍,又可用于其他精神障碍。

有广场恐怖症的个体恐惧或紧张于以下2个或2个以上的情境中:使用公共交通工具;待在开放空间;待在密闭空间;站着排队或在人群中;独自离家外出到其他情境中。倘若发生惊恐样症状或其他令人失能或局促不安的症状,则个体害怕这些情境是因为觉得逃走会很困难或可能得不到帮助。这些情境几乎总能导致害怕或焦虑,通常被个体回避,以及需要伴侣的存在。

广泛性焦虑障碍的关键性特点是对于各种情境的持久、过度、难以控制的焦虑,包括工作和学业表现。此外,个体还会体验躯体症状,包括坐立不安或感觉紧张或急切;容易疲乏;难以集中注意力或头脑一片空白;易激惹;肌肉紧张;以及睡眠紊乱。

物质/药物所致的焦虑障碍涉及由于物质中毒、戒断或某种药物治疗所致的焦虑。在其他躯体疾病所致的焦虑障碍中,焦虑症状是其他躯体疾病的生理后果。

障碍特异量表可用来更好地确定每种焦虑障碍的严重程度,而且可用以把握严重程度随时间推移而产生的变化。为了便于使用,尤其是针对有一种以上焦虑障碍的个体,这些量表已被改良,在测量各种焦虑障碍时使用相同的格式(但不同的侧重点),有与每种障碍相关的行为症状、认知观念症状和躯体症状的等级评估。

分离焦虑障碍

诊断标准 F93.0

A. 个体与其依恋对象离别时,会产生与其发育阶段不相称的、过度的害怕或焦虑,至少符合以下表现中的三种:

1. 当预期或经历与家庭或与主要依恋对象离别时,产生反复的、过度的痛苦。
2. 持续和过度地担心会失去主要依恋对象,或担心他们可能受到例如疾病、受伤、灾难或死亡的伤害。
3. 持续和过度地担心会经历导致与主要依恋对象离别的不幸事件(例如,走失、被绑架、事故、生病)。
4. 因害怕离别,持续表现不愿或拒绝出门、离开家、去上学、去工作或去其他地方。

5. 持续和过度地害怕或不愿独处或不愿在家或其他场所与主要依恋对象不在一起。
6. 持续地不愿或拒绝在家以外的地方睡觉或主要依恋对象不在身边时睡觉。
7. 反复做内容与离别有关的噩梦。
8. 当与主要依恋对象离别或预期离别时，反复地抱怨躯体性症状（例如，头疼、胃疼、恶心、呕吐）。

B. 这种害怕、焦虑或回避是持续性的，儿童和青少年至少持续 4 周，成年人则至少持续 6 个月。

C. 这种障碍引起有临床意义的痛苦，或导致社交、学业、职业或其他重要功能方面的损害。

D. 这种障碍不能用其他精神障碍来更好地解释，例如，像孤独症（自闭症）谱系障碍中的因不愿过度改变而导致拒绝离家，像精神病性障碍中的因妄想或幻觉而忧虑分别，像广场恐怖症中的因没有一个信任的同伴陪伴而拒绝出门，像广泛性焦虑障碍中的担心疾病或伤害会降临到其他重要的人身上，或像疾病焦虑障碍中的担心会患病。

诊断特征

分离焦虑障碍的基本特征是对离家或与依恋对象分离存在过度的害怕或焦虑，考虑到个体的发育水平，这种焦虑超出了预期（诊断标准 A）。有分离焦虑障碍的个体的症状符合以下标准中的至少 3 项：预计将离开家或与主要依恋对象分离时，或当这些情况真实发生时，他们会经历反复发作的极端痛苦（诊断标准 A1）。尤其当与依恋对象分离时，他们担心其健康或死亡，而且他们需要了解依恋对象的行踪，想与其保持联系（诊断标准 A2）。他们担心有些事情会发生在自己身上，例如走失、绑架或出现意外，将令他们不能再与重要的依恋对象团聚（诊断标准 A3）。有分离焦虑障碍的个体不愿意或拒绝单独外出，因为害怕分离（诊断标准 A4）。他们持续地极度害怕或不愿意在家或其他环境中单独待着，或是缺乏重要依恋对象陪伴而独处。有分离焦虑障碍的儿童可能无法单独待在一个房间或单独走入一个房间，可能会展示出"黏性的"行为，在房子里待在父母身边或"像影子"一样跟着父母（诊断标准 A5）。他们持久地不愿意或拒绝在身边没有一个主要依恋对象陪伴之时睡觉，或是离开家睡觉（诊断标准 A6）。有该障碍的儿童通常在睡觉时间方面存在困难，可能坚持要有人待在他们身边，直到他们入睡为止。晚上他们可能会跑到父母床上（或其他人床上，例如，兄弟姐妹）。有该障碍的儿童可能不愿意或拒绝参加露营、睡在朋友家或出去办事。成年人每当独自行动时可能会感到不舒服（例如，睡在宾馆的房间）。可能反复出现表达个体分离焦虑内容的噩梦（例如，火灾、谋杀或其他破坏自己家庭的灾难）（诊断标准 A7）、躯体症状（例如，头疼、腹部不适，恶心、呕吐），在儿童身上常见，当与主要依恋对象分离或预期分离时（诊断标准 A8）。心血管症状，例如心悸、头昏眼花和感到晕眩，很少发生在较小的儿童身上，但可能发生在青少年和成年人身上。

在儿童和18岁以下青少年身上的困扰必须持续至少4周,通常在成年人身上要持续6个月或更长(诊断标准B)。然而,成年人的病程标准的使用应作为一般性的指导,允许一定程度的弹性。该障碍必须导致临床的显著痛苦或社会、学业、职业或其他重要领域功能受损(诊断标准C)。

支持诊断的有关特征

当与主要依恋对象分离时,有分离焦虑的儿童可能显示出社交退缩、冷淡、悲伤或难以集中注意力于工作或玩耍中。根据不同年龄,个体可能害怕动物、怪物、黑暗、抢劫犯、窃贼、绑架者、汽车意外事故、飞机旅行和被感觉到能给家庭或他们自己带来危险的其他情境。每当一些个体离开家就变得想家而不舒服,甚至达到感觉受难的地步。有分离焦虑障碍的儿童可能拒绝上学,进而造成学业困难和社会隔离。当对预期中的分离感到极端心烦意乱时,儿童可能会显出愤怒或偶尔攻击那些强迫其分离的人。当独处时,尤其在晚上或黑暗中,少儿可能报告不寻常的感性体验(例如,看到有人向房间偷窥,害怕有生物接近他们,感到有眼睛盯着他们)。有该障碍的儿童可能被描述为苛求的、侵犯性的,而且需要得到持续的关注,而有该障碍的成年人则可能显得依赖和需要过度保护。个体过度的需求通常变成家庭成员挫折的来源,引起家庭内部的怨恨和冲突。

患病率

在美国成年人中,分离焦虑障碍12个月的患病率为0.9%—1.9%。儿童6—12个月的患病率估计为4%。在美国青少年中,12个月的患病率为1.6%。从儿童期到青少年期和成人期,分离焦虑障碍的患病率呈现下降趋势,而且在12岁以下儿童中是最常见的一种焦虑障碍。儿童临床样本中,该障碍不存在性别差异。在社区中,该障碍多发于女性。

发展与病程

由于害怕与依恋对象分开而导致分离焦虑上升是正常的早期发育的一部分,可能标志着安全依恋关系的发展(例如,1岁左右,婴儿可能因害怕陌生人而感受到焦虑痛苦)。分离焦虑障碍的起病可能早在学前期,也可能在儿童期的任何时间发生,而在青少年期起病则较为罕见。分离焦虑障碍通常存在加重和缓解的时期。在一些案例中,针对分离而产生的焦虑,以及避免与家庭或核心家庭分离的情况(例如,外出上大学,离开依恋对象)可能持续贯穿成人期。然而,绝大部分有分离焦虑障碍的儿童可免于终生损害性的焦虑障碍。许多有分离焦虑障碍的成年人不会回忆起分离焦虑障碍在儿童期的起病,虽然他们或许能回忆起当时的症状。分离焦虑障碍的表现随着年龄的不同而变化。较小的儿童更不愿上学或完全回避学校。较小的儿童可能向父母、家庭或他们自己表达对特定威胁的担忧或害怕,而且只有当面临分离时才会体验到这种焦虑。随着儿童年龄的增长,担忧不断出现;通常担忧特定的危险(例如,意外、绑架、抢劫、死亡)或模糊地担忧不能与依恋对象团聚。对于成年人,分离焦虑障碍可能限制他们应对环境变化(例如,搬迁、结婚)的能力。有该障碍的成年人通常过度担心他们的后代和配偶,当与其分开时,他们会体验明显的不适。由于需要经常检查另一个重要人物的去向,他们有可能会体验到工作或社交上显著受到干扰。

风险与预后因素

环境的:分离焦虑障碍通常发生于遭受生活应激之后,尤其是丧失(例如,亲人或宠物的死亡;个体或亲人的患病;转学;父母离异;搬到新社区;移民;涉及与依恋对象分离的灾难)。在年轻人中,生活应激还包括离开父母家、恋爱和成为父母。父母的过度保护和侵扰可能与分离焦虑障碍有关。

遗传与生理的:儿童分离焦虑障碍可能具有遗传性。在6岁双胞胎的社区样本中,遗传性被评估为73%,女孩更高一些。有分离焦虑障碍的儿童对使用富含二氧化碳空气的呼吸刺激尤其敏感。

文化相关的诊断问题

对分离的容忍程度随着文化的不同而变化,因此在一些文化中,父母和儿童之间会避免分离的需求和机会,例如,不同的国家和文化中,对于后代应在什么年龄离开父母家,存在巨大的差异。将分离焦虑障碍与一些文化中强调家庭成员间的相互依赖进行区分,是非常重要的。

性别相关的诊断问题

比起男孩,女孩更多地显示出对上学的不情愿或回避。害怕分离的间接表达在男性身上比女性更普遍,例如,限制自我的独立活动,不愿意独立离家,或当配偶或后代独立做事情时,无法联系上配偶或后代时会感到痛苦。

自杀风险

儿童的分离焦虑障碍可能与升高的自杀风险有关。在社区样本中,心境障碍、焦虑障碍或物质使用与自杀观念和自杀企图有关。然而,并不存在自杀与分离焦虑障碍的特定关系,而是在几种焦虑障碍中都有所发现。

分离焦虑障碍的功能性后果

有分离焦虑障碍的个体经常限制自身离家或离开依恋对象的独立活动(例如,儿童回避上学,不去参加露营,难以独自睡觉;青少年不愿离家去上大学;成年人不愿离开父母的家,不旅行,不离家工作)。

鉴别诊断

广泛性焦虑障碍:分离焦虑障碍应与广泛性焦虑障碍区分,前者占主导地位的担心是与依恋对象分离,即使发生其他担忧,也不会成为临床表现的主导。

惊恐障碍: 与分离有关的威胁可能导致极端焦虑,甚至引发惊恐发作。在分离焦虑障碍中,与惊恐障碍相比,焦虑的担心专注于可能离开依恋对象,担忧意外降临到他们身上,而不是担心由于意外的惊恐发作而失能。

广场恐怖症: 与有广场恐怖症的个体不同,有分离焦虑障碍的个体并不担心在那种情况下被困住或失能,如在出现惊恐样症状或其他失能症状时感觉难以逃脱的情况。

品行障碍: 回避上学(逃学)在品行障碍中很常见,但旷课并不是分离焦虑的目的,有品行障碍的儿童或青少年通常待在家外的某处,而不是回到家。

社交焦虑障碍: 拒绝上学可能归因于社交焦虑障碍(社交恐惧症)。在这样的案例中,回避上学是因为害怕被他人负面评价,而不是担心与依恋对象分离。

创伤后应激障碍: 在创伤事件例如灾难后害怕与所爱的人分开,这个很常见,尤其在创伤事件中曾与所爱之人分离的情况下。在创伤后应激障碍中,核心症状是与创伤事件有关记忆的侵入和回避,而分离焦虑障碍中,则是担心和回避涉及依恋对象的健康和与其分离。

疾病焦虑障碍: 有疾病焦虑障碍的个体担忧他们可能曾罹患过特定的疾病,但主要关注的是疾病诊断本身,而不是与依恋对象分离。

丧痛: 对死者强烈的思念或渴望,强烈的悲伤和情感痛苦,以及沉湎于关注死者或死亡的情况,这是丧痛中预期的反应。而分离焦虑障碍则以害怕与依恋对象的分离为核心。

抑郁与双相障碍: 这些障碍可能也存在不情愿离家的状况,但主要关注点不是担忧或害怕意外降临到依恋对象身上,而是参与外界活动的动机较低。然而,有分离焦虑障碍的个体可能在分离或预期分离时变得抑郁。

对立违抗障碍: 分离焦虑儿童和青少年在被迫与依恋对象分离的情境下可能会表现出对立,只有当存在持久的对立行为,且无关乎分离预期或事实上的分离时,才应考虑为对立违抗障碍。

精神病性障碍: 不同于精神病性障碍中的幻觉,发生在分离焦虑障碍中的不寻常的知觉体验通常是基于某种实际刺激的错觉,仅仅发生在特定情境下(例如夜间),而当一个依恋对象出现时,就会逆转。

人格障碍: 依赖型人格障碍的特点是不加选择地依赖他人,而分离焦虑障碍涉及希望主要依恋对象在附近以及对其安全的关注。边缘型人格障碍的特点是害怕被所爱的人抛弃,身份、自我方向感、人际功能和冲动性方面的问题构成了该障碍的核心特点,而他们并非分离焦虑障碍的核心特点。

共病

在儿童身上,分离焦虑障碍、广泛性焦虑障碍和特定恐怖症共病的概率较高。在成年人中,常见的共病包括特定恐怖症、创伤后应激障碍、惊恐障碍、广泛性焦虑障碍和社交焦虑障碍、广场恐怖症、强迫症和人格障碍。抑郁和双相障碍在成年人中也可以与分离焦虑障碍共病。

选择性缄默症

诊断标准 F94.0

A. 在被期待讲话的特定社交情况(例如,在学校)中持续地不能讲话,尽管在其他情况中能够讲话。

B. 这种障碍妨碍了教育或职业成就或社交沟通。

C. 这种障碍的持续时间至少1个月(不能限于入学的第1个月)。

D. 这种不能讲话不能归因于缺少社交情况下所需的口语知识或对所需口语有不适感所致。

E. 这种障碍不能更好地用一种交流障碍来解释(例如,儿童期发生的流畅性障碍),且不能仅仅出现在孤独症(自闭症)谱系障碍、精神分裂症或其他精神病性障碍的病程中。

诊断特征

在社交互动中遇见其他个体时,有选择性缄默症的儿童无法开始讲话,或当别人对其说话时无法给予回应。寡言发生在与其他儿童或成年人的社交互动中。有选择性缄默症的儿童在他们家里,面对一级亲属时能够说话,但通常在亲近的朋友或二级亲属面前都无法开口,例如,面对祖父母或同辈堂/表亲时。该障碍的标志是高度的社交焦虑。有选择性缄默症的儿童经常拒绝在学校发言,造成学业或教育方面受损,老师们通常发现很难评估这些个体的技能情况,例如,阅读技能。寡言可能阻碍社交交流,虽然有该障碍的儿童有时使用无言的、非语言性的方式(例如,咕哝、指点、书写)来交流,他们在不需要言语的场合(例如,学校游戏中不使用语言的部分)可能愿意、渴望或参与社交。

支持诊断的有关特征

选择性缄默症的有关特征可能包含过度的害羞、害怕或社交窘迫、社会隔绝和退缩、依赖、强迫特质、违拗、发怒或轻度的对立行为。有该障碍的儿童通常具备正常的语言技能,即使偶尔存在有关的沟通障碍,也并未认定与某种特定的交流障碍有关联。通常当这些障碍出现时,焦虑也会出现。在临床环境中,有选择性缄默症的儿童几乎总是被给予其他焦虑障碍的额外诊断——最常见的是社交焦虑障碍(社交恐惧症)。

患病率

选择性缄默症是相对罕见的障碍,尚未包含在儿童障碍患病率的流行病学研究中。采用了各种临床或学校样本的时点患病率根据环境的不同(例如,临床相对学校相对普通人群)和样本中不同的个体年龄,在0.03%到1%之间变化。该障碍的患病率似乎不随性别或人种/种族的不同而变化。与青少年和成年人相比,该障碍似乎更容易发生在少儿身上。

发展与病程

选择性缄默症通常起病于5岁前,但是该障碍可能到入学后才引起临床关注,因为校园里有更多的社交互动和任务,例如,大声朗读。该障碍持续的时间各不相同,尽管临床报告显示,许多个体随着成长不再患有选择性缄默症,但是该障碍的纵向病程尚不清楚。在一些案例中,尤其是在有社交焦虑障碍的个体中,选择性缄默症可能会消失,但社交焦虑障碍的症状还会持续。

风险与预后因素

气质的: 选择性缄默症的气质性风险因素尚未被很好地确定。负性情感(神经质)或行为抑制可能有一定的作用,而其父母的害羞、社会隔离和社交焦虑的病史也可能起作用。有选择性缄默症的儿童与其他同伴相比可能有轻微的感受性语言困难,尽管感受性语言能力尚在正常范围内。

环境的: 父母的社交抑制可能成为儿童的社交无语和选择性缄默的样板。此外,有选择性缄默症的儿童的父母曾被描述为过度保护,或比起有其他焦虑障碍儿童或没有障碍儿童的父母的控制性更强。

遗传与生理的: 由于选择性缄默症和社交焦虑障碍显著重叠,在两者中有共同的遗传因素。

文化相关的诊断问题

当家庭移民到不同语言的国家时,由于当地人讲不同的语言,儿童可能因为缺少这门语言的知识而拒绝使用新语言讲话。如果儿童对新语言的理解是充分的但仍持续拒绝使用新语言说话,则可能要给儿童给予选择性缄默症的诊断。

选择性缄默症的功能性后果

选择性缄默症可能造成社交受损,因为儿童太过焦虑而无法参与到和其他儿童的社交互动中。随着有选择性缄默症的儿童趋于成熟,他们可能面对加剧的社会隔离。在学校环境中,这些儿童可能有学业受损,因为他们无法就学业或个人需求与老师进行沟通(例如,不能理解学校的作业,无法请求使用洗手间)。在学业和社交功能方面严重受损,包括由于同伴嘲笑所致的受损,颇为常见。在某些情况下,选择性缄默症可能作为在社交互动中降低焦虑的代偿性策略。

鉴别诊断

交流障碍: 选择性缄默症应与言语紊乱相鉴别,后者可以更好地用交流障碍来解释,例如,语言障碍、语音障碍(先前的音韵障碍)、儿童期起病的言语流畅障碍(口吃)或语用(社交)交流障碍。不像选择性缄默症,这些疾病的言语紊乱不是仅限于一种特定的社交情境。

神经发育障碍、精神分裂症与其他精神病性障碍：有孤独症谱系障碍、精神分裂症或其他精神病性障碍或严重智力障碍的个体可能有社交交流的问题，不能在社交场合中恰当地讲话。作为对比，只有当儿童有确定的在一些社交场合讲话的能力时（例如，通常在家里），才应被诊断为选择性缄默症。

社交焦虑障碍（社交恐惧症）：在社交焦虑障碍中的社交焦虑和社交回避可能与选择性缄默症有关，在这些案例中，应给予两种诊断。

共病

最常见的共病是其他焦虑障碍，首先是社交焦虑障碍，其次是分离焦虑障碍和特定恐怖症。对立行为常常发生在有选择性缄默症的儿童身上，尽管对立行为可能仅限于需要讲话的情境。交流发育延迟或障碍可能也会出现在某些有选择性缄默症的儿童身上。

特定恐怖症

诊断标准

A. 对于特定的事物或情况（例如，飞行、高处、动物、接受注射、看见血液）产生显著的害怕或焦虑。

注：儿童的害怕或焦虑也可能表现为哭闹、发脾气、惊呆或依恋他人。

B. 恐惧的事物或情况几乎总是能够促发立即的害怕或焦虑。

C. 对恐惧的事物或情况主动地回避，或是带着强烈的害怕或焦虑去忍受。

D. 这种害怕或焦虑与特定事物或情况所引起的实际危险以及所处的社会文化环境不相称。

E. 这种害怕、焦虑或回避通常持续至少 6 个月。

F. 这种害怕、焦虑或回避引起有临床意义的痛苦，或导致社交、职业或其他重要功能方面的损害。

G. 这种障碍不能用其他精神障碍的症状来更好地解释，包括：（例如，在广场恐怖症中的）惊恐样症状或其他功能丧失症状；（例如，在强迫症中的）与强迫思维相关的事物或情况；（例如，在创伤后应激障碍中的）与创伤事件相关的提示物；（例如，在分离焦虑障碍中的）离家或离开依恋者；（例如，在社交恐惧症中的）社交情况等所致的害怕、焦虑和回避。

标注如果是：

根据恐惧刺激源编码：

F40.218 动物型（例如，蜘蛛、昆虫、狗）。

F40.228 自然环境型（例如，高处、暴风雨、水）。

F40.23x 血液-注射-损伤型（例如，针头、侵入性医疗操作）。

编码备注：选择特别的 ICD-10-CM 编码如下：F40.230 害怕血液；F40.231 害怕

注射和输液;F40.232 害怕其他医疗服务;F40.233 害怕受伤。

F40.248 情境型(例如,飞机、电梯、封闭空间)。

F40.298 其他(例如,可能导致哽噎或呕吐的情况;儿童则可能表现为对巨响或化妆人物的恐惧)。

编码备注:当存在超过一种的恐惧刺激源时,需要列出所有适合的 ICD-10-CM 编码(例如,害怕蛇和飞行,其编码为 F40.218 特定恐怖症、动物型和 F40.248 特定恐怖症、情境型)。

标注

对于个体来说,有多个特定恐怖症是常见的。有特定恐怖症的个体,平均害怕 3 种物体或情景,约 75%有特定恐怖症的个体,害怕超过 1 种物体或情景。在这样的案例中,多个特定恐怖症的诊断,每一个都需要自己的诊断编码以反应特定的恐怖症刺激源。例如,如果一个个体害怕雷阵雨和飞行,则这两个诊断都需要给予:特定恐怖症,自然环境型;特定恐怖症,情境型。

诊断特征

该障碍的关键特征是当存在特定的被命名为恐怖症刺激源的情境或物体时,感到害怕或焦虑(诊断标准 A)。害怕的情境或物体的类别用标注来表示。许多个体害怕的物体或情境超过一种类别或恐怖症刺激源。诊断特定的恐怖障碍时,其反应不能等同于那些常常出现在人群中正常的、一过性的害怕。如需符合诊断标准,这种害怕或焦虑必须是强烈的或严重的(即"显著的")(诊断标准 A)。体验到的害怕的程度随着与所害怕的物体或情境的距离有所变化,害怕的物体或情境既可能是实际存在的,也可能发生在对它的预期之中。害怕或焦虑也可以表现为完全的或部分的惊恐发作的症状(例如,预期的惊恐发作)。特定恐怖症的另一个特征是,几乎每次只要个体与恐怖症刺激源产生联系,就会激起害怕或焦虑(诊断标准 B)。因此,如果个体遭遇相应情境或物体时,偶尔会变得焦虑(例如,在 5 次飞机飞行中,只有一次变得焦虑),则不能被诊断为特定恐怖症。然而,根据遭遇恐怖性物体或情境的不同情况,所表达的害怕或焦虑的程度可能有所变化(从预期的焦虑到完全的惊恐发作),因为不同的背景因素,例如,其他人的在场、接触的时长,以及其他威胁性因素,例如在飞行中遭遇湍流会对害怕飞行的个体产生影响。通常,儿童与成年人表达害怕和焦虑的方式不同,害怕或焦虑都发生在刚一遇到恐怖性物体或情境之时(即是立即的而不是延迟的)。

个体积极地回避该情境,如果他不能回避或决定不回避,则该情境或物体会诱发强烈的害怕或焦虑(诊断标准 C)。积极的回避意味着个体有目的地避免或减少与恐怖性物体、情境接触的方式(例如,由于恐高,平时会选择走隧道而不是过桥;由于害怕蜘蛛,就避免进入黑暗的房间;或者避免在那些恐怖性刺激常出现的地方工作)。回避行为通常很明显(例如,害怕血的个体拒绝看医生),但有时不那么明显(例如,害怕蛇的个体拒绝看蛇形的图片)。许多有特定恐怖症的个体受该病影响很多年,曾为了尽可能回避恐怖性物体或情境而改变生活环境(例如,被诊断为动物特定恐怖症的个体搬到一个能避开所害怕的动物的区域),因此他们在日常生活中不再经历害怕或焦虑。在这样的案例中,当个体缺乏明显的焦虑或惊恐时,其回避行为或持续拒绝参与那些可能导致个体暴露于恐怖性物体、环境的活动(例如,由于害怕飞行而反复拒绝与工作相关的旅行邀请),有助于临床确认和诊断。

害怕或焦虑与物体、情境带来的实际危险不成比例,或比应该出现的情绪更为强烈(诊断标准 D)。虽然有特定恐怖症的个体通常意识到他们的反应过于不成比例,但仍倾向于高估他们所害怕的情境带来的危险,因此"不成比例"应由临床工作者予以判断。此外,个体的社会文化背景也应考虑在内。例如,害怕黑暗在暴力背景中是合理的,害怕昆虫在昆虫被端上餐桌消费的背景中则显得不成比例。害怕、焦虑或回避通常持续 6 个月或以上(诊断标准 E),可帮助将该障碍与人群中,尤其是儿童中常见的一过性的害怕区分开。然而,病程的诊断标准应被作为一般性的指导原则,允许有一定弹性。特定恐怖症必须导致临床显著的痛苦或社交、职业或其他重要领域功能的受损,才能被诊断(诊断标准 F)。

支持诊断的有关特征

当有特定恐怖症的个体在预期或正在暴露于一种恐怖性物体或情境时,通常会体验生理觉醒的增强。然而,对所害怕的情境或物体的生理反应各有不同。有情境、自然环境、动物型的特定恐怖症的个体可能会表现出交感神经系统的觉醒;有血液-注射-损伤型的特定恐怖症的个体经常表现出血管迷走神经性晕厥或近似晕厥的反应,其标志是开始时心跳短时加速、血压上升,随后心跳减慢、血压下降。对于特定恐怖症的目前的神经系统模式强调杏仁核和相关结构的作用,像在其他焦虑障碍中那样。

患病率

在美国,特定恐怖症在 12 个月内社区患病率估计约为 7%—9%。欧洲国家患病率与美国大致相同(例如,大约为 6%),但亚洲、非洲和拉丁美洲国家通常较低(2%—4%)。儿童患病率约为 5%,13—17 岁约为 16%。老年人的患病率较低(大约 3%—5%),可能反应了严重程度降低到了亚临床水平。女性比男性更易受影响,比率约为 2∶1,尽管该比率根据不同恐怖症刺激源的变化而不同,也就是说,动物、自然环境和情境型的特定恐怖症多发生于女性,而血液-注射-损伤型的恐怖症患病率几乎无性别差异。

发展与病程

特定恐怖症有时产生于创伤事件之后(例如,被动物攻击或受困于电梯间),观察到他人经历创伤事件之后(例如,看到某人溺毙),一次意外的惊恐发作使得所处情境日后成为被恐惧的情境之后(例如,坐地铁时候意外的惊恐发作),或受到信息传播影响之后(例如,一次飞机失事的广泛媒体报道)。然而,许多有特定恐怖症的个体无法回忆起他们恐怖症起病的特定原因,特定恐怖症通常在儿童早期就发展起来,绝大部分个体在10岁以前开始。起病的中位年龄为7—11岁,平均年龄约为10岁。情境型的特定恐怖症通常比自然环境、动物或血液-注射-伤损伤型的特定恐怖症起病年龄更晚。儿童和青少年期的特定恐怖症可能在同期加重或减轻,然而,那些持续到成人期的特定恐怖症绝大多数都不会缓解。

当儿童被诊断为特定恐怖症时,应考虑到两个问题,第一,少儿通过哭泣、发怒、惊呆或依赖来表达他们的害怕和焦虑;第二,少儿通常不能理解回避的概念。因此,临床工作者应从父母、老师或较了解该儿童的其他人那里获取额外的信息。少儿身上常能见到过度的害怕,但往往是一过性的,而且只会导致轻微受损,因而被认为是与发育阶段相适应的,在这样的情况下不能诊断为特定恐怖症。当在儿童中考虑特定恐怖症的诊断时,重要的是评估受损程度和害怕、焦虑或回避的病程,以及相对于该儿童的发育阶段是否具有典型性。

虽然特定恐怖症的患病率在老年人中较低,但它仍然是人们晚年较为普遍经历的障碍之一。当诊断老年人是否患有特定恐怖症时,应考虑到以下几个问题。第一,老年人更可能罹患自然环境型特定恐怖症,也会害怕跌倒。第二,特定恐怖症(像所有焦虑障碍一样),在老年人身上倾向于与躯体疾病同时发生,包括冠心病和慢性阻塞性肺病。第三,老年人更可能将其焦虑症状归因于躯体疾病。第四,老年人更可能以非典型的方式表达焦虑(例如,同时包含焦虑和抑郁的症状),因而更可能被诊断为未特定的焦虑障碍。另外,老年人的特定恐怖症与生活质量的降低有关,也可能作为重度神经认知障碍的风险因素。

尽管大多数特定恐怖症始发于儿童期和青少年期,但特定恐怖症可能发生在任何年龄,通常作为一个创伤性经历的后果出现。例如,不管在任何年龄,窒息的恐怖症总是发生在几乎窒息的事件之后。

风险与预后因素

气质的: 特定恐怖症的气质风险因素,例如负性情感(神经质)或行为抑制,这些其他焦虑障碍的风险因素也是特定恐怖症的风险因素。

环境的: 特定恐怖症的环境风险因素,例如父母养育中的过度保护,失去父母和亲子分离,以及躯体的和性虐待,也倾向于预示着其他焦虑障碍。如前所述,在特定恐怖症发生之前,有时(但并非总是)存在与所害怕的物体或情境遭遇的负性或创伤性的经历。

遗传与生理的: 可能存在对一定类别的特定恐怖症的遗传易感性(例如,有个体的一级亲属患有动物型特定恐怖症,则相比其他类别的特定恐怖症,该个体显然更可能罹患相同的特定恐怖症)。当出现恐怖症刺激源时,有血液-注射-损伤型恐怖症的个体表现出独特的血管迷走神经性晕厥(昏厥)的倾向。

文化相关的诊断问题

在美国,亚裔人和拉丁裔人报告特定恐怖症的概率明显低于非拉丁裔美国人、非洲裔美国人和美洲印第安人。美国之外的一些国家，尤其是亚洲和非洲国家，除了特定恐怖症的患病率较低以外，还表现出不同的恐怖症内容、起病年龄和性别比率。

自杀风险

有特定恐怖症的个体相比于没有该诊断的个体，有自杀企图的个体可以高达60%。然而，该比率上升的主要原因是共病的人格障碍和其他焦虑障碍。

特定恐怖症的功能性后果

在心理社交功能受损和生活质量下降方面，有特定恐怖症的个体表现出与有其他焦虑障碍的个体和有酒精及物质使用障碍的个体相似的模式，包括了职业和人际关系的功能受损。在老年人中，受损可能在照料他人的义务和志愿活动中被观察到。在老年人中，害怕跌倒也可能导致行动的减缓和躯体及社交功能的减弱，并且可能令其获得正式或非正式的家庭照顾。特定恐怖症导致的痛苦或受挫倾向于随着所害怕的物体或情境的数量的增加而加重。因此，比起只害怕一种物体或情境的个体，害怕 4 种物体或情境的个体可能在他的职业和社会角色中造成更多的受损和更低的生活质量。即使存在躯体疾病，有血液-注射-损伤型特定恐怖症的个体也经常拒绝获得医疗照顾。此外，害怕呕吐和窒息可能导致食物摄入量的显著减少。

鉴别诊断

广场恐怖症：情境型特定恐怖症在临床表现上可能与广场恐怖症相似，在所害怕的情境方面有重叠的部分(例如，飞行、密闭空间、电梯)。如果个体害怕的只是广场恐怖情境中的一种，那么可给予情境型特定恐怖症的诊断。如果害怕两种或更多的广场恐怖情境，则更适合诊断为广场恐怖症。例如，害怕飞机和电梯(与“公共交通工具”广场恐怖的情境相重叠)，但并不害怕其他广场恐怖情境，可诊断为情境型特定恐怖症，反之，害怕飞机、电梯和人群的个体(与两种广场恐怖性情境相重叠，“使用公共交通工具”和“排队和处于人群中”)将被诊断为广场恐怖症。广场恐怖症的诊断标准 B(个体害怕或回避情境，“是因为认为当发生恐惧样症状或其他失能、局促不安的症状时难以逃离，或无法获得帮助”)，可以帮助鉴别广场恐怖症与特定恐怖症。如果害怕这些情境是由于其他原因，例如，害怕被物体或情境直接伤害(例如，害怕飞机失事，害怕动物咬啮，可能更适合诊断为某种特定恐怖症)。

社交焦虑障碍：如果害怕这些情境是因为负面的评价，就应诊断为社交焦虑障碍而不是特定恐怖症。

分离焦虑障碍：如果害怕某种情境是因为与主要照料者或依恋对象分离，就应被诊断为分离焦虑障碍而不是特定恐怖症。

惊恐障碍：有特定恐怖症的个体可能在面对所害怕的情境或物体时经历惊恐发作，如果惊恐发作仅仅作为对特定物体或情境的反应出现，就将诊断为特定恐怖症;反之,如果个体也会经历意外的惊恐发作(即不是作为对特定恐惧的物体或情境的反应),那么将诊断为惊恐障碍。

强迫症: 如果个体主要的对某种物体或情境的害怕是强迫思维的结果[例如,害怕血液,是由于被血液病原体(即 HIV)感染的强迫思维所致;害怕驾驶,是由于伤害到他人的强迫性影像所致],并且如果符合强迫症的其他诊断标准,就应诊断为强迫症。

与创伤和应激源相关的障碍: 如果恐怖症出现于一次创伤性事件之后,就应被诊断为创伤后应激障碍。然而,创伤性事件可以发生在创伤后应激障碍和特定恐怖症之前,在这种情况下,只有当创伤后应激障碍的所有诊断标准都不符合时,才考虑诊断为特定恐怖症。

进食障碍: 如果回避行为仅仅局限于对食物及与食物相关的线索的回避,就应考虑诊断为神经性厌食或神经性贪食。

精神分裂症谱系与其他精神病性障碍: 当害怕和回避是由于妄想所致时(像在精神分裂症或其他精神分裂症谱系、其他精神病性障碍中那样),就不能诊断为特定恐怖症。

共病

特定恐怖症在缺少其他精神病理学的情况下,在医疗临床场所中是罕见的,而更常见于非医疗的精神卫生场所。特定恐怖症通常与其他障碍有关,特别是老年人的抑郁症。由于起病较早,特定恐怖症在时间上通常是原发障碍。有特定恐怖症的个体存在发生其他障碍的风险,包括其他焦虑障碍、抑郁和双相障碍、物质相关障碍、躯体症状及相关障碍、人格障碍(特别是依赖型人格障碍)。

社交焦虑障碍(社交恐惧症)

诊断标准 F40.10

A. 个体由于面对可能被他人审视的一种或多种社交情况时而产生显著的害怕或焦虑。例如,社交互动(对话、会见陌生人),被观看(吃、喝的时候),以及在他人面前表演(演讲时)。

注: 儿童的这种焦虑必须出现在与同伴交往时,而不仅仅是与成年人互动时。

B. 个体害怕自己的言行或呈现的焦虑症状会导致负性的评价(即被羞辱或尴尬;导致被拒绝或冒犯他人)。

C. 社交情况几乎总是能够促发害怕或焦虑。

注: 儿童的害怕或焦虑也可能表现为哭闹、发脾气、惊呆、依恋他人、畏缩或不敢在社交情况中讲话。

D. 主动回避社交情况,或是带着强烈的害怕或焦虑去忍受。

E. 这种害怕或焦虑与社交情况和社会文化环境所造成的实际威胁不相称。

F. 这种害怕、焦虑或回避通常持续至少 6 个月。

G. 这种害怕、焦虑或回避引起有临床意义的痛苦，或导致社交、职业或其他重要功能方面的损害。

H. 这种害怕、焦虑或回避不能归因于某种物质（例如，滥用的毒品、药物）的生理效应，或其他躯体疾病。

I. 这种害怕、焦虑或回避不能用其他精神障碍的症状来更好地解释，例如，惊恐障碍、躯体变形障碍或孤独症（自闭症）谱系障碍。

J. 如果其他躯体疾病（例如，帕金森病、肥胖症、烧伤或外伤造成的畸形）存在，则这种害怕、焦虑或回避则是明确与其不相关或过度。

标注如果是：

仅仅限于表演状态：如果这种害怕仅出现在公共场所的演讲或表演。

标注

只具有表演型社交焦虑障碍的个体害怕表演，通常对其职业生涯构成严重的损害（例如，音乐家、舞蹈家、表演家、运动员），或是经常需要公共演讲的角色功能。害怕表演也表现在那些需要经常性公共演示的场合中，例如，工作、学习或学术场合。只具有表演型社交焦虑障碍的个体不害怕或不回避非表演型的社交情境。

诊断特征

社交焦虑障碍的基本特征是一种对社交情境的显著或强烈的害怕或焦虑，在这种情境下个体可能被他人品评。在儿童中，这种害怕或焦虑必须发生在同伴环境中或不仅在与成年人互动时（诊断标准 A）。当接触此类社交情境时，个体害怕自己将被给予负面评价。个体担心自己会被评价为焦虑、脆弱、不理智、愚蠢、乏味、令人生畏、肮脏或不讨人喜欢。个体害怕自己会表现出焦虑症状，例如，脸红、发抖、流汗、结巴或呆滞，这些将被他人给予负面评价（诊断标准 B）。一些个体担心冒犯他人或因此导致被他人拒绝。担心冒犯他人——例如，注视别人或表现出焦虑症状——可能是来自集体主义为导向的文化个体的主要害怕形式。害怕手抖的个体可能会避免在公共场所喝酒、吃东西、书写或伸手指物；而害怕流汗的个体可能会避免握手或吃辛辣的食物；害怕脸红的个体可能会避免当众表演，避免强烈的灯光或讨论亲密的话题。一些个体害怕和避免当他人在场时在公共卫生间小便（即膀胱害羞症或“害羞膀胱综合征”）。

社交情境几乎总是激起害怕或焦虑（诊断标准 C）。因此，个体只是偶尔在社交场合变得焦虑，不能诊断为社交焦虑障碍。然而，害怕、焦虑的程度和类型可能随着不同的情境而变化（例如，预期焦虑、惊恐发作）。预期焦虑有时可能出现在某些情境到来很早以前（例如，在参与一个社交事件数周之前的每一天都焦虑，多日来反复练习一份演讲稿）。在儿童中，害怕或焦虑可能通过在社交场合的哭喊、发怒、惊吓、依赖或退缩来表达。个体通常会回避令自己害怕的社交情境。或是带着强烈的害怕或焦虑去忍受这些情境（诊断标准 D）。回避行为可能很严重（例如，不参加聚会,拒绝上学)或是很轻微(例如,过度准备演讲内容,转移注意力到他人身上,减少目光接触)。

害怕或焦虑被认为与负性评价的实际风险或负性评估的后果不成比例(诊断标准 E)。有时焦虑可能未被判断为过度,因为它与实际风险有关(例如,被他人欺负或折磨)。然而,有社交焦虑障碍的个体经常高估社交情境的消极后果,因此需由临床工作者来判断其反应是否不成比例。做出判断时需要考虑个体的社会文化背景。例如,在特定的文化中,在社交情境下那些看似社交焦虑的行为可能被认为是恰当的(例如,可能被视作尊重他人的标志)。

该障碍的病程通常至少为 6 个月(诊断标准 F)。这一病程的阈值帮助区分该障碍与那些常见的短暂的社交恐惧,特别是在儿童中和社区中。然而,这一病程标准应作为一般性的指导原则,应用时允许有一定的弹性。害怕、焦虑和回避应显著干扰个体正常的日常活动、职业或学业功能、社会活动或关系,或必须导致临床的显著痛苦或社交、职业、其他重要功能方面的损害(诊断标准 G)。例如,如果在常规工作或学习中并不经常需要当众讲话,而且个体对此也未产生显著的痛苦,那么,害怕当众讲话的个体就不应被诊断为社交焦虑障碍。然而,如果个体由于社交焦虑症状而回避或放弃他真正想要的工作或教育,就符合诊断标准 G。

支持诊断的有关特征

有社交焦虑障碍的个体可能不够坚定自信或过于顺从,也可能产生对谈话的高度控制,后者较少见。他们可能显示出过分僵硬的身体动作或目光接触不够,声音也过分微弱。这些个体可能害羞或退缩,而且在会谈中开放性更少,对自己谈论得很少。他们可能倾向于寻找不需要社交接触的工作,而有表演型社交焦虑障碍的个体则并非这种情况,他们可能在家里待更长的时间。男性或许延迟结婚和拥有家庭的计划,反之,内心想要外出工作的女性则可能过家庭主妇和母亲的生活。使用物质自行治疗的情况很普遍(例如,参加聚会前饮酒)。老年人的社交焦虑障碍可能还包括躯体疾病的症状加重,例如,颤抖加剧或心动过速。脸红是社交焦虑障碍标志性的躯体反应。

患病率

美国社交焦虑障碍在 12 个月内患病率估计约为 7%。世界上许多使用相同诊断体系的国家在 12 个月内患病率的估计较低,集中在 0.5%—2.0%;欧洲中位患病率在 2.3%。儿童和青少年在 12 个月内患病率与成年人差不多。患病率随着年龄的增长而降低。老年人在 12 个月内患病率变化区间为 2%到 5%。通常在普通人群中,有社交焦虑障碍的女性比男性患病率更高(发生比在 1.5 到 2.2 的区间内),而且在青少年和成年早期,患病率的性别差异更为明显。在临床样本中,不同性别的患病率相等或男性略高,而且据推测,在解释男性患者更多的求助行为时,性别角色和社会期待发挥了显著作用。在美国,美洲印第安人的患病率较高,而与非西班牙裔白人相比,亚裔、拉丁裔、非裔美国人和非裔加勒比海人后代的患病率则较低。

发展与病程

在美国，社交焦虑障碍的中位起病年龄为 13 岁，且 75％的个体起病于 8 岁到 15 岁之间。在美国和欧洲的研究中，有时这一障碍出自儿童期的社交抑制或害羞。起病也可能出现在儿童早期。社交焦虑障碍的起病可能在经历应激性或羞辱性的事件后出现(例如，被欺凌，当众演讲时呕吐)，或者也可能是隐袭地缓慢发生的。成人期首次起病相对罕见，更可能发生在一次应激性或羞辱性的事件后，或在生活改变、需要个体担当新的社会角色之后(例如，与来自不同社会阶层的人结婚，得到一次工作晋升)。社交焦虑障碍可能在害怕约会的个体结婚后减轻，在离婚后又重新出现。在就诊的个体中，该障碍似乎特别持久。

与少儿相比，青少年的害怕和回避模式更为宽泛，包含了约会。老年人表达低水平的社交焦虑，但包括广泛的情境，而年轻人表达高水平的社交焦虑，且针对特定的情境。在老年人中，社交焦虑可能要考虑到一些失能的状况，由于感觉功能(听力、视觉)降低所致的残障，或因自己的表现而尴尬(例如，帕金森病的颤抖症状)，或是由于躯体疾病所致的功能障碍，失禁或认知损害(例如，忘记人们的名字)。在社区中，约 30％的有社交焦虑障碍的个体在 1 年内经历了症状的缓解，约 50％的个体在若干年内经历了缓解。约 60％的未接受社交焦虑障碍特定治疗的个体，其病程会延续几年或更长时间。

由于以下几个因素，在老年人中发现社交焦虑障碍是困难的，包括：聚焦于躯体症状、共病的躯体疾病、有限的自知力、社会环境或角色的改变，这些可能掩盖社交功能的损害，或是让老年人在描述心理痛苦时沉默寡言。

风险与预后因素

气质的：潜在的特质使得个体更易罹患社交焦虑障碍，包括行为抑制和对负面评价的害怕。

环境的：社交焦虑障碍的产生与儿童期受虐待或其他早期出现的心理社会逆境的概率升高不存在因果关系。然而，儿童期受虐待和逆境是产生社交焦虑障碍的风险因素。

遗传与生理的：使个体更易罹患社交焦虑障碍的特质，例如，行为抑制，有极强的遗传影响。遗传影响取决于基因—环境的互动，也就是说，高行为抑制的儿童更易受环境的影响，例如，受有社交焦虑父母的影响。社交焦虑障碍是可遗传的(但若仅仅是表演型焦虑，则遗传性较小)。一级亲属有 2—6 倍的概率罹患社交焦虑障碍和那些涉及特定障碍(例如，害怕负性评价)和非特定的遗传因素(例如，神经质)交互影响的其他障碍。

文化相关的诊断问题

对人恐怖症(Taijin Kyofusho)(例如，在日本和韩国)以经常担心自己的社交评价为特征，达到了社交焦虑障碍的诊断标准，与个体害怕“可能令其他人不舒服”

有关(例如,我凝视别人,因而他们看别处或回避我),有时这种担心会达到妄想的程度。这种症状也可以发现于非亚洲的环境中。对人恐怖症的其他表现也可能符合躯体变形障碍或妄想障碍的诊断标准。移民的身份状态与拉丁裔和非拉丁裔白人群体中较低的社交焦虑障碍显著相关。在同一种文化中,社交焦虑障碍的患病率可能与自我报告的社交焦虑水平不一致,也就是说,具有强烈的集体主义倾向的社会成员可能报告高水平的社交焦虑,然而其社交焦虑障碍的患病率却较低。

性别相关的诊断问题

有社交焦虑障碍的女性报告更多的社交恐惧和共病的抑郁、双相和焦虑障碍,而男性可能更害怕恋爱,有对立违抗障碍或品行障碍,使用酒精和毒品以缓解该障碍的症状。膀胱害羞症更常见于男性。

社交焦虑障碍的功能性后果

社交焦虑障碍与较高的辍学率和降低的健康水平、雇佣率、工作绩效、社会经济地位和生活质量有关。社交焦虑障碍也与独身、不婚或离异、无子女有关,特别是在男性中。在老年人中,可能在照料他人的义务和自愿活动方面存在损害。社交焦虑障碍也会妨碍休闲活动。尽管与社交焦虑障碍有关的痛苦和社交损害较为广泛,但西方社会有此障碍的个体中只有半数曾经寻求治疗,而且他们通常在经历这些症状 15—20 年之后才这样做。无法就业是持续存在社交焦虑障碍的显著的预示。

鉴别诊断

正常的害羞: 害羞(即社交沉默)是常见的人格特质,本身并不是病理性的。在某些社会,害羞甚至被积极地评价。然而,当在社会职业和其他重要领域功能上存在显著的负面影响时,就应考虑为社交焦虑障碍,而当症状符合社交焦虑障碍的全部诊断标准时,就应诊断为社交焦虑障碍。美国只有很少一部分人(12%)自认为害羞的个体症状符合社交焦虑障碍的诊断标准。

广场恐怖症: 有广场恐怖症的个体害怕和回避社交情境(例如,看电影),因为一旦发生失能或惊恐样症状,可能难以逃离或无法获得及时救助,而有社交焦虑障碍的个体更害怕被他人评判。而且,当有社交焦虑障碍的个体被单独留下时,可能会感到平静,而在广场恐怖症中,通常不是这样的情况。

惊恐障碍: 有社交焦虑障碍的个体可能会惊恐发作,但其担心害怕的是负面评价,而有惊恐障碍的个体担心的是惊恐发作本身。

广泛性焦虑障碍: 在广泛性焦虑障碍中,社交担忧很普遍,但更多地聚焦于持续的关系的问题,而不是害怕负面评价。有广泛性焦虑障碍的个体,特别是儿童,可能极端地担忧他们社交表现的质量,但这些担忧在非社交表现中也存在,而且当个体没有被他人负面评价时仍然持续存在。在有社交焦虑障碍的个体中,担忧则聚焦于社交表现和他人评价。

分离焦虑障碍：有分离焦虑障碍的个体可能回避社交环境（包括拒绝上学），由于担心与依恋对象分离，儿童需要父母中的一位在场，且与其发育阶段并不匹配。有分离焦虑障碍的个体在依恋对象在场的社交环境中或在家里时，通常感觉舒服，而有社交焦虑障碍的个体当社交情境发生在家里或依恋对象在场时，可能也会感觉不舒服。

特定恐怖症：有特定恐怖症的个体可能害怕尴尬或被羞辱（例如，抽血时因晕倒而尴尬），但他们一般不会害怕其他社交情境下的负面评价。

选择性缄默症：有选择性缄默症的个体可能由于害怕负面评价而无法说话，但他们在不需要发言的社交情境下（例如，非言语性游戏），并不害怕负面评价。

重性抑郁障碍：有重性抑郁障碍的个体可能担心被他人负面评价，因为他们感到自己很糟糕或不值得被喜欢。而有社交焦虑障碍的个体担心的是他们特定的社交行为或躯体症状被他人负面评价。

躯体变形障碍：有躯体变形障碍的个体存在一个或多个感受到的缺陷的先占观念，或不会被他人观察到的或微不足道的躯体外表方面的缺陷，这种先占观念通常会导致社交焦虑和回避。如果他们的社交恐惧和回避仅仅是由于关于外表的信念所致，就不能给予额外的社交焦虑障碍的诊断。

妄想障碍：有妄想障碍的个体可能发生非古怪的妄想和/或与妄想主题相关的幻觉，聚焦于被他人拒绝或冒犯他人。虽然关于社交情境的信念的洞察力不同，但许多有社交焦虑障碍的个体拥有良好的自知力，他们知道实际社交情境可能导致的威胁与自己感受到的不成比例。

孤独症谱系障碍：社交焦虑和社交交流缺陷是孤独症谱系障碍的标志。有社交焦虑障碍的个体通常有与年龄相匹配的足够的社交关系和社交交流能力，尽管首次与不熟悉的同伴或成年人互动时，他们可能显示出这些领域的受损。

人格障碍：考虑到通常于儿童期起病，持续并贯穿成人期，社交焦虑障碍可能类似人格障碍。最明显的重叠是与回避型人格障碍。有回避型人格障碍的个体比起有社交焦虑障碍的个体，回避模式更为宽泛。尽管如此，与其他人格障碍相比，社交焦虑障碍通常更多地与回避型人格障碍共病。

其他精神障碍：社交恐惧和不适可能作为精神分裂症的一部分而发生，但往往也存在其他精神病性症状的证据。针对有进食障碍的个体，在诊断为社交焦虑障碍之前，很重要的是确定对关于进食障碍症状或行为（例如，清除和呕吐）的负面评价不是社交焦虑障碍的唯一来源。同理，强迫症也可能与社交焦虑有关，但只有当社交恐惧和回避独立于强迫思维和行为而存在时，才能额外诊断为社交焦虑障碍。

其他躯体疾病：躯体疾病可能导致令人尴尬的症状（例如，帕金森病的颤抖）。当害怕由于其他躯体疾病所致的负面评价显得过度时，就应考虑诊断为社交焦虑障碍。

对立违抗障碍：由于对抗权威人物而拒绝说话，应该与由于害怕负面评价所致的无法言谈相区别。

共病

社交焦虑障碍通常与其他焦虑障碍、重性抑郁障碍、物质使用障碍共病，而且，除了特定恐怖症和分离焦虑障碍，社交焦虑障碍的起病一般先于其他障碍。社交焦虑障碍病程中的慢性社会隔离可能导致重性抑郁障碍。在老年人中，并发抑郁的概率较高。物质可能被用于社交恐惧的自我药物治疗，但物质中毒或戒断的症状，例如颤抖，也可能成为进一步的社交恐惧的来源。社交焦虑障碍经常与双相障碍或躯体变形障碍共病；例如，有躯体变形障碍的个体，既担心鼻子形状微小不规则的先占观念，也由于超常地害怕导致社交焦虑障碍。更广泛形式的社交焦虑障碍，除了表演型社交焦虑障碍，通常与回避型人格障碍共病。在儿童中，通常与高功能孤独症和选择性缄默症共病。

惊恐障碍

诊断标准 F41.0

A. 反复出现不可预期的惊恐发作。一次惊恐发作是突然发生的强烈的害怕或强烈的不适感，并在几分钟内达到高峰，发作期间出现下列 4 项及以上症状。

注：这种突然发生的惊恐可以出现在平静状态或焦虑状态。

1. 心悸、心慌或心率加速。
2. 出汗。
3. 震颤或发抖。
4. 气短或窒息感。
5. 哽噎感。
6. 胸痛或胸部不适。
7. 恶心或腹部不适。
8. 感到头昏、脚步不稳、头重脚轻或昏厥。
9. 发冷或发热感。
10. 感觉异常(麻木或针刺感)。
11. 现实解体(感觉不真实)或人格解体(感觉脱离了自己)。
12. 害怕失去控制或“发疯”。
13. 濒死感。

注：可能观察到与特定文化有关的症状(例如，耳鸣、颈部酸痛、头疼、无法控制的尖叫或哭喊)，此类症状不可作为诊断所需的 4 个症状之一。

B. 至少在 1 次发作之后，出现下列症状中的 1—2 种，且持续 1 个月(或更长)时间：

1. 持续地担忧或担心再次的惊恐发作或其结果(例如，失去控制、心脏病发作、“发疯”)。
2. 在与惊恐发作相关的行为方面出现显著的不良变化(例如，设计某些行为以回避惊恐发作，如回避锻炼或回避不熟悉的情况）。

C. 这种障碍不能归因于某种物质（例如，滥用的毒品、药物）的生理效应，或其他躯体疾病（例如，甲状腺功能亢进、心肺疾病）。

D. 这种障碍不能用其他精神障碍来更好地解释（例如，像未特定的焦虑障碍中，惊恐发作不仅仅出现于对害怕的社交情况的反应；像特定恐怖症中，惊恐发作不仅仅出现于对有限的恐惧对象或情况的反应；像强迫症中，惊恐发作不仅仅出现于对强迫思维的反应；像创伤后应激障碍中，惊恐发作不仅仅出现于对创伤事件的提示物的反应；或像分离焦虑障碍中，惊恐发作不仅仅出现于对与依恋对象分离的反应）。

诊断特征

惊恐障碍是指反复发作的意外的惊恐发作（诊断标准 A）。惊恐发作是突然汹涌而来强烈的害怕或不适，在几分钟内达到顶峰，而且在此期间，13 项躯体和认知症状列表中有 4 项或更多症状出现。术语“反复发作”实际上意味着超过一次意外的惊恐发作。术语“不可预期的”是指惊恐发作时并无明显的线索或激发事件——也就是说，发作得令人意想不到，例如，当个体非常放松时或刚睡醒时（夜间惊恐发作）。作为对比，预期的惊恐发作是指发作时有明显的线索或激发点，例如，通常导致惊恐发作的情境出现。惊恐发作是不可预期的还是预期的，需要由临床工作者来判断，要仔细询问惊恐发作之前或导致发作的系列事件，以及个体对惊恐发作是否有明显原因的自我判断。文化性解释可能影响判断惊恐发作是预期的或不可预期的（参见此障碍的“文化相关的诊断问题”部分）。在美国和欧洲，大约半数有惊恐障碍的个体既有预期的惊恐发作，又有不可预期的惊恐发作。因此，预期的惊恐发作的存在不能排除惊恐障碍的诊断。要了解有关预期的惊恐发作与不可预期的惊恐发作相互对比的详细内容，参见惊恐发作的后续文本。

惊恐发作的频率和严重程度各有不同。关于频率，存在中度频率的发作（例如，每周一次），每次持续数月；或是更频繁的短暂发作（例如，每天），但间隔数周或数月无任何发作；或低频率的发作（例如，每月两次），持续数年。在惊恐发作的症状、人口统计特征，与其他障碍共病的情况，家族史和生物学数据方面，惊恐发作频率低的人群与发作频率高的人群并无差别。关于严重程度，有惊恐障碍的个体可能既有完全症状的（症状不少于 4 种），也有有限症状的症状（症状少于 4 种）发作，一次惊恐发作的症状数量和类型通常不同于下一次惊恐发作。然而，需有超过一次的不可预期的完全症状的惊恐发作，才能诊断为惊恐障碍。

对于惊恐发作或其后果的担忧，通常涉及躯体方面的担忧，例如，担忧惊恐发作意味着存在威胁生命的疾病（例如，心脏病、癫痫）；社交方面的担忧，例如，由于他人看到自己的惊恐症状而导致负面评价的尴尬或惊恐；精神功能方面的担忧，例如，“疯狂”或失控（诊断标准 B）。行为上适应不良的改变代表了减轻或避免惊恐发作或发作后果的尝试。包括避免重体力活动、重组日常生活，以确保当惊恐发作时能够获得帮助；限制日常活动，以及避免广场恐怖类型的情境，例如，离家、使用公共交通工具或购物。如果存在广场恐怖症,可给予额外的广场恐怖症的诊断。

支持诊断的有关特征

一种不可预期的惊恐发作的类型是夜间惊恐发作(即在惊恐状态中醒来,不同于完全醒来之后的惊恐)。在美国,这种类型的惊恐发作预计在大约 1/4 到 1/3 的有惊恐障碍的个体中至少发作一次,他们中绝大多数也有白天的惊恐发作。除了担忧惊恐发作及其后果之外,许多有惊恐障碍的个体报告有持续的或间歇性的焦虑感,这种感觉更广泛地与躯体和精神健康的担忧有关。例如,有惊恐障碍的个体经常预期轻度的躯体症状或药物治疗的副作用将引发灾难性的后果(例如,认为他们可能会得心脏病,或头疼意味着存在脑肿瘤)。此类个体通常相对地更无法忍受药物治疗的副作用。此外,对于完成日常任务或承受日常应激源的能力的广泛性担忧,导致过度使用药物(例如,酒精、处方药或毒品)来控制惊恐发作,或为了控制惊恐发作的极端行为(例如,由于担心躯体症状可能诱发惊恐发作而严格限制食物摄入或回避特定的食物或药物)。

患病率

在美国和几个欧洲国家的总人群中,惊恐障碍成年人和青少年 12 个月的患病率估计为 2%—3%。在美国,相比于非拉丁裔白人,拉丁美洲人、非裔美国人、加勒比黑人和亚裔美国人惊恐障碍被报告的比例明显较低;作为对比,美洲印第安人的比例明显较高。亚洲、非洲和拉丁美洲国家的患病率报告更低,从 0.1%—0.8%。女性比男性更多地受到影响,比例约为 2∶1。性别差异始于青少年期,在 14 岁以前已经可以观察到。虽然在儿童中也有惊恐发作,但 14 岁以前惊恐障碍的总患病率还是低的(<0.4%)。惊恐障碍的患病率显示出在青少年期间缓慢上升,特别对于女性,可能紧随着青春期开始,在成人期达到顶峰。患病率在老年个体中有所降低(即 64 岁以上老年人的患病率为 0.7%),可能反映了其严重程度降低到了亚临床水平。

发展与病程

美国惊恐障碍的中位起病年龄为 20—24 岁。少数个案开始于儿童期,而 45 岁后起病较少见,但也有可能发生。如果该障碍未经治疗,通常病程是慢性的,但会加重和减轻。一些个体可能有阵发性的发作,在发作之间伴多年的症状缓解,而其他人可能有持续的严重症状,只有少数个体在数年内完全缓解且无后续复发。惊恐障碍的病程常常由于一系列其他障碍而变得错综复杂,特别是焦虑障碍、抑郁障碍和物质使用障碍(参见该障碍的“共病”部分)。

虽然惊恐障碍在儿童期很少见,但是首次出现“令人害怕的发作”往往可以追溯到儿童期。与成年人一样,青少年的惊恐障碍也倾向于慢性的病程,且通常与其他焦虑、抑郁和双相障碍共病。迄今为止,尚未发现青少年与成年人的临床表现有差异。然而,青少年比起年轻的成年人,可能更少为额外的惊恐发作而担忧。在老年人中，惊恐障碍的患病率更低，似乎可归因于与年龄有关的自主神经系统反应的“减弱”。许多有“惊恐感受”的老年人被观察到有一种有限症状的惊恐发作和广泛性焦虑的“混合”。老年人也倾向于将他们的惊恐发作归因于特定的应激性情境，例如，医疗程序或社交环境。老年人可能会回顾性地支持惊恐发作的解释（哪怕他们曾经否认惊恐障碍的诊断），即使当时的发作实际上可能是不可预期的（因此符合惊恐障碍的诊断）。这种现象可能导致不可预期的惊恐发作在老年人中报告不足。因此，需要对老年患者仔细问诊，以评估在压力情境之前是否预期到了惊恐发作，以防忽略不可预期的惊恐发作和惊恐障碍的诊断。

儿童中惊恐障碍的低患病率可能与症状报告的难度有关。似乎假设儿童没有能力报告与分离有关、与恐怖物体或恐怖情境有关的强烈的害怕或惊恐。青少年可能比成年人更不愿意公开讨论惊恐发作。因此，临床工作者应该意识到不可预期的惊恐发作也会出现在青少年期，就像会出现在成人期一样，而且当青少年报告阵发性的强烈的害怕或痛苦时，需特别注意这种可能性。

风险与预后因素

气质的：负性情感（神经质）（即倾向于体验消极情绪）和对焦虑敏感（即倾向于认为焦虑症状是有害的）是惊恐发作起病的风险因素。分别而言，它们也是担心惊恐发作的风险因素，尽管它们对于惊恐障碍的诊断的作用尚不清楚。“令人害怕的发作”的病史（那些不符合惊恐发作诊断标准的有限症状的发作）可能是后来惊恐发作和惊恐障碍的风险因素。虽然儿童期的分离焦虑，特别是严重的情况，可以在晚期的惊恐障碍之前发生，但它仍然不被考虑为一个稳定的风险因素。

环境的：儿童期性和躯体虐待的经历的报告在惊恐障碍中比在其他焦虑障碍中更为普遍。吸烟是惊恐发作和惊恐障碍的风险因素。大多数个体报告在他们首次惊恐发作之前的数月内存在可确认的应激源（例如，人际上的应激源和与躯体健康有关的压力的应激源，如毒品或处方药物的负性体验，疾病或家庭成员的死亡）。

遗传与生理的：目前认为多个基因与惊恐障碍的易感性有关。然而，确定的基因、基因产物或与遗传区域有关的功能尚不清楚。目前有关惊恐障碍的神经系统的模型强调了杏仁核及其相关结构的作用，就像在其他焦虑障碍中那样。有焦虑、抑郁和双相障碍的父母，其后代罹患惊恐障碍的风险升高。呼吸障碍（例如，哮喘）的既往史、共病和家族史，与惊恐障碍有关。

文化相关的诊断问题

对焦虑的精神和躯体症状感到恐惧的比例在不同文化中有显著差别，可能影响惊恐发作和惊恐障碍的患病率。文化期待也会影响惊恐发作的分类：是预期的还是不可预期的。例如，一个越南人，在走入有风的环境之后（trúng gió，“被风打击”）惊恐发作，可能将惊恐发作归因为“暴露于风”，这是文化综合征的后果，联结起了这两种体验，导致该惊恐发作是预期的。各种与惊恐障碍有关的其他文化综合征，包括拉丁裔美国人中的 ataque de nervios（神经发作），柬埔寨人中的 khyâl

发作和“丧失灵魂”(soul loss)。神经发作可能包含颤抖、不可控制的尖叫或哭喊、攻击性或自杀行为、人格解体或现实解体,这些可能比数分钟的典型的惊恐发作经历更长的时间。神经发作的一些临床表现符合了除惊恐发作之外的疾病的诊断标准(例如,其他特定的分离障碍)。这些综合征影响了惊恐发作的症状和频率,包括个体对不可预期性的归因,因为文化综合征可能产生对特定情境的害怕,从人际的争执(与神经发作有关)到发作的类型(与 khyâ 发作有关),到大气层的风(与 trúng gió 发作有关)。对文化归因细节的澄清可能可以帮助鉴别不可预期的和预期的惊恐发作。

对惊恐发作及其后果的特定担忧可能在不同文化中有所不同(在不同年龄群体和不同性别间也有不同)。对于惊恐障碍,美国非拉丁裔白人社区样本比非裔美国人的功能性受损明显更少。在有惊恐障碍的非拉丁裔加勒比黑人中,客观定义的严重性的比例较高;在非裔美国人和非裔加勒比人这两种人群中,惊恐障碍的比例都更低,表明在非洲人后裔的个体中,只有当存在显著的严重性损害时,才符合惊恐障碍的诊断标准。

性别相关的诊断问题

惊恐障碍的临床特征在不同性别间未有差异。在惊恐障碍和儿茶酚-O-甲基转移酶(COMT)之间存在关联,已有证据说明 COMT 存在性别差异,其基因只在女性身上被发现。

诊断标记物

具有完全不同作用机制的药物,例如,乳酸钠、咖啡因、异丙肾上腺素、育亨宾(中枢兴奋药)、二氧化碳和脑肠肽胆囊收缩素,在更大程度上比健康对照组更易引起惊恐障碍个体的惊恐发作(在一些案例中,比其他焦虑、抑郁或双相障碍而无惊恐发作的个体更易引起惊恐发作)。同时,一些有惊恐障碍的个体,其惊恐发作与骨髓二氧化碳感应器的过度敏感有关,会导致低碳酸血症及其他呼吸不规则。然而,这些实验室发现,没有任何一项可以被考虑为惊恐障碍的诊断标准。

自杀风险

即使考虑到并发症、儿童期虐待史和其他自杀风险因素,既往 12 个月的惊恐发作和惊恐障碍的诊断也是与既往 12 个月内较高的自杀企图和自杀观念有关。

惊恐障碍的功能性后果

惊恐障碍与高水平的社交、职业和躯体残疾有关;相当大的经济支出;在焦虑障碍中其就医次数最多,在伴有广场恐怖症时后果最为严重。有惊恐障碍的个体上班或上学可能经常由于就医和急救而缺勤,这可能导致被解雇或辍学。在老年人中,照料他人的义务和自愿活动可能出现受损。完全症状的惊恐发作比起有限症状的惊恐发作，通常与更严重的疾病状态有关(例如，更高的医疗使用率，更严重的残疾，更差的生活质量)。

鉴别诊断

其他特定的焦虑障碍或未特定的焦虑障碍：如果从未体验过完全症状(不可预期)的惊恐发作，就不能诊断为惊恐障碍。如果只有有限症状、不可预期的惊恐发作，应诊断为其他特定的焦虑障碍或未特定的焦虑障碍。

由于其他躯体疾病所致的焦虑障碍：如果判断惊恐发作是其他躯体疾病直接的生理后果，就不能诊断为惊恐障碍。可能导致惊恐发作的躯体疾病包括：甲状腺功能亢进、甲状旁腺功能亢进、嗜铬细胞瘤、前庭功能障碍、癫痫和心肺疾病[例如，心律失常、室上性心动过速、哮喘、慢性阻塞性肺病(COPD)]。恰当的实验室检查(例如，检查血清钙浓度以确定甲状旁腺功能亢进；用 Holter 动态心电监测仪监测心律失常)或体检(例如，检查心脏疾病)可能有助于确定其他躯体疾病的病因学作用。

物质/药物所致的焦虑障碍：如果判断惊恐发作是一种物质直接的生理后果，就不能诊断为惊恐障碍。中枢神经系统兴奋剂(例如，可卡因、苯丙胺、咖啡因)或大麻的中毒，或中枢神经系统抑制剂(例如，酒精、巴比妥类药物)的戒断，可以诱发惊恐发作。然而，如果惊恐发作在物质使用范围之外持续发生(例如，在中毒或戒断已经结束很久之后)，可考虑诊断为惊恐障碍。此外，由于在某些个体中，惊恐障碍可能先于物质使用出现，且与物质使用的加剧有关，特别是为了自我药物治疗的目的，应详尽考虑个体的病史，以确定个体在过度的物质使用之前是否有惊恐发作。如果是上述这种情况，就应考虑除了物质使用障碍的诊断之外，再加上惊恐障碍的诊断。某些特征，例如，在 45 岁之后起病或惊恐发作期间存在非典型症状(例如，眩晕、意识丧失，膀胱或肠道失控，口齿不清、失忆)提示其他躯体疾病或某种物质使用可能是引起惊恐发作症状的原因。

其他精神障碍，伴有惊恐发作的特征(例如，其他焦虑障碍和精神病性障碍)：惊恐发作作为其他焦虑障碍的一种症状，是可以预期的(例如，在社交焦虑障碍中被社交情境所激发，在特定恐怖症或广场恐怖症中被恐怖的物体或情境所激发，在广泛性焦虑障碍中被担忧所激发，在分离焦虑障碍中被离家或离开依恋对象所激发)，因此他们不符合惊恐障碍的诊断标准(注：有时一次不可预期的惊恐发作与其他焦虑障碍的起病有关，然后惊恐发作变得可以预期，而惊恐障碍的特征是反复出现的不可预期的惊恐发作)。如果只在对特定的激发物进行反应时才出现惊恐发作，那么只能诊断为相应的焦虑障碍。然而，如果个体也体验了不可预期的惊恐发作，并由于这些发作而表现出持续的关注和担忧，或表现出行为的改变，那么应考虑一个额外的惊恐障碍的诊断。

共病

惊恐障碍较少发生在缺少其他精神病理学因素的临床环境中。惊恐障碍的患病率在有其他障碍的个体中有所升高,特别是其他焦虑障碍(尤其是广场恐怖症)、重性抑郁障碍、双相障碍,可能还有轻度的酒精使用障碍。惊恐障碍经常比共患疾病的起病年龄更早,因而起病有时出现在共患疾病之后,可视为共患疾病严重程度的标志。

已报告的重性抑郁障碍与惊恐障碍共病的终生患病率的变化范围较大,有惊恐障碍的个体中共病的比例从10%—65%。有这两种障碍的1/3的个体中,抑郁发生于惊恐障碍起病之前。余下的2/3,抑郁与惊恐障碍起病的时间一致,或在惊恐障碍起病之后。有惊恐障碍的个体中的一部分,发展出某种物质相关障碍,表示他们企图用酒精或药物来治疗焦虑。与其他焦虑障碍和疾病焦虑障碍共病也很常见。

惊恐障碍显著地与数种一般性躯体症状和疾病并存,包括而不局限于头晕、心律失常、甲状腺功能亢进、哮喘、慢性阻塞性肺病、以及肠易激综合征。然而,惊恐障碍和这些疾病之间的关系本质(如原因和结果)尚不清楚。虽然二尖瓣脱垂和甲状腺疾病在有惊恐障碍的人群中比在普通人群中更为常见,但患病率不尽相同。

惊恐发作的标注

注:症状的呈现是为了确认一次惊恐发作,然而,惊恐发作不是精神障碍,也不能被编码。惊恐发作可出现于任意一种焦虑障碍的背景下,也可出现于其他精神障碍(例如,抑郁障碍、创伤后应激障碍、物质使用障碍)中以及某些躯体疾病(例如,心脏的、呼吸系统的、前庭的、胃肠道的疾病)之中。当惊恐发作被确认后,应该被记录为标注(例如,"创伤后应激障碍伴惊恐发作")。对于惊恐障碍而言,惊恐发作包含在该疾病的诊断标准中,故惊恐发作不能被用作标注。

这种突然发生的强烈的害怕或强烈的不适感,在几分钟内达到高峰,在此期间至少出现下列4项及以上症状:

注:这种突然发生的惊恐可以出现在平静状态或焦虑状态。

1. 心悸、心慌或心率加速。
2. 出汗。
3. 震颤或发抖。
4. 气短或窒息。
5. 哽噎感。
6. 胸痛或胸部不适。
7. 恶心或腹部不适。
8. 感到头昏、脚步不稳、头重脚轻或昏厥。
9. 发冷或发热感。
10. 皮肤感觉异常(麻木或针刺感)。
11. 现实解体(感觉不真实)或人格解体(感觉脱离了自己)。

12. 害怕失去控制或“发疯”。

13. 濒死感。

注：可能观察到与特定文化有关的症状(例如，耳鸣、颈部酸痛、头疼、无法控制的尖叫或哭喊)，此类症状不可作为诊断所需的 4 个症状之一。

特征

惊恐发作的特征是强烈的恐惧或不适感在几分钟内突然达到顶峰，期间出现 13 种躯体和认知症状之中的 4 种或更多。这 13 种症状中的 11 种是躯体方面的(如心悸、流汗)，而 2 种是认知方面的(即害怕失控或发疯，害怕死去)。“害怕发疯”是惊恐发作个体的惯用语，不能作为轻蔑用语或诊断术语。“在几分钟内”的概念意味着到达紧张顶峰的时间只有几分钟。惊恐发作既可以从平静状态，也可以从焦虑状态出现，而到达紧张顶峰的时间应与之前的焦虑时间分开，单独评估。也就是说，将惊恐发作开始的时间点定于不适感的突然提升而不是焦虑感的开始。同样，惊恐发作既可以恢复到一种焦虑状态，也可以恢复到一种平静状态，还可能再次达到顶峰。惊恐发作可以与持续的焦虑相区别，惊恐发作达到紧张顶峰的时间仅为数分钟，而且它是确定的，通常也更为严重。符合其他所有诊断标准、但少于 4 种躯体和/或认知症状的发作，被定义为有限症状的发作。

惊恐发作有两种特征性的类型：预期的和不可预期的。预期中的惊恐发作有明显的诱因或激发事件，例如，惊恐发作通常出现的情境。不可预期的惊恐发作无明显的诱因或激发事件[例如，当时很放松或刚睡醒(夜间惊恐发作)]。惊恐发作是预期的还是不可预期的，应由临床工作者进行判断，需仔细询问惊恐发作之前发生的事件的次序，而且了解个体自己认为发作是否有明显的原因。文化解释可能影响他们是预期的或不可预期的判断。文化特异性症状(例如，耳鸣、脖子酸痛、头痛、无法控制的尖叫或哭喊)可能出现；然而，此类症状不应被视为 4 种必需的症状之一。惊恐发作可出现在任何精神障碍的背景下(例如，焦虑障碍、抑郁障碍、双相障碍、进食障碍、强迫及相关障碍、人格障碍、精神病性障碍、物质使用障碍)和某些躯体疾病中(如心血管、呼吸、前庭、肠胃道疾病)，绝大部分人从未达到惊恐障碍的诊断标准。诊断惊恐障碍需要反复出现不可预期的惊恐发作。

有关特征

一种类型的不可预期的惊恐发作是夜间惊恐发作(即在惊恐的状态中从睡眠中醒来)，不同于完全清醒后的惊恐发作。即使将共病和其他自杀风险因素考虑在内，惊恐发作也与更高概率的自杀企图和自杀观念有关。

患病率

在普通人群中，美国 12 个月惊恐发作的成年人患病率估计为 11.2%。12 个月患病率估计在非裔美国人、亚裔美国人和拉丁裔之间并无明显差异。欧洲国家有着更低的 12 个月患病率，约在 2.7%—3.3%之间。女性比男性的患病率更高，尽管这种性别差异在惊恐障碍中更为显著。惊恐发作可以在儿童中发生,但在青春期前相对罕见,青春期患病率升高。老年人的患病率下降,可能反映了其严重性降低到亚临床水平。

发展与病程

在美国,成年人惊恐发作的起病平均年龄约为22—23岁。然而,惊恐发作的病程似乎也受到任何同时出现的精神障碍的病程和应激性生活事件的影响。在青春期前的儿童中,惊恐发作不常见,且不可预期的惊恐发作很罕见。与成年人相比,青少年可能更不愿意公开讨论惊恐发作,尽管他们表现出阵发性的强烈的害怕或不适感。老年人惊恐发作的患病率更低,可能是因为相对于年轻人,他们对于情绪状态的自主神经反应较弱。老年人或许不倾向于使用“害怕”这个词,而更愿意用“不适”这个词来描述惊恐发作。有“惊恐感受”的老年人可能“混合”了有限症状的发作和广泛性焦虑。此外,老年人倾向于将惊恐发作归因于应激性的特定情境(例如,医疗程序、社交环境),且可能回顾性地支持惊恐发作的解释,即使当时是不可预期的。这可能导致老年人对不可预期的惊恐发作确认不足。

风险与预后因素

气质的:负性情感(神经质)(即倾向于体验消极情绪)和焦虑敏感(即倾向于认为焦虑症状是有害的)是惊恐发作起病的风险因素。“令人害怕的发作”的病史(那些不符合惊恐发作诊断标准的有限症状的发作)可能是后来惊恐发作的风险因素。

环境的:吸烟是惊恐发作的风险因素。大多数个体报告在他们首次惊恐发作之前的数月内存在可确认的应激源(例如,人际上的应激源和与躯体健康有关的应激源,如毒品或处方药物的负性体验,疾病或家庭成员的死亡)。

文化相关的诊断问题

文化解释可能影响对惊恐发作是预期的还是不可预期的判断。文化特异性症状(例如,耳鸣、脖子酸痛、头痛和不可控制的尖叫或哭喊)可能被观察到;然而,此类症状不应作为所需要的四种症状之一。13种症状中,每种症状的发生频率都随着不同的文化而有所变化(例如,非裔美国人中感觉异常的概率更高,而若干亚裔群体中的眩晕概率更高)。文化综合征也影响惊恐发作的跨文化表现,导致不同文化群体出现不同的症状表现,包括khyal发作(中风),一种柬埔寨文化综合征,包含晕眩、耳鸣和脖子酸痛;以及trúng gió(与风相关的)发作,一种与头痛有关的越南文化综合征。Ataque de nervios(神经发作)的临床表现是拉丁裔美国人中的文化综合征,可能包含颤抖、不可控制的尖叫或哭喊、攻击性或自杀行为、人格解体或现实解体,且这些症状或许持续时间更长,不仅仅是几分钟。Ataque de nervios(神经发作)的一些临床表现符合其他疾病而非惊恐发作的诊断标准(例如,其他特定的分离障碍)。文化期待可能影响惊恐发作的分类:到底是预期的还是不可预期的，因为文化综合征可能导致特定情境的恐惧，从人际的争执[与 Ataque de nervios(神经发作)有关]到发作的类型(与 khyal 发作有关)，再到大气中的风(与 trúng gió 发作有关)。文化归因细节的分类可能有助于鉴别是预期的还是不可预期的惊恐发作。

性别相关的诊断问题

惊恐发作在女性中比男性中更常见，但惊恐发作的临床特征或症状却无性别差异。

诊断标记物

有惊恐障碍的个体自然发生惊恐发作的生理记录显示，突然潮涌式的唤起，通常是心率加快，在几分钟内达到峰值，又在几分钟内消失，而这些个体中有一部分在惊恐发作之前存在循环呼吸体统不稳定的情况。

惊恐发作的功能性后果

在同时发生精神障碍的背景下，包括焦虑障碍、抑郁障碍、物质使用障碍、精神病性障碍和人格障碍，惊恐发作与症状的严重性、高的共病和自杀概率，以及不良的治疗反应有关。完全症状的惊恐发作比起有限症状的惊恐发作，通常与更严重的疾病状态有关(例如，更高的医疗使用率，更严重的残疾，更差的生活质量)。

鉴别诊断

其他阵发性发作(例如，愤怒发作)：如果发作期间未包含突然的潮涌式的强烈的害怕或不适等基本特征，而是体现出其他的情绪状态(例如，愤怒、忧伤)，就不能诊断为惊恐发作。

由于其他躯体疾病所致的焦虑障碍：可以导致或误诊为惊恐发作的躯体疾病包括：甲状腺功能亢进、甲状旁腺功能亢进、嗜铬细胞瘤、前庭功能障碍、癫痫、心肺疾病(例如，心律失常、室上性心动过速、哮喘、慢性阻塞性肺病)。恰当的实验室检查(例如，检查血清钙浓度以确定甲状旁腺功能亢进，用 Holter 动态心电监测仪监测心律失常)或体检(例如，检查心脏疾病)可能有助于确定其他躯体疾病的病因学作用。

物质/药物所致的焦虑障碍：中枢神经系统兴奋剂(例如，可卡因、苯丙胺、咖啡因)或大麻的中毒，或中枢神经系统抑制剂(例如，酒精、巴比妥类)的戒断可以促发惊恐发作。详细的病史可以帮助确定个体是否在过度的物质使用之前已有惊恐发作。某些特征，例如，45 岁之后起病，或在惊恐发作期间存在非典型性症状(例如，眩晕，意识丧失，膀胱或肠道失控，口齿不清或失忆)意味着躯体疾病或物质使用可能导致了这种惊恐发作的症状。

惊恐障碍：需要反复的、不可预期的惊恐发作，但仅有这一点还不足以诊断为惊恐障碍(即必须符合惊恐障碍的全部诊断标准)。

共病

惊恐发作与增加的各种共病的精神障碍有关，包括焦虑障碍、抑郁障碍、双相障碍、冲动控制障碍和物质使用障碍。惊恐发作与后期发生焦虑障碍、抑郁障碍、双相障碍和其他障碍的可能性增加有关。

广场恐怖症

诊断标准 F40.00

A. 对下列 5 种情况中的两种及以上感到显著的恐惧或焦虑：
   1. 乘坐公共交通工具(例如，汽车、公共汽车、火车、轮船或飞机)。
   2. 处于开放的空间(例如，停车场、集市或桥梁)。
   3. 处于密闭的空间(例如，商店、剧院或电影院)。
   4. 排队或处于拥挤人群之中。
   5. 独自离家。

B. 个体恐惧或回避这些情况是因为想到一旦出现惊恐样症状时或其他失去功能或窘迫的症状(例如，老年人害怕摔倒，害怕大小便失禁)时害怕难以逃离或得不到帮助。

C. 广场恐惧情况几乎总是促发害怕或焦虑。

D. 个体总是主动回避广场恐惧情况，需要人陪伴或带着强烈的害怕或焦虑去忍受。

E. 这种害怕或焦虑与广场恐惧情况和社会文化环境所造成的实际危险而言不相称。

F. 这种害怕、焦虑或回避通常持续至少 6 个月。

G. 这种害怕、焦虑或回避引起有临床意义的痛苦，或导致社交、职业或其他重要功能方面的损害。

H. 即使有其他躯体疾病(例如，炎症性肠病、帕金森病)存在，这种害怕、焦虑或回避也是明显过度的。

I. 这种害怕、焦虑或回避不能用其他精神障碍的症状来更好地解释。例如，不能仅限于特定恐怖症，情境型的症状；不能只涉及社交焦虑障碍的社交情况；不仅与强迫症中的强迫思维，躯体变形障碍感受到的躯体外形缺陷或瑕疵，创伤后应激障碍中创伤性事件的提示物，或分离焦虑障碍的害怕离别等相关。

注：无论是否存在惊恐障碍都可以诊断为广场恐怖症。如果个体的表现符合惊恐障碍和广场恐怖症的诊断标准，则可同时给予两个诊断。

诊断特征

广场恐怖症的基本特征是：由于真实地或预期地接触不同情境而被激发的显著的或强烈的害怕或焦虑(诊断标准 A)。诊断需要以下 5 种情境中至少 2 种的症状支持：1)使用公共交通工具，例如，汽车、公共汽车、火车、船或飞机；2)在开放的空间，例如，停车场、商场或桥梁；3)在密闭的空间，例如，商店、剧院或电影院；4)排队或在拥挤的人群中；5)独自离家。每种情境的举例并不完全，其他情境也可能激发害怕。当经历由此类情境激发的害怕和焦虑时，个体通常认为将发生某些可怕的事情(诊断标准 B)。个体往往相信一旦惊恐样症状或其他失能、尴尬的症状发生，可能很难从现场逃离(例如，"没法离开这儿")或可能无法获取帮助(例如，"没人帮我")。"惊恐样症状"指的是惊恐发作诊断标准 13 种症状中的任意种类，例如，眩晕、晕倒和害怕死亡。"其他失能、尴尬的症状"包括例如呕吐和肠炎症状，而在老年人中，还有害怕跌倒的感受，在儿童中还有害怕失去定向感和走丢的感受。

体验到的害怕程度或许随着与所害怕情境的距离而变化，可能发生在对广场环境的预期中，也可能发生在真实处于该环境的时刻。害怕或焦虑也可能表现为完全或有限症状的惊恐发作(即一次预期的惊恐发作)。几乎每次在个体与所害怕的情境接触时都会诱发害怕或焦虑(诊断标准 C)。因此，当个体在广场恐怖的情境下只是偶然变得焦虑时(例如，当排队时，五次中只有一次会变得焦虑)，就不能诊断为广场恐怖症。个体在行动上回避情境，如果他无法回避或是决定不回避时，这些情境会诱发强烈的害怕或焦虑(诊断标准 D)。"主动回避"意味着个体当下的行为是为了有意阻止或减少与广场恐怖情境的接触。实际上，回避可以是行为性的(例如，改变日常安排，就近选择工作以避免乘坐交通工具，购买外卖食品以避免进入商店或超市)，也可是认知性的(例如，故意分散注意力，以通过广场恐怖情境)，回避可以变得非常严重，以至于个体完全被困在家中。通常当个体有同伴、朋友或医疗专业人员陪伴时，能更好地面对害怕的情境。

害怕、焦虑或回避必须超出广场恐怖情境造成的实际危险的正常影响，也与社会文化环境不成比例(诊断标准 E)。临床上需要鉴别显著的广场恐怖性害怕与合理的害怕(例如，在恶劣的暴风雨天气离家)或的确存在危险的情境(例如，在一个高犯罪率的区域，走在停车场或乘坐公共交通工具)，这一点非常重要。有下述几方面的原因。第一，有时难以在跨文化或不同的社会文化背景下判断造成回避的原因(例如，世界特定区域的传统穆斯林女性避免独立离家，这是与社会文化相适应的，因此这种回避就不能表示存在广场恐怖症)。第二，老年人可能将他们的害怕过度归因于与年龄有关的问题，而似乎不会认为他们的害怕与实际风险不成比例。第三，有广场恐怖症的个体会高估与惊恐样或其他躯体症状有关的危险。只有当害怕、焦虑或回避持续(诊断标准 F)，且导致临床显著痛苦或社交、职业或其他重要领域功能受损时(诊断标准 G)，才应诊断为广场恐怖症。病程"通常持续 6 个月或更久"，是为了排除有短暂性、一过性问题的个体。然而，病程标准应被作为一般性的指导原则，允许一定程度的弹性。

支持诊断的有关特征

最严重时，广场恐怖症可以令个体完全被困在家中，不能离开家，甚至连最基本的需要都要依赖他人的帮助。意志消沉和抑郁症状，以及滥用酒精和镇静药物，作为不恰当的自我药物治疗的策略,颇为常见。

患病率

每年约有1.7%的青少年和成年人被诊断为广场恐怖症。女性患广场恐怖症的概率约是男性的两倍。广场恐怖症可能发生在儿童期,但在青少年晚期和成年早期的发生率达到顶峰。65岁以上老年人12个月患病率为0.4%。患病率在跨文化/种族群体中无系统性差异。

发展与病程

有广场恐怖症的个体中,报告惊恐发作或惊恐障碍先于广场恐怖症发作的,在社区样本中比例为30%,在临床样本中,比例超过50%。大部分有惊恐障碍的个体在惊恐障碍起病前,显示出焦虑和广场恐怖症的征兆。

所有有广场恐怖症的个体中,2/3的人首次起病在35岁之前,青春晚期和成年早期存在显著的发病风险。有迹象表明,第二发病高峰期在40岁以后。首次起病于儿童期较罕见。广场恐怖症起病的总体平均年龄为17岁,而先前无惊恐发作或惊恐障碍的起病年龄为25—29岁。

广场恐怖症的病程通常是持续的和慢性的。完全缓解的情况较罕见(10%),除非对广场恐怖症进行了治疗。越严重的广场恐怖症,完全缓解的概率越低,而复发和转为慢性的概率升高。许多其他障碍,特别是其他焦虑障碍、抑郁障碍、物质使用障碍和人格障碍,可能令广场恐怖症的病程变得更为复杂。广场恐怖症的长期病程和结局与继发的重性抑郁障碍、持久性抑郁障碍(恶劣心境)和物质使用障碍的风险显著升高有关。

广场恐怖症的临床特征在生命周期各个阶段中保持相对稳定,尽管诱发害怕、焦虑或回避的广场恐怖情境的类型,以及认知类型可能发生变化。例如,对于儿童,独自离家在外是最常见的害怕情境,而对于老年人,在商场、排队,以及在开放的空间则是最容易引起恐惧的情境。同样,认知常与走失(在儿童中)、经历惊恐样症状(在成年人中)和跌倒(在老年人中)有关。

儿童中广场恐怖症较低的患病率可能反映出症状报告方面的难度,因此对少儿的评估可能需要从多种渠道获得信息,包括询问父母或老师。青少年,特别是男性,可能比成年人更不愿意公开讨论广场恐怖相关的害怕与回避,然而,广场恐怖症可以发生在成人期之前,应该在儿童和青少年中做出评估。对于老年人,共病的躯体症状障碍,以及运动障碍(例如,感觉要摔倒或产生躯体并发症),通常被个体报告为害怕和回避的原因。在这些情况下,需要仔细评估害怕与回避是否与实际风险不成比例。

风险与预后因素

气质的: 行为抑制和神经质倾向[即负性情感(神经质)和对焦虑敏感],与广场恐怖症密切有关,也与绝大部分的焦虑障碍相关(恐怖障碍、惊恐障碍、广泛性焦虑障碍)。对焦虑敏感(倾向于相信焦虑症状是有害的)也是有广场恐怖症的个体的特征。

环境的: 儿童期的负性事件(例如,分离、父母死亡)和其他应激性事件,例如,被攻击或打劫,与广场恐怖症起病有关。而且,有广场恐怖症的个体将家庭氛围和抚养孩子的行为描述为以家庭温暖的减少和过度保护为特征。

遗传与生理的: 广场恐怖症的遗传性为61%。在各种恐怖症中,广场恐怖症与代表恐怖症倾向性的遗传因素有着最强烈、最特定的关联。

性别相关的诊断问题

与男性相比,女性有不同模式的共病的障碍。与精神障碍患病率的性别差异相一致,男性有更高的合并物质使用障碍的概率。

广场恐怖症的功能性后果

在角色功能、工作绩效和残疾天数方面,广场恐怖症与相当程度的损害和残疾有关。广场恐怖症的严重程度是决定残疾程度的最强因素,无论是否存在共病的惊恐障碍、惊恐发作和其他共患病。超过1/3有广场恐怖症的个体完全困在家中,无法工作。

鉴别诊断

当广场恐怖症和其他障碍的诊断标准都完全符合时,应给予两种诊断,除非广场恐怖症的害怕、焦虑和回避可以归因于其他障碍。在一些案例中,对诊断标准与临床判断的权衡是有帮助的。

特定恐怖症,情境型: 区分广场恐怖症与情境型特定恐怖症,在某些案例中很有挑战性,因为这些疾病共享几种特征性症状和诊断标准。如果害怕、焦虑或回避仅局限于广场恐怖情境中的一种,就应诊断为特定恐怖症(情境型)而不是广场恐怖症。需要针对广场恐怖情境中的两种或更多情境产生害怕,才可能强有力地确定是广场恐怖症,而不是特定恐怖症,特别要与特定恐怖症(情境型)区分。额外的鉴别特征包括认知观念。因此,如果害怕某种情境的理由不是惊恐样症状或其他失能、尴尬的症状,而是其他的(例如,害怕被情境本身直接伤害,如害怕飞行的个体、害怕飞机失事),那么诊断为特定恐怖症可能更为合适。

分离焦虑障碍: 分离焦虑障碍与广场恐怖症的最佳鉴别方法是检查认知观念。在分离焦虑障碍中,其观念与重要他人及家庭环境(即父母或其他依恋对象)分开有关;而在广场恐怖症中,其焦点是在所害怕情境中的惊恐样症状或其他失能、尴尬症状。

社交焦虑障碍(社交恐惧症): 广场恐怖症应与社交焦虑障碍区分开,前者主要基于引起害怕、焦虑或回避的情境和认知观念。而在社交焦虑障碍中,焦点是害怕负面评价。

惊恐障碍: 当症状符合惊恐障碍诊断标准时,如果与惊恐发作有关的回避行为没有延伸到对两种或更多广场恐怖情境的回避，就不应诊断为广场恐怖症。

急性应激障碍或创伤后应激障碍： 通过检查害怕、焦虑或回避是否局限于提示个体创伤事件的情境，可以将急性应激障碍或创伤后应激障碍与广场恐怖症进行鉴别。如果害怕、焦虑或回避行为局限于创伤提示物，并且回避行为没有延伸到两种或更多的广场恐怖情境，那么就不能诊断为广场恐怖症。

重性抑郁障碍： 在重性抑郁障碍中，个体可能避免离家，这是由于情感淡漠、精力不足、低自尊和快感缺失。如果回避行为与害怕惊恐样或其他失能、尴尬的症状不相关，那么就不应诊断为广场恐怖症。

其他躯体疾病： 如果确定对情境的回避是某种躯体疾病的生理性后果，就不能诊断为广场恐怖症。这个判断基于病史、实验室检查和体格检查。其他相关的躯体疾病可能包括神经退行性疾病，伴有相关的运动障碍(例如，帕金森病、多发性硬化症)，以及心血管疾病。有特定躯体疾病的个体可能回避某些情境，因为现实中担心失能(例如，有短暂性脑缺血发作的个体担心昏厥)或尴尬[例如，有克罗恩病(Crohn)的个体担心腹泻]。只有当害怕或回避明显超出了与这些躯体疾病有关的情况时，才能诊断为广场恐怖症。

共病

大多数有广场恐怖症的个体也有其他精神障碍。最常见的额外诊断是其他焦虑障碍(例如，特定恐怖症、惊恐障碍、社交焦虑障碍)，抑郁障碍(重性抑郁障碍)，创伤后应激障碍和酒精使用障碍。其他焦虑障碍(例如，分离焦虑障碍、特定恐怖症、惊恐障碍)的起病通常先于广场恐怖症，而抑郁障碍和物质使用障碍通常继发于广场恐怖症。

广泛性焦虑障碍

诊断标准 F41.1

A. 在至少6个月的多数日子里，对于诸多事件或活动(例如，工作或学校表现)，表现出过分的焦虑和担心(焦虑性期待)。

B. 个体难以控制这种担心。

C. 这种焦虑和担心与下列6种症状中至少3种有关(在过去6个月中，至少一些症状在多数日子里存在)：

注： 儿童只需1项。

1. 坐立不安或感到激动或紧张。
2. 容易疲倦。
3. 注意力难以集中或头脑一片空白。
4. 易激惹。
5. 肌肉紧张。
6. 睡眠障碍(难以入睡或保持睡眠状态，或休息不充分的、质量不满意的睡眠)。

D. 这种焦虑、担心或躯体症状引起有临床意义的痛苦,或导致社交、职业或其他重要功能方面的损害。

E. 这种障碍不能归因于某种物质(例如,滥用的毒品、药物)的生理效应,或其他躯体疾病(例如,甲状腺功能亢进)。

F. 这种障碍不能用其他精神障碍来更好地解释。例如,像惊恐障碍中的焦虑或担心发生惊恐发作,像社交焦虑障碍(社交恐惧症)中的负性评价,像强迫症中的被污染或其他强迫思维,像分离焦虑障碍中的与依恋对象的离别,像创伤后应激障碍中的创伤性事件的提示物,像神经性厌食中的体重增加,像躯体症状障碍中的躯体不适,像躯体变形障碍中的感到外貌存在瑕疵,像疾病焦虑障碍中的感到有严重的疾病,或像精神分裂症或妄想障碍中的妄想信念的内容。

诊断特征

广泛性焦虑障碍的基本特征是对于诸多事件或活动产生过度的焦虑和担心(焦虑性期待)。紧张度、持续时间或焦虑和担心出现的频率都与现实可能性或预期事件的冲击不成比例。个体发觉很难控制担心的情绪,难以令担心的想法不打搅注意力,无法专注于手头上的任务。有广泛性焦虑障碍的成年人经常担心常规的生活情况,例如,可能的工作责任、健康状况和财务账目、家庭成员的健康、担心不幸的事儿会发生在孩子身上,或一些很小的事情(例如,做家务或约会迟到)。有广泛性焦虑障碍的儿童倾向于过分担心他们的能力或表现的水准。在这个障碍的病程中,担心的焦点会在不同主题之间迁移。

用来鉴别广泛性焦虑障碍与非病理性焦虑的特征为:第一,与广泛性焦虑障碍有关的担心是过度的,且通常显著干扰心理社交功能,然而日常生活性的担心不过度且更可控,当更为紧急的事情出现时,可以暂时放下。第二,与广泛性焦虑障碍有关的担心更广泛、明显、令人痛苦,病程更长,在没有促发因素的前提下频繁发生。一个人对生活状况的焦虑越广泛(例如,财务情况、孩子的安全、工作业绩),他的症状就越可能符合广泛性焦虑障碍的诊断标准。第三,日常的担心伴随躯体症状(例如,坐立不安,感觉紧张或烦躁不安)的可能性较小。有广泛性焦虑障碍的个体会报告由于持续的焦虑和相关的社交、职业或其他重要功能领域受损所致的主观痛苦。

除了焦虑和担心外,还需具备下列额外症状中的至少三种:坐立不安,感觉紧张或烦躁,容易疲劳,注意力集中困难或思维出现空白,易激惹,肌肉紧张,睡眠紊乱;而在儿童身上,只需具备一种额外症状即可。

支持诊断的有关特征

与肌肉紧张有关,可能出现震颤、抽搐、感觉颤抖、肌肉酸痛。许多有广泛性焦虑障碍的个体也经历过躯体症状(例如,出汗、恶心、腹泻)和过度的惊跳反射。自主神经过度觉醒的症状(例如,心跳加快、呼吸急促、眩晕)在广泛性焦虑障碍中不如其他焦虑障碍中明显(例如,惊恐障碍)。那些与应激有关的其他疾病(例如,肠易激综合征、头痛)频繁伴随广泛性焦虑障碍。

患病率

美国普通社区的青少年 12 个月的广泛性焦虑障碍患病率为 0.9%,成年人为 2.9%。在其他国家,该障碍 12 个月的患病率为 0.4%—3.6%。终生患病的风险为 9.0%。女性经历广泛性焦虑障碍的概率可能是男性的 2 倍。患病率在中年达到顶峰,随着年龄的增长逐步降低。

欧洲人后裔比非欧洲人后裔(例如,亚洲人、非洲人、印第安人和太平洋岛屿居民)更容易经历广泛性焦虑障碍。而且,来自发达国家的个体比非发达国家的个体报告在他们的一生中曾经历过符合广泛性焦虑障碍诊断标准的症状的可能性要大。

发展与病程

许多有广泛性焦虑障碍的个体报告他们在整个生命中都感到焦虑和紧张。广泛性焦虑障碍起病的中位年龄为 30 岁,而起病年龄的跨度很大。这一障碍起病的中位年龄比其他焦虑障碍更晚。过度担忧和焦虑的症状可能发生在生命早期,但后来表现为焦虑的气质。该障碍很少在青春期之前起病。广泛性焦虑障碍的症状倾向于是慢性的,在一生中有加重和减轻,经常在该疾病的临床症状和亚临床症状的形式之间波动,完全缓解的概率非常低。

广泛性焦虑障碍的临床表现在一生中相对稳定。在不同年龄群体间最主要的差异是个体担忧的内容。儿童和青少年更多地担忧学业和体育成绩,而老年人更多地担忧家庭的幸福和他们自己的身体健康。因此,个体担忧的内容与其年龄相符。年轻人比老年人经历的症状更为严重。

在生命越早期体验符合广泛性焦虑障碍症状的个体,可能会有更多的共病,也可能在功能上造成更严重的受损。慢性躯体疾病的出现可以成为老年人过度担心的严重问题。在那些体弱的老年人中,因为担忧安全(特别是跌倒),可能会限制他们的活动。在那些早期认知受损的个体中,似乎会更过度地担忧。例如,那些看起来过度担忧东西的位置的个体,考虑到其认知损害,应该被认为是现实的担忧。

有广泛性焦虑障碍的儿童和青少年,经常焦虑和担忧他们在学校或运动会上的成绩或能力,即使当他人并未评价他们的成绩。他们可能存在对准时的过度在意。他们也可能担忧灾难性事件,例如地震或核战争。有该障碍的儿童可能过度遵守纪律,是完美主义者,对自己不确定,倾向于对不完美表现过度不满而一再返工。他们经常过分热衷于寻求确认和被赞同,对自己的成绩和其他担忧之事需要过多的反复确认。

在儿童中,广泛性焦虑障碍可能被过度诊断。当考虑儿童是否可诊断为这一障碍时,需对儿童期其他焦虑障碍和其他精神障碍进行全面的评估,以确定这些担忧是否可以更好地用其他障碍来解释。分离焦虑障碍、社交焦虑障碍(社交恐惧症)和强迫症通常伴随着担忧,他们与广泛性焦虑障碍中所描述的担忧相似。例如,有社交焦虑障碍的儿童可能担忧在学校的成绩,因为害怕被羞辱。关于担忧疾病可能更好地用分离焦虑障碍或强迫症来解释。

风险与预后因素

气质的: 行为抑制,负面情感(神经质),以及对伤害的回避,与广泛性焦虑障碍相关。

环境的: 尽管儿童期负性事件和养育中的过度保护与广泛性焦虑障碍有关,但不确定是否有环境因素与广泛性焦虑障碍有特定关联,做诊断时,环境因素既不是必需的,也不是充分的。

遗传与生理的: 经历广泛性焦虑障碍风险的个体有三分之一是遗传的,这些遗传因素与神经质风险重叠,与其他焦虑和心境障碍共享,尤其是重性抑郁障碍。

文化相关的诊断问题

在广泛性焦虑障碍的表现上,存在相当多的文化差异。例如,在一些文化中,躯体症状在障碍表现中很突出;反之,在另外一些文化中,认知症状更为突出。初始表现比后期表现在这一差异中更为明显,因为随着时间推移,更多症状被报告。尚无信息显示过度担忧的倾向是否与文化有关,尽管被担忧的主题可以有文化的特异性。重要的是,当评估有关特定情境的担忧是否过分时,需考虑社会和文化的语境。

性别相关的诊断问题

临床环境下,女性比男性更多地被诊断为广泛性焦虑障碍(表现为该障碍的个体中大约55%—60%为女性)。流行病学研究中,大约三分之二的个体是女性。经历广泛性焦虑障碍的女性和男性似乎拥有相同的症状,但是表现为不同的共病模式,在患病率上也体现出性别差异。女性中,共病很大程度上限于焦虑障碍和单相抑郁;而男性中,似乎更多地并发物质使用障碍。

广泛性焦虑障碍的功能性后果

不论在家庭中还是在工作中,过度担心损害了个体快速高效处理事务的能力。担忧会耗时、耗力;与肌肉紧张有关的症状,紧张或焦躁不安的感受,倦怠,难以集中注意力,以及睡眠紊乱都会加重损害。重要的是,过度担忧可能会损害有广泛性焦虑障碍的个体鼓励其孩子的自信的能力。

不考虑共病障碍,广泛性焦虑障碍也与显著的残疾和痛苦有关,绝大多数不在养老机构居住的个体为中度到重度残疾。在美国,每年广泛性焦虑障碍的个体残疾天数达到1.1亿天。

鉴别诊断

由于其他躯体疾病所致的焦虑障碍: 如果基于病史、实验室检验或体格检查,可判断个体的焦虑和担忧是其他特定躯体疾病(例如,嗜铬细胞瘤、甲状腺功能亢进)的生理效应,就应诊断为与其他躯体疾病有关的焦虑障碍。

物质/药物所致的焦虑障碍: 将物质/药物所致的焦虑障碍与广泛性焦虑障碍相鉴别,可通过判定一种物质或药物(例如,滥用的药物、接触毒素)是否与焦虑在病因学上相关。例如,只在饮用大量咖啡后才产生的严重焦虑将被诊断为咖啡因所致的焦虑障碍。

社交焦虑障碍: 有社交焦虑障碍的个体通常有预期焦虑,集中于即将到来的社交情境,那时他们必须表演或被他人评判,然而,无论是否被评判,有广泛性焦虑障碍的个体都会担忧。

强迫障碍: 有几个特征可以将广泛性焦虑障碍的个体的过度焦虑与强迫症的强迫性思维相区分:在广泛性焦虑障碍中,焦虑的焦点是即将来临的问题,是对未来事件的非正常的过度担忧。而在强迫症中,强迫思维是不恰当的观念,体现为侵入性或不想要的想法、冲动或画面。

创伤后应激障碍和适应障碍: 焦虑在创伤后应激障碍中不同程度地存在。如果焦虑与担忧可以被创伤后应激障碍的症状更好地解释,就不能诊断为广泛性焦虑障碍。适应障碍中也可能存在焦虑,但只有当不符合任何其他障碍(包括广泛性焦虑障碍)的诊断标准时,才能使用这个诊断。而且,在适应障碍中,焦虑的产生是对能确认的应激源的反应,在应激源产生后的3个月内起病,在应激源或其后果终结后,持续不超过6个月。

抑郁、双相与精神病性障碍: 尽管广泛性焦虑/担忧是抑郁、双相和精神病性障碍常见的相关特征,如果焦虑或担忧严重到足以引起临床注意,则可以诊断为广泛性焦虑障碍。

共病

那些表现符合广泛性焦虑障碍的个体也可能符合或同时符合其他焦虑和单相抑郁障碍的诊断标准。与这些共病模式有关的神经质或情绪的易变性,和这些障碍共享气质和遗传以及环境风险因素,尽管也有可能独立存在。与物质使用、品行、精神病性、神经发育和神经认知障碍的共病较少见。

物质/药物所致的焦虑障碍

诊断标准

A. 以惊恐发作或焦虑为主要的临床表现。

B. 来自病史、体格检查或实验室检验显示存在下列1.和2.两项证据:

  1. 诊断标准A的症状是在物质中毒过程中或中毒不久后出现,或物质戒断,或接触某种药物后出现。
  2. 所涉及的物质/药物能够产生诊断标准A的症状。

C. 这种障碍不能更好地用一种非物质/药物所致的焦虑障碍来解释。独立的焦虑障碍的证据包括如下：症状的发作是在开始使用物质/药物之前；在急性戒断或严重中毒结束之后，症状仍持续相当长的时间（例如，约 1 个月）；或有其他证据表明存在一种独立的、非物质/药物所致的焦虑障碍（例如，有反复出现的与非物质/药物相关的发作病史）。

D. 这种障碍并非仅仅出现于谵妄时。

E. 这种障碍引起有临床意义的痛苦，或导致社交、职业或其他重要功能方面的损害。

注：只有当诊断标准 A 的症状在临床表现中非常显著且已经严重到足以引起临床关注时，才应该做出这种诊断以代替物质中毒或戒断的诊断。

编码备注：下表是 ICD-10-CM 中特定的物质/药物所致的焦虑障碍的编码。注意 ICD-10-CM 的编码取决于是否存在一个合并对同一物质的使用障碍。如果一个轻度的物质使用障碍合并物质所致的焦虑障碍，则第 4 位的数码为“1”，临床工作者应该在物质所致的焦虑障碍之前记录“轻度（物质）使用障碍”（例如，“轻度的可卡因使用障碍和可卡因所致的焦虑障碍”）。如果一个中度或重度的物质使用障碍合并物质所致的焦虑障碍，则第 4 位的数码为“2”，临床工作者应该根据合并的物质使用障碍的严重程度来记录“中度（物质）使用障碍”或“重度（物质）使用障碍”。如果没有合并物质使用障碍（例如，仅仅一次高剂量物质使用后），则第 4 位数码为“9”，且临床工作者应该仅仅记录物质所致的焦虑障碍。

项目	ICD-10-CM		
	伴轻度使用障碍	伴中度或重度使用障碍	无使用障碍
酒精	F10.180	F10.280	F10.980
咖啡因	F15.180	F15.280	F15.980
大麻	F12.180	F12.280	F12.980
苯环利定	F16.180	F16.280	F16.980
其他致幻剂	F16.180	F16.280	F16.980
吸入剂	F18.180	F18.280	F18.980
阿片类物质	F11.188	F11.288	F11.988
镇静剂、催眠药或抗焦虑药	F13.180	F13.280	F13.980
苯丙胺（或其他兴奋剂）	F15.180	F15.280	F15.980
可卡因	F14.180	F14.280	F14.980
其他（或未知）物质	F19.180	F19.280	F19.980

标注如果是（参见第 474 页表 1：“物质相关及成瘾障碍”一章中与物质种类有关的诊断）

于中毒期间起病：如果物质中毒和在中毒过程中产生的症状都符合诊断标

准,则适用于此项说明。

于戒断期间起病:如果物质戒断和在戒断过程中或不久后产生的症状都符合诊断标准,则适用于此项说明。

于药物使用后起病:症状既可能出现在药物使用初期,也可能出现在药物调整或改变之后。

记录步骤

ICD-10-CM:物质/药物所致的焦虑障碍的名称由假设能导致焦虑症状的特定物质(例如,可卡因、沙丁胺醇)开始。诊断编码筛选自包括物质种类和存在或缺乏合并的物质使用障碍的表格。不符合任何种类的物质(例如,沙丁胺醇),应使用"其他物质"的编码;某种物质被判断为病因,但该物质的特定种类是未知的,在这种情况下应使用"未知物质"的编码。

当记录疾病名称时,合并的物质使用障碍(若有)应列在前面,接着"和"这个字,后面接着物质所致的焦虑障碍的名称,再接着起病的注解(即于中毒期间起病,于戒断期间起病,于药物使用中起病)。例如,在某人重度劳拉西泮使用障碍的戒断期间出现焦虑的情况下,其诊断为 F13.280 重度劳拉西泮使用障碍和劳拉西泮所致的焦虑障碍,于戒断期间起病。不再给予一个分别的合并重度劳拉西泮使用障碍的诊断。如果物质所致的焦虑障碍出现在没有合并物质使用障碍时(例如,仅仅一次高剂量物质使用后),则无需注明合并物质使用障碍(例如,F16.980 裸头草碱所致的焦虑障碍,于中毒期间起病)。当一种以上的物质被判断在焦虑症状的发展过程中起到重要作用时,应分别列出(例如,F15.280 重度盐酸哌甲酯使用障碍和盐酸哌甲酯所致的焦虑障碍,于中毒期间起病;F19.280 沙丁胺醇所致的焦虑障碍,于药物使用后起病)。

诊断特征

物质/药物所致的焦虑障碍的基本特征是惊恐或焦虑的主要症状(诊断标准A),被认为是由于物质(例如,滥用的毒品、药物或接触的毒素)的效应所致。惊恐或焦虑的症状必须在物质中毒、戒断期间或不久后或是接触药物后发生,且物质或药物必须能够产生该症状(诊断标准 B2)。由于某种精神障碍或其他躯体疾病的处方药物治疗所致的物质/药物所致的焦虑障碍必须在个体接受药物治疗时起病(或如果戒断与该药物有关,则在戒断期间)。当治疗终止时,惊恐或焦虑症状通常在数天到数周或一个月内改善或减轻(基于物质/药物的半衰期和戒断症状存在与否而定)。如果惊恐或焦虑症状的起病先于物质/药物中毒或戒断,或如果症状从严重中毒或戒断之时开始,持续相当长的时间(即通常超过 1 个月),则不应诊断为物质/药物所致的焦虑障碍。如果惊恐或焦虑症状持续相当长的时间,应考虑是否存在导致该症状的其他原因。只有当诊断标准 A 的症状在临床表现中非常明显时,且严重到需要独立的临床关注时,才应被诊断为物质/药物所致的焦虑障碍,而不是物质中毒或物质戒断。

支持诊断的有关特征

惊恐或焦虑的出现可能与以下种类的物质中毒有关：酒精、咖啡因、大麻、苯环利定，其他致幻剂、吸入剂、兴奋剂（包括可卡因），以及其他（或未知）物质。惊恐或焦虑的出现可能与以下种类的物质戒断有关：酒精、阿片类物质、镇静剂、催眠药和抗焦虑药、兴奋剂（包括可卡因），以及其他（或未知）物质。一些能够诱发焦虑症状的药物包括麻醉剂和镇痛剂，拟交感神经药物和其他支气管扩张药物，抗胆碱能药物，胰岛素，甲状腺制剂，口服避孕药，抗组织胺药物，抗帕金森病药物，皮质类固醇，抗高血压药物和心血管药物，抗癫痫药物，碳酸锂，抗精神病性药物和抗抑郁药物。重金属和毒素（例如，有机磷杀虫剂，神经毒气，一氧化碳，二氧化碳，挥发性物质，如汽油和油漆）也可能导致惊恐或焦虑症状。

患病率

物质/药物所致的焦虑障碍的患病率尚不清楚。普通人群的数据显示这种障碍可能较罕见，12 个月患病率约为 0.002%。然而，在临床人群中，患病率可能较高。

诊断标记物

实验室评估（例如，尿液毒理学）可用于测量物质中毒，这个可作为物质/药物所致的焦虑障碍评估的一部分。

鉴别诊断

物质中毒和物质戒断：焦虑症状通常发生在物质中毒和物质戒断中。特定物质的中毒或特定物质的戒断的诊断通常足以将症状表现分类。当惊恐或焦虑的症状在临床表现中是显著的，且严重到需要独立的临床关注时，除了诊断为物质中毒或物质戒断以外，还应诊断为物质/药物所致的焦虑障碍。例如，惊恐或焦虑的症状是酒精戒断的特征性症状。

焦虑障碍（并非由物质/药物所致）：物质/药物所致的焦虑障碍在病因学上被认为与物质/药物有关。基于起病、病程和其他与物质/药物有关的因素，物质/药物所致的焦虑障碍要与原发性焦虑障碍相鉴别。对于滥用的毒品，必须有来自病史、体格检查或实验室检验的关于使用、中毒或戒断的证据。物质/药物所致的焦虑障碍只与中毒或戒断的状态有关，而原发性焦虑障碍可能先于物质/药物的使用。如果存在不同于典型的原发性焦虑障碍的表现特征，例如，起病年龄非典型（如惊恐障碍起病于 45 岁之后）或症状非典型（例如，非典型的惊恐发作症状，如真性眩晕，失去平衡，意识丧失，膀胱失控，头疼，言语不清），可能提示了物质/药物所致的焦虑障碍的病因。如果惊恐或焦虑症状在物质中毒或急性戒断终止后仍持续了相当长的时间（约 1 个月或更长），或有焦虑障碍的病史，那么可以诊断为原发性焦虑障碍。

谵妄：如果惊恐或焦虑症状仅出现在谵妄时，则被考虑为与谵妄有关的因素，而不再额外给予焦虑障碍的诊断。

由于其他躯体疾病所致的焦虑障碍：如果惊恐或焦虑症状归因于其他躯体疾病的生理后果(即并非治疗躯体疾病所使用的药物所致)，应诊断为由于其他躯体疾病所致的焦虑障碍。病史通常能够提供该诊断的基础。有时，对于其他躯体疾病在治疗上的改变是需要的(例如，药物的更换或终止)，以确定药物本身是否是致病原因(在这种情况下，症状可以更好地用物质/药物所致的焦虑障碍来解释)。如果该障碍归因于其他躯体疾病和物质使用这两种原因，那么可同时给予两种诊断(即其他躯体疾病所致的焦虑障碍和物质/药物所致的焦虑障碍)。如果没有充足证据以确定惊恐或焦虑症状是由于物质/药物所致还是原发性的(即既不能归因于物质，也不能归因于其他躯体疾病)，则被诊断为其他特定的或未特定的焦虑障碍。

由于其他躯体疾病所致的焦虑障碍

诊断标准　　F06.4

A. 惊恐发作或焦虑为主要的临床表现。

B. 来自病史、体格检查或实验室检验的证据显示，该障碍是其他躯体疾病的直接的病理生理性结果。

C. 这种障碍不能用其他精神障碍来更好地解释。

D. 这种障碍并非仅仅出现于谵妄时。

E. 这种障碍引起有临床意义的痛苦，或导致社交、职业或其他重要功能方面的损害。

编码备注：将其他躯体疾病的名字包含在此精神障碍的名称之内(例如，F06.4 由于嗜铬细胞瘤所致的焦虑障碍)。在此由于其他躯体疾病所致的焦虑障碍之前，其他躯体疾病应该被编码和单独列出(例如，D35.00 嗜铬细胞瘤；F06.4 由于嗜铬细胞瘤所致的焦虑障碍)。

诊断特征

由于其他躯体疾病所致的焦虑障碍的基本特征是临床显著的焦虑，被认为能够更好地用其他躯体疾病的生理效应来解释。症状可能包括显著的焦虑症状或惊恐发作(诊断标准 A)。症状能够最好用有关的躯体疾病来解释，必须基于来自病史、体格检查或实验室检验的证据(诊断标准 B)。此外，必须判断症状不能更好地用其他精神障碍来解释，特别是适应障碍伴焦虑；在这种情况下，个体的应激源就是躯体疾病(诊断标准 C)。在这些案例中，有适应障碍的个体对于有关的躯体疾病的意义或后果感到特别痛苦。作为对比，当焦虑是由于其他躯体疾病所致时，通常存在构成焦虑的显著的躯体症状(例如，呼吸急促)。如果焦虑症状仅出现在谵妄时，则不能给予诊断(诊断标准 D)。焦虑症状必须导致显著的临床痛苦或社交、职业或其他重要功能方面的损害(诊断标准 E)。

在确定焦虑症状是否归因于其他躯体疾病时，临床工作者首先必须确定躯体疾病的存在。此外，在特定的个体中，给予症状最佳的解释和判断之前，必须确认焦虑症状在病因学上通过某种生理机制与该躯体疾病相关。需要对多种因素进行仔细而综合的评估，以便做出这种判断。应该考虑下述几种临床表现：(1)焦虑症状和该躯体疾病的起病、加重或缓解，存在明确的时间上的相关性。(2)与原发性焦虑障碍相比，存在一些非典型的特征(例如，非典型的起病年龄或病程)。(3)在文献中，有已知的可导致焦虑的生理机制的证据(例如，甲状腺功能亢进)。此外，该障碍不能更好地用原发性焦虑障碍、物质/药物所致的焦虑障碍或其他原发性精神障碍(例如适应障碍)来解释。

支持诊断的有关特征

已知有许多躯体疾病的症状表现包含焦虑。例如，内分泌疾病(如甲状腺功能亢进、嗜铬细胞瘤、低血糖和肾上腺皮质功能亢进)，心血管疾病[如充血性心力衰竭，肺栓塞，心律失常(如房颤)]，呼吸系统疾病(如慢性阻塞性肺病、哮喘、肺炎)，代谢性障碍(如维生素 B12 缺乏，卟啉症)，以及神经系统疾病(如肿瘤、前庭功能失调、脑炎、癫痫)。如果躯体疾病是已知的可导致焦虑的原因，且躯体疾病的发生先于焦虑的起病，则可诊断为其他躯体疾病所致的焦虑障碍。

患病率

由于其他躯体疾病所致的焦虑障碍的患病率尚不清楚。在患有各种不同的躯体疾病的个体中，包括哮喘、高血压、胃溃疡、关节炎，焦虑障碍的患病率相对较高。然而，升高的患病率可能由于其他原因，而不是焦虑障碍直接引起躯体疾病。

发展与病程

由于其他躯体疾病所致的焦虑障碍的发展与病程，通常跟随着所涉及的躯体疾病的病程。该诊断并不包括那些在慢性躯体疾病背景下发生的原发性焦虑障碍。它对于老年人来说是重要的，他们可能经历了慢性躯体疾病，然后发展出继发于慢性躯体疾病的独立的焦虑障碍。

诊断标记物

需要实验室评估和/或体格检查来确定那些有关的躯体疾病的诊断。

鉴别诊断

谵妄：如果焦虑障碍仅发生在谵妄时，则不能给予由于其他躯体疾病所致的焦虑障碍的额外诊断。然而，如果焦虑障碍的病因被认为是引起神经认知障碍的病理过程的生理性结果，且焦虑是该临床表现的显著部分，那么除了诊断重度神经认知障碍(痴呆)以外，还应给予由于其他躯体疾病所致的焦虑障碍的诊断。

混合性症状表现(例如，心境和焦虑障碍)：如果表现为不同类型症状的混合，基于临床表现中哪些症状占主导地位,以确定由于其他躯体疾病所致的特定的精神障碍。

物质/药物所致的焦虑障碍: 如果有证据表明存在近期或长期的物质(包括有精神活性效应的药物)使用、某种物质的戒断,或接触某种毒素,应诊断为物质/药物所致的焦虑障碍。已知某些药物能够引起焦虑(例如,皮质类固醇、雌激素、甲氧氯普胺),在这种情况下,该药物是最可能的病因,尽管难以鉴别焦虑归因于药物还是躯体疾病本身。当考虑诊断为与毒品或非处方药物有关的物质所致的焦虑时,进行尿液、血液的毒品筛选或其他恰当的实验室评估会有帮助。基于使用的物质的类型、持续时间或数量,那些在物质中毒或戒断期间或不久后,或药物使用后(4周内)出现的症状尤其表明是物质/药物所致的焦虑障碍。如果该障碍与其他躯体疾病和物质使用这两者有关,就要给予两种诊断(即其他躯体疾病所致的焦虑障碍和物质/药物所致的焦虑障碍)。某些特征,例如,45岁以后起病或在惊恐发作时表现出非典型的症状(例如,眩晕、意识丧失、膀胱或肠道失控、言语不清、失忆)提示了其他躯体疾病或某种物质引起惊恐发作症状的可能性。

焦虑障碍(并非由于已知的躯体疾病所致): 其他躯体疾病所致的焦虑障碍应与其他焦虑障碍(特别是惊恐障碍和广泛性焦虑障碍)相鉴别。在其他焦虑障碍中,没有特定的、直接的、可证明的、与其他躯体疾病有关的致病的生理机制。如果起病晚,非典型症状,缺乏个人和焦虑障碍的家族史,则需要全面评估以排队其他躯体疾病所致的焦虑障碍的诊断。焦虑障碍可以加重某些躯体疾病或增加个体患病的风险,例如,心血管事件和心肌梗死,在这样的案例中,不应诊断为其他躯体疾病所致的焦虑障碍。

疾病焦虑障碍: 由于其他躯体疾病所致的焦虑障碍应与疾病焦虑障碍相鉴别。疾病焦虑障碍的特点是担忧疾病,担心疼痛,且有躯体的先占观念。在疾病焦虑障碍的案例中,个体可能有、也可能没有被确诊的躯体疾病。尽管同时有疾病焦虑障碍和已确诊的躯体疾病的个体可能经历对躯体疾病的焦虑,但该躯体疾病在生理上与该焦虑症状并不相关。

适应障碍: 由于其他躯体疾病所致的焦虑障碍应与伴随焦虑或伴随焦虑、抑郁心境的适应障碍相鉴别。当个体针对其他躯体疾病的应激出现适应不良的反应时,可以诊断为适应障碍。与作为其他躯体疾病的生理后果的焦虑或心境症状相比,其对应激的反应通常是担心该应激源的意义或后果。在适应障碍中,焦虑症状通常与如何应对一般躯体疾病带来的应激有关,而在其他躯体疾病所致的焦虑障碍中,个体更可能有显著的躯体症状且聚焦于此,而不是疾病本身的应激。

其他精神障碍的有关特征: 焦虑症状可以是其他精神障碍(例如,精神分裂症、神经性厌食)的有关特征。

其他特定的或未特定的焦虑障碍: 如果无法确定焦虑症状究竟是原发的是还是物质所致,或是与其他躯体疾病有关,则可以给予该诊断。

其他特定的焦虑障碍

诊断标准 F41.8

此类型适用于那些临床表现，它们具备焦虑障碍的典型症状，且引起有临床意义的痛苦，或导致社交、职业或其他重要功能方面的损害，但未能符合焦虑障碍类别中任何一种疾病的诊断标准。可在下列情况使用其他特定的焦虑障碍这一诊断：临床工作者选择用它来交流未能符合任一种特定的焦虑障碍的诊断标准的特定原因。通过记录“其他特定的焦虑障碍”，接着记录其特定原因（例如，“广泛性焦虑障碍，不符合足够天数”）来表示。

能够归类为“其他特定的焦虑障碍”的示例如下：

1. 有限症状的发作。

2. 广泛性焦虑障碍，不符合足够天数。

3. Khyâl cap（被风攻击）。

4. Ataque de nervios（神经发作）。

未特定的焦虑障碍

F41.9

此类型适用于那些临床表现，它们具备焦虑障碍的典型症状，且引起有临床意义的痛苦，或导致社交、职业或其他重要功能方面的损害，但未能符合焦虑障碍类别中任何一种疾病的诊断标准。此种未特定的焦虑障碍可在这种情况下使用：临床工作者对未能符合任何特定的焦虑障碍的诊断标准的个体选择不给出特定的原因，包括因信息不足而无法做出更特定诊断的情况（例如，在急诊室的环境下）。

强迫及相关障碍

强迫及相关障碍，包括强迫症，躯体变形障碍，囤积障碍，拔毛癖（拔毛障碍），抓痕（皮肤搔抓）障碍，物质/药物所致的强迫及相关障碍，由于其他躯体疾病所致的强迫及相关障碍，以及其他特定的强迫及相关障碍，未特定的强迫及相关障碍（例如，聚焦于躯体的重复行为障碍，强迫性嫉妒）。

强迫症是以存在强迫思维和/或强迫行为为特征。强迫思维是反复的和持续的想法、冲动、表象，它被感受为侵入性的和不需要的；而强迫行为是重复的行为或精神活动，个体感到受驱使而对强迫思维做出反应，或必须非常机械地遵守规则。一些其他的强迫及相关障碍也是以先占观念，以及作为对先占观念的反应的重复行为或精神活动为特征。其他强迫及相关障碍的特点主要是反复发生的聚焦于躯体的重复性行为（例如，拔毛、皮肤搔抓）和反复试图减少这些行为。

DSM-5 中本章所包含的有关强迫及相关障碍的内容反映了更多的证据：说明在诊断的有效因素方面这些障碍是彼此相关的，以及将这些障碍归于同一章以便于临床的实用性。建议临床工作者应该在具备上述疾病中之一的个体中筛选其他疾病，并且应该知道这些疾病中有重叠的部分。同时，在这些疾病的诊断有效因素和治疗方法上存在重要的差异。并且，在焦虑障碍和某些强迫及相关障碍（例如，强迫症）之间存在密切的关联，反映在 DSM-5 的章节排序中，强迫及相关障碍紧随焦虑障碍之后。

强迫及相关障碍不同于正常发育的先占观念和仪式，它是过度地或持续地超出了发育上相适应的阶段。区别亚临床症状和临床障碍，需要评估许多因素，包括个体的痛苦水平和功能损害的程度。

本章从强迫症开始，然后是躯体变形障碍和囤积障碍，其特征是认知症状，分别表现为感受到躯体外貌上的缺陷或瑕疵，或是感受到积攒物品的需求。之后本章述及拔毛癖（拔毛障碍）和抓痕（皮肤搔抓）障碍，其特点是反复发作的聚焦于躯体的重复性行为。最后，本章述及物质/药物所致的强迫及相关障碍，以及由于其他躯体疾病所致的强迫及相关障碍，其他特定的强迫及相关障碍和未特定的强迫及相关障碍。

虽然在不同的个体中，强迫思维和行为的特定内容不同，但强迫症的某些症状维度存在共性，包括：清洁（被污染的强迫思维和清洁的强迫行为），对称性（对称性的强迫思维和重复性、次序性、计数的强迫行为），被禁止或忌讳的想法（例如，侵袭性的、性的和宗教的强迫思维及相关的强迫行为），以及伤害（例如，害怕伤害自己或他人以及相关的核查性强迫行为）。当强迫症个体有抽动障碍的现病史或既往史时，应使用与抽动相关的标注。

躯体变形障碍的特点是有一种或多种感受到的躯体外貌的缺点或瑕疵的先占观念，这些缺点不能被他人观察到或是非常轻微；以及由于对外貌过分关注，个体会产生反复性的行为(例如,检查镜子中的自己,过度修饰,皮肤搔抓,或反复寻求确认),或精神活动(例如,比较自己与他人的外貌)。关注外貌的先占观念不能更好地用有进食障碍的个体关注躯体肥胖或体重来解释。肌肉变形障碍是躯体变形障碍的一种类型,其特点是觉得自己体格太小或肌肉不够发达。

囤积障碍的特点是持续地难以丢弃物品或与所有物分离,而不管它们的实际价值,这一行为的原因是感受到强烈的积攒物品的需求,以及与丢弃它们有关的痛苦。囤积障碍不同于正常的收藏。例如,囤积障碍的症状导致大量物品的集聚,正在使用的居住区域都被塞满,变得混乱不堪,以至于其原来的用途被显著地破坏。过度获取是绝大多数但不是全部有囤积障碍的个体的特点,表现为过度地收集、购买或偷窃那些并不需要或无处安置的物品。

拔毛癖(拔毛障碍)的特点是反复拔掉自己的毛发,导致毛发缺失,以及反复企图减少或停止拔毛。抓痕(皮肤搔抓)障碍的特点是反复搔抓皮肤,导致皮肤的损害,以及反复企图减少或停止搔抓皮肤。聚焦于躯体的重复性行为是这两种障碍的特征,并非被强迫思维或先占观念所激发;然而,重复性行为之前或同时可以有不同的情绪状态,例如,焦虑或厌烦。该行为之前也可能有升高的紧张感,或在毛发被拔出、皮肤被搔抓后带来满足、快乐和放松的感受。当这样做时,有这些障碍的个体可以不同程度地觉察到自己的行为,一些个体表现出对该行为更多的关注(之前紧张、之后放松),而另一些个体的行为则更为自动化(看上去没有完全意识到该行为的发生)。

物质/药物所致的强迫及相关障碍是由于物质中毒或戒断或由于药物所致的症状所组成。由于其他躯体疾病所致的强迫及相关障碍所涉及的强迫及相关障碍的特征性症状,是某种躯体疾病的直接的病理生理后果。其他特定的强迫及相关障碍和未特定的强迫及相关障碍是由那些不符合任一种特定的强迫及相关障碍的诊断标准的症状所组成,因为非典型的临床表现或非特定的病因;这些类别也可用来描述未列入第二部分的其他特定的综合征,以及当没有充足的信息来诊断那些作为其他的强迫及相关障碍的临床表现时。未列入第二部分的特定综合征,以及因此被诊断为其他特定的强迫及相关障碍或未特定的强迫及相关障碍的例子,包括聚焦于身体的重复性行为障碍和强迫性嫉妒。

那些有认知成分的强迫及相关障碍,以自知力作为标注的基础;在每种强迫及相关障碍中,与障碍相关的自知力的范围从“良好或一般的自知力”到“差的自知力”再到“缺乏自知力/妄想信念”。对于那些使用强迫及相关障碍的“缺乏自知力/妄想信念”的标注的个体,也不应诊断为精神病性障碍。

强迫症

诊断标准 F42.2

A. 具有强迫思维、强迫行为,或两者皆有。强迫思维被定义为以下1和2:

1. 在该障碍的某些时间段内,感受到反复的、持续性的、侵入性的和不必要的想法、冲动或表象，大多数个体会引起显著的焦虑或痛苦。

2. 个体试图忽略或压抑此类想法、冲动或表象，或用其他一些想法或行为来中和它们(例如，通过某种强迫行为)。

强迫行为被定义为以下1.和2.：

1. 重复行为(例如，洗手、排序、核对)或精神活动(例如，祈祷、计数、反复默诵字词)。个体感到重复行为或精神活动是作为应对强迫思维或根据必须严格执行的规则而被迫执行的。
2. 重复行为或精神活动的目的是防止或减少焦虑或痛苦，或防止某些可怕的事件或情况；然而，这些重复行为或精神活动与所设计的中和或预防的事件或情况缺乏现实的连接，或者明显是过度的。

注：幼儿可能不能明确地表达这些重复行为或精神活动的目的。

B. 强迫思维或强迫行为是耗时的(例如，每天消耗1小时以上)或这些症状引起具有临床意义的痛苦，或导致社交、职业或其他重要功能方面的损害。

C. 此强迫症状不能归因于某种物质(例如，滥用的毒品、药物)的生理效应或其他躯体疾病。

D. 该障碍不能用其他精神障碍的症状来更好地解释[例如，广泛性焦虑障碍中的过度担心，躯体变形障碍中的外貌先占观念，囤积障碍中的难以丢弃或放弃物品，拔毛癖(拔毛障碍)中的拔毛发，抓痕(皮肤搔抓)障碍中的皮肤搔抓，刻板运动障碍中的刻板行为，进食障碍中的仪式化进食行为，物质相关及成瘾障碍中物质或赌博的先占观念，疾病焦虑障碍中患有某种疾病的先占观念，性欲倒错障碍中的性冲动或性幻想，破坏性、冲动控制及品行障碍中的冲动，重性抑郁障碍中的内疚性思维反刍，精神分裂症谱系及其他精神病性障碍中的思维插入或妄想性的先占观念，或孤独症(自闭症)谱系障碍中的重复性行为模式]。

标注如果是：

伴良好或一般的自知力：个体意识到强迫症的信念肯定或很可能不是真的，或者它们可以是或可以不是真的。

伴差的自知力：个体意识到强迫症的信念可能是真的。

缺乏自知力/妄想信念：个体完全确信强迫症的信念是真的。

标注如果是：

与抽动症相关：个体目前有或过去有抽动障碍史。

标注

许多有强迫症的个体有功能失调的信念。这些信念可以包括膨胀的责任感和高估威胁的倾向；完美主义和难以容忍不确定性；高估想法的重要性(例如，相信有被禁止的想法如同实施这些想法一样糟糕)以及控制这些想法。

有强迫症的个体对于涉及他们症状的信念的自知力准确程度有所不同。许多个体有好的或良好的自知力(例如，个体相信，如果不检查火炉30遍，房子肯定不会,或很可能不会,或可能会、可能不会被烧毁)。一些个体的自知力很差(例如,个体相信,如果不检查火炉 30 遍,这房子很可能会被烧毁),少数个体 (4%或更少)缺乏自知力/妄想信念(例如,个体确信如果不检查火炉 30 遍,这房子肯定会被烧毁)。在该疾病的病程中,同一个体的自知力可能有所变化。差的自知力与不良的长期预后有关。

最多 30% 有强迫症的个体终生患有抽动障碍。这一点在儿童期起病的有强迫症的男性最为常见。与没有抽动障碍病史的个体相比,这些患者在强迫症症状的主题、共病、病程、家族遗传模式方面有所不同。

诊断特征

强迫症特征性的症状是存在强迫思维和强迫行为(诊断标准 A)。强迫思维是反复和持续的想法(例如,有关污染)、表象(例如,有关暴力或恐怖的场景)和冲动(例如,刺伤他人)。重要的是,强迫思维是不愉快的、非自愿的,是侵入性的、不需要的,而且在绝大多数个体身上导致显著的痛苦或焦虑。个体企图忽略或压抑这些强迫思维(例如,避免激发或抑制想法),或用其他想法、行动(例如,执行一个强迫行为)来中和它们。强迫行为(或仪式)是反复的行为(例如,清洗、检查)或精神活动(例如,数数、反复默诵),个体感到被强迫思维驱使,或认为必须机械地遵守规则,因而不得不去执行。绝大多数有强迫症的个体既有强迫思维又有强迫行为。强迫行为通常作为对强迫思维的反应而实施(例如,觉得被污染而导致清洗的仪式,或认为某件事做得不正确而重复仪式直至感到"正确")。目标是减少被强迫思维所激发的痛苦,或防止所担心的事件发生(例如,生病)。然而,这些强迫行为与所担心的事件并无现实的关联(例如,对称地摆放物品以防止伤害所爱的人),或明显过度地做一件事(例如,每天淋浴数小时)。尽管一些个体在这样做之后感到焦虑或痛苦有所缓解,然而强迫行为并非为了获得快乐。

诊断标准 B 强调强迫思维和强迫行为必须是耗时的(例如,每天超过 1 小时)或引起显著的临床痛苦或损害,才可诊断为强迫症。诊断标准有助于将该障碍与普通人群中常见的偶然的侵入思维或重复行为相区别(例如,锁门后的复查)。强迫思维和强迫行为的频率和严重程度在有强迫症的个体中有所不同(例如,一些个体有轻到中度的症状,每天花费 1—3 个小时实施强迫思维或强迫行为,而其他个体几乎有持续的、可能导致失能的侵入性想法或强迫行为)。

支持诊断的有关特征

强迫思维和强迫行为的特定内容在个体之间有所不同。然而,常见的强迫思维和强迫行为的某些主题或维度包括:清洗(污染的强迫思维和清洁的强迫行为);对称性(对称性的强迫思维和重复、排列及数数的强迫行为);被禁止或禁忌的想法(例如,侵入性的、性的或宗教性的强迫思维及相关的强迫行为);伤害(例如,害怕伤害自己或他人,以及反复检查的强迫行为)。一些个体难以丢弃物品及囤积物品,这是典型的强迫思维和强迫行为的结果,同时还可以表现出害怕伤害自己或他人的症状。这些主题可以出现在不同的文化中，它们在有该障碍的成年人的病程中是相对稳定的，可能与不同的神经基质有关。重要的是，个体经常有超过一个维度的症状。

当有强迫症的个体面临那些激发强迫思维和强迫行为的情境时，会体验到一系列的情感反应。例如，许多个体体验到显著的焦虑，可能包括反复的惊恐发作。其他人报告有强烈的厌恶感。当实施强迫行为时，一些个体报告"未完成的"痛苦感或不适感，直到事情看上去、感觉上或听起来"正确"。

有该障碍的个体通常回避那些能够激发强迫思维和强迫行为的人群、场所和事物。例如，担心污染的个体可能回避公共场所（例如，饭店、公共卫生间），以减少接触害怕的污染源；有担心伤害的侵入性想法的个体可能回避社交互动。

患病率

强迫症在美国12个月的患病率为1.2%，与国际患病率接近（1.1%—1.8%）。在成人期，女性患病率略高于男性；在儿童期，男性更易受影响。

发展与病程

在美国，强迫症平均起病年龄是19.5岁，25%的患者在14岁前起病。35岁之后起病并不常见，但是仍有发生。男性起病年龄比女性早，约25%的男性在10岁前起病。症状的开始通常是渐进的，然而也有急性起病的报告。

如果强迫症不经治疗，病程通常是慢性的，伴有症状的加重和缓解。一些个体有阵发性的病程，少数个体有逐渐恶化的病程。若不经治疗，成年人的缓解率较低（例如，40年后再评估的缓解率为20%）。儿童期或青春期起病的个体可能导致终生的强迫症。然而，40%儿童期或青春期起病的个体可能到成年早期有所缓解。强迫症的病程通常因同时发生的其他障碍而变得复杂（参见该障碍的"共病"部分）。

儿童期的强迫行为比强迫思维更容易诊断，因为强迫行为可以被观察到。然而，许多儿童既有强迫思维又有强迫行为（和大多数成年人一样）。成年人的症状模式在病程中较为稳定，在儿童中则变化较多。将儿童和青少年的案例与成年人进行比较时，强迫思维和强迫行为的内容有一些差异。这些差异可能反映了与不同发育阶段相适应的内容（例如，在青少年中，性和宗教性的强迫思维比在儿童中更多）；在儿童和青少年中，有关伤害（例如，害怕灾难性事件，如自身或所爱之人的死亡或生病）的强迫思维比在成年人中更多。

风险与预后因素

气质的：更多的内化性症状、更高程度的负性情绪，以及儿童期的行为抑制是可能的气质性风险因素。

环境的：儿童期躯体和性的虐待，以及其他应激性或创伤性事件与发生强迫症 的风险升高有关。一些儿童可能突然出现强迫症状，与不同的环境因素有关，包括各种感染和感染后自身免疫综合征。

遗传与生理的：有一级成年人亲属罹患强迫症的个体中，强迫症发生率大约是无一级亲属罹患强迫症个体的 2 倍；然而，在一级亲属强迫症为儿童期或青少年期起病的个体中，强迫症发生率增加 10 倍。家庭遗传部分是由于遗传因素的影响（例如，同卵双生子有 0.57 的同病率，异卵双生子有 0.22 的同病率）。眶额叶皮质、前扣带回皮质和纹状体的功能紊乱都与此紧密相关。

文化相关的诊断问题

强迫症是全球性障碍：在强迫症的性别分布、起病年龄和共病方面，在不同文化中存在显著的相似性。而且，在全球有相似的症状结构，涉及清洗、对称、囤积、禁忌的想法，或害怕伤害。然而，存在症状表现的地区差异，而且文化因素也可能决定强迫思维和强迫行为的内容。

性别相关的诊断问题

男性比女性强迫症起病年龄更早，且更可能与抽动障碍共病。在症状维度的模式方面有性别差异的报告，例如，女性症状更容易体现于清洁方面，而男性可能更倾向于被禁止的想法和对称性方面。强迫症的起病或加重以及症状，可能妨碍母婴关系（例如，攻击性的强迫思维导致对婴儿的回避），在围产期已有报告。

自杀风险

最多半数患有强迫症的个体在病程中的某个时间点产生过自杀观念。高达 1/4 患有强迫症的个体还报告了其自杀企图；合并发作的重性抑郁障碍可以增加该风险。

强迫症的功能性后果

强迫症与生活质量降低有关，也与高水平的社会和职业功能受损有关。受损可以出现在许多不同的生活领域中，与症状的严重程度有关。受损可以由于花费在强迫思维和强迫行为上的时间所致。回避那些能够激发强迫思维或强迫行为的情境也可能严重地限制功能。另外，特定的症状可能制造特定的障碍。例如，关于伤害的强迫思维可能使个体与家庭和朋友的关系受损，其结果就是回避这些关系。关于对称性的强迫思维可能使学校作业或工作任务不能及时完成，因为任务总是不能“正确”，潜在地导致学业失败或失业。同时，也可能出现与健康有关的后果，例如，担心被污染的个体，便可能会回避医生办公室和医院（因为害怕接触细菌）或出现皮肤问题（由于过度清洗而导致皮肤损害）。有时，障碍的症状会干扰它自己的治疗（例如，当个体认为药物被污染时）。如果障碍发生于儿童期或青少年期，个体可能经历发育困难。（例如，青少年可能回避与同龄人交往；年轻人离家独居时很挣扎）。结果造成家庭之外的关系显著减少，以及与原生家庭之间缺少自主性和经济独立性。此外，由于他们的障碍，一些有强迫症的个体试图将规则和限制施加给家庭成员（例如，因为害怕污染，家庭成员不能带回访客），这个可以导致家庭功能失调。

鉴别诊断

焦虑障碍：反复的想法、回避的行为、重复要求确认，也可以出现在焦虑障碍中。然而，广泛性焦虑障碍中反复的想法（即担忧）通常是有关现实生活的担心，而强迫症的强迫思维通常是不涉及现实生活的担心，可以包含古怪的、非理性的或看似神奇的内容；而且经常存在强迫行为，通常与强迫思维有关。像强迫症个体一样，特定恐怖症的个体也可以出现对特定物体或情境的害怕反应。然而，在特定恐怖症中，所害怕的物体通常非常具体且不存在仪式。在社交焦虑障碍（社交恐惧症）中，所害怕的物体或情境局限于社交互动，而回避或寻求确认的行为则聚焦于减少这种社交恐惧。

重性抑郁障碍：强迫症可以与重性抑郁障碍的思维反刍区分开，后者的想法通常与心境一致，且不一定体验为侵入性或痛苦感；而且，思维反刍不会像强迫症中典型的表现那样，与强迫行为有关。

其他强迫及相关障碍：在躯体变形障碍中，强迫思维和强迫行为局限于担心躯体外貌；在拔毛癖（拔毛障碍）中，强迫行为局限于在缺少强迫思维情况下的拔毛。囤积障碍的症状仅局限于持续地难以丢弃物品或与物品分离，以及与丢弃物品有关的显著痛苦和过度地积攒物品。然而，如果有典型的强迫症强迫思维的个体（例如，担心不完整或伤害），而且这些强迫思维导致了强迫性的囤积行为（例如，收集一个系列的所有物品以获得完整感，或因为旧报纸可能包含了避免伤害的信息而无法丢弃），就应该给予强迫症的诊断。

进食障碍：强迫症可以与神经性厌食相区分，在强迫症中，强迫思维和强迫行为不局限于担心体重和食物。

抽动（抽动障碍）和刻板运动：抽动是突然、快速和反复、无节律的动作或发声（例如，眨眼睛、清喉咙）。刻板运动是重复的、似乎受到驱使的、非功能性的动作（例如，撞头、摇摆身体、咬自己）。抽动和刻板动作通常没有强迫行为那么复杂，而且不是为了中和强迫思维。然而，鉴别复杂的抽动和强迫行为可能有难度。强迫行为之前通常有强迫思维，而抽动之前通常有先兆性的感觉冲动。一些个体既有强迫症又有抽动障碍的症状，则应给予两种诊断。

精神病性障碍：一些有强迫症的个体的自知力很差，甚至有妄想性的强迫症信念。然而，他们有强迫思维和强迫行为（使其区别于妄想障碍），而且没有精神分裂症或分裂情感性障碍的其他特征（例如，幻觉或正式的思维障碍）。

其他强迫样行为：有时特定的行为被描述为强迫行为，包括性行为（例如，在性欲倒错中）、赌博（例如，在赌博障碍中）及物质使用（例如，在酒精使用障碍中）。然而，这些行为不同于强迫症的强迫行为，个体通常从这些行为中收获快乐，他们抗拒这些行为仅仅由于其有害的后果。

强迫型人格障碍：尽管强迫型人格障碍与强迫症有相似的名字，然而这些障碍的临床表现大不相同。强迫型人格障碍的特点不是侵入性的想法、表象、冲动，或是对这些侵入性想法的重复行为；而是涉及一种持久而广泛的过度追求完美和机械地控制的适应不良模式。如果个体表现为强迫症和强迫型人格障碍两者的症状,则应给予两种诊断。

共病

有强迫症的个体通常存在其他的精神病理学表现。该障碍的许多成年人有焦虑障碍的终生诊断(76%)例如,惊恐障碍、社交焦虑障碍、广泛性焦虑障碍、特定恐怖症或抑郁或双相障碍(63%);有任一种抑郁障碍或双相障碍,其中绝大部分是重性抑郁障碍(41%)。强迫症起病通常比绝大部分共病的焦虑障碍(分离焦虑障碍除外)和创伤后激障碍更晚,但通常先于抑郁障碍起病。在有强迫症的个体中,也常见共病的强迫型人格障碍(例如,共病概率是23%—32%)。

最多30%有强迫症的个体患者有终生的抽动障碍。共病的抽动障碍最多见于儿童期起病的强迫症的男性。这些个体在强迫症的症状主题、共病、病程和家庭遗传模式上似乎都不同于那些没有抽动障碍病史的个体。在儿童身上也可能看到强迫症、抽动障碍和注意缺陷及多动障碍三位一体的症候群。

与没有强迫症的个体相比,有几种强迫及相关障碍更频繁地出现在有强迫症的个体中,例如,躯体变形障碍、拔毛癖(拔毛障碍)和抓痕(皮肤搔抓)障碍。最后,强迫症与一些以冲动性为特征的障碍有关,例如,对立违抗障碍。

在有特定的其他障碍的个体中,强迫症的预期患病率远远高于普通人群。当这些障碍中的一种被诊断时,也应对个体进行强迫症方面的评估。例如,在有精神分裂症或分裂情感性障碍的个体中,强迫症患病率约为12%。在双相障碍中、在诸如神经性贪食障碍和神经性厌食障碍等进食障碍中,以及在抽动秽语综合征中,强迫症患病率也有所升高。

躯体变形障碍

诊断标准　　F45.22

A. 具有一个或多个感知到的或他人看起来微小或观察不到的外貌方面的缺陷或瑕疵的先占观念。

B. 在此障碍病程的某些时间段内,作为对关注外貌的反应,个体表现出重复行为(例如,照镜子、过度修饰、皮肤搔抓、寻求肯定)或精神活动(例如,对比自己和他人的外貌)。

C. 这种先占观念引起具有临床意义的痛苦,或导致社交、职业或其他重要功能方面的损害。

D. 外貌先占观念不能用符合进食障碍诊断标准的个体对身体脂肪和体重的关注的症状来更好地解释。

标注如果是:

伴肌肉变形:个体具有认为自己的体格太小或肌肉不够发达的先占观念。即使个体也有对身体其他部位的先占观念,而这种情况经常有,此标注也应被使用。

标注如果是：

表明关于躯体变形障碍的信念的自知力的程度(例如,"我看起来很丑陋"或"我看起来是畸形的")。

伴良好或一般的自知力：个体意识到躯体变形障碍的信念肯定或很可能不是真的,或者它们可以是或可以不是真的。

伴差的自知力：个体意识到躯体变形障碍的信念可能是真的。

缺乏自知力/妄想信念：个体完全确信躯体变形障碍的信念是真的。

诊断特征

躯体变形障碍(先前被命名为畸形恐惧)的个体,有认为自己在躯体外貌上存在一种或多种缺陷或瑕疵的先占观念,相信自己看上去丑陋、没有吸引力、不正常或畸形(诊断标准 A)。他们感受到的缺陷通常不能被他人观察到,或在他人看来是很轻微的。其担心的程度有所变化,从看上去没有吸引力或不标准,到丑陋或像怪物。先占观念可聚焦于一个或多个躯体部位,最多见于皮肤(例如,感受到痤疮、伤疤、细纹、皱褶、苍白),毛发(例如,稀疏的毛发,或身体、面部过多的毛发),或鼻子(例如,大小或形状)。然而,任何躯体部位都可能成为担心的焦点(例如,眼睛、牙齿、体重、腹部、乳房、腿、面部大小和形状,嘴唇、下巴、眉毛、生殖器等)。一些个体担心他们感受到的身体部位的不对称。这些先占观念是侵入性的、不想要的、耗时的(平均每天花费 3—8 小时),通常难以抗拒或控制。

作为对先占观念的反应,产生过多的重复行为或精神活动(例如,比较)(诊断标准 B)。个体感到自己被驱使着执行这些行为,他们是不愉快的,以及可能提升焦虑和烦躁的水平。它们通常是耗时且难以抗拒或控制。常见的行为是与他人对比外貌;对着镜子或其他反射性的平面,反复检查自己所认为的瑕疵,或是直接检查它们;过度修饰(例如,梳头、造型、剃须、去除毛发或拔毛);掩饰(例如,针对不满意的身体部位反复化妆或遮盖,使用例如帽子、衣物、化妆品或头发);对于自己感受到的瑕疵看起来如何寻求确认;触碰不满意的部位,以检查它们;过度地进行体育锻炼或举重;求助于整容手术。一些个体过度暴晒,希望肤色变成深色(例如,使"苍白的"皮肤变深,或治疗自己感受到的痤疮),反复更换衣物(例如,为了掩饰自己感受到的瑕疵),或强迫性购物(例如,购买美容产品)。强迫性的皮肤搔抓试图改善感受到的皮肤瑕疵,可能导致皮肤损害、感染或血管破裂。这种先占观念必须引起具有临床意义的痛苦,或导致社交、职业或其他重要功能方面的损害(诊断标准 C),通常两者都存在。躯体变形障碍必须与进食障碍相鉴别。

肌肉变形,是躯体变形障碍的一种形式,几乎仅出现在男性身上,由一些先占观念组成,例如,自己的身材矮小或不够瘦,或是肌肉不够发达。有这种形式障碍的个体实际上体格看上去很正常,甚至肌肉很发达。他们也可能有其他躯体部位的先占观念(例如,皮肤或毛发)。大多数(但不是全部)个体过度地节食、锻炼以及/或者举重,有时会导致躯体损害。一些个体使用潜在的危险的合成代谢——雄激素类固醇和其他物质,试图使躯体变得更强壮、肌肉更发达。对他人的躯体变形

障碍(先前的代理躯体变形障碍)是躯体变形障碍的一种形式,个体有认为他人的外貌存在缺陷的先占观念。

有关躯体变形障碍的信念的自知力不同,从良好到缺失/妄想(即妄想信念完全确信个体对于他们自己外貌的观点是精确的、不失真的)。一般来说自知力都是差的;1/3或更多个体目前有妄想性的躯体变形障碍的信念。有妄想性躯体变形障碍信念的个体通常在某些方面表现出更严重的问题(例如,自杀),但这似乎是由他们有更严重的躯体变形障碍的症状所致。

支持诊断的有关特征

许多有躯体变形障碍的个体有牵连观念或关系妄想,相信其他人由于他们的长相而特别注意或嘲笑他们。躯体变形障碍与高水平的焦虑、社交焦虑和社交回避、抑郁心境、神经质、完美主义有关,也与低外向性和低自尊有关。许多个体因他们的外貌而感到羞愧,他们过度聚焦于自己看起来如何,并且不愿意将自己的担心告诉他人。大多数这样的个体会进行整容治疗,试图改善他们所认为的瑕疵。皮肤治疗和手术最为常见,而他们可能接受任何类型的手术(例如,牙科手术、电解除毛治疗等)。个体偶尔会为他们自己做手术。躯体变形障碍对这类手术反应不良,有时情况变得更糟。一些个体对整容效果不满意,因而起诉整容医师或对其实施暴力。

躯体变形障碍与执行功能障碍和视觉加工异常有关,偏向于分析和编码细节,而非视觉刺激物整体或构形方面的问题。对于面部表情和模糊的情况,有该障碍的个体倾向于做出偏向负性和威胁性的解释。

患病率

美国成年人的时点患病率为2.4%(女性为2.5%,男性为2.2%)。在美国之外(如德国),目前的患病率约为1.7%—1.8%,性别分布与美国相似。在皮肤病群体中,现患率为9%—15%,在美国的整容手术病人中,患病率为7%—8%,在国际的整容手术病人中,患病率为3%—16%(绝大部分研究是如此),在口腔正畸的成年病人中,患病率为8%,而在接受口腔或颌面外科手术的病人中,患病率为10%。

发展与病程

该障碍起病的平均年龄为16—17岁,起病的中位年龄为15岁,最常见的起病年龄为12—13岁。2/3有该障碍的个体在18岁之前起病。有亚临床躯体变形障碍的个体症状一般开始于12或13岁。亚临床的症状通常逐渐演变成躯体变形障碍,尽管一些个体的该障碍会突然起病。尽管当接受循证治疗时,该障碍可能得到改善,但它通常表现为慢性的。似乎在儿童/青少年和成年人中,该障碍的临床特征非常相似。躯体变形障碍会出现在老年人中,但人们对于这个年龄组的障碍表现,知之甚少。比起那些成年起病的有躯体变形障碍的个体,18岁前起病的有该障碍的个体更有可能企图自杀，且有更多的共病，起病呈现渐进的特征（而非急性起病）。

风险与预后因素

环境的： 躯体变形障碍与儿童期高发生率的忽视和虐待有关。

遗传与生理的： 躯体变形障碍的患病率在患有强迫症的个体的一级亲属中有所升高。

文化相关的诊断问题

躯体变形障碍是国际性的。该障碍在不同种族和文化之间，似乎相同点多于不同点，但是文化的价值和倾向可能在一定程度上影响症状的内容。传统的日本诊断系统中有一种对人恐怖症（taijin kyofusho），其中一个亚型类似于躯体变形障碍：畸形躯体恐怖症（shubo-kyofu）。

性别相关的诊断问题

就临床特征而言，女性与男性似乎相同点多于不同点（例如，不满意的躯体部位、重复的行为类型、症状的严重度、自杀、共病、病程以及接受针对躯体变形障碍的整容手术）。然而，男性似乎有更多的生殖器方面的先占观念，女性则更多地共患进食障碍。肌肉变形障碍几乎仅出现在男性身上。

自杀风险

自杀观念和自杀企图的发生率在躯体变形障碍的成年人和儿童/青少年中都很高。而且，自杀风险似乎在青少年中很高。许多个体将其自杀观念或自杀企图主要归因于他们对外貌的担忧。有躯体变形障碍的个体存在许多自杀死亡的风险因素（例如，高比率的自杀观念和自杀企图、与自杀相关的人口学特征以及重性抑郁障碍的高共病率）。

躯体变形障碍的功能性后果

由于对外貌的担忧，几乎所有有躯体变形障碍的个体都经历了心理社交功能的损害。损害程度可以从轻度状况（例如，回避一些社交情境）到极端和失能的状态（例如，完全困在家中而不能外出）。一般而言，心理社交功能和生活质量都非常糟糕。更严重的躯体变形障碍的症状与恶化的功能和更糟糕的生活质量有关。绝大部分个体经历了工作、学业或角色功能（例如，作为父母或照顾者）的损害，这通常很严重（例如，不良表现、旷课或旷工，无法工作）。在有躯体变形障碍的年轻人中，约有 20% 报告辍学，主要原因就是他们的躯体变形障碍症状。社交功能（例如，社会活动、人际关系、亲密关系）方面损害，包括回避行为都很常见。个体也许由于他们的躯体变形障碍而困在家中，有时长达数年。许多成年人和青少年接受过精神科的住院治疗。

鉴别诊断

正常地担心外貌和显而易见的躯体缺陷: 躯体变形障碍有别于正常地担心外貌,其特征为与外貌相关的过度的先占观念和重复的行为,这些行为通常是耗时的、难以抵挡或控制,会导致临床的显著痛苦或功能损害。那些显而易见的(并非微不足道)躯体缺陷不被诊断为躯体变形障碍。然而,皮肤搔抓作为躯体变形障碍的一个症状,可导致显著的皮肤损害和伤痕;在这种情况下,仍应诊断为躯体变形障碍。

进食障碍: 在有进食障碍的个体中,担心发胖被认为是其特定的症状,而非躯体变形障碍的症状。然而,对于体重的担心可能发生在躯体变形障碍中。进食障碍和躯体变形障碍可以共病,在这种情况下应给予两种诊断。

其他强迫及相关障碍: 躯体变形障碍的先占观念和重复行为不同于的强迫观念和强迫行为,前者仅聚焦于外貌。这两种障碍也有其他区别,例如,有躯体变形障碍的个体的自知力更差。当皮肤搔抓的目的是改善个体所认为的皮肤缺陷,则应被诊断为躯体变形障碍,而非抓痕(皮肤搔抓)障碍。当去除毛发(揪、拔或其他去除方式)的目的是为了改善个体所认为的面部或躯体毛发的缺陷,应诊断为躯体变形障碍,而非拔毛癖(拔毛障碍)。

疾病焦虑障碍: 有躯体变形障碍的个体没有严重疾病的先占观念,也没有特别升高的躯体化的水平。

重性抑郁障碍: 躯体变形障碍中突出的对外貌的先占观念及过度的重复行为,使其与重性抑郁障碍相鉴别。然而,重性抑郁障碍和抑郁症状也常见于有躯体变形障碍的个体,经常继发于躯体变形障碍所导致的痛苦和损害。如果符合躯体变形障碍的诊断标准,抑郁的个体也应被诊断为躯体变形障碍。

焦虑障碍: 在躯体变形障碍中,常见社交焦虑障碍和回避。然而,不同于社交焦虑障碍(社交恐惧症)、广场恐怖症和回避型人格障碍,躯体变形障碍包括显著的、与外貌有关的先占观念,它们可以是妄想性的及重复行为,并且社交焦虑与回避可能是由于对所感受到的外貌缺陷的担心和相信或害怕他人由于他们的躯体特点而认为他们很丑陋,嘲笑或拒绝他们。与广泛性焦虑障碍不同,躯体变形障碍的焦虑和担心聚焦于个体所感受到的外貌瑕疵。

精神病性障碍: 许多有躯体变形障碍的个体有妄想性的外貌信念(例如,完全确信他们感受到的躯体缺陷的观点是准确的),诊断为躯体变形障碍,伴缺乏自知力/妄想信念,而非妄想性障碍。与外貌有关的观念或关系妄想在躯体变形障碍中很常见;然而,不同于精神分裂症或分裂情感性障碍,躯体变形障碍涉及了显著的外貌先占观念和相关的重复行为,但没有紊乱的行为和其他精神病性症状(除了外貌信念可能是妄想性的)。

其他障碍与症状: 如果先占观念仅局限于有性别烦躁的个体感到不舒服或意图去除自己第一或第二性性征;或如果先占观念仅局限于有嗅觉牵涉综合征的(并非 DSM-5 中的障碍)个体相信自己会散发出恶臭的或令人不快的体味——这两种

情况都不应诊断为躯体变形障碍。肢体完整性认同障碍(截肢癖)(并非 DSM-5 中的障碍)渴望通过截肢来修正个体对肢体的认同与实际的解剖结构之间的不匹配。然而,其担心并不像躯体变形障碍那样聚焦于肢体的外貌。

恐缩症(Koro),这是一种与文化有关的障碍,更常见于东南亚地区,包括担心阴茎或女性的阴唇、乳头或乳房收缩或缩回、消失在腹部内,通常伴随一种信念,认为这种情况终将导致死亡。恐缩症与躯体变形障碍在几个方面有所不同,包括聚焦于死亡而不是感受到的丑陋的先占观念。*变形担忧*(并非 DSM-5 中的障碍):这是一个非常宽泛的概念,它不是也不等同于躯体变形障碍。它涉及的症状反映了对轻微或想象的外貌瑕疵的过度担忧。

共病

重性抑郁障碍是最常见的共病,通常在躯体变形障碍之后起病。共病的社交焦虑障碍(社交恐惧症)、强迫症和物质相关障碍也很常见。

囤积障碍

诊断标准 F42.3

A. 持续地难以丢弃或放弃物品,不管它们的实际价值如何。

B. 这种困难是由于感觉到积攒物品的需要及与丢弃它们有关的痛苦。

C. 难以丢弃物品导致了物品的堆积,导致使用中的生活区域的拥挤和杂乱,且显著地影响了其用途。如果生活区域不杂乱,则只是因为第三方的干预(例如,家庭成员、清洁工、权威人士)。

D. 这种囤积引起具有临床意义的痛苦,或导致社交、职业或其他重要功能方面的损害(包括为自己和他人保持一个安全的环境)。

E. 这种囤积不能归因于其他躯体疾病[例如,脑损伤、脑血管疾病、肌张力减退-智力减退-性腺功能减退与肥胖综合征(Prader-Willi)]。

F. 这种囤积症状不能用其他精神障碍[例如,强迫症中的强迫思维,重性抑郁障碍中的能量减少,精神分裂症或其他精神病性障碍中的妄想,重度神经认知障碍中的认知缺陷,孤独症(自闭症)谱系障碍中的兴趣受限]来更好地解释。

标注如果是:

伴过度收集:如果难以丢弃物品伴随在没有可用空间的情况下过度收集不需要的物品。

标注如果是:

伴良好或一般的自知力:个体意识到与囤积相关的信念和行为(与难以丢弃物品、杂物或过度收集有关)是有问题的。

伴差的自知力:尽管存在相反的证据,个体仍几乎确信与囤积相关的信念和行为(与难以丢弃物品、杂乱物或过度收集有关)没有问题。

缺乏自知力/妄想信念：尽管存在相反的证据，个体仍完全确信与囤积有关的信念和行为(与难以丢弃物品、杂乱物或过度收集有关)没有问题。

标注

伴过度收集。大约 80%—90% 的有囤积障碍的个体显示出过度的收集。最常见的收集形式是过度购物，其次是收集免费物品(例如，单页宣传品、被他人丢弃的物品)。偷窃不太常见。在首次被评估时，一些个体可能否认过度收集，但在治疗过程中会逐渐承认。有囤积障碍的个体如果没有能力或被阻止去收集物品，他们通常会感到痛苦。

诊断特征

囤积障碍的基本特征是持续地难以丢弃物品或与所有物分离，不管它们的实际价值如何(诊断标准 A)。持续这个词表明了一种长期存在的困难，而不是短暂的、可能导致过度紊乱的生活情境(例如，继承财产)。在诊断标准 A 中，难以丢弃物品，是指任何形式的丢弃，包括扔掉、卖掉、馈赠或循环再利用。造成这些困难的主要原因是认为这些物品有用，或是认为物品具有美学价值，要么就是对所有物有强烈的情感依附。一些个体认为他们对所有物的命运负有责任，往往不遗余力地避免浪费。害怕丢失重要的信息，也很常见。虽然任何物品都可以被收集，但最常见的是报纸、杂志、旧衣物、袋子、书、信件和文件。这些物品的本质不局限于绝大多数人认为没有用或价值有限的物品。许多个体也会收集或保存大量有价值的物品，却经常与其他不太具有价值的物品混在一起。

有囤积障碍的个体有目的地收集物品，当面临丢弃它们时会感到痛苦(诊断标准 B)。这一标准强调了收集物品是有目的。它将囤积障碍与其他形式的精神病理学状况区分开，后者特征性地表现为被动地堆积物品，或是在物品被移除时并不痛苦。

个体积累大量物品，堆得很满，令使用中的生活区域显得杂乱无章，以至于它们的预期用途不能实现(诊断标准 C)。例如，个体可能无法在厨房烹饪，无法在床上睡觉，或无法坐在椅子上。即使空间能够被使用，也存在非常大的困难。杂乱无章是指大量通常不相关或相关度不高的物品堆在一起，采用的是没有条理的方式，且所处空间原本是用于其他目的(例如，桌面、地面、走廊)。诊断标准 C 强调家中“正在使用的”生活空间，而不是外围空间(例如，车库、阁楼或地下室)有时没有囤积障碍的个体也会在家里的那些地方杂乱堆物。然而，有囤积障碍的个体的物品通常会超出正在使用的生活空间，可能会侵占和损害其他空间的使用(例如，车辆、院子、工作场所以及朋友和亲戚的房屋)。在一些案例中，生活空间可能并不杂乱，这是由于第三方的干预(例如，家庭成员、清洁人员、当地政府)。那些被迫清洁房屋的个体仍然表现出符合囤积障碍诊断标准的症状，因为没有杂乱无章是由于第三方的干预。囤积障碍不同于正常的收藏行为，后者是有序的、系统的，即使在一些案例中，后者收集物品的实际数量可能与有囤积障碍的个体收集的数量相似。

正常的收藏不会产生囤积障碍所特有的混乱、痛苦或损害。

症状(即难以丢弃和/或混乱)必须引起具有临床意义的痛苦,或导致社交、职业或其他重要功能方面的损害(包括为自己和他人保持一个安全的环境)(诊断标准 D)。在一些案例中,尤其在自知力较差时,个体可能不报告痛苦,只有个体周围的人才能观察到其功能的损害。然而,第三方任何有关丢弃或清理其物品的企图都会导致个体强烈的痛苦。

支持诊断的有关特征

囤积障碍的其他常见特征包括犹豫不决、完美主义、回避、拖延、难以计划和组织任务,以及注意力易分散。一些有囤积障碍的个体生活在不卫生的环境中,这可能是严重混乱的空间所带来的后果,同时或许与不善计划和组织相关。囤积动物可以定义为饲养大量动物,却不能给动物提供最低标准的营养、卫生、兽医照顾,使动物的生存状态恶化(包括生病、挨饿或死亡),环境也随之恶化(例如,严重拥挤、极度不卫生的环境)。囤积动物可能是囤积障碍的特殊表现。绝大多数囤积动物的个体也会囤积无生命的物品。在囤积动物和囤积物品之间最显著的区别是卫生条件恶劣的程度,而且囤积动物的个体的自知力更差。

患病率

美国全国范围内目前尚无有代表性的囤积障碍患病率的研究。美国和欧洲社区调查评估临床显著的囤积时点患病率约为 2%—6%。囤积障碍对男性和女性都有影响,但是某些流行病学研究报告男性的患病率明显更高。作为对比,临床样本中女性更多。在老年人(年龄 55—94 岁)中,囤积症状几乎比年轻人(年龄 34—44 岁)高 3 倍以上。

发展与病程

囤积障碍似乎开始于生命早期,一直延续至晚期阶段。囤积症状大约于 11—15 岁首次出现,20 岁中期开始干扰个体的日常功能,30 岁中期引起临床显著的损害。临床研究的参与者通常为 50 多岁。由此可见,囤积的严重程度随着每十年的生命进程而提升。一旦症状开始,囤积的病程通常是慢性的,很少有个体报告加重或减轻。

在儿童中,病理性囤积很容易与发育阶段相适应的节约和收集行为相鉴别。因为儿童和青少年通常不控制他们的生活环境和丢弃行为,进行诊断时应考虑第三方的干预(例如,父母要求保持空间的可用以减少阻碍)。

风险与预后因素

气质的: 犹豫不决是有囤积障碍的个体及其一级亲属的显著特征。

环境的: 有囤积障碍的个体经常回顾性地报告在该障碍起病之前或导致病情恶化之前存在压力性和创伤性的生活事件。

遗传与生理的: 囤积障碍是家族性的,大约 50% 有囤积障碍的个体报告其亲属也有囤积行为。双生子研究表明囤积行为中大约有 50% 的变异性,可归因于叠加的遗传因素。

文化相关的诊断问题

虽然绝大多数研究在西方工业化国家和城市社区展开,但是非西方和发展中国家的可用数据显示囤积是一种普遍现象,具有较为一致的临床特征。

性别相关的诊断问题

囤积障碍的关键特征(即难以丢弃,大量地混乱堆积)在男性和女性之间通常是类似的,但女性似乎比男性显示出更过度的索取,特别是过度购物。

囤积障碍的功能性后果

杂乱无章损害了基本的活动,例如在房间里走动、烹饪、清洁、个人卫生,甚至睡觉。用具可能被打破,各种设施,例如水、电可能被切断,因为难以接近去修理。生活质量通常受到相当的损害。在严重的案例中,囤积可以使个体遭遇火灾、摔跤(特别是老年人)、糟糕的卫生条件等风险以及其他健康风险。囤积障碍与职业损害、不良的躯体健康和较高的社会服务设施使用率相关。家庭关系经常很紧张。与邻居和地方政府的冲突很常见,很大一部分有严重囤积障碍的个体曾涉及被强制驱逐的法律程序,而且一些个体有过被驱逐的历史。

鉴别诊断

其他躯体疾病: 如果症状是其他躯体疾病的直接后果,就不能诊断为囤积障碍(诊断标准 E)。其他躯体疾病像创伤性脑损伤、治疗肿瘤或控制惊厥发作的外科切除术、脑血管疾病、中枢神经系统感染(例如,单纯疱疹脑炎)或神经遗传性疾病(例如,肌张力减退-智力减退-性腺功能减退与肥胖综合征)。对前腹内侧前额叶和扣带回皮质的损害明显与过度收集物品有关。在这些个体中,囤积行为在脑损伤发生前并不存在,在脑损伤发生的短期内出现。其中一些人看起来对他们收集的物品并无兴趣,可以轻易丢弃它们,或者当别人丢弃它们时也并不在意,而另外一些人则不愿意丢弃任何物品。

神经发育障碍: 如果收集物品是神经发育障碍的直接后果,例如孤独症(自闭症)谱系障碍或智力障碍(智力发育障碍),则不能诊断为囤积障碍。

精神分裂症谱系及其他精神病性障碍: 如果收集物品是妄想或精神分裂症谱系及其他精神病性障碍的阴性症状的直接后果,则不能诊断为囤积障碍。

重性抑郁发作: 如果收集物品是重性抑郁发作期间精神运动迟滞、疲倦或能量丧失的直接后果,则不能诊断为囤积障碍。

强迫症: 如果症状是典型的强迫思维或强迫行为的直接后果,例如强迫症中害怕污染、伤害、不完整感,则不能诊断为囤积障碍。不完整感(例如,遗失自我身份,或不得不记录和保留所有生活经历)是最常见的,与这种形式的囤积有关的强迫症症状。收集物品也可以是持续性地回避繁复仪式的结果(例如,不丢弃物品是为了避免无休止的清洗或检查的例行事务)。

在强迫症中，该行为一般都是不需要的、带来剧烈痛苦的，而且个体从中并未获得快乐或报偿。通常不存在过度收集，如果存在过度收集，也是由于特定的强迫思维而收集物品(例如，需要购买偶尔被触摸的物品，是为了避免污染他人)，而并非真正渴望拥有。在强迫症的背景下，有囤积行为的个体也可能囤积古怪的物品，例如垃圾、粪便、尿液、指甲、毛发、用过的尿布或腐烂的食物。在囤积障碍中，这类物品的收集非常罕见。

当严重的囤积障碍与强迫症的其他典型症状同时出现，但又独立于这些症状时，则要给予囤积障碍和强迫症这两种诊断。

神经认知障碍：如果收集物品是某种退行障碍的直接后果，例如与额颞叶变性或与阿尔茨海默病有关的神经认知障碍，则不能诊断为囤积障碍。通常，囤积障碍的起病是渐进的，且随着神经认知障碍的起病而发生。囤积障碍可能伴有自我忽视和家庭极度肮脏，并发其他神经精神病性症状，例如脱抑制、赌博、仪式化/刻板运动、抽动和自我伤害行为。

共病

大约75%有囤积障碍的个体有共病的心境或焦虑障碍。最常见的共病是重性抑郁障碍(高达50%)、社交焦虑障碍(社交恐惧症)和广泛性焦虑障碍。大约20%有囤积障碍的个体也有症状符合强迫症的诊断标准。这些共病通常是会诊的主要原因，因为个体不太可能自发报告囤积症状，且在常规的临床访谈中，这些症状通常不会被询问。

拔毛癖(拔毛障碍)

诊断标准 F63.3

A. 反复拔自己的毛发而导致毛发减少。
B. 重复性地试图减少或停止拔毛发。
C. 拔毛发引起具有临床意义的痛苦，或导致社交、职业或其他重要功能方面的损害。
D. 拔毛发或脱发不能归因于其他躯体疾病(例如，皮肤病)。
E. 拔毛发不能用其他精神障碍的症状来更好地解释(例如，像躯体变形障碍中的试图改进感受到的外貌缺陷或瑕疵)。

诊断特征

拔毛癖(拔毛障碍)的基本特征是反复拔掉自己的毛发(诊断标准A)。拔毛可以发生于人体毛发生长的任何部位，最常见的是头皮、眉毛、眼睑，而较罕见的是腋窝、面部、阴部和肛周区域。拔毛位置可能随时间而变化。拔毛可能在一天内多次短暂发作，也可能发生得并不频繁，但是持续时间长，可以持续数小时，而且这样的拔毛行为可能持续数月或数年。(诊断标准 A)要求拔毛带来毛发缺失,尽管有该障碍的个体采取广泛分布的方式拔毛(即从一个部位的各处拔单独的毛发)因而毛发缺失并不明显。个体可能试图用另一种方式来隐藏或掩饰毛发缺失(例如,通过化妆、使用围巾或假发)。有拔毛癖的个体多次尝试减少或停止拔毛(诊断标准 B)。(诊断标准 C)表明拔毛引起临床意义的痛苦,或导致社交、职业或其他重要功能方面的损害。术语痛苦包括拔毛个体感受到的负性情绪(例如,感到失控、尴尬和羞耻)。值得注意的是显著的损害可能发生在几个不同的功能领域(例如,社交、职业、学业和休闲),部分是因为对工作、学校或其他公众情境的回避。

支持诊断的有关特征

拔毛可能伴随涉及毛发的不同行为或仪式。因此,个体可能针对特定种类的毛发采取行动(例如,特定质地或颜色的毛发),可能试图用特定的方式拔毛(例如,连根拔除),或者在拔出以后,通过视觉、触觉或用口腔来处理毛发(例如,将毛发卷在手指间,在牙齿间拉扯发丝,把毛发咬断或吞咽下去)。

拔毛之前或伴随拔毛可能有各种情绪状态,可能被焦虑感或厌倦感所激发,之前可能有增加的紧张感(或是在拔毛之前的瞬间,或是在企图抵抗拔毛的冲动时),当毛发被拔出时,可能会感到满足、愉悦或放松。拔毛行为可能涉及不同程度的意识觉知,一些个体显示出对拔毛的更多关注(之前紧张,之后放松),而其他个体则展示出更多的自动行为(拔毛行为在看似没有充分觉知的情况下出现)。许多个体报告了上述两种行为混合的方式。一些个体经历了头皮上"痒痒的"或刺痛的感觉,而拔毛行为可以缓解这种感觉。通常拔毛并不伴随疼痛感。

毛发缺失的模式非常不同,斑秃和某些区域头发稀疏是常见的。当涉及头皮时,个体倾向于拔除头顶或额头的毛发。可能存在一种几乎全秃的模式,仅仅留下围绕头皮外部一圈的范围狭窄的毛发,特别是在颈部有所保留(削发式拔毛癖)。眉毛和睫毛可能完全缺失。

拔毛行为通常不会发生在他人在场时,除了亲近的家庭成员。一些个体有冲动去拔他人的毛发,有时试图寻找机会偷偷摸摸地去拔。一些个体可能拔宠物、玩具和其他纤维性材料的毛(例如,毛衣或毛毯)。一些个体向他人否认自己的拔毛行为。有拔毛癖的个体中绝大部分也有一种或更多其他聚焦于躯体的重复性行为,包括皮肤搔抓、啃指甲和咬嘴唇。

患病率

在普通人群中,成年人和青少年拔毛癖 12 个月患病率估计为 1%—2%。女性比男性更容易受到影响,患病比率约为 10∶1。这一估计可能反映了真实的性别比例,它也可能反映了基于性别或与外貌有关的文化的寻求治疗的不同方式(例如,对男性正常脱发的接受)。在有拔毛癖的儿童中,男性和女性的患病率更均等。

发展与病程

拔毛行为也可见于婴幼儿,但在早期发展中这一行为通常会消失。在拔毛癖中，拔毛行为的起病最常见的是与青春期的开始相一致，或紧随青春期而发生。拔毛的部位可能随时间而变化。拔毛癖的病程通常是慢性的，若不经治疗，该障碍就会时好时坏。症状还可能伴随女性激素的变化而恶化(例如，月经期、围绝经期)。对于一些个体，该症状可能每次发作数周、数月或数年。少数个体在起病后的几年内症状缓解而不复发。

风险与预后因素

遗传与生理的：有证据表明，拔毛癖具有遗传的易患性。与普通人群相比，该障碍在有强迫症个体和他们的一级亲属中更为常见。

文化相关的诊断问题

尽管缺少来自非西方地区的数据，拔毛癖仍具有跨文化的相似性。

诊断标记物

大多数有拔毛癖的个体承认拔毛行为，因此，很少需要皮肤病理学的诊断。拔毛癖的皮肤活检和皮肤镜检(或毛发镜检)能够将该障碍与其他原因的秃头症相鉴别。在拔毛癖中，皮肤镜检揭示了不同的特征性特质，包括毛发密度降低、毫毛较短以及不同长度的断发。

拔毛癖(拔毛障碍)的功能性后果

拔毛癖与痛苦有关，也与社交和职业损害有关。可能对毛发生长和质量造成不可逆转的损害。拔毛癖造成的罕见的躯体后果包括手指紫癜、肌肉骨骼损伤(例如，腕管综合征；背部、肩部、颈部疼痛)、睑缘炎、牙齿损伤(例如，咬啮毛发导致牙齿磨损或断裂)。毛发吞咽(食毛癖)可能形成毛粪石(trichobezoars)，随后带来贫血症、腹痛、呕血、恶心和呕吐、肠梗阻甚至穿孔。

鉴别诊断

正常的毛发移除/处理：当毛发移除仅仅是为了美容时(即改善个体的外貌)，就不应诊断为拔毛癖。许多个体把毛发拧成一束来把玩，但这种行为通常不能诊断为拔毛癖。一些个体可能会咬啮毛发而不是拔毛，也不能诊断为拔毛癖。

其他强迫及相关障碍：有强迫症并对称担忧的个体可能会拔毛，作为他们对称仪式的一部分，而有躯体变形障碍的个体也可能移除他们觉得丑陋、不对称、不正常的毛发。在这样的案例中，不能诊断为拔毛癖。在其他特定的强迫及相关障碍中，聚焦于躯体的重复行为障碍要排除那些符合拔毛癖诊断标准的个体。

神经发育障碍：在神经发育障碍中，拔毛可能符合刻板障碍行为的定义(例如，在刻板运动障碍中)。抽动(在抽动障碍中)很少导致拔毛。

精神病性障碍：有精神病性障碍的个体可能由于妄想或幻觉而移除毛发。在这样的案例中，不能诊断为拔毛癖。

其他躯体疾病：如果毛发缺失归因于其他躯体疾病(例如,皮肤炎症或其他皮肤病),就不能诊断为拔毛癖。当毛发缺失的个体否认拔毛时,就应考虑疤痕性秃头症(例如,斑秃、雄性激素类脱发,静止期脱发)或非疤痕性秃头症(例如,慢性盘状红斑狼疮、由于酶障碍引起的贫血、中央离心瘢痕性脱发、假性斑秃、脱发性毛囊炎、分割性毛囊炎、颈项部瘢痕性痤疮等)其他原因。皮肤活检或皮肤镜检可用于鉴别有拔毛癖的个体和有这些皮肤病的个体。

物质相关障碍：拔毛症状可能因特定的物质而加重(例如,兴奋剂),但物质很少成为持续性拔毛癖的主要原因。

共病

拔毛癖经常伴有其他精神障碍,最常见的是重性抑郁障碍和抓痕(皮肤搔抓)障碍。除了拔毛或皮肤搔抓以外,聚焦于躯体的重复性症状(例如,咬指甲)也发生在大部分有拔毛癖的个体中,他们可能需要额外的其他特定的强迫及相关障碍的诊断(例如,聚焦于躯体的重复行为障碍)。

抓痕(皮肤搔抓)障碍

诊断标准 F42.4

A. 反复搔抓皮肤而导致皮肤病变。

B. 重复性地试图减少或停止搔抓皮肤。

C. 搔抓皮肤引起具有临床意义的痛苦,或导致社交、职业或其他重要功能方面的损害。

D. 搔抓皮肤不能归因于某种物质(例如,可卡因)的生理效应或其他躯体疾病(例如,疥疮)。

E. 搔抓皮肤不能用其他精神障碍的症状来更好地解释(例如,像精神病性障碍中的妄想或触幻觉,像躯体变形障碍中的试图改进外貌方面感受到的缺陷或瑕疵,像刻板运动障碍中的刻板行为,或像非自杀性自伤中的自我伤害意图)。

诊断特征

抓痕(皮肤搔抓)障碍的基本特点是反复搔抓自己的皮肤(诊断标准 A)。最常见的搔抓部位是脸、胳膊和手,但许多人会搔抓身体多个部位。个体可能搔抓健康的皮肤,搔抓微小的不正常的皮肤,搔抓皮肤上感染的部位(例如,粉刺或老茧),或是搔抓皮肤上先前搔抓留下的伤疤。绝大多数个体用指甲搔抓,也有不少人使用镊子、针或其他物品。除了皮肤搔抓以外,可能还会有皮肤刮擦、挤压、切开和咬啮。有抓痕障碍的个体通常花费大量的时间在搔抓行为上,有时每天数小时,而且这种皮肤搔抓可能持续数月或数年。诊断标准 A 要求皮肤搔抓导致皮肤损伤,尽管有该障碍的个体通常企图隐瞒或掩饰这样的损伤(例如,使用化妆品或衣物)。有抓痕障碍的个体反复尝试减少或停止皮肤搔抓(诊断标准 B)。

诊断标准C表明皮肤搔抓引起临床意义的痛苦，或导致社交、职业或其他重要功能方面的损害。术语痛苦包括皮肤搔抓个体感受到的负性情绪（例如，感到失控、尴尬和羞耻）。显著的损害可能发生在几个不同的功能领域（例如，社交、职业、学业和休闲），部分是因为对社交情境的回避。

支持诊断的有关特征

皮肤搔抓可能伴随涉及皮肤或伤疤的不同的行为或仪式。因此，个体可能专门针对特定种类的伤疤搔抓，而且他们可能检查、玩弄或咀嚼、吞咽抓下的皮肤组织。皮肤搔抓之前或伴随皮肤搔抓可能有各种情绪状态；可能被焦虑感或厌倦感所激发，之前可能有增加的紧张感（或是在皮肤搔抓之前的瞬间，或是在企图抵抗皮肤搔抓的冲动时），当皮肤或伤疤被搔抓时，可能会感到满足、愉悦或放松。一些个体报告搔抓是对微小的不正常皮肤的反应或是缓解不舒服的躯体感受。伴随皮肤搔抓，通常不被报告有疼痛产生。一些个体显示出对搔抓行为的更多关注（之前紧张，之后放松），而其他个体则展示出更多的自动行为（搔抓皮肤之前并无紧张感，也并无完全的觉知），许多个体报告了上述两种行为混合的方式。皮肤搔抓通常不会发生在他人在场时，除了亲近的家庭成员。一些个体报告搔抓他人的皮肤。

患病率

在普通人群中，抓痕障碍成年人终生患病率为1.4%或更高。3/4或更多的有障碍的个体是女性。这可能反映了真实的性别比例，虽然它也可能反映了以性别或对外貌的文化态度为基础寻求区别对待。

发展与病程

尽管有抓痕障碍的个体出现在不同的年龄段，然而皮肤搔抓起病最常见于青少年，通常与青春期的开始相一致，或紧随青春期而发生。该障碍通常从某种皮肤疾病开始（例如，痤疮）。皮肤搔抓的部位可能随着时间而变化。病程通常是慢性的，若不经治疗，会时好时坏。对于一些个体，该症状可能每次在数周、数月或数年内反复发生。

风险与预后因素

遗传与生物的：与普通人群相比，抓痕障碍在有强迫症的个体和他们的一级亲属中更为常见。

诊断标记物

大多数有皮肤搔抓的个体承认皮肤搔抓行为。因此，很少需要皮肤病理学的诊断。然而，该障碍可能具有组织病理学的特征性表现。

抓痕（皮肤搔抓）障碍的功能性后果

抓痕障碍与痛苦有关，也与社交和职业损害有关。有该障碍的绝大部分的个体每天要花费至少1小时,用于皮肤搔抓、渴望搔抓皮肤,以及抵抗搔抓的冲动。许多个体报告回避社交或娱乐活动,同时也回避外出到公众场合。大部分有该障碍的个体也报告皮肤搔抓对工作的干扰,至少每天或每周受到干扰。相当一部分有抓痕障碍的学生报告由于皮肤搔抓而导致旷课、难以履行学业任务、学习困难等。皮肤搔抓的躯体共病包括组织损伤、疤痕、感染,可能是致命的。罕见的由于慢性皮肤搔抓所致的腕关节滑膜炎已经被报告。皮肤搔抓通常导致显著的组织损伤和疤痕。它通常需要使用抗生素来治疗感染,偶尔还需要外科手术。

鉴别诊断

精神病性障碍:皮肤搔抓在精神病性障碍中可能作为对妄想(即寄生虫病)或幻触(即蚁走感)的反应而出现。在这类案例中,不应诊断为抓痕障碍。

其他强迫及相关障碍:在有强迫症的个体中,作为对污染的强迫思维的反应,过度清洗的强迫行为可能导致皮肤损伤。皮肤搔抓也可能发生在有躯体变形障碍的个体中,他们搔抓皮肤仅仅是因为对外貌的担忧。在这些案例中,不应诊断为抓痕障碍。在其他特定的强迫及相关障碍中,聚焦于躯体的重复行为障碍要除外那些符合抓痕障碍诊断标准的个体。

神经发育障碍:刻板运动障碍的特点是重复的自我伤害行为,起病于早期发育阶段。例如,神经遗传条件下的肌张力减退-智力减退-性腺功能减退与肥胖综合征可能在早期会发生皮肤搔抓,而他们的症状则符合刻板运动障碍。虽然抽动秽语综合征中的抽动可能导致自伤,但是抓痕障碍中的行为并不是抽动样的。

躯体症状及相关障碍:如果皮肤损害主要归因于做作性障碍中的欺诈行为,则不能诊断为抓痕障碍。

其他障碍:如果皮肤搔抓主要归因于故意的、以非自杀性为特征的自伤,则不能诊断为抓痕障碍。

其他躯体疾病:如果皮肤搔抓主要归因于其他躯体疾病,则不能诊断为抓痕障碍。例如,疥疮是一种皮肤病,通常能带来严重的瘙痒和刮痕。然而,抓痕障碍可能被所涉及的某种皮肤疾病促发或加重。例如,痤疮可能导致刮擦和抓痕,也可能与共病的抓痕障碍有关。这两种临床状况的鉴别(伴刮擦和抓痕的痤疮相对伴共病的抓痕障碍)需要评估个体皮肤搔抓的程度,是否已变成独立于基础的皮肤疾病而存在。

物质/药物所致的障碍:皮肤搔抓的症状也可能由特定物质(例如,可卡因)所致,在这种情况下,则不应诊断为抓痕障碍。如果此类皮肤搔抓引起显著的临床痛苦,那么就应该考虑物质/药物所致的强迫及相关障碍的诊断。

共病

搔抓障碍通常伴随其他精神障碍。这些障碍包括强迫症和拔毛癖(拔毛障碍)以及重性抑郁障碍。除了皮肤搔抓和拔毛发之外,重复的聚焦于躯体的症状(例如,咬指甲)发生在许多有抓痕障碍的个体中,应给予一个额外的其他特定的强迫及相关障碍的诊断(即聚焦于躯体的重复行为障碍)。

物质/药物所致的强迫及相关障碍

A. 强迫及相关障碍的主要临床表现为强迫思维、强迫行为、皮肤搔抓、拔毛发及其他聚焦于躯体的重复性行为或其他症状。

B. 来自病史、体格检查或实验室的证据显示存在下列 1 和 2 两项：
   1. 诊断标准 A 的症状是在物质中毒的过程中或不久后，或物质戒断或接触某种药物之后出现。
   2. 所涉及的物质/药物能够产生诊断标准 A 的症状。

C. 该障碍不能用一种非物质/药物所致的强迫及相关障碍来更好地解释。独立的强迫及相关障碍的证据包括如下：
   症状的发作是在开始使用物质/药物之前；在急性戒断或重度中毒结束之后，症状仍持续相当长的时间(例如，约 1 个月)；或有其他证据表明存在一种独立的、非物质/药物所致的强迫及相关障碍(例如，有反复出现的与非物质/药物相关的发作病史)。

D. 这种障碍并非仅仅出现于谵妄时。

E. 这种障碍引起具有临床意义的痛苦，或导致社交、职业或其他重要功能方面的损害。

注：仅当诊断标准 A 的症状在临床表现中非常明显且已经严重到足以引起临床关注时，除了做出物质中毒或戒断的诊断以外，还应该做出此诊断。

编码备注：下表是 ICD-10-CM 中[特定的物质/药物]所致的强迫及相关障碍的编码。注意 ICD-10-CM 的编码是取决于是否存在一个合并对同一物质的使用障碍。如果一个轻度的物质使用障碍合并物质所致的强迫及相关障碍，则第 4 位的数码为“1”，临床工作者应该在物质所致的强迫及相关障碍之前记录“轻度[物质]使用障碍”(例如，轻度的可卡因使用障碍和可卡因所致的强迫及相关障碍)。如果一个中度或重度的物质使用障碍合并物质所致的强迫及相关障碍，则第 4 位的数码为“2”，临床工作者应该根据合并物质使用障碍的严重程度来记录“中度[物质]使用障碍”或“重度[物质]使用障碍”。如果没有合并物质使用障碍(例如，仅仅一次高剂量物质使用后)，则第 4 位数码为“9”，且临床工作者应该仅仅记录物质所致的强迫及相关障碍。

项目	ICD-10-CM		
	伴有轻度使用障碍	伴有中度或重度使用障碍	无使用障碍
苯丙胺(或其他兴奋剂)	F15.188	F15.288	F15.988
可卡因	F14.188	F14.288	F14.988
其他(或未知)物质	F19.188	F19.288	F19.988

标注如果是：(参见第 474 页表 1：“物质相关及成瘾障碍”一章中“与物质种类有关的诊断”)

于中毒期间起病：如果物质中毒和在中毒过程中产生的症状都符合诊断

标准。

于戒断期间起病：如果物质戒断和在戒断过程中或不久后产生的症状都符合诊断标准。

于药物使用后起病：症状既可能出现在药物使用初期，也可能出现在药物调整或改变之后。

记录步骤

ICD-10-CM：物质/药物所致的强迫及相关障碍的名称由假设能导致强迫及相关症状的特定物质（例如，可卡因）开始。诊断编码筛选自包括物质种类和存在或缺乏合并的物质使用障碍的表格。不符合任何种类的物质，应使用"其他物质"的编码，无合并物质使用；某种物质被判断为病因，但该物质的特定种类是未知的，在这种情况下应使用"未知物质"的编码，无合并物质使用。

当记录疾病名称时，合并物质使用障碍（若有）应列在前面，接着"和"这个字，后面接着物质所致的强迫及相关障碍的名称，再接着对起病的标注（即：于中毒期间起病；于戒断期间起病；于药物使用后起病）。例如，在某人重度可卡因使用障碍的中毒时出现重复性行为的情况下，其诊断为 F14.288 重度可卡因使用障碍和可卡因所致的强迫及相关障碍，于中毒期间起病。不再给予一个分别的合并重度可卡因使用障碍的诊断。如果物质所致的强迫及相关障碍出现在未合并物质使用障碍时（例如，仅仅一次高剂量物质使用后），则无需注明合并物质使用障碍（例如，F15.988 苯丙胺所致的强迫及相关障碍，于中毒期间起病）。当一种以上的物质被判断在强迫及相关障碍的发展过程中起到重要作用时，应分别列出。

诊断特征

物质/药物所致的强迫及相关障碍的基本特征是强迫及相关障碍的主要症状（诊断标准 A）被判断可归因于某种物质（例如，滥用的毒品、药物）的效应。强迫及相关症状必须在物质中毒或戒断的过程中或不久后，或在接触药物或毒素后出现，而且该物质/药物必须能够产生这些症状（诊断标准 B）。由于某种精神障碍或一般躯体疾病的处方药治疗所致的物质/药物所致的强迫及相关障碍必须在个体接受药物治疗时起病。一旦停止治疗，该强迫及相关症状通常会逐渐改善或缓解，在数天到数周，最多一个月内（取决于该物质/药物的半衰期）。如果强迫及相关症状的起病先于物质中毒或药物使用，或是症状持续了相当长的一段时间，通常从严重中毒或戒断算起，长于一个月，就不应诊断为物质/药物所致的强迫及相关障碍。如果强迫及相关症状持续了相当长的一段时间，则应考虑造成该症状的其他原因。只有当诊断标准 A 的症状在临床表现中占主导地位，且严重到需要独立的临床关注时，才应在物质中毒的诊断之外，给予额外的物质/药物所致的强迫及相关障碍的诊断。

支持诊断的有关特征

强迫思维、强迫行为、拔毛、皮肤搔抓或其他聚焦于躯体的重复行为的发生可以与以下种类的物质中毒有关：兴奋剂（包括可卡因）和其他（或未知的）物质。重金属和毒素也可能引起强迫及相关障碍的症状。实验室检查（例如，尿液毒理学）作为强迫及相关障碍评估的组成部分，也可用于测量物质中毒。

患病率

在普通人群中，可获得的极为有限的数据说明物质所致的强迫及相关障碍非常罕见。

鉴别诊断

物质中毒：强迫及相关症状可能发生在物质中毒的过程中。特定物质中毒的诊断通常足以涵盖表现出的临床症状。当确定症状超过与中毒有关的常见症状，且严重到足以引起独立的临床关注时，应在物质中毒的诊断之外，给予额外的强迫及相关障碍的诊断。

强迫及相关症状（并非由于某种物质所致）：物质/药物所致的强迫及相关障碍被认为在病因上与该物质/药物相关。物质/药物所致的强迫及相关障碍与原发性的强迫及相关障碍不同，可根据其起病、病程和与物质/药物相关的其他因素加以判断。对于毒品滥用，必须有来自病史、体格检查或实验室的有关毒品使用或中毒的证据。物质/药物所致的强迫及相关障碍只与中毒有关，而原发性的强迫及相关障碍可能先于物质/药物的使用。与原发性的强迫及相关障碍相比，非典型特征的存在，例如非典型的症状起病年龄，可能暗示了某种物质/药物所致的病因。如果在物质中毒结束之后，症状仍持续了相对长的一段时间（大约 1 个月或更长），或是个体有某种强迫及相关障碍的病史，可诊断为原发性的强迫及相关障碍。

其他躯体疾病所致的强迫及相关障碍：如果强迫及相关障碍的症状归因于其他躯体疾病（而不是由于服用治疗其他躯体疾病的药物所致），就应诊断为其他躯体疾病所致的强迫及相关障碍。病史通常可提供判断的依据。有时，可能需要其他躯体疾病在治疗上的改变（例如，药物替代或停止），以确定药物是否为致病原因（在这种情况下，症状可以用物质/药物所致的强迫及相关障碍更好地解释）。如果该障碍归因于其他躯体疾病和物质使用两者，可能需要同时给予两种诊断（即其他躯体疾病所致的强迫及相关障碍和物质/药物所致的强迫及相关障碍）。当缺乏充足的证据，无法确定症状是归因于物质/药物还是其他躯体疾病，或是原发性时（既不归因于物质/药物，也不归因于其他躯体疾病），就可诊断为其他特定或未特定的强迫及相关障碍。

谵妄：如果强迫及相关障碍的症状仅仅发生在谵妄时，就应该考虑它们是谵妄的有关特征，而不需要额外的诊断。

由于其他躯体疾病所致的强迫及相关障碍

诊断标准 F06.8

A. 强迫及相关障碍的主要临床表现为强迫思维、强迫行为、外貌的先占观念、囤积行为、皮肤搔抓、拔毛发及其他聚焦于躯体的重复性行为或其他症状。

B. 来自病史、体格检查或实验室检验的证据显示，该障碍是其他躯体疾病的直接的病理生理性结果。

C. 这种障碍不能用其他精神障碍来更好地解释。

D. 这种障碍并非仅仅出现于谵妄时。

E. 这种障碍引起具有临床意义的痛苦，或导致社交、职业或其他重要功能方面的损害。

标注如果是：

伴强迫症样症状：如果主要临床表现为强迫症样症状。

伴外貌先占观念：如果主要临床表现为感知到的外貌方面的缺陷或瑕疵的先占观念。

伴囤积症状：如果主要临床表现为囤积行为。

伴拔毛症状：如果主要临床表现为拔毛发。

伴搔抓皮肤症状：如果主要临床表现为搔抓皮肤。

编码备注：将其他躯体疾病的名字包含在此精神障碍的名称之内(例如，F06.8 由于脑梗死所致的强迫及相关障碍)。在此由于其他躯体疾病所致的强迫及相关障碍之前，其他躯体疾病应该被编码和单独列出(例如，I69.398 脑梗死；F06.8 由于脑梗死所致的强迫及相关障碍)。

诊断特征

由于其他躯体疾病所致的强迫及相关障碍的基本特征是有临床意义的强迫思维和强迫行为和相关症状，它能够被其他躯体疾病直接的病理生理性后果来最好地解释。症状可能包括显著的强迫思维、强迫行为、外貌的先占观念、囤积行为、拔毛发、皮肤搔抓或其他聚焦于躯体的重复行为(诊断标准 A)。判断这些症状能够被有关的躯体疾病更好地解释，必须基于病史、体格检查或实验室检查的证据(诊断标准 B)。此外，必须判断该症状不能更好地用其他精神障碍来解释(诊断标准 C)。如果强迫及相关症状只发生在谵妄时，则不能给予这种诊断(诊断标准 D)。强迫及相关症状必须引起具有临床意义的痛苦，或导致社交、职业或其他重要功能方面的损害(诊断标准 E)。

确定强迫及相关症状是否归因于其他躯体疾病，必须存在一种相关的躯体疾病。而且，必须确认强迫及相关症状在病因上通过病理生理机制与该躯体疾病相关，它能够更好地解释个体的症状。尽管没有绝对可靠的指导原则来确定强迫及相关障碍与躯体疾病之间存在病因学上的关联，然而可为诊断提供指导原则的考虑包括：在躯体疾病与强迫及相关障碍二者的发生、加重或缓解之间存在明确的时间上的关联；与原发性的强迫及相关障碍相比，存在非典型的特征(例如，非典型的起病年龄或病程)；文献证据显示已知的生理机制(例如，纹状体损害)导致强迫及相关症状。另外，该障碍不能更好地用原发性的强迫及相关障碍、物质/药物所致的强迫及相关障碍或其他精神障碍来解释。

关于强迫及相关障碍是否可以归因于A组链状球菌感染，曾经存在一些争议。西德纳姆舞蹈病(Sydenham's chorea，又叫小舞蹈病)是风湿热在神经系统的表现，而风湿热是A组链状球菌感染所致。西德纳姆舞蹈病特征性表现为运动和非运动表现的组合。非运动表现的特点包括强迫思维、强迫行为、注意缺陷和情绪不稳定。尽管有西德纳姆舞蹈病的个体可能表现出急性风湿热的非神经精神疾病的特征(例如，心肌炎和关节炎)，他们也可能表现出强迫症样症状，这样的个体应诊断为其他躯体疾病所致的强迫及相关障碍。

与链状球菌感染有关的儿童自身免疫性神经精神障碍(PANDAS)已被确定为另一种感染后自身免疫性障碍，其特点是在A组链状球菌感染之后，突然发生的强迫思维、强迫行为和/或抽动，并伴随不同的急性神经精神疾病的症状，而没有舞蹈症、心肌炎或关节炎。尽管有很多证据支持儿童自身免疫性神经精神障碍的存在，它仍然是有争议的领域。考虑到争议尚存，儿童自身免疫性神经精神障碍的描述已被修正，以排除病因学的因素，并扩大了临床范围：儿童急性起病的神经精神综合征(PANS)或特发性儿童期急性神经精神症状(CANS)，需要更进一步的研究。

支持诊断的有关特征

目前已知许多其他躯体障碍可以表现出强迫及相关症状。例如，导致纹状体损害的障碍，如脑梗死。

发展与病程

由其他躯体疾病所致的强迫及相关障碍的发展与病程通常跟随所涉及的躯体疾病的病程。

诊断标记物

实验室评估和/或体格检查是必需的，用来确定其他躯体疾病的诊断。

鉴别诊断

谵妄：如果该障碍仅出现在谵妄时，则不能给予一个额外的由于其他躯体疾病所致的强迫及相关障碍的诊断。然而，如果认为强迫症状的病因是那些引起痴呆的病理学过程的生理结果，并且强迫症状是临床表现的重要部分，则除了诊断重度神经认知障碍(痴呆)以外，还应给予由于其他躯体疾病所致的强迫及相关障碍的诊断。

混合症状表现(例如，心境和强迫及相关障碍的症状)：如果临床表现包括不同类型症状的混合，则由于其他躯体疾病所致的特定精神障碍的诊断需要基于临床表现的主要症状来确定。

物质/药物所致的强迫及相关障碍：如果存在最近或长期物质(包括有精神活

性效应的药物)使用、物质戒断或接触毒素的证据，则应考虑物质/药物所致的强迫及相关障碍。当诊断与滥用毒品相关的物质/药物所致的强迫及相关障碍时，尿液或血液的毒品筛查或其他恰当的实验室检查会有所帮助。在物质中毒不久后(不超过 4 周)或戒断期间或在药物使用后出现的症状，特别提示了某种物质/药物所致的强迫及相关障碍，具体情况需要基于所使用物质的类型、时长或数量而定。

强迫及相关障碍(原发性)：由于其他躯体疾病所致强迫及相关障碍应与原发性的强迫及相关障碍相鉴别。在原发性的精神障碍中，无法证明存在特定的、直接的、与躯体疾病有关的致病性生理机制。晚期起病或非典型的症状提示需要全面的评估，以排除由于其他躯体疾病所致的强迫及相关障碍的诊断。

疾病焦虑障碍：疾病焦虑障碍的特点是患有某种严重疾病的先占观念。在疾病焦虑障碍中，个体可能有，也可能没有已确诊的躯体疾病。

其他精神障碍的有关特征：强迫及相关症状可以是其他精神障碍(例如，精神分裂症、神经性厌食)的有关特征。

其他特定的强迫及相关障碍或未特定的强迫及相关障碍：如果不清楚强迫及相关症状是否为原发性的、物质所致的或由于其他躯体疾病所致的，就可以给予此类诊断。

其他特定的强迫及相关障碍

F42.8

此类型适用于那些临床表现，它们具备强迫及相关障碍的典型症状，且引起具有临床意义的痛苦，或导致社交、职业或其他重要功能方面的损害，但未能符合强迫及相关障碍任一种疾病的诊断标准的情况。可在下列情况下使用其他特定的强迫及相关障碍这一诊断：临床工作者选择用它来交流未能符合任一种特定的强迫及相关障碍的诊断标准的特定原因。通过记录“其他特定的强迫及相关障碍”，接着记录其特定原因(例如，“聚焦于躯体的重复行为障碍”)来表示。

能够归类为“其他特定的强迫及相关障碍”的示例如下：

1. 伴实际缺陷的躯体变形样障碍：类似于躯体变形障碍，除了外貌方面的缺陷或瑕疵能够被他人明显地观察到(即它们比“轻微”更加容易被注意到)。在此类案例中，对这些瑕疵的先占观念明显是过度的，且导致显著的损害或痛苦。

2. 无重复行为的躯体变形样障碍：其表现符合躯体变形障碍，除了个体没有基于对外貌担心的重复行为或精神活动。

3. 聚焦于躯体的重复行为障碍：其特征为反复地聚焦于躯体的重复性行为(例如，咬指甲、咬嘴唇、咬颊)和重复性地试图减少或停止这些行为。这些症状引起具有临床意义的痛苦，或导致社交、职业或其他重要功能方面的损害，且不能更好地用拔毛癖(拔毛障碍)、抓痕(皮肤搔抓)障碍、刻板运动障碍或非自杀性自伤来解释。

4. 强迫性嫉妒：其特征为非妄想地感受到配偶不忠的先占观念。作为对关注不忠的反应，此先占观念可能导致重复性的行为或精神活动；它们引起具有临床意义的痛苦，或导致社交、职业或其他重要功能方面的损害，且不能用其他精神障碍来更好地解释（例如，妄想障碍嫉妒型或偏执型人格障碍）。

5. Shubo-kyofu：对人恐怖症（taijin kyofusho）的变异型，类似于以过度害怕躯体变形为特征的躯体变形障碍。

6. 恐缩症：与 dhat 综合征相关，突发性地强烈地焦虑阴茎（或女性的外阴和乳头）会缩回到体内，且可能会导致死亡。

7. 嗅觉牵涉综合征（Jikoshu-kyofu）：对人恐怖症（taijin kyofusho）的变异型，其特征为害怕有冒犯性的体味（也被命名为嗅觉牵涉综合征）。

未特定的强迫及相关障碍

F42.9

此类型适用于那些临床表现，它们具备强迫及相关障碍的典型症状，且引起具有临床意义的痛苦，或导致社交、职业或其他重要功能方面的损害，但未能符合强迫及相关障碍任一种疾病的诊断标准的情况。此种未特定的强迫及相关障碍可在下列情况下使用：临床工作者选择不标注未能符合任一种特定的强迫及相关障碍的诊断标准的原因及包括因信息不足而无法做出更特定的诊断（例如，在急诊室的环境下）。

创伤及应激相关障碍

创伤及应激相关障碍包括那些接触了被详细地列在诊断标准中的创伤性或应激性事件的障碍。这些障碍包括反应性依恋障碍、脱抑制性社会参与障碍、创伤后应激障碍、急性应激障碍和适应障碍。该章节的设置反映了以上这些诊断与焦虑障碍、强迫及相关障碍和分离障碍等邻近章节中的障碍关系密切。

接触创伤性或应激性事件之后的心理痛苦有相当大的变异。在一些案例中，在基于焦虑或恐惧的背景下，这些症状很容易被理解。然而，很明确的，许多个体接触创伤性或应激性事件后所表现出的，并非基于焦虑或恐惧的症状，突出的临床特征是快感缺失和烦躁症状，外化的愤怒和攻击性症状或分离性症状。由于在接触灾难性或不幸事件之后的临床痛苦有变异性的表现，上述障碍可以合并列入一个类别：创伤及应激相关障碍。而且，包括上述症状的组合的临床表现是常见的(伴有或不伴有基于焦虑或恐惧的症状)。这样的异质性的临床表现也在适应障碍中得到了体现。社会忽视，即童年期缺乏足够的照料，是反应性依恋障碍和脱抑制性社会参与障碍这两种诊断所必须的条件。尽管这两种障碍分享了共同的病因，但前者表现为内化的症状，伴有抑郁症状和退缩行为，而后者则表现为明显的脱抑制和外化行为。

反应性依恋障碍

诊断标准 F94.1

A. 对成年人照料者表现出持续的抑制性的情感退缩行为模式，有以下 2 种情况：
   1. 儿童痛苦时很少或最低限度地寻求安慰。
   2. 儿童痛苦时对安慰很少有反应或反应程度很低。

B. 持续性的社交和情绪障碍，至少有下列 2 项特征：
   1. 对他人很少有社交和情绪反应。
   2. 有限的正性情感。
   3. 即使在与成年人照料者非威胁性的互动过程中，原因不明的激惹、悲伤、害怕的发作也非常明显。

C. 儿童经历了一种极度不充足的照料模式，至少有下列 1 项情况：
   1. 社会忽视或剥夺，以持续地缺乏由成年人照料者提供的安慰、激励和喜爱等基本情绪需求为表现形式。
   2. 反复变换主要照料者从而限制了形成稳定依恋的机会(例如，寄养家庭的频繁变换)。
   3. 成长在不寻常的环境下，严重限制了形成选择性依恋的机会(例如，儿童多、照料者少的机构)。

D. 假设诊断标准 A 的行为障碍是由于诊断标准 C 的照料情况所致(例如,诊断标准 A 的障碍开始于诊断标准 C 的缺乏充足的照料之后)。

E. 不符合孤独症(自闭症)谱系障碍的诊断标准。

F. 这种障碍在 5 岁前已经明显出现。

G. 儿童的发育年龄至少为 9 个月。

标注如果是:

持续性:此障碍已存在 12 个月以上。

标注目前的严重程度:

当儿童表现出此障碍的全部症状,且每一个症状呈现在相对高的水平上,则此反应性依恋障碍需被标注为重度。

诊断特征

婴儿期及儿童早期的反应性依恋障碍特征性地表现为显著紊乱和与发育不符的依恋行为,儿童罕见或极少有倾向性地转向一个依恋对象以寻求安慰、支持、保护和抚育。基本特征是儿童和暂时性成年人照料者之间的缺乏依恋或依恋总体不足。有反应性依恋障碍的儿童被认为具有形成选择性依恋的能力。然而,由于早年发育时期机会有限,他们未能表现出选择性依恋的行为。即当感觉痛苦时,他们不表现出持续的努力去从照料者那里获取安慰、支持、抚育或保护。而且,当感觉痛苦时,有该障碍的儿童对照料者的安慰性努力无法做出超过最低限度的反应。因此,该障碍与缺乏预期地寻求安慰和对安慰性行为的反应有关。因而,有反应性依恋障碍的儿童在与照料者的常规互动中表现出正性情感表达的减少或缺失。此外,他们的情感调节能力也是受损的,表现出难以解释的恐惧、悲伤或易激惹等负性情绪的发作。反应性依恋障碍不应在那些发育上还不能形成选择性依恋的儿童中诊断,因此儿童的发育年龄必须至少为 9 个月。

支持诊断的有关特征

由于与社会忽视有病因学上的相关性,反应性依恋障碍经常与发育迟缓,特别是认知和语言方面的迟缓同时出现。其他有关的特征还包括刻板和其他严重忽视的迹象(例如,营养不良或照料欠佳的迹象)。

患病率

反应性依恋障碍的患病率尚不清楚,但在临床中相对罕见。已发现被寄养或由收养机构养育前就遭受严重忽视的幼儿可患本障碍。然而,即使在被严重忽视的儿童中,该障碍也不常见,出现的比例低于 10%。

发展与病程

在被诊断有反应性依恋障碍的儿童中,通常在生命的最初几个月中,甚至在该障碍被诊断之前，就存在社会忽视的现象。在9个月到5岁之间，该障碍的临床特征表现出相似的形式。也就是，在这个年龄范围的儿童没有或仅有最低限度的依恋行为，以及与情感有关的异常行为，尽管认知和运动能力可以影响这些行为的表达。如果没有经过正常照料环境的补救和恢复，该障碍的迹象至少会持续数年。

目前尚不清楚反应性依恋障碍是否会在年长的儿童中出现，以及如果出现，与年幼儿童有何不同。因此，在5岁以上儿童中做出诊断时需要慎重。

风险与预后因素

环境的：严重的社会忽视是反应性依恋障碍诊断所必需的，也是该障碍唯一已知的风险因素。然而，绝大多数遭受严重忽视的儿童并没有发展出该障碍。其预后还需基于严重忽视后照料环境的质量。

文化相关的诊断问题

世界各地许多不同的文化都描述了年幼儿童中相似的依恋行为。然而，在依恋未被研究过的文化中，做出反应性依恋障碍的诊断需要谨慎。

反应性依恋障碍的功能性后果

反应性依恋障碍严重损害了年幼儿童与成年人或同伴之间人际交往的能力，并与儿童早期多个领域的功能损害有关。

鉴别诊断

孤独症谱系障碍：有反应性依恋障碍的年幼儿童表现出异常的社会行为，但它们也是孤独症谱系障碍的关键特征。具体地说，有这两种疾病中的任一种的年幼儿童都会表现出正性情绪表达的迟钝、认知和语言上的迟缓以及社交互动的损害。因此，反应性依恋障碍必须与孤独症谱系障碍相鉴别。这两种障碍可以基于忽视和局限的兴趣或仪式行为的差异性病史，社交交流的特定缺陷，以及选择性依恋行为来加以鉴别。尽管并非总是可能，特别是在初始评估时，获得他们体验的精确本质的详细病史，有反应性依恋障碍的儿童经历过严重社会忽视的病史。有孤独症谱系障碍的儿童罕有社会忽视的病史。孤独症谱系障碍中特征性的兴趣局限和重复性行为并非反应性依恋障碍的特点。这些临床特征表现为：过度地遵循仪式和常规；兴趣局限、固定；以及不寻常的感觉反应。然而，非常重要的是有这两种疾病的儿童都可以表现出（例如，摇晃、拍手等）刻板性行为。有这两种障碍的儿童都可以表现出一定的智力功能，只有患孤独症谱系障碍的儿童表现出社交交流行为上的选择性损害，例如，有目的的交流（即对故意的、目标导向的、为了影响接受者行为的交流的损害）。有反应性依恋障碍的儿童表现出的社交交流功能与他们总体的智力功能相符。最后，有孤独症谱系障碍的儿童通常表现出与他们的发育水平相适应的依恋行为。作为对比，有反应性依恋障碍的儿童即使有依恋行为，也是罕见的或缺乏一致性。

智力障碍(智力发育障碍)：发育迟缓经常伴随着反应性依恋障碍，但发育迟缓不应与智力障碍相混淆。有智力障碍的儿童应该表现出与他们的认知技能相匹配的社会和情绪技能，而不会表现出那些在有反应性依恋障碍的儿童中明显的正性情感减少和情绪调节困难。此外，在那些达到 7—9 个月认知年龄的发育迟缓的儿童中，无论他们的实际年龄如何，都应该表现出选择性依恋。作为对比，有反应性依恋障碍的儿童虽然已经达到 9 个月的发育年龄，但仍缺乏倾向性的依恋。

抑郁障碍：年幼儿童的抑郁也与正性情感的减少有关。然而，有表明患抑郁障碍的儿童有依恋方面损害的证据非常有限。也就是说，被诊断为抑郁障碍的年幼儿童仍然应该寻求并响应来自照料者的抚慰。

共病

与忽视有关的状况，包括认知延迟、语言延迟和刻板动作经常与反应性依恋障碍同时出现。躯体疾病，例如，严重的营养不良经常伴随着该障碍。抑郁症状也可能与反应性依恋障碍并存。

脱抑制性社会参与障碍

诊断标准 F94.2

A. 儿童主动地与陌生成年人接近和互动的行为模式，至少表现为以下 2 种情况：
   1. 在与陌生成年人接近和互动中很少或缺乏含蓄。
   2. 自来熟的言语或肢体行为(与文化背景认可的和适龄的社交界限不一致)。
   3. 即使在陌生的场所中，冒险离开之后，也很少或缺乏向成年人照料者知会的行为。
   4. 很少或毫不犹豫地与一个陌生成年人心甘情愿地离开。

B. 诊断标准 A 的行为不局限于冲动(例如，注意缺陷/多动障碍)，而要包括社交脱抑制行为。

C. 儿童经历了一种极度不充足的照料模式，至少有以下 1 项情况证明：
   1. 社会忽视或剥夺，以持续地缺乏由成年人照料者提供的安慰、激励和喜爱等基本情绪需求为表现形式。
   2. 反复变换主要照料者从而限制了形成稳定依恋的机会(例如，寄养家庭的频繁变换)。
   3. 成长在不寻常的环境下，严重限制了形成选择性依恋的机会(例如，儿童多、照料者少的机构)。

D. 假设诊断标准 A 的行为障碍是由于诊断标准 C 的照料情况所致(例如，诊断标准 A 的障碍开始于诊断标准 C 的缺乏充足的照料之后)。

E. 儿童的发育年龄至少为 9 个月。

标注如果是：

持续性：此障碍已存在 12 个月以上。

标注目前的严重程度：

当儿童表现出此障碍的全部症状，且每一个症状呈现在相对高的水平上，则此脱抑制性社会参与障碍需被标注为**重度**。

诊断特征

脱抑制性社会参与障碍的基本特征是一种涉及文化上不恰当的、与相对陌生的人过度熟悉的行为模式（诊断标准 A）。这种过度熟悉的行为违背了该文化中的社会性界限。脱抑制性社会参与障碍的诊断不能在儿童发育到能够形成选择性依恋之前做出。因此，儿童的发育年龄至少为 9 个月。

支持诊断的有关特征

由于与社会忽视存在相同的病因学关联，脱抑制性社会参与障碍与发育延迟，特别是认知和语言延迟、刻板动作，以及其他严重忽视的迹象并存（例如，营养不良或照料欠佳）。然而，该障碍即使在无其他忽视迹象时仍常持续。因此，有该障碍的儿童不存在当前忽视的迹象也很常见。而且，该状况可以存在于那些没有依恋障碍迹象的儿童中。因此，脱抑制性社会参与障碍可见于有忽视病史的儿童，他们缺少依恋或对照料者的依恋从紊乱型到安全型。

患病率

脱抑制性社会参与障碍的患病率尚不清楚。然而，该障碍似乎是罕见的，即使在那些遭受严重忽视并继而被安置于寄养家庭或在收养机构中长大的儿童中，也只占少数。在这样的高危人群中，该疾病只发生在约 20%的儿童中。该疾病罕见于其他的临床场所。

发展与病程

在被诊断有脱抑制性社会参与障碍的儿童中，通常在他们生命的最初几个月中，甚至在该障碍被诊断之前，就存在社会忽视的现象。然而，尚无证据表明发生在 2 岁以后的忽视与该障碍的表现有关。如果忽视在早期出现，且该障碍的迹象也已经出现，那么该障碍的临床特征会适度稳定一段时间，特别是在忽视的状况持续的情况下。在学步儿童中，不加区别的社会行为，以及缺少与陌生成年人的含蓄行为，经常伴随着学龄前儿童寻求关注的行为。当该障碍持续到童年中期时，临床特征表现为语言和躯体上的过度熟悉以及不真诚的情绪表达。当儿童与成年人互动时，这些迹象看起来特别明显。同伴关系在青少年期最受影响，不加区分的行为和冲突很明显。该障碍在成年人中尚无描述。

脱抑制性社会参与障碍从生命第 2 年到青少年期都有描述。从儿童早期到青少年期该障碍的表现有一些差异。在最年幼时，在很多文化中，儿童与陌生人互动会显得含蓄。有该障碍的年幼儿童在接触、交往甚至陪伴成年人时，无法表现出含蓄。在学龄前儿童中，言语和社会性的侵入性表现最为突出，经常伴有寻求关注的行为。言语和躯体上的过度熟悉会持续整个童年中期,并伴有不真诚的情绪表达。在青少年中,不加区分的行为会延伸到同伴关系中。与健康的青少年相比,有该障碍的青少年有着更多"表面"的同伴关系和更多的同伴冲突。该障碍在成年人中的表现尚不清楚。

风险与预后因素

环境的: 严重的社会忽视是脱抑制性社会参与障碍诊断所必需的,也是该障碍唯一已知的风险因素。然而,绝大多数遭受严重忽视的儿童并没有发展出该障碍。神经生物学的易患性可以鉴别遭受忽视的儿童能否发展出该障碍。然而,与任何特定的神经生物学因素之间明确的联系尚未建立起来。该障碍尚未在那些2岁后才经历社会忽视的儿童中确认。预后与严重忽视后照料环境的质量只有中度的相关。在许多案例中,即使儿童的照料环境显著改善,该障碍仍然会持续。

病程影响因素: 儿童照料的质量似乎影响脱抑制性社会参与障碍的病程。然而,即使之后被安置在正常的照料环境之后,一些儿童至少在其整个青春期仍会表现出持续的该障碍的迹象。

脱抑制性社会参与障碍的功能性后果

脱抑制性社会参与障碍显著损害了年幼儿童与成年人和同伴的人际关系。

鉴别诊断

注意缺陷/多动障碍: 由于社交冲动有时会伴随注意缺陷/多动障碍,有必要对这两种障碍做出鉴别。有脱抑制性社会参与障碍的儿童可以与有注意缺陷/多动障碍的儿童相鉴别,因为前者没有注意力或多动方面的问题。

共病

脱抑制性社会参与障碍共病方面的研究非常有限。与忽视有关的状况,包括认知延迟、语言延迟和刻板动作,可能与脱抑制性社会参与障碍并存。此外,儿童可以同时被诊断为注意缺陷/多动障碍和脱抑制性社会参与障碍。

创伤后应激障碍

诊断标准 F43.10

创伤后应激障碍

注: 下述诊断标准适用于成年人、青少年和6岁以上儿童。对于6岁及以下儿童,参见下述相应的诊断标准。

A. 以下述1种(或多种)方式接触于实际的或被威胁的死亡、严重的创伤或性暴力:

1. 直接经历创伤性事件。

2. 亲眼目睹发生在他人身上的创伤性事件。
3. 获悉亲密的家庭成员或亲密的朋友身上发生了创伤性事件。在实际的或被威胁死亡的案例中，创伤性事件必须是暴力的或事故的。
4. 反复经历或极端接触于创伤性事件的令人作呕的细节中(例如，急救员收集人体遗骸；警察反复接触虐待儿童的细节)。

注：诊断标准 A4 不适用于通过电子媒体、电视、电影或图片的接触，除非这种接触与工作相关。

B. 在创伤性事件发生后，存在以下一个(或多个)与创伤性事件有关的侵入性症状：

1. 创伤性事件反复的、非自愿的和侵入性的痛苦记忆。

注：6 岁以上儿童，可能通过反复玩与创伤性事件有关的主题或某一方面来表达。

2. 反复做内容和/或情感与创伤性事件相关的痛苦的梦。

注：儿童可能做可怕但不能识别内容的梦。

3. 分离性反应(例如，闪回)，个体的感觉或举动好像创伤性事件重复出现，(这种反应可能连续出现，最极端的表现是对目前的环境完全丧失意识)。

注：儿童可能在游戏中重演特定的创伤。

4. 接触于象征或类似创伤性事件某方面的内在或外在线索时，产生强烈或持久的心理痛苦。
5. 对象征或类似创伤性事件某方面的内在或外在线索，产生显著的生理反应。

C. 创伤性事件后，开始持续地回避与创伤性事件有关的刺激，具有以下 1 项或 2 项情况：

1. 回避或尽量回避关于创伤性事件或与其高度有关的痛苦记忆、思想或感觉。
2. 回避或尽量回避能够唤起关于创伤性事件或与其高度有关的痛苦记忆、思想或感觉的外部提示(人、地点、对话、活动、物体、情景)。

D. 与创伤性事件有关的认知和心境方面的负性改变，在创伤性事件发生后开始或加重，具有以下 2 项(或更多)情况：

1. 无法记住创伤性事件的某个重要方面(通常是由于分离性遗忘症，而不是诸如脑损伤、酒精、毒品等其他因素所致)。
2. 对自己、他人或世界持续性放大的负性信念和预期(例如，"我很坏""没有人可以信任""世界是绝对危险的""我的整个神经系统永久性地毁坏了")。
3. 由于对创伤性事件的原因或结果持续性的认知歪曲，导致个体责备自己或他人。
4. 持续性的负性情绪状态(例如，害怕、恐惧、愤怒、内疚、羞愧)。
5. 显著地减少对重要活动的兴趣或参与。
6. 与他人脱离或疏远的感觉。
7. 持续地不能体验到正性情绪(例如，不能体验快乐、满足或爱的感觉)。

E. 与创伤性事件有关的警觉或反应性有显著的改变,在创伤性事件发生后开始或加重,具有以下 2 项(或更多)情况:

1. 激惹的行为和愤怒的爆发(在很少或没有挑衅的情况下),典型表现为对人或物体的言语或身体攻击。
2. 不计后果或自我毁灭的行为。
3. 过度警觉。
4. 过分的惊跳反应。
5. 注意力有问题。
6. 睡眠障碍(例如,难以入睡或难以保持睡眠或休息不充分的睡眠)。

F. 这种障碍的持续时间(诊断标准 B、C、D、E)超过 1 个月。

G. 这种障碍引起临床上明显的痛苦,或导致社交、职业或其他重要功能方面的损害。

H. 这种障碍不能归因于某种物质(例如,药物、酒精)的生理效应或其他躯体疾病。

标注是否是:

伴分离症状: 个体的症状符合创伤后应激障碍的诊断标准。此外,作为对应激源的反应,个体经历了持续性或反复的下列症状之一:

1. 人格解体: 持续地或反复地体验到自己的精神过程或躯体脱离感,似乎自己是一个旁观者(例如,感觉自己在梦中;感觉自我或身体的非现实感或感觉时间过得非常慢);

2. 现实解体: 持续地或反复地体验到环境的不真实感(例如,个体感觉周围的世界是虚幻的、梦幻般的、遥远的或扭曲的)。

注: 使用这一亚型,其分离症状不能归因于某种物质的生理效应(例如,一过性黑蒙,酒精中毒的行为)或其他躯体疾病(例如,复杂部分性癫痫)。

标注如果是:

伴延迟性表达: 如果直到事件后至少 6 个月才符合全部诊断标准(尽管有一些症状的发生和表达可能是立即的)。

6 岁及以下儿童的创伤后应激障碍

A. 6 岁及以下儿童,以下述一种(或多种)方式接触于实际的或被威胁的死亡、严重的创伤或性暴力:

1. 直接经历创伤性事件。
2. 亲眼目睹发生在他人身上的创伤性事件,特别是主要的照料者。

注: 这些目睹的事件不适用于通过电子媒体、电视、电影或图片的接触。

3. 知道创伤性事件发生在父母或照料者的身上。

B. 在创伤性事件发生后,存在以下一个(或多个)与创伤性事件有关的侵入性症状:

1. 创伤性事件反复的、非自愿的和侵入性的痛苦记忆。

注: 自发的和侵入性的记忆看起来不一定很痛苦,也可以在游戏中重演。

2. 反复做内容和/或情感与创伤性事件相关的痛苦的梦。

注：很可能无法确定可怕的内容与创伤性事件相关。

3. 分离性反应(例如，闪回)，儿童的感觉或举动好像创伤性事件重复出现，(这种反应可能连续出现，最极端的表现是对目前的环境完全丧失意识。)此类特定的创伤性事件可能在游戏中重演。

4. 接触于象征或类似创伤性事件某方面的内在或外在线索时，会产生强烈或持久的心理痛苦。

5. 对创伤性事件的线索产生显著的生理反应。

C. 至少存在一个(或更多)代表持续地回避与创伤性事件有关的刺激或与创伤性事件有关的认知和心境方面的负性改变的下列症状，且在创伤性事件发生后开始或加重：

持续地回避刺激

1. 回避或尽量回避能够唤起创伤性事件回忆的活动、地点或具体的提示物。
2. 回避或尽量回避能够唤起创伤性事件回忆的人、对话或人际关系的情况。

认知上的负性改变

3. 负性情绪状态的频率(例如，恐惧、内疚、悲痛、羞愧、困惑)显著增加。
4. 显著地减少对重要活动的兴趣和参与，包括减少玩耍。
5. 社交退缩行为。
6. 持续地减少正性情绪的表达。

D. 与创伤性事件有关的警觉和反应性的改变，在创伤性事件发生后开始或加重，具有以下 2 项(或更多)情况：

1. 激惹的行为和愤怒的爆发(在很少或没有挑衅的情况下)，典型表现为对人或物体的言语或身体攻击(包括大发雷霆)。
2. 过度警觉。
3. 过分的惊跳反应。
4. 注意力有问题。
5. 睡眠障碍(例如，难以入睡或难以保持睡眠或休息不充分的睡眠)。

E. 这种障碍的持续时间超过 1 个月。

F. 这种障碍引起临床上明显的痛苦，或导致与父母、同胞、同伴或其他照料者的关系或学校行为方面的损害。

G. 这种障碍不能归因于某种物质(例如，药物、酒精)的生理效应或其他躯体疾病。

标注是否是：

伴分离症状：个体的症状符合创伤后应激障碍的诊断标准，且个体持续地或反复出现下列 2 种症状之一：

1. 人格解体：持续地或反复地体验到自己的精神过程或躯体脱离感，似乎自己是一个旁观者(例如，感觉自己在做梦；感觉自我或身体的非现实感或感觉时间过得非常慢)。

2. 现实解体：持续地或反复地体验到环境的不真实感(例如，个体感觉周围的世界是虚幻的、梦幻般的、遥远的或扭曲的)。

注：使用这一亚型，其分离症状不能归因于某种物质的生理效应(例如，一过性黑蒙)或其他躯体疾病(例如，复杂部分性癫痫)。

标注如果是：

伴延迟性发作：如果直到事件后至少6个月才符合全部诊断标准(尽管有一些症状的发生和发作可能是立即的)。

诊断特征

创伤后应激障碍的基本特征是在接触一个或多个创伤性事件之后所发展出的特征性症状。对创伤性事件的情感反应(例如，害怕、无助、恐惧)已经不再是诊断标准A的一部分。创伤后应激障碍的临床表现存在差异。在一些个体中，基于害怕的体验、情感和行为症状占主导。在另一些个体中，快感缺失或烦闷的心境状态和负性认知可能最令人感到痛苦。在一些其他的个体中，以唤醒和反应-外化性症状占主导，而在另一些个体中，则以分离性症状为主。最后，有些个体表现出这些症状模式的组合。

诊断标准A中直接经历的创伤性事件，包括但不限于：作为战士或平民接触战争，被威胁的或实际的躯体攻击(例如，躯体攻击、抢劫、行凶抢劫、儿童躯体虐待)，被威胁的或实际的性暴力(例如，强迫性性行为、酒精/毒品协助下的性行为，虐待性性接触、非接触性性虐待、性交易)，被绑架、被作为人质、恐怖袭击、酷刑、作为战俘被囚禁、自然或人为的灾难以及严重的交通事故。对于儿童，性暴力事件可能包括那些没有躯体暴力或损伤的、与发育不匹配的性经历。威胁生命的疾病或致残的躯体疾病不一定被考虑为创伤性事件。可以作为创伤性事件的医疗事故包括突然的灾难性的事件(例如，在手术过程中醒来，过敏性休克)。目击事件包括但不限于，看到威胁性或严重的伤害，非自然死亡、由于暴力攻击所致的他人的躯体或性虐待，家庭暴力、事故、战争或灾难、子女的医疗性灾难(例如危及生命的大出血)。通过听说某个事件的间接接触，只限于那些影响到近亲或亲密朋友的经历，这些经历是暴力的或事故(例如，不包括由于自然原因所致的死亡)。这些事件包括暴力性个体攻击、自杀、严重事故和严重伤害。当应激源是人际的和故意的时(例如，酷刑或性暴力)，该障碍可能变得特别严重和持久。

创伤性事件可以通过不同的方式被重新经历。个体通常会有反复的、非自主的、对事件的侵入性记忆(诊断标准B1)。创伤后应激障碍中的侵入性记忆与抑郁思维反刍的区别在于前者仅适用于非自主的和侵入性的痛苦记忆。强调对事件的反复回忆，通常包括感觉、情绪或生理行为的成分。常见的反复体验的症状是痛苦的梦境，重放事件本身或重放有代表性的或与创伤性事件涉及的重大威胁主题上相关的内容(诊断标准B2)。个体可能经历一种持续数秒到数小时甚至数天的分离状态，在此期间，创伤性事件的组分似乎被重新经历，个体的举止好像创伤性事件就发生在当下(诊断标准 B3)。此种情况可以从不丧失现实定向的状态下,部分创伤性事件以短暂的视觉或其他感觉侵入,连续性地发展到完全丧失对当前环境的意识。这些发作,被称为"闪回"。闪回通常是短暂的,但可以与持久的痛苦和高度唤醒有关。对于幼童,与创伤性事件相关的重演可以出现在玩耍中或在分离状态中。当个体接触到与创伤性事件相似或象征创伤性事件的激发事件时(例如,飓风之后有风的天气;看到某个与肇事者相似的人),强烈的心理痛苦(诊断标准 B4)或生理反应(诊断标准 B5)经常出现。激发的线索可以是躯体感觉(例如,脑损伤幸存者的眩晕;有过创伤的儿童的快速心跳),特别是那些有高度的躯体化表现的个体。

与创伤性事件有关的刺激持续地(例如,总是或几乎总是)被回避。个体经常做出特别的努力以回避关于创伤性事件的想法、记忆、感觉或谈话(例如,利用分心技术去避免内在的提示)(诊断标准 C1),并回避能够唤起关于创伤性事件的活动、物品、情景或人(诊断标准 C2)。

与事件有关的认知或心境方面的负性改变,在接触创伤性事件后开始或加重。这些负性改变可以有不同的形式,包括不能记住创伤性事件的重要部分;这样的遗忘通常由分离性遗忘所致,而非由于脑损伤、酒精或毒品所致(诊断标准 D1)。另一种形式是对自己、他人或未来的生活中重要部分的持续的(例如,总是或几乎总是)和夸大的负性期待(例如,"我总是有错误的判断","权威无法被信任"),它们可以表现为创伤之后个体身份认同的负性改变(例如,"我再也不能相信任何人")(诊断标准 D2)。有创伤后应激障碍的个体可能对创伤性事件的原因有着持久的错误认知,导致他们责备自己或他人(例如,"我叔叔虐待我,都是我自己的错")(诊断标准 D3)。持续的负性心境状态(例如,害怕、恐惧、愤怒、内疚、羞愧)在接触创伤性事件后开始或加重(诊断标准 D4)。个体可能体验到对曾经喜欢的活动兴趣或参与性显著减少(诊断标准 D5),与他人脱离或疏远(诊断标准 D6),或持续地不能感受到正性情绪(例如,特别是幸福、快乐、满足或与亲密、温柔和性有关的情绪)(诊断标准 D7)。

有创伤后应激障碍的个体可能迅速发怒,在很少或没有挑衅的情况下,表现出攻击性的言语或躯体行为(例如,对人喊叫、打架、毁坏物品)(诊断标准 E1)。他们也可能从事不计后果或自我毁灭的行为,例如危险驾驶、过度使用酒精或毒品,自伤或自杀行为等(诊断标准 E2)。创伤后应激障碍通常以对潜在威胁的高度敏感为特征,包括那些与创伤性经历有关的(例如,在机动车事故后,对轿车或卡车可能带来的潜在威胁敏感)和那些与创伤性事件无关的(例如,害怕心脏病发作)(诊断标准 E3)。有创伤后应激障碍的个体可能对未预期的刺激反应强烈,对巨大的声响或未预期的举动表现出强烈的惊跳反应或神经过敏(例如,对电话铃声的惊跳反应)(诊断标准 E4)。注意困难,包括难以记住日常事件(例如,忘记自己的电话号码)或难以参与需要集中注意力的任务(例如,持续一段时间的对话),这些都是经常被报告的症状(诊断标准 E5)。入睡与维持睡眠的问题是常见的,这可能与噩梦和担心安全有关,或与那些泛化的干扰充足睡眠的增高的觉醒水平有关(诊断标准 E6)。有些个体也体验到持续的分离症状,与他们身体的分离(人格解体)或与周围世界的分离(现实解体);这些反应在“伴分离症状”的标注中。

支持诊断的有关特征

发育上的退行,例如年幼儿童可能出现语言丧失。假性幻听,例如感知上体验到自己的想法被一个或多个不同的声音说出来,也可能存在偏执观念。在长期的反复的和严重的创伤性事件之后(例如,儿童虐待、酷刑),个体可能还会感受到调节情绪或维持稳定的人际关系方面的困难,或体验到分离症状。当创伤性事件产生暴力性死亡时,可能出现非正常的丧痛和创伤后应激障碍症状。

患病率

在美国,根据 DSM-Ⅳ估计,到 75 岁时 PTSD 的终生风险为 8.7%。在美国成年人中,12 个月的患病率约为 3.5%。在欧洲和大部分亚洲、非洲和拉丁美洲国家的估计要低一些,集中在0.5%—1.0%。尽管不同人群接触创伤性事件的程度不同,在相似程度的接触之后,发展出 PTSD 的可能性在不同文化的人群中也会有差异。创伤后应激障碍的患病率在退伍军人和其他接触创伤风险较高的职业中(例如,警察、消防队员、急救医务人员)较高。最高的患病率(接触者的三分之一到半数以上)见于下列事件的幸存者:被强奸、参战人员和被拘禁者,以种族或政治为动机的拘禁或种族灭绝。创伤后应激障碍的患病率可能在整个发育过程中存在差异;儿童和青少年,包括学龄前儿童,在接触严重创伤性事件之后通常表现出较低的患病率;然而,这可能是由于先前的诊断标准没有充分考虑到发育状况所致。与普通人群相比,老年人中完全符合 创伤后应激障碍阈值的患病率也较低;有证据表明与完全的创伤后应激障碍相比,阈下表现在老年人中更多见,这些症状也与显著的临床损害有关。在校正创伤性接触和人口学变量后,与美国非拉丁裔白人相比,美国拉丁裔、非裔和印第安人有较高的 PTSD 患病率,亚裔的患病率较低。

发展与病程

创伤后应激障碍可以出现在 1 岁之后的任何年龄。虽然在符合诊断标准前可能会有数月,甚至数年的延迟,但症状通常在创伤后的前 3 个月开始。有许多证据表明,DSM-Ⅳ所述的“延迟起病”,现在被称为“延迟表达”,因为认识到这些症状通常立即就出现,只是在符合全部标准上有所延迟。

紧随着创伤之后,个体对创伤的初始反应经常符合急性应激障碍的诊断标准。PTSD 的症状和相对占主导的症状可以随着时间的变化而不同。症状持续时间也有差异,约有半数成年人可以在 3 个月内完全康复,而有些个体的症状持续超过 12 个月,有时会超过 50 年。作为对原始创伤提示物、不断的生活压力或新经历的创伤性事件的反应,可以令症状复发和强化。对于老年个体,健康状况衰退、认知功能恶化以及社会隔离可能加重创伤后应激障碍的症状。

在整个发育过程中,重新体验的临床表现会有变化。幼童可能会报告开始出现可怕的梦，梦的内容则不具有创伤性事件的特异性。在6岁之前(参见学龄前亚型的诊断标准)，幼童更可能经由直接或象征性地指涉创伤的玩耍来表达重新体验到的症状。在接触或重新体验时，他们可能不表现出恐惧的反应。父母可能报告在幼童中出现广泛的情绪或行为改变。儿童可能会在玩耍或讲故事中聚焦于想象中的干预。除了回避，儿童可能变得对提示物念念不忘。由于幼童在表达想法或识别情感方面的局限，心境或认知上的负性改变主要涉及心境的改变。儿童可能会经历并存的创伤(例如，躯体虐待、目击家庭暴力)，在漫长的过程中可能无法识别症状学的起病。在幼童中，回避行为可能与有限的玩耍或探索行为有关；在学龄儿童中，与减少参与新活动有关；或在青少年中，与不愿意追求与发育有关的机会(例如，约会、驾驶)有关。年长一些的儿童和青少年可能认为自己是懦弱的。青少年可能会一种信念，使他们不愿意社交或与同伴疏远(例如，"现在我永远也不会合群了")，以及失去对未来的憧憬。儿童和青少年的易激惹或攻击行为可以妨碍同伴关系和在校行为。鲁莽行为可能导致对自己或他人的意外伤害、寻求刺激或高风险的行为。与有创伤后应激障碍的年轻成年人相比，那些继续经历创伤后应激障碍直至年长的成年人可能表现出较少的过度唤醒、回避以及负性的认知和心境症状；然而与接触同样创伤性事件的年轻成年人相比，在生命晚期接触创伤性事件的成年人可能表现出更多的回避、过度唤醒、睡眠问题以及莫名的哭泣。在年长的个体中，该障碍与负性的健康观念、初级保健的使用和自杀观念有关。

风险与预后因素

风险(和保护性)因素通常被分为创伤前、创伤中和创伤后因素。

创伤前因素

气质的：包括六岁前儿童的情绪问题(例如，先前的创伤性接触、外化性或焦虑症状)以及先前的精神障碍(例如，惊恐障碍、抑郁障碍、PTSD或强迫症)。

环境的：包括较低的社会经济地位；较低的教育水平；接触先前的创伤(特别是在儿童期)；儿童期的不幸(例如，经济窘迫、家庭功能失调、父母离异或死亡)；文化特征(例如，宿命论或自我责备性应对策略)；低智商、少数民族/种族的状态；精神疾病家族史。接触创伤之前的社会支持是保护性因素。

遗传与生理的：包括女性的性别以及接触创伤时较小的年龄(对于成年人)。在接触创伤性事件之后，某些基因型可以是PTSD的保护性因素，也可以是增加风险的因素。

创伤中因素

环境的：包括创伤的严重程度(剂量)(创伤越严重，患创伤后应激障碍的可能性越大)，感受到生命受威胁，个体伤害，人际暴力(特别是由照料者所致的创伤或儿童目击了对照料者的威胁)，以及军事人员或施虐者目击大屠杀或杀敌。最后，在创伤中出现并持续到创伤后的分离症状是风险因素。

创伤后因素

气质的：包括负性评估、不恰当的应对策略以及急性应激障碍的发生。

环境的：包括后续反复接触令人不快的提示物，随之而来的不幸生活事件、经济或其他与创伤有关的损失。社会支持(对儿童来说，是稳定的家庭)在创伤后，对于调节结局来说，是保护性因素。

文化相关的诊断问题

由于不同类型的创伤(例如，大屠杀)，创伤性事件对障碍严重程度的影响(例如，在大屠杀之后不能进行丧葬仪式)，持续的社会文化环境(例如，居住在冲突后未受惩罚的施虐者中)，以及其他文化因素(例如，新移民中跨文化的压力)方面的不同，PTSD 起病的风险和严重程度在不同文化中有所差异。在不同文化人群中，那些特别创伤(例如，宗教迫害)的 PTSD 的相对风险不同。PTSD 的症状或症状群的临床表现可能有文化差异，特别是在回避和麻木症状、痛苦的梦境以及躯体症状等方面(例如，头晕、呼吸急促和发热感)。

文化综合征和关于痛苦的习惯用语会影响 PTSD 的表达和在不同文化中的共病范围，它通过提供行为和认知方面的描述将接触的创伤和症状相连接。例如，因为接触创伤和惊恐样 khyal 发作和 ataque de nervios 之间的关联，在柬埔寨和拉丁美洲人群中，PTSD 的惊恐发作症状可能是明显的。对于 PTSD 的地方性表达的综合性评估应该包括对痛苦的文化概念的评估(参见第三部分"文化概念化")。

性别相关的诊断问题

在整个生命跨度中，PTSD 在女性中的患病率高于男性。普通人群中女性经历 PTSD 的病程要比男性长。在女性中，部分 PTSD 增加的风险可以归因于她们更有可能接触创伤性事件，例如强奸及其他人际暴力。接触这些应激源的同一人群中，发生 PTSD 的风险，在性别差异上是不强烈的或不显著的。

自杀风险

创伤性事件，例如儿童期的虐待增加了自杀危险。PTSD 与自杀观念和自杀企图有关，该障碍的存在可能会提示哪些个体最终会制订自杀计划或实施自杀。

创伤后应激障碍的功能性后果

PTSD 与高水平的社交、职业和躯体的功能受损有关，也与显著的经济损失和高的医疗使用率有关。损害的功能涉及社会、人际、发育、教育、躯体健康和职业领域。在社区和退伍军人样本中，PTSD 与不良的社会与家庭关系、旷工、低收入以及低水平的教育和职业成就有关。

鉴别诊断

适应障碍：在适应障碍中，应激源可以是任何严重程度或类型，而非 PTSD 的诊断标准 A 所需要的那些。当对应激源的反应符合 PTSD 的诊断标准 A，但不符合 PTSD 的其他诊断标准(或其他精神障碍的诊断标准)时，应诊断为适应障碍。当 PTSD 的症状模式作为对那些不符合 PTSD 诊断标准 A 的应激源(例如，配偶离开、被解雇)的反应出现时，也应诊断为适应障碍。

其他创伤后障碍和疾病：并非所有出现在那些接触极端应激源的个体中的精神病理都必然地归因于 PTSD。该诊断需要接触的创伤先于相关症状的发生或加重。而且，如果对极端应激源的症状反应模式符合其他精神障碍的诊断标准，这些诊断应该被给予，或者除了 PTSD 的诊断之外，额外给予这些诊断。如果这些症状能够更好地用 PTSD 来解释(例如，惊恐障碍的症状仅出现在接触创伤提示物后)，那么其他诊断和疾病则被排除。如果对极端应激源的症状反应模式很严重，则应给予一个额外的诊断(例如，分离性遗忘症)。

急性应激障碍：急性应激障碍与 PTSD 的区别在于急性应激障碍的症状模式局限在接触创伤性事件后的 3 天到 1 个月。

焦虑障碍和强迫症：在强迫症中存在着反复的侵入性的想法，但这些符合强迫思维的定义。此外，侵入性想法并不与所经历的创伤性事件有关，常有强迫性行为存在，而 PTSD 或急性应激障碍的其他症状通常缺乏。惊恐障碍的唤醒和分离症状，或广泛性焦虑障碍的回避、易激惹和焦虑都不与特定的创伤性事件有关。分离性焦虑障碍的症状则明确地与离开家或家人有关，而非与创伤性事件有关。

重性抑郁障碍：重性抑郁障碍之前可能有也可能没有创伤性事件，如果缺乏 PTSD 的其他症状，则应诊断为重性抑郁障碍。具体而言，重性抑郁障碍不包括任何 PTSD 诊断标准 B 或 C 的症状，也不包括 PTSD 诊断标准 D 或 E 的很多症状。

人格障碍：在接触创伤性事件之后，发生的人际关系困难或显著加重，可能提示为 PTSD 而非人格障碍，而在人格障碍中，这些困难独立于任何创伤接触。

分离障碍：分离性遗忘症、分离性身份障碍和人格解体/现实解体障碍之前可能有也可能没有创伤性事件的接触史，可能有也可能没有同时出现的 PTSD 症状。当符合 PTSD 的全部诊断标准时，应给予 PTSD“伴分离症状”的亚型诊断。

转换障碍(功能性神经症状障碍)：在创伤后痛苦的背景下新出现的躯体症状可能提示为 PTSD，而非转换障碍(功能性神经症状障碍)。

精神病性障碍：PTSD 中的闪回必须与那些在精神分裂症、短暂精神病性障碍和其他精神病性障碍、伴精神病性特征的抑郁和双相障碍、谵妄、物质/药物所致障碍和由于躯体所致的精神病性障碍中可能出现的错觉、幻觉和其他知觉障碍相鉴别。

创伤性脑损伤：当创伤性事件中出现脑损伤(例如，创伤性事故、炸弹爆炸、加速/减速伤)时，可能出现 PTSD。那些引起脑创伤的事件也可能导致心理创伤事件，这些心理创伤和与创伤性脑损伤有关的神经认知症状并不相互排斥，它们可能同时出现。先前被称为脑震荡的症状(例如，头痛、头晕、对光或声音敏感、易激惹，注意缺陷)可能出现在有脑损伤或没有脑损伤的人群中，包括有 PTSD 的个体中。因为 PTSD 和创伤性脑损伤相关的神经认知症状可能重叠，可以基于两者临床表现中存在的独特症状,在PTSD和归因于创伤性脑损伤的神经认知障碍症状之间进行鉴别诊断。然而,重现和回避是PTSD的特征而非创伤性脑损伤的反应,与PTSD相比,持续性的定向障碍和意识模糊对创伤性脑损伤来说更特异(神经认知反应)。

共病

与没有PTSD的个体相比,有PTSD的个体有80%的可能存在符合至少一种其他精神障碍(例如,抑郁、双相、焦虑或物质使用障碍)的诊断标准的症状。共病的物质使用障碍和品行障碍在男性中比女性中更常见。在近来被部署到阿富汗和伊拉克的美国军事人员和参战退伍军人中,PTSD和轻度创伤性脑损伤共存率为48%。虽然在大多数有PTSD的幼童中至少有一种其他诊断,共病的模式却与成年人不同,儿童中以对立违抗障碍和分离焦虑障碍为主。最后,PTSD和重度神经认知障碍共病的可能性较大,在这些障碍中还有一些重叠的症状。

急性应激障碍

诊断标准 F43.0

A. 以下述1种(或多种)方式接触于实际的或被威胁的死亡、严重的创伤或性暴力:

1. 直接经历创伤性事件。
2. 亲眼目睹发生在他人身上的创伤性事件。
3. 获悉亲密的家庭成员或亲密的朋友身上发生了创伤性事件。注:在实际的或被威胁死亡的案例中,创伤性事件必须是暴力的或事故。
4. 反复经历或极端接触于创伤性事件的令人作呕的细节中(例如,急救员收集人体遗骸;警察反复接触虐待儿童的细节)。

注:此标准不适用于通过电子媒体、电视、电影或图片的接触,除非这种接触与工作相关。

B. 在属于侵入性、负性心境、分离、回避和唤起这5个类别的任一类别中,有下列9个(或更多)症状,在创伤性事件发生后开始或加重:

侵入性症状

1. 对于创伤性事件反复的非自愿的和侵入性的痛苦记忆。**注:**对儿童来说,重复性游戏可能会出现在表达创作性主题的场合。
2. 反复做内容和/或情感与创伤性事件相关的痛苦的梦。**注:**儿童可能做可怕但不能识别内容的梦。
3. 分离性反应(例如,闪回),个体的感觉或举动好像创伤性事件重复出现(这种反应可能连续地出现,最极端的表现是对目前的环境完全丧失意识)。

   注:儿童可能在游戏中重演特定的创伤。
4. 对象征或类似创伤性事件某方面的内在或外在线索,产生强烈或长期的心

理痛苦或显著的生理反应。

负性心境

5. 持续地不能体验到正性的情绪(例如,不能体验到快乐、满足或爱的感觉)。

分离症状

6. 个体的环境或自身的真实感的改变(例如,从旁观者的角度来观察自己,处于恍惚之中、时间过得非常慢)。
7. 不能想起创伤性事件的某个重要方面(通常由于分离性遗忘症,而不是由于脑损伤、酒精、毒品等其他因素)。

回避症状

8. 尽量回避关于创伤性事件或与其高度有关的痛苦记忆、思想或感觉。
9. 尽量回避能够唤起创伤性事件或与其高度有关的痛苦记忆、思想或感觉的外部提示(人、地点、对话、活动、物体、情景)。

唤起症状

10. 睡眠障碍(例如,难以入睡或难以保持睡眠或休息不充分的睡眠)。
11. 激惹的行为和愤怒的爆发(在很少或没有挑衅的情况下),典型表现为对人或物体的言语或身体攻击。
12. 过度警觉。
13. 注意力有问题。
14. 过分的惊跳反应。

C. 这种障碍的持续时间(诊断标准 B 的症状)为创伤后的 3 天至 1 个月。

注: 症状通常于创伤后立即出现,但符合障碍的诊断标准需持续至少 3 天至 1 个月。

D. 这种障碍引起临床上明显的痛苦,或导致社交、职业或其他重要功能方面的损害。

E. 这种障碍不能归因于某种物质(例如,药物或酒精)的生理效应或其他躯体疾病(例如,轻度的创伤性脑损伤),且不能更好地用"短暂精神病性障碍"来解释。

诊断特征

急性应激障碍的基本特征是在接触一个或多个创伤性事件之后的 3 天到一个月之间发展出特征性的症状。直接经历的创伤性事件包括但不限于,作为战士或平民接触战争,被威胁或实际对个体的暴力攻击(例如,性暴力、躯体攻击、积极作战、抢劫、儿童躯体和/或性暴力、绑架、作为人质、恐怖袭击、酷刑),自然或人为灾难(例如,地震、飓风、飞机失事),以及严重的事故(例如,严重的交通、工业事故)。对于儿童,性暴力事件可能包括那些没有躯体暴力或损伤的、与发育不匹配的性经历。威胁生命的疾病或致残的躯体疾病不一定被考虑为创伤性事件。可以作为创伤性事件的医疗事故包括突然的灾难性事件(例如,在手术过程中醒来、过敏性休克)。不包含在诊断标准 A 中的那些应激事件所包括的严重和创伤性成分可能导致适应障碍而非急性应激障碍。

急性应激障碍的临床表现有个体差异,但通常涉及焦虑反应,它包括一些形式的对创伤性事件的重现或反应。在一些个体中,虽然也会对创伤性提示物表现出典型的强烈的情绪或生理上的反应,但占主导的是分离症状或脱离症状。在另一些个体中,可能有强烈的、以易激惹或可能的攻击反应为特征的愤怒反应。在创伤性事件之后,完整的症状必须存在至少3天,该诊断只能在事件之后的1个月内做出。事件之后立即出现的症状如果在不到3天的时间内消失,则不符合急性应激障碍的诊断标准。

目睹到的事件包括但不限于,由于暴力攻击、严重家庭暴力、严重事故、战争和灾难所致的发生在他人身上的伤害威胁或严重的伤害、非自然死亡、躯体或性暴力;也可能包括目睹涉及自己孩子的医疗灾难(例如,危及生命的大出血)。获悉的非直接体验的事件必须限于亲密的家庭成员或亲密的朋友。这样的事件必须是暴力的或事故性的——不包括自然死亡——包括个体的暴力攻击、自杀、严重事故或伤害。当压力是人际暴力和刻意的时候(例如,酷刑、强奸),该障碍可能会特别严重。压力的强度越高、离应激源越近,发生该障碍的可能性越大。

创伤性事件可以通过不同的方式被重新经历。个体通常会有反复的、非自主的、对事件的侵入性记忆(诊断标准B1)。这些记忆可以是自发的,也可以被对创伤经历提示物的刺激源的反应所激发(例如,汽车爆胎声激发了对枪声的记忆)。这些侵入性记忆通常包括感觉的(例如,感觉到在房屋起火中体验到的热力)、情感的(例如,体验到将要被刺的害怕)或生理性的(例如,体验到差点溺死时的呼吸急促)。

痛苦的梦境可能包含了创伤性事件或与创伤性事件中的重要威胁有关的主题(例如,一个交通事故幸存者的痛苦的梦通常可能包括撞车;在作战士兵中,痛苦的梦可能包括在非战斗中受伤)。

分离状态可能持续数秒到数小时,甚至数天,在这个过程中,部分事件被重现,个体的行为好像在当时重新经历事件一样。虽然在创伤性事件中分离反应很常见,但只有在接触创伤事件后分离反应持续超过3天,才可以考虑急性应激障碍的诊断。对于幼童,创伤相关事件的重演可能在游戏中表现出来,可以包括分离性的瞬间(例如,交通事故中幸存下来的儿童,可能在游戏中会专注而痛苦地反复地让玩具车相撞)。这样的发作,常被称为闪回,通常短暂但有创伤性事件正在当下发生的感觉,而非对过去的记忆,并且与显著的痛苦有关。

一些有该障碍的个体没有对事件本身的侵入性记忆,但是当接触类似或象征创伤性事件某一方面的激发事件时(例如,经历过飓风的儿童在大风天里;在电梯里被强奸的男性或女性进入电梯时,看到某个长得像施虐者的人),会体验到强烈的心理痛苦或生理反应。激发性的线索可以是躯体感觉(例如,烧伤受害者的热感,脑损伤幸存者的晕眩),特别是对有高水平躯体表现的患者。患者可以持续地不能感受到正性情绪(例如,幸福、快乐、满足,或与亲密、温柔或性有关的情绪),但能体验像害怕、忧伤、愤怒、内疚或羞愧等负性情绪。

意识上的改变可以包括人格解体,脱离自身的感觉(例如,从房间的另一边看到自己)或现实解体,对自身的环境的扭曲看法(例如,感受到东西在慢速移动,看东西恍惚,对通常能够理解的事件没有觉知)。一些个体也会报告无法想起原本已经理解的创伤性事件的重要方面。这些症状归因于分离性遗忘,而非归因于脑损伤、酒精或毒品。

持续回避与创伤有关的刺激。个体可能拒绝讨论创伤性体验或可能采取回避策略以减少对情绪反应的意识(例如,当该经历被提醒时,过度饮酒)。这种行为上的回避可能包括回避有关创伤性经历的新闻报道,拒绝回到创伤发生的工作场所或回避与那些分享同样创伤经历的人互动。

有急性应激障碍的个体经常体验到入睡和维持睡眠的问题,可能与噩梦或那些泛化的干扰充足睡眠的增高的觉醒水平有关。有急性应激障碍的个体可能快速发怒,在很少挑衅的情况下,表现出攻击性言语和/或躯体行为。急性应激障碍通常以对潜在威胁的高度敏感为特征,包括那些与创伤性经历有关的(例如,在机动车事故后,对轿车或卡车可能带来的潜在威胁敏感)和那些与创伤性事件无关的(例如,害怕心脏病发作)。注意困难,包括难以记住日常事件(例如,忘记自己的电话号码)或难以参与需要集中注意力的任务(例如,持续一段时间的对话),这些都是经常被报告的症状。有急性应激障碍的个体对未预期的刺激反应强烈,对巨大的声响或未预期的举动表现出强烈的惊跳反应或神经过敏(例如,对电话铃声的惊跳反应)。

支持诊断的有关特征

有急性应激障碍的个体对他们在创伤性事件中扮演的角色、他们对创伤经历的应对或将来受伤害的可能性通常抱有灾难性的或极端负性的想法。例如,有急性应激障碍的个体可能对未能防止创伤性事件的发生或未能更成功地适应经历而感到极端的内疚。有急性应激障碍的个体可能以灾难性的方式来阐释他们的症状,例如闪回记忆或情感麻木可能被理解为精神能力的下降。在接触创伤后的第1个月内,有急性应激障碍的个体可能会在创伤提示物的刺激下或也可能是自发地体验到惊恐发作。此外,有急性应激障碍的个体可能表现出混乱或冲动的行为。例如,个体可能鲁莽驾驶、做出不合理的决定或过度赌博。在儿童中,可能有显著的分离焦虑,可能表现为过度需要照料者的关注。在创伤情境中发生死亡后的丧痛案例中,急性应激障碍的症状可能包括急性悲痛反应。在这些案例中,重现、分离、唤醒症状可能涉及对丧失的反应,例如对个体死亡情境的侵入性记忆、不相信个体已经死亡以及对死亡的愤怒。有轻度创伤性脑损伤的个体经常出现的脑震荡症状(例如,头痛、头晕、对光或声音敏感、易激惹、注意缺陷)也常见于有急性应激障碍的个体中。脑震荡症状在脑损伤和非脑损伤的人群中同样常见,而脑震荡症状的频繁发生可能归因于急性应激障碍的症状。

患病率

急性应激障碍的患病率在新近接触创伤的人群中(即接触创伤1个月内)随事

件性质以及评估背景而变化。在美国和非美国人口中,在不涉及人际暴力攻击的创伤性事件之后,有急性应激障碍的个体被认为少于 20%;在交通事故后则为 13%—21%,在轻度创伤性脑损伤后为 14%,在攻击后为 19%,在严重烧伤后为 10%,在工业事故后为 6%—12%。在人际创伤性事件,例如攻击、强奸和目击群体性枪杀事件后有更高的患病率(即 20%—50%)。

发展与病程

急性应激障碍不能在创伤性事件后的 3 天内诊断。虽然 1 个月后,急性应激障碍可能进展为创伤后应激障碍,它也可能是一种暂时的应激反应,会在接触创伤后的 1 个月内缓解,并不导致 PTSD。大约有半数最终发展为 PTSD 的个体,初始表现出急性应激障碍的症状。在最初的 1 个月内,症状可能加重,通常因为生活应激源持续存在或进一步的创伤性事件。

重现的形式可以在不同的发育阶段有所差异。与成年人或青少年不同,幼童所报告的令人惧怕的梦境可能并没有清晰地反映出创伤的内容(例如,在创伤后从惊恐中醒来,但是无法把梦境的内容与创伤性事件联系起来)。与年龄稍大的儿童相比,六岁及以下儿童更有可能通过直接或象征性地涉及创伤的玩耍来表达重现的症状。例如,一个非常年幼的从火灾中幸存下来的儿童可能会画火焰的图像。在接触甚至重现时,幼童可能不表现出害怕的反应。父母通常报告在经历创伤的幼童中出现愤怒、羞愧或退缩等情感表达,甚至有过于欢快、积极的情感反应。尽管儿童可能会回避创伤提示物,但他们有时也会专注于这些提示物(例如,被狗咬过的幼童可能会不断地谈论狗,但是由于怕与狗接触而回避外出)。

风险与预后因素

气质的:风险因素包括先前的精神障碍、高度的负性情感(神经质)、对创伤性事件严重性的感受过度以及回避性的应对风格。对创伤性经历的灾难性评估通常以夸大评估未来伤害、内疚或绝望为特征,强有力地预示急性应激障碍。

环境的:首先,个体必须接触创伤性事件才能处于急性应激障碍的风险中。该障碍的风险因素包括既往创伤史。

遗传与生理的:女性具有更高的发展出急性应激障碍的风险。

接触创伤之前的高反应性,例如听觉惊跳反应,增加了发展出急性应激障碍的风险。

文化相关的诊断问题

急性应激障碍症状的描述可能具有跨文化差异,特别是关于分离症状、噩梦、回避和躯体化症状(例如,眩晕、呼吸急促和发热感)。文化综合征和关于痛苦的习惯用语会影响急性应激障碍在当地的症状谱。有些文化群体可能会表现出不同的分离症状,例如,在接触创伤后最初的 1 个月内出现附体或恍惚样行为。在有急性应激障碍的柬埔寨人中,惊恐症状是明显的,因为接触创伤与惊恐样 khyal 发作有关;拉丁裔人的 ataque de nervios 也可能在接触创伤后出现。

性别相关的诊断问题

急性应激障碍在女性中比男性中的患病率更高。在应激反应中,伴性的神经生物学差异可能导致女性患急性应激障碍的风险增加。女性患病风险的增加,部分归因于她们更可能接触急性应激障碍相关的高危创伤性事件,例如强奸和其他人际暴力。

急性应激障碍的功能性后果

在患有急性应激障碍的事故、攻击和强奸的幸存者中,可以出现社交、人际或职业方面的功能损害。与急性应激障碍有关的极度焦虑可以干扰睡眠、能量水平、参与任务的能力。急性应激障碍中的回避可能造成在很多处境中的广泛性退缩,因为这些处境被看作具有威胁性,导致无法就诊、回避开车去赴重要的约会甚至旷工。

鉴别诊断

适应障碍: 在适应障碍中,应激源可以是任何严重程度或类型,而非急性应激障碍的诊断标准 A 所需要的那些。当对诊断标准 A 中的应激源的反应不符合急性应激障碍 (或其他特定的精神障碍) 的诊断标准,以及当急性应激障碍的症状模式作为对不符合诊断标准 A 的应激源(例如,配偶离开、被解雇)的反应出现时,可以做出适应障碍的诊断,(符合诊断标准 A 的应激源,例如,接触实际的或被威胁的死亡,严重的伤害或性暴力)。例如,对威胁生命的疾病的严重应激反应可以包括一些急性应激障碍的症状,但它应该更恰当地被描述为适应障碍。一些形式的急性应激障碍不包括急性应激障碍的症状,而可能特征性地表现为愤怒、抑郁或内疚。这些反应应该更恰当地被描述为适应障碍。适应障碍中的抑郁或愤怒反应可能涉及对创伤性事件的思维反刍,它不同于急性应激障碍中不自主的侵入性的痛苦记忆。

惊恐障碍: 急性应激障碍中自发的惊恐发作非常常见。然而,只有当惊恐发作无法预期,并且存在对未来发作的焦虑,或恐惧发作的严重后果,出现适应不良的行为改变时,才能诊断为惊恐障碍。

分离障碍: 严重的分离反应(在缺少特征性的急性应激障碍症状的情况下)可能会被诊断为现实解体/人格解体障碍。在缺少特征性的急性应激障碍症状的情况下,如果严重的创伤性遗忘持续存在,可能提示分离性遗忘症的诊断。

创伤后应激障碍: 急性应激障碍有别于 PTSD,因为急性应激障碍的症状模式必须在创伤性事件后的 1 个月内出现,并在同 1 个月内消失。如果症状持续超过 1 个月,且符合 PTSD 的诊断标准,则应将急性应激障碍的诊断改为 PTSD。

强迫症: 在强迫症中,存在反复的侵入性的想法,但他们符合强迫思维的定义。此外,侵入性的想法与所经历的创伤性事件无关,经常有强迫行为存在,而急性应激障碍的其他症状通常缺如。

精神病性障碍:急性应激障碍中的闪回必须与那些可能出现在精神分裂症、其他精神病性障碍、抑郁和双相障碍伴精神病性特征、谵妄、物质/药物所致的障碍和由于其他躯体疾病所致的精神病性障碍中的错觉、幻觉和其他知觉障碍相鉴别。急性应激障碍的闪回有别于其他知觉障碍,因为它直接与创伤经历有关,且缺少其他精神病性或物质所致障碍的特征。

创伤性脑损伤:当脑损伤出现在创伤性事件的情境(例如,创伤性事故、炸弹爆炸、加速/减速伤)下,可能出现急性应激障碍。这些引起脑损伤的事件也可能导致心理的创伤性事件,这些心理创伤和与创伤性脑损伤有关的神经认知症状并不互相排斥,它们可能同时存在。先前被称为脑震荡的症状(例如,头痛、头晕、对光或声音敏感、易激惹、注意缺陷)可以出现在有脑损伤或没有脑损伤的人群中,包括有急性应激障碍的个体中。因为急性应激障碍和创伤性脑损伤相关的神经认知症状可能重叠,可以基于两者临床表现中存在的独特症状,在急性应激障碍和归因于创伤性脑损伤的神经认知障碍症状之间进行鉴别诊断。重现和回避是急性应激障碍的特征,而非创伤性脑损伤的反应,与急性应激障碍相比,持续性的定向障碍和意识模糊对创伤性脑损伤来说更特异(神经认知反应)。而且,急性应激障碍的症状在接触创伤后持续最多1个月,这有助于进行鉴别诊断。

适应障碍

诊断标准

A. 在可确定的应激源出现的3个月内,对应激源出现情绪的反应或行为的变化。

B. 这些症状或行为具有显著的临床意义,具有以下1项或2项情况:
   1. 即使考虑到可能影响症状严重度和表现的外在环境和文化因素,个体显著的痛苦与应激源的严重程度或强度也是不成比例的。
   2. 社交、职业或其他重要功能方面的明显损害。

C. 这种与应激相关的症状不符合其他精神障碍的诊断标准,且不仅是先前存在的某种精神障碍的加重。

D. 此症状并不代表正常的丧痛。

E. 一旦应激源或其结果终止,这些症状不会持续超过随后的6个月。

标注是否是:

F43.21 伴抑郁心境:主要表现为心境低落、流泪或无望感。

F43.22 伴焦虑:主要表现为紧张、担心、神经过敏或分离焦虑。

F43.23 伴混合性焦虑和抑郁心境:主要表现为抑郁和焦虑的混合。

F43.24 伴行为紊乱:主要表现为行为紊乱。

F43.25 伴混合性情绪和行为紊乱： 主要表现为情绪症状(例如，抑郁、焦虑)和行为紊乱。

F43.20 未特定的： 不能分类为任何一种适应障碍特定亚型的适应不良反应。

诊断特征

适应障碍的基本特征是针对可确定的应激源出现的情绪或行为上的症状(诊断标准 A)。该应激源可以是单一事件 (例如，一段浪漫关系的结束)，或多个应激源(例如，显著的商业上的困难以及婚姻问题)。应激源可以是反复的(例如，与季节性商业危机有关，不能令人满足的性关系)或持续的(例如，致残性的持续疼痛疾病；居住在高犯罪率社区)。应激源可以影响个体、整个家庭或更大的群体或社区(例如，自然灾难)。有些应激源可能伴随着特定的发育性事件(例如，上学、离开父母家、重回父母家、结婚、生子、无法达到职业目标、退休)。

当所爱的人死亡，参考文化、宗教或与年龄匹配的常模，如果悲痛反应的强度、性质或持续时间超过了正常预期，就可以诊断为适应障碍。更特定的一组与丧痛相关的症状被指定为持续的复杂的丧痛障碍。

适应障碍与自杀企图和自杀死亡的风险增加有关。

患病率

适应障碍是常见的，尽管其患病率可能根据所研究的人群和使用的方法不同而变异很大。在精神卫生门诊治疗的个体中，主要诊断为适应障碍的比例约为5%—20%。在医院的精神科会诊中，适应障碍通常是最常见的诊断，常达 50%。

发展与病程

根据定义，适应障碍的紊乱在应激源出现后的 3 个月内开始，在应激源或其后果终止后持续不超过 6 个月。如果应激源为急性事件(例如，被解雇)，紊乱通常即刻开始(例如，在几天之内)而持续时间相对短暂(例如，不超过几个月)。如果应激源或其后果持续存在，适应障碍可能继而变成持续型。

风险与预后因素

环境的： 来自不良生活环境的个体经历更多的应激源，患适应障碍的风险更高。

文化相关的诊断问题

在临床判断个体对应激源的反应是否为适应不良或相关痛苦是否超出预期时，应该考虑到个体所处的文化背景。应激源的性质、意义和体验，以及对应激源反应的评估可能有跨文化的差异。

适应障碍的功能性后果

与适应障碍有关的主观痛苦或功能损害通常表现为工作或学业成绩的下降和社会关系的暂时性变化。在有一般躯体疾病的个体中,适应障碍可能会使病程变得复杂(例如,对推荐治疗方案的依从性降低;住院时间增加)。

鉴别诊断

重性抑郁障碍: 如果个体对应激源的反应症状符合重性抑郁障碍的诊断标准,那么适应障碍的诊断就再不适用。重性抑郁障碍的症状谱可以将其与适应障碍相鉴别。

创伤后应激障碍与急性应激障碍: 在适应障碍中,应激源可以是急性应激障碍和创伤后应激障碍的诊断标准 A 所需的严重程度和类型以外的任何强度。在鉴别适应障碍和这两种创伤后诊断时,有着时间和症状描述上的考虑。在接触创伤性事件之后的即刻到持续 6 个月之间都可以做出适应障碍的诊断,而急性应激障碍只能在接触应激源后的 3 天到 1 个月之间出现,PTSD 则在创伤应激源发生后至少 1 个月才可以做出诊断。诊断 PTSD 和急性应激障碍所需的症状谱可以将它们与适应障碍相鉴别。至于症状谱,当个体表现出急性应激障碍或 PTSD 的症状,但不符合或不超过这两种障碍的诊断阈值时,可以做出适应障碍的诊断。当个体未接触创伤性事件,但表现出急性应激障碍或 PTSD 的全部症状谱时,也可以诊断为适应障碍。

人格障碍: 关于人格障碍,一些人格特质可能与情境性痛苦的易患性有关,它类似于适应障碍。人格功能的终身性病史有助于解释痛苦的行为,帮助鉴别长期的人格障碍和适应障碍。除了一些人格障碍导致对痛苦的易患性以外,应激源也可以加重人格障碍的症状。当存在人格障碍时,如果症状符合适应障碍的诊断标准,而应激相关的紊乱超出了可以归因于人格障碍症状的适应不良(即符合诊断标准 C),则应该做出适应障碍的诊断。

影响其他躯体疾病的心理因素: 在影响其他躯体疾病的心理因素中,特定的心理因素(例如,心理症状、行为和其他因素)可以加重躯体疾病。这些心理因素可以引发、加重或使个体有患躯体疾病的风险,或它们可以加重现患疾病。相反,适应障碍则是对应激源 (例如,有躯体疾病)的反应。

正常的应激反应: 当糟糕的事情发生时,大多数人会感到不安。这不是适应障碍。只有当痛苦的程度(例如,心境、焦虑或行为的改变)超过正常的预期时(在不同文化中可以有差异)或不幸事件造成功能损害时,才可以做出该诊断。

共病

适应障碍可以伴随大多数的精神障碍和任何躯体疾病。当其他精神障碍无法解释作为对应激源的反应而出现的特定症状时,需要额外诊断适应障碍。例如,个体在失去工作后可能发展出适应障碍,伴抑郁心境,同时有强迫症的诊断。或者只要符合两者的诊断标准,个体可能有抑郁或双相障碍以及适应障碍。适应障碍通常伴发于躯体疾病,并可能是对躯体疾病的主要心理反应。

其他特定的创伤及应激相关障碍

F43.8

此类型适用于那些临床表现,它们具备创伤及应激相关障碍的典型症状,且引起临床上明显的痛苦,或导致社交、职业或其他重要功能方面的损害,但未能符合创伤及应激相关障碍任何一种疾病的诊断标准的情况。此种其他特定的创伤及应激相关障碍可在这种情况下被使用:临床工作者选择用它来交流未能符合任一种特定的创伤及应激相关障碍的诊断标准的特定原因。通过记录“其他特定的创伤及应激相关障碍”,接着记录其特定原因(例如,“持续性复杂丧痛障碍”)来表示。

能够归类为“其他特定”的示例如下:

1. 适应样障碍,伴症状延迟发作,其症状出现于应激源后 3 个月以上。
2. 适应样障碍,伴超过 6 个月的过长病程,且无过长时间的应激源。
3. Ataque de nervios。
4. 其他文化类综合征。
5. 持续性复杂丧痛障碍:此障碍以严重的和持续性的悲痛和哀伤反应为特征(参见 DSM-5 第三部分“需要进一步研究的状况”一章)。

未特定的创伤及应激相关障碍

F43.9

此类型适用于那些临床表现,它们具备创伤及应激相关障碍的典型症状,且引起临床上明显的痛苦,或导致社交、职业或其他重要功能方面的损害,但未能符合创伤及应激相关障碍任何一种疾病的诊断标准。此种未特定的创伤及应激相关障碍可在这种情况下使用:临床工作者选择不给出未能符合任一种特定的创伤及应激相关障碍的诊断标准的特定原因,包括因信息不足而无法做出更特定的诊断(例如,在急诊室的环境下)。

分离障碍

分离障碍的特征是意识、记忆、身份、情感、感知、躯体表现、运动控制和行为的正常整合的破坏和/或中断。分离症状可以潜在地破坏心理功能的每一个方面。本章包含分离性身份障碍、分离性遗忘症(游离性遗忘)、人格解体(现实解体)障碍、其他特定的分离障碍,以及未特定的分离障碍。

分离症状被体验为：a)不自主地对觉知和行为的侵入,伴随失去主观经验方面的连续性(即"阳性的"分离症状,例如身份分化、人格解体和现实解体)和/或 b)对于通常轻而易举就能获取的信息或控制的精神功能,无法获取或控制(即"阴性的"分离症状,例如遗忘症)。

分离障碍通常见于创伤后,而且许多症状,包括对于症状感到难堪和困惑或是企图隐藏,都受到临近创伤的影响。在 DSM-5 中,分离障碍被置于创伤及应激相关障碍之后,而不是后者的一部分,体现了这两种诊断类别之间的紧密关系。急性应激障碍和创伤后应激障碍都包含分离症状,例如遗忘症、闪回、麻木和人格解体/现实解体。

*人格解体/现实解体障碍*的特征是有临床意义的持续的或反复的人格解体(即非现实感的体验,或与自己的思想、自我或躯体脱离)和/或现实解体(即非现实感的体验,或与自己所处的环境分离)。这些体验的改变伴有完整的现实检验能力。尚无证据表明在主要是人格解体症状的个体与主要是现实解体症状的个体之间存在区别。因此,有该障碍的个体可以发生人格解体、现实解体,或两者兼具。

*分离性遗忘症*的特征是无法回想起个人经历的信息。这种遗忘可能是局部的(即某个事件或某个时间段的经历),选择性的(即某个事件的特定方面),或广泛性的(即身份和生活史)。从根本上看,分离性遗忘症指的是无法回想起个人经历的信息,它不同于正常的健忘。它可能涉及或不涉及有目的的旅行或漫无目标的游荡(即漫游)。尽管一些有遗忘症的个体迅速注意到他们已经"失去了时间"或在记忆中出现了缺口,但大多数有分离障碍的个体最初并未觉察到他们的遗忘症。对于他们来说,只有当个体身份丢失,或是当环境令他们意识到自己遗忘了个体经历的信息时,才会察觉到自己患上了遗忘症(例如,当他们发现自己回忆不出某些具体事件的证据时,或当他人告诉或询问某些事件而他们却回想不起来时)。直到或除非这些事情发生,否则他们已经"遗忘了他们的遗忘症"。遗忘是分离性遗忘症的基本特征;个体通常会体验局部的或选择性的遗忘,而很少体验广泛性的遗忘。分离性漫游(游离性漫游)罕见于有分离性遗忘症的个体身上,而在有分离性身份障碍的个体身上则较为常见。

分离性身份障碍的特征是：a) 呈现两种或更多截然不同的人格状态,或一种附体体验;b) 反复发作的遗忘。身份分化随着文化(例如,附体形式的表现)和环境的不同而变化。因此,个体可能经历身份和记忆的中断,这种情况可能不会立即被他人发现,或者被隐藏功能失调的努力所掩盖。有分离性身份障碍的个体体验:a)反复发作、无法解释的对意识功能和自我感的侵入(例如,声音;分离性行动和言语;侵入性想法、情绪和冲动,b)自我感的改变(例如,态度、偏好以及感觉身体或行动不受自己控制),c)感知的古怪的改变(例如,人格解体或现实解体,如感觉自己与身体脱离,像被切割开一样),以及 d)间歇性功能性神经症状。应激通常会导致分离性症状的短暂加重,变得更为显著。

其他特定的分离障碍的剩余类别有以下七个例子:慢性或反复发作的混合性分离症状,它接近但未达到分离性身份障碍的诊断标准;在洗脑或思维改造之后发生的分离性状态;两次急性发作,病程少于1个月,混合性分离症状,其中有一次存在精神病性症状;三次单个症状的分离性发作——分离性恍惚、分离性木僵或昏迷以及假性痴呆(对于提问给予近似或模糊的答案)。

分离性身份障碍

诊断标准 F44.81

A. 存在两个或更多以截然不同的人格状态为特征的身份瓦解,这可能在某些文化中被描述为一种附体体验。身份的瓦解涉及明显的自我感和自我控制感的中断,伴随与情感、行为、意识、记忆、感知、认知和/或感觉运动功能相关的改变。这些体征和症状可以被他人观察到或由个体报告。

B. 回忆日常事件、重要的个人信息和/或创伤事件时,存在反复的空隙,它们与普通的健忘不一致。

C. 这些症状引起有临床意义的痛苦,或导致社交、职业或其他重要功能方面的损害。

D. 该障碍并非一个广义的可接受的文化或宗教实践的一部分。

注:对于儿童,这些症状不能更好地用假想玩伴或其他幻想的游戏来解释。

E. 这些症状不能归因于某种物质的生理效应(例如,在酒精中毒过程中的一过性黑蒙或混乱行为)或其他躯体疾病(例如,复杂部分性发作)。

诊断特征

分离性身份障碍的基本特征是存在两种或更多截然不同的人格状态或某种附体体验(诊断标准 A)。然而,这些人格状态的公开或隐蔽,随着心理动机、当前应激水平、文化、内部冲突和动力机制、情绪复原力的功能而变化。当社会心理应激严重且/或延长时,持续的身份破坏可能出现。在许多附体形式的分离性身份障碍的案例中,以及在一小部分非附体的案例中,明显存在交替身份的表现。大多数患有非附体形式分离性身份障碍的个体未长期表现出身份中断;只有极少数伴有可观察到的身份交替,需要引起临床关注。当交替的人格状态不能被明显观察到时,该障碍可以通过两组症状加以确认:(1)自我感和自我控制感的突然改变或中断(诊断标准 A);(2)反复发作的分离性遗忘(诊断标准 B)。

诊断标准A中的症状与体验中断有关,可影响到个体功能的任一方面。有分离性身份障碍的个体可能报告他们突然人格解体,成为"自己"谈话和行为的观察者,他们可能感觉无力阻止(自我感)。这样的个体可能还会报告感知到了声音(例如,儿童的声音、哭喊、神的声音)。在一些案例中,声音被体验为多重的、困惑的、独立的思想的流动,个体无法控制。强烈的情绪、冲动,甚至言语或其他行动可能突然出现,没有个人归属或控制感(自我控制感)。这些情绪和冲动通常被报告是自我不协调和困惑的。态度、观点和个人偏好(例如,关于食物、活动、服饰)可能会突然间发生变化,然后又变回来。个体可能报告其身体感觉发生了变化(例如,像个小孩,像异性,变得庞大而肌肉发达)。自我感的改变和自我控制感的丧失可能伴随着一种感觉,觉得他们的态度、情感和行为——甚至自己的身体——都"不是我的",并且/或者"不受我的控制"。尽管诊断标准A中的多数症状是主观的,许多在言语、情感和行为上的不连续仍然可以被家人、朋友或临床工作者观察到。在一些分离性身份障碍的表现中,非痫性发作和其他转换症状是明显的,特别是在非西方的环境下。

有分离性身份障碍的个体的分离性遗忘症可以表现为三种主要的形式:(1)有关个人生活事件的远期记忆有缺口(例如,儿童期或青少年期的记忆;一些重要的生活事件,例如祖父母去世,结婚,生子);(2)可靠记忆的缺失(例如,今天发生的事情,熟练掌握的技能,像如何做自己的工作、使用电脑、阅读、驾驶);(3)可发现他们无法记起日常活动和任务的证据(例如,在他们的购物袋或所有物中发现无法解释的物品;发现他们自己创作的令人费解的书写或绘画作品;发现受伤处;在做某些事情的过程中"突然苏醒")。分离性漫游症(游离性漫游),也就是个体发现自己在进行分离性的旅行,是常见的。因此,有分离性身份障碍的个体或许会报告他们突然发现自己在沙滩上、在工作、在夜总会或在家里的某个地方(例如,在壁橱里,在床上或沙发上,在角落里),却完全记不起他们是如何到达那里的。有分离性身份障碍的个体的遗忘不局限于应激性或创伤性事件:这些个体通常也不能回忆起日常事件。

有分离性身份障碍的个体对于他们的遗忘的觉知和态度各有不同。这些个体通常对他们的遗忘症状轻描淡写。他们的一些遗忘行为对于他人可能是明显的——这些人不能回忆起被他人目击到的行动或言语,他们不能回忆起自己的名字,或他们不认识自己的配偶、子女或亲近的朋友。

在分离性身份障碍中,附体形式的身份通常表现出一些行为,看似被"精灵"、超自然的力量或外在的人所控制,以致个体开始用截然不同的方式说话或行动。例如,个体可能显示了她的身份已经被多年前本社区一个自杀身亡的女孩的"幽灵"所代替,谈话和行为正如那个女孩活着时一样。或者是个体被魔鬼或神灵"控制",导致严重的损害,并且要求个体或亲属为过去的行为受到惩罚,随之发生更多微妙的身份改变。然而,全世界绝大部分附体的状态是正常的,通常是宗教实践的一部分,不符合分离性身份障碍的诊断标准。那些产生于附体形式分离性身份障碍中的身份可以反复出现,它们是个体不想要的、不自主的,导致临床显著的痛苦或损害(诊断标准 C),它不是被广泛接受的文化或宗教实践中的正常部分(诊断标准 D)。

支持诊断的有关特征

有分离性身份障碍的个体通常与抑郁、焦虑、物质使用、自我伤害、非痫性发作或其他常见症状共病。他们通常隐瞒或并不完全觉知意识的破坏、遗忘或其他分离性症状。许多有分离性身份障碍的个体报告有分离性闪回,在闪回期间,他们重新生活在先前的事件中,仿佛它就发生在现在,经常伴有身份的改变,与目前的现实部分或全部失去联系或定向障碍,随后遗忘闪回的内容。有该障碍的个体通常报告在儿童期和成人期曾遭遇多种类型的人际虐待。造成巨大影响的早期生活事件中,也有非虐待的形式,例如多种漫长而痛苦的早年医疗操作,同样也可能被报告。自残和自杀行为很常见。在标准化测评中,与其他临床组和健康控制组相比,这些个体报告了更高水平的可催眠性和分离性特征。一些个体出现短暂的精神病性现象或发作。分离性身份障碍涉及几个脑区,包括眶额叶皮层、海马、海马旁回和杏仁核。

患病率

在一项小型的美国社区研究中,成年人分离性身份障碍 12 个月的患病率为 1.5%。在上述样本中,跨性别的患病率,男性为 1.6%,女性为 1.4%。

发展与病程

分离性身份障碍与超出承受能力的体验、创伤性事件和/或发生于儿童期的虐待有关。该障碍的完整特征可能首次出现在几乎任何年龄(从最早的儿童期到晚年)。儿童期发生的分离可能导致记忆、注意力、依恋和创伤游戏方面的问题。然而,儿童一般不会表现出身份的改变;反之,他们主要呈现出精神状态的重叠和干扰(诊断标准 A 的现象),并伴随与体验中断相关的症状。青少年突发的身份改变可能只是体现了青春期的骚动或其他精神障碍的早期阶段。老年人寻求治疗,可能表现为晚期心境障碍、强迫症、偏执狂、精神病性心境障碍,甚至是由于分离性遗忘症所致的认知障碍。在一些案例中,破坏性情感和记忆可能随着年龄的增长逐渐侵入觉知。

心理的失代偿和明显的身份改变可能被以下事件激发:(1) 离开创伤环境(例如,离开家);(2) 个体的孩子达到了个体曾受虐待或创伤的年龄;(3) 后来的创伤经历,即使是看似没有严重后果的,例如一次轻微的交通事故;(4) 施虐者的死亡或罹患致命性疾病。

风险与预后因素

环境的:人际的躯体和性虐待与分离性身份障碍的风险增高有关。在美国、加拿大和欧洲,有该障碍的个体中,儿童期被虐待和忽视的发生率约为 90%。其他形式的创伤性经历也曾被报告，包括儿童期医疗操作和外科手术、战争、儿童卖淫和恐怖事件。

病程影响因素： 持续的虐待，生命晚期的再创伤，与其他精神障碍的共病，严重的躯体疾病，以及恰当治疗的延迟，都可能导致不良预后。

文化相关的诊断问题

分离性身份障碍的许多特征都会受到个体文化背景的影响。有该障碍的个体可能表现出显著的医学上无法解释的神经系统症状，例如非痫性发作、瘫痪或感觉丧失，这些症状在特定的文化环境中是常见的。类似的，在某些环境中，合乎规范的附体很常见（例如，在发展中国家的农村地区，在美国和欧洲特定的宗教团体中），分化的身份可能以被精灵、神灵、魔鬼、动物或其他神话人物附体的形式表现出来。文化适应或跨文化的持续性接触可以塑造其他身份的特征（例如，印度身份可能只讲英文、穿西服）。附体形式的分离性身份障碍可以与文化中可接受的附体状态相区分，前者是不自主的、痛苦的、无法控制的、经常反复出现或持续；涉及个体与其家庭、社会或工作环境之间的冲突；并且在某些时间和地点，违背了当地文化或宗教的规范。

性别相关的诊断问题

在成年人的临床场所中，有分离性身份障碍的女性居多，但在儿童的临床场所则不然。有分离性身份障碍的成年男性可能否认他们的症状和创伤史，可以导致假阴性诊断率升高。有分离性身份障碍的女性更频繁地出现急性分离状态[例如，闪回、遗忘、漫游、功能性神经（转换）症状、幻觉、自残]。男性通常比女性展示出更多的犯罪或暴力行为；在男性中，激发急性分离状态的事件一般包括战斗、监狱环境和躯体或性攻击。

自杀风险

超过70%的有分离性身份障碍的门诊患者曾经企图自杀；多次企图自杀是常见的，其他自残行为也经常发生。当个体对过去的自杀行为存在遗忘，或当前身份不想自杀，也没有觉知到其他分离性身份想自杀时，自杀风险评估可能变得较为复杂。

分离性身份障碍的功能性后果

损害存在广泛的变异，从表面上的轻微损害（例如，在高功能的专业人士中）到严重损害。无论残疾水平如何，有分离性身份障碍的个体通常会对他们的分离性和创伤后症状的影响轻描淡写。高功能个体的症状可能损害其亲属、婚姻、家庭和养育子女的功能，超过对他们的职业和专业的损害（尽管后者可能也会受到影响）。经过恰当治疗，许多有损害的个体在职业和个人生活方面都表现出显著的改善。然而，一些个体在大多数日常活动中仍有高度的损害。这些个体对治疗的反应十分缓慢,他们的分离性和创伤后症状逐渐减少,或是对这些症状的耐受性逐渐增强。长期的支持治疗可能逐渐提升这些个体管理他们的症状的能力和减少更多约束性照料的使用。

鉴别诊断

其他特定的分离障碍: 分离性身份障碍的核心是身份的分离,伴有反复的意识功能和自我感的破坏。分离性身份障碍与一种形式的其他特定的分离障碍有共同的核心特征,后者通过存在尚未达到分离性身份障碍的诊断标准 A 的慢性或反复的混合性分离症状,或未伴有反复的遗忘,与分离性身份障碍相鉴别。

重性抑郁障碍: 有分离性身份障碍的个体经常是抑郁的,他们的症状看起来符合重性抑郁发作的诊断标准。详细的评估表明,在一些案例中,该抑郁不符合重性抑郁障碍的全部诊断标准。在有分离性身份障碍的个体中,其他特定的抑郁障碍通常有一个重要特征: 抑郁心境和认知是波动的,由于他们能在某些身份状态中体验到,而在其他身份状态中体验不到。

双相障碍: 有分离性身份障碍的个体通常被误诊为某种双相障碍,最常见的是双相Ⅱ型障碍。有该障碍的个体相对快速的心境转变——与在有双相障碍的个体中常见的慢性心境改变相反,通常发生于数分钟或数小时内——由于在不同的分离性状态中主观的心境改变所致,有时伴有激活水平的波动。而且,在分离性身份障碍中,升高或抑郁的心境与明显的身份相连接,因此,一种或其他的心境可能在一个相对较长的时间(通常是数天)内占主导或在数分钟内发生改变。

创伤后应激障碍: 一些有创伤的个体既有创伤后应激障碍,又有分离性身份障碍。因此,关键在于鉴别仅有 PTSD 的个体和既有 PTSD 又有分离性身份障碍的个体。该鉴别诊断要求临床工作者确定是否存在分离性症状,该症状不是急性应激障碍或 PTSD 的特征。一些有 PTSD 的个体表现出的分离性症状,也会出现在分离性身份障碍中: (1) 对创伤某些方面的遗忘;(2) 分离性闪回(即创伤再经历,对于自己当前定向的觉知减弱);(3) 侵入和回避症状,认知和心境的负性改变,聚焦于创伤事件的高度唤醒。另一方面,有分离性身份障碍的个体表现出的分离性症状,并非 PTSD 的表现: (1) 遗忘许多日常事件(即非创伤性事件);(2) 分离性闪回,随后可能遗忘闪回的内容;(3) 破坏性侵入(与创伤性素材无关)通过分离性身份状态进入个体的自我感和自我控制感;(4) 不同的分离性身份状态之间不频繁的、完全的改变。

精神病性障碍: 分离性身份障碍可能与精神分裂症或其他精神病性障碍相混淆。分离性身份障碍的那些拟人化的、内部的、交流式的声音,特别是儿童(例如,我听到一个小女孩在壁橱里哭喊,一个愤怒的男人在对她吼叫),可能会被误认为是一种精神病性的幻觉。身份的分化或附体的体验,以及觉知到无法控制自我思维、感觉、冲动和行为,可能与思维形式障碍,例如思维被插入或被撤走的表现相混淆。有分离性身份障碍的个体也可能报告视觉、触觉、嗅觉、味觉和躯体的幻觉,它们通常与创伤后和分离性因素有关,例如部分闪回。有分离性身份障碍的个体体验这些症状是由于交替的身份所致，这些现象不能用妄想来解释，而且通常以拟人化的方式来描述（例如，我感觉似乎有人想用我的眼睛哭泣）。在分离性身份障碍中，与抑郁症状有关的迫害和贬低的声音可能被误诊为重性抑郁伴精神病性特征。那些破坏思维过程的混乱性身份改变和急性侵入，通过分离性症状占主导和对发作的遗忘，可与短暂性精神病性障碍相鉴别，危机过后的诊断性评估可以帮助确诊。

物质/药物所致的障碍：如果物质被判断为在病因上与该紊乱相关，那么与物质的生理效应有关的症状就可与分离性身份障碍相鉴别。

人格障碍：有分离性身份障碍的个体通常呈现出一些身份，似乎聚集了多种严重的人格障碍的特征，需要与人格障碍进行鉴别诊断，特别是边缘型人格障碍。然而，重要的是，个体人格风格的纵向变化（由于在不同身份中的不一致所致）有别于有人格障碍的个体广泛而持久的情感管理和人际关系方面的功能失调。

转换障碍（功能性神经症状障碍）：该障碍可通过是否存在两种或更多截然不同的人格状态的身份破坏性特征，或附体的体验，与分离性身份障碍相鉴别。在转换障碍中，分离性遗忘更有限和更局限（例如，对非痫性发作的遗忘）。

惊厥障碍：有分离性身份障碍的个体可能出现惊厥样症状和行为，类似于颞叶病灶的复杂部分性发作。其中包含似曾相识症（déjà vu）、旧事如新症（jamais vu）、人格解体、现实解体、灵魂出窍体验、遗忘、意识中断、幻觉以及其他感受、情感和想法侵入的现象。正常的脑电图发现，包括自动测量记录传导，将非痫性发作与分离性身份障碍的惊厥样症状相鉴别。而且，有分离性身份障碍的个体获得了很高的分离性得分；反之，复杂部分性发作则不是。

做作性障碍与诈病：那些假装罹患分离性身份障碍的个体不会报告该障碍特征性的轻微的侵入性症状；而是倾向于过度报告该障碍广为人知的症状，例如分离性遗忘，同时过少地报告不为人知的共病症状，例如抑郁。相对而言，假装分离性身份障碍的个体显得不被障碍所困扰，甚至看似很享受“有”该障碍。作为对比，真正患有分离性身份障碍的个体对其症状感到害羞，难以承受这些症状，较少报告或否认他们的症状。连续的观察、证实病史、更密集的测评和心理评估对于最终的诊断很有帮助。

诈病为分离性身份障碍的个体通常伪造有限的、刻板化的交替身份，伴以假装的遗忘，与追求获益的事件相关。例如，他们可能呈现一个“完全好的”身份和一个“完全坏的”身份以避免获罪。

共病

许多有分离性身份障碍的个体有共病障碍。如果未曾对分离性身份障碍进行特异的评估和治疗，这些个体通常只得到对共患病的长时间的治疗，伴总体上有限的治疗反应，并由此引发意志消沉和残疾。

有分离性身份障碍的个体通常会显示出大量的共病障碍。特别是大部分还会发展为创伤后应激障碍。其他与分离性身份障碍高度共病的障碍包括抑郁障碍、创伤与应激相关障碍、人格障碍(特别是回避型和边缘型人格障碍)、转换障碍(功能性神经症状障碍)、躯体症状障碍、进食障碍、物质相关障碍、强迫症和睡眠障碍。身份、记忆和意识的分离性改变可能影响共病障碍的症状表现。

分离性遗忘症

诊断标准 F44.0

A. 不能回忆起重要的个人信息,通常具有创伤或应激性质,且与普通的健忘不一致。

注: 分离性遗忘症通常具有对特定事件的局部的或选择性遗忘;或对身份和生活史的普遍性遗忘。

B. 这些症状引起有临床意义的痛苦,或导致社交、职业或其他重要功能方面的损害。

C. 这些症状不能归因于某种物质(例如,酒精或其他滥用的毒品、药物)的生理效应或神经系统或其他躯体疾病(例如,复杂部分性发作、短暂性全面性遗忘症、闭合性头部损伤/创伤性脑损伤后遗症、其他神经系统疾病)。

D. 该障碍不能用分离性身份障碍、创伤后应激障碍、急性应激障碍、躯体症状障碍,或重度的或轻度的神经认知障碍来更好地解释。

编码备注: 无分离性漫游的分离性遗忘症的编码是 F44.0。分离性遗忘症伴分离性漫游的编码是 F44.1。

标注如果是:

F44.1 伴分离性漫游: 似乎有目的地旅行或与遗忘身份或其他重要个人信息有关的漫无目标的游荡。

诊断特征

分离性遗忘症的基本特征是没有能力回忆起重要的自我经历的信息:(1)原本应该成功储存在记忆中,且(2)通常容易回忆起来。分离性遗忘症不同于由于神经生物学损害或中毒所致的永久性遗忘,它们会妨碍记忆的存储或提取,前者的遗忘通常可以逆转,因为记忆已经被成功存储。

局部性遗忘,无法回忆起某一时间段的事件,是分离性遗忘症最常见的形式。局部性遗忘可能比仅仅遗忘一次创伤性事件更为宽泛(例如,与儿童虐待或强烈的战斗有关的数月或数年的情况)。在*选择性遗忘*中,个体可以回忆起特定时期事件的一些情况,但并非全部。因此,个体可能记得创伤性事件的某一部分,而不是其他部分。一些个体报告既有局部性遗忘,又有选择性遗忘。

广泛性遗忘,对个人生活史的完全遗忘是罕见的。有广泛性遗忘症的个体可能遗忘个人的身份。一些个体失去了先前拥有的有关世界的知识(即语义知识)不再能使用曾经熟练掌握的技能(即程序性知识)。广泛性遗忘症急性起病,个体表现出困惑、定向障碍以及无目的的漫游,经常引起警察或精神科急诊服务的关注。

广泛性遗忘症在参战的退伍军人、性侵犯的受害者和经历过极端情绪应激或冲突的个体中更为常见。

有分离性遗忘症的个体通常没有意识到(或只是部分意识到)他们的记忆问题。许多个体,特别是那些有局部性遗忘的个体,对他们记忆丧失的重要性轻描淡写,而且在被问到该问题时感到不舒服。在*系统性遗忘症*中,个体失去了对特定类别信息的记忆(例如,所有与个人家庭、特定人物或儿童期性虐待相关的记忆)。在*持续性遗忘症*中,个体就会遗忘每一个新发生的事件。

支持诊断的有关特征

许多有分离性遗忘症的个体构建和维护满意的人际关系的能力受到慢性损害。创伤、儿童期虐待和受害的病史是常见的。一些有分离性遗忘症的个体报告分离性闪回(即行为上再次体验创伤性事件)。许多个体曾有自残、自杀企图和其他高危行为的病史。抑郁和功能性神经症状是常见的,例如人格解体、自我催眠症状和高度的可催眠性。性功能失调是常见的。轻度脑损伤可能先于分离性遗忘症。

患病率

在一项小型的美国社区研究中,成年人分离性遗忘症 12 个月患病率为 1.8%(男性为 1.0%,女性 2.6%)。

发展与病程

广泛性遗忘症通常是突发的。关于局部和选择性遗忘症起病的情况,人们了解较少,因为这些遗忘症并不明显,即使对于患病个体自身也是如此。尽管令人不知所措或难以承受的事件通常先于局部性遗忘症,其起病也可能延迟数小时、数天或更长时间。

个体可能报告多次发作的分离性遗忘症。一次单独的发作可能促使未来的发作。在两次遗忘症发作期间,个体可能会,也可能不会表现出急性症状。遗忘事件的持续时间可以从数几分钟到数十年。一些分离性遗忘症的发作可以快速消失(例如,当个体离开战争或其他应激性情境时),而另外一些发作会持续较长时间。多年后,一些个体可能逐渐地回忆起分离性记忆。分离性能力可能随着年龄的增长而下降,但并非总是如此。随着遗忘症的缓解,可能会产生巨大的痛苦、自杀行为和创伤后应激障碍的症状。

在儿童、青少年和成年人中都可以观察到分离性遗忘症。儿童可能最难以评估,因为他们通常难以理解有关遗忘症的问题,而且访谈者可能发现难以提出适合儿童的有关记忆和遗忘的问题。分离性遗忘症的表象通常难以与注意力不集中、专注于自我、焦虑、对立障碍和学习障碍相区别。可能需要几种来自不同信息源(例如,教师、治疗师、案例管理者)的报告以诊断儿童中的遗忘症。

风险与预后因素

环境的: 单一或多次的创伤经历(例如,战争、儿童期虐待、自然灾害、集中营羁押、种族灭绝)是常见的经历。分离性遗忘症的发生更容易伴随:(1) 儿童期的不幸经历,特别是身体和/或性虐待;(2) 人际暴力;(3) 增强的创伤严重程度、频率和暴力程度。

遗传与生理的: 尚无与分离性遗忘症有关的遗传研究。有关分离的研究报告了在临床和非临床样本中都存在显著的遗传和环境因素。

病程影响因素: 离开涉及分离性遗忘症的创伤环境(例如,战斗环境)可能带来记忆的快速恢复。有分离性漫游的个体的记忆丧失可能尤为难治。PTSD 症状的起病可能减少特定的选择性或系统性的遗忘。然而,恢复的记忆可能被体验为闪回,它与对闪回内容的遗忘交替发生。

文化相关的诊断问题

在亚洲、中东和拉丁美洲,非痫性发作和其他功能性神经症状可能伴随着分离性遗忘症。在高度限制性的社会文化中,分离性遗忘症的触发因素通常不涉及明显的创伤。而在遗忘症之前常有严重的心理应激或冲突(例如,婚姻冲突、其他家庭紊乱、依恋问题、由于限制或压制所致的冲突)。

自杀风险

在有分离性遗忘症的个体中,自杀和其他自毁性行为很常见。当遗忘症突然缓解,难以承受的回忆使个体不知所措时,自杀行为可能是一种特定的风险。

分离性遗忘症的功能性后果

有局部性、选择性或系统性分离性遗忘症的个体的损害程度从有限的到严重的。有慢性广泛性分离性遗忘症的个体通常在各种功能方面都存在损害。即使当这些个体"重新学习"他们生活史的各个方面时,他们自我经历的记忆仍然保持严重的损害。大部分个体在职业和人际关系上失能。

鉴别诊断

分离性身份障碍: 有分离性遗忘症的个体可能报告人格解体和自我催眠的症状。有分离性身份障碍的个体报告自我感和自我控制感的广泛性中断,伴随许多其他分离性症状。有局部性、选择性和/或系统性分离性遗忘症的个体的遗忘相对稳定。分离性身份障碍中的遗忘包括遗忘日常事件,认定不明原因的附体,技能与知识的突然波动,生活史回忆中的重大缺口,以及人际互动中短暂的遗忘缺口。

创伤后应激障碍: 一些有 PTSD 的个体无法部分或全部地回忆起特定的创伤性事件(例如,有人格解体和/或现实解体症状的强奸受害者,不能回忆起强奸案发生当天的大部分事件)。当遗忘超出创伤性事件的即刻时间时,应给予共病的分离性遗忘症的诊断。

神经认知障碍：在神经认知障碍中，有关个人信息的记忆丧失通常包含在认知、语言、情感、注意力和行为紊乱中。在分离性遗忘症中，记忆的缺陷主要是自我经历的信息；而智力和认知能力是被保留的。

物质相关障碍：在反复的酒精或其他物质/药物中毒的情况下，可能出现"一过性黑蒙"发作或在一段时间内，个体没有记忆。为了将这些发作与分离性遗忘症相区别，记录仅发生在中毒情况下而不发生在其他情境中的遗忘发作的纵向病史，可以帮助确认为物质所致；然而，当有分离性遗忘症的个体在那些可能加重分离性症状的应激性情况下，滥用酒精或其他物质时，则难以鉴别。一些有共病的分离性遗忘症和物质使用障碍的个体会将他们的记忆问题仅仅归因于物质使用。长期使用酒精或其他物质可能导致物质所致的神经认知障碍，它可能与损害的认知功能有关，但在这种情况下，长期的物质使用的病史和与神经认知障碍有关的持续性缺陷，可以用来与分离性遗忘症相鉴别，后者在智力功能方面通常没有持续损害的证据。

由于脑损伤所致的创伤后遗忘：当头部受到撞击或有颅内大脑快速移动或移位的其他机制时，遗忘可能出现在创伤性脑损伤的背景下。创伤性脑损伤的其他特征包括意识丧失、定向障碍和困惑，或在更严重的案例中，出现神经性体征（例如，神经影像异常，新近发生的惊厥，或先前存在的惊厥障碍显著加重，视野缺损、嗅觉缺失）。归因于创伤性脑损伤的神经认知障碍必须紧随着脑损伤而出现，或是紧随着个体损伤后意识的恢复而出现，持续时间超过急性损伤后的时间。创伤性脑损伤后出现的神经认知障碍的认知表现存在变异，包括在复杂注意力、执行功能、学习和记忆领域的困难，以及信息加工速度的减慢和社会认知的紊乱。这些额外的特征可以帮助它与分离性遗忘症相鉴别。

惊厥障碍：有惊厥障碍的个体在发作期间或过后可能出现复杂的行为，伴随后续的遗忘。一些有惊厥障碍的个体从事无目的的漫游，局限于发作活动期间。相反，分离性漫游过程中的行为通常是有目的的、复杂的、目标导向的，经常持续数天、数周或更长时间。有惊厥障碍的个体偶尔报告在发作进展中，早期自我经历的记忆已经被"抹去"。这种记忆丧失与创伤性情境无关，看似随机出现。连续的脑电图通常会发现异常。遥感脑电监测通常揭示了在遗忘发作与惊厥活动之间的关系。分离性和癫痫性遗忘可以共存。

紧张性木僵：紧张性木僵中的缄默可能提示分离性遗忘，但没有无法回忆。通常也存在其他紧张症的症状（例如，僵直、作态、违拗）。

做作性障碍与诈病：没有单项测评、系列测评和成套程序来区分分离性遗忘症与假装的遗忘症。即使在催眠或巴比妥类药物协助的访谈中，仍然发现有做作性障碍或诈病的个体继续他们的欺骗。假装的遗忘症更常见于有下述问题的个体：(1) 急性的、明显的分离性遗忘症；(2) 财务的、性的、法律的问题；(3) 企图逃离应激性情境。真正的遗忘可能同样与这些环境有关。许多诈病的个体自发地坦白或在面对质问时坦白。

正常并与年龄相关的记忆改变：在重度和轻度的神经认知障碍中，记忆衰退不同于那些有分离性遗忘症的个体，后者通常与应激性事件有关，且更特异、广泛和/或复杂。

共病

当分离性遗忘症开始缓解，多种情感现象可能出现：烦躁、悲伤、愤怒、羞愧、内疚、心理冲突和紊乱、自杀和杀人的观念、冲动和行为。这些个体可能出现一些症状，在当时符合持续性抑郁障碍(恶劣心境)、重性抑郁障碍、其他特定的或未特定的抑郁障碍、适应障碍伴抑郁心境、适应障碍伴混合型情绪和行为紊乱的诊断标准。许多有分离性遗忘症的个体在生命某个节点发展为 PTSD，特别是那些被遗忘的创伤性经历重新进入意识的觉知时。

许多有分离性遗忘症的个体的症状符合共病的躯体症状或相关障碍的诊断标准(反之亦然)，包括躯体症状障碍和转换障碍(功能性神经症状障碍)。许多有分离性遗忘症的个体的症状符合人格障碍的诊断标准，特别是依赖型、回避型和边缘型人格障碍。

人格解体/现实解体障碍

诊断标准 F48.1

A. 存在持续的或反复的人格解体或现实解体的体验或两者兼有：
   1. 人格解体：对个体的思维、情感、感觉、躯体或行动的不真实的、分离的或作为旁观者的体验(例如，感知的改变，时间感的扭曲，自我的不真实或缺失，情感和/或躯体的麻木)。
   2. 现实解体：对环境的不真实的或分离的体验(例如，感觉个体或物体是不真实的、梦样的、模糊的、无生命的或视觉上扭曲的)。

B. 在人格解体或现实解体的体验中，其现实检验仍然是完整的。

C. 这些症状引起有临床意义的痛苦，或导致社交、职业或其他重要功能方面的损害。

D. 该障碍不能归因于某种物质(例如，滥用的毒品、药物)的生理效应或其他躯体疾病(例如，惊厥发作)。

E. 该障碍不能用其他精神障碍来更好地解释，例如，精神分裂症、惊恐障碍、重性抑郁障碍、急性应激障碍、创伤后应激障碍或其他分离障碍。

诊断特征

人格解体/现实解体障碍的基本特征是持久或反复发作的人格解体、现实解体或两者皆有。人格解体的发作特征性地表现为不真实的感觉，或与完整的自我或自我的某个方面脱离，或感到陌生(诊断标准 A1)。个体可能感觉到与他或她整体的人相脱离(例如，“我不是任何人”“我没有自我”)。他也可能主观上感觉到与自我的某个方面相脱离，包括感觉（例如，低情绪性："我知道我有感觉，但我却感觉不到"）、想法（例如，"我的想法似乎不是我自己的""脑袋里塞满了棉花"），整个躯体或部分躯体或感觉（例如，触觉、本体感觉、饥饿、口渴、力比多）。也可能出现控制感的减弱（例如，感觉自己很机械、像机器人；缺少对自我言语和行动的控制）。人格解体有时被体验为自我分裂，其中一个在观察，另一个在参与，是通常所说的"灵魂出窍体验"最极端的形式。"人格解体"的单一症状是由几个症状因素组成：异常的躯体体验（即不真实的自我感和感知的改变）；情绪或躯体的麻木；以及时间上的扭曲，伴有异常的主观的回忆。

现实解体的发作特征性地表现为不真实的感觉，或与世界相脱离或变得陌生，例如，从个体、无生命的物体或周围环境中脱离（诊断标准 A2）。个体可能感觉他好像在雾里、梦里或气泡里，或是感觉似乎在个体和周围世界之间有一层纱或一面玻璃墙。周围可能被体验为人造的、无色的或无生命的。现实解体通常伴有主观视觉扭曲，例如模糊、高度敏锐、变宽或变窄的视野、二维或平面、夸大的三维，或距离改变、物体大小改变（即视物显大症或视物显小症）。听觉扭曲也会发生，觉得噪音或声音被静音或增强。此外，诊断标准 C 要求存在临床显著的痛苦或社交、职业或其他重要领域的功能损害，诊断标准 D 和诊断标准 E 描述了需要排除的诊断。

支持诊断的有关特征

有人格解体/现实解体的个体可能难以描述他们的症状，可能认为他们是"疯了"或"快疯了"。其他常见的体验是害怕发生不可逆的脑损伤。常见的有关症状是主观的时间感的改变（即太快或太慢），和主观地难以形象地回忆起过去的记忆，以及认为它们是个人的或情绪性的。模糊的躯体症状，例如，脑袋满了，有刺痛感，或头晕眼花，是常见的。个体可能有极端的思维反刍或强迫的先占观念（例如，持续性地有关于他们是否真实存在的强迫思维或检查他们的知觉以确定它们是否是真实的）。不同程度的焦虑和抑郁也是常见的有关特征。有该障碍的个体被发现对于情绪刺激的生理反应较弱。情绪的神经机制包括下丘脑-垂体-肾上腺轴、顶下小叶和前额叶皮层-边缘环路。

患病率

在普通人群中，一过性的人格解体/现实解体症状通常持续数小时或数天。人格解体/现实解体障碍 12 个月患病率被认为显著低于一过性的症状，尽管尚未获得有关该障碍的精确评估。一般而言，约有半数成年人生命中至少经历过一次人格解体/现实解体的发作。然而，症状学上完全符合人格解体/现实解体障碍诊断标准的，显著少于一过性症状。美国和其他国家终生患病率约为 2%（范围从 0.8%—2.8%）。该障碍的性别比率为 1∶1。

发展与病程

人格解体/现实解体障碍平均起病年龄为 16 岁，尽管该障碍可在儿童早期或中期起病;少数个体能够回忆起曾经有过该症状。少于 20%的个体在 20 岁后起病,只有 5%的个体在 25 岁以后起病。40 岁或更晚起病则十分罕见。起病过程可以是非常突然的,也可以是渐进的。人格解体/现实解体障碍的病程可以有很大的差异,从短暂的(数小时或数天)到长期的(数周、数月或数年)。考虑到在 40 岁后起病是罕见的,应仔细检查该案例是否有潜在的躯体疾病(例如,脑损伤、惊厥障碍、睡眠呼吸暂停)。该障碍的病程通常是持续的。约 1/3 的案例涉及明确的发作,另 1/3 从一开始就有持续的症状;而最后 1/3 从开始的发作演变为持续性的病程。

在一些个体中,症状的强度时强时弱,而其他个体则报告强度上没有变化,在极端的案例中,症状可能持续存在数年或数十年。影响症状强度的内部因素或外部因素有较大的个体差异,尽管也观察到了一些典型的模式。该障碍可以被应激、恶化的心境或焦虑症状,新的或过度刺激的环境,或躯体因素,例如,睡眠的减少或缺乏所加剧。

风险与预后因素

气质的:有人格解体/现实解体障碍的个体特征性地表现为回避伤害的气质、不成熟的防御机制,以及脱节或过度连接的模式。不成熟的防御机制,例如,理想化/贬低,投射、付诸行动、对现实的否认和不良的适应。认知脱节模式反映了缺陷和情绪化的抑制,并包含虐待、忽视和剥夺的主题。过度连接模式涉及受损的自主性,伴随的主题为依赖性、易患性和无能力。

环境的:在相当多的个体中,该障碍和儿童期人际创伤之间存在明确的关联,在创伤的性质方面,这一关联不像在其他分离性障碍,例如,分离性身份障碍中,那么普遍或极端。特别是情感虐待和情感忽视,与该障碍有最强烈和一贯性的关联。其他应激源可能包括躯体虐待,目击家庭暴力,被伴有精神障碍、功能严重损害的父母抚养长大;家庭成员或好友意料之外的死亡或自杀。性虐待并不常见但也可能发生。该障碍最常见的触发因素是严重的应激(人际关系的,经济的,职业的),抑郁、焦虑(特别是惊恐发作),以及毒品使用。症状可能明确由物质所致,例如,四氢大麻酚、致幻剂、克他命、MDMA(3,4-亚甲基-二氧基甲基苯丙胺、"摇头丸")和鼠尾草。大麻的使用可能同时促发新发作的惊恐发作和人格解体/现实解体症状。

文化相关的诊断问题

意志所致的人格解体/现实解体的体验可以是冥想的一部分,在许多宗教和文化中普遍存在,不应诊断为该障碍。然而,也有个体刚开始是有意地诱发这些状态,但一段时间后却对状态失去控制,可能发展为对相关实践的恐惧和厌恶。

人格解体/现实解体障碍的功能性后果

人格解体/现实解体障碍的症状令人非常痛苦,并与疾病的严重性有关。这些个体经常表现出平淡的情感和机械的举止,与他们所报告的极度情绪化的痛苦看似不一致。这些损害经常在人际间和职业领域中被体验到，主要由于与他人互动的低情绪状态、主观上难以集中精力和保留信息，以及经常有与生活脱节的感觉。

鉴别诊断

疾病焦虑障碍： 尽管有人格解体/现实解体障碍的个体可以存在模糊的躯体主诉，以及害怕持续性的脑损伤，然而人格解体/现实解体障碍的诊断特征性地存在一系列典型的人格解体/现实解体的症状，以及缺少疾病焦虑障碍的其他表现。

重性抑郁障碍： 麻木感，无生气、冷漠和感觉在梦中，在重性抑郁发作中也很常见。然而，在人格解体/现实解体障碍中，这些症状与该障碍进一步的症状有关。如果人格解体/现实解体明确地发生在重性抑郁障碍之前，或明确地在重性抑郁障碍痊愈之后持续，就可给予人格解体/现实解体障碍的诊断。

强迫症： 一些有人格解体/现实解体障碍的个体可能产生对他们主观体验或发展出检测他们症状状态仪式的强迫性先占观念。然而，其他与人格解体/现实解体障碍无关的强迫症症状不会出现。

其他分离性障碍： 要诊断人格解体/现实解体障碍，症状不应发生在其他分离性障碍的情境下，例如，分离性身份障碍。与分离性遗忘症和转换障碍(功能性神经症状障碍)的鉴别更为简单，因为这些障碍的症状与人格解体/现实解体障碍的症状并无重叠。

焦虑障碍： 人格解体/现实解体是惊恐发作的症状之一，随着惊恐发作越来越严重，该症状也会更为常见。因此，当该症状仅出现于作为惊恐障碍、社交焦虑障碍或特定恐怖症的一部分的惊恐发作时，就不应诊断为人格解体/现实解体障碍。此外，人格解体/现实解体症状首先出现在新发生的惊恐发作的背景下，或当惊恐障碍进展并加重时，是常见的。在下述情况中，可给予人格解体/现实解体障碍的诊断，如果：(1) 临床表现中的人格解体/现实解体部分从一开始就非常显著，明显超过了应出现在惊恐发作中的病程和强度；或(2) 在惊恐障碍缓解或被成功治疗后，人格解体/现实解体持续存在。

精神病性障碍： 针对人格解体/现实解体症状，存在完整的现实检验能力，是鉴别人格解体/现实解体症状与精神病性障碍的关键。少数情况下，当虚无妄想存在时，阳性症状的精神分裂症就对诊断提出挑战。例如，个体可能主诉自己已经死去或这个世界不真实；这可以是主观体验，且个体知道它并不真实，或是一种妄想性的坚信。

由于物质/药物所致的障碍： 在急性中毒或戒断期间，与物质生理效应有关的人格解体/现实解体不能诊断为人格解体/现实解体障碍。最常见的触发性物质是毒品，例如，大麻、致幻剂、克他命、摇头丸和鼠尾草。在人格解体/现实解体障碍的所有案例中，约 15%是由于摄取这类物质而促发的。如果没有进一步的物质或药物使用，症状仍持续相当长的时间，就可诊断为人格解体/现实解体障碍。这种状况通常比较容易确诊，因为绝大多数有这样的症状的个体变得对激发症状的物质高度恐惧和厌恶而不再使用。

由于其他躯体疾病所致的精神障碍：在任何个体中，在40岁之后起病或存在非典型症状和病程的特征，都提示可能有潜在的躯体疾病。在这些案例中，有必要进行细致的医学和神经系统评估，包括标准的实验室检查，病毒浓度测定，以及脑电波检测，前庭测试，视觉测试，睡眠检查和/或脑部影像检查。由于怀疑有潜在的惊厥障碍难以确认时，可能需要进行动态脑电图检测；尽管最常见的是颞叶癫痫，但顶叶癫痫和额叶癫痫也可能有关。

共病

在许多研究人格解体的成年人样本中，终生的共病最常见为单极抑郁障碍和任意类型的焦虑障碍，样本中有相当大的比例兼有这两种障碍。与创伤后应激障碍的共病较低。三种最常见的同时出现的人格障碍为回避型、边缘型和强迫型。

其他特定的分离障碍

F44.89

此类型适用于那些临床表现，它们具备分离障碍的典型症状，且引起有临床意义的痛苦，或导致社交、职业或其他重要功能方面的损害，但未能符合分离障碍类别中任何一种疾病的诊断标准。可在下列情况使用其他特定的分离障碍这一诊断：临床工作者选择用它来交流未能符合任一种特定的分离障碍的诊断标准的特定原因。通过记录"其他特定的分离障碍"，接着记录其特定原因[例如，"分离性恍惚症(游离性恍惚)"]来表示。

能够归类为"其他特定的分离障碍"的示例如下。

1. 混合性分离症状的慢性和复发性综合征：此类别包括与较不明显的自我感和自我控制感的中断有关的身份紊乱或身份改变或附体发作，个体报告没有分离性遗忘。

2. 由于长期的和强烈的胁迫性说服所致的身份紊乱：个体一直受到强烈的胁迫性说服(例如，洗脑、思想改造、当俘虏时被教化、酷刑、长期的政治性监禁、被教派/邪教或恐怖组织招募)，可以表现为长期的身份改变或有意识地质疑自己的身份。

3. 对应激性事件的急性分离性反应：此类别适用于通常持续少于1个月，有时只有几个小时或几天的急性、一过性状态。这些状况以意识受限、人格解体、现实解体、感知紊乱(例如，时间减速、视物显大)、轻微失忆、一过性木僵和/或感觉运动功能的改变(例如，痛觉缺失、麻痹)为特征。

4. 分离性恍惚症：这种状态是以急性的缩窄或完全丧失对直接环境的感知为特征，表现为对环境刺激极度地反应迟钝或不敏感。反应迟钝可伴有轻微的刻板行为(例如，移动手指)，个体自己不知道和/或无法控制，并出现一过性麻痹或意识丧失。分离性恍惚症并非一个广义的可接受的集体文化或宗教实践的一部分。

未特定的分离障碍

F44.9

此类型适用于那些临床表现,它们具备分离障碍的典型症状,且引起有临床意义的痛苦,或导致社交、职业或其他重要功能方面的损害,但未能符合分离障碍类别中任何一种疾病的诊断标准。此种未特定的分离障碍可在这种情况下使用:临床工作者对未能符合任一种特定的分离障碍的诊断标准的个体选择不给出特定的原因,包括因信息不足而无法做出更特定诊断的情况(例如,在急诊室的环境下)。

躯体症状及相关障碍

躯体症状障碍和其他有突出躯体症状的障碍组成 DSM-5 中的一个新分类，被称为躯体症状及相关障碍。本章包括躯体症状障碍、疾病焦虑障碍、转换障碍（功能性神经症状障碍）、影响其他躯体疾病的心理因素、做作性障碍、其他特定的躯体症状及相关障碍，以及未特定的躯体症状及相关障碍的诊断。本章所有的障碍共享一个普遍特征：与显著痛苦和损害有关的突出的躯体症状。有该障碍并伴有突出躯体症状的个体通常就诊于基本医疗和其他医疗场所，较少到精神科或其他精神卫生服务场所就诊。这些重新概念化的诊断，基于对 DSM-Ⅳ 中躯体形式障碍诊断的重组，对于从事基本医疗和其他医疗（非精神科）的临床工作者更有用。

这一诊断类别中的主要诊断，躯体症状障碍，强调诊断基于阳性症状和体征（痛苦的躯体症状，加上作为对这些症状的反应的异常想法、感觉和行为）而做出，而不是缺少对躯体症状的医学解释。许多有躯体症状障碍的个体的独特特征不是躯体症状本身，而是他们表现和解释躯体症状的方式。整合情感、认知和行为要素进入躯体症状障碍的诊断标准，与单独评估躯体主诉相比，更能综合而精确地反映真实的临床状况。

从 DSM-Ⅳ 到躯体症状及相关障碍的改变背后的原则，对于理解 DSM-5 的诊断标准是非常重要的。DSM-Ⅳ 中躯体形式障碍的术语曾令人感到困惑，如今被躯体症状及相关障碍所取代。在 DSM-Ⅳ 中，躯体形式障碍之间存在大量重叠，诊断边界不够清晰。尽管有这些障碍的个体主要到医疗场所而不是精神卫生服务场所就诊，非精神科医生发现 DSM-Ⅳ 中躯体形式障碍的诊断难以理解和使用。目前的 DSM-5 分类认识到了这种重叠的现象，减少了障碍及其亚群的数量。

先前的诊断标准过度强调医学上不能解释的症状是其中心。这类症状在不同的程度上表现，特别是在转换障碍中，但躯体症状障碍也可以有伴随的确诊的躯体障碍。决定一种躯体症状是医学上无法解释的，其可靠性是有限的，基于缺乏解释而做出的诊断也是有问题的，强化了精神-躯体的二元论。仅仅因为医学病因不能被证明，就给予个体精神障碍的诊断是不恰当的。并且，存在医学诊断不能排除共病的精神疾病（包括躯体症状及相关障碍）的可能性。或许因为主要聚焦于缺少医学解释，个体认为这些诊断是对自己的轻蔑和贬低，暗示着他们的躯体症状不是“真的”。新分类明确了主要诊断，躯体症状障碍，基于阳性症状（痛苦的躯体症状，加上作为对这些症状的反应的异常想法、感觉和行为）。然而，医学上不能解释的症状在转换障碍和假孕（其他特定的躯体症状及相关障碍）中，依然是关键特征，因为在这些障碍中，它可能明确地证明症状与医学的病理生理学不一致。

重要的是，应注意到一些其他精神障碍开始可能主要表现为躯体症状（例如，重性抑郁障碍、惊恐障碍）。这类诊断可能解释该躯体症状，或者它们可能与本章的某种躯体症状及相关障碍伴随出现。有躯体化的个体也存在大量的医学共病。

尽管躯体症状频繁地与心理痛苦和精神病理学有关,但一些躯体症状及相关障碍也可自发出现,其病因仍不清楚。焦虑障碍和抑郁障碍可伴随躯体症状及相关障碍。躯体成分增加了抑郁障碍和焦虑障碍的严重性和复杂性,导致更高的严重性、功能性损害,甚至对传统治疗无反应。在罕见的案例中,先占观念的程度可能如此严重以至于需要考虑诊断为妄想障碍。

许多因素可能促成躯体症状及相关障碍,包括遗传和生物易患性(例如,对疼痛增加的敏感度)、早期创伤经历(例如,暴力、虐待、剥夺)和习得性(例如,通过疾病获取关注,缺少对痛苦的非躯体表达的强化),以及与躯体痛苦相比,一些贬低和污蔑心理痛苦的文化/社会规范。跨文化的医疗保健的不同影响了躯体症状的表现、识别和治疗。症状表现的变化可能是在那些影响个体如何确定和分类躯体感受、觉察疾病及寻求医疗关注的文化背景下,多种因素互动的结果。因此,躯体症状可以被看作在文化和社会背景下,个体痛苦的表现。

所有这些障碍的特征主要聚焦于对躯体的担忧,其初始就诊主要在医疗场所而不是精神卫生服务场所。躯体症状障碍提供了临床更实用的方法,以描述先前被诊断为躯体化障碍的个体。并且,约75%先前被诊断为疑病症的个体,现在被包括在躯体症状障碍的诊断中。然而,约25%有疑病症的个体在缺少躯体症状的情况下,有高度的健康焦虑,许多有该症状的个体并不符合焦虑障碍的诊断标准。DSM-5中疾病焦虑障碍的诊断就是为了后者而设定的。疾病焦虑障碍既可放在这一诊断部分,又可作为一种焦虑障碍。因为强烈聚焦于对躯体的担忧,且因为疾病焦虑障碍最常就诊于医疗场所,为了便于使用,它被列入躯体症状及相关障碍。在转换障碍中,基本特征是在恰当的神经系统评估后,发现与神经病理生理学不一致的神经系统症状。本章还包括影响其他躯体疾病的心理因素。它的基本特征是存在一种或多种有临床意义的、通过增加痛苦、死亡或伤残的风险,负性影响躯体疾病的心理因素或行为因素。像其他躯体症状及相关障碍一样,做作性障碍包含与疾病的觉察和确认相关的持续性问题。在绝大多数被报告的做作性障碍的案例中,包括施加于自己和他人的,个体表现为躯体症状和医学疾病的确证。因此,DSM-5的做作性障碍被包含在躯体症状及相关障碍中。其他特定的躯体症状及相关障碍和未特定的躯体症状及相关障碍包括一些状况,符合躯体症状障碍或疾病焦虑障碍的一些但非全部诊断标准,例如,假孕。

躯体症状障碍

诊断标准 F45.1

A. 1个或多个的躯体症状,使个体感到痛苦或导致其日常生活受到显著破坏。

B. 与躯体症状相关的过度的想法、感觉或行为,或与健康相关的过度担心,表现为下列至少一项:

1. 与个体症状严重性不相称的和持续的想法。
2. 有关健康或症状的持续高水平的焦虑。

3. 投入过多的时间和精力到这些症状或健康的担心上。

C. 虽然任何一个躯体症状可能不会持续存在，但有症状的状态是持续存在的(通常超过 6 个月)。

标注如果是：

主要表现为疼痛(先前的疼痛障碍)：此标注适用于那些躯体症状主要为疼痛的个体。

标注如果是：

持续性：以严重的症状、显著的损害和病期长为特征的持续病程(超过 6 个月)。

标注目前的严重程度：

轻度：只有 1 项符合诊断标准 B 的症状。

中度：2 项或更多符合诊断标准 B 的症状。

重度：2 项或更多符合诊断标准 B 的症状，加上有多种躯体主诉(或一个非常严重的躯体症状)。

诊断特征

有躯体症状障碍的个体通常在当下有多种躯体症状，它是痛苦的，或导致对日常生活的显著破坏(诊断标准 A)，尽管有时只有一个严重症状，最常见的是疼痛。症状可能是特定的(例如，局部疼痛)或相对不特定的(例如，疲乏)。症状有时代表正常的躯体感受或不舒服，一般不预示着严重的疾病。没有明确医学解释的躯体症状，不足以做出该诊断。个体的痛苦是真实的，无论能否被医学解释。

症状可能与其他躯体疾病有关，也可能无关。躯体症状障碍的诊断与同时存在的躯体疾病并不互相排斥，且两者通常同时存在。例如，在没有并发症的心肌梗死之后，个体可能因躯体症状障碍的症状而变得严重失能，即使心肌梗死本身并不导致任何失能。如果存在其他躯体疾病或其他躯体疾病的高发风险(例如，严重的家族史)，与这种状况有关的想法、感觉和行为是过度的(诊断标准 B)。有躯体症状障碍的个体有高水平的关于疾病的焦虑(诊断标准 B)。他们将自己的躯体症状过度评估为有威胁性的、有伤害性的或是麻烦的，经常把自己的健康想象得极为糟糕。即使存在相反的证据，一些个体仍然害怕他们的症状的医学严重性。在一些严重的躯体症状障碍中，对健康的担忧可能是个体生活的中心，成为他们身份的特征，并且主导其人际关系。

个体通常体验到痛苦，主要聚焦于躯体症状及其意义。当被直接问及他们的痛苦时，一些个体会描述它与日常生活的相关性，而其他个体则会否认躯体症状之外任何的痛苦的来源。与健康相关的生活质量通常受损，既包括躯体的又包括精神的。在严重的躯体症状障碍中，受损很明显，并且当其持续时，该障碍可导致衰弱。

通常存在高水平的医疗服务的使用率，这很少能减轻个体的担忧。因此，个体可能因为相同的症状寻求多个医生的服务。这些个体通常对医学干预没有反应，并且新的干预可能只会加重症状。一些有该障碍的个体通常对药物的副作用非常敏感。一些个体感到他们的医学评估和治疗并不充分。

支持诊断的有关特征

认知特征包括注意力聚焦于躯体症状,将正常的躯体感觉归因于躯体疾病(可能伴随灾难性解释),担忧疾病,害怕任何的躯体活动可能损害肢体。相关的行为特征可能包括重复检查身体,查看是否异常,反复寻求医疗帮助和确认,以及回避躯体活动。在严重的、持续性躯体症状障碍中,这些行为性特征最为明显。这些特征通常与为了不同的躯体症状而频繁求助于医疗服务有关。这可能导致在医疗会诊中,个体过度聚焦于对他们躯体症状的担忧,以至于无法转移到其他方面。来自医生的反复确认——说明这些症状并不意味着严重的躯体疾病——通常在短时间内有用,和/或被个体认为,医生没有严肃对待他们的症状。由于聚焦于躯体症状是该障碍的主要特征,有躯体症状障碍的个体通常就诊于一般性医疗健康机构,而不是精神卫生机构。若建议转诊给精神卫生专业人员可能令个体感到惊讶,甚至遭到有躯体症状障碍的个体直率的拒绝。

由于躯体障碍症状与抑郁障碍有关,因此自杀风险升高。尚不清楚与躯体症状障碍有关的自杀风险升高是否独立于伴随的抑郁障碍。

患病率

躯体症状障碍的患病率尚不清楚。然而,估计躯体症状障碍的患病率将高于DSM-Ⅳ中更有限制性的躯体化障碍(<1%),但低于未分化的躯体形式障碍(约19%)。在一般成年人群体中,躯体症状障碍的患病率可能在5%—7%。女性似乎比男性更多地报告躯体症状,因此在女性中躯体症状障碍的患病率可能更高。

发展与病程

在老年人中,躯体症状和同时出现的躯体疾病很常见,诊断标准B的要点是做出这一诊断的关键。在老年人中,躯体症状障碍可能被漏诊,或是因为一些躯体症状(例如,疼痛、疲乏)被考虑为正常老龄化的一部分,或是因为与年轻人相比,在有更多的一般躯体疾病和使用药物的老年人中,关于疾病的焦虑是“可以理解的”。同时出现的抑郁障碍在有许多躯体症状表现的老年人中也很常见。

在儿童中,最常见的症状是反复发作的腹痛、头痛、疲乏和恶心。在儿童中,比成年人更多地呈现一种单一的主要症状。幼儿可能有躯体主诉,但与青少年相比,他们很少主诉“疾病”。父母对症状的反应很重要,因为这可能决定有关的痛苦水平。由父母来决定对症状的解释、有关的离校安排和寻求医疗帮助。

风险与预后因素

气质的: 负性情感(神经质)的人格特征已被确定为一种独立的与大量躯体症状有关/风险因素。共病的焦虑或抑郁是常见的,并可能加重症状和损害。

环境的：躯体症状障碍在受教育较少、社会经济地位较低，以及近期经历了应激性生活事件的个体中更多见。

病程影响因素：持续的躯体症状与下述人口学特征有关（例如，女性、老龄、受教育时间短、社会经济地位低、失业），所报告的性虐待史或其他儿童期逆境，同时出现的慢性躯体疾病或精神障碍[例如，抑郁、焦虑、持续性抑郁障碍（恶劣心境）、惊恐]，社会应激和有利的社会因素，例如，患病福利。影响临床病程的认知因素包括：对疼痛的敏感，对躯体感受的高度关注，以及将躯体症状归因于可能的躯体疾病，而不认为它们是一种正常现象或心理应激。

文化相关的诊断问题

躯体症状在各种不同的"文化相关的综合征"中都很显著。在全世界，基于人群的、基本医疗研究中发现大量的躯体症状，在最常见的、被报告的躯体症状、损害和寻求治疗方面都有相似的模式。在不同的文化中，躯体症状的数量和疾病担忧的关系都是相似的，并且在跨文化中，显著的疾病焦虑与损害和寻求更多的治疗有关。许多躯体症状与抑郁的关系似乎在全世界都很相似，在同一国家的不同文化之间也是如此。

尽管有这些相似性，在不同的文化和种族群体中，躯体症状还有不同点。躯体症状的描述随着语言和其他本地文化因素而不同。这些躯体表现已经被描述为"痛苦的习语"，因为躯体症状在特定的文化背景下有特别的含义，塑造着病人—临床工作者的互动。"耗竭"，沉重的感觉；或"气"的主诉，身体热量过多；或"脑袋在燃烧"，都是这些症状的例子，常见于一些文化和种族而罕见于其他文化和种族。解释模式也会不同，躯体症状可能归因于特定的家庭、工作或环境应激、一般性躯体疾病；愤怒和不满感受的压抑；或一些特定的文化现象，例如，精液损失。在不同的文化群体之间，除了对医学治疗服务的获取方式不同以外，也有寻求医学治疗的不同。在一般性医疗场所，寻求对多种躯体症状的治疗是一个世界范围的现象，在同一国家、不同民族之间出现的比例是相似的。

躯体症状障碍的功能性后果

该障碍与健康状态的显著受损有关。许多有严重躯体症状障碍的个体受损的健康状态的评分低于人群正常值两个标准差。

鉴别诊断

如果躯体症状与其他精神障碍（例如，惊恐障碍）一致，以及符合另一种障碍的诊断标准，则其他精神障碍应被考虑为替代的或额外的诊断。像常见的那样，如果符合躯体症状障碍和其他精神障碍的诊断标准，那么应给予两种诊断，因为两者可能都需要治疗。

其他躯体疾病：存在不明病因的躯体症状，本身并不足以做出躯体症状障碍的诊断。许多个体有像肠易激综合征或纤维肌痛的障碍,其症状不符合躯体症状障碍的诊断标准(诊断标准 B)。相反,存在已经确诊的躯体疾病(例如,糖尿病或心脏病)的躯体症状,如果符合躯体症状障碍的诊断标准,则不能排除其诊断。

惊恐障碍: 在惊恐障碍中,躯体症状和关于健康的焦虑倾向于急性发作,而在躯体症状障碍中,焦虑和躯体症状更持续。

广泛性焦虑障碍: 有广泛性焦虑障碍的个体担心多个事件、处境或活动,其中只有一种可能涉及他们的健康。与躯体症状障碍不同,广泛性焦虑障碍的主要焦点通常不是躯体症状或害怕疾病。

抑郁障碍: 抑郁障碍通常伴随躯体症状。然而,抑郁障碍区别于躯体症状障碍,其核心抑郁症状是低落的(烦躁不安的)心境和快感缺失。

疾病焦虑障碍: 如果个体过度担忧健康,但没有或只有很轻微的躯体症状,可能更适合考虑为疾病焦虑障碍。

转换障碍(功能性神经症状障碍): 在转换障碍中,表现的症状是功能缺失(例如,肢体缺失),而在躯体症状障碍中,聚焦是特定症状所致的痛苦。躯体症状障碍的诊断标准 B 列出的特征可能有助于鉴别这两种障碍。

妄想障碍: 在躯体症状障碍中,个体相信躯体症状反映了严重的基础躯体疾病,但没有达到妄想的强度。然而,个体担心躯体症状的信念非常坚定。作为对比,在躯体型妄想障碍中,躯体症状的信念和行为比在躯体症状障碍中更强烈。

躯体变形障碍: 在躯体变形障碍中,个体过度担心、沉湎于感受到的躯体特征上的缺陷。作为对比,在躯体症状障碍中,有关躯体症状的担忧反映了害怕基本疾病,而不是外形上的缺陷。

强迫症: 在躯体症状障碍中,反复出现的关于躯体症状或疾病的观念侵入性较弱,以及有该障碍的个体没有在强迫症中旨在减轻焦虑相关的重复行为。

共病

躯体症状障碍与躯体障碍、焦虑和抑郁障碍有较高的共病性。当存在同时出现的躯体疾病时,损害的程度强于单独的躯体疾病所致的损害。当个体的症状符合躯体症状障碍的诊断标准时,应给予该诊断;然而,鉴于频繁的共病,特别是与焦虑和抑郁障碍,应寻找存在这些疾病的诊断的证据。

疾病焦虑障碍

诊断标准 F45.21

A. 患有或获得某种严重疾病的先占观念。

B. 不存在躯体症状,如果存在,其强度是轻微的。如果存在其他躯体疾病或有发展为某种躯体疾病的高度风险(例如,存在明确的家族史),其先占观念显然是过度的或不成比例的。

C. 对健康状况有明显的焦虑,个体容易对个人健康状况感到警觉。

D. 个体有过度的与健康相关的行为(例如,反复检查他或她的躯体疾病的体征)或表现出适应不良的回避(例如,回避与医生的预约和医院)。

E. 疾病的先占观念已经存在至少 6 个月,但所害怕的特定疾病在此段时间内可以变化。

F. 与疾病相关的先占观念不能用其他精神障碍来更好地解释,例如,躯体症状障碍、惊恐障碍、广泛性焦虑障碍、躯体变形障碍、强迫症或妄想障碍躯体型。

标注是否是:

寻求服务型: 经常使用医疗服务,包括就医或接受检查和医疗操作。

回避服务型: 很少使用医疗服务。

诊断特征

大多数有疑病症的个体目前被归类为有躯体症状障碍;而在少数案例中,应诊断为疾病焦虑障碍。疾病焦虑障碍个体有认为自己患有或即将患有严重的、未被诊断的躯体疾病的先占观念(诊断标准 A)。不存在躯体症状,或是如果存在,在强度上也仅仅是轻度的(诊断标准 B)。仔细评估,也无法确定解释个体担忧的严重的躯体疾病。当担忧来自于非病理性的体征或感觉时,个体的痛苦不是主要来源于躯体主诉本身,而是来源于他或她对主诉的内容、意义和病因的担忧(即怀疑的躯体诊断)。如果存在躯体体征或症状,它通常是一种正常的生理感觉(例如,体位性眩晕),良性的自我限制性功能失调(例如,短暂性耳鸣),或躯体不适,通常不被认为预示着疾病(例如,打嗝)。如果存在确诊的躯体疾病,个体的焦虑和先占观念明显过度,与病情的严重程度不成比例(诊断标准 B)。关于先前的 DSM 中的疑病症诊断的经验性证据和现存文献,尚不清楚在多大程度上并且如何精确地适用于这一新诊断的描述。

沉湎于自己有病,并伴有显著的健康和疾病方面的焦虑(诊断标准 C)。有疾病焦虑障碍的个体很容易因疾病而惊慌,例如,听说他人生病或阅读到一篇与健康有关的新闻报道。他们对未确诊疾病的担忧,并不因恰当的医学确认、阴性的诊断测验或良性的病程而缓解。医生的保证和症状的减轻通常不能缓解个体的担忧,反而加重担忧。对疾病的担忧在个体生命中占据了突出的位置,影响其日常活动,并可能导致失能。疾病变成个体身份和自我形象的中心特征、社交活动的主题,以及对应激性生活事件的特有反应。有该障碍的个体通常反复自我检查(例如,照镜子检查喉咙)(诊断标准 D)。他们过度研究自己所怀疑的疾病(例如,在互联网上),反复向家人、朋友或医生寻求确认。不停地担忧经常变得令他人感到沮丧,从而可能导致家庭关系紧张。在一些案例中,由于个体害怕损害健康,焦虑可导致适应不良的情境回避(例如,拜访生病的家庭成员)或活动(例如,体育运动)。

支持诊断的有关特征

由于相信自己有躯体疾病,所以,有疾病焦虑障碍的个体更频繁地到医疗服务场所而不是精神卫生服务场所就诊。绝大部分有疾病焦虑障碍的个体获得了全面但并不令其满意的医疗服务，尽管一些个体过于焦虑以至于无法寻求医疗关注。他们通常有更高的医疗服务使用率，却不比普通人群更多地使用精神卫生服务。他们通常因同样的问题咨询多位医生，以及反复获得阴性的诊断结果。有时，医疗关注导致焦虑矛盾性的加重，或是有来自检查和操作的医源性并发症。有该障碍的个体通常对医疗服务不满意，认为没有帮助或者医生没有严肃对待他们。有时，这些担忧可能是正当的，因为医生有时对其不屑一顾或者懊恼或敌意地应对这类个体。这种反应偶尔导致漏诊存在的躯体疾病。

患病率

疾病焦虑障碍患病率的估计基于 DSM-Ⅲ 和 DSM-Ⅳ 的疑病症诊断估计。在社区调查和基于人群的样本中，健康焦虑和/或疾病确认 1—2 年的患病率从 1.3%—10%。在门诊的医疗人群中，6 个月/1 年患病率从 3%—8%。该障碍的患病率在男女中相似。

发展与病程

疾病焦虑障碍的发展与病程尚不清楚。疾病焦虑障碍一般被认为是慢性的、复发性的，于成年早期和中期起病。在基于人群的样本中，与健康相关的焦虑随年龄而增长，但在医疗场所中，有高度健康焦虑的个体的年龄似乎与那些医疗服务场所中其他患者的年龄并无差异。在老年人中，与健康相关的焦虑经常聚焦于记忆丧失；该障碍罕见于儿童。

风险与预后因素

环境的：疾病焦虑障碍有时被主要的生活应激或一次严重的但结果是良性的个体健康威胁所促发。儿童期的受虐史或严重的儿童期疾病史使个体在成人期更易患该障碍。

病程影响因素：约三分之一到半数的有疾病焦虑障碍的个体有短暂的形式，与较少的精神疾病共病，较多的躯体疾病共病，以及较不严重的疾病焦虑障碍有关。

文化相关的诊断问题

当个体的疾病观念与广泛的、文化认同的信念相一致时，就应谨慎诊断该障碍。对该障碍跨文化的现象学研究所知甚少，尽管患病率在不同国家不同文化中相似。

疾病焦虑障碍的功能性后果

疾病焦虑障碍导致重要角色受损、躯体功能减弱和与健康相关的生活质量下降。健康担忧经常妨碍人际关系，破坏家庭生活，并且损害职业表现。

鉴别诊断

其他躯体疾病：首先需要鉴别考虑的是基础的躯体疾病，包括神经系统或内分泌系统疾病，隐性恶性肿瘤，以及其他影响多个器官系统的疾病。存在躯体疾病并不能排除同时存在疾病焦虑障碍的可能性。如果存在躯体疾病，则与健康相关的焦虑和疾病担忧明显与其严重性不成比例。与躯体疾病有关的短暂的先占观念不构成疾病焦虑障碍。

适应障碍：与健康相关的焦虑是对严重疾病的正常反应而不是精神障碍。这些非病理学的健康焦虑显然与躯体疾病有关，通常有时间限制。如果健康焦虑足够严重，就可诊断为适应障碍。然而，只有当健康焦虑有足够的时间、严重性和痛苦程度，才能诊断为疾病焦虑障碍。因此，该诊断要求与健康相关的不成比例的焦虑持续至少 6 个月。

躯体症状障碍：当存在显著的躯体症状时，可诊断为躯体症状障碍。作为对比，有疾病焦虑障碍的个体只有轻微的躯体症状，主要是担心生病。

焦虑障碍：在广泛性焦虑障碍中，个体担忧多个事件、情境或活动，其中只有一种可能涉及他们的健康。在惊恐障碍中，个体可能担心惊恐发作反映了躯体疾病的存在；然而，尽管这些个体可能有健康焦虑，他们的焦虑通常也是急性的、阵发性的。在疾病焦虑障碍中，健康焦虑和恐惧更持续和更持久。有疾病焦虑障碍的个体可能经历被疾病担忧所触发的惊恐发作。

强迫及相关障碍：有疾病焦虑障碍的个体可能有关于有某种疾病的侵入性想法，也可能有相关的强迫行为(例如，寻求反复确认)。然而，在疾病焦虑障碍中，先占观念经常聚焦于有某种疾病，而在强迫症中，想法是侵入性的，通常聚焦于害怕未来患病。大部分有强迫症的个体除了害怕患病以外，还有涉及其他担心的强迫观念或行为。在躯体变形障碍中，担忧局限于个体认为自己躯体外形的缺陷或瑕疵。

重性抑郁障碍：一些有重性抑郁发作的个体反复考虑他们的健康，过度担忧疾病。如果这些担忧仅仅发生在重性抑郁发作期间，就不能额外给予疾病焦虑障碍的诊断。然而，如果重性抑郁发作缓解后，过度的疾病焦虑仍然持续，就应考虑疾病焦虑障碍的诊断。

精神病性障碍：有疾病焦虑障碍的个体并没有妄想，并且可认识到其所害怕的疾病不存在的可能性。他们的观念不符合在精神病性障碍(例如，精神分裂症；妄想障碍，躯体型；重性抑郁障碍伴精神病性特征)中的躯体妄想的僵化和强度。真正的躯体妄想通常比疾病焦虑障碍中的担忧更为古怪(例如，认为某个器官正在腐烂或死去)。在疾病焦虑障碍中的担忧尽管是非现实的但是可能的。

共病

由于疾病焦虑障碍是一种新障碍，确切的共病尚不清楚。疑病与焦虑障碍(特别是广泛性焦虑障碍、惊恐障碍、强迫症)和抑郁障碍同时出现。约 2/3 有疾病焦虑障碍的个体似乎至少有一种其他共病的重性精神障碍。有疾病焦虑障碍的个体患躯体症状障碍和人格障碍的风险可能更高。

转换障碍(功能性神经症状障碍)

诊断标准

A. 1个或多个自主运动或感觉功能改变的症状。

B. 临床检查结果提供了其症状与公认的神经疾病或躯体疾病之间不一致的证据。

C. 其症状或缺陷不能用其他躯体疾病或精神障碍来更好地解释。

D. 其症状或缺陷引起有临床意义的痛苦,或导致社交、职业或其他重要功能方面的损害或需要医学评估。

编码备注:转换障碍,不分症状类型。ICD-10-CM 的编码基于症状类型(如下)。

标注症状类型:

F44.4 伴无力或麻痹。

F44.4 伴不正常运动(例如,震颤、肌张力障碍运动,肌阵挛、步态障碍)。

F44.4 伴吞咽症状。

F44.4 伴言语症状(例如,发声障碍、言语含糊不清)。

F44.5 伴癫痫样发作或惊厥。

F44.6 伴麻痹或感觉丧失。

F44.6 伴特殊的感觉症状(例如,视觉、嗅觉或听力异常)。

F44.7 伴混合性症状。

标注如果是:

急性发作:症状出现少于6个月。

持续性:症状出现超过6个月或更长。

标注如果是:

伴心理应激源(标注应激源)。

无心理应激源。

诊断特征

许多临床工作者使用替代的名称,"功能性的"(指异常的中枢神经系统功能)或"精神性的"(指假定的病因学),用以描述转换障碍(功能性神经症状障碍)的症状。在转换障碍中,可能存在一种或更多不同类型的症状。运动症状包括:无力或麻痹;异常运动,例如,震颤或肌张力障碍的运动;步态异常;以及异常的肢体姿势。感觉症状包括改变、减弱或失去皮肤触觉、视觉或听觉。异常的广泛性肢体颤抖发作,伴有明显的意识损害或丧失的发作,可能类似于癫痫性惊厥(也称心因性或非癫痫性惊厥)。可能有无应答发作,类似晕厥或昏迷。其他症状包括声音容量减小或无声(发声困难/失声)、清晰度改变(构音困难)、骨鲠在喉的感觉(球状感),以及复视。

尽管该障碍要求症状不能用神经系统疾病来解释,也不能只是因为检查结果正常或症状"古怪",就诊断为转换障碍。必须有临床发现显示其与神经系统疾病不相容的明确证据。通过检查,揭示内在的不一致性,是证明不相容的一种方法(即证明:通过一种检查方法诱导出的躯体症状,当用另一种方法检查时,就不再呈现阳性)。这样的检查发现的例子包括:

- 胡佛征(Hoover),当对侧髋关节对抗阻力屈曲时,同侧髋关节的伸展无力恢复到正常强度;
- 让一个能够用脚尖走路的个体躺在床上检查时,踝关节跖屈无力;
- 震颤诱导试验呈阳性。在这个检查中,当个体的注意力分散时,如果震颤改变,单侧的震颤可能被确定为功能性的。这个也可以被观察到,如果个体被要求用他们不受影响的手模仿检查者进行有节奏的运动,导致功能性震颤的改变,以至于震颤按照不受影响的手的节奏模仿或"诱导",或这种功能性震颤被压制,或是不再能够做出简单节奏的运动。
- 在类似癫痫或晕厥("心因性"非癫痫性发作)的发作中,闭上眼睛并且拒绝睁开,同步出现正常的脑电图(尽管只有这一点并不足以排除所有形式的癫痫或晕厥)。
- 对于视觉症状,出现管状的视野(即管状视野)。

非常重要的是,转换障碍的诊断应基于全面的临床表现而不是单一的临床发现。

支持诊断的有关特征

许多有关特征可支持转换障碍的诊断。可能存在多种相似的躯体症状的病史。起病可能与应激或创伤有关,本质上可以是心理性的也可以是躯体性的。转换障碍与应激或创伤在时间上的紧密关系,可能提示了潜在的病因上的相关性。虽然对应激和创伤的评估很重要,但如果没有发现这些事件,仍可以给予该诊断。

转换障碍经常与分离症状有关,例如,人格解体、现实解体和分离性遗忘症,特别是在症状起始或发作期间。

诊断转换障碍不需要判断该症状不是故意产生的(即不是伪装的),因为确认缺少伪装是不可靠的。泰然处之(la belle indifférence)的现象(即对症状的性质和意义缺乏担忧)与转换障碍有关,但并非转换障碍所特异的,不应用于诊断。同样,继发性获益的概念(即当个体获得外部利益,例如,获得钱财或逃避责任)也并非转换障碍所特异的,特别在明显存在伪装的背景下,应考虑做做作性障碍或诈病的诊断(参见该障碍的"鉴别诊断"部分)。

患病率

短暂性的转换症状很常见,但该障碍确切的患病率尚不清楚。部分原因是因为它通常需要在二次诊疗中被评估,而只有约 5%的个体被转介到神经内科门诊。估计个体持续性转换症状的发病率每年为 2/100 000—5/100 000。

发展与病程

在整个生命周期都可能报告起病。非癫痫性发作的起病在 30 多岁达到高峰,而运动症状的起病在 40 多岁达到高峰。这些症状可以是短暂的或持续的。年幼的儿童的预后优于青少年和成年人。

风险与预后因素

气质的: 适应不良的人格特质通常与转换障碍有关。

环境的: 可能存在儿童期受虐和被忽视的病史。经常(而并非总是)存在应激性生活事件。

遗传与生理的: 存在可引起类似症状的神经系统疾病,是风险因素(例如,非癫痫性惊厥在有癫痫的个体中更常见)。

病程影响因素: 症状持续时间短,以及对诊断的接纳,是正性的预后因素。适应不良的人格特质,存在共病的躯体疾病,以及伤残福利的接受者,可能都是负性的预后因素。

文化相关的诊断问题

在一些文化认同的仪式中,类似转换(或分离)症状的改变是常见的。如果该症状在特定文化背景下能获得充分解释,且未导致有临床意义的痛苦或失能,则不应诊断为转换障碍。

性别相关的诊断问题

在女性中,转换障碍比男性高发 2—3 倍。

转换障碍的功能性后果

有转换症状的个体可能产生严重残疾。残疾的严重程度与有类似躯体疾病的个体所经历的相似。

鉴别诊断

如果其他精神障碍能更好地解释该症状,就应诊断为其他精神障碍。然而,在有其他精神障碍时,也可给予转换障碍的诊断。

神经系统疾病: 主要的鉴别诊断是能够更好地解释该症状的神经系统疾病。在全面的神经系统评估后,随诊时很少发现该症状的意料之外的神经系统疾病病因。然而,如果该症状看似是进展性的,就需要再次评估。转换障碍可与神经系统疾病同时存在。

躯体症状障碍: 除了躯体症状障碍以外,也可诊断为转换障碍。在躯体症状障碍中,大部分躯体症状不能证明与病理生理学明确不相符(例如,疼痛、疲乏),而在转换障碍中,这种不相符是做出诊断所需要的。在转换障碍中,通常没有躯体症状障碍特征性的过度的想法、感受和行为。

做作性障碍和诈病: 诊断转换障碍不需要判断该症状不是故意产生的(即不是伪装的),因为对意识意图的评估是不可靠的。然而,存在明确的伪装的证据(例如,检查时功能丧失但在家则有功能),如果个体是为了成为患者的角色,则是做作性障碍,或如果其目标是为了获得利益,例如,钱财,则是诈病。

分离障碍: 分离症状在有转换障碍的个体中是常见的。如果转换障碍和分离障碍都存在,则给予两种诊断。

躯体变形障碍: 有躯体变形障碍的个体过度担忧他们感受到的躯体缺陷,但不抱怨受到影响的躯体部分的感觉或运动功能的症状。

抑郁障碍: 在抑郁障碍中,个体可能报告他们肢体一般性的沉重感,而转换障碍的无力更局限、更显著。抑郁障碍还可通过存在核心的抑郁症状来鉴别。

惊恐障碍: 阵发性神经系统症状(例如,震颤和感觉异常)可出现在转换障碍和惊恐发作中。在惊恐发作中,神经系统症状通常是短暂的、急性发作的,伴有特征性的心血管和呼吸系统症状。失去意识,伴有对发作的遗忘,以及剧烈的肢体运动,出现在非癫痫性发作而不是惊恐发作中。

共病

焦虑障碍,特别是惊恐障碍,以及抑郁障碍通常与转换障碍同时出现。躯体症状障碍也可能同时出现。精神病、物质使用障碍、酒精滥用不常见。在有转换障碍的个体中,人格障碍比在普通人群中更常见。神经系统或其他的躯体疾病通常也与转换障碍同时存在。

影响其他躯体疾病的心理因素

诊断标准 F54

A. 存在一种躯体症状或疾病(而不是精神障碍)。

B. 心理或行为因素通过下列方式之一负性地影响躯体疾病:
   1. 心理因素影响了躯体疾病的病程,表现为心理因素和躯体疾病的发展、加重或延迟康复之间,在时间上高度有关。
   2. 这些因素干扰了躯体疾病的治疗(例如,依从性差)。
   3. 这些因素对个体构成了额外的明确的健康风险。
   4. 这些因素影响了潜在的病理生理,促发或加重症状或需要医疗关注。

C. 诊断标准 B 中的心理和行为因素不能用其他精神障碍来更好地解释(例如,惊恐障碍、重性抑郁障碍、创伤后应激障碍)。

标注目前的严重程度:

轻度: 增加医疗风险(例如,对降压治疗的不持续的依从性)。

中度：加重潜在的躯体疾病(例如，焦虑加重哮喘)。

重度：导致住院或急诊。

极重度：导致严重的危及生命的风险(例如，忽略心肌梗死症状)。

诊断特征

影响其他躯体疾病的心理因素的基本特征是存在一种或更多有临床意义的心理或行为因素，通过增加其患病、死亡或失能的风险来负性地影响躯体疾病(诊断标准 B)。这些因素还会通过影响病程或治疗，通过构成额外的已确认的健康风险因素，或通过影响基础的病理生理来促发或加重症状，或加重医疗关注来负性地影响躯体疾病。

心理或行为因素包括心理痛苦、人际交往模式、应对风格，以及适应不良的健康行为，例如，对症状的否认或对医疗建议的不良依从。常见的临床案例是焦虑加重的哮喘，对需要急性胸痛治疗的否认，有糖尿病、希望降低体重的个体对胰岛素的操纵。许多不同的心理因素已被证明会负性地影响躯体疾病——例如，抑郁或焦虑症状、应激性生活事件、人际关系风格、人格特质和应对模式。负性的影响可从急性的、立即的医学后果[例如，应激性心肌病(Takotsubo)]到慢性的、经过很长时间才出现的(例如，慢性职业应激增加高血压的风险)。受影响的躯体疾病可以是明确的病理生理性的(例如，糖尿病、癌症、冠心病)、功能性综合征(例如，偏头痛、肠易激综合征、纤维性肌痛)或特发性躯体症状(例如，疼痛、疲乏、眩晕)。

该诊断适用于那些心理因素对躯体疾病的效应是明显的，以及心理因素对躯体疾病的病程或结果有临床上显著效应的情况。作为对躯体疾病的反应而发生的异常的心理或行为症状，更适合诊断为适应障碍(对已确定应激源的有临床意义的心理反应)。必须有合理的证据来提示心理因素与躯体疾病之间的相关性，尽管通常不可能证明涉及该关系的直接病因或机制。

患病率

影响其他躯体疾病的心理因素的患病率尚不清楚。在美国私人保险公司的账单数据中，该诊断比躯体症状障碍更常见。

发展与病程

影响其他躯体疾病的心理因素可发生在整个生命周期中。特别对于幼儿，从父母或学校了解的确凿既往史有助于诊断性评估。一些疾病是特定的生命阶段特征性的(例如，在老年人中，与照料生病配偶或同伴有关的应激)。

文化相关的诊断问题

许多文化间的不同可能影响心理因素，以及它们对躯体疾病的效应，例如，语言和交流的风格，疾病的解释模式，寻求健康保健服务的易得性和组织医患关系的模式，其他康复实践，家庭和性别角色，以及对待疼痛和死亡的态度。影响其他躯体疾病的心理因素必须与文化特定的行为进行鉴别，例如，使用宗教或精神治疗者，或在文化中可接受的、代表了帮助而不是妨碍躯体疾病的疾病管理的不同做法。这些当地的实践可能是对以循证为基础的干预的补充而不是阻碍。如果它们不是负性地影响结果，则不应被诊断为影响其他躯体疾病的心理因素。

影响其他躯体疾病的心理因素的功能性后果

心理和行为因素已被证明能影响许多躯体疾病的病程。

鉴别诊断

由其他躯体疾病所致的精神障碍：精神障碍的症状与躯体疾病的症状在时间上的相关性，也是由其他躯体疾病所致的精神障碍的特征，但假定的病因是相反的方向。在由其他躯体疾病所致的精神障碍中，躯体疾病被判断是通过直接的生理机制引起精神障碍。在影响其他躯体疾病的心理因素中，心理或行为因素被判断影响该躯体疾病的病程。

适应障碍：作为对躯体疾病的反应而发生的异常的心理或行为症状，更适合诊断为适应障碍(对已确定应激源的有临床意义的心理反应)。例如，有心绞痛的个体，任何时候发怒都会触发心绞痛，将被诊断为影响其他躯体疾病的心理因素，而有心绞痛的个体产生适应不良的预期焦虑，则被诊断为适应障碍，伴焦虑。然而，在临床实践中，心理因素和躯体疾病通常是互相加重的因素(例如，焦虑既是触发因素又是心绞痛的后果)，在这样的案例中，区别是人为的。其他精神障碍经常导致躯体并发症，最常见的是物质使用障碍(例如，酒精使用障碍、烟草使用障碍)。如果个体有同时存在的重性精神障碍，对其他躯体疾病产生负性影响或导致其他躯体疾病，则应同时诊断为精神障碍和躯体疾病。当心理特质或行为不符合某种精神障碍的诊断标准时，可诊断为影响其他躯体疾病的心理因素。

躯体症状障碍：躯体症状障碍特征性地表现为痛苦的躯体症状，和作为对这些症状的反应或与健康担忧有关的过度或适应不良的想法、感受和行为的组合。个体可能有，也可能没有可诊断的躯体疾病。作为对比，在影响其他躯体疾病的心理因素中，心理因素负性地影响躯体疾病；个体的想法、感受和行为不一定过度。

其差异在于重点不同而并无清晰的区别。在影响其他躯体疾病的心理因素中，强调躯体疾病的加重(例如，不论何时，当有心绞痛的个体焦虑时，都可能触发他的心绞痛)。在躯体症状障碍中，强调适应不良的想法、感受和行为(例如，有心绞痛的个体不断担心心脏病会发作，每天数次量血压，并且限制自己的活动)。

疾病焦虑障碍：疾病焦虑障碍的特点是高度的疾病焦虑，导致痛苦和/或对日常生活的破坏，伴有最少的躯体症状。临床担忧的焦点是个体担心将患病；在大多数案例中，并无严重的躯体疾病。在影响其他躯体疾病的心理因素中，焦虑可能是影响躯体疾病的相关的心理因素，但临床担忧是对躯体疾病的负性效应。

共病

根据定义,影响其他躯体疾病的心理因素的诊断,需要有相关的心理或行为综合征或特质以及共病的躯体疾病。

做作性障碍

诊断标准 F68.10

对自身的做作性障碍

A. 假装心理上或躯体上的体征或症状,或自我诱导损伤或疾病,与确定的欺骗有关。

B. 个体在他人面前表现出自己是有病的,受损害的,或者受伤害的。

C. 即使没有明显的外部犒赏,欺骗行为也是显而易见的。

D. 该行为不能用其他精神障碍来更好地解释,如妄想障碍或其他精神病性障碍。

标注:

单次发作。

反复发作(2 次或更多次的假装疾病和/或自我诱导损伤)。

对他人的做作性障碍。

(先前的代理做作性障碍)。

A. 使他人假装心理上或躯体上的体征或症状,或者诱导产生损伤或疾病,与确定的欺骗有关。

B. 个体使另一人(受害者)在他人面前表现出有病的,受损害的,或者受伤害的。

C. 即使没有明显的外部犒赏,欺骗行为也是显而易见的。

D. 该行为不能用其他精神障碍来更好地解释,如妄想障碍或其他精神病性障碍。

注:是施虐者,而不是受害者接受这个诊断。

标注:

单次发作。

反复发作(2 次或更多次使他人假装疾病和/或诱导损伤)。

记录步骤

当个体使他人(例如,儿童、成年人、宠物)假装疾病,诊断为对他人的做作性障碍。给予施虐者而不是受害者这个诊断。受害者可以给一个虐待的诊断(例如,T74.12X;参见“可能成为临床关注焦点的其他状况”一章)。

诊断特征

做作性障碍的基本特征是对自己或他人伪装躯体或心理体征或症状,与确定的欺骗有关。有做作性障碍的个体也会为了他们自己或后续诱发的伤害或疾病而寻求治疗。诊断需要证明个体在缺少明显外部犒赏的情况下，采取秘密行动以歪曲、冒充或引起疾病或伤害的体征和症状。伪装疾病的方法可包括夸大、伪造、模仿和诱发。虽然可能存在先前的躯体疾病，但与欺骗有关的欺诈行为或诱导损伤，使他人认为该个体（或其他个体）的疾病或损害更为严重，从而导致过度的临床干预。例如，有做作性障碍的个体可能报告在配偶死亡后，自己有抑郁和自杀的感觉，尽管实际上配偶并没有死亡或是个体没有配偶；欺诈性地报告神经系统症状的发作（例如，癫痫、眩晕或一过性黑蒙）；操纵实验结果（例如，往小便中加血）来错误地表示存在异常；伪造医疗记录以证明一种疾病；吞食一种物质（例如，胰岛素或华法令阻凝剂）以诱导实验室结果的异常或疾病；伤害自己的躯体或在自己或他人身上诱导疾病（例如，通过注射排泄物以制造脓肿或诱导败血症）。

支持诊断的有关特征

对自己或对他人有做作性障碍的个体，通过伤害自身和他人，有强烈的心理痛苦或功能损害的风险。家庭、朋友和健康保健专业人员同样会受到他们行为的负性影响。做作性障碍与行为的持续性以及通过欺骗故意努力隐瞒疾病的行为相关的物质使用障碍、进食障碍、冲动控制障碍、恋童癖和一些其他已确定的障碍相似。然而，做作性障碍的一些方面可能代表着犯罪行为（例如，对他人的做作性障碍，父母的行为是对儿童的虐待和粗暴对待），这种犯罪行为和精神疾病不是互相排他的。做作性障碍的诊断强调要客观地确认伪造疾病的体征或症状，而不是推理其意图或可能的所涉及的动机。而且，这样的行为（包括诱导损伤或疾病）与欺骗有关。

患病率

做作性障碍的患病率尚不清楚，或许是因为在这类人群中欺骗的作用。在医院场所中，估计约 1%的个体的表现符合做作性障碍的诊断标准。

发展与病程

做作性障碍的病程通常是间歇性发作的。单次发作和持续的、不间断的发作都很罕见。通常起病于成年早期在住院治疗某种躯体疾病或精神障碍之后。如果强加于他人，该障碍可能开始于个体的孩子或其他被照料者住院之后。在那些反复发作的伪造疾病体征和/或诱导损伤的个体中，这一成功地欺骗了医务人员的接触模式，包括住院治疗，可能是终身性的。

鉴别诊断

照料者关于被照料者的虐待性损伤说谎，是为了保护他们自己以避免承担责任，不应诊断为对他人的做作性障碍，因为保护自己免除责任是一种外部犒赏（诊断标准 C，即使没有明显的外部犒赏，欺骗行为也是显而易见的）。通过观察、分析医疗记录，和/或与他人的访谈，发现这种照料者广泛性地说谎，超过自我保护的需要，可诊断为对他人的做作性障碍。

躯体症状障碍：在躯体症状障碍中，可能有对感受到的躯体担忧的过度关注和寻求治疗，但没有证据表明个体提供了虚假信息或实施了欺骗行为。

诈病：诈病不同于做作性障碍，前者有意报告症状，为了个人获益（例如，钱财、离开工作而休假）。作为对比，做作性障碍没有明显的犒赏。

转换障碍(功能性神经症状障碍)：转换障碍特征性地表现为与神经病理生理学不一致的神经系统症状。伴有神经系统症状的做作性障碍，可通过有欺骗性的伪造症状的证据来与转换障碍相区别。

边缘型人格障碍：在没有自杀观念时，故意的自我躯体伤害，也可出现在有关的其他精神障碍中，例如，边缘型人格障碍。做作性障碍要求诱导损伤与欺骗有关。

与有意的症状伪造无关的躯体疾病或精神障碍：那些不符合可确认的躯体疾病或精神障碍的疾病症状和体征的表现，增加了有做作性障碍的可能性。然而，做作性障碍的诊断不能排除存在真实的躯体疾病或精神障碍，因为共病的疾病经常出现在有做作性障碍的个体中。例如，操纵血糖水平产生症状的个体也可能有糖尿病。

其他特定的躯体症状及相关障碍

F45.8

此类型适用于那些临床表现，它们具备躯体症状及相关障碍的典型症状，且引起有临床意义的痛苦，或导致社交、职业或其他重要功能方面的损害，但未能符合躯体症状及相关障碍类别中任一种疾病的诊断标准。

能够归类为"其他特定的躯体症状及相关障碍"的示例如下：

1. **短暂躯体症状障碍**：症状的病程少于 6 个月。
2. **短暂疾病焦虑障碍**：症状的病程少于 6 个月。
3. **疾病焦虑障碍，无与健康相关的过度行为**：不符合疾病焦虑障碍的诊断标准 D。
4. **假孕**：与怀孕的客观体征和报告症状有关的错误的怀孕信念。

未特定的躯体症状及相关障碍

F45.9

此类型适用于那些临床表现，它们具备躯体症状及相关障碍的典型症状，且引起有临床意义的痛苦，或导致社交、职业或其他重要功能方面的损害，但未能符合躯体症状及相关障碍类别中任一种疾病的诊断标准。除非存在明确的不寻常状况，如果因信息不足而无法做出更特定的诊断，否则不能使用未特定的躯体症状及相关障碍这一诊断类别。

喂食及进食障碍

喂食和进食障碍以进食或进食相关行为的持续性紊乱为特征,导致食物消耗或吸收的改变,并显著损害躯体健康或心理社交功能。本章为异食癖(异食症)、反刍障碍、回避性/限制性摄食障碍、神经性厌食、神经性贪食及暴食障碍提供了诊断标准。

反刍障碍、回避性/限制性摄食障碍、神经性厌食、神经性贪食及暴食障碍的诊断标准构成相互排斥的分类体系,因此在单次发作期间,只能确定为其中一个诊断。这样做的原因是尽管存在一些共同的心理特征和行为特征,但这些障碍的临床病程、后果和治疗需求差异显著。然而,存在任一其他喂食和进食障碍时,都可给予异食症的诊断。

一些有本章所描述障碍的个体,报告其进食相关症状类似于有物质使用障碍的个体,例如,渴求和冲动性使用的模式。该相似性可能反映了同一神经系统的参与,包括两组疾病中那些参与自我控制和犒赏调节的系统。然而,在进食和物质使用障碍的发展和持续过程中,对那些共同因素和不同因素的相对作用仍然了解的不充分。

最后,DSM-5 未将肥胖作为一种精神障碍。肥胖(身体脂肪过多)是由相比能量消耗而言长期的过多能量摄取造成的。一系列因人而异的遗传、生理、行为和环境因素促成肥胖的发展。因此肥胖未被认为是精神障碍。然而,肥胖与一些精神障碍(例如,暴食障碍、抑郁和双相障碍、精神分裂症)存在强烈的关联。一些精神活力药物的副作用对肥胖的发展起到重要作用,同时肥胖也是一些精神障碍(例如,抑郁障碍)发展的风险因素。

异食症

诊断标准

A. 持续进食非营养性、非食用性的物质至少 1 个月。

B. 进食非营养性、非食用性的物质与个体的发育水平不相符。

C. 这种进食行为并非文化支持的或正常社会实践的一部分。

D. 如果进食行为出现在其他精神障碍[例如,智力障碍(智力发育障碍)、孤独症(自闭症)谱系障碍、精神分裂症]或躯体疾病(包括怀孕)的背景下,则它要严重到需要额外的临床关注,才做出异食症的诊断。

编码备注: 异食症,适用于儿童或成年人。儿童异食症,ICD-10-CM 的编码为 F98.3,成年人异食症,ICD-10-CM 的编码为 F50.89。

标注如果是:

缓解: 在先前符合异食症的全部诊断标准后,持续一段时间不符合诊断标准。

诊断特征

异食症的基本特征是以持续性方式进食一种或多种非营养性、非食用性的物质至少1个月(诊断标准A)并严重到需要临床关注。摄入的典型物质通常基于年龄和易得性而变化,包括纸、肥皂、布、头发、绳子、羊毛、土壤、粉笔、滑石粉、油漆、口香糖、金属、石子、木炭或煤、灰、黏土、淀粉或冰块。使用术语非食用性是因为异食症这一诊断不适用于摄入含极少量营养成分的节食产品。个体通常没有对食物的厌恶。进食非营养性、非食用性的物质必须与发育水平不相符(诊断标准B),且并非文化支持的或社会正常实践的一部分(诊断标准C)。建议诊断异食症的最小年龄为2岁以排除婴儿发育过程中正常地将物品吃进嘴里的行为,此行为可引起吞咽。进食非营养性、非食用性的物质可以是其他精神障碍[例如,智力障碍(智力发育障碍)、孤独症(自闭症)谱系障碍、精神分裂症]的有关特征。如果进食行为只出现在其他精神障碍的背景下,只有进食行为严重到需要额外的临床关注时,才额外诊断为异食症(诊断标准D)。

支持诊断的有关特征

虽然一些案例报告缺乏维生素或矿物质(例如,锌、铁),但通常没有发现特定的生物学异常。在一些案例中,异食症只在发生躯体疾病共病[例如,机械性肠道问题;肠梗阻如(粪石所致);肠穿孔;感染(如食入粪便或污物导致的弓形虫病和蛔虫病);中毒(如摄入含铅油漆)]后才引起临床关注。

患病率

异食症的患病率尚不清楚。在有智力障碍的个体中,异食症的患病率随疾病的严重程度而增加。

发展与病程

虽然儿童期起病最常被报告,但异食症可起病于儿童期、青春期或成人期。异食症可在其他方面发育正常的儿童中出现,但成年人似乎更可能发生在智力障碍或其他精神障碍的背景下。进食非营养性、非食用性的物质还可见于孕期,此时可能出现特定渴求(例如,粉笔或冰块)。在孕期,只有这种渴求导致摄入非营养性、非食用性物质达到构成潜在医疗风险的程度时,诊断为异食症才是恰当的。该障碍的病程可能持续并导致急诊(例如,肠梗阻、急性体重下降、中毒)。该障碍基于摄入的物质而可能具有潜在致命性。

风险与预后因素

环境的: 忽视、缺乏监管及发育迟缓均可增加患该疾病的风险。

文化相关的诊断问题

在一些人群中,进食泥土或其他看似非营养性的物质被认为有精神、药用或其他社会价值，或可能是文化支持的或符合社会正常的实践。这种行为不应诊断为异食症（诊断标准 C）。

性别相关的诊断问题

异食症在男性和女性中均可出现。可出现在孕期的女性中，但关于产后异食症的病程仍不清楚。

诊断标记物

腹部平片、超声和其他扫描方法可显示与异食症相关的梗阻。血液检查和其他实验室检查可用来确定中毒的程度或感染的性质。

异食症的功能性后果

异食症可显著损害躯体功能，但很少是社交功能损害的单独病因。异食症通常与有社交功能损害的其他障碍同时出现。

鉴别诊断

进食非营养性、非食用性的物质可出现在其他精神障碍[例如，孤独症（自闭症）谱系障碍、精神分裂症]的病程和克莱恩-莱文综合征（Kleine-Levin）中。在任何此种情况下，只有进食行为持续出现，且严重到需要额外的临床关注时，才额外诊断为异食症。

神经性厌食：异食症是对非营养性、非食用性物质的摄入，不同于其他喂食和进食障碍。重要的是要注意到神经性厌食的一些临床表现，包括摄入非营养性、非食用性的物质，例如，纸巾，是作为企图控制食欲的手段。在这样的案例中，当进食非营养性、非食用性的物质主要作为控制体重的手段时，神经性厌食应该是主要诊断。

做作性障碍：一些有做作性障碍的个体可能故意摄入异物作为伪造躯体症状模式的一部分。在这样的案例中，存在与故意诱发损伤或疾病一致的欺骗成分。

非自杀性自残与人格障碍中的非自杀性自残行为：一些个体在与人格障碍或非自杀性自残有关的适应不良行为模式的背景下，可能吞食具有潜在伤害性的物品（例如，大头针、缝衣针、小刀）。

共病

最常与异食症共病的障碍是孤独症（自闭症）谱系障碍和智力障碍（智力发育障碍），较少见的是精神分裂症和强迫症。异食症可与拔毛症（拔毛障碍）和抓痕（皮肤搔抓）障碍有关。典型的共病表现是摄入毛发或皮肤。异食症还可与回避性/限制性摄食障碍有关，特别是在其临床表现伴有强烈的感觉偏好的个体中。一旦确定个体有异食症，评估就应该包括考虑胃肠道并发症、中毒、感染和营养缺乏的可能性。

反刍障碍

诊断标准 F98.21

A. 反复的反流食物至少 1 个月。反流的食物可能会被再咀嚼、再吞咽或吐出。

B. 反复的反流不能归因于有关的胃肠疾病或其他躯体疾病(例如,胃食管反流、幽门狭窄)。

C. 这种进食障碍不能仅仅出现在神经性厌食、神经性贪食、暴食障碍或回避性/限制性摄食障碍的病程中。

D. 如果症状出现在其他精神障碍的背景下[例如,智力障碍(智力发育障碍)或其他神经发育障碍],则它要严重到需要额外的临床关注,才做出反刍障碍的诊断。

标注如果是:

缓解:在先前符合反刍障碍的全部诊断标准之后,持续一段时间不符合诊断标准。

诊断特征

反刍障碍的基本特征是喂食或进食后发生的反复的反流食物至少 1 个月(诊断标准 A)。先前吃下的可能已部分消化的食物在没有明显的恶心、不自主的干呕或厌恶的情况下反流到嘴里。食物可能会被再咀嚼然后从嘴里吐出或再咽下。反刍障碍中的反流应该是频繁的,每周至少发生数次,通常每天都有。这种行为不能更好地用有关的胃肠或其他躯体疾病(例如,胃食管反流、幽门狭窄)来解释(诊断标准 B),且不能仅仅出现在神经性厌食、神经性贪食、暴食障碍或回避性/限制性摄食障碍的病程中(诊断标准 C)。如果症状出现在其他精神障碍[例如,智力障碍(智力发育障碍)、神经发育障碍]的背景下,它们必须严重到需要额外的临床关注,且应该是个体需要干预的表现的主要方面。该障碍终生均可诊断,特别是在有智力障碍的个体中。许多有反刍障碍的个体可直接被临床工作者观察到从事该行为。在其他情况下,可根据自我报告或父母、照料者提供的支持信息做出诊断。个体可能将该行为描述为习惯性的或不受他们控制的。

支持诊断的有关特征

有反刍障碍的婴儿表现出典型的姿势,即绷紧和弓起背部并保持头部向后,同时用舌头做出吸吮的动作。他们给人的印象是能够从这种活动中得到满足。他们在反刍发作之间可能是易激惹和饥饿的。体重减少和无法达到预期的体重增长是有反刍障碍的婴儿的常见特征。尽管婴儿有明显的饥饿感并摄入相对大量的食物仍可能出现营养不良,特别对于每次进食后立即反流并排出反流食物的严重案例。营养不良也可出现在年龄更大的儿童和成年人中,特别是在反流伴有摄食限制时。

青少年和成年人可能尝试用手捂住嘴或咳嗽来掩饰反流行为。一些个体由于这种公认的社交不良行为而回避与他人共餐。这种情况可以扩展到先于社交情境的进食回避，例如，在工作场所或在学校（因可能伴有反流而回避早餐）。

患病率

反刍障碍的患病率数据未确定，但据报道该障碍通常在一些群体中更高，例如，患有智力障碍的个体。

发展与病程

反刍障碍可起病于婴儿期、儿童期、青春期或成人期。婴儿的起病年龄通常在3—12个月。在婴儿中，该障碍通常自发缓解，但其病程可持续并可导致急诊（例如，重度营养不良）。该障碍有潜在致死性，特别是在婴儿期。反刍障碍可以是发作性病程也可持续出现直至获得治疗。在婴儿中，以及在有智力障碍（智力发育障碍）或其他神经发育障碍的年龄更大的个体中，反流和反刍行为似乎具有自我缓解或自我激发的功能，类似于其他重复运动行为，例如，撞击头部。

风险与预后因素

环境的：心理社会问题，例如，缺乏刺激、被忽视、压力性生活情境以及亲子关系问题均为婴儿和幼儿的易感因素。

反刍障碍的功能性后果

继发于反复反流的营养不良可能与生长迟缓有关，并对发育和学习潜能有负性影响。一些年龄更大的有反刍障碍的个体由于不想在社交场合出现反流而故意限制食物摄取。他们可能因此表现出体重减轻或低体重。在年龄更大的儿童、青少年和成年人中，社交功能更可能受到负性影响。

鉴别诊断

胃肠疾病：将反刍障碍中的反流与以胃食管反流或呕吐为特征的其他疾病进行区别非常重要。躯体疾病，例如，胃轻瘫、幽门狭窄、食管裂孔疝以及婴儿的裂孔疝-斜颈综合征（Sandifer）应该通过恰当的体格检查和实验室检测来排除。

神经性厌食与神经性贪食：有神经性厌食和神经性贪食的个体也可能出现反流，并随后吐出食物以此作为因担心体重增加而处理摄入能量的一种方式。

共病

与反刍有关的反流可以发生在同时出现的躯体疾病或其他精神障碍（例如，广泛性焦虑障碍）的背景下。如果反流发生在这种背景下，只有当紊乱的严重程度超出这些疾病或障碍通常的程度，并需要额外的临床关注时，才能诊断为反刍障碍。

回避性/限制性摄食障碍

诊断标准 F50.82

A. 进食或喂食障碍(例如,明显缺乏对饮食或食物的兴趣,基于食物的感官特征来回避食物,担心进食的不良后果)表现为持续地未能满足恰当的营养和/或能量需求,与下列一项(或更多)有关:

1. 体重明显减轻(或未能达到预期的体重增加或儿童期增长缓慢)。
2. 显著的营养缺乏。
3. 依赖胃肠道喂养或口服营养补充剂。
4. 显著地干扰了心理社交功能。

B. 该障碍不能用缺乏可获得的食物或有关的文化认可的实践来更好地解释。

C. 这种进食障碍不能仅仅出现在神经性厌食、神经性贪食的病程中,也没有证据表明个体存在对自己体重或体型的体验障碍。

D. 这种进食障碍不能归因于并发的躯体疾病或用其他精神障碍来更好地解释。当此进食障碍出现在其他疾病或障碍的背景下,则进食障碍的严重程度超过了有关疾病或障碍的常规进食表现和需要额外的临床关注。

标注如果是:

缓解:在先前符合回避性/限制性摄食障碍的全部诊断标准之后,持续一段时间不符合诊断标准。

诊断特征

回避性/限制性摄食障碍替代并扩展了 DSM-Ⅳ 中婴儿或儿童早期的喂食障碍的诊断。回避性/限制性摄食障碍的主要诊断特征是对食物摄取的回避或限制(诊断标准 A),表现为有临床意义的无法满足营养的需求或经口腔摄入食物的能量不足。必须存在至少一项或更多的以下关键特征:明显的体重减轻、显著的营养缺乏(或相关的健康影响)、依赖胃肠道喂养或口服营养补充剂、或显著地干扰了心理社交功能。确定体重减轻是否明显(诊断标准 A1)要基于临床判断;尚未完全发育的儿童和青少年不是体重减轻而可能是无法维持沿发育轨迹的体重或身高增长。

确定显著的营养缺乏(诊断标准 A2)也是基于临床评估(例如,评估饮食摄取、体格检查和实验室检查),且对躯体健康的相关影响可能类似于在神经性厌食中所见(例如,低体温、心动过缓、贫血)的严重程度。在严重案例中,特别是在婴儿中,营养不良可能危及生命。依赖胃肠道喂养或口服营养补充剂(诊断标准 A3)意味着需要补充的喂养以维持足够的摄入量。个体需要补充喂养的例子包括婴儿不能茁壮成长需要鼻胃管喂养、有神经发育障碍的婴儿依赖营养上的全套补充剂,以及没有基础的躯体疾病的个体依靠胃造瘘管喂养或全套的口服营养补充剂。个体不能参与正常的社交活动,例如,与他人一起进食,或作为该障碍的结果不能维持关系，均表明显著干扰了心理社交功能(诊断标准 A4)。

回避性/限制性摄食障碍不包括回避或限制与缺乏食物或文化实践(例如，宗教上的禁食或正常的节食)有关的食物摄取(诊断标准 B)，也不包括发育上的正常行为(例如，学步儿童的挑食、老年人的摄食量减少)。该障碍不能更好地用对体重或体型的过分担心(诊断标准 C)或并发的躯体因素或精神障碍(诊断标准 D)来解释。

在一些个体中，对食物的回避或限制可能基于食物质量的感官特征，例如，对外观、颜色、气味、口感、温度或味道的极度敏感。该行为可描述为"限制性进食""选择性进食""挑食""硬着头皮进食""慢性食物拒绝"及"新食物恐怖症"并且许多表现为拒绝进食特定品牌的食物或不愿忍受他人所吃食物的气味。与孤独症(自闭症)有关的感官敏感性增加的个体可能表现出类似的行为。

对食物的回避或限制可能还代表一种与在经历或预期发生某种负性体验之后摄入食物有关的负性条件反射，此类体验例如噎得透不过气；有创伤性医疗检查，通常涉及胃肠道(例如，食管镜检查)；或反复呕吐。术语功能性吞咽困难和咽异感症也适用于此类情况。

支持诊断的有关特征

若干特征可能与回避食物或食物摄入量减少有关，包括对进食或食物缺乏兴趣、引起体重减轻或生长停滞。非常幼小的婴儿可表现为过度困倦、痛苦或对喂食焦虑不安。婴儿和幼儿可能无法在喂食中与主要照料者交流或在从事其他活动时不表达饥饿。在年长儿童和青少年中，回避或限制食物可能与更广泛的情绪困难有关，但这些困难不符合焦虑、抑郁或双相障碍的诊断标准，有时被称为"食物回避性情绪障碍"。

发展与病程

与摄取不足或对进食缺乏兴趣有关的回避或限制食物最常在婴儿期或儿童早期出现并可持续至成人期。同样，基于食物感官特征的回避通常发生在 10 岁前但可持续至成人期。与令人厌恶的后果有关的回避可发生在任何年龄阶段。关于长期的后果的有限文献提示基于感官方面的食物回避或限制是相对稳定而持续的，但持续至成人期时，这种回避/限制可能与相对正常的功能相关联。目前没有充分的证据将回避性/限制性摄食障碍和随后起病的进食障碍直接关联。

有回避性/限制性摄食障碍的婴儿可能在喂食期间易激惹和难以安抚，或显得冷漠而退缩。在一些案例中，亲子互动可促成婴儿的喂食问题(例如，给食物的方式不恰当或将婴儿的行为理解成攻击或拒绝的行为)。不充足的营养摄取可加重有关特征(例如，易激惹、发育滞后)并进一步造成喂食困难。相关因素包括婴儿性格或那些降低婴儿对喂食反应的发育损害。改变照料者后，喂食和体重均有所改善，则提示同时存在父母精神病理或对儿童的虐待或忽视。在婴儿、儿童和青春期前的青少年中，回避性/限制性摄食障碍可能与生长迟缓有关，并且造成的营养不良会负性影响发育和学习的潜能。在年龄更大的儿童、青少年和成年人中，社交功能通常受到负性影响。不管年龄如何，家庭功能均可能受到影响，伴有用餐以及其他亲友在场时喂食或进食的环境下压力增加。

回避性/限制性摄食障碍更常见于儿童而非成年人，且从起病到出现临床表现可能间隔很久。触发因素多种多样，包括躯体、社会和情绪困难等。

风险与预后因素

气质的：焦虑障碍、孤独症(自闭症)谱系障碍、强迫症和注意缺陷/多动障碍可能增加以回避性或限制性喂食或进食行为为特征的该类障碍的风险。

环境的：回避性/限制性摄食障碍的环境风险因素包括家族性焦虑。有进食障碍的母亲所生的孩子出现喂食紊乱的比例更高。

遗传与生理的：胃肠疾病史、胃食管反流病、呕吐及一系列其他躯体问题与回避性/限制性摄食障碍的喂食和进食行为特征相关。

文化相关的诊断问题

类似回避性/限制性摄食障碍的表现出现在包括美国、加拿大、澳大利亚和欧洲的不同人群中。如果回避摄食只与特定的宗教或文化实践有关，就不应诊断为回避性/限制性摄食障碍。

性别相关的诊断问题

在婴儿期和儿童早期，回避性/限制性摄食障碍在男女中同样常见，但与孤独症(自闭症)谱系障碍共病的回避性/限制性摄食障碍则以男性为主。一些生理情况，特别是妊娠，可出现与感官敏感性改变有关的食物回避或限制，但通常没有那么极端且不完全符合该障碍的诊断标准。

诊断标记物

诊断标记物包括营养不良、低体重、生长迟缓，以及在除了摄入不足没有任何明确的躯体疾病时需要人工营养。

回避性/限制性摄食障碍的功能性后果

有关的发育和功能限制包括躯体发育损害和对家庭功能有显著不良影响的社交困难。

鉴别诊断

食欲不振出现在摄入受限前是一种可伴随多种精神障碍出现的非特异的症状。如果符合全部诊断标准且进食紊乱需要特定的临床关注，回避性/限制性摄食障碍就可与下列障碍同时诊断。

其他躯体疾病(例如，胃肠道疾病、食物过敏和不耐受、隐匿性恶性肿瘤)：食物摄入受限可能出现在其他躯体疾病中，特别是在伴有持续症状，例如，呕吐、食欲不振、恶心、腹部疼痛或腹泻的疾病中。诊断回避性/限制性摄食障碍要求摄入紊乱是无法直接用与疾病一致的躯体症状来解释的；进食障碍在被躯体疾病触发后和躯体疾病治愈后仍持续存在。

基础的躯体或共病的精神疾病可能使喂食和进食情况复杂化。由于年龄更大的个体、术后个体及接受化疗的个体经常食欲不振，额外诊断为回避性/限制性摄食障碍要求进食障碍是主要的干预焦点。

与喂食困难有关的特定神经系统/神经肌肉、结构性或先天障碍和疾病： 喂食困难常见于许多与口腔/食道/咽部结构和功能相关的先天和神经系统疾病，例如，肌张力减退、吐舌和不安全吞咽。有这些表现的个体只要符合全部诊断标准，就可以诊断为回避性/限制性摄食障碍。

反应性依恋障碍： 一定程度的退缩是反应性依恋障碍的特征，并可导致影响喂食者和儿童进食的照料者与儿童之间关系紊乱。只有符合这两种障碍的全部诊断标准且喂食紊乱是主要的干预焦点时，才应同时诊断为回避性/限制性摄食障碍。

孤独症(自闭症)谱系障碍： 有孤独症(自闭症)谱系障碍的个体通常表现为进食行为刻板和感官敏感性升高。但这些特征并不总是足以诊断为回避性/限制性摄食障碍的损害。只有符合这两种障碍的全部诊断标准且进食紊乱需要特定治疗时，才应同时诊断为回避性/限制性摄食障碍。

特定恐怖症、社交焦虑障碍(社交恐惧症)和其他焦虑障碍： 其他类型的特定恐怖症标注为“可能导致哽噎或呕吐的情况”并成为诊断所需的害怕、焦虑或回避表现的主要触发因素。如果害怕哽噎或呕吐导致进食回避，可能难以区分特定恐怖症和回避性/限制性摄食障碍。虽然继发于明显害怕哽噎或呕吐的回避性/限制性摄食可归类为特定恐怖症，但在进食问题成为临床关注主要焦点的情况下，诊断为回避性/限制性摄食障碍是恰当的。在社交焦虑障碍中，个体可能表现为进食时害怕被他人注意到，这在回避性/限制性摄食障碍中也可能出现。

神经性厌食： 相对需求而言的限制能量摄取导致显著的低体重是神经性厌食的核心特征。然而，有神经性厌食的个体还表现出害怕体重增加或变胖，或有妨碍体重增加的行为，以及对与自身体重和体型的感知和体验存在特定紊乱。这些特征不会出现在回避性/限制性摄食障碍中，所以这两种障碍不应同时诊断。在鉴别诊断回避性/限制性摄食障碍和神经性厌食时可能存在困难，特别是在童年晚期和青春期早期，因为这两种障碍具有许多共同的症状(例如，食物回避、低体重)。在那些有神经性厌食的个体中，虽然他们否认害怕肥胖但仍有持续的预防体重增加的行为，以及他们不承认低体重的医学严重性——该表现有时被称为“非肥胖恐惧的神经性厌食”，其鉴别诊断也可能存在困难。建议充分考虑症状、病程和家族史，并且最好经过一段时间的观察，在临床关系的背景下作出诊断。在一些个体中，回避性/限制性摄食障碍可能先于神经性厌食的起病。

强迫症： 有强迫症的个体可以表现出与对食物的先占观念或仪式化的进食行

为有关的回避或限制摄食。只有符合两种障碍的全部诊断标准,并且当异常进食是需要特别干预的临床表现的主要方面时,才应同时诊断为回避性/限制性摄食障碍。

重性抑郁障碍: 在重性抑郁障碍中,食欲可能会受到很大影响以致个体表现出通常与总体能量摄入和体重减轻有关的显著摄食受限。通常食欲不振和有关的摄入减少可能随着心境问题的消失而减轻。只有符合两种障碍的全部诊断标准且进食紊乱需要特定治疗时,才应同时诊断为回避性/限制性摄食障碍。

精神分裂症谱系障碍: 有精神分裂症、妄想障碍或其他精神障碍的个体可能出现古怪的进食行为、因妄想信念而回避特定食物或其他回避或限制摄入的表现。在一些案例中,妄想信念可能引起对进食特定食物所带来不良后果的担心。只有符合这两种障碍的全部诊断标准且进食紊乱需要特定治疗时,才应同时诊断为回避性/限制性摄食障碍。

做作性障碍或对他人的做作性障碍: 回避性/限制性摄食障碍应与做作性障碍或对他人的做作性障碍相鉴别。为了扮演病人的角色,一些有做作性障碍的个体可能故意将节食描述为比实际能够摄入的更加受限,同时描述伴有这种行为的并发症,例如,需要胃肠道喂养或营养补充剂、不能耐受正常的饭量和/或不能正常地参与与年龄相符的涉及食物的情境。个体的临床表现可能相当戏剧性和动人,并且所报告症状并非持续出现。对他人的做作性障碍,照料者描述与回避性/限制性摄食障碍相一致的症状并可能诱发躯体症状,例如,体重无法增加。与任何对他人的做作性障碍的诊断一样,应该是照料者接受诊断而不是受害者,并且只有基于对受害者、照料者以及前两者间彼此的互动进行仔细而全面的评估,才能进行诊断。

共病

最常见的与回避性/限制性摄食障碍共病的障碍是焦虑障碍、强迫症和神经发育障碍[特别是孤独症(自闭症)谱系障碍、注意缺陷/多动障碍和智力障碍(智力发育障碍)]。

神经性厌食

诊断标准 F79

A. 相对于需求而言,在年龄、性别、发育轨迹和身体健康的背景下,出现了因限制能量的摄取而导致显著的低体重。显著的低体重被定义为低于正常体重的最低值或低于儿童和青少年的最低预期值。

B. 即使处于显著的低体重,仍然强烈害怕体重增加或变胖或有持续的影响体重增加的行为。

C. 对自己的体重或体型的体验障碍,体重或体型对自我评价的不当影响,或持续地缺乏对目前低体重的严重性的认识。

编码备注: 神经性厌食,ICD-10-CM 的编码则取决于亚型(参见如下)。

标注是否是：

F50.01 限制型：在过去的三个月内，个体没有反复的暴食或清除行为（即自我引吐或滥用泻药、利尿剂或灌肠）。此亚型所描述的体重减轻的临床表现主要是通过节食、禁食和/或过度锻炼来实现。

F50.02 暴食/清除型：在过去的三个月内，个体有反复的暴食或清除行为（即自我引吐或滥用泻药、利尿剂或灌肠）。

标注如果是：

部分缓解：在先前符合神经性厌食的全部诊断标准之后，持续一段时间不符合诊断标准 A（低体重），但诊断标准 B（强烈害怕体重增加或变胖或有影响体重增加的行为）或诊断标准 C（对体重或体型的自我感知障碍）则仍然符合。

完全缓解：在先前符合神经性厌食的全部诊断标准之后，持续一段时间不符合任何诊断标准。

标注目前的严重程度：

对于成年人而言，严重性的最低水平基于目前的体重指数（BMI）（参见如下），对于儿童和青少年而言，则基于 BMI 百分比。以下是来自世界卫生组织的成年人消瘦程度的范围；儿童和青少年则应使用对应的 BMI 百分比。严重程度的水平可以增加到反映临床症状，功能障碍的程度和指导的需要。

轻度：BMI≥17 kg/m^2。

中度：BMI 16—16.99 kg/m^2。

重度：BMI 15—15.99 kg/m^2。

极重度：BMI<15 kg/m^2。

亚型

大多数有暴食行为的暴食/清除型神经性厌食的个体，也有通过自我引吐或滥用泻药、利尿剂或灌肠的清除行为。一些有这种亚型的神经性厌食的个体没有暴食但会在摄入少量食物后常规地清除。

病程中亚型之间的转换是常见的。因此，亚型的描述应该用于描述目前的症状而不是纵向的病程。

诊断特征

神经性厌食有三个基本特征：持续的能量摄取限制；强烈害怕体重增加或变胖，或持续地妨碍体重增加的行为；以及对自我的体重或体型产生感知紊乱。个体保持体重低于相对年龄、性别、发育轨迹和躯体健康而言的正常水平的最低值（诊断标准 A）。个体的体重在显著的减轻后通常符合这项标准，但对于儿童和青少年而言，可能不是体重减轻而是无法达到预期的体重增加或不能维持正常的发育轨迹（即在身高增长期间）。

诊断标准 A 要求个体的体重要显著低下（即低于正常水平的最低值，对于儿童和青少年,则是低于最小的预期值)。因为正常体重范围是因人而异的,并且曾经公布过的对消瘦或体重不足状态的阈值定义各有不同,因此对体重的评估具有挑战性。体重指数[BMI=体重(千克)/身高(米)^2]是一种评估相对于身高的体重水平的有用方法。对于成年人,美国疾病控制和预防中心(CDC)及世界卫生组织(WHO)均采用 BMI 18.5kg/m^2 作为正常体重的下限。因此,不认为大多数 BMI 大于或等于 18.5kg/m^2 的成年人是显著的低体重。另一方面,WHO 采用 BMI 低于 17.0kg/m^{2}表示中度或重度消瘦。因此,BMI 低于 17.0kg/m^2 的个体可视为显著低体重。如果临床病史或其他生理信息有证据支持,也可认为 BMI 在 17.0kg/m^2 和 18.5kg/m^2 之间甚至 18.5kg/m^2 以上的成年人是显著低体重。

对于儿童和青少年,确定相对于年龄的 BMI 百分比是有用的(参见如针对儿童和青少年的 CDCBMI 百分比计算器)。相对于成年人,不可能提供判断儿童或青少年体重是否显著低下的最佳标准,并且青年时期发育轨迹中的变异限制了单一数值标准的使用。CDC 使用相对于年龄的 BMI 如若低于第 5 个百分位数则提示体重不足;然而,如果不能维持预期的生长轨迹,BMI 高于这个基准的儿童和青少年也可以判断为显著的体重不足。总之,确定是否符合诊断标准 A,临床工作者应该考虑现有的数字参考值,同时还要考虑到个体的身材、既往体重情况以及任何生理紊乱。

有该障碍的个体通常表现出强烈的害怕体重增加或变胖(诊断标准 B)。对变胖的强烈害怕通常不会因体重减轻而缓解。事实上,对体重增长的担心甚至在体重下降时也会增加。更年轻的有神经性厌食的个体和一些成年人可能意识不到或不承认害怕体重增加。在缺乏对显著低体重的其他解释时,从附加病史、观察到的资料、体格和实验室检查或纵向病程中获得的临床工作者的推断表明,或是害怕体重增加或是支持妨碍体重增加的持续行为,均可用来确定诊断标准 B。

在这些个体中体重和体型的体验和意义被扭曲(诊断标准 C)。一些个体感到全面超重;其他个体则意识到自己很瘦但仍担心身体的某些部位特别是腹部、臀部和大腿"太胖"。他们会采用各种技术评估身体尺寸或重量,包括频繁的称重、着迷的测量身体部位和持续用镜子检查认为"胖"的部位。有神经性厌食的个体的自尊很大程度上基于他们对体型和体重的感知。体重减轻通常被看作是令人称赞的成就和卓越自制力的标志,然而体重增加则被认为是不可接受的自我控制的失败。尽管有该障碍的一些个体承认自己很瘦,但他们经常意识不到营养不良状态的严重医学并发症。

通常,个体在明显体重减轻(或不能达到预期的体重增长)后由家人带来接受专业治疗。如果个体独自寻求帮助,通常因为饥饿所致的躯体和心理的后遗症造成的痛苦。很少见到有神经性厌食的个体抱怨体重减轻本身,事实上,有神经性厌食的个体经常没有自知力或否定该问题。因此从家庭成员或其他来源获取信息以评估体重减轻的病史和该疾病的其他特征至关重要。

支持诊断的有关特征

神经性厌食的半饥饿状态和有时与此相关的清除行为,可导致显著而潜在危及生命的躯体疾病。与该障碍有关的营养不达标，影响到大多数主要器官系统并可能引起各种紊乱。生理紊乱常见有闭经和生命体征异常。然而，大多数与营养不良有关的生理紊乱随着营养状况的恢复是可逆的，但一些问题包括骨矿物质密度的损失却通常不会完全恢复。行为方面，例如，自我引吐和滥用泻药、利尿剂和灌肠可引起很多导致实验室指标异常的紊乱；但一些有神经性厌食的个体则未表现出实验室指标异常。

当严重低体重时，许多有神经性厌食的个体会出现抑郁的体征和症状，例如，抑郁心境、社交退缩、易激惹、失眠和性兴趣减退。因为这些特征在没有明显营养不良的神经性厌食的个体中也可观察到，许多抑郁特征可能是继发于半饥饿状态的生理后遗症，这些特征也可能严重到需要额外的重性抑郁障碍的诊断。

与食物有关和无关的强迫特征经常很突出。大多数有神经性厌食的个体有与食物有关的先占观念，一些个体会收集食谱或囤积食物。对与其他形式的饥饿有关的行为的观察显示，与食物有关的强迫和冲动可能因营养不良而恶化。当有神经性厌食的个体表现出与食物、体型或体重无关的强迫和冲动时，可能需要额外的强迫症的诊断。

有时与神经性厌食有关的其他特征包括对在公共场所进食的担心，感觉无效率感、强烈控制个体环境的欲望，没有弹性的思维、有限的社交主动性和过度受限的情绪表达。与限制型神经性厌食相比，那些暴食/清除型的个体出现冲动的比例更高，并且更有可能滥用酒精和其他药物。

一部分有神经性厌食的个体显示出过度的躯体运动水平。躯体运动的增加经常先于该障碍的起病，并且在病程中，活动增加会加速体重减轻。在治疗期间，过度运动可能难以控制，从而妨碍体重的恢复。

有神经性厌食的个体可能滥用药物，例如，通过控制剂量以实现体重减轻或避免体重增加。有糖尿病的个体可能遗漏或降低胰岛素的剂量以减少碳水化合物的代谢。

患病率

在年轻女性中神经性厌食12个月患病率约为0.4%。对男性的患病率所知甚少，但与女性相比，神经性厌食在男性中要少见得多，临床人群中女性与男性比率大致为10∶1。

发展与病程

神经性厌食通常起病于青春期或成年人早期。该障碍很少开始于青春期前或40岁后，但早发和晚发的病例均已有描述。该障碍的起病通常与压力性生活事件有关，例如，离家上大学。神经性厌食的病程和后果变异很大。更年轻的个体可表现出不典型特征，包括否认“害怕变胖”。年龄更大的个体更可能有较长病程，并且他们的临床表现可能包括更多慢性障碍的体征和症状。临床工作者不应仅仅依靠年龄更大而将神经性厌食从鉴别诊断的考虑中排除。

许多个体在完全符合该障碍的诊断标准前就有一段时间出现进食行为改变。

一些有神经性厌食的个体在单次发作后恢复;另一些个体体重呈现波动模式之后复发;还有一些个体经历数年的慢性病程,可能需要住院以恢复体重和治疗躯体并发症。大多数有神经性厌食的个体在起病5年内出现缓解。在入院个体中,总体缓解率可能较低。神经性厌食的粗略死亡率(CMR)约为每十年5%,死亡最常由与该障碍有关的躯体并发症或自杀所致。

风险与预后因素

气质的:儿童期有焦虑障碍或表现出强迫特征的个体发生神经性厌食的风险增加。

环境的:神经性厌食的患病率的历史和跨文化变异支持其与评价消瘦的文化和环境相关联。鼓励消瘦的职业和副业,例如,模特和精英运动员也都与风险增加有关。

遗传与生理的:存在该障碍的个体的一级生物学亲属发生神经性厌食和神经性贪食的风险增加。还发现有神经性厌食特别是暴食/清除型的个体的一级亲属发生双相和抑郁障碍的风险也增加。同卵双胞胎中神经性厌食的共患率比异卵双胞胎明显更高。通过在有神经性厌食的个体中使用功能成像技术(功能核磁共振成像、正电子发射断层扫描)发现了一系列大脑异常。尚不清楚这些发现所反映的,究竟是与营养不良有关的改变,还是与疾病有关的原发性异常。

文化相关的诊断问题

尽管现有证据提示发生和表现上有跨文化变异,但神经性厌食可出现在文化和社会各异的人群中。神经性厌食可能在后工业化、高收入国家(例如,美国、许多欧洲国家、澳大利亚、新西兰和日本)最为高发,但在大多数低和中等收入国家的患病率尚未确定。虽然神经性厌食的患病率在美国的拉丁裔、非洲裔及亚裔中相对较低,临床工作者应该意识到有进食障碍的个体,对精神卫生服务的使用率更低,同时这种低比率可能反映了一种确认偏倚。在不同文化背景中有喂食和进食障碍的个体对体重担心的表现差异很大。不表达有时被认为是"肥胖恐怖症"的对体重增加的强烈害怕,似乎在亚洲人群中相对更常见,在那里饮食限制的原因通常与文化上允许的主诉(例如,胃肠道不适)相关。在美国,不陈述有强烈害怕体重增加的表现可能在拉丁裔群体中相对更常见。

诊断标记物

在有神经性厌食的个体中可能观察到如下实验室异常,它们的存在能够提高诊断的准确性。

血液学:常见白细胞减少症,伴全细胞减少但通常伴有淋巴细胞明显增加。可出现轻度贫血,同时血小板减少以及罕见的出血问题。

血清生化:脱水可由升高的血液尿氮水平反映出来。常见高胆固醇血症,可观察到肝酶水平升高,偶尔可见低镁血症、低锌血症、低磷血症和高淀粉酶血症。自我引吐可导致代谢性碱中毒(血清碳酸氢钠升高)、低氯血症和低钾血症;滥用泻药可引起轻度代谢性酸中毒。

内分泌：血清甲状腺素(T4)水平通常在正常范围低限；三碘甲状腺氨酸(T3)降低，而反 T3 水平升高。女性血清雌激素水平低下，而男性血清睾酮水平低下。

心电图：常见窦性心动过缓，罕见心律不齐。可在一些个体中观察到 QTC 间期显著延长。

骨质量：常见骨矿物质密度低，并伴有特定部位的骨质减少或骨质疏松。骨折风险显著升高。

脑电图：反映代谢性脑病的弥漫性异常可由明显的水和电解质紊乱所致。

基础能量消耗：基础能量消耗通常明显降低。

躯体体征和症状：神经性厌食的许多躯体体征和症状可归因于饥饿。闭经常出现并似乎是生理功能失调的指征。如果出现闭经，通常是体重减轻的结果，但在少数个体中闭经实际上可在体重减轻之前出现。在青春期前的女性中，月经初潮可能推迟。除了闭经，可能还主诉便秘、腹部疼痛、畏寒、无精打采和精力过剩。

体格检查方面最显著的发现是骨瘦如柴。通常还有明显的低血压、低体温和心动过缓。一些个体出现胎毛(一种纤细、毛茸茸的体毛)。一些个体出现外周性水肿，特别在体重恢复或停止滥用泻药和利尿剂期间，罕见的情况，通常出现在四肢出现瘀点或瘀斑，这提示可能有出血倾向。一些个体可能有与血胡萝卜素过多有关的皮肤变黄。如在神经性暴食中所见的，存在自我引吐有神经性厌食的个体可能有唾液腺特别是腮腺肥大，以及牙釉质腐蚀。一些个体在引吐时反复接触牙齿而导致手的背面侧面有疤痕或老茧。

自杀风险

自杀风险在有神经性厌食的个体中升高，报道比率为每年每 100 000 人中 12 个。对有神经性厌食的个体的综合评估，应该包括评估自杀相关的观念和行为以及其他自杀风险因素，包括企图自杀史。

神经性厌食的功能性后果

有神经性厌食的个体可表现出一系列与该障碍有关的功能限制。虽然一些个体在社交和职业上保持活跃，但是另一些个体则表现出明显的社交隔离和/或无法发挥学术或职业潜能。

鉴别诊断

引起明显低体重或明显体重减轻的其他可能原因，应该在神经性厌食的鉴别诊断中予以考虑，特别当表现特征不典型时(例如，40 岁后起病)。

躯体疾病[例如，胃肠道疾病、甲状腺功能亢进、隐匿性恶性肿瘤和获得性免疫缺陷综合征(AIDS)]：严重的体重减轻可见于躯体疾病，但有这些障碍的个体通常并不表现出对他们体重或体型的体验紊乱或强烈害怕体重增加或坚持妨碍恰当体重增加的行为。与躯体疾病有关的急性体重减轻，可偶尔发生在神经性厌食起病或复发之前。开始时，神经性厌食可能被同时存在的躯体疾病掩盖。罕见地，神经性厌食可以在治疗肥胖症的减肥手术之后出现。

重性抑郁障碍： 在重性抑郁障碍中，可能出现严重的体重减轻。但是，大多数有重性抑郁障碍的个体，或是没有过度减轻体重的欲望或是没有对于增加体重的强烈恐惧。

精神分裂症： 有精神分裂症的个体可表现出古怪的进食行为并偶尔经历明显的体重减轻，但是他们很少表现出诊断神经性厌食所需要的害怕体重增加和体像紊乱症状。

物质使用障碍： 有物质使用障碍的个体，可能经历由于不良的营养摄入引起的低体重，但一般并不害怕体重增加且没有体像紊乱。考虑到物质使用可能有持续的妨碍体重增加的行为，对于滥用降低食欲的物质(例如，可卡因、兴奋剂)并且也害怕体重增加的个体，应仔细评估共病神经性厌食的可能性。

社交焦虑障碍(社交恐惧症)、强迫症与躯体变形障碍： 神经性厌食的一些特征与社交恐惧症、强迫症和躯体变形障碍的诊断标准相重叠。具体而言，像在社交恐惧症中，个体可能因在公共场所进食而感觉难堪或尴尬；像在强迫症中，个体可表现出与食物有关的强迫和冲动；像在躯体变形障碍中，个体可能有想象身体外貌有缺陷的先占观念。如果有神经性厌食的个体有且仅局限于进食行为的社交害怕，就不应诊断为社交恐惧症，但与进食行为无关的社交害怕(例如，过度害怕公共场合讲话)，则可能需要额外的社交恐惧症的诊断。类似的，只有个体表现出与食物无关的强迫和冲动(例如，过度怕污染)，才应考虑额外的强迫症的诊断；同样也只有认知扭曲与体型和尺寸无关(例如，认为自己鼻子太大的先占观念)，才应考虑额外的躯体变形障碍的诊断。

神经性贪食： 有神经性贪食的个体会表现出反复发作的暴食，并出现不恰当的行为以避免体重增加(例如，自我引吐)，且过度担心体型和体重。但与暴食/清除型的神经性厌食的个体不同，有神经性贪食的个体保持体重不低于最小正常值。

回避性/限制性摄食障碍： 有该障碍的个体可表现出明显的体重减轻或明显的营养不良，但他们不害怕体重增加或变胖，也没有体型和体重方面的体验紊乱。

共病

双相、抑郁和焦虑障碍通常与神经性厌食共病。许多有神经性厌食的个体报告在其进食障碍起病前存在焦虑障碍或症状。强迫症在一些有神经性厌食的个体中被描述，特别是那些限制型的个体。酒精使用障碍和其他物质使用障碍也可能与神经性厌食共病，特别是在那些暴食/清除型的个体中。

神经性贪食

诊断标准　　F50.2

A. 反复发作的暴食。暴食发作以下列 2 项为特征：

1. 在一段固定的时间内进食(例如,在任何 2 小时内),食物量大于大多数人在相似时间段内和相似场合下的进食量。
2. 发作时感到无法控制进食(例如,感觉不能停止进食或控制进食品种或进食数量)。

B. 反复出现不恰当的代偿行为以预防体重增加,例如,自我引吐,滥用泻药、利尿剂或其他药物,禁食或过度锻炼。

C. 暴食和不恰当的代偿行为同时出现,并且出现频率维持在 3 个月内平均每周至少 1 次。

D. 自我评价受到身体体型和体重的过度影响。

E. 该障碍并非仅仅出现在神经性厌食的发作期。

标注如果是:

部分缓解:在先前符合神经性贪食的全部诊断标准之后,持续一段时间符合部分的诊断标准。

完全缓解:在先前符合神经性贪食的全部诊断标准之后,持续一段时间不符合任何诊断标准。

标注目前的严重程度:

严重程度的最低水平基于不恰当代偿行为的频率(参见如下),严重程度的水平可以增加到反映其他症状和功能障碍的程度。

轻度:每周平均有 1—3 次不恰当的代偿行为的发作。

中度:每周平均有 4—7 次不恰当的代偿行为的发作。

重度:每周平均有 8—13 次不恰当的代偿行为的发作。

极重度:每周平均有 14 次或更多不恰当的代偿行为的发作。

诊断特征

神经性贪食有三个基本特征:反复发作的暴食(诊断标准 A);反复的不恰当的代偿行为以预防体重增加(诊断标准 B);自我评价受到体型和体重的过度影响(诊断标准 D)。为了符合该诊断,暴食和不恰当的代偿行为必须出现,并且 3 个月内平均每周至少 1 次(诊断标准 C)。

一次"暴食发作"被定义为在一段固定的时间内进食,食物量绝对超过大多数人在相似时间段内和相似场合下的进食量(诊断标准 A1)。进食发生的背景可影响临床工作者判断摄入是否过量,例如,对于平常用餐来说过多的食物量可能在庆典或节日用餐中被认为是正常的。一段"固定的时间"指的是一段有限的时间,通常在 2 小时内。单次暴食发作不限定于一个场景,例如,个体可能在餐馆开始暴食,然后回到家继续进食。一整天不停地吃少量的食物作为零食,不认为是暴食。

过度食物消耗的发生必须伴有一种缺乏控制感(诊断标准 A2),才可认为是暴食发作。失控的指征是一旦开始就不能克制或停止进食。一些个体描述了一种在暴食发作期间或之后的分离特征。与暴食有关的控制能力受损可能不是绝对的,例如,个体在电话铃声响起时可继续暴食,但如果室友或配偶意外进入房间则可停止。一些个体报告他们的暴食发作不再以急性失控感为特征,而是一种更加泛化的不加控制的进食模式。如果个体报告他们已经放弃控制进食的努力,失控应该认定是存在的。在一些案例中,暴食也可以是有计划的。

暴食期间摄入的食物种类在个体间和对某一个体都是变化的。与渴望某种特定的营养物质相比,暴食则更多以摄入异常食物量为特征。然而,在暴食期间,个体通常会进食他们平时会回避的食物。

有神经性贪食的个体通常为他们的进食问题感到羞耻并试图隐藏症状,暴食通常是秘密或尽量不露声色的进行。暴食经常持续到个体不舒服甚至非常饱。在暴食发生前最常见的诱因是负性情感。其他触发因素包括人际间应激源,饮食限制,与体重、体型和食物相关的负性感受以及无聊。暴食可以在短期内最小化或减轻那些促进发作的因素,但负性的自我评价和烦躁通常是延迟的后果。

神经性厌食的另一个基本特征是反复使用不恰当的代偿行为以预防体重增加,总称为清除行为或清除(诊断标准 B)。许多有神经性贪食的个体采用若干方法以代偿暴食,呕吐是最常见的不恰当代偿行为。呕吐的即刻效应包括缓解躯体不适和减少对体重增加的恐惧。在一些案例中,呕吐本身成为一个目标并且个体会为了呕吐而暴食或在摄入少量食物后呕吐。有神经性贪食的个体会使用各种方法引吐,包括用手指或工具刺激咽反射。个体普遍学会引吐并最终能够随心所欲地吐出来,罕见地,个体用吐根糖浆来引吐,其他清除行为包括滥用泻药和利尿剂。在罕见的案例中,也会使用许多其他代偿方法。有神经性贪食的个体可能在暴食发作后滥用灌肠剂,但是这种代偿方法很少单独出现。有该障碍的个体可能服用甲状腺激素,企图避免体重增加。有糖尿病和神经性贪食的个体可能通过遗漏或降低胰岛素剂量达到降低暴食期间摄入食物代谢的目的。有神经性贪食的个体可能禁食一天或更长,或通过过度锻炼预防体重增加。当锻炼明显干扰了重要活动,并发生在不恰当的时间或场景下,或是个体不顾有伤或其他躯体并发症仍继续锻炼时,可认为锻炼是过度的。

有神经性贪食的个体在自我评价中过分强调体型或体重,并且这些因素通常对自尊心的影响很大(诊断标准 D)。有该障碍的个体与有神经性厌食的个体在害怕体重增加、渴望体重减轻,以及对躯体的满意程度等方面都非常相似。如果该障碍仅出现在神经性厌食发作期间,则不应诊断神经性贪食(诊断标准 E)。

支持诊断的有关特征

有神经性贪食的个体通常体重正常或超重[成年人体重指数(BMI)≥18.5 且<30]。该障碍可出现在肥胖个体中但不常见。在暴食之间,有神经性贪食的个体通常限制他们总体热量的消耗量,并优先选择低卡路里(“节食”)的食物而回避他们认为会发胖或可能促发暴食的食物。

月经不规律或闭经常见于有神经性贪食的女性个体,但尚未确定这种紊乱是否与体重波动、营养不良或情感痛苦有关。由清除行为引起的水和电解质紊乱有时足以严重到构成躯体上的严重问题，罕见但有潜在致死性的并发症包括食管撕裂、胃破裂和心律失常。在反复使用吐根糖浆引吐的个体中，可发现严重的心脏和骨骼肌肉病变的报告。长期滥用泻药的个体，可能变得依赖通过使用药物达到刺激肠道运动的目的。消化系统症状通常与神经性贪食有关，在有该障碍的个体中也有直肠脱垂的报告。

患病率

在年轻女性中神经性贪食的 12 个月患病率为 1%—1.5%。因为该障碍在青春后期和成年人早期达到顶峰，所以时点患病率在年轻成年人中最高。对有神经性贪食的男性的时点患病率了解较少，但神经性贪食在男性中远没有女性常见，女性与男性的比率约为 10∶1。

发展与病程

神经性厌食通常始于青春期或成年人早期，起病于青春期前或 40 岁后均罕见。暴食通常始于节食期间或之后以减轻体重。经历多次压力性生活事件也可加速神经性贪食的起病。

持续了至少数年的紊乱的进食行为在临床样本中占很高比例。病程可以是慢性或间断性的，缓解期和反复暴食会交替出现。然而，经过更长期的随访，许多个体的症状在治疗或未治疗的情况下均会减轻，但治疗的效果显著。缓解期超过 1 年与更好的长期结果有关。

已报告有神经性贪食的个体有显著升高的死亡风险(全病因和自杀)。神经性贪食的粗略死亡率(CMR)每 10 年近 2%。

少数病例(10%—15%)的诊断可从最初的神经性贪食转换为神经性厌食。转换为神经性厌食的个体通常可恢复到神经性贪食或在两者之间多次转换。一部分有神经性贪食的个体持续地贪食而不再有不恰当的代偿行为，因此他们的症状达到暴食障碍或其他特定的进食障碍的诊断标准。诊断应基于当前(即过去 3 个月)的临床表现。

风险与预后因素

气质的：体重忧虑、低自尊、抑郁症状、社交焦虑障碍及童年的过度焦虑障碍均与神经性贪食的发展有关。

环境的：已发现苗条身材理想的内化可增加产生体重忧虑的风险，继而增加出现神经性贪食的患病风险。经历儿童期性或躯体虐待的个体发生神经性贪食的风险增加。

遗传与生理的：儿童期肥胖和青春期早熟均可增加神经性贪食的风险。神经性贪食可能存在家族遗传以及对该障碍的遗传易患性。

病程影响因素：共病的精神疾病的严重性预示着神经性贪食的不良长期结果。

文化相关的诊断问题

据报告神经性贪食在工业化程度最高的国家发生率基本相似,包括美国、加拿大、欧洲大部分国家、澳大利亚、日本、新西兰及南非。在美国,神经性贪食的临床研究中,有该障碍的个体主要是白人。但该障碍也可出现在其他种族中,并且其发生率与白人样本中观察到的估计值相似。

性别相关的诊断问题

神经性贪食在女性中远比男性更常见。在寻求治疗的样本中男性尤为少见,但其原因尚未被系统研究。

诊断标记物

目前尚无针对神经性贪食的特定诊断测验。但有几项实验室异常可作为清除结果而发生并可增加诊断的准确性。这些指标包括水和电解质紊乱,例如,低钾血症(可引起心律失常)、低氯血症和低钠血症。因呕吐引起的胃酸丢失可产生代谢性碱中毒(血清碳酸氢钠升高),并且通过滥用泻药或利尿剂以频繁诱发腹泻或脱水可引起代谢性酸中毒。一些有神经性贪食的个体表现出轻度血清淀粉酶水平升高,可能反映了唾液同工酶水平的升高。

体格检查通常没有发现异常。然而,口腔检查可能发现因反复呕吐导致的显著而永久性的牙釉质丢失,特别是在前牙的舌侧。这些牙齿可能变得有豁口并显得参差不齐和"被蛀坏了",龋齿的发生率也可能增加。在一些个体中,唾液腺特别是腮腺可能明显变大。用手刺激咽反射的个体因反复接触牙齿,在手的背面可能出现老茧和疤痕。据报告个体反复使用吐根糖浆引吐会出现严重的心脏和骨骼肌肉病变。

自杀风险

神经性贪食的自杀风险升高。对有该障碍的个体的综合评估应该包括对自杀相关观念和行为及其他自杀风险因素的评估,包括企图自杀史。

神经性贪食的功能性后果

有神经性贪食的个体可表现出与该障碍有关的一系列功能限制。少数个体报告有严重的角色损害,其中社会生活领域最可能受到神经性贪食的负性影响。

鉴别诊断

神经性厌食,暴食/清除型: 暴食行为只出现在神经性厌食发作期的个体被诊断为神经性厌食,暴食/清除型,并且不应再额外诊断为神经性贪食。对于将暴食和清除行为初始诊断为神经性厌食的个体,其表现不符合神经性厌食,暴食/清除型的全部诊断标准(例如,体重正常),只有符合神经性贪食的全部诊断标准,则需要至少三个月才能给予该诊断。

暴食障碍：一些个体存在暴食但没有规律的不恰当代偿行为。在这些案例中，应考虑诊断为暴食障碍。

克莱恩-莱文综合征：在某些神经系统或其他躯体疾病中，例如，克莱恩-莱文综合征，存在紊乱的进食行为，但不存在神经性贪食特征性的心理特征，例如，过度担心体型和体重。

重性抑郁障碍，伴非典型特征：过量饮食在伴有非典型特征的重性抑郁障碍中很常见，但是有该障碍的个体没有不恰当的代偿行为，也不会表现出作为神经性贪食特征的过度担心体型和体重。如果符合这两种障碍的诊断标准，则应给予两种诊断。

边缘型人格障碍：作为边缘型人格障碍定义的一部分，冲动行为的诊断标准包括暴食行为。如果边缘型人格障碍和神经性贪食的诊断标准都符合，则应给予两种诊断。

共病

有神经性贪食的个体经常与精神障碍共病，大多数经历至少一种其他精神障碍，并且其中许多个体经历过多种共病的情况。共病的疾病不局限于任何特定类别，而是涉及各种精神障碍。在有神经性贪食的个体中，抑郁症状(例如，低自尊)和双相及抑郁障碍(特别是抑郁障碍)的发生率增加。在许多个体中，心境障碍与神经性贪食同时或随后出现，并且个体经常将他们的心境障碍归因于神经性贪食。然而，在一些个体中，心境紊乱明显先于神经性贪食的发生，焦虑症状(例如，害怕社交环境)或焦虑障碍的发生率也会增加。这些心境和焦虑紊乱通常在有效治疗神经性贪食后缓解。物质使用特别是酒精或兴奋剂使用的终生患病率在有神经性贪食的个体中至少是30%，兴奋剂的使用通常始于尝试控制食欲和体重。相当比例的有神经性贪食的个体还会出现一些人格特征满足一种或多种人格障碍的诊断标准，最常见的是边缘型人格障碍。

暴食障碍

诊断标准 F50.81

A. 反复发作的暴食。暴食发作以下列2项为特征：
   1. 在一段固定的时间内进食(例如，在任何2小时内)，食物量大于大多数人在相似时间段内和相似场合下的进食量。
   2. 发作时感到无法控制进食(例如，感觉不能停止进食或控制进食品种或进食数量)。

B. 暴食发作与下列3项(或更多)有关：
   1. 进食比正常情况快得多。
   2. 进食直到感到不舒服的饱腹感出现。

3. 在没有感到身体饥饿时进食大量食物。

4. 因进食过多感到尴尬而单独进食。

5. 进食之后感到厌恶自己、抑郁或非常内疚。

C. 对暴食感到显著的痛苦。

D. 在3个月内平均每周至少出现1次暴食。

E. 暴食与神经性贪食中反复出现的不恰当的代偿行为无关,也并非仅仅出现在神经性贪食或神经性厌食的病程中。

标注如果是:

部分缓解: 在先前符合暴食障碍的全部诊断标准之后,在持续的一段时间内,暴食出现的平均频率少于每周1次。

完全缓解: 在先前符合暴食障碍的全部诊断标准之后,持续一段时间不符合任何诊断标准。

标注目前的严重程度:

严重程度的最低水平基于暴食障碍的发作频率(参见如下),严重程度的水平可以增加到反映其他症状和功能障碍的程度。

轻度: 每周有1—3次暴食发作。

中度: 每周有4—7次暴食发作。

重度: 每周有8—13次暴食发作。

极重度: 每周有14次或更多暴食发作。

诊断特征

暴食障碍的基本特征是反复发作的暴食,必须在3个月内平均每周至少1次(诊断标准D)。一次"暴食发作"定义为在一段固定的时间内进食,食物量绝对大于大多数人在相似时间段内和相似场合下的进食量(诊断标准A1)。进食环境可能影响临床工作者对摄入是否过量的估计。例如,相对一顿标准餐的过多食物量在庆典活动或假日用餐期间可能被认为是正常的。一段"固定的时间"指的是一段有限的时间,通常小于2小时。暴食的单次发作不需要局限于一个环境,例如,个体可能在餐馆里开始暴食,然后回到家里继续进食。一天不间断地吃少量零食不认为是暴食。

出现过量的食物消耗必须伴有失控感(诊断标准A2),才能认为是一次暴食发作。失控的指征是一旦开始就不能克制进食或停止进食。一些个体描述在暴食发作期或之后有一种分离特征。与暴食有关的控制能力受损可能不是绝对的,例如,个体可能在电话铃响时仍继续暴食,但如果室友或配偶意外进入房间时也可停止。一些个体报告他们的暴食发作不再以急性失控感而是以更加普遍的不加控制的进食模式为特征。如果个体报告他们已经放弃控制进食的努力,可认为失控仍然存在。在一些案例中,暴食也可以是有计划的。

暴食期间消耗食物的种类在个体间和对特定个体都不相同。与对某种特定营养物的渴求相比，暴食似乎更多以消耗食物数量的异常为特征。

暴食必须以显著的痛苦（诊断标准C）和至少以下三项为特征：进食比平常快得多；进食直到感到不舒服的饱腹感；在没有感到饥饿时摄入大量食物；因进食过多感到尴尬而单独进食；进食之后感到厌恶自己、抑郁或非常内疚（诊断标准B）。

有暴食障碍的个体通常对他们的进食问题感到羞耻并试图掩饰症状。暴食通常秘密进行或尽可能不引人注意。最常先于暴食障碍的是负性情感，其他触发因素包括：人际间应激源；饮食限制；与体重、体型和食物相关的消极感受；无聊。暴食可以在短期内最小化或减轻那些促进发作的因素，但负性的自我评价和烦躁通常是延迟的后果。

支持诊断的有关特征

暴食障碍发生在正常体重/超重和肥胖的个体中，在寻求治疗的个体中，该障碍确实与超重和肥胖有关，但暴食障碍与肥胖不同，大多数肥胖个体没有反复的暴食。此外，与没有暴食障碍的体重相匹配的肥胖个体相比，有该障碍的个体在进食行为的实验室研究中表现出消耗热量更多并且功能损害更大、生活质量更差、主观痛苦更多以及精神方面的共病更多。

患病率

暴食障碍在美国成年人（年龄不小于18岁）女性和男性的12个月患病率分别为1.6%和0.8%。暴食障碍的性别比率远没有神经性贪食那样不准确。暴食障碍在少数种族或民族群体中，与报告的白人女性的患病率一样。与普通人群相比，该障碍在寻求减肥治疗的个体中更常见。

发展与病程

对暴食障碍的发展所知甚少。暴食和无主观过度消耗的失控进食都可发生在儿童中并与身体脂肪、体重和心理症状增加有关。暴食在青少年和大学生中很常见。失控进食或发作性暴食对一些个体而言可能代表进食障碍的前驱期。

在有暴食障碍的许多个体中，节食常出现在暴食发展之后（与神经性贪食相比，功能失调性节食通常发生在暴食起病前）。暴食障碍通常始于青春期或成年早期但也可始于成年后期。寻求治疗的有暴食障碍的个体通常比寻求治疗的有神经性贪食或神经性厌食的个体年龄更大。

与神经性贪食或神经性厌食相比，暴食障碍的自然病程和治疗后果研究中的缓解率均更高。暴食障碍看起来相对持续，并且病程的严重性和持续时间与神经性贪食相似。从暴食障碍转换到其他进食障碍并不常见。

风险与预后因素

遗传与生理的： 暴食障碍似乎有家族遗传倾向，这可能反映了附加的遗传影响。

文化相关的诊断问题

暴食障碍在多数工业化国家中包括美国、加拿大、欧洲大部分国家、澳大利亚和新西兰发生频率大致相似。在美国,暴食障碍的发生率似乎在非拉丁裔白人、拉丁裔、亚洲裔和非洲裔美国人中相似。

暴食障碍的功能性后果

与体重指数(BMI)相匹配的对照被试相比,暴食障碍与一系列的功能性后果有关,包括社交角色适应问题、与健康相关的生活质量和生活满意度受损、躯体患病率和死亡率增加以及增加相关医疗保健的使用。该障碍也可能与体重增加和肥胖的发生风险增加有关。

鉴别诊断

神经性贪食: 暴食障碍和神经性贪食一样有反复的暴食,但在某些基本方面不同于神经性贪食。在临床表现方面,神经性贪食中所见的反复不恰当的代偿行为(例如,清除、过度锻炼)在暴食障碍中没有。与有神经性贪食的个体不同,有暴食障碍的个体通常在暴食发作之间,没有旨在影响体重和体型的明显或持续的饮食限制,但他们可能报告经常尝试节食。在治疗反应方面,暴食障碍也不同于神经性贪食。与有神经性贪食的个体相比,在有暴食障碍的个体中改善的比例更高。

肥胖: 暴食障碍与超重和肥胖有关,但有若干不同于肥胖的关键特征。首先,与没有该障碍的个体相比,有该障碍的肥胖个体对体重和体型的过度评价水平更高。其次,与没有该障碍的个体相比,在有该障碍的肥胖个体中精神疾病共病的比例明显更高。最后,对暴食障碍的循证心理治疗的长期成功结果,可与没有对肥胖有效的长期治疗形成对比。

双相与抑郁障碍: 食欲和体重的增加包括在重性抑郁发作的诊断标准和抑郁与双相障碍的非典型特征标注。在重性抑郁发作的背景中进食增加可能与失控有关或无关。如果符合两种障碍的全部诊断标准,则应给予两种障碍。暴食和其他紊乱的进食症状可与双相障碍有关。如果符合两种障碍的全部诊断标准,则应给予两种诊断。

边缘型人格障碍: 暴食包括在作为边缘型人格障碍定义一部分的冲动行为诊断标准中。如果符合这两种障碍的全部诊断标准,则应给予两种诊断。

共病

暴食障碍与一些精神疾病共病,这一点与神经性厌食和神经性贪食相似。最常见的共病的疾病有双相障碍、抑郁障碍、焦虑障碍以及相对少见的物质使用障碍。精神疾病共病与暴食的严重性不与肥胖程度有关。

其他特定的喂食或进食障碍

F50.89

此类型适用于以下这些临床表现，它们具备喂食及进食障碍的典型症状，且会引起有临床意义的痛苦，或导致社交、职业或其他重要功能方面的损害，但未能符合喂食及进食障碍类别中任一种疾病的诊断标准。可在下列情况使用其他特定的喂食或进食障碍这一诊断：临床工作者选择用它来交流未能符合任一种特定的喂食及进食障碍的诊断标准的特定原因。通过记录“其他特定的喂食或进食障碍”，接着记录其特定原因（例如，“低频率神经性贪食”）来表示。

能够归类为“其他特定的喂食或进食障碍”的示例如下。

1. 非典型神经性厌食：符合神经性厌食的全部诊断标准，除了尽管有显著的体重减轻，但个体的体重仍处在或高于正常范围。

2. 神经性贪食（低频率和/或有限的病程）：符合神经性贪食的全部诊断标准，除了暴食的出现和不恰当的代偿行为少于平均每周 1 次和/或少于 3 个月。

3. 暴食障碍（低频率和/或有限的病程）：符合暴食障碍的全部诊断标准，除了暴食的出现少于平均每周 1 次和/或少于 3 个月。

4. 清除障碍：在不存在暴食的情况下，有反复的清除行为以影响体重或体型（例如，自我引吐，滥用泻药、利尿剂或其他药物）。

5. 夜间进食综合征：反复发作的夜间进食，表现为从睡眠中觉醒后进食或晚餐后过度的进食。个体能够知道和回忆起进食行为。不能用外源性影响来更好地解释夜间进食，如个体睡眠-觉醒周期的改变或当地的社会规范。夜间进食引起了显著的痛苦和/或功能性损害。此混乱的进食模式不能用暴食障碍或其他精神障碍来更好地解释，包括物质使用，也不能归因于其他躯体障碍或药物的影响。

未特定的喂食或进食障碍

F50.9

此类型适用于以下这些临床表现，他们具备喂食及进食障碍的典型症状，且引起有临床意义的痛苦，或导致社交、职业或其他重要功能方面的损害，但未能符合喂食及进食障碍类别中任一种疾病的诊断标准。此种未特定的喂食或进食障碍可在这种情况下使用：临床工作者对未能符合特定的喂食及进食障碍诊断标准的个体，选择不给出特定的原因，包括因信息不足而无法做出更特定诊断的情况（例如，在急诊室的环境下）。

排泄障碍

所有排泄障碍都涉及不恰当的尿液或粪便的排泄，通常于童年期或青春期首次被诊断。这组障碍包括*遗尿症*，反复把尿排在不恰当的地方；*遗粪症*，反复把粪便排在不恰当的地方。亚型用以鉴别遗尿症的夜间和日间(例如，在觉醒时)排泄，以及遗粪症有无便秘和溢出性失禁。虽然这两种诊断均有最小年龄的要求，但是基于发育年龄而不仅是实际年龄。这两种障碍可能是自主的或不自主的，通常它们会单独出现，但也可能同时出现。

遗尿症

诊断标准 F98.0

A. 不管是否不自主或有意识，反复在床上或衣服上排尿，不管是否是不自主的或是有意识的。

B. 此行为具有临床意义，表现为至少连续 3 个月每周 2 次的频率，或引起有临床意义的痛苦，或导致社交、学业(职业)或其他重要功能方面的损害。

C. 实际年龄至少 5 岁(或相当的发育水平)。

D. 此行为不能归因于某种物质(例如，利尿剂、抗精神病药物)的生理效应或其他躯体疾病(例如，糖尿病、脊柱裂、惊厥障碍)。

标注是否是：

仅在夜间：仅在夜间睡眠时排尿。

仅在日间：仅在觉醒时排尿。

在夜间和日间：兼有上述两种亚型的组合。

亚型

仅在夜间的遗尿症亚型，有时被称为*单症状遗尿症*，它是最常见的亚型，仅涉及在夜间睡眠时的失禁，通常出现在夜间前三分之一的时间。仅在日间的亚型不出现夜间遗尿症，有时也被简称为*尿失禁*。这种亚型的个体可分为两组，有"急迫性尿失禁"的个体具有突发的刺激症状和逼尿肌不稳定，而有"排尿延迟"的个体有意识地推迟排尿冲动直至失禁发生。夜间和日间的亚型也被称为*非单症状遗尿症*。

诊断特征

遗尿症的基本特征是在白天或夜间反复在床上或衣服上排尿(诊断标准 A)。多数情况下排尿是不自主的，但偶尔是故意的。为诊断遗尿症，排尿必须达到至少连续 3 个月每周 2 次或必须引起有临床意义的痛苦或社会、学业(职业),或其他重要功能方面的损害(诊断标准 B)。个体必须达到具备大小便控制能力的年龄(即实际年龄至少 5 岁,或对于发育迟缓的儿童心智年龄至少 5 岁)(诊断标准 C)。尿失禁不能归因于物质(例如,利尿剂、抗精神病药物)的生理效应或其他躯体疾病(例如,糖尿病、脊柱裂、惊厥障碍)(诊断标准 D)。

支持诊断的有关特征

在夜间遗尿期间,排泄偶尔发生在快速眼动(REM)睡眠中,并且儿童可回忆出涉及排尿行为的梦境。在白天(日间)遗尿期间,儿童推迟排泄直至失禁发生,有时因社交焦虑导致不愿如厕或沉湎于学校或游戏活动。遗尿事件最常发生在上学日的午后不久,并且可能与破坏性行为症状有关。在对相关感染进行恰当治疗后,遗尿症通常仍然持续。

患病率

遗尿症的患病率在 5 岁儿童中为 5%—10%,在 10 岁儿童中为 3%—5%,以及在 15 岁或年龄更大的个体中约为 1%。

发展与病程

遗尿症有两种病程类型:一种为“原发”型,该类型的个体从未确诊为尿失禁;另一种为“继发”型,该类型的紊乱在确诊为尿失禁的一段时间后发生。在这两种类型之间,共病的精神障碍的患病率没有差别。根据定义,原发性遗尿症开始于 5 岁。继发性遗尿症最常起病于 5—8 岁,但也可发生于任何时间。在 5 岁后,自发缓解率是每年 5%—10%。大多数有该障碍的儿童到青春期能够控制排尿,但约 1%的案例持续至成年。日间遗尿症在 9 岁后不常见。然而,偶尔日间失禁在童年中期常见,在同时有持续性夜间遗尿的个体中更为常见。当遗尿症持续至童年晚期或青春期,失禁的频率可能增加,而儿童早期的排便控制力通常与夜间尿床的频率逐渐下降有关。

风险与预后因素

环境的: 许多遗尿症的易感因素已被提出,包括延迟或松懈的如厕训练以及心理社会应激。

遗传与生理的: 已发现遗尿症与尿液生成正常的昼夜节律的发育迟缓有关,导致夜间多尿或中枢血管加压素受体敏感性异常,以及伴有膀胱过度反应(不稳定膀胱综合征)的功能性膀胱能力下降。夜间遗尿症是一种遗传上的异源性障碍,已有家族、双生子和聚集分析提示该障碍的遗传性。儿童夜间遗尿症的风险在遗尿症母亲的后代中约高出 3.6 倍,父系有尿失禁时,该风险高出 10.1 倍。夜间遗尿和日间失禁的风险数量级相似。

文化相关的诊断问题

遗尿症已在欧洲、非洲和亚洲不同国家及美国被报告。在不同国家，患病率非常相似，且在不同国家中，发育轨迹也有很大的相似性。在孤儿院和其他寄养机构中，遗尿症的比例非常高，可能与如厕训练模式和环境有关。

性别相关的诊断问题

夜间遗尿症在男性中更常见。日间失禁在女性中更常见。与有遗尿症的母亲相比，有遗尿症的父亲的后代患病的相对风险更大。

遗尿症的功能性后果

与遗尿症有关的损害是限制儿童社交活动（例如，没有资格参加野外宿营）或对儿童自尊心的影响，或被同伴社交排斥的程度，以及照料者的愤怒、惩罚和排斥。

鉴别诊断

神经源性膀胱或其他躯体疾病：在有神经源性膀胱或引起多尿或排尿急迫的其他躯体疾病（例如，未经治疗的糖尿病或尿崩症）时，或在急性尿路感染期间，不应诊断为遗尿症。然而，如果尿失禁规律性地出现在其他躯体疾病发生之前，或在躯体疾病得到恰当治疗后仍持续存在，则该障碍与这些疾病可以同时诊断。

药物副作用：遗尿症可能发生在能够引起失禁的抗精神病药物、利尿剂或其他药物治疗期间。在这样的案例中，不应单独给予诊断而应记录为药物副作用。如果尿失禁在药物治疗前就规律性地出现，则应给予遗尿症的诊断。

共病

尽管大多数有遗尿症的儿童没有共病的精神障碍，但与没有遗尿症的儿童相比，共病的行为症状的患病率在有遗尿症的儿童中更高。发育迟缓，包括言语、语言、学习和运动技能迟缓在部分有遗尿症的儿童中也存在。遗粪症、睡行症和睡惊症也可能存在。与对排尿有控制力的儿童相比，尿路感染在有遗尿症的儿童中更常见，特别是日间亚型。

遗粪症

诊断标准　　F98.1

A. 反复在不恰当的地方排粪（例如，衣服上、地板上），不管是不自主的还是故意的。

B. 至少 3 个月内，每月至少发生 1 次此类事件。

C. 实际年龄至少 4 岁（或相当的发育水平）。

D. 此行为不能归因于某种物质（例如，泻药）的生理效应或其他躯体疾病，除非涉及了便秘的机制。

标注是否是:

伴便秘和溢出性失禁:在体格检查或病史中有便秘的证据。

无便秘和溢出性失禁:在体格检查或病史中无便秘的证据。

亚型

在伴便秘和溢出性失禁的亚型中,粪便通常(但不总是)不成形,泄露可以从不频繁的到持续的,且大多发生在白天,很少出现在睡眠期间。只有部分粪便在如厕时排出,在治疗便秘后失禁可得到解决。

在无便秘和溢出性失禁的亚型中,粪便的形状和黏稠度可能正常,但遗粪是间歇性的,粪便可能被放在显眼的位置。这通常与有对立违抗障碍或品行障碍有关或可能是肛门手淫的后果。无便秘的遗粪似乎比伴便秘的遗粪更少见。

诊断特征

遗粪症的基本特征是反复在不恰当的地方排粪(例如,衣服上、地板上)(诊断标准 A)。排泄通常是不自主的但偶尔可能是故意的。这种情况在至少 3 个月内,每月至少发生 1 次(诊断标准 B),并且儿童的实际年龄至少 4 岁(或对于发育迟缓的儿童,心智年龄必须至少 4 岁)(诊断标准 C)。大便失禁绝不能仅仅归因于物质(例如,泻药)的生理效应或其他躯体疾病,除非涉及了便秘的机制(诊断标准 D)。

当排粪是不自主的而非故意时,通常与便秘、嵌塞以及伴有随后溢出的滞留有关。便秘可能由于心理原因(例如,对在特定地点排便的焦虑,更为广泛的焦虑或对立行为的模式)而出现,从而引起排便回避。便秘的生理易感因素包括无效的压力或矛盾的排便动力学,并伴有在对排便感到紧张时的外括约肌或盆底的收缩,而不是放松。与发热疾病、甲状腺功能低下或药物副作用有关的脱水也能引起便秘。一旦出现便秘,可并发肛裂、排便疼痛和进一步粪便滞留。粪便的黏稠度可能变化:在一些个体中粪便可能是正常或接近正常的黏稠度;在其他个体中——例如,那些继发于粪便滞留伴有溢出性便秘的个体——粪便可能是液体。

支持诊断的有关特征

有遗粪症的儿童经常感到羞耻并想要回避可能导致尴尬的情境(例如,宿营、学校)。损害程度是对儿童自尊心的影响,或被同伴社交排斥的程度,以及照料者的愤怒、惩罚和排斥。涂抹粪便可能由于儿童试图清理或隐藏不自主排泄的粪便而故意或意外发生。当失禁是明显故意时,可能还存在对立违抗障碍或品行障碍的特征。许多有遗粪症及慢性便秘的儿童也有遗尿症状,也可以有伴随的膀胱或输尿管中的尿液反流,可能导致慢性泌尿系统感染,这些症状可在便秘治疗后缓解。

患病率

据估计,约 1% 的 5 岁儿童有遗粪症,且与女性相比,该障碍在男性中更常见。

发展与病程

只有儿童生理年龄达到至少 4 岁(或对于有发育迟缓的儿童,心智年龄至少 4 岁)才可以诊断为遗粪症。不充分、不持续的如厕训练和心理社会应激(例如,入学、弟妹出生)均为易感因素。有两种类型的病程:"原发"型,该类型的个体从未建立粪便的控制能力;"继发"型,该类型在建立好粪便控制后的某个阶段产生紊乱。遗粪症可持续数年,伴间歇性加重。

风险与预后因素

遗传与生理的:排便疼痛可导致便秘和抑制行为的循环,这使遗粪症更可能出现。使用一些药物(例如,抗癫痫剂、镇咳剂)可增加便秘并使遗粪症更可能出现。

诊断标记物

除了体格检查,消化道造影(例如,腹部 X 光片)可提供信息以评估结肠中的残余粪便和气体。额外检查,例如钡剂灌肠和肛门直肠压力光片,可用以帮助排除其他躯体疾病,例如先天性巨结肠(Hirschsprung)。

鉴别诊断

在有其他躯体疾病的情况下,只有涉及便秘的机制不能由其他躯体疾病来解释时,才能诊断为遗粪症。与其他躯体疾病(例如,慢性腹泻、脊柱裂、肛门狭窄)相关的大便失禁不需要 DSM-5 的遗粪症诊断。

共病

尿路感染可以和遗粪症共病,且在女性中更常见。

其他特定的排泄障碍

此类型适用于那些临床表现,它们具备排泄障碍的典型症状,且引起有临床意义的痛苦,或导致社交、职业或其他重要功能方面的损害,但未能符合排泄障碍类别中任一种疾病的诊断标准。我们可在下列情况下使用其他特定的排泄障碍这一诊断:临床工作者选择用它来交流未能符合任一种特定的排泄障碍的诊断标准的特定原因。通过记录"其他特定的排泄障碍",接着记录其特定原因(例如,"低频率遗尿症")来表示。

编码备注:其他特定的排泄障碍伴排尿症状,编码为 N39.498;其他特定的排泄障碍伴排便症状,编码为 R15.9。

未特定的排泄障碍

此类型适用于那些临床表现,它们具备排泄障碍的典型症状,且引起有临床意义的痛苦,或导致社交、职业或其他重要功能方面的损害,但未能符合排泄障碍类别中任一种疾病的诊断标准。此种未特定的排泄障碍可在这种情况下使用:临床工作者对未能符合任一种特定的排泄障碍的临床诊断标准的个体选择不给出特定的原因,包括因信息不足而无法做出更特定诊断的情况(例如,在急诊室的环境下)。

编码备注: 未特定的排泄障碍伴排尿症状,编码为 R32;未特定的排泄障碍伴排便症状,编码为 R15.9。

睡眠-觉醒障碍

DSM-5 中睡眠-觉醒障碍的分类主要为普通精神卫生工作者和医学临床工作者所使用。他们的治疗对象包括成年人、老年和儿童患者。睡眠-觉醒障碍包括十类障碍或障碍群：失眠障碍、嗜睡障碍、发作性睡病、与呼吸相关的睡眠障碍、昼夜节律睡眠-觉醒障碍、非快速眼动（NREM）睡眠唤醒障碍、梦魇障碍、快速眼动（REM）睡眠行为障碍、不安腿综合征，以及物质/药物所致的睡眠障碍。有这些障碍的个体通常以不满意睡眠质量、周期和数量的主诉就诊，因而导致的日间痛苦和损害是所有睡眠-觉醒障碍的核心特征。

本章的组织有利于睡眠-觉醒主诉的鉴别诊断，阐明何时转介给睡眠专家做进一步的评估和治疗是恰当的。DSM-5 睡眠障碍的分类方法既简单又适合临床使用，同时也参照了自 DSM-Ⅳ 以来在流行病学、遗传学和病理生理学在诊断和治疗上的科研进展。在一些案例中（例如，失眠障碍），本章采用了“整合”的方法，而在其他障碍中（例如，发作性睡病），采用的是“分离”的方法，反映了已经证明的流行病学、神经生物学和治疗方面的研究。

睡眠障碍经常伴随抑郁、焦虑和认知改变，必须纳入到治疗计划和临床处理中。而且，持续的睡眠紊乱（包括失眠和过度困倦）是已经确立的后续发生精神疾病和物质使用障碍的风险因素。它们也代表了精神疾病发作的前驱期表现，早期干预很可能预防或减弱完全的发作。

睡眠-觉醒障碍的鉴别诊断需要使用多维度的方法来考虑，可能同时存在的躯体和神经系统疾病。而同时存在的临床疾病是惯例而不是例外。睡眠紊乱是一个临床有用的、有躯体和神经系统疾病的指征，它经常与抑郁和其他常见的精神障碍同时存在。常见的共病是与呼吸相关的睡眠障碍、心肺障碍（例如，充血性心衰、慢性阻塞性肺病）、神经退行性病变（例如，阿尔茨海默病），以及肌肉骨骼系统疾病（例如，骨关节炎）。这些障碍不仅会干扰睡眠且它们自身在睡眠中也会加重（例如，在快速眼动睡眠中，延长的呼吸暂停和心电图的心律失常；在有痴呆的个体中的非清醒状态；在复杂部分性癫痫中的抽搐）。快速眼动睡眠行为障碍经常是像帕金森病那样的神经退行性疾病（α-突触核蛋白病）的早期指征。因为所有这些原因——与鉴别诊断、临床共病和治疗计划的促进相关的——睡眠障碍都被包括在 DSM-5 中。

在 DSM-5 中对睡眠-觉醒障碍的分类所采取的方法可以理解为“整合与分离”。而在 DSM-Ⅳ 中睡眠-觉醒障碍的分类相对简单，导致类型比较概括，也缺少鉴别诊断的标识。此外，《国际睡眠障碍分类（第二版）》（ICSD-2）阐述了多种诊断亚型。DSM-Ⅳ 是为那些非睡眠医学专家的精神卫生和一般医学临床工作者而准备的。而 ICSD-2 反映了科学和睡眠专业团体的观点，因此为睡眠专家所使用。

可获得的证据支持了一个更简化的、鉴别诊断较少的、基于优先表现特征（评分者间信度,以及聚合、区分和表面效度)的睡眠-觉醒障碍的诊断系统。伴随每一组诊断标准的正文,提供了与包含在ICSD-2中对应障碍的连接。DSM-5睡眠-觉醒障碍的分类也标注了对应的来自于国际疾病分类(ICD)的非精神疾病的编码(例如,神经疾病编码)。

自从DSM-Ⅳ发表后,睡眠障碍的医学领域已经进展到目前的方向。生物学证据的使用目前包含在DSM-5睡眠-觉醒障碍的分类中,特别是过度困倦障碍,例如发作性睡病;与呼吸相关的睡眠障碍,正式的睡眠研究(即多导睡眠图)是需要的;对于不安腿综合征,在睡眠中经常与周期性肢体运动同时存在,需要通过多导睡眠图来发现。

失眠障碍

诊断标准 F51.01

A. 主诉对睡眠数量或质量的不满,伴有下列1个(或更多)相关症状:
   1. 入睡困难(儿童可以表现为在没有照料者的干预下入睡困难)。
   2. 维持睡眠困难,其特征表现为频繁地觉醒或醒后再入睡困难(儿童可以表现为在没有照料者的干预下再入睡困难)。
   3. 早醒,且不能再入睡。

B. 睡眠紊乱引起有临床意义的痛苦,或导致社交、职业、教育、学业、行为或其他重要功能的损害。

C. 每周至少出现3晚睡眠困难。

D. 至少3个月存在睡眠困难。

E. 尽管有充足的睡眠机会,仍出现睡眠困难。

F. 失眠不能更好地用另一种睡眠-觉醒障碍来解释,也不仅仅出现在另一种睡眠-觉醒障碍的病程中(例如,发作性睡病、与呼吸相关的睡眠障碍、昼夜节律睡眠-觉醒障碍、睡眠异态)。

G. 失眠不能归因于某种物质的生理效应(例如,滥用的毒品、药物)。

H. 共存的精神障碍和躯体状况不能充分解释失眠的主诉。

标注是否是:

伴非睡眠障碍的精神共病:包括物质使用障碍。

伴其他医学共病。

伴其他睡眠障碍。

编码备注:编码F51.01适用于所有3个标注。在失眠障碍的编码之后,也应给相关的精神障碍、躯体状况或其他睡眠障碍编码,以表明其相关性。

标注如果是:

间歇性:症状持续至少1个月但少于3个月。

持续性:症状持续3个月或更长。

复发性:1年内发作2次(或更多)。

注：急性和短期失眠（即症状持续少于 3 个月，但符合关于频率、强度、痛苦和/或损害的全部诊断标准）应被编码为其他特定的失眠障碍。

注：给予失眠障碍的诊断时应考虑它是一个独立的疾病，还是与其他精神障碍（例如，重性抑郁障碍）、躯体疾病（例如，疼痛）或其他睡眠障碍（例如，与呼吸相关的睡眠障碍）共病。例如，失眠的发展过程可伴有焦虑和抑郁的特征，但这些症状并不足以符合任一种精神障碍的诊断标准。失眠也可以表现为一种更突出的精神障碍的临床特征。持续的失眠可以是抑郁障碍的风险因素，也是其治疗后常见的残留症状。当失眠和精神障碍同时出现时，治疗上也可能需要针对这两种疾病。考虑到这些不同的病程，通常不可能确立这些临床疾病之间关系的精确本质，并且这种关系可能会随时间而改变。因此，当存在失眠障碍和共病的障碍时，没有必要在两种状况之间做出因果归属，而是应该在同时存在临床上共病的情况下，给予失眠障碍的诊断。只有当失眠症状严重到需要独立的临床关注时，才需给予同时出现的失眠障碍的诊断，否则不需要额外的诊断。

诊断特征

失眠障碍的基本特征是入睡困难或维持睡眠困难所致的对睡眠数量或质量的不满意。睡眠的主诉伴随着有临床意义的社交、职业或其他重要领域的功能损害。睡眠紊乱既可以独立存在，也可能发生在其他精神障碍或躯体疾病的病程中。

失眠的不同表现可以发生在睡眠期间的不同阶段。其中，睡眠起始失眠（或初始失眠）表现为入睡困难。睡眠维持失眠（或中间失眠）表现为整晚频繁觉醒或长时间觉醒。晚期失眠涉及清晨早醒而无法再返回到入睡状态。尽管这些症状的组合是最常见的临床表现，但维持睡眠困难是最常见的单一症状，其次为入睡困难。特定类型的睡眠主诉通常随着时间而变化。在某个阶段会抱怨入睡困难的个体，随后可能会抱怨维持睡眠困难，反之亦然。入睡困难和维持睡眠困难的症状可以通过个体的回顾性自我报告、睡眠日记或其他方法（例如，活动记录仪腕表或多导睡眠图）来量化，但失眠障碍的诊断是基于个体主观的睡眠感受或照料者的报告。

无恢复性睡眠，一个不良睡眠质量的常见主诉，它使个体觉醒后感觉没有休息好，尽管有充足的睡眠时间，通常与入睡困难或维持睡眠困难有关，较少的情况下是单独存在的。该主诉也可与其他睡眠障碍（例如，与呼吸相关的睡眠障碍）有关。当无恢复性睡眠的主诉单独存在时（即在缺少入睡困难或维持睡眠困难时），但其频率、持续时间以及日间的痛苦和损害都符合诊断标准，则应给予其他特定的失眠障碍或未特定的失眠障碍的诊断。

给予该诊断除了需要频率和病程的诊断标准，额外的诊断标准对于量化失眠的严重程度也是有用的。这些量化的诊断标准虽然是人为的，但仅仅是为了用来说明。例如，入睡困难被定义为主观上睡眠潜伏期为 20—30 分钟以上，维持睡眠困难被定义为睡眠起始后主观的觉醒时间为 20—30 分钟。尽管没有早醒的标准定义，但认为如果觉醒时间早于预定时间 30 分钟以上，或总睡眠时间未达到 6 小时 30 分钟就觉醒，可被认为是早醒。因此，非常重要的是，不仅要考虑最终的觉醒时间,也要考虑前一天晚上的就寝时间。个体就寝时间是晚上 9 点而觉醒时间是早晨 4 点,这与就寝时间是晚上 11 点而觉醒时间也是早晨 4 点的临床意义不同。这样的症状可能反映了与年龄相关的维持睡眠能力的下降或与年龄相关的主要睡眠时段的改变。

失眠障碍涉及日间功能受损和夜间睡眠困难。这些症状包括疲乏或较少见的日间困倦,后者更常见于老年个体,以及当失眠与其他躯体疾病(例如,慢性疼痛)或睡眠障碍(例如,睡眠呼吸暂停)共病时。认知表现方面的损害可能包括注意力、专注力和记忆力,甚至简单的手工操作技能方面的困难。有关的心境紊乱通常被描述为易激惹或心境不稳,较少见的是抑郁或焦虑症状。并非所有有夜间睡眠紊乱的个体都有痛苦或功能损害。例如,健康的老年人即使有时睡眠的连续性会被破坏,但仍然认为自己的睡眠良好。失眠障碍的诊断应限于那些与夜间睡眠困难相关的、有显著日间痛苦或损害的个体。

支持诊断的有关特征

失眠经常与生理和认知的觉醒以及干扰睡眠的条件反射因素有关。沉湎于不能睡眠所致的睡眠和痛苦可能导致恶性循环:越想睡眠越增加睡眠的挫折感而进一步影响睡眠。因此,过度的关注和努力睡眠会干扰正常的睡眠起始机制而造成失眠的发生。有持续性失眠的个体在该障碍的病程中可能有不良的睡眠习惯(例如,在床上花过多的时间,不规律的睡眠时间表,打盹)和认知(例如,害怕失眠,担心日间功能受损,反复查看钟表)。如果个体经常在一种睡不着觉的环境中从事这些活动,会加重条件反射性的觉醒,以及加重睡眠困难。相反,当个体不是努力这样做时,可能更容易入睡。一些个体报告,如果他们远离自己的卧室和改变通常的睡眠习惯,可能睡得较好。

失眠可能会伴随着各种各样的日间主诉和症状,包括疲乏、能量下降和心境紊乱等。可能存在焦虑或抑郁症状,但不符合特定的精神障碍的诊断标准,以及过度关注感受到的睡眠不足对日间功能的影响。

有失眠的个体也有在自我报告的心理或人格类别的测评的高分值,其概貌表明轻度的抑郁和焦虑,担忧的认知风格,聚焦于情绪和冲突解决的内化风格,以及躯体聚焦。在有失眠的个体中,神经认知功能损害的模式并不一致,尽管从事高度复杂的任务以及需要频繁改变应对策略的能力受损。有失眠的个体通常需要花费更多努力来维持认知功能。

患病率

基于人群的估计表明,约三分之一的成年人有失眠的症状,其中 10%—15% 的个体表现出有关的日间功能损害,而 6%—10% 的个体符合失眠障碍的诊断标准。在所有的睡眠障碍中,失眠障碍最为常见。在初级保健场所中,约 10%—20% 的个体主诉有显著的失眠症状。其中女性对失眠的主诉比男性更为普遍,其比例为 1.44∶1。虽然失眠既可以是一种症状又可以是一种独立的疾病,但它最常作为其他躯体疾病或精神障碍的共病而存在。例如,40%—50%有失眠的个体也存在共病的精神障碍。

发展与病程

失眠症状的起病可出现在生命周期的任一个阶段,但其第一次发作多见于青年期。失眠较少始于儿童期或青春期。在女性中,新起病的失眠可能会出现在绝经期,即使在其他症状(例如,潮热)已经消失后仍继续存在。失眠也可能在生命晚期起病,经常与其他健康相关的疾病的起病有关。

失眠可以是情境性的、持续的或反复发作的。情境性的失眠或急性失眠通常与生活事件或快速改变的睡眠时间或环境有关,一般只持续数天或数周。当初始的促发事件消失后,失眠也会消失。对于一些个体,特别是对于更易患睡眠紊乱的个体,可能因为条件反射因素和增强的觉醒,失眠在初始的触发事件后仍持续很长时间。促发失眠的因素不同于使其加重的因素。例如,因为受伤后疼痛而卧床的个体的睡眠困难,可能发展为与睡眠的负性相关。那么条件反射性觉醒可能会持续,从而导致持续的失眠。类似的病程也可能出现在急性心理应激或精神障碍的背景下。例如,出现在重性抑郁发作期间的失眠可能成为关注的焦点,导致负性条件反射,甚至在抑郁发作消失后失眠仍然存在。在一些案例中,失眠还可能起病隐袭且没有任何可识别的促发因素。

失眠也可能是间歇性的,其反复发作通常与应激性事件的出现有关。在1—7年的随访调查中,慢性失眠的患病率在45%—75%之间。即使失眠的病程变为慢性,每晚的睡眠模式也会变化,在数个不良的夜间睡眠之间,偶尔也会穿插休息良好的夜间睡眠。失眠的特点也可能随着时间而改变。许多有失眠的个体在更持续的睡眠问题起病之前有睡得"轻"或容易被打扰的睡眠的病史。

在中年和老年群体中,失眠的主诉较为普遍。失眠症状的类型随着年龄而改变,在青年中最常见的是入睡困难,而在中年和老年个体更经常出现维持睡眠的问题。

入睡和维持睡眠困难也可能发生在儿童期和青少年期,但在这个生命周期的发育阶段上,失眠的患病率、风险因素和共病的数据更有限。儿童期的睡眠困难可能来自条件反射因素(例如,儿童在父母不在的情况下,没有学会入睡或觉醒后再次入睡)或来自于没有一致的睡眠时间表和睡眠时间习惯。青春期的失眠通常由不规律的睡眠时间表(例如,睡眠延迟)所触发或加重。在儿童期和青春期,心理和医学因素都可以导致失眠。

老年人的失眠患病率的增加,可以部分地用随着年龄增长的更高的躯体健康问题发病率来解释。与正常的发育过程有关的睡眠模式的改变,必须与那些超出年龄相关的改变相鉴别。尽管多导睡眠图在失眠的常规评估中价值有限,但它对老年人的鉴别诊断更有帮助,因为失眠的病因(例如,睡眠呼吸暂停)经常在老年人中被确认。

风险与预后因素

虽然本节讨论的风险与预后因素会增加失眠的易患性，但当易感的个体遭遇重大生活事件(例如，疾病、分离)或不太严重但更慢性的日常应激时，睡眠紊乱更易发生。大多数个体在初始触发事件消失后，能够恢复正常的睡眠模式，但其他人——或许那些更易患失眠的个体——会继续经历持续性的睡眠困难。长期的因素，例如，不良的睡眠习惯、不规律的睡眠时间表，以及因害怕不能入睡而导致的失眠问题，可能造成恶性循环，诱发持续性失眠。

气质的： 焦虑或担忧的人格或认知风格能够增加觉醒的易感性，并且倾向于抑制情绪会增加失眠的易患性。

环境的： 噪声、光线和不舒适的高温或低温以及高海拔也可能增加失眠的易患性。

遗传与生理的： 女性的性别和年龄的增长与失眠的易患性增加有关。睡眠紊乱和失眠也有家族倾向性。相对于异卵双生子，失眠的患病率在同卵双生子中更高；与普通人群相比，在一级亲属的家庭成员中更高。这种关系在多大程度上通过遗传的易感性，通过观察父母的睡眠模式，或作为其他精神病理的副产物来传递，尚不清楚。

病程影响因素： 有害的病程影响因素包括不良的睡眠卫生习惯(例如，过度使用咖啡因，不规律的睡眠时间表)。

性别相关的诊断问题

与男性相比，在女性中，失眠是更常见的主诉，首次起病经常与孩子的出生或绝经期有关。尽管老年女性失眠的患病率较高，但是多导睡眠图的研究表明，与老年男性相比，睡眠的连续性和慢波睡眠在老年女性中保持得更好。

诊断标记物

多导睡眠图通常显示睡眠连续性的损害[例如，增加的睡眠潜伏期和睡眠起始后的觉醒时间，降低的睡眠效率(即睡眠时间和总卧床时间的百分比降低)]，1期睡眠可能增加而3和4期睡眠下降。睡眠损害的严重程度并不总是与个体的临床表现或睡眠不良的主诉相匹配，因为相对于多导睡眠图的结果，有失眠的个体通常低估睡眠时间而高估觉醒时间。定量的脑电图分析显示，在睡眠起始期间和非快速眼动睡眠期间，与睡眠良好的个体相比，有失眠的个体有高频率的脑电图能量，这个特征表明，增加的大脑皮层觉醒度与没有睡眠障碍的个体相比，有失眠障碍的个体可能具有较低的睡眠倾向，在客观的实验室测量中并没有显示出日间的困倦。

其他的实验室测量结果尽管不一致，但显示出增加的觉醒和下丘脑-垂体-肾上腺轴的广泛激活的证据(例如，增加的皮质醇水平，心率的变异性，对应激的反应、代谢率)。一般来说，这些发现与增加的生理和认知方面的觉醒在失眠障碍中起到了重要作用这一假设是一致的。

有失眠的个体可能会出现疲乏或憔悴，或相反，过度唤醒和“紧张”。然而在体格检查中，没有一致的或特征性的异常，有与应激相关的心理生理症状发病率的增加(例如，紧张性头痛，肌肉紧张或疼痛，胃肠道症状)。

失眠障碍的功能性后果

因为失眠或过度担心睡眠，增加的日间易激惹和不良的专注力，可能产生人际间、社交和职业的问题。降低的注意力和专注力是常见的，有失眠的个体可能与较高比例的事故发生率有关。持续的失眠也与长期的后果有关，包括增加的重性抑郁障碍、高血压、心肌梗死的风险，缺勤和工作绩效的降低，生活质量的下降，以及经济负担的增加。

鉴别诊断

正常的睡眠变异：正常的睡眠时间因人而异。有些个体需要很少的睡眠(“短睡眠者”)，但可能担心他们的睡眠时间短。短睡眠者有失眠的个体，通常没有入睡困难和维持睡眠困难，也没有特征性的日间症状(例如，疲乏、专注力问题、易激惹)。然而，一些短睡眠者可能希望或试图通过延长卧床时间来睡较长的时间，可能造成失眠样的睡眠模式。临床失眠也应与正常的与年龄相关的睡眠改变相鉴别。失眠也必须与由不充足的睡眠条件或环境所致的睡眠剥夺相鉴别，例如，由于急诊室或职业的或家庭责任，强迫个体保持觉醒状态。

情境或急性失眠：情境或急性失眠是指失眠持续数天至数周，经常与生活事件或睡眠时间表的改变有关。这些急性或短期的失眠症状也可能会产生显著痛苦，妨碍社交、个人和职业功能。当这些症状足够频繁并符合除了3个月病程以外的其他诊断标准时，可给予其他特定的失眠障碍或未特定的失眠障碍的诊断。

睡眠时相延迟与轮班工作类型的昼夜节律睡眠觉醒障碍：有睡眠时相延迟型的昼夜节律睡眠觉醒障碍的个体，只有当他们试图在社会正常时间睡眠时才报告睡眠起始的失眠，但当他们就寝和起床时间延迟并与其内源性昼夜节律相匹配时，则不报告入睡或维持睡眠的困难。轮班工作类型的昼夜节律睡眠觉醒障碍不同于失眠障碍，有近期轮班工作的历史。

不安腿综合征：不安腿综合征经常表现为起始和维持睡眠困难。然而，有冲动去移动腿和任何伴随的不愉快的腿部的感觉，是该障碍区别于失眠障碍的特征。

与呼吸相关的睡眠障碍：大多数这些个体有大声打鼾、在睡眠中呼吸暂停，以及日间过度困倦的病史。并且，高达50%有呼吸暂停的个体也报告有失眠的症状，该特征在女性和老年人中更为常见。

发作性睡病：发作性睡病可能引起失眠的主诉，但其与失眠障碍的鉴别在于以日间过度困倦、猝倒、睡瘫症以及与睡眠相关的幻觉症状为主。

睡眠异态：其主诉特点是睡眠过程中发生不寻常的行为或事件，可能导致间歇性觉醒和复睡困难。然而，正是因为这些行为事件而不是失眠本身是临床的主要表现。

物质/药物所致的睡眠障碍,失眠型: 物质/药物所致的睡眠障碍,失眠型是通过物质(例如,滥用的毒品、药物,或接触毒素)被判断在病因上与睡眠相关来与失眠障碍相鉴别(参见本章后一部分"物质/药物所致的睡眠障碍")。例如,如果失眠仅出现在重度咖啡因使用的背景下时,则应诊断为咖啡因所致的睡眠障碍,失眠型,于中毒期间起病。

共病

失眠是许多躯体疾病包括糖尿病、冠心病、慢性阻塞性肺病、关节炎、纤维肌痛和其他慢性疼痛疾病常见的共病。风险的关系看起来是双向的,失眠增加躯体疾病的风险,躯体问题增加失眠的风险。该关系的方向并不总是很清晰,并且可能随时间而改变;因为这个原因,在有与其他躯体疾病(或精神障碍)同时存在的失眠时,共患失眠是首选的术语。

有失眠障碍的个体经常有共病的精神障碍,特别是双相、抑郁和焦虑障碍。持续的失眠代表了风险因素,或是后续发生的双相、抑郁、焦虑和物质使用障碍的早期症状。有失眠的个体经常滥用药物或酒精来帮助夜间睡眠,抗焦虑药来克服紧张或焦虑,以及咖啡因或其他兴奋剂来缓解过度疲劳。除了使失眠加重,这类物质的使用可能在一些案例中发展为物质使用障碍。

与国际睡眠障碍分类的关系

有几种独特的失眠表型,与那些已经被《国际睡眠障碍分类(第二版)》(ICSD-2)承认的失眠相关。包括心理生理性失眠、特发性失眠、睡眠状态的知觉错误,以及不充分的睡眠卫生。尽管它们有临床吸引力和启发性价值,但是支持这些独特的表型的证据是有限的。

嗜睡障碍

诊断标准 F51.11

A. 尽管主要睡眠周期持续至少 7 小时,自我报告的过度困倦(嗜睡)至少有下列 1 项症状:
   1. 在同一天内反复睡眠或陷入睡眠之中。
   2. 延长的主要的睡眠周期每天超过 9 小时,且为非恢复性的(即非精神焕发的)。
   3. 突然觉醒后难以完全清醒。

B. 嗜睡每周至少出现 3 次,持续至少 3 个月。

C. 嗜睡伴有显著的痛苦,或导致认知、社交、职业或其他重要功能的损害。

D. 嗜睡不能更好地用另一种睡眠障碍来解释,也不仅仅出现在另一种睡眠障碍的病程中(例如,发作性睡病、与呼吸相关的睡眠障碍、昼夜节律睡眠-觉醒障碍,或睡眠异态)。

E. 嗜睡不能归因于某种物质的生理效应(例如,滥用的毒品、药物)。
F. 共存的精神障碍和躯体状况不能充分解释嗜睡的主诉。

标注如果是:

伴精神障碍(包括物质使用障碍)。

伴躯体状况。

伴另一种睡眠障碍。

编码备注: 编码 F51.11 适用于所有 3 个标注。在嗜睡障碍的编码之后,也应给相关的精神障碍、躯体状况或其他睡眠障碍编码,以表明其相关性。

标注如果是:

急性: 病程少于 1 个月。

亚急性: 病程 1—3 个月。

持续性: 病程超过 3 个月。

标注目前的严重程度:

标注严重程度基于维持日间清醒困难的程度,表现为在任何一天内,出现多次不可抗拒的睡眠发作,例如,当久坐、驾驶,拜访朋友或工作时。

轻度: 1—2 天/周难以维持日间清醒。

中度: 3—4 天/周难以维持日间清醒。

重度: 5—7 天/周难以维持日间清醒。

诊断特征

嗜睡是一个广义的诊断术语,其症状包括睡眠过量(例如,延长的夜间睡眠或不自主的日间睡眠),恶化的觉醒质量(即觉醒时有睡眠倾向,表现为觉醒困难或当需要时无法保持清醒),以及睡眠惯性(即从规律性睡眠或打盹觉醒后,有一段时间表现受损或警觉性降低)(诊断标准 A)。有该障碍的个体通常入睡很快,并且有良好的睡眠效率(>90%)。他们可能在早晨觉醒困难,有时看起来是意识模糊的、挣扎的或共济失调的。这种从睡眠到觉醒过渡时的延长的警觉性损害,经常被称为睡眠惯性(醉性睡眠)。它也可能出现在日间打盹的觉醒时。在此期间,个体可能看起来觉醒,但他们运动的灵活性降低,行为可能很不恰当,记忆障碍,对时间和空间失去定向,头昏眼花的感觉可能发生。这个时期可能会持续数分钟到数小时。

持续的睡眠需求可能导致自动的行为(通常是很常规的低复杂度的类型),个体完成后可能有很少或没有后续的回忆。例如,个体可能发现他们自己比想象的地方驾离了几英里,并没有意识到之前数分钟的"自动"驾驶。对于一些有嗜睡障碍的个体,主要的睡眠周期(即大多数人的夜间睡眠)会持续 9 小时或更长。然而,他们的睡眠经常是无恢复性的,以及随后的早晨觉醒困难。对于其他有嗜睡障碍的个体,主要的睡眠期是正常的夜间睡眠周期(6—9 小时)。在这些案例中,嗜睡特征性地表现为数次无意的日间打盹。这些日间的打盹通常相对较长(经常持续 1 小时以上),睡后被体验为无恢复性的(即不清醒),并且没有导致警觉性提高。

有嗜睡障碍的个体几乎每一天日间都打盹,无论夜间睡眠周期如何。主观的睡眠质量可能被报告良好也可能被报告不良。个体通常感觉嗜睡是经过一段时间累积的,而不是感觉突然的睡眠"发作"。无意的睡眠发作通常发生在低刺激、低活动的情况下(例如,在参加讲座、读书、看电视或长途驾驶中),但在一些更严重的案例中,他们可以在高注意力的情况下睡眠发作,例如,在工作时、在会议中或在社交聚会时。

支持诊断的有关特征

无恢复性睡眠,自动行为,早晨觉醒困难及睡眠惯性尽管常见于嗜睡障碍,也可见于其他疾病,包括发作性睡病。约80%有嗜睡障碍的个体认为他们的睡眠是无恢复性的,同样多的个体感觉早晨觉醒困难。睡眠惯性,尽管不太常见(在有嗜睡障碍的个体中占36%—50%),但对嗜睡来说是高度特异的。短期的打盹(即睡眠时间少于30分钟)不能恢复精神。有嗜睡障碍的个体常表现为昏昏欲睡,甚至能在候诊室睡着。

部分有嗜睡障碍的个体有嗜睡的家族史,同时也有自主神经系统功能失调的症状,包括反复的血管性头痛,周围血管系统的反应异常[雷诺现象(Raynaud)]和昏厥。

患病率

就诊于睡眠障碍门诊并有日间困倦主诉的个体中,约5%—10%被诊断为嗜睡障碍。在欧洲人和美国的普通人群中,估计1%的个体有睡眠惯性的发作。嗜睡在男女之间出现的频率相当。

发展与病程

嗜睡障碍的病程具有持续性,并且症状逐渐进展到严重的程度。在最极端的案例中,睡眠发作可以持续20个小时。然而,其平均夜间睡眠时间约9个半小时。虽然许多有嗜睡的个体能够在工作日缩短他们的睡眠时间,但周末和节假日的睡眠时间显著增加(增加3个小时)。觉醒是非常困难的,近40%的案例中伴有睡眠惯性的发作。在大多数的案例中,在青春期后期或成年人早期,也就是平均年龄17—24岁时,嗜睡可完全表现出来。有嗜睡障碍的个体在首次出现症状后10—15年之间被诊断。儿童案例是罕见的。

嗜睡有一个渐进的起病过程,症状出现在15—25岁之间,逐渐进展到数周至数月。对于大多数个体来说,除非治疗,否则病程会变成持续的和稳定的。其他睡眠障碍(例如,与呼吸相关的睡眠障碍)的发生可能加重嗜睡的程度。尽管在儿童中,多动可能是日间困倦的临床表现之一,但随着年龄的增长,自发的打盹也会增加。该正常现象不同于嗜睡。

风险与预后因素

环境的: 心理应激和酒精使用可暂时增加嗜睡,但它们不应被记录为促发的环境因素。病毒感染已被报告在10%的案例中先于或伴随嗜睡。病毒感染,例如HIV肺炎,传染性单核细胞增多症和格林巴利综合征(Guillain-Barré),在感染后数月内发展为嗜睡。嗜睡也可出现在头部外伤后6—18个月内。

遗传与生理的: 嗜睡也可以是家族性的,伴常染色体显性遗传模式。

诊断标记物

夜间多导睡眠图通常显示正常或延长的睡眠时间,短的睡眠潜伏期,正常或增强的睡眠连续性。快速眼动睡眠的分布也是正常的。大多数时候,睡眠效率大于90%。一些有嗜睡障碍的个体的慢波睡眠量增加。多次睡眠潜伏期测试所记录的睡眠倾向,通常由不到8分钟的平均睡眠潜伏期值来表示。在有嗜睡障碍的个体中,平均睡眠潜伏期一般小于10分钟,而且经常为8分钟或更少。睡眠起始的快速眼动周期(SOREMPs,即在睡眠起始20分钟内出现快速眼动睡眠)可能存在,但在4—5次打盹中,其出现一般少于两次。

嗜睡障碍的功能性后果

当个体抵制睡眠的需要时,出现的低水平的警醒性可导致在日间活动中效率降低,专注力下降和记忆力减弱。嗜睡可导致显著的痛苦以及工作和人际关系的功能失调。长时间的夜间睡眠和觉醒困难可导致履行早晨责任的困难,例如,不能按时上班。无意的日间睡眠发作可能是尴尬的甚至是危险的,例如,当发作出现时,个体正在驾驶或操作机器。

鉴别诊断

正常的睡眠变异: "正常"的睡眠时间在普通人群中是不同的。对于"长睡眠者"(即那些睡眠时间超过平均睡眠量的个体),当他们获得所需要的夜间睡眠时间后,就不会存在日间困倦,睡眠惯性,或自动行为。他们的睡眠是恢复精神的。如果因为社交或职业要求导致夜间睡眠缩短,日间症状就可能会出现。作为对比,在嗜睡障碍中,无论夜间睡眠时间的长短,都会出现嗜睡的症状。夜间睡眠量不足或行为所致的睡眠不充足综合征,能够产生非常类似于嗜睡的症状。平均睡眠时间每晚少于7小时,提示不充足的夜间睡眠,平均睡眠时间在每24小时期间超过9—10小时,提示嗜睡。那些夜间睡眠不足的个体,当没有工作或社交上的需要或在假日时,通过较长的睡眠时间来"弥补"。与嗜睡不同,不充足的夜间睡眠不可能持续数十年而没有缓解。如果对夜间睡眠时间的充足性有疑问,则不应给予嗜睡障碍的诊断。10—14天延长睡眠的诊断性和治疗性试验经常可澄清诊断。

睡眠质量不良与疲劳: 嗜睡障碍应与那些与不充足的睡眠数量或质量或疲劳相关的嗜睡相鉴别(例如,增加睡眠并不能使疲劳缓解,以及与睡眠质量或数量无关)。嗜睡和疲劳有时难以区分,有时可显著重叠。

与呼吸有关的睡眠障碍: 有嗜睡和有与呼吸相关的睡眠障碍的个体可有相似的嗜睡的模式。与呼吸相关的睡眠障碍是被大声打鼾和睡眠时呼吸暂停,脑损伤、心血管疾病的病史，以及在体格检查中存在肥胖症，口咽解剖异常，高血压或心衰所提示。多导睡眠图可确认在与呼吸相关的睡眠障碍中存在呼吸暂停事件(而在嗜睡障碍中则不存在)。

昼夜节律睡眠觉醒障碍：昼夜节律睡眠觉醒障碍的特征通常是日间困倦。在有昼夜节律睡眠觉醒障碍的个体中存在不正常的睡眠-觉醒时间表的历史(伴有轮班或不规律的时间安排)。

睡眠异态：睡眠异态很少产生作为嗜睡障碍特征的持续的不受干扰的夜间睡眠或日间困倦。

其他精神障碍：嗜睡障碍必须与那些以嗜睡为基本特征或有关特征的精神障碍相鉴别。特别是日间困倦的主诉可出现在重性抑郁障碍伴非典型特征中和双相障碍的抑郁期。在诊断嗜睡障碍之前评估其他精神障碍是重要的。在存在其他当前的或过去的精神障碍时，也可给予嗜睡障碍的诊断。

共病

嗜睡可与抑郁障碍，双相障碍(抑郁发作时)，以及重性抑郁障碍伴季节模式有关。许多有嗜睡障碍的个体有抑郁症状，可能符合抑郁障碍的诊断标准。这些表现可能与持续增加睡眠所需的心理社会后果相关。有嗜睡障碍的个体也有物质相关障碍的风险，特别是与使用兴奋剂进行自我治疗相关。在那些症状符合同一嗜睡障碍诊断标准的个体中，这些一般的缺乏特异性可造成不均质的概貌。神经退行性疾病，例如，阿尔茨海默病、帕金森病和多系统萎缩也可能与嗜睡相关。

与国际睡眠障碍分类的关系

《国际睡眠障碍分类(第二版)》(ICSD-2)区分了 9 种“中枢性嗜睡”的亚型，其中包括反复发作的嗜睡(Kleine-Levin 综合征)。

发作性睡病

诊断标准

A. 在同一天内反复地不可抗拒地需要睡眠、陷入睡眠或打盹。在过去 3 个月内每周必须出现至少 3 次。

B. 存在下列至少 1 项。

1. 猝倒发作，定义为 a 或 b，每月至少出现几次：
   a. 长期患病的个体中，短暂(数秒到数分钟)发作性双侧肌张力丧失，但维持清醒状态，可以通过大笑或开玩笑诱发。
   b. 儿童或个体在起病的 6 个月内，无意识地扮鬼脸或下颌张开发作，伴吐舌或全面张力减退，且无任何明显的情绪诱因。
2. 下丘脑分泌素缺乏，采用脑脊液(CSF)测定下丘脑分泌素-1 免疫反应值(使用相同的测定法，小于或等于健康受试者三分之一的数值，或者小于或等于

110 皮克/毫升)。脑脊液的下丘脑分泌素-1 测试水平低,不能是在急性脑损伤、炎性反应或感染的背景下观察到的。

3. 夜间多导睡眠图呈现出快速眼动睡眠潜伏期小于或等于 15 分钟,或多次睡眠潜伏期测试显示平均睡眠潜伏期小于或等于 8 分钟,以及 2 次或更多次的睡眠发作快速眼动期。

标注是否是:

G47.419 无猝倒发作性睡病但伴下丘脑分泌素缺乏(发作性睡病,无猝倒症但有下丘脑分泌素缺乏): 诊断标准 B 需要符合低脑脊液下丘脑分泌素-1 的水平和阳性多导睡眠图/多次睡眠潜伏期测试,但不存在猝倒(不符合诊断标准 B1)。

G47.411 猝倒发作性睡病但无下丘脑分泌素缺乏(发作性睡病,有猝倒症但无下丘脑分泌素缺乏): 这种罕见的亚型(小于 5%的发作性睡病案例),符合诊断标准 B 猝倒的要求和阳性多导睡眠图/多次睡眠潜伏期测试,但脑脊液下丘脑分泌素-1的水平是正常的(不符合诊断标准 B2)。

G47.419 常染色体显性小脑共济失调、耳聋和发作性睡病: 这种亚型是由外显子 21 的 DNA(胞嘧啶-5)-转甲基酶-1 突变引起,其特征为晚期起病(30—40 岁)的发作性睡病(伴低度或中度脑脊液下丘脑分泌素-1 水平),耳聋、小脑共济失调,最终痴呆。

G47.419 常染色体显性发作性睡病、肥胖和Ⅱ型糖尿病: 在罕见的案例中,发作性睡病、肥胖和 2 型糖尿病以及低脑脊液下丘脑分泌素-1 水平,与髓鞘少突胶质细胞糖蛋白基因的突变相关。

G47.429 继发于另一种躯体状况的发作性睡病: 这种亚型是继发于那些下丘脑分泌素神经元传染[例如,惠普尔病或肠源性脂肪代谢障碍症(Whipple)、结节病]、外伤或肿瘤破坏所致的躯体状况的发作性睡病。

标注目前的严重程度:

轻度: 不频繁地猝倒(每周少于 1 次),每天只需 1 次或 2 次打盹,较小地干扰夜间睡眠。

中度: 每天或每隔几天猝倒 1 次,每天需要多次打盹,干扰夜间睡眠。

重度: 每天多次耐药性猝倒发作,几乎持续存在睡意,干扰夜间睡眠(即运动、失眠、生动的梦)。

亚型

在没有猝倒但下丘脑分泌素缺乏的发作性睡病中,不明确的"猝倒样"症状可能被报告(例如,症状不是被情绪触发且通常不会持续很长时间)。在极端的案例中,脑脊液(CSF)下丘脑分泌素的水平降低,多导睡眠图/多次睡眠潜伏期测试(MSLT)的结果为阴性:在给予亚型诊断之前建议重复这些测试。在伴猝倒但没有下丘脑分泌素缺乏的发作性睡病中,人类白细胞抗原(HLA)DQB1*06:02 测试结果可能为阴性。惊厥、其他原因的跌倒和转换障碍(功能性神经症状障碍)应被除外。在继发于感染(例如,惠普尔病或肠源性脂肪代谢障碍症,结节病)、创伤或下丘脑分泌素神经元的肿瘤破坏的发作性睡病中,HLA DQB1* 06∶02 的测试结果可能为阳性,并且可能是由触发了自身免疫过程的攻击所致。在其他案例中,下丘脑分泌素神经元的破坏可能继发于创伤或下丘脑的手术。然而,创伤或中枢神经系统的感染可产生脑脊液下丘脑分泌素-1 水平的暂时性降低而没有下丘脑分泌素细胞的缺失,因而使诊断复杂化。

诊断特征

在发作性睡病中,困倦的基本特征是反复发作的日间打盹或睡眠。困倦通常每日发生,但每周必须出现至少 3 次,持续至少 3 个月(诊断标准 A)。发作性睡病通常产生猝倒,最常见的表现为被情感所触发的、突然的双侧肌张力丧失的短暂发作(从数秒到数分钟),通常在大笑或讲笑话时。受累的肌肉包括颈部、下颌、手臂、腿部或全身,导致头部晃动、张大嘴或完全跌倒。个体在猝倒时是觉醒的和有意识的。为符合诊断标准 B1(a),猝倒必须被大笑或讲笑话触发,在疾病没有治疗或过去,每月必须至少出现数次。

猝倒不应与那些出现在体育运动(生理的)背景下或仅出现在不同寻常的情绪触发,例如,应激或焦虑(提示可能的精神病理)后的"无力"相混淆。持续数小时或数天的发作,或并非被情绪所触发的发作,不太可能是猝倒,当歇斯底里的大笑时在地上打滚也不是猝倒。

在那些接近起病的儿童中,真正的猝倒可能是非典型的,主要影响脸部,引起扮鬼脸或下颌张开伴吐舌("猝倒面容")。替代地,猝倒症状可表现为轻度持续的肌张力低下,产生摇摆步态。在这些案例中,在儿童或快速起病的 6 个月内的个体中,可符合诊断标准 B1(b)。

发作性睡病-猝倒几乎总是由于下丘脑的下丘脑分泌素(食欲素)产生细胞丧失,引起下丘脑分泌素缺乏所致(即在大多数实验室中,下丘脑分泌素小于或等于正常值的三分之一或小于 110 皮克/毫升)。细胞的丧失可能是自身免疫性的,大概 99%的受累个体中携带 HLA-DQB1* 06∶02(相比对照组的阳性率在 12%—38%)。因此,在腰穿评估 CSF 下丘脑分泌素-1 免疫反应之前,检查 HLA-DQB1* 06∶02 的存在可能是有帮助的。罕见地,低 CSF 下丘脑分泌素-1 的水平出现在没有猝倒但晚些时候发生猝倒的青少年中。CSF 下丘脑分泌素-1 的测量是金标准,除了那些能够干扰该方法的有关的严重疾病(例如神经性的,炎症性的,感染性的,创伤)。

夜间多导睡眠图睡眠检查,随后的 MSLT 也可用来确定诊断(诊断标准 B3)。这些检查必须在个体停止使用所有的精神活性药物后,接着 2 周充足的睡眠时间(像睡眠日记和睡眠活动仪的记录那样)。在多导睡眠图中,短的快速眼动潜伏期(睡眠起始的快速眼动潜伏期小于或等于 15 分钟),足以确认该诊断且符合诊断标准 B3。替代地,MSLT 的结果必须是阳性,显示平均睡眠潜伏期小于或等于 8 分钟,以及在 4—5 次打盹中,有两次或更多的睡眠起始的快速眼动周期。

支持诊断的有关特征

当个体困倦严重时，自动行为可能出现，伴有个体继续以半自动的、朦胧的、没有记忆或意识的形式继续活动。约20%—60%的个体会经历临睡前或刚入睡时或刚觉醒后的幻觉。这些幻觉不同于出现在正常睡眠起始时不生动的、非幻觉的梦幻般的状态。在发作性睡病中，噩梦和生动的梦也很频繁，有时也会出现快速眼动睡眠行为障碍。约20%—60%的个体经历入睡时或觉醒后的睡瘫症，这种现象发生时他们虽然已经清醒，但无法移动或说话。然而，许多睡眠正常的人群也报告过睡瘫症的情况，特别是在承受应激或睡眠剥夺的情况下。夜间进食的情况可能出现。肥胖是常见的。夜间睡眠被频繁的或长或短的觉醒打断是常见的，可能引起失能。

个体可能看起来是困倦的或在候诊区或临床检查时入睡。猝倒发作时，个体可能会蜷缩在椅子里，出现口齿不清或眼睑下垂。如果临床工作者有时间在个体猝倒时检查反射（大多数时候猝倒小于10秒），这时反射会消失——这是一个非常重要的鉴别真正的猝倒与转换障碍的发现。

患病率

发作性睡病——猝倒影响大多数国家普通人群的0.02%—0.04%。发作性睡病在男性和女性中都可见，但男性稍多。

发展与病程

起病常见于儿童、青少年/青年，罕见于老年人。起病的两个高峰年龄分别是15—25岁和30—35岁。起病可以突然的或渐进的（数年以上）。最严重的情况是在儿童中突然起病，案例中随着年龄增长和治疗逐渐下降，猝倒等症状可能偶尔消失。在青春期前儿童中突然起病可与肥胖和青春期早熟有关，自2009年以来这种表现型频繁地被报告。在青春期，起病更难以确认。成年人中的起病经常是不明确的，一些个体报告自出生起就有过度困倦的症状。一旦该障碍起病，病程是持续的和终生的。

在90%的案例中，首先表现的症状是困倦或睡眠增加，接着是猝倒（50%的案例在1年内出现，85%的案例在3年内出现）。困倦，临睡幻觉，做生动的梦，以及快速眼动睡眠行为障碍（在快速眼动睡眠时过度运动）都是早期症状。睡眠过多快速进展到日间无法保持觉醒，夜间不能维持良好的睡眠，没有明确的24小时睡眠需求的增加。在初始的数月内，猝倒可能是不典型的，特别是在儿童中。睡瘫症通常发生在青春期前起病的儿童的青春期左右。症状的加重提示没有按时服药或发生了同时出现的睡眠障碍，特别是睡眠呼吸暂停。

有发作性睡病的年幼儿童和青少年经常表现出攻击性或继发于困倦和/或夜间睡眠中断的行为问题。从高中到大学，学业和社交应激的增加导致夜间睡眠时间减少。怀孕看起来并没有持续地改变症状。退休后，个体通常有更多的打盹时间,减少了对兴奋剂的需求。维持规律的睡眠时间表使所有年龄的个体受益。

风险与预后因素

气质的:睡眠异态,例如睡行症,磨牙,快速眼动睡眠行为障碍及遗尿,可能更常见于有发作性睡病的个体。这些个体经常报告,比其他的家庭成员需要更多的睡眠。

环境的:A组链球菌咽喉感染,流行性感冒(特别是2009年流行的H1N1),或其他冬季感染可能是自身免疫的触发因素,数月后诱发发作性睡病。头部创伤和睡眠-觉醒模式的突然改变(例如,工作变动、应激),可能是额外的触发因素。

遗传与生理的:同卵双胞胎的发作性睡病有25%—32%的一致性。发作性睡病的患病率在一级亲属中为1%—2%(总体上增加10—40倍)。发作性睡病与DQB1*06:02密切相关(99% vs. 在不同种族的对照组为12%—38%;在美国普通人群中为25%)。在存在DQB1*06:02的情况下,DQB1*03:01增加,而DQB1*05:01和DQB1*06:01以及DQB1*06:03降低其风险,但效应较小。T细胞受体α基因的多态性和其他免疫调节基因也能轻度地调节其风险。

文化相关的诊断问题

发作性睡病已在所有种族和许多文化中被描述。在非裔美国人中,更多的案例表现为没有猝倒或伴不典型的猝倒,使得诊断变为复杂,特别是在存在肥胖和阻塞性睡眠呼吸暂停时。

诊断标记物

功能性影像学提示对幽默刺激有损害的下丘脑反应。夜间多导睡眠图和随后的MSLT可用来确认发作性睡病的诊断。特别是在该障碍首次被诊断和治疗开始前,以及下丘脑分泌素的缺陷尚未被生物化学检测前。多导睡眠图/MSLT应该在个体记录不再使用精神活性药物后,以及有规律的睡眠-觉醒模式且没有轮班工作或没有睡眠剥夺的情况后进行。

在做多导睡眠图时,睡眠起始的快速眼动周期(即快速眼动睡眠潜伏期小于或等于15分钟)是高度特异的(在对照组中只有约1%呈阳性),但是中度敏感的(约50%)。阳性的MSLT结果显示平均睡眠潜伏期小于或等于8分钟,以及睡眠起始的快速眼动周期出现于4—5次打盹测试中的两次或更多。90%—95%有发作性睡病的个体的MSLT结果为阳性,而对照组或有其他睡眠障碍的个体只有2%—4%为阳性。额外的多导睡眠图的发现经常包括频繁的觉醒,降低的睡眠效率,以及增加的第一阶段睡眠。周期性肢体运动(出现在约40%有发作性睡病的个体中)和睡眠呼吸暂停也经常被观察到。

下丘脑分泌素缺乏通过测量CSF下丘脑分泌素-1的免疫反应来确定。在怀疑有转换障碍和不典型猝倒的个体中,或在对治疗无反应的案例中,该测试是特别有用的。该测试的诊断价值不受药物、睡眠剥夺或昼夜节律的影响,但当个体病重伴有同时发生的感染或头部创伤或昏迷时，其发现是无法使用的。即使在快速起病的数周内取样，CSF 的细胞数、蛋白质和葡萄糖都在正常范围内。CSF 下丘脑分泌素-1 的水平在这样的案例中通常已经很低或不能被检测到。

发作性睡病的功能性后果

驾驶和职业都会受到损害，有发作性睡病的个体应避免那些使他们自己（例如，操作机器）和他人（例如，公交车驾驶员，飞行员）置于危险的工作。一旦发作性睡病通过治疗被控制，个体通常可以驾驶，尽管个体很少单独地远距离驾驶。未经治疗的个体可能有社交孤立和意外伤害自己或他人的风险。社交关系可能因为这些个体通过控制情绪来努力防止猝倒而受到损害。

鉴别诊断

其他嗜睡：嗜睡和发作性睡病在日间的困倦程度，起病的年龄和随着时间稳定的病程方面是相似的，但它们可以基于独特的临床和实验室特征来鉴别。有嗜睡的个体通常有更长的、较少被打断的夜间睡眠，更困难的觉醒，更持续的日间困倦（相对于发作性睡病的更短的"睡眠发作"），更长的、较少恢复精力的日间睡眠发作以及日间打盹时很少或不做梦。作为对比，有发作性睡病的个体有猝倒和反复的快速眼动睡眠部分侵入到睡眠和觉醒之间的过渡阶段（例如，睡眠相关的幻觉和睡瘫症）。MSLT 通常表明在有发作性睡病的个体中有较短的睡眠潜伏期（即较强的生理性困倦）以及存在多个睡眠起始的快速眼动周期。

睡眠剥夺与不充足的夜间睡眠：睡眠剥夺和不充足的夜间睡眠在青少年和轮班工作者中常见。在青少年中，夜间难以入睡是常见的，造成睡眠剥夺。如果个体存在睡眠剥夺或睡眠时相延迟，其 MSLT 结果可能呈阳性。

睡眠呼吸暂停综合征：睡眠呼吸暂停多见于存在肥胖时。因为阻塞性睡眠呼吸暂停比发作性睡病更常见，猝倒可能被忽视（或缺失），该个体被假设有对通常治疗无反应的阻塞性睡眠呼吸暂停。

重性抑郁障碍：发作性睡病或嗜睡可能与抑郁有关或混淆。猝倒不存在于抑郁中。MSLT 的结果大多正常，以及在主观和客观困倦之间没有相关性，就像在做 MSLT 时测量平均睡眠潜伏期显示的那样。

转换障碍（功能性神经症状障碍）：非典型特征，如长时间的猝倒或不寻常的触发因素，可存在于转换障碍（功能性神经症状障碍）中。个体可能报告嗜睡和做梦，然而 MSLT 没有显示特征性的睡眠起始的快速眼动周期。完全的长时间的假性猝倒可能出现在会诊时，允许检查的医生有充足的时间来确认反射，这些反射是完整的。

注意缺陷/多动障碍或其他行为问题：在儿童和青少年中，嗜睡可能会导致行为上的问题，包括攻击性和注意力不集中，导致误诊为注意缺陷/多动障碍。

惊厥：在幼儿中，猝倒可能被误诊为惊厥。惊厥通常不是被情绪触发，当是被情绪触发时，也通常不是大笑或开玩笑。当惊厥时，个体更可能摔倒而伤害自己。

以孤立的肌张力缺乏为特征的惊厥,在其他类型的惊厥中很少见,并且它们有脑电图上的特征性表现。

舞蹈病与运动障碍: 在幼儿中,猝倒可被误诊为舞蹈病或与链球菌感染有关的儿童自身免疫神经精神障碍,特别是在链球菌咽喉感染和高抗链球菌素 O 抗体水平的背景下。一些儿童可能有重叠的接近猝倒起病的运动障碍。

精神分裂症: 在存在华丽而生动的睡前幻觉时,而个体可能认为这些经历是真实的,该特征支持精神分裂症的存在。同样,伴随着兴奋剂的治疗被害妄想可能发生。如果猝倒是存在的,在考虑同时存在的精神分裂症的诊断之前,临床工作者应首先假设这些症状是继发于发作性睡病的。

共病

发作性睡病可能与双相,抑郁,焦虑障碍,并且在极少数情况下会与精神分裂症同时出现。发作性睡病也与增加的体重指数或肥胖有关,特别是当发作性睡病未经治疗时。快速的体重增加常见于突然起病的幼儿中。如果有先前存在的发作性睡病的突然加重,应该考虑共病的睡眠呼吸暂停。

与国际睡眠障碍分类的关系

《国际睡眠障碍分类(第二版)》(ICSD-2)中,发作性睡病被分为五种亚型。

与呼吸相关的睡眠障碍

与呼吸相关的睡眠障碍包括以下三个相对不同的障碍:阻塞性睡眠呼吸暂停低通气,中枢性睡眠呼吸暂停和睡眠相关的通气不足。

阻塞性睡眠呼吸暂停低通气

诊断标准 G47.33

A. 下列 1 或 2:
   1. 由多导睡眠图提供每小时睡眠至少有 5 次阻塞性呼吸暂停或低通气的证据,以及下列睡眠症状之一:
      a. 夜间呼吸紊乱:打鼾、打鼾/喘息或在睡眠时呼吸暂停。
      b. 日间困倦,疲劳或尽管有充足的睡眠机会,但睡眠仍不能让人精神焕发,且不能更好地用另一种精神障碍来解释(包括睡眠障碍),也并非另一种躯体状况所致。
   2. 由多导睡眠图提供每小时睡眠有 15 次或更多的阻塞性呼吸暂停和/或低通气的证据,无论伴随症状如何。

标注目前的严重程度：

轻度：呼吸暂停低通气指数少于15。

中度：呼吸暂停低通气指数为15—30。

重度：呼吸暂停低通气指数大于30。

标注

疾病的严重程度是通过使用多导睡眠图或其他过夜监测方法，来测量每小时睡眠呼吸暂停加低通气(呼吸暂停低通气指数)的数量。总体的严重程度也可通过夜间血氧不饱和度的水平，夜间睡眠片段化(通过测量大脑皮层的觉醒频率和睡眠阶段)，以及有关症状的程度和日间功能受损的情况来衡量。然而，确切的数目和阈值可根据所使用的特定测量技术而变化，并且这些数字可以随时间而改变。无论睡眠呼吸暂停低通气的指数是多少，当呼吸暂停和低通气伴随着严重的血氧血红蛋白不饱和度(例如，在血氧血红蛋白饱和度低于90%，超过总睡眠时间10%的情况下)，或睡眠严重片段化显示为增高的觉醒指数(觉醒指数大于30)，或深度睡眠阶段的减少[例如，N3(慢波睡眠)阶段在总睡眠中的百分比小于5%]，该障碍都被认为是更严重的。

诊断特征

阻塞性睡眠呼吸暂停低通气是最常见的与呼吸相关的睡眠障碍。它特征性地表现为在睡眠中反复发作的上呼吸道(咽部)阻塞(呼吸暂停和低通气)。呼吸暂停是指完全的气流缺失，而低通气是指气流的减少。每次呼吸暂停或低通气在成年人中呼吸时间减少10秒，或在儿童中错过2次呼吸，通常与血氧饱和度下降3%或更多或脑电图的觉醒状态有关。睡眠相关的(夜间)和觉醒时的症状是常见的。阻塞性睡眠呼吸暂停低通气的主要症状表现为打鼾和日间困倦。

在成年人中，阻塞性睡眠呼吸暂停低通气的诊断是基于夜间多导睡眠图的发现及其症状。该诊断是基于下列症状：(1) 夜间呼吸紊乱(例如，打鼾、打鼾/喘气，睡眠呼吸暂停)，或(2) 日间困倦，疲劳，或尽管有充足的睡眠但不能恢复精力，也不能更好地用其他精神障碍来解释，以及不能归因于其他躯体疾病，和(3) 多导睡眠图证实每小时睡眠中有5次或更多的阻塞性呼吸暂停或低通气(诊断标准A1)。如果在多导睡眠图测试中每小时睡眠出现15次或更多的阻塞性呼吸暂停和/或低通气(诊断标准A2)，即使上述症状不存在，也可以给予该诊断。

需要特别注意与打鼾或呼吸暂停有关的睡眠紊乱，以及那些能够增加阻塞性睡眠呼吸暂停低通气风险的躯体上的发现(例如，向心性肥胖，上呼吸道阻塞，血压升高)，以降低误诊这种可治疗的疾病的概率。

支持诊断的有关特征

因为出现在阻塞性睡眠呼吸暂停低通气中的觉醒的频率，个体可能会报告失眠的症状。其他常见的，尽管是非特异的阻塞性睡眠呼吸暂停低通气的症状包括胃灼热,夜尿,晨起头痛,口干,勃起功能失调,以及性欲减退。罕见地,个体可能主诉在平躺或睡觉时呼吸困难。60%有阻塞性睡眠呼吸暂停低通气的个体可能出现高血压。

患病率

阻塞性睡眠呼吸暂停低通气是一种非常常见的疾病,影响至少1%—2%的儿童,2%—15%的中年成年人和20%以上的老年人。在普通社区中,在老年人中,未诊断的阻塞性睡眠呼吸暂停低通气的概率非常高。因为该障碍与肥胖密切相关,所以肥胖率的增加很可能伴随着该障碍患病率的增加。患病率可能在男性,老年人和特定的民族/种族群体中特别高。在成年人阻塞性睡眠呼吸暂停低通气的个体中,男性与女性的比例为2∶1至4∶1。性别差异随着老龄化而降低,可能是因为在女性中绝经后患病率增加所致,在青春期前儿童中没有性别差异。

发展与病程

阻塞性睡眠呼吸暂停低通气的年龄可能呈"J"形分布。儿童期的峰值是3到8岁,当他们的鼻咽部被相对于上呼吸道的尺寸,较大的扁桃体组织所影响。伴随着呼吸道的成长以及在儿童晚期的淋巴组织的退缩,患病率开始下降。之后,随着中年肥胖患病率的增加,以及女性进入绝经期,阻塞性睡眠呼吸暂停低通气的患病率再次升高。在老年人中的病程尚不清楚。该障碍在65岁以后降低,但在其他个体中,患病率可能随着年龄的增加而升高。因为一些呼吸暂停和低通气的出现依赖于年龄,所以多导睡眠图的结果必须根据其他临床资料来解释。无论个体的年龄,显著的失眠或嗜睡的临床症状都应被进一步检查。

阻塞性睡眠呼吸暂停低通气通常有一个起病隐匿,逐步进展和持续的病程。通常如雷的鼾声经常从儿童期开始并存在多年,但当严重程度增加时,才可能导致个体寻求评估。体重的增加可能促发症状的加重。虽然阻塞性睡眠呼吸暂停低通气可发生于任何年龄,但最常见的起病年龄是40—60岁。经过4—5年,平均呼吸暂停低通气指数在成年人和其他个体中,每小时增加约两次。呼吸暂停低通气指数的增加和阻塞性睡眠呼吸暂停低通气的发生率在老年人、男性和基础体重指数(BMI)较高或BMI随着时间而增加的个体中是增加的。阻塞性睡眠呼吸暂停低通气在体重减轻、特别是减肥手术后自发痊愈的案例已经被报告。在儿童中,阻塞性睡眠呼吸暂停低通气的季节性变化已被观察到,正如随着总体的成长而改善一样。

在幼儿中,阻塞性睡眠呼吸暂停低通气的体征和症状可能会比在成年人中更轻微,因而使诊断更难以确定。多导睡眠图可以帮助确定诊断。与老年人相比,年轻个体多导睡眠图中睡眠片段化的证据并不明显,可能因为他们有更高的睡眠稳态的驱动所致。像打鼾这样的症状通常是由父母报告的,因此有低的敏感性。激越的觉醒或不同寻常的睡眠姿势,例如,睡在手和膝盖上可能出现。夜尿也可能出现,如果出现在儿童先前没有夜尿的情况下,应怀疑有阻塞性睡眠呼吸暂停低通气。儿童可能也有日间过度困倦的临床表现，尽管不像在成年人中那样常见或严重。日间张口呼吸、吞咽困难、发音不良也是儿童中常见的特征。年龄小于 5 岁的儿童更常表现为夜间症状，例如，呼吸暂停或呼吸困难，而不是行为症状(夜间症状更容易被注意到，经常引起临床关注)。年龄超过 5 岁的儿童，日间症状，例如，困倦和行为问题(包括冲动和多动)，注意缺陷/多动障碍，学习困难，晨起头痛经常成为担忧的焦点。有阻塞性睡眠呼吸暂停低通气的儿童还可能有生长迟滞和发育迟缓的临床表现。在幼儿中，肥胖是罕见的风险因素，生长迟滞和发育迟缓可能存在。

风险与预后因素

遗传与生理的：阻塞性睡眠呼吸暂停低通气的主要风险因素是肥胖和男性性别。其他风险因素包括上下颌后缩或小颌畸形，阳性的睡眠呼吸暂停的家族史，减少上呼吸道通畅性的遗传综合征[例如，唐氏综合征(Down，又叫 21-三体综合征)，鸟面综合征(Treacher Collin，又叫颌面骨发育不全及耳聋综合征)]，扁桃腺增生(特别是在幼儿中)，绝经期(在女性中)以及各种内分泌综合征(例如，肢端肥大症)。与绝经前女性相比，男性有增加的阻塞性睡眠呼吸暂停低通气的风险，可能反映了性激素对通气控制和躯体脂肪分布的影响，以及在呼吸道结构方面的性别差异。那些倾向于诱发嗜睡的、治疗精神障碍和躯体疾病的药物，如果不被仔细管理，可能导致呼吸暂停症状的加重。

阻塞性睡眠呼吸暂停低通气有较强的遗传基础，如睡眠呼吸暂停低通气指数显著的家族聚集性所显示的那样。在有阻塞性睡眠呼吸暂停低通气的先证者的一级亲属中，该障碍的患病率是对照组家庭成员的两倍。呼吸暂停低通气指数方差的三分之一能够被共享的家庭因素解释。尽管还没有具有诊断和预后价值的遗传标记物，但阻塞性睡眠呼吸暂停低通气的家族史应该增加对该障碍的临床怀疑。

文化相关的诊断问题

在跨文化中，有潜在的对困倦和疲劳的报告的不同。在一些群体中，打鼾可能会被认为是健康的标志，因此可能不触发担忧。有亚裔祖先的个体尽管有相对低的体重指数，但有增加的阻塞性睡眠呼吸暂停低通气的风险，可能反映了那些缩窄鼻咽的颅面风险因素的影响。

性别相关的诊断问题

女性更常见抱怨疲劳而不是困倦，过少报告打鼾的症状。

诊断标记物

多导睡眠图能够提供睡眠相关的呼吸紊乱频率的计量资料，以及血氧饱和度和睡眠连续性相关的改变。在睡眠监测中发现儿童与成年人不同，儿童多表现为呼吸困难,部分阻塞性低通气伴循环性不饱和度,高碳酸血症和矛盾运动。呼吸暂停低通气指数水平低至2用于定义儿童不正常的阈值。

在个体觉醒的情况下,动脉血气测量通常是正常的,但一些个体可有觉醒的低氧血症或高碳酸血症。这样的模式应该提醒临床工作者,同时存在肺疾病或通气不足的可能性。影像学检查可能显示上呼吸的狭窄。心脏检查可能显示损害的心室功能。有严重的夜间低血氧饱和度的个体,也可能有增加的血红蛋白或血球压积值。有效的睡眠测量[例如,多次睡眠潜伏期测试(MSLT),维持觉醒测试]可以确认嗜睡。

阻塞性睡眠呼吸暂停低通气的功能性后果

在有中度到重度阻塞性睡眠呼吸暂停低通气的个体中,50%以上报告有日间困倦症状。已有报告显示与打鼾和困倦相关的职业事故的风险增加两倍。也有报告显示机动车事故在呼吸暂停低通气指数升高的个体中高达七倍。临床工作者应该知道州政府对报告该疾病的要求,特别是注意与商业驾驶者的关系。与健康相关的生活质量指数降低,在有阻塞性睡眠呼吸暂停低通气的个体中是常见的,在躯体和活力方面下降幅度最大。

鉴别诊断

原发性打鼾与其他睡眠障碍:有阻塞性睡眠呼吸暂停低通气的个体必须与有原发性打鼾(即没有症状但打鼾,夜间多导睡眠图也无异常)的个体相鉴别。有阻塞性睡眠呼吸暂停低通气的个体额外报告有夜间喘息和窒息的症状。存在嗜睡或其他日间症状且不能用其他病因来解释,则提示阻塞性睡眠呼吸暂停低通气的诊断,但该鉴别需要多导睡眠图来确定。嗜睡、中枢性睡眠呼吸暂停,睡眠相关的通气不足,阻塞性睡眠呼吸暂停低通气之间准确的鉴别诊断也需要多导睡眠图的测试。

阻塞性睡眠呼吸暂停低通气必须与造成困倦的其他原因,例如,发作性睡病,嗜睡和昼夜节律睡眠障碍相鉴别。阻塞性睡眠呼吸暂停低通气可通过没有猝倒,睡眠相关的幻觉,睡瘫症的症状而是存在大声打鼾,睡眠时喘气,或在睡眠时观察到的呼吸暂停,来与发作性睡病相鉴别。发作性睡病的日间睡眠发作特征性地表现为较短的、恢复精力的,更常与做梦有关。阻塞性睡眠呼吸暂停低通气在夜间多导睡眠图中显示出特征性的呼吸暂停,低通气和低血氧饱和度。在MSLT的检测中,发作性睡病能够导致多次睡眠起始的快速眼动周期。发作性睡病与阻塞性睡眠呼吸暂停低通气一样,可与肥胖有关,一些个体既有发作性睡病也有阻塞性睡眠呼吸暂停低通气。发作性睡病的诊断并不排除阻塞性睡眠呼吸暂停低通气的诊断,因为两种疾病可同时出现。

失眠障碍:对那些主诉是难以起始或维持睡眠或早醒的个体,失眠障碍与阻塞性睡眠呼吸暂停低通气可通过没有打鼾和缺少后者的病史、体征以及特征性的症状相鉴别。然而,失眠和阻塞性睡眠呼吸暂停低通气可同时存在,如果如此,两种疾病需要同时处理以改善睡眠。

惊恐发作：夜间的惊恐发作可能包括睡眠时喘气或窒息的症状，可能难以在临床上与阻塞性睡眠呼吸暂停低通气相鉴别。然而，通过发作的较低频率，强烈的自主觉醒，以及缺少过度困倦，可以区分夜间的惊恐发作与阻塞性睡眠呼吸暂停低通气。在有夜间惊恐发作的个体中，多导睡眠图不显示阻塞性睡眠呼吸暂停低通气特征性的低通气或低血氧饱和度的模式。阻塞性睡眠呼吸暂停低通气没有日间惊恐发作的病史。

注意缺陷/多动障碍：儿童中的注意缺陷/多动障碍可能包括注意力不集中的症状，学业受损，多动和内化的行为，所有这些也可能是儿童期阻塞性睡眠呼吸暂停低通气的症状。存在儿童期阻塞性睡眠呼吸暂停低通气的其他症状和体征（例如，呼吸困难或睡眠时打鼾和扁桃腺肥大），可能提示存在阻塞性睡眠呼吸暂停低通气。阻塞性睡眠呼吸暂停低通气和注意缺陷/多动障碍可能经常同时存在，以及它们之间可能有因果关系；因此，风险因素，例如扁桃体肥大，肥胖或睡眠呼吸暂停的家族史可能帮助提醒临床工作者它们同时存在。

物质/药物所致的失眠或嗜睡：物质使用和物质戒断（包括药物）可以产生失眠或嗜睡。详细的病史通常足以确认相关的物质/药物，以及随诊可以显示物质/药物停止使用后睡眠紊乱的改善。在其他案例中，物质/药物（例如，酒精，巴比妥类，苯二氮䓬类，烟草）的使用已经显示能够加重阻塞性睡眠呼吸暂停低通气。有与阻塞性睡眠呼吸暂停低通气一致的症状和体征的个体，即使同时存在加重该疾病的物质使用，也应给予该诊断。

共病

系统性高血压、冠心病、心脏衰竭、中风、糖尿病，增加的死亡率，持续性地与阻塞性睡眠呼吸暂停低通气有关。在中度到重度的阻塞性睡眠呼吸暂停低通气中，风险因素从30%—300%。肺动脉高压和右心衰的证据（例如，肺心病、踝关节水肿、肝瘀血）在阻塞性睡眠呼吸暂停低通气中是罕见的，当存在时，提示非常严重的疾病或相关的低通气或心病共病。阻塞性睡眠呼吸暂停低通气的频繁出现也可能与许多躯体或神经系统疾病（例如，脑血管病，帕金森病）有关。躯体发现反映了这些疾病的同时存在。

在涉及阻塞性睡眠呼吸暂停低通气评估的个体中，高达三分之一报告有抑郁的症状，10%个体的分数符合中度到重度抑郁。阻塞性睡眠呼吸暂停低通气的严重程度，通过呼吸暂停低通气指数来测量，已经发现与抑郁症状的严重程度相关。这种相关性在男性中比女性更常见。

与国际睡眠障碍分类的关系

《国际睡眠障碍分类（第二版）》（ICSD-2），包括11种亚型的“与睡眠相关的呼吸障碍”，包括原发性中枢性睡眠呼吸暂停，阻塞性睡眠呼吸暂停和与睡眠相关的低通气。

中枢性睡眠呼吸暂停

诊断标准

A. 由多导睡眠图提供每小时睡眠有5次或更多的中枢性呼吸暂停的证据。

B. 此障碍不能更好地用另一种目前的睡眠障碍来解释。

标注是否是：

G47.31 特发性中枢性睡眠呼吸暂停： 其特征为睡眠中反复发作的由呼吸努力变异引起的呼吸暂停和低通气，但无呼吸道阻塞的证据。

R06.3 潮式呼吸： 一种周期性的潮气量渐强渐弱的变异模式，导致中枢性呼吸暂停和低通气每小时至少出现5次的频率，伴随着频繁觉醒。

G47.37 中枢性睡眠呼吸暂停共病阿片类物质使用： 这种亚型的发病机制既是由于阿片类药物对延髓呼吸节律产生了影响，又是对低氧和高碳酸血症的呼吸驱动的差别效应。

编码备注(仅编码G47.37)：如果存在阿片类物质使用障碍，首先编码阿片类物质使用障碍：F11.10轻度阿片类物质使用障碍，或者F11.20中度或重度阿片类物质使用障碍；然后编码G47.37中枢性睡眠呼吸暂停伴阿片类使用。如果不存在阿片类物质使用障碍(例如，一次高剂量的物质使用后)，仅编码G47.37中枢性睡眠呼吸暂停伴阿片类使用。

注： 参见“诊断特征”部分。

标注目前的严重程度：

中枢性睡眠呼吸暂停的严重程度是根据呼吸紊乱的频率，低氧饱和度以及睡眠片段化作为反复呼吸紊乱的结果来分级。

亚型

特发性中枢性睡眠呼吸暂停和潮式呼吸特征性地表现为通气控制系统的增益，也泛指高环路增益，从而导致通气水平和二氧化碳分压水平的不稳定。这种不稳定也被称为周期性呼吸，它可以通过过度通气和通气不足来交替识别。有这些障碍的个体通常有二氧化碳分压水平在觉醒时轻度的低碳酸或正常碳酸。中枢性睡眠呼吸暂停可能在开始治疗阻塞性睡眠呼吸暂停低通气时出现，也可能与阻塞性睡眠呼吸暂停低通气综合征有关(即复杂性睡眠呼吸暂停)。与阻塞性睡眠呼吸暂停有关的中枢性睡眠呼吸暂停的出现，被认为是由于高环路增益所致。作为对比，中枢性睡眠呼吸暂停共病阿片类物质使用的发病机制已经被归因于阿片类物质对延髓的呼吸节律生成器的效应，以及对低氧高碳酸呼吸驱动的差异性效应。这些个体的二氧化碳浓度水平可能在觉醒时升高。接受慢性美沙酮维持治疗的个体已经被发现有增加的嗜睡和抑郁，尽管与阿片类药物有关的呼吸障碍在引起这些问题上的角色尚未被研究。

标注

中枢性呼吸暂停指数(即每小时睡眠中枢性呼吸暂停的次数)的增加反映了中枢性睡眠呼吸暂停的严重程度。睡眠连续性和质量可能显著受损,伴非快速眼动睡眠恢复性阶段的减少[即减少的慢波睡眠(N3 阶段)]。在有严重潮式呼吸障碍的个体中,该模式也可出现在休息觉醒时,且被认为是对死亡的不良预后的标记物。

诊断特征

中枢性睡眠呼吸暂停障碍特征性地表现为睡眠时反复发作的呼吸暂停和低通气,是由呼吸努力的变异所致。这些是通气控制的障碍,呼吸现象通常以周期性或间歇性的模式出现。特发性中枢性睡眠呼吸暂停特征性表现为与每小时睡眠中五次或更多的中枢性呼吸暂停有关的呼吸困难所致的困倦、失眠和觉醒。中枢性睡眠呼吸暂停出现在那些有心衰,中风或肾衰的个体中,通常有被称为潮式呼吸的呼吸模式,它特征性地表现为周期性潮气量的渐强、渐弱变异的模式,导致每小时睡眠中至少五次的中枢性呼吸暂停和低通气且伴有频繁的觉醒。中枢性和阻塞性睡眠呼吸暂停可能同时存在,中枢性/阻塞性呼吸暂停的比例被用来决定以哪种疾病为主。

出现呼吸的神经肌肉控制的改变,可能与有精神卫生问题的个体使用了药物或物质有关,它可能引起或加重呼吸节律和通气的损害。使用这些药物的个体有与睡眠相关的呼吸障碍,它可能导致睡眠紊乱和症状,例如,困倦、意识错乱和抑郁。具体来说,长效阿片类药物的慢性使用经常与导致中枢性睡眠呼吸暂停的呼吸控制的损害有关。

支持诊断的有关特征

有中枢性睡眠呼吸暂停低通气的个体,可能表现出困倦或失眠。可能有睡眠片段化的主诉,包括觉醒伴呼吸困难。一些个体没有症状。阻塞性睡眠呼吸暂停低通气可能与潮式呼吸同时存在,因此打鼾和睡眠时突然中止的呼吸暂停可能被观察到。

患病率

特发性中枢性睡眠呼吸暂停的患病率尚不清楚,但被认为是罕见的。潮式呼吸常见于有低心室射血分数的个体。在射血分数低于 45%的个体中,患病率为 20%或更高。与女性相比,男性阻塞性睡眠呼吸暂停低通气的患病率更高。患病率随年龄增长而增加,大多数个体都是 60 岁以上。在有急性中风的个体中,约 20%会出现潮式呼吸。中枢性睡眠呼吸暂停共病阿片类物质使用,出现在 30%慢性使用阿片类药物治疗非恶性疼痛的个体中,同样也出现在接受美沙酮维持治疗的个体中。

发展与病程

潮式呼吸的起病与心衰的进展密切相关。潮式呼吸模式与心率、血压和血氧饱和度的变化以及增加的交感神经系统活动有关,可加快心衰的进展。潮式呼吸在中风中的临床意义尚不清楚,但潮式呼吸可能短暂存在,在急性中风后随着时间而消失。中枢性睡眠呼吸暂停共病阿片类物质使用,已被记载与其慢性使用(即数月)有关。

风险与预后因素

遗传与生理的: 潮式呼吸经常在有心衰的个体中存在。同时存在的房颤进一步增加了风险,正如老龄和男性性别。潮式呼吸也与急性中风有关,也可能与肾衰有关。在心衰的情况下,基础的通气的不稳定性可能归因于增加的通气的化学敏感性,以及由肺血管充血和循环延迟所致的过度通气。中枢性睡眠呼吸暂停也见于使用长效阿片类物质的个体。

诊断标记物

在那些有潮式呼吸模式的个体中,躯体发现与其风险因素有关。躯体发现包括心衰、颈静脉怒张、S3 心脏音、肺部湿啰音和下肢水肿可能存在。多导睡眠图被用于确定每一种与呼吸相关的睡眠障碍亚型的呼吸特征。当呼吸暂停的时间超过 10 秒或更长时,应记录为中枢性睡眠呼吸暂停。潮式呼吸的特点是周期性潮气量的渐强、渐弱变异的模式,导致每小时睡眠中至少 5 次的中枢性睡眠呼吸暂停和低通气且伴有频繁的觉醒。潮式呼吸的周期(从一个中枢性睡眠呼吸暂停结束到下一个呼吸暂停的结束)约 60 秒。

中枢性睡眠呼吸暂停的功能性后果

特发性中枢性睡眠呼吸暂停已被报告会引起睡眠紊乱的症状,包括失眠和困倦。尽管许多个体没有症状,潮式呼吸伴共病的心衰与过度困倦,疲劳和失眠有关。同时存在的心衰和潮式呼吸可能与增加的心律失常和死亡率或心脏移植有关。有中枢性睡眠呼吸暂停共病阿片类物质使用的个体,可表现困倦或失眠的症状。

鉴别诊断

特发性中枢性睡眠呼吸暂停必须与其他与呼吸相关的睡眠障碍,其他睡眠障碍和躯体疾病,以及那些引起睡眠片段化、困倦和疲劳的精神障碍相鉴别。这些可以通过使用多导睡眠图来实现。

其他与呼吸相关的睡眠障碍和睡眠障碍: 中枢性睡眠呼吸暂停可与阻塞性睡眠呼吸暂停低通气相鉴别,通过每小时睡眠中至少存在 5 次中枢性呼吸暂停。这些疾病可能同时出现,但当中枢性与阻塞性呼吸现象的比例超过 50%时,中枢性睡眠呼吸暂停被认为是主要的。

基于存在易感疾病(例如,心衰或中风)以及体征和多导睡眠图特征性的呼吸模式的证据,潮式呼吸可与其他精神障碍,包括其他睡眠障碍和那些引起睡眠片段化、困倦和疲劳的其他躯体疾病相鉴别。多导睡眠图的呼吸发现可以帮助区分潮式呼吸和由于其他疾病所致的失眠。高海拔周期性呼吸有类似于潮式呼吸的模式,但有较短的循环时间,只出现在高海拔,与心衰无关。

基于长效阿片类物质使用与多导睡眠图中枢性睡眠呼吸暂停的证据,以及周期性或共济失调性呼吸,中枢性睡眠呼吸暂停共病阿片类物质使用可与其他类型的与呼吸相关的睡眠障碍相鉴别。基于多导睡眠图中枢性睡眠呼吸暂停的证据,它可与由药物或物质所致的失眠相鉴别。

共病

中枢性睡眠呼吸暂停频繁存在于长效阿片类物质使用者中,例如,美沙酮。使用这些药物的个体有睡眠相关的呼吸障碍,它可能导致睡眠紊乱的症状,例如,困倦、意识错乱和抑郁。当这些个体入睡时,呼吸模式,例如,中枢性呼吸暂停,周期性呼吸暂停和共济失调性呼吸可能被观察到。阻塞性睡眠呼吸暂停低通气可能与中枢性睡眠呼吸暂停同时存在,与该疾病一致的特征也可能存在(参见本章前面较早讨论到的"阻塞性睡眠呼吸暂停低通气")。潮式呼吸常见的是与那些包括心衰、中风和肾衰的疾病有关,更常见于有房颤的个体。有潮式呼吸的个体更可能是老年人、男性,与有阻塞性睡眠呼吸暂停低通气的个体相比,有较低的体重。

睡眠相关的通气不足

诊断标准

A. 多导睡眠图证明间歇性的与 CO_2 浓度水平升高相关联的呼吸减少。

(**注:** 在缺乏客观的 CO_2 测量的情况下,持续的低水平的血红蛋白氧饱和度不伴有呼吸暂停/低通气,可表示为低通气。)

B. 此障碍不能更好地用另一种目前的睡眠障碍来解释。

标注是否是:

G47.34 特发性通气不足: 这种亚型并非由于任何易发现的状况所致。

G47.35 先天性中枢性肺泡通气不足: 这种亚型是一种罕见的先天性障碍,个体典型地表现为围产期浅呼吸,或睡眠中紫癜和呼吸暂停。

G47.36 共病的睡眠相关的通气不足: 这种亚型的出现是一种躯体状况的结果,例如,肺部障碍(例如,间质性肺疾病、慢性阻塞性肺疾病)或神经肌肉或胸壁障碍(例如,肌营养不良、脊髓灰质炎后综合征、颈椎脊髓损伤、脊柱侧凸)或药物(例如,苯二氮䓬类药物、阿片类药物)。它也出现在肥胖症中(肥胖低通气障碍),反映了一种由于减少胸壁顺应性,低通气灌注不匹配和减少通气驱动而增加呼吸做功的组合。这类个体通常的特点为身体质量指数大于 30,以及清醒状态下的高碳酸血症(pCO_2 大于 45),且无其他低通气的证据。

标注目前的严重程度:

严重程度根据睡眠中低氧和高碳酸血症存在的程度,以及由于这些异常所致的靶器官损害的证据来分级(例如,右心衰竭)。在清醒时存在血气异常是一个更为严重的标志。

亚型

关于肥胖通气不足障碍,在普通人群中,肥胖通气不足障碍的患病率是不清楚的,但被认为与肥胖和极度肥胖的患病率增加有关。

诊断特征

睡眠相关的通气不足可以独立地存在,或更频繁地,与躯体或神经系统疾病、药物使用,或物质使用障碍共病。尽管症状不是做出诊断所必须的,但个体经常报告日间过度困倦,睡眠时频繁的唤醒和觉醒,晨起头痛以及失眠的主诉。

支持诊断的有关特征

有睡眠相关的通气不足的个体,可能表现为睡眠相关的失眠或嗜睡的主诉。端坐呼吸的发作可出现在有隔膜无力的个体中。觉醒时的头痛可能出现。睡眠时,浅呼吸的发作可能被观察到,以及与阻塞性睡眠呼吸暂停低通气或中枢性睡眠呼吸暂停可能同时存在。通气不足的后果包括肺动脉高压,肺心病(右心衰),红细胞增多症,以及神经认知功能失调。随着通气不足的发展,血气异常可能延伸到觉醒时。引起睡眠相关的通气不足的躯体特征也可能存在。通气不足的发作可能与频繁的唤醒或心动过缓有关。个体可能主诉过度困倦、失眠或晨起头痛,或可能表现为神经认知功能失调或抑郁。通气不足可能在清醒时并不存在。

患病率

成年人中特发性睡眠相关的通气不足很不常见。先天性中枢性肺泡通气不足的患病率是未知的,而且这种疾病很罕见。共病的睡眠相关的通气不足[即通气不足与其他躯体疾病共病,例如慢性阻塞性肺病(COPD),神经肌肉疾病或肥胖]更常见。

发展与病程

特发性睡眠相关的通气不足被认为是一种缓慢进展的呼吸损害的疾病。当该障碍与其他疾病同时出现时(例如,COPD,神经肌肉疾病,肥胖),该障碍的严重程度反映了基础疾病的严重性,该障碍随着基础疾病的加重而加重。并发症包括肺动脉高压、肺心病、心律失常、红细胞增多症、神经认知功能失调,以及加重的呼吸衰竭,均可能随着血气障碍异常的严重程度增加而发生。

先天性中枢性肺泡通气不足可表现为出生时呼吸表浅、不稳定，或没有呼吸。因为不同的 *PHOX2B* 基因突变的外显率，这种障碍也可能在婴儿期、儿童期和成人期显现。有先天性中枢性肺泡通气不足的儿童更可能有自主神经系统的障碍，先天性巨结肠，神经脊肿瘤和特征性箱形脸(例如，脸的长度小于宽度)。

风险与预后因素

环境的：在那些使用中枢性神经系统抑制剂包括苯二氮䓬类、阿片类和酒精的个体中，通气驱动减少。

遗传与生理的：特发性睡眠相关的通气不足与由对 CO_2 的化学反应迟钝所致的通气驱动减少有关(减少的呼吸驱动，例如，不呼吸)，反映了在那些通气控制中心中基础的神经系统缺陷。更为常见的是，睡眠相关的通气不足与其他躯体疾病共病，例如，肺部疾病，神经肌肉或胸壁疾病或甲状腺功能低下，或药物的使用(例如，苯二氮䓬类，阿片类)。在这些疾病中，通气不足可能是增加的呼吸工作和/或呼吸肌功能损害的后果(即"不能呼吸")或呼吸驱动力降低(即"不呼吸")。

神经肌肉疾病通过呼吸运动神经支配的损伤，或呼吸肌肉功能的损伤来影响呼吸。这些疾病包括肌萎缩侧索硬化症，脊髓损伤，膈肌麻痹，类重症肌无力(Lambert-Eaton)，中毒性或代谢性肌病，脊髓灰质炎后综合征和腓骨肌萎缩症(Charcot-Marie-Tooth)。

先天性中枢性肺泡通气不足是一种遗传疾病，归因于 *PHOX2B* 基因的突变，该基因在胚胎性自主神经发育和神经嵴衍生中是关键的。有先天性中枢性肺泡通气不足的儿童对高碳酸血症的通气反应迟钝，特别是在非快速眼动睡眠时。

性别相关的诊断问题

睡眠相关的通气不足的性别分布的出现与共病的疾病有关，它反映了共病的疾病的性别分布。例如，COPD 常出现在男性中且随着年龄的增长而增加。

诊断标记物

睡眠相关的通气不足是用多导睡眠图来诊断，表现有与睡眠相关的低氧血症和高碳酸血症，它不能更好地用其他与睡眠相关的呼吸障碍来解释。记录睡眠时动脉血 CO_2 分压水平大于 55 毫米汞柱，或与觉醒仰卧位相比，睡眠时 CO_2 分压水平上升增加 10 毫米汞柱或更多(CO_2 分压水平也超过 50 毫米汞柱)，且持续 10 分钟或更长，是该诊断的标准。然而，在睡眠时取动脉血气测量是不实际的，非侵入性的 CO_2 分压测量没有被充分证明是有效的，因此在成年人中，在做多导睡眠图时没有被广泛使用。长时间和持续的血氧饱和度降低(血氧饱和度低于 90%超过 5 分钟且最低点达到 85%，或血氧饱和度低于 90%超过睡眠时间的 30%)，在缺少上气道阻塞的证据的情况下，经常作为睡眠相关的通气不足的指征，然而这个发现不是特异的，因为有其他潜在的低氧血症的原因，例如由于肺部疾病所致。

睡眠相关的通气不足的功能性后果

睡眠相关的通气不足的后果与长期暴露于高碳酸血症和低氧血症的效应相关。这些血气异常引起肺动脉血管收缩导致肺动脉高压,严重时可导致右心衰(肺心病)。低氧血症可导致器官功能异常,例如大脑,血液和心脏,导致的结果有认知功能失调、红细胞增多症和心律失常等。高碳酸血症可以抑制通气驱动,导致进展性呼吸衰竭。

鉴别诊断

其他影响通气的躯体疾病: 在成年人中,特发性睡眠相关的通气不足是罕见的,通过排除存在肺部疾病、骨骼畸形,神经肌肉疾病,其他躯体和神经系统疾病以及那些影响通气的药物来诊断。睡眠相关的通气不足必须与睡眠相关的低氧血症的其他原因相鉴别,例如,由肺部疾病所致。

其他与呼吸相关的睡眠障碍: 基于临床特征和多导睡眠图的发现,睡眠相关的通气不足可与阻塞性睡眠呼吸暂停低通气和中枢性睡眠呼吸暂停相鉴别。睡眠相关的通气不足通常表现出更持续的低血氧饱和度,而不是像在阻塞性睡眠呼吸暂停低通气和中枢性睡眠呼吸暂停中观察到的周期性发作。阻塞性睡眠呼吸暂停低通气和中枢性睡眠呼吸暂停也表现出一种反复的气流降低的发作模式,而睡眠相关的通气不足则没有这种情况。

共病

睡眠相关的通气不足经常与肺部疾病(例如,间质性肺病,COPD),神经肌肉或胸壁障碍有关(例如,肌营养不良症,脊髓灰质炎后综合征,颈椎损伤,肥胖和脊柱后侧凸),或与精神卫生提供者最相关的是药物使用(例如,苯二氮䓬类、阿片类)。先天性中枢性肺泡通气不足经常与植物神经功能紊乱有关,也可能与先天性巨结肠症有关。COPD,是一种下呼吸道阻塞的疾病,通常与吸烟有关,可能导致睡眠相关的通气不足和低氧血症。同时存在阻塞性睡眠呼吸暂停低通气被认为可加重在睡眠和觉醒时的低氧血症和高碳酸血症。先天性中枢性肺泡通气不足和特发性睡眠相关的通气不足之间的关系并不明确;在一些个体中,特发性睡眠相关的通气不足可能是晚期起病的先天性肺泡通气不足的案例。

与国际睡眠障碍分类的关系

在《国际睡眠障碍分类(第二版)》(ICSD-2)中,合并了睡眠相关的通气不足和睡眠相关的低氧血症在睡眠相关的通气不足/低氧综合征的类别中。这种分类方法反应了那些导致通气不足和低氧血症的障碍的频繁共病。作为对比,DSM-5 中使用的分类反映了有导致低通气的独特的睡眠相关的病理过程的证据。

昼夜节律睡眠-觉醒障碍

诊断标准

A. 一种持续的或反复发作的睡眠中断模式，主要是由于昼夜节律系统的改变，或在内源性昼夜节律与个体的躯体环境或社交或职业时间表所要求的睡眠-觉醒周期之间的错位。

B. 睡眠中断导致过度有睡意或失眠，或两者兼有。

C. 睡眠紊乱引起有临床意义的痛苦，或导致社交、职业和其他重要功能的损害。

编码备注：ICD-10-CM 的编码基于亚型。

标注是否是：

G47.21 睡眠时相延迟型：一种延迟的睡眠起始和觉醒时间的模式，不能在期望的或常规可接受的较早时间入睡和觉醒。

标注如果是：

家族型：存在睡眠时相延迟的家族史。

标注如果是：

与非 24 小时睡眠-觉醒重叠型：睡眠时相延迟型可能与另一种昼夜节律睡眠-觉醒障碍，非 24 小时睡眠-觉醒型重叠。

G47.22 睡眠时相提前型：一种提前的睡眠起始和觉醒时间的模式，且不能保持觉醒或睡眠到期望的或常规可接受的较晚的睡眠或觉醒时间。

标注如果是：

家族型：存在睡眠时相提前的家族史。

G47.23 睡眠-觉醒不规则型：一种暂时的混乱的睡眠-觉醒模式，以致睡眠和觉醒周期的时间在 24 小时内是变化的。

G47.24 非 24 小时睡眠-觉醒型：一种睡眠-觉醒周期与 24 小时的环境不同步的模式，伴持续的每日睡眠起始和觉醒时间的漂移（通常为越来越晚）。

G47.26 倒班工作型：与倒班工作时间表（即需要非常规的工作时间）相关的在主要睡眠周期中失眠和/或在主要觉醒周期中过度有睡意（包括无意的睡眠）。

G47.20 未特定型

标注如果是：

间歇性：症状持续至少 1 个月但少于 3 个月。

持续性：症状持续 3 个月或更长。

复发性：1 年内发作 2 次（或更多）。

延迟睡眠时相型

诊断特征

延迟睡眠时相型主要是基于相对于个体所期望的睡眠和觉醒时间，有主要睡眠周期延迟的病史(通常超过 2 小时),导致失眠和过度困倦的症状。当允许制定自己的时间表时,有延迟睡眠时相型的个体表现出正常的与其年龄相符的睡眠质量和时间。睡眠起始的失眠症状,早晨难以清醒,以及过早的日间困倦是明显的。

支持诊断的有关特征

常见的与延迟睡眠时相型有关的特征包括精神障碍的病史或同时出现的精神障碍。极端的和长时间的难以觉醒伴早晨意识错乱也是常见的。心理生理性失眠可能作为那些损害睡眠和增加唤醒的不良适应行为的结果而发生,因为个体反复试图较早入睡。

患病率

延迟睡眠时相型的患病率在普通人群中为 0.17%,但看似在青少年中大于 7%。尽管家族型延迟睡眠时相型的患病率没有被确立,但延迟睡眠时相的家族史在有延迟睡眠时相型的个体中是存在的。

发展与病程

贯穿整个成人期,病程是持续的,超过 3 个月,伴间歇性加重。尽管起病年龄不同,在诊断被确立之前,症状通常开始于青春期和成年人早期,并持续数月至数年。症状的严重程度可能随年龄而下降。而症状的复发是常见的。

基于社会、学校和工作的责任,临床表现跨整个生命周期而变化。加重通常是被那些需要早起的工作或学校的时间表的改变而触发。个体通常改变其工作时间表来适应延迟的昼夜睡眠和觉醒时间,可能经历症状的缓解。

青春期增加的患病率可能是生理和行为因素的共同后果。激素的改变可能以特定的形式参与了,因为延迟的睡眠时相与青春期起病有关。因此,在青春期中延迟睡眠时相型应与该年龄人群中昼夜节律在时间上通常的延迟相鉴别。在家族型中病程是持续的,可能不随着年龄而显著改变。

风险与预后因素

遗传与生理的: 易感因素可能包括比平均更长的昼夜周期,光敏感度的改变,以及损害的稳态睡眠驱动。一些有延迟睡眠时相型的个体可能对夜间灯光过度敏感,它向生物钟传递了一个延迟的信号,或者他们对早晨的光线低敏感以至于时相提前的效应减弱。遗传因素在家族性和散发性的延迟睡眠时相型的发病机制中起到了作用,包括昼夜节律基因的突变(例如,*PER*3、*CKIe*)。

诊断标记物

该诊断的确认包括完整的病史和睡眠日记或睡眠活动记录仪的使用(腕式运动探测仪能够长时间监测运动活动,也可以被用来监测至少 7 天的睡眠-觉醒模式)。被覆盖的周期应该包括周末,当社会和职业责任较少时,以确保个体表现出持续的延迟的睡眠-觉醒模式。只有当诊断不清楚时，才需要检测生物标记物，例如，唾液暗光褪黑素的起始。

延迟睡眠时相型的功能性后果

过早的日间困倦是显著的。极端的和过度的觉醒困难伴晨起意识错乱（即睡眠惯性）也很常见。失眠的严重程度和过度困倦的症状在个体间有显著差异，主要基于对个体职业和社会的需要。

鉴别诊断

正常的睡眠变异：延迟睡眠时相型必须与个体有晚的睡眠时间表但没有引起个人、社交或职业痛苦的"正常"睡眠模式相鉴别（最常见于青少年）。

其他睡眠障碍：失眠障碍及其他昼夜节律睡眠-觉醒障碍应该包括在鉴别诊断中。过度困倦可能也被其他睡眠紊乱引起，例如，呼吸相关的睡眠障碍，失眠障碍，睡眠相关的运动障碍以及躯体的、神经的和精神障碍。夜间多导睡眠图可能有助于评估其他共病的睡眠障碍，例如睡眠呼吸暂停。然而延迟睡眠时相型的昼夜性质可将其与有类似主诉的其他障碍鉴别开。

共病

延迟睡眠时相型与抑郁、人格障碍和躯体症状障碍或疾病焦虑障碍密切相关。此外，共病的睡眠障碍，例如，失眠障碍，不安腿综合征，睡眠呼吸暂停，以及抑郁和双相和焦虑障碍，可加剧失眠和过度困倦的症状。延迟睡眠时相型可能与其他昼夜节律睡眠-觉醒障碍，非 24 小时睡眠-觉醒型相重叠。有非 24 小时睡眠-觉醒型障碍的有视力的个体通常也有延迟的昼夜睡眠时相的病史。

提前睡眠时相型

标注

提前睡眠时相型也可记录为特定的"家族型"。尽管家族型提前睡眠时相型的患病率尚未被确立，但提前睡眠时相的家族史在有提前睡眠时相型的个体中是存在的。在这种类型中，特定的突变证明了常染色体显性遗传模式。在家族型中，症状的起病可能出现较早（在儿童期和成年人早期），其病程是持续的，症状的严重程度可能会随着年龄而增加。

诊断特征

提前睡眠时相型特征性地表现为睡眠-觉醒时间早于期望的或常规的时间数小时。诊断主要基于主要睡眠周期时间提前的病史（通常超过 2 小时），相对于所期望的睡眠和唤醒时间，伴有早晨失眠和过度日间困倦的症状。当允许制定他们的睡眠时间表时，有提前睡眠时相型的个体可能表现出正常的睡眠质量和与年龄相匹配的时间。

支持诊断的有关特征

有提前睡眠时相型的个体也被称为“早晨型”,有较早的睡眠-觉醒时间,伴有昼夜生物标记物的时间,例如,褪黑素和核心体温的节律比正常人提前2—4小时。当需要保持常规的睡眠时间表时,即延迟的上床时间,这些个体将继续早起导致持续的睡眠剥夺和日间困倦。使用催眠剂或酒精来克服维持睡眠的失眠,以及使用兴奋剂来减少日间困倦可能会导致这些个体的物质滥用。

患病率

提前睡眠时相型估计的患病率在中年成年人中约为1%。睡眠-觉醒的时间和昼夜时相的提前在老年人中,有增加的患病率。

发展与病程

起病通常在成年人晚期。在家族型中,起病可较早。病程通常是持续的且超过3个月,但严重程度可基于工作和社会时间表而增加。提前睡眠时相型更常见于老年人。临床表现为基于社会、学校和工作责任在一生中可能存在变化。个体通常改变自己的工作时间表来适应提前的睡眠和觉醒时间,可能经历症状的缓解。增长的年龄倾向于提前睡眠时相,然而,尚不清楚是否年龄相关的提前睡眠时相型仅是由于昼夜时间的改变(例如在家族型中),或者也是由于年龄相关的睡眠稳态调节的改变导致较早的觉醒。症状的严重程度,缓解和复发表明缺少坚持用来控制睡眠和觉醒结构以及接触光照的行为和环境的治疗。

风险与预后因素

环境的: 减少午后/傍晚接触光照,和/或由于觉醒而接触清晨的光照,通过提前昼夜节律可能增加提前睡眠时相型的风险。通过上床早,这些个体不能接触时相曲线延迟部分的光照,导致加重时相提前。在家族型提前睡眠时相型中,内源性昼夜周期的缩短可能导致提前睡眠时相,尽管昼夜周期看似并不随着年龄的增长而系统性地降低。

遗传与生理的: 提前睡眠时相型已经被证明是常染色体显性遗传模式,包括*PER2*基因突变导致*PER2*蛋白质的低磷酸化和*CKI*中的错义突变。

文化相关的诊断问题

非裔美国人可能有较短的昼夜周期,以及与白种人相比,有较大幅度的对光照的时相提前,可能增加他们发生提前睡眠时相型的风险。

诊断标记物

睡眠日记和活动记录仪可以用作诊断标记物,正如之前在延迟睡眠时相中描述的那样。

提前睡眠时相型的功能性后果

与提前睡眠时相有关的过度困倦可能有对认知表现、社交互动和安全的负性影响。使用促进觉醒的药物来克服困倦或镇静以助清晨的觉醒可能潜在地增加物质滥用。

鉴别诊断

其他睡眠障碍：行为因素，例如，不规律的睡眠时间表，自愿的早醒，及清晨接触光照，特别是在老年人中应该被考虑。应该仔细关注并排除其他睡眠-觉醒障碍，例如，失眠障碍、精神障碍以及其他引起早醒的躯体疾病。

抑郁和双相障碍：因为早醒、疲劳和困倦是重性抑郁障碍的显著特征，因此抑郁和双相障碍也应被考虑到。

共病

躯体疾病和伴有清晨觉醒症状的精神障碍，例如失眠可与提前睡眠时相型同时出现。

不规则的睡眠-觉醒型

诊断特征

不规则的睡眠-觉醒型的诊断主要基于夜间失眠症状（在通常的睡眠周期中）和日间过度困倦（打盹）的病史。不规则的睡眠-觉醒型的特点是缺少明确的睡眠-觉醒昼夜节律。没有主要的睡眠周期，在一天 24 小时内，睡眠至少被分为三个周期。

支持诊断的有关特征

有不规则的睡眠-觉醒型的个体通常基于一天的时间，经常表现为失眠或过度困倦。24 小时的睡眠和觉醒周期是片段化的，尽管最长的睡眠周期倾向出现在凌晨 2 点至 6 点之间，通常少于 4 小时。孤立或自闭的病史通常与该障碍有关，并导致了该症状，它也是由于缺少维持正常模式的外部刺激。个体或他们的照料者报告在一天中经常打盹。不规则的睡眠-觉醒型最常见的是与神经退行性变有关，例如，重度神经认知障碍，以及许多在儿童中的神经发育障碍。

患病率

在普通人群中，不规则的睡眠-觉醒型的患病率尚不清楚。

发展与病程

不规则的睡眠-觉醒型的病程是持续的。起病年龄不同，但该障碍常见于老年人。

风险与预后因素

气质的：神经退行性疾病，例如，阿尔茨海默病、帕金森病、亨廷顿病，以及儿童中的神经发育障碍增加了不规则的睡眠-觉醒型的风险。

环境的：减少接触环境中的光照和结构性的日间活动可能与低幅度的昼夜节律有关。住院的个体特别容易有弱外部刺激，即使在医院场所之外，有重度神经认知障碍的个体(例如，痴呆)对强烈光照的接触显著较少。

诊断标记物

详细的睡眠史和睡眠日记(通过照料者)或活动记录仪帮助确认不规则的睡眠-觉醒模式。

不规则的睡眠-觉醒型的功能性后果

在不规则的睡眠-觉醒型中，缺少明确的主要的睡眠和觉醒周期，导致一天中的失眠或过度困倦。照料者的睡眠破坏也常发生，是一个重要的考虑因素。

鉴别诊断

正常的睡眠变异：不规则的睡眠-觉醒型应与自愿的不规则的睡眠时间表和不良的睡眠卫生相鉴别，它可导致失眠和过度困倦。

其他躯体疾病与精神障碍：其他失眠和日间困倦的原因，包括共病的躯体疾病、精神障碍或药物应该被考虑。

共病

不规则的睡眠-觉醒型经常与神经退行性变和神经发育障碍共病，例如，重度神经认知障碍、智力障碍(智力发育障碍)和创伤性脑损伤。它也与其他躯体疾病和精神障碍共病，在这样的情况下，有社会孤立和/或缺乏光照和结构性的活动。

非 24 小时的睡眠-觉醒型

诊断特征

非 24 小时的睡眠-觉醒型的诊断主要是基于与在 24 小时的光暗周期和内源性昼夜节律之间异常的同步化相关的失眠或过度困倦的病史。个体通常表现为周期性失眠、过度困倦，或两者皆有，且与短的无症状期交替。开始于无症状期，当个体的睡眠时相与外部环境一致时，睡眠潜伏期逐渐增加，个体会主诉睡眠起始的失眠。随着睡眠时相继续漂移，以至于现在的睡眠时间是在日间，个体将难以保持日间觉醒并主诉嗜睡。因为昼夜周期与外部 24 小时环境不一致，症状将基于相对于睡眠倾向的昼夜节律，个体何时试图睡眠。

支持诊断的有关特征

非 24 小时的睡眠-觉醒型最常见于失明或视觉损害的个体中，他们有较低的光感。在有视力的个体中，经常有延迟的睡眠时相和减少的接触光照和结构性的社会和躯体活动的病史。有非 24 小时的睡眠-觉醒型的有视力的个体也有增加的睡眠时间。

患病率

非 24 小时的睡眠-觉醒型的患病率在普通人群中尚不清楚，但该障碍在有视力的个体中是罕见的。在失明的个体中的患病率估计为 50%。

发展与病程

非 24 小时的睡眠-觉醒型的病程是持久性的，在整个一生中由于工作和社会时间表的改变伴间歇性的缓解和加重。起病的年龄是变异的，基于视觉损害的起病。在有视力的个体中，因为与延迟睡眠时相型重叠，非 24 小时的睡眠-觉醒型可能发生在青春期或成年人早期。在失明的和有视力的个体中，症状的缓解和复发是基于坚持用来控制睡眠和觉醒结构以及接触光照的治疗。

临床表现可在整个一生中基于社会、学校、和工作的责任而变化。在青春期和成年人中，不规则的睡眠-觉醒时间表和接触光照或在一天中的关键时间缺少光照，可加重失去睡眠的效应以及破坏昼夜节奏。作为结果，失眠的症状，日间困倦，学校、职业、和人际的功能都可能恶化。

风险与预后因素

环境的：在有视力的个体中，减少接触或对光的敏感性、社交、躯体活动的线索，可能造成自由的昼夜节律。鉴于高频率的精神障碍涉及社会孤立，以及许多非 24 小时的睡眠-觉醒型的案例发生在睡眠改变后(例如，夜班、失业)，因此在有视力的个体中，行为因素与生理倾向可能促发和加重该障碍。有神经和精神疾病的住院个体，可能对社会线索不敏感，使其易于发生非 24 小时的睡眠-觉醒型。

遗传与生理的：失明是非 24 小时的睡眠-觉醒型的风险因素。非 24 小时的睡眠-觉醒型与创伤性脑损伤有关。

诊断标记物

诊断是通过病史和较长时间的睡眠日记或活动记录仪来确认。时相标记物(例如，褪黑素)的顺序测量可以在有视力的和失明的个体中帮助确认昼夜时相。

非 24 小时的睡眠-觉醒型的功能性后果

主诉失眠(睡眠起始和维持睡眠)，过度困倦，或两者都是显著的。睡眠和觉醒时间的不可预测性(通常是每日的延迟漂移)导致不能上学或维持一个稳定的工作,以及可能潜在地增加社会孤立。

鉴别诊断

昼夜节律睡眠-觉醒障碍: 在有视力的个体中,非 24 小时的睡眠-觉醒型应与延迟睡眠时相型相鉴别,有延迟睡眠时相型的个体可能在数天的睡眠周期内有类似进展型的延迟。

抑郁障碍: 抑郁症状和抑郁障碍可能导致类似的昼夜失调和症状。

共病

失明经常与非 24 小时的睡眠-觉醒型共病,也与抑郁和双相障碍伴社会孤立共病。

倒班工作型

诊断特征

诊断主要是基于个体是规律性(例如,非加班)在正常的早上 8 点到下午 6 点日间窗口之外的工作史(特别是在晚上)。持续的工作时过度困倦的症状和在家里损害的睡眠是显著的。倒班工作型的诊断通常需要存在两种类型的症状。通常,当个体换为日间工作时间表时,症状消失。尽管病因有些许不同,频繁跨越多个时区旅行的个体所经历的效应与倒班工作型的个体倒班所经历的症状是类似的。

患病率

倒班工作型的患病率尚不清楚,但该障碍影响了 5%—10%夜间工作人群(16%的工作人群)。患病率在中年及之后持续增加。

发展与病程

倒班工作型可以出现在任何年龄的个体中,但更常见于 50 岁以上的个体,如果破坏性的工作时间持续,通常会随着时间的推移而恶化。尽管与年轻人相比,老年人有类似的昼夜时相适应率,但作为昼夜时相漂移的后果,他们经历了更多的睡眠破坏。

风险与预后因素

气质的: 易感因素包括早晨型的倾向,为了休息好需要长时间(即超过 8 小时)的睡眠,以及强烈的社会和家庭的需要(例如,作为儿童的父母)。那些能够适应夜班生活方式的个体和伴有较少的日间需求,是倒班工作型的低风险。

遗传与生理的: 因为倒班工作者比日班工作者更容易肥胖,所以阻塞性睡眠呼吸暂停可能存在,以及加重其症状。

诊断标记物

病史和睡眠日记或活动记录仪可能帮助诊断,如前面在延迟睡眠时相型中所讨论的那样。

倒班工作型的功能性后果

有倒班工作型的个体不仅在工作时表现不佳，而且在工作和回家路上有出事故的风险。他们也可能有不良的精神卫生风险（例如，酒精使用障碍、物质使用障碍、抑郁）和躯体健康（例如，胃肠道疾病、心血管疾病、糖尿病、癌症）。有双相障碍病史的个体，因为错过了夜间睡眠，特别易患倒班工作型相关的躁狂发作。倒班工作型经常导致人际关系问题。

鉴别诊断

正常的倒班工作的睡眠变异：倒班工作型的诊断，相对于倒班的"正常"困难，在一定程度上必须基于症状的严重程度和/或个体经历的痛苦的水平。即使个体能够按日间时间表生活数周仍存在倒班工作型的症状，可能表明需要排除存在其他睡眠障碍，例如，睡眠呼吸暂停、失眠、发作性睡病。

共病

倒班工作型与增加的酒精使用障碍，其他物质使用障碍和抑郁有关。不同的躯体疾病（例如，胃肠道疾病、心血管疾病、糖尿、癌症）已经被发现与长期的倒班工作有关。

与国际睡眠障碍分类的关系

《国际睡眠障碍分类（第二版）》（ICSD-2）包含了九种昼夜节律睡眠障碍，包括时差型。

异态睡眠

异态睡眠特征性地表现为一种与特定的睡眠、睡眠阶段或睡眠觉醒过渡有关的异常的行为、体验或生理事件的障碍。最常见的睡眠异态——非快速眼动睡眠觉醒障碍和快速眼动睡眠行为障碍——分别代表了觉醒和非快速眼动睡眠以及觉醒和快速眼动睡眠的混合。这些疾病提示睡眠和觉醒并不是相互排斥的，以及睡眠并不必然是一个整体的全脑现象。

非快速眼动睡眠唤醒障碍

诊断标准

A. 反复发作的从睡眠中不完全觉醒，通常出现在主要睡眠周期的前三分之一，伴有下列任一项症状：
   1. **睡行：**反复发作的睡觉时从床上起来和走动。睡行时，个体面无表情、目不转睛;对于他人与他或她沟通的努力相对无反应;唤醒个体存在巨大的困难。

2. **睡惊:** 反复发作的从睡眠中突然惊醒,通常始于恐慌的尖叫。每次发作时有强烈的恐惧感和自主神经唤起的体征,如瞳孔散大、心动过速、呼吸急促、出汗。发作时,个体对于他人安慰的努力相对无反应。

B. 没有或很少(例如,只有一个视觉场景)有梦境能被回忆起来。

C. 存在对发作的遗忘。

D. 此发作引起有临床意义的痛苦,或导致社交、职业或其他重要功能方面的损害。

E. 该障碍不能归因于某种物质(例如,滥用的毒品、药物)的生理效应。

F. 共存的精神和躯体障碍不能解释睡行或睡惊的发作。

编码备注: ICD-10-CM 的编码基于亚型。

标注是否是:

F51.3 睡行型。

标注如果是:

伴与睡眠相关的进食。

伴与睡眠相关的性行为(睡眠性交症)。

F51.4 睡惊型。

诊断特征

非快速眼动睡眠唤醒障碍的基本特征是反复出现不完全的唤醒,通常在睡眠主要周期的前三分之一开始(诊断标准 A),它典型地是短暂的,持续 1—10 分钟,但也可能是长时间的,持续长达 1 小时。该事件最长的持续时间尚不清楚。在这些事件中眼睛通常是睁开的。许多个体在不同的时间表现出唤醒的两种亚型,它强调了统一的基础病理生理。亚型反映了不同程度的同时出现的觉醒和非快速眼动睡眠,导致源于睡眠的复杂行为伴有不同程度的意识觉知、运动活动和自主神经激活。

睡行的基本特征是反复发作的复杂的运动行为,在睡眠中起始,包括从床上起来和到处走动(诊断标准 A1)。睡行发作开始于非快速眼动睡眠的任何阶段,最常见的是在慢波睡眠时,因此最常发生在夜间的前三分之一。在发作时,个体的警觉性和反应性降低,凝视和对与他人的交流或对他人唤醒个体的努力相对无反应。如果在发作中觉醒(或在次日早晨觉醒),个体对发作的回忆有限。发作后,可能开始有短暂的意识错乱或定向困难,接着完全恢复认知功能和适当的行为。

睡惊的疾病特征是反复出现的从睡眠中急剧觉醒,通常从恐慌的尖叫和大哭开始(诊断标准 A2)。睡惊通常在主要睡眠周期的前三分之一开始,持续 1—10 分钟,但他们也可能持续相当长的时间,特别是在儿童中。发作伴有明显的自主神经唤起和强烈的害怕的行为表现。在发作时,个体难以被唤醒或被安抚。如果个体在睡惊后觉醒,关于梦的内容,很少或不能,或只有片段化的、单一的影像能够被回忆。在典型的睡惊发作时，个体突然从床上坐起来尖叫或大哭，伴有惊吓的表现和强烈焦虑的自主神经体征(例如，心动过速、呼吸急促、出汗、瞳孔放大)。个体可能难以安抚，通常对他人唤醒或安抚他的努力没有反应。睡惊也被称为“夜惊”或“夜间惊悸”。

支持诊断的有关特征

睡行发作可能包括各种不同的行为。发作开始于意识错乱：个体可能简单地在床上坐起来，环顾四周，或抓起毯子或床单。然后，这种行为逐渐变得复杂。个体可能离开床，走近衣柜，走出房间，甚至走出大楼。个体可以使用厕所、吃饭、说话，或从事更复杂的行为。跑步和努力试图逃离一些明显的威胁也可能发生。在睡行发作时的大部分行为是日常的和低复杂度的。然而，开门锁甚至是操作机器(驾驶汽车)也被报告。睡行也可能包括不适当的行为(例如，通常在柜子或垃圾箱中小便)。大多数发作持续数分钟到半小时，但也可能更久。因为睡眠是一个相对无痛的状态，所以在夜行中的疼痛的损伤可能直至事后觉醒时才被感受到。

有两种“特定”形式的睡行：睡眠相关的进食行为和睡眠相关的性行为(睡眠性交症或睡眠性活动)。有睡眠相关的进食的个体经历不必要的反复发作的进食伴有不同程度的遗忘，从不觉知到完全觉知但没有不进食的能力。在这些发作中，不恰当的食物可能被摄入。有睡眠相关的进食障碍的个体可能只在次日早晨发现他们进食的证据。在睡眠性交症中，不同程度的性活动(例如，手淫、爱抚、抚摸、性交)作为源于睡眠的没有自觉意识的复杂行为而出现。该疾病更常见于男性，可能导致严重的人际关系问题或医疗法律的后果。

在典型的睡惊发作时，经常有强烈的恐惧感，伴有逃跑的冲动。尽管片段化的生动的梦境可能出现，故事样的梦的顺序(如在梦魇中)没有被报告。最常见的是，个体没有完全觉醒而是回归睡眠，以及次日早晨觉醒时对发作有遗忘。通常在任何一晚只有一次发作出现。偶尔地，数次发作可能在整晚间隔出现。这些事件很少出现在日间打盹时。

患病率

孤立的或不频繁的非快速眼动睡眠觉醒障碍在普通人群中非常常见。10%—30%的儿童至少有一次睡行发作，2%—3%的儿童经常有睡行。以反复发作和损害或痛苦为标志，睡行障碍的患病率很低，大概为1%—5%。睡行发作的患病率(不是睡行障碍)在成年人中为1%—7%，伴有每周到每月发作的为0.5%—0.7%。在成年人中，睡行的终生患病率为29.2%，伴有过去一年睡行的患病率为3.6%。

睡惊的患病率在普通人群中尚不清楚。睡惊发作(相对于有反复出现的痛苦或损害的睡惊障碍)的患病率在18个月的年龄中约为36.9%，在30个月的年龄中约为19.7%，以及在成年人中为2.2%。

发展与病程

非快速眼动睡眠唤醒障碍最常见于儿童期,频率随着年龄的增加而减少。在成年人中,睡行的起病没有先前的儿童期的病史,应注意寻找特定的病因,例如,阻塞性睡眠呼吸暂停、夜间惊厥,或药物的效应。

风险与预后因素

环境的: 镇静剂的使用,睡眠剥夺,睡眠觉醒时间表的破坏,疲劳,躯体或情绪应激增加了发作的可能性。发热和睡眠剥夺可增加非快速眼动睡眠唤醒障碍的频率。

遗传与生理的: 高达80%有睡行的个体中,有睡行或睡惊的家族史。当父母双方都有该障碍的病史时,睡行的风险进一步增加(在高达60%的后代中)。

有睡惊的个人经常有阳性的睡惊或睡行的家族史,在他们的一级生物学亲属中,该障碍的患病率可增加10倍。与异卵双生子相比,睡惊更常见于同卵双生子。准确的遗传模式尚不清楚。

性别相关的诊断问题

在睡行发作时暴力的活动或性活动更可能发生在成年人中。在睡行发作时,进食在女性中更常见。睡行在儿童期更常见于女性,但在成人期更常见于男性。

与年幼的儿童相比,年龄较大的儿童和成年人能够提供更详细的与睡惊有关的可怕的影像的回忆,前者更可能完全遗忘或仅报告模糊的恐惧感。在儿童中,与女性相比,睡惊更常见于男性。在成年人中,男女性别比例一致。

诊断标记物

非快速眼动睡眠唤醒障碍源于非快速眼动睡眠的任何阶段,但最常见于深度非快速眼动睡眠(慢波睡眠)。它们是最常见于夜间的前三分之一,通常日间打盹时不常出现。在发作时,多导睡眠图可能是模糊的,伴有运动伪影。在没有这样的伪影的情况下,在发作时,脑电图通常显示 θ 或 α 频率的活动,表明部分或不完全的唤醒。

多导睡眠图伴视听觉监控可用于记录睡行的发作。在多导睡眠图记录时,在没有实际捕捉到该事件的情况下,没有多导睡眠图的特征可作为睡行的标记物。睡眠剥夺可能增加捕捉到该事件的可能性。作为一个群体,有睡行的个体表现出深度非快速眼动睡眠的不稳定性,但与没有睡行的个体在发现上的重叠足以排除该指征可用来帮助确立诊断。不像来自于与梦魇有关的快速眼动睡眠的唤醒,在唤醒前有心率和呼吸的增加,睡惊的非快速眼动睡眠的唤醒是从睡眠中突然开始,没有预期的自主神经的改变。该唤醒与明显的自主神经活动有关,伴双倍或三倍的心率。该障碍的病理生理没有很好地被理解,但看似有非快速眼动睡眠的深度阶段的不稳定性。在正式的睡眠记录中,没有捕捉到该事件,则没有倾向于有睡惊的可靠的多导睡眠图的指征。

非快速眼动睡眠唤醒障碍的功能性后果

为了诊断非快速眼动睡眠唤醒障碍,个体或家庭成员必须经历有临床意义的痛苦或损害,虽然临床睡眠的症状可能在非临床人群中偶然出现,但低于诊断阈值。考虑到担忧发作的窘迫可能损害社会关系。社会孤立或职业困难可能出现。“障碍”的确定基于许多因素,基于个体可能有变化,以及将基于事件发生的频率,潜在的暴力或伤害行为,窘迫,或对其他家庭成员的干扰/痛苦。判断严重程度最好是基于性质或该行为的后果而不是简单地基于频率。不常见的是,非快速眼动睡眠唤醒障碍可能导致对个体或试图安慰他们的他人的严重损伤。对他人的损伤局限于那些周围的人;而不是“个体寻找”的人。通常,在儿童和成年人中的睡行与显著的精神障碍无关。对于那些有睡行相关的进食行为的个体,在发作期,无意地准备食物或进食可能会产生问题,例如糖尿病控制不良,体重增加,伤害(切割或灼伤),或进食危险的或有毒的不能食用的物品的后果。非快速眼动睡眠唤醒障碍罕见地导致有司法后果的暴力或伤害行为。

鉴别诊断

梦魇障碍: 与有非快速眼动睡眠唤醒障碍的个体相比,有梦魇障碍的个体通常容易觉醒,完全地报告生动的故事样的梦境,倾向于在夜间的晚些时候发作。非快速眼动睡眠唤醒障碍在非快速眼动睡眠时出现,而梦魇通常出现在快速眼动睡眠时。有非快速眼动睡眠唤醒障碍的儿童的父母可能错误地将片段化的影像解释为梦魇。

与呼吸相关的睡眠障碍: 在睡眠时的呼吸障碍也可能产生意识错乱的唤醒伴有后续的遗忘。然而,呼吸相关的睡眠障碍特征性地有打鼾、呼吸暂停和日间困倦的症状。在一些个体中,与呼吸相关的睡眠障碍可能促发睡行发作。

快速眼动睡眠行为障碍: 快速眼动睡眠行为障碍可能难以与非快速眼动睡眠唤醒障碍相鉴别。快速眼动睡眠行为障碍特征性地表现为显著的复杂的运动,经常涉及来自睡眠的个人损伤的发作。与非快速眼动睡眠唤醒障碍相比,快速眼动睡眠行为障碍经常出现在快速眼动睡眠时。与有非快速眼动睡眠唤醒障碍的个体相比,有快速眼动睡眠行为障碍的个体更容易觉醒,以及报告更详细和生动的梦的内容。他们经常报告他们“在梦中付诸行动”。

睡眠异态重叠综合征: 睡眠异态重叠综合征包括临床的和多导睡眠图的睡行和快速眼动睡眠行为障碍两者的特征。

睡眠相关的惊厥: 一些类型的惊厥可能产生主要出现在或仅出现在睡眠时的非常不寻常的行为发作。夜间惊厥可能非常类似于非快速眼动睡眠唤醒障碍,但倾向于在性质上更刻板,每晚出现多次,更可能在日间打盹时出现。存在睡眠相关的惊厥并不能排除存在非快速眼动睡眠唤醒障碍。睡眠相关的惊厥应该被分类为癫痫的一种形式。

酒精所致的一过性黑蒙： 酒精所致的一过性黑蒙可能在缺少其他形式的中毒时，与极端的复杂的行为有关。它们不涉及意识的丧失，而是反映了在饮酒时对事件记忆的孤立地被破坏。根据病史，这些行为可能与那些在非快速眼动睡眠唤醒障碍中的行为难以鉴别。

分离性遗忘伴分离性神游： 分离性神游可能特别难以与睡行相鉴别。不像所有其他睡眠异态，夜间分离性神游来自于夜间睡眠时的一段觉醒期，而不是突然来自于没有觉醒的睡眠。反复的儿童期的躯体或性虐待的病史通常是存在的(但难以获得)。

诈病或其他出现在觉醒时的自主行为： 像分离性神游、诈病或其他出现在觉醒时的自主障碍来自于觉醒期。

惊恐障碍： 惊恐障碍可能也引起从深度非快速眼动睡眠中突然觉醒，伴有害怕，但是这些发作能产生快速的和完全的觉醒，没有意识错乱、遗忘或运动活动的非快速眼动睡眠唤醒障碍的典型表现。

药物所致的复杂行为： 类似于那些在非快速眼动睡眠唤醒障碍中的行为可以由物质或药物(例如，苯二氮䓬类、非苯二氮䓬类镇静催眠剂、阿片类、可卡因、尼古丁、抗精神病药物、三环类抗抑郁药、水合氯醛)的戒断或使用所致。这样的行为也可能来自于睡眠期，可能非常复杂。基础的病理生理看似是相对孤立的遗忘。在这样的案例中，物质/药物所致的睡眠障碍，睡眠异态型应该被诊断(参见本章中后面“物质/药物所致的睡眠障碍”)。

夜间进食综合征： 睡行的睡眠障碍相关的进食障碍型应与夜间进食综合征相鉴别，后者有食物摄入的昼夜节律的延迟，以及与失眠和/或抑郁有关。

共病

在成年人中，睡行和重性抑郁发作与强迫症有关。有睡惊的儿童或成年人在人格测验中有增加的抑郁和焦虑的分数。

与国际睡眠障碍分类的关系

《国际睡眠障碍分类(第二版)》(ICSD-2)包含的意识错乱的唤醒，是作为一种非快速眼动睡眠唤醒障碍。

梦魇障碍

诊断标准 F51.5

A. 反复出现的延长的极端烦躁和能够详细记忆的梦，通常涉及努力避免对生存、安全或躯体完整性的威胁，且一般发生在主要睡眠期的后半程。

B. 从烦躁的梦中觉醒，个体能够迅速恢复定向和警觉。

C. 该睡眠障碍引起有临床意义的痛苦，或导致社交、职业或其他重要功能方面的损害。

D. 梦魇症状不能归因于某种物质(例如,滥用的毒品、药物)的生理效应。
E. 共存的精神和躯体障碍不能充分地解释烦躁梦境的主诉。

标注如果是:

在睡眠开始时。

标注如果是:

伴有关的非睡眠障碍,包括物质使用障碍。
伴有关的其他躯体疾病。
伴有关的其他睡眠障碍。

编码备注: 编码 F51.5 适用于所有 3 个标注。在梦魇障碍的编码之后,也应给有关的精神障碍、躯体疾病或其他睡眠障碍编码,以表明其关联性。

标注如果是:

急性: 梦魇病程为 1 个月或更短。
亚急性: 梦魇病程大于 1 个月少于 6 个月。
持续性: 梦魇病程为 6 个月或更长。

标注目前的严重程度:

严重程度是根据梦魇发生的频率来分级:
轻度: 平均每周发作少于 1 次。
中度: 每周发作 1 次或更多,但并非每晚发作。
重度: 每晚发作。

诊断特征

梦魇通常是漫长的、复杂的,梦境的故事样顺序,它看似是真实的,可引起焦虑、害怕,或烦躁的情绪。梦魇的内容通常聚焦于其他回避或应对立即的危险,但可能涉及诱发其他负性情绪的主题。在创伤性经历后出现的梦魇可能重复被威胁的情境("复制梦魇"),但大多数并非如此。觉醒时,梦魇能够被记忆和详细描述。它们几乎总是在快速眼动睡眠时出现,因此可以贯穿整个睡眠,但更可能在主要睡眠周期的第二部分,当梦更长更强烈时。那些引起夜间较早时候的快速眼动睡眠强度的因素,例如睡眠片段化或睡眠剥夺,时差,和快速眼动睡眠敏感的药物,可能促使梦魇在夜间较早时出现,包括在睡眠起始时。

梦魇通常在觉醒时终止,快速回归完全警醒。然而,烦躁的情绪可能会持续到觉醒期,造成难以回归睡眠和持续的日间痛苦。一些梦魇,也被称为"噩梦"可能不诱发觉醒,只在晚些时候被回忆起来。如果梦魇出现在睡眠起始的快速眼动睡眠期(刚入睡),烦躁的情绪经常伴有觉醒和无法自主运动的感觉(孤立的睡眠麻痹)。

支持诊断的有关特征

轻度的自主神经唤起,包括出汗、心动过速、呼吸急促,是梦魇的特征。躯体运动和发声不是特征性的表现,因为快速眼动睡眠相关的骨骼肌张力的丧失,但这种行为可能发生在情绪应激或睡眠片段化的情况下,以及创伤后应激障碍中。当讲话或情绪出现时,它通常是短暂的终止梦魇的时间。

即使考虑到性别和精神疾病,有频繁的梦魇的个体,有显著的自杀观念和自杀企图的风险。

患病率

梦魇的患病率从儿童期到青春期持续增加。1.3%—3.9%的父母报告他们的学龄前儿童"经常"或"总是"有梦魇。10—13 岁的男性和女性中,患病率急剧增加,但女性继续增加到 20—29 岁(而男性是降低的),它可能在女性中是男性的两倍。随着年龄的增长,男女两性的患病率逐步下降,但性别差异仍然存在。在成年人中,每月梦魇的患病率为 6%,频繁梦魇的患病率为 1%—2%。该估计经常不加区别地合并了特发性和创伤后的梦魇。

发展与病程

梦魇接触开始于 3—6 岁,但在青春期晚期或成年人早期达到患病率和严重程度的高峰。梦魇最有可能出现在接触急性或慢性心理应激源的儿童中,因此可能不会自发消失。在少数情况下,频繁的梦魇持续到成人期,成为实质上的终身性紊乱。尽管特定梦魇的内容可以反映个体的年龄,但该障碍的基本特征在不同年龄群中是相同的。

风险与预后因素

气质的: 那些经历梦魇的个体报告有更频繁的过去的不良事件,但不一定是创伤,经常有人格障碍或精神疾病的诊断。

环境的: 睡眠剥夺或片段化,以及改变快速眼动睡眠睡眠时间,强度,或数量的不规则的睡眠觉醒时间表,可以使个体有梦魇的风险。

遗传与生理的: 双生子研究已经确定了梦魇倾向的遗传效应以及与其他睡眠异态的同时出现(例如,梦呓)。

病程影响因素: 适应性的父母的床边行为,例如梦魇后安抚孩子,可以防止发展为慢性梦魇。

文化相关的诊断问题

归因于梦魇的意义可能随着文化而不同,对这种信念的敏感性可能使患者披露更多的信息。

性别相关的诊断问题

成年女性报告梦魇比成年男性更频繁。梦魇的内容因性别而不同,成年女性倾向于报告性骚扰的主题或爱人消失/死亡,成年男性倾向于报告躯体攻击和战争

/恐怖的主题。

诊断标记物

在报告梦魇之前,多导睡眠图的研究表明从快速眼动睡眠中突然觉醒,通常在夜间的第二部分。在觉醒之前,心脏、呼吸,和眼动的频率可能加速或变异增加。创伤性事件之后的梦魇也可能出现在非快速眼动睡眠阶段,特别是第二阶段睡眠中。有梦魇的个体的典型睡眠是轻度受损的(例如,降低的效率、减少的慢波睡眠、增多的觉醒),伴有更频繁的睡眠中的周期性腿部运动,以及在快速眼动睡眠剥夺后相对的交感神经系统的激活。

梦魇障碍的功能性后果

梦魇比已经证明的社会或职业引起更显著的主观痛苦。然而,如果觉醒频繁或导致睡眠回避,个体可能经历过度的日间困倦,注意力不集中,抑郁,焦虑,或易激惹。频繁的儿童期梦魇(例如,每周数次),可能导致父母和儿童的显著痛苦。

鉴别诊断

睡惊障碍:梦魇障碍和睡惊障碍都包括觉醒或部分觉醒,伴有害怕和自主神经激活,但两种疾病是可鉴别的。梦魇通常出现在夜间较晚的时候,在快速眼动睡眠期间,产生生动的、故事样的、可回忆的梦;轻度的自主神经觉醒;以及完全的觉醒。睡惊通常发生在夜间的前三分之一,在第三或第四阶段的非快速眼动睡眠时产生既不能记忆的梦也没有梦的影像,且没有复杂的故事样的质量。睡惊导致部分觉醒,使个体意识错乱、失定向以及只有部分反应和显著的自主神经觉醒。通常在早晨遗忘该事件。

快速眼动睡眠行为障碍:在惊恐的梦中,存在复杂的运动活动,应该进一步评估快速眼动睡眠行为障碍,它通常出现在中年男性中,且不像梦魇障碍,经常有暴力的梦境的成分和夜间受伤的病史。快速眼动睡眠行为障碍的梦的紊乱是被患者描述为梦魇,但是能够被合适的药物控制。

丧痛:烦躁的梦可能出现在丧痛时,通常涉及失去和悲伤,接着在觉醒时是自我反省和内省而不是痛苦。

发作性睡病:在发作性睡病中,梦魇是频繁的主诉,但存在嗜睡和猝倒可以将其与梦魇障碍相鉴别。

夜间惊厥:惊厥很少表现为梦魇,应用多导睡眠图和持续的视频脑电图来评估。夜间惊厥通常包括涉及刻板运动活动。相关的梦魇,如果能够被回忆,经常在性质上是重复的或反映了癫痫的特征,像日间先兆的内容(例如,没有原因的恐惧),光幻视,或发作性影像。唤醒的障碍,特别是意识错乱性唤醒也可能出现。

与呼吸相关的睡眠障碍:与呼吸相关的睡眠障碍可导致觉醒,伴有自主神经唤起,但这些通常不伴有梦魇的回忆。

惊恐障碍:睡眠时出现的发作可能产生伴有自主神经觉醒和恐惧的突然觉

醒,但梦魇通常不被报告,以及症状类似于在觉醒时出现的惊恐发作。

睡眠相关的分离障碍:个体可能回忆实际的躯体或情绪创伤,作为一个脑电图记录的觉醒时的"梦"。

药物或物质使用:许多物质/药物可促发梦魇,包括多巴胺类;β-肾上腺拮抗剂和其他抗高血压药物;苯丙胺、可卡因和其他兴奋剂;抗抑郁药;戒烟药;褪黑色素。快速眼动睡眠-抑制药物(例如,抗抑郁药)的戒断和酒精可产生快速眼动睡眠反弹伴梦魇。如果梦魇严重到需要独立的临床关注,应给予物质/药物所致的睡眠障碍的诊断。

共病

梦魇可能与几种躯体疾病共病,包括冠心病、癌症、帕金森病和疼痛,可以伴随躯体治疗,例如透析,或来自滥用的药物或物质的戒断。梦魇经常与其他精神障碍的共病,包括创伤后应激障碍;睡眠障碍;精神分裂症;心境,焦虑,适应和人格障碍;以及在丧痛反应中的悲伤。只有需要考虑独立的临床的关注时,才应给予同时出现的梦魇障碍的诊断(即符合诊断标准 A—C)。否则,不需要分别的诊断。这些疾病应列在恰当的共病的类别下。然而,在有创伤后应激障碍的个体中,如果梦魇在时间上与创伤后应激障碍不相关(即在其他创伤后应激障碍症状之前或在创伤后应激障碍症状已经消失后继续存在),梦魇障碍应作为一个分别的诊断。

梦魇是快速眼动睡眠行为障碍,创伤后应激障碍和急性应激障碍的正常的特征,但梦魇障碍可以独立编码,如果梦魇先于该疾病以及它们的频率或严重程度需要独立的临床关注。后者的情况可以通过询问梦魇在其他疾病发生前是否是一个问题,以及在其他症状得到缓解后是否继续存在来决定。

与国际睡眠障碍分类的关系

《国际睡眠障碍分类(第二版)》(ICSD-2)对梦魇障碍有类似的诊断标准。

快速眼动睡眠行为障碍

诊断标准 G47.52

A. 睡眠中反复发作的与发声和/或复杂的运动行为有关的唤醒。

B. 在快速眼动睡眠期出现这些行为,因此通常出现在睡眠开始超过 90 分钟后,且在睡眠周期的后期更频繁,在白天打盹时不常出现。

C. 一旦从这些发作中觉醒,个体会完全清醒、警觉,而不是意识模糊或失去定向。

D. 下列任 1 项表现:

1. 在多导睡眠图记录中,快速眼动睡眠期无张力缺乏。
2. 病史提示有快速眼动睡眠行为障碍和已明确的突触核蛋白病的诊断(例如,帕金森病、多系统萎缩)。

E. 此行为引起有临床意义的痛苦,或导致社交、职业或其他重要功能方面的损害

(可能包括伤害自己或同床的伴侣)。

F. 该障碍不能归因于某种物质(例如,滥用的毒品、药物)的生理效应或其他躯体疾病。

G. 共存的精神和躯体障碍不能解释此发作。

诊断特征

快速眼动睡眠行为障碍的基本特征是反复发作的唤醒,经常与来自快速眼动睡眠的发声和/或复杂的运动行为有关(诊断标准 A)。这些行为经常是对被攻击或试图逃离威胁的充满动作的或暴力的梦的内容的运动反应,也叫释梦行为。发声经常是大声的,充满情绪的,亵渎的。这些行为可能对个体和床伴是非常麻烦的,可能导致显著的伤害(例如,跌倒、跳或从床上飞出去,跑、拳击、推、打或踢)。醒来后,个体能够立即觉醒,警觉和定向,经常能回忆起梦境,与观察到的行为一致(诊断标准 C)。在这些事件中,眼睛通常是闭合的。快速眼动睡眠行为障碍的诊断需要临床显著的痛苦或损害(诊断标准 E),这一决定基于多种因素,包括事件的频率,潜在的暴力或伤害行为,窘迫和其他家庭成员的痛苦。

支持诊断的有关特征

严重程度的确定最好基于该行为的性质和后果而不是简单的频率。尽管该行为通常是显著的和暴力的,较轻度的行为也可能发生。

患病率

在普通人群中,快速眼动睡眠行为障碍的患病率约为 0.38%—0.5%。在有精神障碍的个体中患病率可能更高,可能与治疗该精神疾病的处方药物有关。

发展与病程

快速眼动睡眠行为障碍的起病可能是逐渐的或快速的,病程通常是进展的。与神经退行性疾病有关的快速眼动睡眠行为障碍可能随着基础的神经退行性疾病的进展而改善。因为与基础的神经退行性变的晚期表现高度相关,最常见的是突触核蛋白病[帕金森病、多系统萎缩,或重度或轻度神经认知障碍伴路易体病(Lewy)],所以有快速眼动睡眠行为障碍的个体的神经系统的状态应被密切监测。

快速眼动睡眠行为障碍显著影响 50 岁以上的男性,但是该障碍越来越多地在女性和年轻人中被确诊。在年轻个体中的症状,特别是在年轻女性中,应该考虑发作性睡病或药物所致的快速眼动睡眠行为障碍的可能性。

风险与预后因素

遗传与生理的: 许多广泛使用的处方药物,包括三环类抗抑郁药、选择性 5-羟色胺再摄取抑制剂、5-羟色胺去甲肾上腺素再摄取抑制剂、β-受体阻滞剂,可能导致没有肌张力缺乏的快速眼动睡眠多导睡眠图的证据和明显的快速眼动睡眠行为障碍。尚不清楚是药物本身导致了快速眼动睡眠行为障碍,还是它们暴露了基础的易感性。

诊断标记物

来自多导睡眠图的相关的实验室发现,表明增加了肌张力和/或在快速眼动睡眠时的脑电图活动,通常有肌张力缺乏。增加的肌肉活动影响了不同的肌肉群,与传统睡眠测评中使用的相比,需要更广泛的肌电图监测。因此,建议肌电图监测包括颏下肌、双侧伸趾、双侧胫前肌群。连续的视频监控是必须的。其他的多导睡眠图的发现可能包括不同频率的周期性和非周期性在非快速眼动睡眠时的肢体肌电活动。该多导睡眠图的观察也被称为没有肌张力缺乏的快速眼动睡眠,存在于几乎所有快速眼动睡眠行为障碍的案例中,也可能是无症状的多导睡眠图的发现。临床释梦行为伴多导睡眠图没有肌张力缺乏的快速眼动的发现是诊断快速眼动睡眠行为障碍所必需的。没有肌张力缺乏的快速眼动睡眠,没有释梦行为的临床病史仅是简单的无症状的多导睡眠图的观察。尚不清楚是否孤立的没有肌张力缺乏的快速眼动睡眠是快速眼动睡眠行为障碍的前兆。

快速眼动睡眠行为障碍的功能性后果

快速眼动睡眠行为障碍可能在孤立的情况下,出现没有受该疾病影响的个体中。担忧发作的窘迫可能损害社会关系。个体可能回避他人可能了解该紊乱的情况,例如与朋友过夜,或与床伴睡觉。社会孤立或职业困难可能出现。不常见的是,快速眼动睡眠行为障碍可能导致对受害者或床伴的严重伤害。

鉴别诊断

其他睡眠异态:意识错乱的唤醒,睡行、睡惊,很容易地与快速眼动睡眠行为障碍相混淆。一般来说,这些障碍出现在年轻的个体中。不同于快速眼动睡眠行为障碍,它们来自深度非快速眼动睡眠,因此倾向于出现在睡眠周期的早期部分。从意识错乱的唤醒中觉醒与意识错乱、失定向和伴随行为的对梦境的不完整回忆有关。在唤醒障碍中,多导睡眠图的监测显示正常的快速眼动肌张力缺乏。

夜间惊厥:夜间惊厥可能非常类似于快速眼动睡眠行为障碍,但该行为通常更刻板。多导睡眠图的监测能够捕捉一个完全的脑电图惊厥的画面,能够鉴别这两种疾病。没有肌张力缺乏的快速眼动睡眠在多导睡眠图的监测中是不存在的。

阻塞性睡眠呼吸暂停:阻塞性睡眠呼吸暂停可能导致无法与快速眼动睡眠行为障碍相鉴别的行为。多导睡眠图是鉴别两者所必需的。在这样的案例中,症状随着对阻塞性睡眠呼吸暂停的有效治疗而消失,以及没有肌张力缺乏的快速眼动睡眠在多导睡眠图的监测中是不存在的。

其他特定的分离障碍(睡眠相关的精神性分离障碍):不同于几乎所有的其他睡眠,突然来自于非快速眼动和快速眼动睡眠,精神性分离行为源自睡眠周期中一段完全觉醒的周期。不同于快速眼动睡眠行为障碍,该疾病在年轻女性中更常见。

诈病：在许多诈病的案例中，个体报告非常类似于快速眼动睡眠行为障碍临床特征的有问题的睡眠运动，多导睡眠图的记录是必需的。

共病

快速眼动睡眠行为障碍同时存在于约 30%有发作性睡病的个体中。当出现在发作性睡病时，人口统计资料反映了发作性睡病的较年轻的年龄范围，且男性和女性有相同的频率。基于在睡眠门诊就诊的个体的发现，大多数个体(>50%)有初始的"特发性"快速眼动睡眠行为障碍，最终将发展为神经退行性疾病——最常见的是突触核蛋白病(帕金森病，多系统萎缩，或重度或轻度神经认知障碍伴路易体病)。快速眼动睡眠行为障碍经常先于任何其他这些疾病的体征多年(经常超过 10 年)。

与国际睡眠障碍分类的关系

快速眼动睡眠行为障碍与《国际睡眠障碍分类(第二版)》(ICSD-2)中的快速眼动睡眠行为障碍几乎相同。

不安腿综合征

诊断标准 G25.81

A. 移动双腿的冲动，通常伴有对双腿不舒服和不愉快的感觉反应，表现为下列所有特征：
   1. 移动双腿的冲动，在休息或不活动时开始或加重。
   2. 移动双腿的冲动，通过运动可以部分或完全缓解。
   3. 移动双腿的冲动，在傍晚或夜间比日间更严重，或只出现在傍晚或夜间。

B. 诊断标准 A 的症状每周至少出现 3 次，持续至少 3 个月。

C. 诊断标准 A 的症状引起显著的痛苦，或导致社交、职业、教育、学业、行为或其他重要功能方面的损害。

D. 诊断标准 A 的症状不能归因于其他精神障碍或躯体疾病(例如，关节炎、下肢水肿、外周缺血、下肢痉挛)，也不能用行为状况来更好地解释(例如，体位性不适、习惯性顿足)。

E. 此症状不能归因于滥用的毒品、药物的生理效应(例如，静坐不能)。

诊断特征

不安腿综合征(RLS)是感觉运动，神经性睡眠障碍，特征性地表现为渴望移动腿部或手臂，通常与不舒服的感觉有关，典型地被描述为蚁走、爬行、麻刺痛、灼烧，或瘙痒(诊断标准 A)。不安腿综合征的诊断主要基于个体的自我报告和病史。症状在个体休息时加重，出现频繁的腿部移动来努力缓解不舒服的感觉时。症状在傍晚或夜间加重，在一些个体中，只发生在傍晚或夜间。傍晚的加重独立于任何活动的差异。这对于鉴别不安腿综合征与其他疾病是非常重要的,例如位置性不适和腿部痉挛(诊断标准 D)。

不安腿综合征的症状可能延迟睡眠的起始和使个体从睡眠中觉醒,与显著的睡眠片段化有关。来自移动腿部所获得的缓解,在严重的案例中不再明显。不安腿综合征与日间困倦有关,频繁地伴有显著的临床痛苦或功能损害。

支持诊断的有关特征

睡眠中周期性腿部移动(以下简称 PLMS)可作为不安腿综合征的支持证据,经过数个夜间的记录,诊断为不安腿综合征的个体中高达 90%有周期性腿部移动。在觉醒时,周期性的腿部移动支持不安腿综合征的诊断。报告难以入睡和维持睡眠和过度日间困倦也支持不安腿综合征的诊断。额外的支持特征包括在一级亲属中不安腿综合征的家族史,以及至少在初始时随着多巴胺的治疗而症状减少。

患病率

当使用较宽泛的诊断标准时,不安腿综合征的患病率变异较大,当使用更严格的诊断标准时,其范围在 2%—7.2%。当症状的频率是每周至少三次伴中度或重度的痛苦时,患病率为 1.6%;当症状的频率是每周至少一次时,患病率为 4.5%。女性比男性有 1.5—2 倍的患不安腿综合征的概率。不安腿综合征也随着年龄而增加。不安腿综合征的患病率在亚洲人群中较低。

发展与病程

不安腿综合征的起病通常发生在第二个或第三个十年。约 40%在成人期诊断有不安腿综合征的个体报告在 20 岁之前经历了症状,20%报告在 10 岁以前经历了症状。不安腿综合征的患病率随着年龄而稳定增加直到 60 岁,症状保持稳定或在老年人群中略有下降。与非家族性案例相比,家族性不安腿综合征通常起病年龄较年轻且病程进展缓慢。不安腿综合征的临床病程随着起病年龄而不同。当在 45 岁以前起病时,通常有缓慢的症状的进展。在晚期起病的不安腿综合征中,快速进展是典型的以及加重因素是常见的。不安腿综合征症状看似在整个一生中是类似的,保持稳定或在老年人群中有所下降。

在儿童中,因为自我报告的成分,不安腿综合征的诊断可能是困难的。虽然成年人的诊断标准 A 使用了患者的描述"移动的冲动",但儿童的诊断需要用儿童自己的而不是父母或照料者的语言来描述。通常 6 岁或以上的儿童能够提供详细的充分的不安腿综合征的描述。然而,儿童很少使用或理解"冲动"来报告,而是报告他们的腿"不得不"或"必须"移动。潜在地也与长时间坐在课堂上有关,三分之二的儿童和青少年报告日间的腿部感觉。因此,对于诊断标准 A3 而言,非常重要的是,平等地比较日间坐或躺的时间与傍晚或夜间坐或躺的时间。即使在儿童不安腿综合征的背景下,夜间加重也倾向于持续。像在成年人中的不安腿综合征那样,有显著的睡眠、心境、认知功能的负性影响。在儿童和青少年中,损害更常表现在行为和教育方面。

风险与预后因素

遗传与生理的：易感因素包括女性性别，较大的年龄，遗传风险的变异和不安腿综合征的家族史。促发因素经常是有时限的，例如缺铁，大多数个体在初始触发事件消失后可恢复正常的睡眠模式。遗传风险的变异也在继发于像尿毒症那样的疾病的不安腿综合征中起到了作用，这表明有遗传易患性的个体在存在进一步的风险因素时发生不安腿综合征。不安腿综合征具有很强的家族倾向性。

有不安腿综合征特定的病理生理通路。全基因组相关性研究发现，不安腿综合征与分别在染色体2p，6p，15q上的*MEIS1*，*BTBD9*和*MAP2K5*的基因内或基因间区域的常见的遗传变异显著相关。这三个变异与不安腿综合征的相关性已经被独立复制。即使当单个等位基因存在时，*BTBD9*也有非常大的过度的（80%）风险。因为这种变异在欧洲后裔个体中的高频率，因此人群的归因风险（PAR）接近50%。与*MEIS1*和*BTBD9*相关的风险等位基因在非洲或亚洲后裔个体中较少见，可能支持在这些人群中不安腿综合征的低风险。

不安腿综合征的病理生理机制还包括中枢性多巴胺系统的紊乱和铁代谢的紊乱。内源性阿片类系统也可能参与。多巴胺类药物的治疗效应（主要是D_2和D_3非麦角激动剂）提供了进一步的支持，不安腿综合征是由于中枢性多巴胺通路的功能异常。虽然不安腿综合征的有效治疗也可能显著减少抑郁症状，但在一些个体中，5-羟色胺抗抑郁药可能导致或加重不安腿综合征。

性别相关的诊断问题

尽管不安腿综合征在女性中比在男性中更常见，但没有根据性别的诊断的不同。然而，不安腿综合征在妊娠期的患病率比普通人群高两到三倍。与妊娠有关的不安腿综合征在最后三个月最高，在大多数案例中，在分娩后不久改善或消失。不安腿综合征患病率的性别差异至少部分用等同性来解释，未生育的女性与同龄男性有相同的不安腿综合征风险。

诊断标记物

多导睡眠图证明在不安腿综合征中有显著的异常，通常是睡眠潜伏期延长和较高的唤醒指数。伴有先前制动的多导睡眠图的测试可提供不安腿综合征运动体征的指征，例如周期性肢体移动，在标准睡眠的条件下以及在安静休息时，两者都可能诱发不安腿综合征的症状。

不安腿综合征的功能性后果

有的不安腿综合征严重到足以显著影响功能或与精神障碍有关，包括抑郁和焦虑，出现在约2%—3%的人群中。尽管轻度症状的影响被描述得较少，有不安腿综合征的个体主诉日常生活中至少一个活动被打扰，高达50%报告对心境的负性影响，以及 47.6%报告缺少能量。不安腿综合征最常见的后果是睡眠紊乱,包括睡眠时间减少,睡眠片段化和整体的紊乱;抑郁,广泛性焦虑障碍,惊恐障碍,创伤后应激障碍以及生活质量的损害。不安腿综合征可以导致日间困倦或疲劳,频繁地伴有显著的痛苦或情感,社会、职业、教育、学业、行为,或认知功能方面的损害。

鉴别诊断

不安腿综合征鉴别诊断中最重要的疾病是腿部痉挛,位置性不适,关节痛/关节炎,肌痛,位置性缺血(麻木),腿部水肿,周围神经病变,神经根炎,习惯性的顿足。肌肉"打结"(痉挛),伴有单个姿势改变的缓解,关节的局限,肌肉的酸痛(肌痛),以及在体格检查中的其他异常并不是不安腿综合征的特征。不同于不安腿综合征,夜间腿部痉挛通常不表现为移动肢体的欲望也没有频繁的肢体动作。需要与不安腿综合征鉴别的不常见的疾病包括神经阻滞剂所致的静坐不能、脊髓病变、症状性静脉供血不足、周围动脉疾病、湿疹、其他骨科问题以及焦虑所致的烦躁不安。夜间加重和周期性肢体运动与药物所致的静坐不能和周围神经病变相比更常见于不安腿综合征。

虽然非常重要的是,不安腿综合征的症状不能仅仅用其他躯体或行为疾病来解释,但是也应该注意所有这些类似的疾病也可能出现在有不安腿综合征的个体中。在诊断过程中,当评估其影响时,必须注意每一个可能的疾病。在那些不安腿综合征的诊断不能被确定的案例中,对不安腿综合征支持特征的评估,特别是周期性腿部移动或不安腿综合征的家庭史可能会有帮助。临床特征,例如对多巴胺类药物的反应以及阳性的不安腿综合征家族史,可以帮助鉴别诊断。

共病

抑郁障碍、焦虑障碍、注意力障碍是不安腿综合征常见的共病,在"不安腿综合征的功能性后果"这一部分已经被讨论。与不安腿综合征共病的主要躯体疾病是心血管疾病。也可能与许多其他躯体疾病有关,包括高血压、发作性睡病、偏头痛、帕金森病、多发性硬化症、周围神经病变、阻塞性睡眠呼吸暂停、糖尿病、纤维肌痛、骨质疏松症、肥胖、甲状腺疾病和癌症。缺铁、妊娠、慢性肾衰也与不安腿综合征共病。

与国际睡眠障碍分类的关系

《国际睡眠障碍分类(第二版)》(ICSD-2)包括类似的不安腿综合征诊断标准,但不包括特定的症状的频率或病程的标准。

物质/药物所致的睡眠障碍

诊断标准

A. 突出的、严重的睡眠障碍。

B. 来自病史、体格检查或实验室检验显示存在下列 1 和 2 两项证据:

1. 诊断标准 A 的症状出现在物质中毒期间或之后不久，或出现在戒断或接触某种药物之后。
2. 所涉及的物质/药物能够产生诊断标准 A 的症状。

C. 这种障碍不能用非物质/药物所致的睡眠障碍来更好地解释。独立的睡眠障碍的证据包括如下：

症状的发作是在开始使用物质/药物之前；在急性戒断或严重中毒结束之后，症状仍持续相当长的时间(例如，约 1 个月)；或有其他证据表明存在独立的、非物质/药物所致的睡眠障碍(例如，有反复出现的与非物质/药物相关的发作病史)。

D. 这种障碍并非仅仅出现于谵妄时。

E. 这种障碍引起有临床意义的痛苦，或导致社交、职业或其他重要功能方面的损害。

注：只有当诊断标准 A 的症状在临床表现中非常显著且已经严重到足以引起临床关注时，才应做出此诊断以代替物质中毒或戒断的诊断。

编码备注：下表是 ICD-10-CM 中(特定的物质/药物)所致的睡眠障碍的编码。注意 ICD-10-CM 的编码取决于是否存在一个合并对同类物质的使用障碍。如果一个轻度的物质使用障碍合并物质所致的睡眠障碍，则第 4 位的数码为“1”，临床工作者应在物质所致的睡眠障碍之前记录“轻度(物质)使用障碍”(例如，“轻度的可卡因使用障碍和可卡因所致的睡眠障碍”)。如果一个中度或重度的物质使用障碍合并物质所致的睡眠障碍，则第 4 位的数码为“2”，临床工作者应根据合并物质使用障碍的严重程度来记录“中度(物质)使用障碍”或“重度(物质)使用障碍”。如果无合并物质使用障碍(例如，仅仅一次高剂量物质使用后)，则第 4 位数码为“9”，临床工作者应只记录物质所致的睡眠障碍。为编码烟草所致的睡眠障碍，需要有中度或重度的烟草使用障碍；不允许编码合并轻度烟草使用障碍或无烟草使用障碍和烟草所致的睡眠障碍。

标注是否是：

失眠型：其特征为入睡困难或维持睡眠困难，频繁地夜间觉醒，或非恢复性睡眠。

日间困倦型：其特征为主诉觉醒时过度有睡意/疲劳，或不常见的、长时间的睡眠周期。

睡眠异态型：其特征为睡眠中有异常的行为事件。

混合型：其特征为物质/药物所致的睡眠问题，特征性地表现为多种类型的睡眠症状，但无明显占主导地位的症状。

标注如果是(与物质类别有关的诊断参见“物质相关及成瘾障碍”一章的表 1)：

于中毒期间起病：如果物质/药物中毒和在中毒过程中产生的症状都符合诊断标准，则适用此标注。

于停药/戒断期间起病：如果物质/药物停药/戒断和在物质/药物停药过程中或不久后产生的症状都符合诊断标准，则适用此标注。

项目	ICD-10-CM		
	伴轻度使用障碍	伴中度或重度使用障碍	无使用障碍
酒精	F10.182	F10.282	F10.982
咖啡因	F15.182	F15.282	F15.982
大麻	F12.188	F12.288	F12.988
阿片类物质	F11.182	F11.282	F11.982
镇静剂、催眠药或抗焦虑药	F13.182	F13.282	F13.982
苯丙胺(或其他兴奋剂)	F15.182	F15.282	F15.982
可卡因	F14.182	F14.282	F14.982
烟草	NA	F17.208	NA
其他(或未知)物质	F19.182	F19.282	F19.982

记录步骤

ICD-10-CM：物质/药物所致的睡眠障碍的名称由假设能导致睡眠障碍的特定物质(例如,可卡因、安非他酮)开始。诊断编码筛选自包括物质种类和存在或缺乏合并的物质使用障碍的表格。不符合任何种类的物质(例如,安非他酮),应使用"其他物质"的编码;某种物质被判断为病因,但该物质的特定种类是未知的,在这种情况下应使用"未知物质"的编码。

当记录疾病名称时,合并物质使用障碍(若有)应列在前面,接着"和"这个字,后面接着物质所致的睡眠障碍的名称,再接着发生的注解(即于中毒期间起病,于停药/戒断期间起病),接着是亚型的名称(即失眠型、日间困倦型、睡眠异态型、混合型)。例如,在某人重度劳拉西泮使用障碍的戒断期间出现失眠的情况下,其诊断为 F13.282 重度劳拉西泮使用障碍和劳拉西泮所致的睡眠障碍,于戒断期间起病,失眠型。不再给予一个分别的合并重度劳拉西泮使用障碍的诊断。如果物质所致的睡眠障碍出现在无合并物质使用障碍时(例如,伴有药物使用),则无需注明合并的物质使用障碍(例如,F19.982 安非他酮所致的睡眠障碍,于药物使用中发生,失眠型)。当一种以上的物质被判断在睡眠障碍的发展过程中起到重要作用时,应分别列出(例如,F10.282 重度酒精使用障碍和酒精所致的睡眠障碍,与中毒期间起病,失眠型;F14.282 重度可卡因使用障碍和可卡因所致的睡眠障碍,于药物使用后发生,失眠型)。

诊断特征

物质/药物所致的睡眠障碍的基本特征是显著的睡眠紊乱,它严重到需要独立的临床关注(诊断标准 A),以及被认为主要与物质的药理效应有关(例如,滥用的毒品、药物、接触毒素)(诊断标准 B)。基于所涉及的物质,四个类型的睡眠障碍中的至少一种可被报告。失眠型和日间困倦型是最常见的,而睡眠异态较少见。当超过一种类型的睡眠紊乱相关的症状存在以及没有一个是主要的,则应记录为混合型。该紊乱不能更好地用其他睡眠障碍来解释(诊断标准 C)。物质/药物所致的睡眠障碍可以通过考虑起病和病程,与失眠障碍或与日间过度困倦有关的障碍相鉴别。对于滥用的毒品,必须有来自病史的中毒或戒断、体格检查或实验室发现的证据。物质/药物所致的睡眠障碍仅仅与中毒或停药/戒断的状态有关,而其他睡眠障碍可能先于物质使用的起病或出现在持续戒断时。因为一些物质的停药/戒断状态可能是长期的,睡眠紊乱的起病可以出现在物质使用停止后 4 周内,以及该紊乱可能有其他睡眠障碍的非典型特征(例如,非典型的起病或年龄)。如果睡眠紊乱仅仅出现在谵妄时,则不能给予该诊断(诊断标准 D)。该症状必须引起临床意义的痛苦或社交、职业或其他重要领域的功能损害(标准功能 E)。只有当诊断标准 A 的症状在临床表现中是主要的以及症状需要独立的临床关注时,才能给予该诊断而不是物质中毒或物质戒断的诊断。

支持诊断的有关特征

在物质/药物使用、中毒或戒断期间,个体频繁主诉烦躁的心境,包括抑郁和焦虑、易激惹、认知障碍、注意力不集中和疲劳。

显著的和严重的睡眠紊乱可能与下列类别的物质的中毒有关:酒精,咖啡因,大麻,阿片类物质,镇静剂、催眠药或抗焦虑药,兴奋剂(包括可卡因),以及其他(或未知)物质。显著的和严重的睡眠紊乱可能也与下列类别的物质的戒断有关:酒精,咖啡因,大麻,阿片类物质,镇静剂、催眠药或抗焦虑药,兴奋剂(包括可卡因),烟草以及其他(或未知)物质。一些药物可能诱发睡眠紊乱、包括肾上腺素激动剂和拮抗剂、多巴胺激动剂和拮抗剂、乙酰胆碱激动剂和拮抗剂、5-羟色胺激动剂和拮抗剂、抗组胺药、皮质类固醇。

酒精:酒精所致的睡眠障碍通常以失眠型出现。在急性中毒时,基于剂量酒精产生即时的镇静效应,伴有增加的第 3 和第 4 阶段非快速眼动睡眠和减少的快速眼动睡眠。接着这些初始效应,有增加的觉醒,没有休息的睡眠,在剩余睡眠周期内有生动和充满焦虑的梦。同时,第 3 和第 4 阶段睡眠减少,觉醒和快速眼动睡眠增加。酒精可加重与呼吸相关的睡眠障碍。随着习惯性使用,酒精继续在前半夜表现出短暂的镇静效应,接着在后半夜表现为睡眠连续性的破坏。在酒精戒断过程中,有睡眠连续性的极度破坏,以及快速眼动睡眠数量和强度的增加,伴有频繁和生动的梦,在极端的形式中,可构成酒精戒断性谵妄。在急性戒断后,慢性酒精使用者可继续主诉数周到数年的轻度的片段化睡眠,与慢波睡眠持续性缺乏有关。

咖啡因:咖啡因所致的睡眠障碍产生基于剂量的失眠,其中一些个体表现为与戒断有关的日间困倦。

大麻:急性使用大麻可能缩短睡眠潜伏期,尽管睡眠潜伏期的增加的唤醒效应也可能出现。在急性使用后,大麻增加慢波睡眠和抑制快速眼动睡眠。在慢性使用者中,对睡眠诱导和慢波睡眠增加效应的耐受可能发生。在戒断时,持续数周的睡眠困难和不愉快的梦可能被报告。多导睡眠图测试表明在这个阶段慢波睡眠的减少和快速眼动睡眠的增加。

阿片类物质：在急性短期使用时，阿片类物质可能产生嗜睡和主观上睡眠深度的增加以及快速眼动睡眠的减少。随着继续使用，对阿片类物质的镇静效应的耐受可能发生以及主诉失眠。与呼吸系统的抑制效应相一致，阿片类物质可加重睡眠呼吸暂停。

镇静剂、催眠药或抗焦虑物质：镇静剂、催眠药、抗焦虑药(例如，巴比妥类、苯二氮䓬类受体激动剂、甲丙氨酯、苯乙哌啶酮、甲乙哌酮)如同阿片类物质对睡眠有类似的效应。在急性中毒时，镇静-催眠药物产生预期的嗜睡的增加和觉醒的减少。慢性使用(特别是巴比妥类、老一代的非巴比妥类，非苯二氮䓬类药物)可能导致耐受性伴后续的失眠的回归。日间困倦可能出现。镇静-催眠药物可引起阻塞性睡眠呼吸暂停事件的频率和严重程度的增加。睡眠异态与使用苯二氮䓬类受体激动剂有关，特别是当这些药物高剂量使用以及与其他催眠药物联合使用时。慢性镇静剂、催眠药和抗焦虑药的突然停药可导致戒断，但更常见的是反跳性失眠，这是基于停药后1—2天的失眠的加重的疾病，有报告甚至在短期使用时也可能出现。短效的镇静剂、催眠药或抗焦虑药最有可能产生反跳性失眠的主诉，而长效的药物更经常与日间困倦有关。任何镇静剂、催眠药或抗焦虑药都潜在地可能导致日间镇静，戒断或反跳性失眠。

苯丙胺和相关物质及其他兴奋剂：苯丙胺和相关物质及其他兴奋剂所致的睡眠障碍特征性地表现为在中毒时失眠和在戒断时嗜睡。在急性中毒时，兴奋剂减少睡眠总量，增加睡眠潜伏期和睡眠连续性的紊乱以及减少快速眼动睡眠。慢波睡眠倾向于减少。在慢性兴奋剂使用戒断时，有延迟的夜间睡眠周期和过度的日间困倦。多次睡眠潜伏期测试可能显示戒断时增加的日间睡眠。像3,4-亚甲基双氧苯丙胺(MDMA，摇头丸)的毒品和相关物质在摄入48小时内导致没有休息的和破坏的睡眠；经常使用这些物质与持续的焦虑、抑郁和睡眠紊乱症状有关，即使在长期的禁戒时。

烟草：慢性烟草使用主要与失眠症状、慢波睡眠的减少和睡眠效率的降低，以及日间困倦的增加有关。烟草戒断可导致损害的睡眠。有重度吸烟的个体可能经历规律性的由渴望烟草引起的夜间觉醒。

其他或未知的物质/药物：其他物质/药物可能产生睡眠紊乱，特别是那些影响中枢或自主神经系统的药物(例如，肾上腺素激动剂和拮抗剂、多巴胺激动剂和拮抗剂、乙酰胆碱激动剂和拮抗剂、5-羟色胺激动剂和拮抗剂、抗组胺药物、皮质类固醇)。

发展与病程

儿童的失眠可能被父母或儿童确认。儿童经常有明显的与药物使用有关的睡眠紊乱，尽管父母可能观察到了睡眠紊乱，但可能不报告症状。一些非法物质的使用(例如，大麻、摇头丸)，常见于青春期和成年人早期。在该年龄群体中就诊的失眠或任何其他睡眠紊乱，应该仔细考虑是否该睡眠紊乱是由使用这些物质所致。在该年龄群中，针对睡眠紊乱而寻求帮助的行为是有限的，因此需要来自父母、照料者或老师的支持报告。老年人使用更多的药物和增加发生物质/药物所致的睡眠障碍的风险。这可能解释睡眠紊乱是正常老化的一部分以及不报告症状。有重度神经认知障碍的个体(例如,痴呆)有物质/ 药物所致的睡眠障碍的风险,但是可能不报告症状,因此来自照料者的支持报告特别重要。

风险与预后因素

涉及物质滥用/依赖或药物使用的风险和预后因素在某些年龄群中是正常的。它们是相关的、可能适用于就诊的睡眠紊乱的类型(参见“物质相关的和成瘾障碍”一章中每一类物质使用障碍的描述)。

气质的: 物质使用通常在易患的个体中促发或伴随失眠。因此,存在作为对应激的反应或睡眠环境或时间的改变的失眠,可能代表了发生物质/ 药物所致的睡眠障碍的风险。类似的风险可能存在于有其他睡眠障碍的个体中(例如,有嗜睡的个体使用兴奋剂)。

文化相关的诊断问题

使用物质包括处方药物,可能部分基于文化背景和特定的当地的药物管理。

性别相关的诊断问题

一些物质(例如,酒精)的使用模式存在性别特异的患病率(即受影响的女性超过男性,比例约为 2∶1)。相同剂量和时间的特定物质的使用,在男性和女性中可能导致非常不同的睡眠相关的结果,例如,基于肝功能方面性别特异的差异。

诊断标记物

每一种物质/ 药物所致的睡眠障碍都产生脑电图睡眠模式,它与其他障碍有关但不被考虑诊断为其他障碍。每一种物质的脑电图的睡眠概貌都与使用阶段相关,不管是摄入/中毒,慢性使用,还是该物质停药后的戒断。夜间多导睡眠图可以帮助确定失眠主诉的严重程度,而多次睡眠潜伏期测试提供了有关日间困倦的严重程度的信息。夜间呼吸和周期性肢体运动伴多导睡眠图的监测可以验证物质对夜间呼吸和运动行为的影响。2 周的睡眠日记和活动记录仪,有助于确认存在物质/药物所致的睡眠障碍。当个体不知道或不愿意表达有关物质摄入的信息时,可以使用药物筛查。

物质/药物所致的睡眠障碍的功能性后果

虽然有许多与睡眠障碍相关的功能性后果,但独特的物质/ 药物所致的睡眠障碍的后果是增加复发的风险。在酒精戒断时,睡眠紊乱的程度(例如,快速眼动睡眠反跳)预测了饮酒复发的风险。在戒断时和戒断后,睡眠质量和日间困倦的监测可能提供个体是否有复发风险增加的有临床意义的信息。

鉴别诊断

物质中毒或物质戒断: 在物质中毒或物质停用/戒断的背景下,睡眠紊乱是常见的。只有当睡眠紊乱在临床表现中是主要的,且严重到足以需要独立的临床关注时,才应给予物质/药物所致的睡眠障碍的诊断而不是物质中毒或物质戒断的诊断。

谵妄:如果物质/药物所致的睡眠障碍仅仅出现在谵妄时,则不给予分别的诊断。

其他睡眠障碍:如果物质/药物在病因上被判断与该症状相关,则物质/药物所致的睡眠障碍应与其他睡眠障碍相鉴别。归因于治疗某种精神障碍或躯体疾病的处方药物的物质/药物所致的睡眠障碍,必须在个体接受该药物时起病,或如果有与该药物有关的停药-戒断综合征时,在停药时起病。当治疗停止时,睡眠紊乱通常在数天到数周内缓解。如果症状持续超过 4 周,其他睡眠紊乱相关症状的原因必须被考虑。常见的是,有其他睡眠障碍的个体使用药物或滥用毒品来自我治疗自身的症状(例如,使用酒精来自我治疗失眠)。如果物质/ 药物被认为在加重睡眠紊乱时起到了显著的作用,则应给予额外的物质/药物所致的睡眠障碍的诊断。

由其他躯体疾病所致的睡眠障碍:物质/药物所致的睡眠障碍和与其他躯体疾病有关的睡眠障碍可能产生类似的失眠、日间困倦或睡眠异态的症状。许多有引起睡眠紊乱的其他躯体疾病的个体,使用也能引起睡眠紊乱的药物进行治疗。症状的时间顺序是最重要的鉴别这两种来源的睡眠症状的因素。睡眠困难明显先于使用任何治疗躯体疾病的药物,则提示诊断与其他躯体疾病有关的睡眠障碍。相反,睡眠障碍仅在特定物质/药物使用之后,则支持物质/药物所致的睡眠障碍的诊断。如果该紊乱与其他躯体疾病共病,也被物质使用加重,则可给予两种诊断(例如,与其他躯体疾病有关的和物质/药物所致的睡眠障碍的诊断)。当没有足够的证据来决定是否该睡眠紊乱归因于物质/药物或其他躯体疾病或是原发的(不是由物质/药物或其他躯体疾病所致),则应诊断其他特定的睡眠-觉醒障碍或未特定的睡眠-觉醒障碍。

共病

参见本章中其他睡眠障碍的共病部分,包括失眠,嗜睡、中枢性睡眠呼吸暂停,睡眠相关的通气不足和昼夜节律睡眠-觉醒障碍,倒班工作型。

与国际睡眠障碍的关系

《国际睡眠障碍分类(第二版)》(ICSD-2)将“由药物或物质所致的”睡眠障碍列在了各自的表型下(例如,失眠、嗜睡)。

其他特定的失眠障碍

G47.09

此类型适用于那些临床表现,它们具备失眠障碍的典型症状,且引起有临床意义的痛苦,或导致社交、职业或其他重要功能方面的损害,但未能符合失眠障碍或睡眠-觉醒障碍类别中任一种疾病的诊断标准。可在下列情况下使用其他特定的失眠障碍这一诊断：临床工作者选择用它来交流未能符合失眠障碍或任何特定的睡眠-觉醒障碍的诊断标准的特定原因。通过记录“其他特定的失眠障碍”，接着记录其特定原因（例如，“短暂失眠障碍”）来表示。

能够归类为“其他特定的失眠障碍”的示例如下：

短暂失眠障碍：病程少于 3 个月。

局限于非恢复性睡眠：主诉为非恢复性睡眠，无其他睡眠障碍，如入睡困难或维持睡眠困难。

未特定的失眠障碍

F51.01

此类型适用于那些临床表现，它们具备失眠障碍的典型症状，且引起有临床意义的痛苦，或导致社交、职业或其他重要功能方面的损害，但未能符合失眠障碍或睡眠-觉醒障碍类别中任一种疾病的诊断标准。此种未特定的失眠障碍可在这种情况下使用：临床工作者对未能符合失眠障碍或特定的睡眠-觉醒障碍的诊断标准的个体选择不给出特定的原因，包括因信息不足而无法做出更特定诊断的情况。

其他特定的嗜睡障碍

G47.19

此类型适用于那些临床表现，它们具备嗜睡障碍的典型症状，且引起有临床意义的痛苦，或导致社交、职业或其他重要功能方面的损害，但未能符合嗜睡障碍或睡眠-觉醒障碍类别中任一种疾病的诊断标准。可在下列情况使用其他特定的嗜睡障碍这一诊断：临床工作者选择用它来交流未能符合嗜睡障碍或任何特定的睡眠-觉醒障碍的诊断标准的特定原因。通过记录“其他特定的嗜睡障碍”，接着记录其特定原因（例如，像在克莱恩-莱文综合征中的“短暂嗜睡”）来表示。

未特定的嗜睡障碍

F51.11

此类型适用于那些临床表现，它们具备嗜睡障碍的典型症状，且引起有临床意义的痛苦，或导致社交、职业或其他重要功能方面的损害，但未能符合嗜睡障碍或睡眠-觉醒障碍类别中任一种疾病的诊断标准。此种未特定的嗜睡障碍可在这种情况下使用：临床工作者对未能符合嗜睡障碍或特定的睡眠-觉醒障碍的诊断标准的个体选择不给出特定的原因，包括因信息不足而无法做出更特定诊断的情况。

其他特定的睡眠-觉醒障碍

G47.8

此类型适用于那些临床表现,它们具备睡眠-觉醒障碍的典型症状,且引起有临床意义的痛苦,或导致社交、职业或其他重要功能方面的损害,但未能符合睡眠-觉醒障碍类别中任一种疾病的诊断标准,且不符合其他特定的失眠障碍或其他特定的嗜睡障碍的诊断标准。可在下列情况使用其他特定的睡眠-觉醒障碍这一诊断:临床工作者选择用它来交流未能符合任何特定的睡眠-觉醒障碍的诊断标准的特定原因。通过记录"其他特定的睡眠-觉醒障碍",接着记录其特定原因(例如,"快速眼动睡眠期的反复唤醒,无多导睡眠图,或无帕金森病或其他突触核蛋白病的病史")来表示。

未特定的睡眠-觉醒障碍

G47.9

此类型适用于那些临床表现,它们具备睡眠-觉醒障碍的典型症状,且引起有临床意义的痛苦,或导致社交、职业或其他重要功能方面的损害,但未能符合睡眠-觉醒障碍类别中任一种疾病的诊断标准,且不符合其他未特定的失眠障碍或其他未特定的嗜睡障碍的诊断标准。此种未特定的睡眠-觉醒障碍可在这种情况下使用:临床工作者对未能符合特定的睡眠-觉醒障碍的诊断标准的个体选择不给出特定的原因,包括因信息不足而无法做出更特定诊断的情况。

性功能失调

性功能失调包括延迟射精、勃起障碍、女性性高潮障碍、女性性兴趣/唤起障碍、生殖器-盆腔痛/插入障碍、男性性欲低下障碍、早泄、物质/药物所致的性功能失调、其他特定的性功能失调和未特定的性功能失调。性功能失调是一组异质性的精神障碍,通常以个体在做出性反应或体验性愉悦的能力上具有临床意义的紊乱为特征。个体可能会同时有数种性功能失调。在这样的案例中,所有的性功能失调都应被诊断。

应使用临床判断来决定性方面的困难是否是性刺激不足的结果;在这样的案例中,患者可能仍然需要治疗,但是不会诊断为性功能失调。这些案例可能包括但不限于以下状况,缺乏有效的关于性刺激的知识阻碍了对性唤起或性高潮的体验。

亚型用于描述该障碍的起病情况。对许多有性功能失调的个体来说,起病的时间可能表示不同的病因和干预手段。*终身性*是指性困难在初次性经验后持续存在,而*获得性*适用于在性功能相对正常一段时间后出现的性障碍。*广泛性*是指性困难不局限于特定类型的刺激、情境或伴侣,而*情境性*是指性障碍仅存在于特定类型的刺激、情境或伴侣。

除了终身性/获得性,广泛性/情境性这些亚型以外,在评估性功能失调的过程中还必须考虑一系列因素,因为这些因素可能与病因和/或治疗相关,并且这些因素可能在不同程度上对个体产生影响:(1) 伴侣因素(例如,伴侣的性问题,伴侣的健康状态);(2) 关系因素(例如,沟通不良,参与性活动的意愿不一致);(3) 个体的易患因素(例如,不良的躯体形象,性虐待或情感虐待史),共病的精神疾病(例如,抑郁、焦虑),应激源(例如,失业、丧痛);(4) 文化或宗教因素(例如,与禁止性活动或性快感相关的抑制,对性的态度);(5) 与预后、病程或治疗有关的医疗因素。

关于性功能失调的临床判断也应当考虑那些影响性快乐体验的期待或性别禁忌的文化因素。年龄增长与性反应的正常衰退有关。

性反应需要生物学的基础,通常是在个体内、人际间以及文化环境中被体验到。因此,性功能涉及生物、社会文化和心理因素之间的复杂交互。在许多临床环境下,无法精确理解性问题的病因。尽管如此,性功能失调的诊断需要除外那些能够更好地用与性无关的精神障碍,物质的效应(例如,毒品或药物),躯体疾病(例如,由盆腔神经损害所致),或严重的关系困扰、伴侣暴力或其他应激源来解释的问题。

如果性功能失调能够更好地用另一种与性无关的精神障碍(例如,抑郁或双相障碍、焦虑障碍、创伤后应激障碍)来解释,那么只能诊断为另一种精神障碍。如果该问题能够更好地用毒品或物质的使用/滥用或停用来解释,则应相应地诊断为物质/药物所致的性功能失调。如果性功能失调可以归因于其他躯体疾病(例如,周围神经病变),则不应给予该个体精神疾病的诊断。如果严重的关系痛苦,伴侣的暴力或显著的应激源能够更好地解释这些性困难,那么不应给予性功能失调的诊断,但关于关系问题或应激源的恰当的V或Z编码应该被列出。在许多案例中,其他躯体疾病(例如,某种躯体疾病)和性功能失调之间无法确立一个准确的病因学关系。

延迟射精

诊断标准 F52.32

A. 在所有或几乎所有情况下(约75%—100%)与伴侣的性活动中(在可确认的情况下,或广义而言,在所有情况下),个体没有延迟射精的欲望,且必须出现下列2项症状中的1项:

1. 显著地射精延迟。
2. 显著地减少或没有射精。

B. 诊断标准A的症状持续至少约6个月。

C. 诊断标准A的症状引起个体有临床意义的痛苦。

D. 该性功能失调不能用其他非性功能的精神障碍来更好地解释,或作为严重的关系困扰或其他显著应激源的结果,也不能归因于某种物质/药物的效应或其他躯体疾病。

标注是否是:

终身性: 该障碍自个体有性活动起持续存在。

获得性: 该障碍开始于一段时间的相对正常的性功能之后。

标注是否是:

广泛性: 不局限于特定类型的刺激、情境或伴侣。

情境性: 仅出现于特定类型的刺激、情境或伴侣。

标注目前的严重程度:

轻度: 存在诊断标准A中症状所引起的轻度痛苦的证据。

中度: 存在诊断标准A中症状所引起的中度痛苦的证据。

重度: 存在诊断标准A中症状所引起的重度或极重度痛苦的证据。

诊断特征

延迟射精的显著特征是显著地延迟或无法达到射精(诊断标准A)。男性报告难以或无法射精,尽管有充分的性刺激存在,并且有射精的欲望。患者的主诉通常涉及有伴侣的性活动。在绝大多数的案例中,根据个体的自我报告可以做出诊断。“延迟”的定义没有精确的界限,正如对于达到高潮的合理时长,或对于大多数男性及其性伴侣来说无法接受的时长,尚无共识。

支持诊断的有关特征

有延迟射精的男性及其性伴侣可能报告需要过长时间的努力才能达到高潮以

致筋疲力尽或感到生殖器不适，随后停止努力。有些男性可能报告由于射精困难的重复模式而避免性活动。一些性伴侣可能报告感觉自己的性吸引力变小，因为他们的伴侣无法轻易射精。

除了“终身性/获得性”以及“广泛性/情境性”的亚型之外，在延迟射精的诊断和评估过程中，必须考虑下述五个因素，鉴于这些因素可能与病因和/或治疗相关：(1) 伴侣因素（例如，伴侣的性问题，伴侣的健康状态）；(2) 关系因素（例如，沟通不良，参与性活动的意愿不一致）；(3) 个体的易患因素（例如，不良的躯体形象，性虐待或情感虐待史），共病的精神疾病（例如，抑郁、焦虑），应激源（例如，失业、丧痛）；(4) 文化或宗教因素（例如，与禁止性活动或性快感相关的抑制，对性的态度）；(5) 与预后、病程或治疗有关的医疗因素。每一个因素都可能对有该障碍的不同男性的症状表现起到不同的作用。

患病率

由于对该综合征缺少精确定义，患病率是不明确的。这是最不常见的男性性问题主诉。仅有 75%的男性报告在性活动中总是射精，而不到 1%的男性会主诉在持续超过 6 个月的时间达到射精有困难。

发展与病程

终身性的延迟射精开始于早期性经历并持续一生。根据定义，获得性的延迟射精开始于一段时间的正常性功能之后。关于获得性延迟射精的病程的证据极少。延迟射精的患病率看起来相对保持稳定，直到 50 岁左右，患病率开始显著增加。80 多岁的男性报告射精困难的程度是 59 岁以下男性的两倍。

风险与预后因素

遗传与生理的。与年龄相关的快速传导周围感觉神经的丧失，以及与年龄相关的性类固醇分泌减少，可能与 50 岁以上男性延迟射精的增加有关。

文化相关的诊断问题

关于延迟射精的主诉在不同国家和文化之间有所不同。此类主诉在亚洲人群的男性中比居住在欧洲、澳大利亚或美国的男性更为常见。这些变异可能归因于在不同文化中文化或遗传的不同。

延迟射精的功能性后果

射精困难可能会导致怀孕困难。延迟射精通常与伴侣一方或双方的严重心理痛苦有关。

鉴别诊断

其他躯体疾病：这一主要的鉴别诊断在于延迟射精可以完全地用其他躯体疾

病或受伤来解释,以及延迟射精伴有心因性、特发性,或心理与躯体混合病因。与情境有关的主述表明该问题具有心理基础(例如,在性活动中可以与一种性别的伴侣射精,而与另一种性别则不可以的男性;可以与一位性伴侣射精,而与同性别的另一位性伴侣则不可以的男性;有性欲倒错模式的男性;在与伴侣的性活动中需要高度仪式化的活动才能达到射精的男性)。其他躯体疾病或受伤可能导致射精延迟,与心理问题无关。例如,无法射精可以是由支配生殖器的神经被破坏所致,例如,它可能出现在创伤性的腰椎交感神经节,腹会阴,或腰椎交感神经切除的外科手术之后。射精被认为是受自主神经系统控制的,涉及下腹部神经(交感神经)和阴部神经(副交感神经)。许多神经退行性疾病,例如多发性硬化症,糖尿病和酒精性神经病变,可能导致无法射精。延迟射精也应当与逆行性射精进行鉴别(即精液逆行进入膀胱),上述情况在尿道和前列腺切除后可能出现。

物质/药物使用:许多药物,例如抗抑郁药、抗精神病药、α交感神经药物和阿片类药物可以导致射精问题。

性高潮功能失调:确认主诉是关于延迟射精还是关于高潮的感受,亦或两者都涉及,在病史上是重要的。射精出现在生殖器,然而高潮的体验主要是主观的。射精和高潮通常一起发生,但并不总是如此。例如,具有正常射精模式的男性可能主诉性快感降低(即快感缺乏的射精)。该主诉不会被编码为延迟射精,但可以被编码为其他特定的性功能失调或未特定的性功能失调。

共病

一些证据显示,延迟射精可能更常见于重度的重性抑郁障碍。

勃起障碍

诊断标准 F52.21

A. 在所有或几乎所有情况下(约75%—100%)与伴侣的性活动中(在可确认的情况下,或广义而言,在所有情况下),必须出现下列3项症状中的至少1项:
   1. 性活动时获得勃起存在显著困难。
   2. 维持勃起直到完成性活动存在显著困难。
   3. 勃起的硬度显著降低。

B. 诊断标准A的症状持续至少约6个月。

C. 诊断标准A的症状引起个体有临床意义的痛苦。

D. 该性功能失调不能用其他非性功能的精神障碍来更好地解释,或作为严重的关系困扰或其他显著应激源的结果,也不能归因于某种物质/药物的效应或其他躯体疾病。

标注是否是:

终身性:该障碍自个体有性活动起持续存在。

获得性:该障碍开始于一段时间的相对正常的性功能之后。

标注是否是：

广泛性： 不局限于特定类型的刺激、情境或伴侣。

情境性： 仅出现于特定类型的刺激、情境或伴侣。

标注目前的严重程度：

轻度： 存在诊断标准 A 中的症状所引起的轻度痛苦的证据。

中度： 存在诊断标准 A 中的症状所引起的中度痛苦的证据。

重度： 存在诊断标准 A 中的症状所引起的重度或极重度痛苦的证据。

诊断特征

勃起障碍的基本特征是在与伴侣的性活动中，无法获得或维持勃起（诊断标准 A）。必须有详细的性生活史，以确认是否该问题已经存在了显著的一段时间（即至少 6 个月，并且在绝大多数性生活中都会出现（即至少 75%的情况下）。该症状可能仅出现在涉及某种类型的性刺激或性伴侣的特定情况下，或可能普遍存在于所有类型的情境、性刺激或性伴侣。

支持诊断的有关特征

许多有勃起障碍的男性可能具有低自尊、低自信以及男性化自我认知减退，并且可能有抑郁情绪。可能存在对未来性接触的恐惧和/或逃避。在有勃起障碍的个体的性伴侣中，性满意度和性欲的降低是常见的。

除了"终身性/获得性"以及"广泛性/情境性"的亚型之外，在勃起障碍的诊断和评估过程中，必须考虑以下五个因素，鉴于这些因素可能与病因和/或治疗相关：(1) 伴侣因素（例如，伴侣的性问题，伴侣的健康状态）；(2) 关系因素（例如，沟通不良，参与性活动的意愿不一致）；(3) 个体的易患因素（例如，不良的躯体形象，性虐待或情感虐待史），共病的精神疾病（例如，抑郁、焦虑），应激源（例如，失业、丧痛）；(4) 文化或宗教因素（例如，与禁止性活动或性快感相关的抑制，对性的态度）；(5) 与预后、病程或治疗有关的医疗因素。每一个因素都可能对有该障碍的不同男性的症状表现起到不同的作用。

患病率

终身性和获得性勃起障碍的患病率是未知的。勃起障碍的患病率和勃起问题的发生率两者都有与年龄相关的显著增长，特别是在 50 岁以后。在 40—80 岁的男性中，约有 13%—21%主诉偶发的勃起困难。在年龄小于 40—50 岁的男性中，约有 2%主诉频发的勃起困难，而在年龄超过 60—70 岁的男性中，40%—50%可能有显著的勃起困难。在初次性经历时，约 20%的男性担心勃起困难，而约 8%的男性有阻碍插入的勃起困难。

发展与病程

初次性尝试中的勃起失败已经被发现是与下列现象相关：与不熟悉的性伴侣

性交,同时使用毒品或酒精,没有性交意愿,以及同伴压力。极少有关于初次尝试后此类问题会持续的证据,假设大多数此类问题在没有专业干预的情况下就能自发缓解,但是一些男性可能继续有阵发性的问题。作为对比,获得性勃起障碍经常与生物因素有关,例如糖尿病和心血管疾病。获得性勃起障碍在大多数男性中可能会一直持续。

终身性勃起障碍的自然史是未知的。临床观察支持与心理因素有关的终身性勃起障碍,它们是自限的或是对心理干预有反应,然而,如上所述,获得性勃起障碍更可能与生物因素有关并且是持续的。勃起障碍的发生会随着年龄而增加。少数被诊断为中度勃起障碍的男性可能在没有医疗干预的情况下经历症状的自发缓解。与年轻男性相比,在年长男性中,勃起障碍引起的痛苦更小。

风险与预后因素

气质的:神经质人格特质可能与大学生的勃起困难有关,并且服从型人格特质可能与40岁及以上男性的勃起困难有关。情感失认症(即情感的认知加工有缺陷)常见于被诊断为有"心因性"勃起失调的男性。勃起困难常见于被诊断有抑郁和创伤后应激障碍的男性。

病程影响因素:获得性勃起障碍的风险因素包括年龄、吸烟、缺乏锻炼、糖尿病,以及性欲降低。

文化相关的诊断问题

关于勃起障碍的主诉在不同国家之间有所不同。相对于勃起失败频率的真正的差异,这些差异在何种程度上反映了文化预期的差异,尚不清楚。

诊断标记物

在快速眼动睡眠期中的充分勃起表示勃起困难存在心理病因,基于这一假设,通过实施夜间阴茎勃起检测以及在睡眠中测量勃起膨胀度,可以帮助鉴别勃起困难是器质性的还是心因性的。考虑到个体的年龄、共病的躯体疾病以及临床表现,基于临床工作者对相关性的评估,可以实施一些其他的诊断步骤。多普勒超声检查与血管内注射血管活性药物,以及侵入性诊断步骤,例如动态输液的阴茎海绵体造影,可以用来评估血管的完整性。当怀疑患者有周围神经病变时,可以实施阴部神经传导检测,包括体感诱发电位。对同时主诉性欲降低的男性,经常通过检测血清生物相容或自由睾酮,以确定勃起困难是否继发于内分泌因素。甲状腺功能也可以被评估。空腹血糖的确认,对筛查糖尿病的存在是有帮助的。对血脂的评估很重要,因为40岁及以上的男性有勃起障碍预示着未来发生冠状动脉疾病的风险。

勃起障碍的功能性后果

勃起障碍可以影响生育能力,并引起个体和人际间的痛苦。害怕和/或回避性接触可能影响建立亲密关系的能力。

鉴别诊断

非性功能的精神障碍：重性抑郁障碍和勃起障碍是密切相关的，伴有重性抑郁障碍的勃起障碍可能出现。

正常勃起功能：其鉴别应该包括考虑到有过度预期的男性的正常勃起功能。

物质/药物使用：另一个重要的鉴别诊断是，勃起问题是否继发于物质/药物使用。与物质/药物使用的开始同时起病，并随着物质/药物的停用或剂量减少而消失的勃起障碍，意味着物质/药物所致的性功能失调。

其他躯体疾病：勃起障碍鉴别诊断中难度最大的方面就是除外那些能够完全地用躯体疾病来解释的勃起问题。这种情况不能给予精神障碍的诊断。作为精神障碍的勃起障碍，以及作为其他躯体疾病结果的勃起功能失调，两者之间的区别通常并不清楚，并且许多案例具有复杂、交互的生物和精神疾病的病因。如果个体年龄大于 40—50 岁和/或同时有躯体问题，其鉴别诊断应当包括躯体病因，特别是血管病。存在已知的能够引起勃起问题的器质性疾病，不能确认其因果关系。例如，一位有糖尿病的男性可能发展出勃起障碍，作为对心理应激的反应。一般来说，由器质性因素所致的勃起功能失调是广泛的以及渐进出现的。一个例外是生殖器官的神经支配的创伤性损伤（例如，脊髓损伤）后的勃起困难。情境的、不一致的、应激性生活事件后急性起病的勃起困难，最常见于心理因素所致。年龄 40 岁以下的勃起困难也可能是心理病因。

其他性功能失调：勃起障碍可能与早泄和男性性欲低下障碍同时存在。

共病

勃起障碍可能与其他性功能失调共病，例如早泄和男性性欲低下障碍，以及与焦虑和抑郁障碍同时出现。勃起障碍在那些有与前列腺肥大相关的下尿道症状的男性中是常见的。勃起障碍可能与血脂异常、心血管疾病、性腺机能减退、多发性硬化症、糖尿病、以及对正常勃起所需的血管、神经或内分泌功能产生干扰的其他疾病同时出现。

与国际疾病分类的关系

勃起反应在 ICD-10（F2.2）中被编码为生殖器反应失败。

女性性高潮障碍

诊断标准 F52.31

A. 在所有或几乎所有情况下（约 75%—100%）与伴侣的性活动中（在可确认的情况下，或广义而言，在所有情况下），必须出现下列 2 项症状中的 1 项：

1. 显著地延迟，显著地减少或没有性高潮。

2. 性高潮感觉的强度显著地降低。

B. 诊断标准 A 的症状持续至少大约 6 个月。

C. 诊断标准 A 的症状引起个体有临床意义的痛苦。

D. 该性功能失调不能用其他非性功能的精神障碍来更好地解释，或作为严重的关系困扰(例如，性伴侣暴力)或其他显著应激源的结果，也不能归因于某种物质/药物的效应或其他躯体疾病。

标注是否是：

终身性：该障碍自个体有性活动起持续存在。

获得性：该障碍开始于一段时间的相对正常的性功能之后。

标注如果是：

广泛性：不局限于特定类型的刺激、情境或伴侣。

情境性：仅出现于特定类型的刺激、情境或伴侣。

标准如果是：

在任何情况下从未体验过性高潮。

标注目前的严重程度：

轻度：存在诊断标准 A 中的症状所引起的轻度痛苦的证据。

中度：存在诊断标准 A 中的症状所引起的中度痛苦的证据。

重度：存在诊断标准 A 中的症状所引起的重度或极重度痛苦的证据。

诊断特征

女性性高潮障碍特征性表现为难以经历高潮和/或对性高潮的感觉强度显著降低(诊断标准 A)。女性在引起性高潮的刺激物的类型和强度上体现出广泛的差异性。同样，对性高潮的主观描述是极为不同的，表明在不同女性之间，以及同一女性在不同情况下体验性高潮的方式非常不同。给予女性性高潮障碍的诊断，症状必须在所有或几乎所有(约 75%—100%)性活动的情况下(在可确认的情况下，或广泛来说，在所有的情况下)被体验到，并且病程持续至少 6 个月。使用严重性和病程的最低诊断标准，旨在区分短暂的性高潮困难和更持续的性高潮功能失调。诊断标准 B 中"大约"的描述，允许临床工作者在症状病程不符合推荐的 6 个月阈值的情况下做出判断。

对于有女性性高潮障碍的女性来说，有临床意义的痛苦必须伴随着该症状(诊断标准 C)。在许多性高潮困难的情况下，原因是多因素的或不能被确定的。如果女性性高潮障碍可以更好地用其他精神障碍，物质/药物的效应，或躯体疾病来解释，则不应给予女性性高潮障碍的诊断。最后，如果有人际或显著的环境因素，例如严重的关系困扰，亲密伴侣的暴力，或其他显著的应激源存在，则不应给予女性性高潮障碍的诊断。

许多女性需要阴蒂刺激才能达到性高潮，并且相对较小比例的女性报告她们总是在阴茎-阴道性交中体验到性高潮。因此，女性通过阴蒂刺激体验性高潮但不是通过性交，不符合女性性高潮障碍的诊断标准。还有重要的一点需要考虑：性高潮困难是否是由于性刺激不充分所致；在这些案例中，可能仍然需要治疗，但不应给予女性性高潮障碍的诊断。

支持诊断的有关特征

在特定的人格特质或精神病理模式与性高潮功能失调之间的关系方面，还没有被广泛地确定。与没有该障碍的女性相比，一些有性高潮障碍的女性可能更难以进行关于性问题的交流。然而，整体的性生活满意度，与高潮体验没有很强的相关性。许多女性报告高水平的性生活满意度，尽管极少或从来没有经历过性高潮。女性的性高潮困难经常与性兴趣和性唤起有关的问题同时出现。

除了"终身性/获得性"以及"广泛性/情境性"的亚型之外，在女性性高潮障碍的评估和诊断过程中，必须考虑下述五个因素，鉴于这些因素可能与病因和/或治疗相关：(1) 伴侣因素（例如，伴侣的性问题，伴侣的健康状态）；(2) 关系因素（例如，沟通不良，参与性活动的意愿不一致）；(3) 个体的易患因素（例如，不良的躯体形象，性虐待或情感虐待史），共病的精神疾病（例如，抑郁、焦虑），应激源（例如，失业、丧痛）；(4) 文化或宗教因素（例如，与禁止性活动或性快感相关的抑制，对性的态度）；(5) 与预后、病程或治疗有关的医疗因素。每一个因素都可能对有该障碍的不同女性的症状表现起到不同的作用。

患病率

已报告的女性性高潮问题的患病率在女性中有很大差异，从10%—42%，取决于多种因素（例如，年龄、文化、病程，以及症状的严重程度）；然而，这些估计没有考虑到痛苦的存在。经历性高潮困难的女性中，只有一部分也报告相关的痛苦。如何评估症状的变异（例如，症状的持续时间和回忆时间）也会影响患病率。约10%的女性在其一生中始终没有体验过性高潮。

发展与病程

根据定义，终身性的女性性高潮障碍表明性高潮困难一直存在，而获得性的亚型表明女性的性高潮困难在一段时间正常的性高潮功能之后发生。女性的初次性高潮体验可以出现在从青春期前开始到成人期中的任何时间。与男性相比，女性初次性高潮的年龄呈现更加差异化的模式，并且女性报告经历性高潮随着年龄而增加。许多女性在体验多种性刺激并获得更多关于自己身体的知识过程中学会经历性高潮。女性性高潮持续性（定义为"经常或总是"经历性高潮）的比率在自慰过程中高于与性伴侣的性活动时。

风险与预后因素

气质的：许多不同的心理因素，例如关于怀孕的焦虑和担忧，可能潜在地干扰女性经历性高潮的能力。

环境的：在关系问题、躯体健康、心理健康与女性的性高潮困难之间有很强的关联。社会文化因素(即性别角色的期待和宗教规范)对性高潮困难的经历也有重要的影响。

遗传与生理的：许多生理因素对女性的性高潮体验可能产生影响，包括躯体疾病和药物治疗。一些疾病，例如多发性硬化症，子宫全切除术引发的盆腔神经损坏，以及脊髓损伤可能都会影响女性的性高潮功能。选择性 5-羟色胺再摄取抑制剂可以延迟或抑制女性的性高潮。有外阴萎缩症的女性(以下列症状为标志：阴道干燥、瘙痒和疼痛)与没有该疾病的女性相比，明显更可能报告性高潮困难。绝经状态与性高潮困难的可能性没有持续的相关性。女性性高潮功能的差异可能有显著的遗传作用。然而，心理的、社会文化的和生理因素很可能以复杂的方式交互，来影响女性性高潮和性高潮困难的经历。

文化相关的诊断问题

女性缺乏性高潮在多大程度上会被作为一个需要治疗的问题，可能根据文化背景有所差异。此外，性高潮对性生活满意度有多重要，在女性中也不相同。女性的性高潮能力可能有显著的社会文化和代际差异。例如，无法达到性高潮的患病率，其范围从 17.7%(在北欧)到 42.2%(在东南亚)。

诊断标记物

虽然在女性的性高潮过程中会发生可测量的生理变化，包括激素、盆底肌肉组织以及大脑激活的变化，但这些性高潮的指标在不同的女性之间有显著差异。在临床情况下，女性性高潮障碍的诊断是基于女性的自我报告。

女性性高潮障碍的功能性后果

女性性高潮障碍的功能性后果尚不清楚。虽然在关系问题和女性性高潮困难之间有很强的关联，但关系因素是性高潮困难的风险因素还是该困难的后果，这一点尚不清楚。

鉴别诊断

非性功能的精神障碍：非性功能的精神障碍，例如重性抑郁障碍，特征性地表现为在所有或几乎所有的活动中，兴趣或快乐的显著减少，可以解释女性性高潮障碍。如果性高潮困难能够更好地用其他精神障碍来解释，则不应给予女性性高潮障碍的诊断。

物质/药物所致的性功能失调：物质/药物的使用可以解释性高潮困难。

其他躯体疾病：如果该障碍是由其他躯体疾病所致(例如，多发性硬化症、脊髓损伤)，则不应给予女性性高潮障碍的诊断。

人际关系因素：如果人际关系或显著的环境因素，例如严重的关系困扰，亲密伴侣的暴力，或其他显著的应激源，与性高潮困难有关，则不应给予女性性高潮障碍的诊断。

其他性功能失调：女性性高潮障碍可能与其他性功能失调(例如，女性性兴趣/唤起障碍)关联出现。存在其他性功能失调，并不能除外女性性高潮障碍的诊断。短期或不频繁的以及不伴有临床意义的痛苦或损害的偶尔的性高潮困难，不能被诊断为女性性高潮障碍。如果困难是不充分的性刺激的结果，则诊断也是不恰当的。

共病

有女性性高潮障碍的女性可能同时有性兴趣/唤起障碍。有其他非性功能的精神障碍的女性，例如重性抑郁障碍，可能经历较低的性兴趣/唤起，以及可能间接增加性高潮困难的可能性。

女性性兴趣/唤起障碍

诊断标准 F52.22

A. 性兴趣/性唤起缺乏或显著降低，表现为下列至少3项：
   1. 缺乏/减少对性活动的兴趣。
   2. 缺乏/减少性/情色的想法或幻想。
   3. 没有/减少性活动的启动，通常不接受伴侣启动性活动的尝试。
   4. 在所有或几乎所有(约75%—100%)的性接触(在可确认的情况下，或广义而言，在所有的情况下)中的性活动时缺乏/减少性兴奋/性愉悦。
   5. 对任何内在或外在的性或情色暗示(例如，书面的、口头的、视觉的)缺乏/减少性兴趣/性唤起。
   6. 在所有或几乎所有(约75%—100%)的性接触(在可确认的情况下，或广义而言，在所有情况下)中，性活动时缺乏/减少对生殖器或非生殖器的感觉。

B. 诊断标准A的症状持续至少约6个月。

C. 诊断标准A的症状引起个体有临床意义的痛苦。

D. 该性功能失调不能用其他非性功能的精神障碍来更好地解释，或作为严重的关系困扰(例如，性伴侣暴力)或其他显著应激源的结果，也不能归因于某种物质/药物的效应或其他躯体疾病。

标注是否是：

终身性：该障碍自个体有性活动起持续存在。

获得性：该障碍开始于一段时间的相对正常的性功能之后。

标注是否是：

广泛性：不局限于特定类型的刺激、情境或伴侣。

情境性：仅出现于特定类型的刺激、情境或伴侣。

标注目前的严重程度：

轻度：存在诊断标准A中的症状所引起的轻度痛苦的证据。

中度: 存在诊断标准 A 中的症状所引起的中度痛苦的证据。

重度: 存在诊断标准 A 中的症状所引起的重度或极重度痛苦的证据。

诊断特征

在评估女性性兴趣/唤起障碍时,必须考虑到人际关系的环境。"性欲差异",即女性对性活动的欲望低于性伴侣,不足以做出女性性兴趣/唤起障碍的诊断。为符合该障碍的诊断标准,必须有六项中至少三项的频率和强度的缺乏或减少(诊断标准 A),并且持续至少约 6 个月(诊断标准 B)。在不同女性之间可能存在不同的症状概貌,并且性兴趣和唤起的表现方式也有差异。例如,对于一些女性来说,性兴趣/唤起障碍可能表现为:对性活动缺乏兴趣,缺乏情色或性的想法,以及不愿意启动性活动和对性伴侣的性邀请做出反应。对于其他女性来说,无法变得性兴奋,无法用性欲望来回应性刺激,以及相应地缺少性唤起的生理体征可能是主要特征。由于性欲望和性唤起经常同时存在,并且是作为对充分性暗示的反应,女性性兴趣/唤起障碍的诊断标准要考虑到有该障碍的女性特征性的主诉中,性欲望和性唤起的困难经常同时存在。短期的性兴趣或性唤起改变是常见的,并且可能是对女性生活事件的适应性反应,而不代表性功能失调。女性性兴趣/唤起障碍的诊断要求症状的病程最少约 6 个月,来反映这些症状必须是持续性的问题。当 6 个月的病程不能被精确确定时,对于持续性的估计应该由临床判断来决定。

可能存在对性活动兴趣的频率和强度的缺乏或减少(诊断标准 A1),先前曾被命名为性欲低下障碍。性和情色的想法或幻想的频率和强度可能缺乏或减少(诊断标准 A2)。在不同女性之间,性幻想的表现形式有很大差异,并且可能包括对过去性经历的记忆。当评估该诊断标准时,应考虑性想法随着年龄增长的正常下降。没有或减少性活动的启动,以及不接受伴侣的性邀请(诊断标准 A3)是一个聚焦于行为的诊断标准。配偶对性启动模式的信念和偏好与这项诊断标准的评估高度相关。在所有或几乎所有(约 75%—100%)的性接触中的性活动可能缺乏或减少性兴奋或性愉悦(诊断标准 A4)。缺乏性愉悦是性欲低下女性的一个常见的临床主诉。在报告性欲低下的女性中,能引起性兴趣或性唤醒的性或情色暗示较少(即缺乏"反应型欲望")。对性刺激充分性的评估将有助于确定是否有反应型性欲望的困难(诊断标准 A5)。在性活动中,生殖器或非生殖器感觉的频率或强度可能减少或缺乏(诊断标准 A6)。这些情况可能包括阴道润滑/充血的减少,但由于对于生殖器性反应的生理测量不能区分报告有性唤起担忧的女性和没有该问题的女性,对于生殖器或非生殖器感觉减少或缺乏的自我报告就是充分的。

为做出女性性兴趣/唤起障碍的诊断,有临床意义的痛苦必须伴随诊断标准 A 中的症状。痛苦可以作为性兴趣/唤起缺乏的结果,或作为显著干扰女性生活和幸福感的结果。如果终生缺乏性欲可以更好地用个体自我认同的"无性"来解释,则不应做出女性性兴趣/唤起障碍的诊断。

支持诊断的有关特征

女性性兴趣/唤起障碍经常与下列情况相关：体验性高潮有困难，在性活动中体验到疼痛，性活动不频繁，以及性伴侣之间的性欲差异。关系困扰和心境障碍也经常是女性性兴趣/唤起障碍的有关特征。关于性兴趣或性唤起"恰当"水平的不切实际的预期和规范，以及性技巧不良和性信息缺乏，可能在诊断有女性性兴趣/唤起障碍的女性中也是明显的。后者以及正常的性别角色的信念也是重要的考虑因素。

除了"终身性/获得性"以及"广泛性/情境性"的亚型之外，在女性性兴趣/唤起障碍的评估和诊断过程中，必须考虑下述五个因素，鉴于这些因素可能与病因和/或治疗相关：(1) 伴侣因素(例如，伴侣的性问题，伴侣的健康状态)；(2) 关系因素(例如，沟通不良，参与性活动的意愿不一致)；(3) 个体的易患因素(例如，不良的躯体形象，性虐待或情感虐待史)，共病的精神疾病(例如，抑郁、焦虑)，应激源(例如，失业、丧痛)；(4) 文化或宗教因素(例如，与禁止性活动或性快感相关的抑制，对性的态度)；(5) 与预后、病程或治疗有关的医疗因素。每一个因素都可能对有该障碍的不同女性的症状表现起到不同的作用。

患病率

本手册中所定义的女性性兴趣/唤起障碍的患病率是未知的。在 DSM-Ⅳ或 ICD-10 中定义的性欲低下以及性唤起(有或没有伴随的痛苦)困难的患病率，可能随着年龄、文化环境、症状的病程和痛苦的存在而变化。关于症状的病程，在与性兴趣缺乏有关的短期和持续性问题之间，患病率估计存在显著差异。当要求个体存在关于性功能的痛苦时，患病率的估计值会显著降低。与年轻的女性相比，一些年长的女性对性欲低下报告的痛苦较少，尽管性欲可能随着年龄的增长而降低。

发展与病程

根据定义，终身性的女性性兴趣/唤起障碍表示缺乏性兴趣或唤起的问题在该女性的整个性生活史中一直存在。在性活动中，对于评估功能的诊断标准条目 A3、A4 和 A6 来说，终身性的亚型意味着从个体的初次性经历开始，症状就一直存在。如果性兴趣或唤起的困难是在一段时间没有问题的性功能之后发展而来，则被定义为获得性的亚型。性功能适应性和正常的改变可能是与性伴侣相关，人际关系或个人事件的结果，并且可能在本质上是暂时性的。然而，当症状持续约 6 个月或更长时，则为性功能失调。

在整个生命周期中，性兴趣和唤起会有正常的变化。而且，与在短期关系中的女性相比，在长时间持续关系中的女性更有可能报告参与性活动，即使开始性接触时没有明显的性欲的感觉。年长女性的阴道干燥与年龄和绝经状态相关。

风险与预后因素

气质的：气质因素包括对性的负性认知和态度，以及过去的精神障碍史。性兴奋和性抑制的倾向性差异也可以预测发生性问题的可能性。

环境的：环境因素包括关系困扰，伴侣的性功能，以及发育史。例如，与照料者的早期关系和童年时期的应激源。

遗传与生理的：一些躯体疾病(例如，糖尿病、甲状腺功能失调)可以是女性性兴趣/唤起障碍的风险因素。遗传因素对女性性困难的易患性有很大的影响。使用阴道光学体积描记法的心理生理学研究，还没有发现有和没有“感受到的生殖器唤起缺乏”的女性之间的差异。

文化相关的诊断问题

性欲低下跨文化的患病率有显著差异。与欧洲裔加拿大女性相比，性欲低下的患病可能在东亚女性中更为常见。虽然，与欧美群体相比，东亚国家中男性和女性的性欲和性唤醒的水平较低，可能反映了在这些文化中缺少性兴趣，但是上述群体间的差异仍有可能是由于使用定量欲望的测评工具而人为造成的结果。要判断来自特定种族文化群体中的女性报告的性欲低下是否符合女性性兴趣/唤起障碍的诊断标准，必须考虑以下事实：不同文化可能会将一些行为而非另一些行为病理化。

性别相关的诊断问题

根据定义，女性性兴趣/唤起障碍的诊断只对女性做出。男性性欲的痛苦困难被考虑为男性性欲低下障碍。

女性性兴趣/唤起障碍的功能性后果

性兴趣/唤起的困难经常与低下的关系满意度有关。

鉴别诊断

非性功能的精神障碍：非性功能的精神障碍，例如，重性抑郁障碍，存在“几乎每天和每天的大部分时间，对所有或几乎所有活动的兴趣或乐趣都明显减少”的情况，可以解释性兴趣/唤起的缺乏。如果性兴趣/唤起的缺乏可以完全归因于其他精神障碍，则不应给予女性性兴趣/唤起障碍的诊断。

物质/药物使用：物质或药物的使用可以解释性兴趣/唤起的缺乏。

其他躯体疾病：如果此类性症状被认为几乎只与其他躯体疾病(例如，糖尿病、内皮疾病、甲状腺功能失调、中枢神经系统疾病)的影响有关，则不应给予女性性兴趣/唤起障碍的诊断。

人际关系因素：如果人际关系或显著的环境因素，例如，严重的关系痛苦，亲密伴侣的暴力，或其他显著的应激源可以解释性兴趣/唤起的症状，则不应给予女性性兴趣/唤起障碍的诊断。

其他性功能失调：其他性功能失调的存在，并不能排除女性性兴趣/唤起障碍的诊断。对于女性来说，经历一种以上的性功能失调是常见的。例如，慢性生殖器疼痛可能导致对(疼痛的)性活动缺乏欲望。在性活动过程中,缺乏性兴趣和性唤起可能损害性高潮的能力。对于一些女性来说,性反应的所有方面都可能是不满意的和痛苦的。

性刺激不充分或缺乏: 考虑鉴别诊断时,评估女性性经历过程中性刺激的充分性是很重要的。对性刺激不充分或缺乏导致此类临床问题的案例,可能需要治疗,但不应给予女性性兴趣/唤起障碍的诊断。类似地,在鉴别诊断中必须考虑,继发于重大生活或个人事件的性功能短暂的和适应性的改变。

共病

性兴趣/唤起困难和其他性困难之间的共病是极为常见的。性痛苦和对性生活的不满意,也是与性欲低下的女性高度相关的。痛苦的性欲低下与抑郁、甲状腺问题、焦虑、尿失禁和其他躯体因素有关。关节炎和炎性或过敏性肠道疾病也与性唤起困难有关。性欲低下似乎可以与抑郁、成人期性虐待和躯体虐待、整体的精神功能和酒精使用共病。

生殖器-盆腔痛/插入障碍

诊断标准 F52.6

A. 表现为下列 1 项(或更多)持续的或反复的困难:
  1. 性交时阴道插入。
  2. 在阴道性交或企图插入时,显著的外阴阴道或盆腔疼痛。
  3. 在阴道插入之前、期间或之后,对外阴阴道或盆腔疼痛的显著的害怕或焦虑。
  4. 企图插入阴道时,显著的紧张或盆底肌肉紧缩。

B. 诊断标准 A 的症状持续至少约 6 个月。

C. 诊断标准 A 的症状引起个体有临床意义的痛苦。

D. 该性功能失调不能用其他非性功能的精神障碍来更好地解释,或作为严重的关系困扰(例如,性伴侣暴力)或其他显著应激源的结果,也不能归因于某种物质/药物的效应或其他躯体疾病。

标注是否是:

终身性: 该障碍自个体有性活动起持续存在。

获得性: 该障碍开始于一段时间的相对正常的性功能之后。

标注目前的严重程度:

轻度: 存在诊断标准 A 中的症状所引起的轻度痛苦的证据。

中度: 存在诊断标准 A 中的症状所引起的中度痛苦的证据。

重度: 存在诊断标准 A 中的症状所引起的重度或极重度痛苦的证据。

诊断特征

生殖器-盆腔痛/插入障碍是指4个常见的共病的症状维度：(1) 性交困难，(2) 生殖器-盆腔痛，(3) 对疼痛或阴道插入的恐惧，(4) 盆底肌肉紧张(诊断标准A)。以上述症状为主的任何一个重大困难，通常足以导致有临床意义的痛苦，只要基于其中一个症状维度的显著困难，就可以做出诊断。然而，上述四个症状维度都应该被评估，即使是只基于一个症状维度做出诊断。

阴道性交/插入的显著困难(诊断标准A1)可能是变化的，从完全无法在任何情境下经历阴道插入(例如，性交、妇科检查、插入卫生棉条)，到能够轻易在一种情境下经历插入而不是另一种情境。尽管最常见的临床情况是女性无法经历与性伴侣的性交或插入，接受必需的妇科检查的困难也可能存在。在阴道性交或试图插入的过程中，显著的外阴阴道或盆腔疼痛(诊断标准A2)，指的是在生殖器-盆腔区域的不同位置出现疼痛。疼痛的位置和强度应被评估。通常，疼痛可以按浅表性(外阴阴道或在插入过程中出现)或深入性(盆腔，即直到插入较深时才能感觉到)来分类。上述疼痛的强度通常与性交或其他性活动的痛苦或干扰呈非线性相关。一些生殖器-盆腔疼痛仅仅出现在被激发时(即通过性交或机械刺激)；其他生殖器—盆腔疼痛可以是自发的和被激发的。生殖器-盆腔疼痛按性质来分类也是有帮助的(例如，"灼烧的""割裂的""射击的""跳动的")。这种疼痛可能在性交完成后持续一段时间，也可能出现在排尿过程中。通常，在性交过程中经历的疼痛会在妇科检查中再现。

在阴道插入之前、期间或之后，对外阴阴道或盆腔疼痛的显著的害怕或焦虑(诊断标准A3)常见于经常经历性交疼痛的女性。这一"正常"反应可能导致对性/亲密情境的回避。在其他情况下，这种显著的害怕看起来并不是与疼痛的经历紧密相关的，但仍然能够导致对性交和阴道插入情境的回避。有些人曾经把这种情况描述为与恐怖症的反应相似，只不过恐惧的对象是阴道插入或害怕疼痛。

在试图插入阴道时，显著的紧张或盆底肌肉紧缩(诊断标准A4)可能是变化的：从试图进入阴道时盆底肌肉反射性的痉挛，到"正常/自主"的对预期的或反复经历的疼痛、害怕，或焦虑的反应性肌肉防卫。在"正常/防卫"反应的案例中，肌肉放松时有可能插入。对盆底功能失调的定性和评估通常由专门的妇科医生或盆底理疗师进行。

支持诊断的有关特征

生殖器-盆腔痛/插入障碍经常与其他性功能失调有关，特别是性欲和性兴趣降低(女性性兴趣/唤起障碍)。有时，性欲和性兴趣仍然保留在没有疼痛或不需要插入的性情境中。即使当有生殖器-盆腔痛/插入障碍的个体报告有性兴趣和性动机，仍然会经常出现对性情境和性机会的行为回避。即使有医学建议，仍然回避妇科检查的情况也经常发生。回避的模式与恐怖症中所见的十分相似。性交从未成功过的女性，只有在希望怀孕时才来治疗，这种情况是常见的。许多有生殖器-盆腔痛/插入障碍的女性会经历伴随的关系/婚姻问题,她们也经常报告该症状显著减少了她们女性化的感觉。

除了“终身性/获得性”以及“广泛性/情境性”的亚型之外,在生殖器-盆腔痛/插入障碍的评估和诊断过程中,必须考虑下述五个因素,鉴于这些因素可能与病因和/或治疗相关:(1) 伴侣因素(例如,伴侣的性问题,伴侣的健康状态);(2) 关系因素(例如,沟通不良,参与性活动的意愿不一致);(3) 个体的易患因素(例如,不良的躯体形象,性虐待或情感虐待史),共病的精神疾病(例如,抑郁、焦虑),应激源(例如,失业、丧痛);(4) 文化或宗教因素(例如,与禁止性活动或性快感相关的抑制,对性的态度);(5) 与预后、病程或治疗有关的医疗因素。每一个因素都可能对有该障碍的不同女性的症状表现起到不同的作用。

对生殖器-盆腔痛/插入障碍任何一个症状维度都没有有效的生理测评。有效的心理测评工具用来正式评估与生殖器-盆腔痛/插入障碍有关的疼痛和焦虑部分,是有用的。

患病率

生殖器-盆腔痛/插入障碍的患病率是未知的。然而,在北美,约有 15%的女性报告在性交过程中有反复的疼痛。性交困难是性功能失调门诊和专业的临床工作者最频繁的转介案例。

发展与病程

生殖器-盆腔痛/插入障碍的发展与病程尚不清楚。因为女性通常不会寻求治疗,直到她们经历性功能问题,通常很难定性生殖器-盆腔痛/插入障碍是终身性(原发的)还是获得性(继发的)。尽管女性通常在启动性活动后才呈现出引起临床关注的症状,但通常会有更早的临床体征。例如,难以或回避使用卫生棉条是晚期问题的早期预测。有阴道插入的困难(不能、害怕或疼痛)可能直到尝试性交时才变得明显。即使在尝试性交之后,尝试的频率可能也不显著或规律。在难以确认症状是终身性还是获得性的案例中,确定存在任何一段持续时间的没有疼痛、害怕,以及紧张的成功性交,是有帮助的。如果上述一段时间的经历可以被确认,则生殖器-盆腔痛/插入障碍可以被定性为获得性的。一旦症状被确认持续约 6 个月的时间,自发的和显著的症状缓解的可能性会减小。

关于生殖器-盆腔痛的主诉在成年早期、绝经期和绝经期后达到峰值。主诉性交困难的女性主要在绝经期前。在产后期也可能有生殖器-盆腔痛相关症状的增加。

风险与预后因素

环境的: 性和/或躯体虐待通常被认为是 DSM-Ⅳ所定义的性交疼痛障碍的性交困难和阴道痉挛的预测因素。在现有文献中,这是有争议的观点。

遗传与生理的: 在性交过程中经历浅表性疼痛的女性,经常报告疼痛起病于阴道感染史后。即使在感染消失,且没有明显的物理残留物之后,疼痛仍旧持续。在插入卫生棉条的过程中疼痛,或在尝试任何性接触前无法插入卫生棉条,是生殖器-盆腔痛/插入障碍的一个重要风险因素。

文化相关的诊断问题

在过去,性教育不充分以及传统宗教,经常被认为是 DSM-Ⅳ 阴道痉挛诊断的文化相关的易感因素。这个观点被最近一个报告所确认,该障碍有非常高的患病率。然而,已知的大多数研究,尽管范围有限,并不支持这一观点。

性别相关的诊断问题

根据定义,生殖器-盆腔痛/插入障碍的诊断只能对女性做出。一些相对较新的针对男性慢性尿道盆腔痛症状的研究表明,男性也会经历一些类似的问题。上述研究和临床经验尚未得到充分发展,以证明可以对男性做出该诊断。对看似符合上述模式的男性,可以做出其他特定的性功能失调或未特定的性功能失调的诊断。

生殖器-盆腔痛/插入障碍的功能性后果

生殖器-盆腔痛/插入障碍中的功能性困难经常与妨碍关系的满意度有关,有时也与通过阴茎/阴道性交来怀孕的能力有关。

鉴别诊断

其他躯体疾病: 在许多案例中,有生殖器-盆腔痛/插入障碍的女性也会被诊断有其他躯体疾病(例如,外阴硬化性苔藓、子宫内膜异位、盆腔炎、外阴阴道萎缩)。在一些案例中,对躯体疾病的治疗可能会缓解生殖器-盆腔痛/插入障碍。然而大多数情况并非如此。没有可靠的工具或诊断方法能够帮助临床工作者确定躯体疾病和生殖器-盆腔痛/插入障碍哪个是原发的。通常,有关的躯体疾病很难被诊断和治疗。例如,在绝经期后性交中疼痛发生率的增加有时可以归因于与雌激素水平下降有关的阴道干燥或外阴阴道萎缩。然而,外阴阴道萎缩/干燥、雌激素,以及疼痛之间的关系,还没有得到很好的确认。

躯体症状与相关障碍: 一些有生殖器-盆腔痛/插入障碍的女性可能也被诊断有躯体症状障碍。由于生殖器-盆腔痛/插入障碍和躯体症状及相关障碍都是新的诊断,尚不清楚它们能否被有效鉴别。一些有生殖器-盆腔痛/插入障碍的女性也会被诊断有某种特定恐怖症。

不充分的性刺激: 对于临床工作者来说,在鉴别诊断中需要考虑到很重要的一点,就是评估女性性经历中的性刺激的充分性。不充分的前戏或唤起的性情境,可能导致插入困难、疼痛或回避。男性性伴侣的勃起功能障碍或早泄可能导致插入困难。上述这些情况应被仔细评估。在一些情境中,生殖器-盆腔痛/插入障碍的诊断可能并不恰当。

共病

生殖器-盆腔痛/插入障碍和其他性困难的共病是常见的。与关系痛苦的共病也是常见的。这并不令人惊讶，因为在西方文化中，无法与心仪的性伴侣进行(无痛)性交以及回避性机会，既可能是其他性或关系问题的促成因素，也可能是其结果。因为生殖器-盆腔痛/插入障碍的诊断涉及盆底症状，可能会有较高的与盆底或生殖器官相关的其他障碍(例如，间质性膀胱炎、便秘、阴道感染、子宫内膜异位、肠道易激惹综合征)的患病率。

男性性欲低下障碍

诊断标准 F52.0

A. 持续地或反复地缺失(或缺乏)对性/情色的想法、幻想或对性活动的欲望。对于此缺少的判断由临床工作者做出，且考虑到那些影响性功能的因素，如年龄、个体生活中总体的和社会文化的背景。
B. 诊断标准 A 的症状持续至少大约 6 个月。
C. 诊断标准 A 的症状引起个体有临床意义的痛苦。
D. 该性功能失调不能用其他非性功能的精神障碍来更好地解释，或作为严重的关系困扰或其他显著应激源的结果，也不能归因于某种物质/药物的效应或其他躯体疾病。

标注是否是：

终身性：该障碍自个体有性活动起持续存在。

获得性：该障碍开始于一段时间的相对正常的性功能之后。

标注是否是：

广泛性：不局限于特定类型的刺激、情境或伴侣。

情境性：仅出现于特定类型的刺激、情境或伴侣。

标注目前的严重程度：

轻度：存在诊断标准 A 中的症状所引起的轻度痛苦的证据。

中度：存在诊断标准 A 中的症状所引起的中度痛苦的证据。

重度：存在诊断标准 A 中的症状所引起的重度或极重度痛苦的证据。

诊断特征

在进行男性性欲低下障碍的评估时，必须考虑到人际关系的情况。“性欲差异”，即男性对性活动的欲望低于其性伴侣，不足以做出男性性欲低下障碍的诊断。为做出该障碍的诊断，必须要同时有性欲的低下/缺失，以及性想法或性幻想的缺乏/缺失。在不同男性之间，如何表现性欲是有差异的。

对性的欲望缺乏以及情色想法或幻想的缺少/缺失必须是持续的或反复的，必须至少发生约 6 个月。包含病程的诊断标准,是为了避免在男性的性欲低下是由于对不良生活状况的适应性反应的情况下做出该诊断(例如,当男性考虑结束恋爱关系时,担心性伴侣怀孕)。诊断标准 B 中"大约"的使用,允许临床工作者在症状的病程未符合诊断标准推荐的 6 个月阈值的情况下做出专业判断。

支持诊断的有关特征

男性性欲低下障碍有时与勃起和/或射精困难有关。例如,获得勃起的持续性困难可能导致男性对性活动失去兴趣。有性欲低下障碍的男性经常报告他们不再启动性活动,并且他们对性伴侣启动性活动的尝试接纳程度极低。性活动(例如,自慰或与伴侣的性活动)即使在性欲低下的情况下,有时也可能发生。在做出男性性欲低下障碍诊断时,必须考虑到性启动模式的特定的关系偏好。尽管男性更可能启动性活动,因此性欲低下可能特征性地表现为不启动性活动的行为模式,但许多男性可能倾向于让其伴侣来启动性活动。在这样的情况下,评估性欲低下时,应考虑到男性缺乏对性伴侣启动的接纳。

除了"终身性/获得性"以及"广泛性/情境性"的亚型之外,在男性性欲低下障碍的评估和诊断过程中,必须考虑下述五个因素,鉴于这些因素可能与病因和/或治疗相关:(1) 伴侣因素(例如,伴侣的性问题,伴侣的健康状态);(2) 关系因素(例如,沟通不良,参与性活动的意愿不一致);(3) 个体的易患因素(例如,不良的躯体形象,性虐待或情感虐待史),共病的精神疾病(例如,抑郁、焦虑),应激源(例如,失业、丧痛);(4) 文化或宗教因素(例如,与禁止性活动或性快感相关的抑制,对性的态度);(5) 与预后、病程或治疗有关的医疗因素。每一个因素都可能对有该障碍的不同男性的症状表现起到不同的作用。

患病率

男性性欲低下障碍的患病率根据原始国籍和评估方法而有差异。约 6%的年轻男性(年龄 18—24 岁)以及 41%的老年男性(年龄 66—74 岁)存在性欲问题。然而,持续 6 个月或以上的性兴趣缺乏,仅影响年龄 16—44 岁男性中的一小部分(1.8%)。

发展与病程

根据定义,终身性的男性性欲低下障碍表示,性欲低下或缺失的问题一直存在,而如果男性的性欲低下是在一段时间的正常性欲之后发展而来,则被定义为获得性的亚型。诊断标准中要求性欲低下持续约 6 个月或以上,因此,性欲的短期变化不应被诊断为男性性欲低下障碍。

与年龄相关的性欲减退是正常的。正如女性一样,男性可以确认各种不同的对性欲的激发因素,他们可以描述自己选择参与性活动的许多不同理由。对年轻男性来说,虽然情色的视觉暗示可能会是更强的性欲激发因素,但性暗示的效力可能随着年龄增长而减弱,在评估男性性欲低下障碍时必须考虑这一点。

风险与预后因素

气质的：情绪低落和焦虑症状是男性性欲低下的强烈预测。多达半数的过去有精神病症状病史的男性中，有中度或重度的性欲丧失。与之相比，无精神病症状病史的男性仅有15%。男性的自我感觉，对性伴侣表现出的性欲的感知，对情感联结的感受以及其他环境变量，可能都会对性欲有负性(或正性)的影响。

环境的：酒精使用可能会增加性欲低下的发生。在男性同性恋中，在解释性欲低下时必须考虑：自我的同性恋恐惧，人际关系问题，态度，缺乏充分的性教育，以及早期人生经历的创伤，社会和文化的环境因素也应当被考虑在内。

遗传与生理的：内分泌疾病，例如，高催乳素血症对男性性欲会产生显著的影响。年龄是男性性欲低下的一个重要风险因素。性欲低下男性的睾丸酮水平是否异常低下尚不清楚；然而在性腺机能减退的男性中，性欲低下是常见的。可能还存在一个关键阈值，睾丸酮低于此值会影响男性性欲，而睾丸酮高于此值对男性性欲就几乎没有影响。

文化相关的诊断问题

在不同文化间，性欲低下的患病率存在显著差异，从年龄40—80岁的北欧男性的12.5%到东南亚男性的28%。正如东亚女性性欲低下的患病率更高一样，东亚血统的男性性欲低下的患病率也更高一些。对性的负罪感可能影响东亚种族和男性性欲之间的关系。

性别相关的诊断问题

与女性性功能失调的分类相比，男性的性欲和性唤起障碍被作为分别的诊断。尽管男性和女性的性欲体验有相似之处，并且在性欲随着时间而波动以及基于环境因素的情况下，与女性相比，男性仍然报告其性欲有更高的强度和频率。

鉴别诊断

非性功能的精神障碍：非性功能的精神障碍，例如，重性抑郁障碍，以“几乎每天和每天的大部分时间，对所有或几乎所有活动的兴趣或乐趣都明显减少”为特征，可以解释性欲缺乏。如果性欲缺乏能够更好地用其他精神障碍来解释，则不应给予男性性欲低下障碍的诊断。

物质/药物使用：物质或药物的使用可以解释性欲的缺乏。

其他躯体疾病：如果性欲低下/缺失以及情色想法的缺乏/缺失，可以更好地用其他躯体疾病(例如，性腺机能减退、糖尿病、甲状腺功能失调、中枢神经系统疾病)的效应来解释，则不应给予男性性欲低下障碍的诊断。

人际关系因素：如果人际关系或重要的环境因素，例如，严重的关系痛苦或其他显著的应激源，与男性性欲低下有关，则不应给予男性性欲低下障碍的诊断。

其他性功能失调：存在其他性功能失调，并不能排除男性性欲低下障碍的诊断。一些证据显示有性欲低下的男性中多达半数也会有勃起困难,并且较少的一部分男性可能还同时有早泄问题。如果男性的性欲低下被自我认同为一种"无性",则不应给予男性性欲低下障碍的诊断。

共病

抑郁和其他精神障碍以及内分泌因素,经常与男性性欲低下障碍共病。

早泄

诊断标准 F52.4

A. 与伴侣的性活动中,在插入阴道约 1 分钟内,在个体的意愿之前出现的一种持续的或反复的射精模式。

注: 尽管早泄的诊断可适用于非阴道性活动的个体,但尚未建立针对这些活动的特定的持续时间标准。

B. 诊断标准 A 的症状必须持续至少 6 个月,且必须在所有或几乎所有(约 75%—100%)的性活动中(在可确认的情况下,或广义而言,在所有的情况下)。

C. 诊断标准 A 的症状引起个体有临床意义的痛苦。

D. 该性功能失调不能用其他非性功能的精神障碍来更好地解释,或作为严重的关系困扰或其他显著应激源的结果,也不能归因于某种物质/药物的效应或其他躯体疾病。

标注是否是:

终身性: 该障碍自个体有性活动起持续存在。

获得性: 该障碍开始于一段时间的相对正常的性功能之后。

标注是否是:

广泛性: 不局限于特定类型的刺激、情境或伴侣。

情境性: 仅出现于特定类型的刺激、情境或伴侣。

标注目前的严重程度:

轻度: 插入阴道后约 30 秒到 1 分钟内射精。

中度: 插入阴道后约 15 秒到 30 秒内射精。

重度: 在性活动之前,或在性活动之初,或插入阴道后约 15 秒内射精。

诊断特征

早泄表现为阴道插入之前或不久后发生射精,它根据个体在阴道插入后对射精潜伏期(即在射精前的时间)的估计来判断。只要射精潜伏期很短,那么估计和测量的阴道内射精潜伏期就高度相关;因此,自我报告的射精潜伏期的估计对于诊断而言就是充分的。60 秒的阴道内射精潜伏期是诊断异性恋男性终身性早泄的恰当临界值。没有充足的数据来确认上述时长标准可以被应用于获得性早泄。由于射精潜伏期在不同性取向的男性以及在不同的性活动中是相似的，因此持续时间的定义可以应用于不同性取向的男性。

支持诊断的有关特征

许多有早泄的男性主诉对射精缺乏控制，并且报告对未来性接触中预期的无法延迟射精感到担忧。

以下因素可能在评估任何性功能失调中都是相关的：(1) 伴侣因素（例如，伴侣的性问题，伴侣的健康状态）；(2) 关系因素（例如，沟通不良，参与性活动的意愿不一致）；(3) 个体的易患因素（例如，不良的躯体形象，性虐待或情感虐待史），共病的精神疾病（例如，抑郁、焦虑），应激源（例如，失业、丧痛）；(4) 文化或宗教因素（例如，与禁止性活动或性快感相关的抑制，对性的态度）；(5) 与预后、病程或治疗有关的医疗因素。

患病率

对早泄患病率的估计，根据所使用的定义会有较大差异。在国际上，年龄18—70岁之间的男性中，超过20%—30%对自己是否会快速射精表示担忧。随着使用早泄的新定义（即在阴道插入约1分钟内发生射精），只有1%—3%的男性被诊断有该障碍。早泄的患病率可能随着年龄的增加而增加。

发展与病程

根据定义，终身性的早泄开始于男性的初次性经历并在之后一直持续。有些男性可能在最初性接触的过程中经历早泄，但随着时间的推移获得了对射精的控制。射精问题持续超过6个月，才能确定早泄的诊断。作为对比，有些男性在有一段时间的正常射精潜伏期之后，发展出了该障碍，被称为*获得性早泄*。对于获得性早泄的所知远远少于终身性早泄。获得性的形式通常在晚些时候开始，发生于40多岁或更晚。终身性相对来说在一生中是稳定的。关于获得性早泄的病程所知甚少。躯体疾病的逆转，例如，甲状腺功能亢进和前列腺炎，看似能够使射精潜伏期恢复到基线。终身性早泄开始于早期性经历并在个体一生中持续。在约20%有早泄的男性中，射精潜伏期随着年龄的增长还会进一步缩短。发现年龄的大小和亲密关系的长短与早泄的患病率呈负相关。

风险与预后因素

气质的：早泄可能更常见于有焦虑障碍的男性，特别是社交焦虑障碍（社交恐惧症）。

遗传与生理的：对终身性早泄来说，遗传作用为中度。早泄可能与多巴胺转运蛋白基因多态性或5-羟色胺转运蛋白基因多态性有关。甲状腺疾病、前列腺炎，以及毒品戒断与获得性早泄有关。在射精过程中，对局部脑血流的正电子发射断层扫描测量，已经显示主要在中脑移行区包括腹侧被盖区激活。

文化相关的诊断问题

关于正常的射精潜伏期应该是多长时间,在许多文化中有不同的看法。在一些国家,射精潜伏期的测量值可能会有所不同。上述差异可以用文化或宗教因素来解释,也可以由种群之间的遗传差异来解释。

性别相关的诊断问题

早泄是男性的一种性功能失调。男性及其性伴侣可能对可接受的射精潜伏期的时间,有不同的看法。在女性中,关于其性伴侣早泄的担忧可能会增加,这可能是对女性性活动的社会态度变化的一种反映。

诊断标记物

射精潜伏期通常在研究环境下由性伴侣使用计时工具(例如,秒表)进行监测,尽管在实际生活中的性情境下这并不是一个理想的方法。对于阴道性交而言,可以记录阴道内插入和射精之间的时间。

早泄的功能性后果

早泄的模式可能与自尊心低下、缺乏控制感,以及伴侣关系的不良后果有关。早泄也可能引起性伴侣的个人痛苦以及性满意度的下降。插入之前的射精可能与怀孕困难有关。

鉴别诊断

物质/药物所致的性功能失调:当早泄的问题完全是由物质使用、中毒或戒断所致,应给予物质/药物所致的性功能失调的诊断。

不符合诊断标准的射精问题:有必要分辨出以下类型的男性:射精潜伏期正常但要求更长的射精潜伏期的男性,以及有阵发性早泄的男性(例如,在与一位新的性伴侣进行初次性接触的过程中,射精潜伏期短可能是常见的或正常的)。上述两种情况都不应当被诊断为早泄,即使这些情况对一些男性来说是痛苦的。

共病

早泄可能与勃起困难有关。在许多案例中,可能难以确定哪种困难先于另一种。终身性的早泄可能与一些焦虑障碍有关。获得性的早泄可能与前列腺炎、甲状腺疾病或物质戒断(例如,在阿片类物质戒断中)有关。

物质/药物所致的性功能失调

诊断标准

A. 主要临床表现为有临床意义的性功能紊乱。

B. 来自病史、体格检查或实验室检验显示存在下列 2 项证据：
   1. 诊断标准 A 的症状是在物质中毒期间或不久后或戒断后，或在某种药物后出现。
   2. 所涉及的物质/药物能够产生诊断标准 A 的症状。

C. 这种障碍不能用非物质/药物所致的性功能失调来更好地解释。独立的性功能失调的证据包括如下：

   症状的发作是在开始使用物质/药物之前；在急性戒断或严重中毒结束之后，症状仍持续相当长的时间（例如，约 1 个月）；或有其他证据表明存在独立的、非物质/药物所致的性功能失调（例如，有反复出现的与非物质/药物相关的发作病史）。

D. 这种障碍并非仅仅出现于谵妄时。

E. 这种障碍引起个体有临床意义的痛苦。

注：只有当诊断标准 A 的症状在临床表现中非常显著且已经严重到足以引起临床关注时，才应做出这种诊断以代替物质中毒或戒断的诊断。

编码备注：下表 ICD-10-CM 中（特定物质/药物）所致的性功能失调的编码。注意 ICD-10-CM 的编码取决于是否存在合并对同类物质的使用障碍。如果一个轻度的物质使用障碍合并物质所致的性功能失调，则第 4 位的数码为“1”，临床工作者应在物质所致的性功能失调之前记录“轻度（物质）使用障碍”（例如，“轻度可卡因使用障碍和可卡因所致的性功能失调”）。如果一个中度或重度的物质使用障碍合并物质所致的性功能失调，则第 4 位的数码为“2”，临床工作者应根据合并物质使用障碍的严重程度来记录“中度（物质）使用障碍”或“重度（物质）使用障碍”。如果无合并物质使用障碍（例如，仅仅一次高剂量物质使用后），则第 4 位数码为“9”，且临床工作者应仅仅记录物质所致的性功能失调。

项目	ICD-10-CM		
	伴轻度使用障碍	伴中度或重度使用障碍	无使用障碍
酒精	F10.181	F10.281	F10.981
阿片类物质	F11.181	F11.281	F11.981
镇静剂、催眠药或抗焦虑药	F13.181	F13.281	F13.981
苯丙胺（或其他兴奋剂）	F15.181	F15.281	F15.981
可卡因	F14.181	F14.281	F14.981
其他（或未知）物质	F19.181	F19.281	F19.981

标注如果是（参见 DSM-5 中“物质相关及成瘾障碍”一章中的表 1 与物质种类有关的诊断）：

于中毒期间起病：如果物质中毒和在中毒过程中产生的症状都符合诊断标准。

于戒断期间起病：如果物质戒断和在戒断过程中或不久后产生的症状都符合诊断标准。

于药物使用后起病：症状既可能出现在药物使用初期，也可能出现在药物调整或改变之后。

标注目前的严重程度：

轻度：出现于25%—50%的性活动中。

中度：出现于50%—75%的性活动中。

重度：出现于75%或以上的性活动中。

记录步骤

ICD-10-CM：物质/药物所致的性功能失调的名称由假设能导致性功能失调的特定物质(例如，酒精、氟西汀)开始。诊断编码筛选自包括物质种类和存在或缺乏合并的物质使用障碍的表格。不符合任何种类的物质(例如，氟西汀)，应使用"其他物质"的编码；某种物质被判断为病因，但该物质的特定种类是未知的，在这种情况下应使用"未知物质"的编码。

当记录疾病名称时，合并物质使用障碍(若有)应列在前面，接着"和"这个字，后面接着物质所致的性功能失调的名称，再接着发生的注解(即，于中毒期间起病，于戒断期间起病，于药物使用后起病)，接着标注严重程度(例如，轻度、中度、重度)。例如，在某人严重的酒精使用障碍的中毒期间出现勃起功能失调的情况下，其诊断为F10.281重度酒精使用障碍和酒精所致的性功能失调，于中毒期间起病，中度。不再给予一个分别的合并重度酒精使用障碍的诊断。如果物质所致的性功能失调出现在无合并物质使用障碍时(例如，仅仅一次高剂量物质使用后)，则无须注明合并物质使用障碍(例如，F15.981苯丙胺所致的性功能失调，于中毒期间起病)。当一种以上的物质被判断在性功能失调的发展过程中起到重要作用时，应分别列出(例如，F14.181轻度可卡因使用障碍和可卡因所致的性功能失调，于中毒期间起病，中度；F19.981氟西汀所致的性功能失调，于药物使用后起病，中度)。

诊断特征

该性功能失调的主要特征是性功能紊乱与物质/药物的启用、剂量增加，或物质/药物的停用存在时间上的关系。

支持诊断的有关特征

性功能失调的发生，与以下类别的物质中毒有关：酒精、阿片类物质、镇静剂、催眠药或抗焦虑药、兴奋剂(包括可卡因)，以及其他(或未知)物质。性功能失调的发生可能与以下类别的物质戒断有关：酒精，阿片类物质，镇静剂、催眠药或抗焦虑药，以及其他(或未知)物质。可导致性功能失调的药物包括抗抑郁药，抗精神病药，以及激素类避孕药。

最常被报告的抗抑郁药物的副作用是性高潮或射精困难。性欲和勃起问题较少见。约 30%的性主诉是有临床意义的。一些药物,例如安非他酮和米氮平,看似与性方面的副作用无关。

与抗精神病药有关的性功能问题包括性欲、勃起、润滑、射精或性高潮问题,通常伴随使用典型和非典型的抗精神病药出现。然而,与那些显著引起催乳素增加的药物相比,上述问题较少见于不影响催乳素的抗精神病药的使用。

尽管心境稳定剂对性功能的效应尚不清楚,锂盐和抗癫痫药对性欲有负性的影响,但拉莫三嗪可能除外。性高潮困难可能出现于加巴喷丁的使用。同样,与苯二氮䓬类药物有关,可能有较高的勃起和性高潮困难的患病率。还没有在丁螺环酮的使用中有类似问题的报告。

许多非精神科药物,例如心血管、细胞毒素、肠胃,以及激素药物,与性功能紊乱有关。毒品使用与性欲下降、勃起障碍,以及性高潮困难有关。性功能失调也见于接受美沙酮药物治疗的个体,但很少报告于接受丁丙诺啡药物治疗的患者。慢性的酒精滥用和慢性的尼古丁滥用与勃起困难有关。

患病率

物质/药物所致的性功能失调的患病率和发病率尚不清楚,可能是因为与治疗有关的性副作用的报告不足有关。物质/药物所致的性功能失调的数据通常涉及抗抑郁药物的效应。抗抑郁药导致的性功能失调的患病率在某种程度上取决于特定的药物。约 25%—80%使用单胺氧化酶抑制剂、三环类抗抑郁药、5-羟色胺能抗抑郁药,以及 5-羟色胺能-肾上腺素能联合抗抑郁药的个体报告有性副作用。在一些 5-羟色胺能和肾上腺素能-5-羟色胺能抗抑郁药之间,性副作用的发生率上有所差异,尽管尚不清楚这些差异是否有临床意义。

约 50%使用抗精神病药的个体会经历不良的性副作用,包括与性欲、勃起、润滑、射精或性高潮有关的问题。在不同的抗精神病药之间,这些副作用的发生率尚不清楚。

在一些非精神科药物,例如心血管、细胞毒素、肠胃、以及激素药物的使用者中,性功能失调确切的患病率和发病率是未知的。用于镇痛的美沙酮或高剂量的阿片类物质,可能会增加性功能失调的发病率。性欲降低、勃起功能失调,以及性高潮困难的患病率增加,与毒品使用有关。性问题的患病率看似与慢性的毒品使用相关,以及与滥用苯丙胺或亚甲基双氧苯丙胺(即MDMA,摇头丸)的个体相比,在滥用海洛因的个体中,患病率(约 60%—70%)看似更高。性功能失调患病率的增加也见于接受美沙酮治疗的个体,但是很少报告见于接受丁丙诺啡治疗的患者。慢性的酒精滥用和慢性的尼古丁滥用与勃起困难的更高患病率有关。

发展与病程

抗抑郁药所致的性功能失调可能最早在初次使用药物的8天后出现。约30%有轻到中度性高潮延迟的个体,在6个月内会经历功能失调的自发缓解。在一些案例中,5-羟色胺再摄取抑制剂所致的性功能失调可能在该药物停用后持续存在。在抗精神病药或毒品滥用开始后,性功能失调起病的时间是未知的。尼古丁和酒精的负性效应很可能在使用多年后出现。早泄有时出现在停止使用阿片类物质后。一些证据显示与物质/药物使用相关的性功能紊乱会随着年龄而增长。

文化相关的诊断问题

在文化因素、药物对性功能的影响,以及个体对这些变化的反应之间可能存在交互作用。

性别相关的诊断问题

在性副作用方面,可能存在一些性别差异。

物质/药物所致的性功能失调的功能性后果

药物所致的性功能失调可能导致药物治疗的不依从性。

鉴别诊断

非物质/药物所致的性功能失调:许多精神疾病,例如,抑郁、双相、焦虑和精神病性障碍都与性功能紊乱有关。因此,将物质/药物所致的性功能失调与潜在的精神障碍所致的性功能失调相鉴别,是相当困难的。如果该障碍与物质/药物的启用或停用之间的紧密关系能够被观察到,则该诊断通常可以确立。如果问题发生于物质/药物启用之后,随着物质/药物的停用而消失,并随着同一物质/药物的使用而复发,就可以确立明确的诊断。大多数物质/药物所致的副作用出现在启用或停用药物不久后。对于只有在某种物质/药物的慢性使用后才出现的性副作用,极难做出确凿的诊断。

其他特定的性功能失调

F52.8

此类型适用于那些临床表现,它们具备性功能失调的典型症状且引起个体有临床意义的痛苦,但未能符合性功能失调类别中任何一种疾病的诊断标准。可在下列情况下使用其他特定的性功能失调这一诊断:临床工作者选择用它来交流未能符合任一种特定的性功能失调的诊断标准的特定原因。通过记录"其他特定的性功能失调",接着记录其特定原因(例如,"性厌恶")来表示。

未特定的性功能失调

F52.9

此类型适用于那些临床表现，它们具备性功能失调的典型症状，且引起个体有临床意义的痛苦，但未能符合性功能失调类别中任一种疾病的诊断标准。此种未特定的性功能失调可在这种情况下使用：临床工作者对未能符合任一种特定的性功能失调的诊断标准的个体选择不给出特定的原因，包括因信息不足而无法做出更特定诊断的情况。

性别烦躁

本章仅使用性别烦躁这一概括的诊断，但分别给出了与儿童、青少年和成年人发育阶段相适应的诊断标准。性与性别的领域具有高度争议性，已经衍生出许多术语，其含义随着时间在专业内和专业之间变化。另一个混淆来源是英文“sex”一词既包括男性/女性的性别，也包括性。本章使用的一些概念和术语已经被不同领域的临床工作者广泛使用，而在本领域内有特定的含义。在本章中，*性与性的*，是指男性与女性的生物性特征（在生殖能力的背景下理解），例如性染色体、性腺、性激素以及清楚的内外部生殖器。性发育障碍是指先天性躯体生殖道异常，和/或在男性和女性的生物性特征之间出现不一致。*跨性别激素治疗*是指在出生时其生物学特征为男性的个体身上使用雌激素，或是在出生时其生物学特征为女性的个体身上使用雄激素。

需要使用术语*性别*，是意识到一些个体有性别的冲突或混淆的生物学特征（即“雌雄间性”），男性或女性的社会角色和/或身份无法与其生物学特征一致，或无法通过生物学特征来预测，随后一些个体发展为女性或男性的身份，但与他们传统的生物学特征不相符。因此，*性别*是用于表示男孩或女孩，男性或女性的一种公众身份（通常也被法律承认），但是相对于特定的社会构建理论，对于性别的发展，生物学因素被认为与社会和心理因素交互作用。*性别分配*是指作为男性或女性的最初指定。这通常发生在出生时，因此，作为“出生性别”。*非典型性别*是指与在给定的社会和历史时期中相同性别的个体相比，躯体特征或行为不典型（统计学概念）；对于行为，*性别不一致*是一个替代术语。*性别再分配*是指正式的（通常是合法的）性别改变。*性别身份*属于社会身份的一类，是指个体认为自己的身份是男性、女性，或偶尔出现男性或女性以外的类别。性别烦躁作为一个一般的描述性术语，指个体的情感/认知与被分配的性别之间的不一致，而作为一种诊断类别时，则是一种更特定的定义。*跨性别*是指短暂或持续地认为与出生性别不同的许多个体。*变性*是指个体寻求或已经实施了从男性变成女性或从女性变成男性的社会性转变，在许多但非所有情况下，包含了通过跨性别激素治疗和生殖器外科手术（*性别再分配手术*），进行了躯体上的转变。

*性别烦躁*是指个体体验或表现出的性别与被分配的性别之间不一致的痛苦。尽管并非所有个体都会因为这样的不一致而痛苦，但许多人如果得不到渴望的躯体干预，例如通过激素和/或手术进行的干预，他们会非常痛苦。与先前 DSM-Ⅳ 中的术语*性别认同障碍*相比，目前的术语更具有描述性，并且聚焦于“烦躁”这一临床问题而非“认同”本身。

性别烦躁

诊断标准

儿童性别烦躁 F64.2

A. 个体体验/表达的性别与出生性别之间显著地不一致,持续至少 6 个月,表现为下列至少 6 项(其中 1 项必须为诊断标准 A1):

1. 有强烈的成为另一种性别的欲望或坚持他或她就是另一种性别(或与出生性别不同的某种替代的性别)。
2. 男孩(出生性别),对变装的强烈偏好或模仿女性装扮;女孩(出生性别)对只穿典型的男性服装的偏好,以及对穿典型的女性服装的强烈抵抗。
3. 对在假装游戏或幻想游戏中扮演相反性别角色的强烈偏好。
4. 对被另一种性别通常使用或参与的玩具、游戏或活动的强烈偏好。
5. 对另一种性别的玩伴的强烈偏好。
6. 男孩(出生性别),强烈地排斥典型的男性化玩具、游戏和活动,以及强烈地回避打斗游戏;或女孩(出生性别),强烈地排斥典型的女性化玩具、游戏和活动。
7. 对自己的性生理特征的强烈厌恶。
8. 有希望第一和/或第二性征与自己体验的性别相匹配的强烈欲望。

B. 此疾病与有临床意义的痛苦或社交、学校或其他重要功能方面的损害有关。

标注如果是:

伴某种性发育障碍(例如,先天性肾上腺生殖器障碍,如 E25.0 先天性肾上腺皮质增生症或 E34.50 雄激素不敏感综合征)。

编码备注: 既编码性发育障碍,也编码性别烦躁。

青少年和成年人的性别烦躁 F64.0

A. 个体体验/表达的性别与出生性别之间显著地不一致,持续至少 6 个月,表现为下列至少 2 项:

1. 体验/表达的性别与第一和/或第二性特征之间显著地不一致(或在青少年早期,则为预期的第二性特征)。
2. 由于与体验/表达的性别显著地不一致,因而产生去除自己第一和/或第二性特征的强烈欲望(或在青少年早期,防止预期的第二性特征发育的欲望)。
3. 对拥有另一种性别的第一和/或第二性特征的强烈欲望。
4. 成为另一种性别的强烈欲望(或与出生性别不同的某种替代性别)。
5. 希望被视为另一种性别的强烈欲望(或与出生性别不同的某种替代性别)。
6. 深信自己拥有另一种性别的典型感觉和反应(或与出生性别不同的某种替代性别)。

B. 该疾病与有临床意义的痛苦或社交、职业或其他重要功能方面的损害有关。

标注如果是：

伴某种性发育障碍(例如，先天性肾上腺生殖器障碍，如 E25.0 先天性肾上腺皮质增生症或 E34.50 雄激素不敏感综合征)。

编码备注：既编码性发育障碍，也编码性别烦躁。

标注如果是：

变性后：个体已经完全过渡到所渴求性别的全时的生活中(有或没有法律上的性别改变认定)，且经历过(或准备接受)至少一次变性的医学操作或治疗程序——即定期的变性激素治疗或符合所渴求性别的变性手术(例如，先天男性的阴茎切除术、阴道成形术，先天女性的乳房切除术或阴茎成形术)。

标注

变性后的标注适用于那些需要支持新的性别分配的继续治疗的背景下。

诊断特征

有性别烦躁的个体在他们被分配的性别(通常是指在出生时的出生性别)与他们体验/表现出来的性别之间，存在显著的不一致。这种不一致是诊断的核心部分。必须存在关于这种不一致的痛苦的证据。体验到的性别可以包括超出了典型的双性性别的替代性别。作为结果，痛苦不局限于渴求成为另一种性别，还渴求变成替代性别，假设它不同于个体被分配的性别。

性别烦躁在不同年龄群体中的表现不同。青春期前有性别烦躁的出生性别为女孩的个体可能表现出有想成为男孩的愿望，声称她们是男孩，或声称她们将成长为男人。她们偏爱男孩的衣物和发型，而且常常被陌生人认作男孩，或许还会要求他人用男孩的名字称呼自己。通常她们对于父母尝试给自己穿裙子或其他女性服饰，表现出强烈的反对，一些个体可能因为必须穿着此类服饰而拒绝参加学校的活动或社交活动。这些女孩在角色扮演中，在梦想中，在幻想中，都显示出显著的跨性别的认同。她们喜欢接触性运动、混战游戏、传统的男孩游戏，以及喜欢男孩作为玩伴。她们对典型的女孩玩具(例如，洋娃娃)或活动(例如，女性打扮或角色扮演)毫无兴趣。偶尔她们还会拒绝坐着小便。一些出生性别为女孩的个体表达渴求阴茎的愿望，或声称有一个阴茎，或认为长大后她们将长出阴茎。她们也可能声称，她们不想要乳房发育或出现月经。

青春期前有性别烦躁的出生性别为男孩的个体可能表现出有想成为女孩的愿望，或声称他们是女孩，或他们长大后会成为女人。他们偏好于打扮成女孩，或穿着女性衣物，或是将可用的材料临时拼凑成女性服饰(例如，使用毛巾、围裙和领带，做成长发或裙子)。这些男孩可能扮演女性角色(例如，扮演"妈妈")，通常对幻想中的女性人物强烈地感兴趣。总是首选传统女性活动、典型游戏和娱乐(例如，"过家家"，画女性化的图画，观看喜爱的女性角色的电视或录像)。典型的女性玩偶(例如，芭比娃娃)通常是他们最喜欢的玩具，并且他们最喜欢女孩作为玩伴。他们回避混战游戏和竞争性体育运动,对于典型的男性化的玩具(例如,汽车、卡车)毫无兴趣。一些个体会假装没有阴茎,并坚持坐着小便。较少见的是,他们可能声称厌恶自己的阴茎或睾丸,希望去除它们,或声称他们拥有或渴望拥有阴道。

在有性别烦躁的年龄较小的青春期个体中,基于发育水平,临床特征可能类似于有该障碍的儿童或成年人。由于年龄较小的青春期个体的第二性征尚未完全发育,这些个体也许不会声称不喜欢它们,但他们担忧即将发生的躯体变化。

在有性别烦躁的成年人中,体验到的性别和躯体性征的不一致,经常但并非总是伴随着去除第一和/或第二性征的渴望,和/或强烈渴望获得一些其他性别的第一和/或第二性征。在不同程度上,有性别烦躁的成年人可能实施所体验到的性别的行为,穿戴该性别的服饰,接受该性别的言谈举止。被他人看作是被分配性别的一员,或在社会中发挥作用,他们会感到很不舒服。一些成年人可能强烈地渴望成为不同的性别且被这样对待,作为体验到的性别,他们内心就能确定地感受和反应,而不需要医学治疗来改变躯体特征。他们可能发现其他方式来解决所体验到的/表现出的性别与分配性别之间的不一致,通过部分地生活在所期望的角色中,或通过接受一种既不是传统男性也不是传统的女性的性别角色。

支持诊断的相关特征

当明显的青春期体征出现时,出生性别为男孩的个体可能在毛发生长的迹象出现时刮去腿上的毛发。他们有时会绑住阴茎,使勃起不易被看见。女孩可能会勒住她们的胸部,弯腰驼背走路,或穿着宽松的运动衫,使乳房不易被看见。越来越多的青春期个体寻找或未经医生处方或指导,就自行获取性腺甾体类[例如,促性腺释放激素(GnRH)类似物,螺旋内酯甾酮]的激素抑制剂("阻断剂")。临床转介的青春期个体通常要求进行激素治疗,许多还希望进行性别再分配手术。那些生活在接纳性环境中的青春期个体,可以公开地表达成为所体验到的性别角色的渴望并希望作为那种性别被对待,同时在穿着打扮上部分或全部地作为所体验到的性别,根据所体验到的性别梳理典型的发型,偏好寻找其他性别的同伴作为朋友,和/或采用一个与体验到的性别相一致的新名字。当年龄较大的青春期个体性活跃时,通常不会显露或允许伴侣触摸他们的性器官。对于厌恶自己生殖器的成年人,性活动受到偏好不让伴侣看到或触摸他们生殖器的限制。一些成年人可能寻求激素治疗(有时没有医生处方和指导)和性别再分配手术。其他人则满足于激素治疗或只做手术。

在性别再分配之前,有性别烦躁的青春期个体和成年人的自杀观念、自杀企图和实施自杀的风险升高。在性别再分配之后,适应性可能存在变化,以及自杀风险可能持续。

患病率

对于出生性别为男性的成年人,患病率从0.005%到0.014%,对于出生性别为女性的成年人,则从0.002%到0.003%。因为并非所有寻求激素治疗和性别再分配手术的成年人都就诊于专科门诊,所以这些比例似乎在一定程度上被低估了。转介到专科门诊的比例,其性别差异随年龄群体的不同而变化。在儿童中,出生性别为男孩与女孩的比例从 2∶1 到 4.5∶1;在青少年中,性别比例几乎相等;在成年人中,性别比例倾向于出生性别为男性的个体,比例从 1∶1 到 6.1∶1。在这两个国家,性别比例倾向于出生性别为女性的个体(日本:2.2∶1;波兰:3.4∶1)。

发展与病程

由于性别烦躁的表现随年龄而变化,因而为儿童、青少年和成年人分别制定了诊断标准。与青少年和成年人相比,儿童的诊断标准以更具体和行为性的方式来定义。核心诊断标准中的许多条目来自于有充分记录的、典型发育中的男孩和女孩之间行为上的不同。与年龄较大的儿童、青少年和成年人相比,幼儿似乎更少表达极端而持续的解剖结构的烦躁。在青少年和成人个体中,所体验到的性别与躯体性别的不一致是该诊断的核心特征。与痛苦和损害相关的因素也随年龄而变化。当父母告诉儿童他或她"真的"不是其他性别的一员,而只是"渴望"成为其他性别的一员时,年龄非常小的儿童可能表现出痛苦的迹象(例如,大哭)。在支持儿童渴望以其他性别角色生活的社会环境中,痛苦可能并不明显,只有当该欲望被妨碍时,痛苦才会出现。在青少年和成年人中,因为强烈的体验到的性别与躯体性别的不一致而呈现痛苦。然而,这样的痛苦可能由于支持的环境和存在能够减少不一致性的生物医学治疗的知识而得到缓解。损害(例如,退学、抑郁、焦虑和物质滥用的发生)可能成为性别烦躁的后果。

无性发育障碍的性别烦躁:对于临床转介的儿童,跨性别行为的起病通常在 2 到 4 岁之间。这与发育阶段具有一致性,许多典型的发育中儿童开始表达性别化的行为和兴趣。对于一些学龄前儿童,既普遍存在跨性别行为,也存在表达成为其他性别的渴望,或偶尔也会标榜自己是其他性别中的一员。在一些案例中,表达成为其他性别的渴望较晚出现,通常在进入小学之后。少数儿童对他们的性生理解剖结构表达出不舒服,或声称渴望具有自己所体验到的性别的生理解剖结构("性解剖结构烦躁")。当有性别烦躁的儿童接近和预期到青春期时,解剖结构烦躁的表达变得更为常见。

从儿童期进入青春期或成人期,性别烦躁持续的比例有所变化。在出生性别为男性的个体中,持续的比例从 2.2% 到 30%。在出生性别为女性的个体中,持续比例从 12%到 50%。性别烦躁的持续性,与在儿童期基线评估时,严重程度维度测量的结果中度相关。在出生性别为男性的样本中,较低的社会经济地位与持续性中度相关。尚不清楚对儿童性别烦躁的特定治疗方式是否与长期的持续性比例相关。现有的随访样本是由没有接受正式治疗干预或接受各种类型的治疗干预的儿童组成,范围从积极努力地减少性别烦躁到更为中立的"观察等待"。尚不清楚,儿童被"鼓励"或被支持生活在渴望性别的社会生活中,是否会表现出更高比例的持续性,因为对这样的儿童尚未有系统的纵向的跟踪。对那些表现出持续性性别烦躁的出生性别为男性和女性的儿童,在性方面,几乎全部被与他们出生性别相同的个体所吸引。在性别烦躁不持续的出生性别为男性的儿童中,绝大多数是*亲男性的*(被男性性吸引),通常自我认同为男性同性恋者(从63%到100%)。在性别烦躁不持续的出生性别为女性的儿童中,*亲女性的*(被女性性吸引)和自我认同为女性同性恋者的比例较低(从32%到50%)。

在出生性别为男性的青少年和成人个体中,存在两个性别烦躁的发展方向:早期起病和晚期起病。*早期起病的性别烦躁*从儿童期开始,持续到青春期和成人期;或者,存在一个间歇期,性别烦躁停止发展,这些个体自我认同为同性恋,随后性别烦躁会再出现。*晚期起病的性别烦躁*在青春期前后或更晚起病。一些个体报告儿童期曾经渴望成为其他性别,但未向他人口头表达。其他个体则无法回忆童年期曾出现任何性别烦躁的迹象。对于晚期起病的性别烦躁的青春期男性,父母通常报告非常惊讶,因为他们从未看到任何在儿童期的性别烦躁迹象。在青少年和成人个体中,当第二性征发展后,解剖结构烦躁的表达更为常见和突出。

早期起病的性别烦躁的,出生性别为男性的青少年和成人个体几乎总是被男性性吸引(亲男性的)。晚期起病的性别烦躁的青少年和成年男性,通常从事伴随性兴奋的易装行为。绝大部分这样的个体是亲女性的,或是被其他晚期起病的性别烦躁的出生性别为男性的个体变性后性吸引。晚期起病的性别烦躁的成年男性中,很大比例与出生性别为女性的个体同居或结婚。变性后,许多个体自我认同为同性恋。在性别烦躁的出生性别为男性的成年人中,早期起病的群体寻求临床激素治疗和性别再分配手术的年龄早于晚期起病的群体。晚期起病的群体可能在性别烦躁的程度上更为波动,对于性别再分配手术更为矛盾,术后满意度更低。

在青少年和出生性别为女性的成年人中,早期起病的性别烦躁是最常见的病程。与出生性别为男性的个体相比,晚期起病形式在出生性别为女性的个体中更少见。就像性别烦躁的出生性别为男性的个体一样,可能存在一段性别烦躁停止发展、个体自我认同为同性恋的时期;然而,随着性别烦躁的再出现,个体会寻求临床咨询,渴望进行激素治疗和性别再分配手术。晚期起病的出生性别为女性的青少年个体的父母也会非常惊讶,因为没有明显的儿童期性别烦躁的迹象。在青春期和成人期个体中,解剖结构烦躁的表达比儿童期更为常见和突出。早期起病的性别烦躁的青春期和成人期的女性几乎总是亲女性的。晚期起病的性别烦躁的青春期和成人期的女性通常是亲男性的,而且变性后自我认同为男性同性恋。晚期起病的出生性别为女性的个体不会有伴随性兴奋的易装行为。

与性发育障碍有关的性别烦躁: 大多数有性发育障碍的性别烦躁的个体在年龄很小时就得到了医疗关注。对于许多个体,从出生开始,性别分配的问题就已经被医生和父母提出。而且,这一群体中,不育是相当常见的,医生更倾向于在其成年之前实施跨性别激素治疗和生殖器手术。

一般而言,性发育障碍通常与始于儿童早期的非典型的性别行为有关。然而,在绝大部分案例中,这不会导致性别烦躁。当有性发育障碍的个体意识到他们的病史和状况,许多人会体验到对自己性别的不确定性,而不是发展出坚定的信念,认为他们是另一种性别。然而,大多数个体不会变性。性别烦躁和变性的情况可能随着性发育障碍的功能、严重程度和分配性别而有相当大的变化。

风险与预后因素

气质的：对于无性发育障碍的性别烦躁的个体，在早期起病的个体中，非典型的性别行为在学龄前发生，且高度的非典型行为更有可能导致性别烦躁的发生，并使其持续到青春期和成人期。

环境的：在无性发育障碍的性别烦躁个体中，有性别烦躁的男性（在儿童期和青春期）与没有该状况的男性相比，更可能有兄长。额外的值得考虑的易感因素，特别是在晚期起病的性别烦躁的个体中（青春期、成人期），包括从习惯性的恋易装到性别幻想（即与成为女性的想法或影像有关的性唤起），以及其他更普遍的社会、心理或发育问题。

遗传与生理的：在无性发育障碍的性别烦躁的个体中，有证据表明存在一些遗传的作用。在非双生的兄弟姐妹中，变性有（弱的）家族性，与双卵同性双生子相比，单卵同性双生子变性的一致性增加，以及有一定程度的性别烦躁的遗传倾向。关于内分泌的发现，在46，XY的个体中，性激素水平没有发现内源性的系统性异常，反之，在46，XX的女性个体中，发现有雄激素水平的上升（在多毛女性的雄激素水平的范围内，远低于正常男性的水平）。总之，目前的证据还不足以确定无性发育障碍的性别烦躁是局限于中枢神经系统的一种雌雄间性的形式。

在与性发育障碍有关的性别烦躁中，如果产前雄激素的产生和利用（通过受体的敏感性），与通常在同性个体中所见的相比，非常不典型，那么晚期发生性别烦躁的可能性会增加。例子包括46，XY，有正常男性的产前激素环境但先天非激素性生殖器缺陷的病史（例如，泄殖腔膀胱外翻或阴茎发育不全），并已经被分配为女性性别的个体。性别烦躁的可能性在以下情况下会显著提高，通过额外、持续、高度、性别非特异地接触产后雄激素，导致躯体男性化，例如，可发生在被作为女性抚养、未去势的46，XY的个体中，伴有5-α还原酶-2缺陷或17-β-羟基类固醇脱氢酶-3缺陷，或在被作为女性抚养的46，XX个体中，伴有典型的先天性肾上腺皮质增生，并长期持续进行非依赖性糖皮质激素替代治疗。然而，与性别身份相比，产前雄激素环境与性别行为更相关。许多有性发育障碍和显著的非典型性别行为的个体没有发展为性别烦躁。因此，非典型性别行为本身不应被解释为目前或未来性别烦躁的指征。在有性发育障碍的46，XY个体中，看似有更高的性别烦躁的比例，以及患者启动的从被分配的女性变为男性多于从被分配的男性变为女性的性别改变。

文化相关的诊断问题

在许多国家和文化中，都有性别烦躁的个体被报告。在那些在机构性性别分类不只是男性和女性的文化中，也有相当于性别烦躁的情况的报告。尚不清楚这些个体是否符合性别烦躁的诊断标准。

诊断标记物

在有性发育躯体障碍的个体中，表现出最终性别认同的结局与产前雄激素的产生和利用有一定程度的相关性。然而,该相关性并没有充分到可以作为生物学因素来替代对于性别烦躁的详细而综合的诊断性访谈评估。

性别烦躁的功能性后果

跨性别的愿望的先占观念可能在儿童期前 2—3 年后任何年龄出现,通常妨碍了日常活动。在年龄较大的儿童中,缺乏发展出年龄相仿、性别相同的同伴关系的技能,可能会被同伴群体所孤立而产生痛苦。一些儿童可能会拒绝上学,因为担心被戏弄、骚扰,或被强迫穿戴与他们被分配性别有关的服饰。在青少年和成人个体中,跨性别的愿望的先占观念通常会妨碍日常活动。关系困难中性关系问题是常见的,并且在学校或工作场所的功能可能受损。性别烦躁,连同非典型的性别表达,都与高水平的偏见、歧视和受害有关,导致负性的自我评价,增加精神障碍共病的比例、辍学、经济边缘化(包括失业),以及伴随的社会和精神健康风险,特别是在来自资源贫乏家庭的个体中。此外,这些个体获得健康服务和精神卫生服务可能有结构性的障碍,就像服务这种患者人群时,有机构性的不适感和缺乏经验。

鉴别诊断

与性别角色的不一致: 性别烦躁应与简单的与典型性别角色行为不一致的情况相鉴别,前者有强烈愿望成为另一种性别而不是被分配的性别,以及延伸而泛化的与性别不一致的行为和兴趣。该诊断并不意味着仅仅描述与刻板性别角色行为的不一致(例如,女孩中的"假小子",男孩中"娘娘腔"的行为,成年男性偶尔的跨性别着装)。考虑到在整个跨性别谱系的范围内,个体非典型性别表达的公开化,非常重要的是,性别烦躁的临床诊断只能给予那些痛苦程度和功能损害都符合诊断标准的个体。

易装癖: 易装癖发生在异性恋(或双性恋)的青少年和成年男性中(很少在女性中)。对于他们来说,易装行为刺激产生性兴奋,同时导致痛苦和/或损害,但他们并不认为自己原本的性别是个问题。偶尔伴有性别烦躁。对临床上有显著性别烦躁的易装癖的个体可同时给予这两种诊断。在许多晚期起病的性别烦躁的出生性别为男性的亲男性的个体中,伴有性兴奋的易装行为是一种先兆。

躯体变形障碍: 有躯体变形障碍的个体聚焦于改变或去除特定的躯体部位,因为他们觉得这个部位不正常,并不是因为对被分配性别的否定。当个体表现出符合性别烦躁和躯体变形障碍两种诊断标准时,可给予两种诊断。有些个体希望将健康肢体截除(术语为躯体完整性认同障碍),是因为这令他们感到更"完整",他们通常不希望改变性别,而是渴望像截肢者或伤残者一样生活。

精神分裂症与其他精神病性障碍: 在精神分裂症中,很少存在属于其他性别的妄想。在没有精神病性症状时,有性别烦躁的个体坚持他或她属于其他性别,不能被考虑为妄想。精神分裂症(或其他精神病性障碍)和性别烦躁可以同时出现。

其他临床表现: 一些有去男性化渴望的个体,希望发展出替代的、非男/非女的性别认同,其临床表现符合性别烦躁的诊断标准。然而,一些男性出于审美原因,寻求去势和/或阴茎切除,或不改变男性身份但去除雄激素的生理影响。这些案例则不符合性别烦躁的诊断标准。

共病

临床转介的有性别烦躁的儿童表现出情绪和行为问题的增多——最常见的是焦虑、破坏性和冲动控制,以及抑郁障碍。在青春期前的儿童中,随着年龄的增长可能出现更多的行为或情绪问题,这与他人不接受他们与性别不一致的行为有关。在年龄较大的儿童中,与性别不一致的行为通常导致被同伴排斥,可能带来更多的行为问题。精神健康问题的患病率在不同文化中存在差异,这些差异可能与对儿童性别不一致行为的态度有关。然而,同样在非西方的文化中,发现在有性别烦躁的个体身上,焦虑相对常见,即使这些文化对与儿童性别不一致的行为采取接纳态度。在临床转介的有性别烦躁的儿童中,孤独症(自闭症)谱系障碍的患病率高于普通人群。临床转介的有性别烦躁的青春期个体有共病的精神障碍,焦虑和抑郁障碍最为常见。就像在儿童中的情况一样,在临床转介的有性别烦躁的青春期个体中,孤独症(自闭症)谱系障碍的患病率也高于普通人群。临床转介的有性别烦躁的成年人可能同时存在的精神健康问题,最为常见的是焦虑和抑郁障碍。

其他特定的性别烦躁

F64.8

此类型适用于那些临床表现,它们具备性别烦躁的典型症状,且引起有临床意义的痛苦,或导致社交、职业或其他重要功能方面的损害,但未能符合性别烦躁的全部诊断标准。可在下列情况下使用其他特定的性别烦躁这一诊断:临床工作者选择用它来交流未能符合性别烦躁的诊断标准的特定原因。通过记录"其他特定的性别烦躁",接着记录其特定原因(例如,"短暂性别烦躁")来表示。

能够使用此"其他特定的"名称的一个示例如下:

目前的障碍符合性别烦躁的症状标准,但病程少于 6 个月。

未特定的性别烦躁

F64.9

此类型适用于那些临床表现,它们具备性别烦躁的典型症状,且引起有临床意义的痛苦,或导致社交、职业或其他重要功能方面的损害,但未能符合性别烦躁的全部诊断标准。此种未特定的性别烦躁可在这种情况下使用:临床工作者对未能符合性别烦躁的诊断标准的个体选择不给出特定的原因,包括因信息不足而无法做出更特定诊断的情况。

破坏性、冲动控制及品行障碍

破坏性、冲动控制及品行障碍包括涉及情绪和行为自我控制问题的疾病。虽然 DSM-5 中其他障碍也会涉及情绪和/或行为调节的问题，但本章中的障碍是独特的，因为这些问题涉及侵犯他人的权利（例如，攻击、损坏财物）和/或使个体与社会规范和权威人物产生剧烈冲突。在本章各种障碍和那些给定诊断类别的个体中，情绪和行为的自我控制所涉及的病因存在较大变异。

本章包括对立违抗障碍、间歇性暴怒障碍、品行障碍、反社会型人格障碍（在"人格障碍"一章中有具体描述）、纵火狂、偷窃狂，及其他特定和未特定的破坏性、冲动控制及品行障碍。尽管本章所有障碍都涉及情绪和行为调节的问题，然而这些障碍之间诊断的不同源于这两类自我控制问题的侧重点不同。例如，品行障碍的诊断标准主要聚焦于那些侵犯他人权利或违背主要社会规范的行为。许多行为问题（例如，攻击）是不良情绪控制（例如，愤怒）的结果。另一个极端，间歇性暴怒障碍的诊断标准聚焦于不良的情绪控制，对于人际的或其他的挑衅，或与其他社会心理应激源不成比例的愤怒暴发。介于这两种障碍之间的是对立违抗障碍，其诊断标准平均地分布在情绪（愤怒和易激惹）与行为（好辩论和挑战）之间。纵火狂和偷窃狂的诊断较少见，其特征是对缓解内在紧张的特定行为（纵火或偷窃）的不良的冲动控制。其他特定的破坏性、冲动控制及品行障碍是一种疾病的类别，包括品行障碍症状、对立违抗障碍症状，或其他破坏性、冲动控制及品行障碍症状，但是这些症状的数量不符合本章中任一种障碍的诊断阈值，即使存在与该症状有关的临床损害的证据。

破坏性、冲动控制及品行障碍在男性中比在女性中更常见，以男性为主的相对程度在不同障碍中，或在同一障碍的不同年龄中存在差异。本章的障碍通常在儿童期或青少年期起病。事实上，成人期首次出现品行障碍或对立违抗障碍非常罕见。在对立违抗障碍和品行障碍之间存在发展上的相关性，大多数的品行障碍之前都符合对立违抗障碍的诊断标准，至少在青春期前出现的品行障碍的案例中是这样。然而，大多数有对立违抗障碍的儿童最终并没有发展为品行障碍。此外，有对立违抗障碍的儿童存在最终发展为除了品行障碍之外的其他问题的风险，包括焦虑和抑郁障碍。

许多定义破坏性、冲动控制及品行障碍的症状，在某种程度上，是可以发生在典型发育的个体行为中。因此，当判断个体是否有某种障碍的症状时，非常关键的是考虑相对于个体的年龄、性别、文化而言，在不同情况下的频率、持续性和广泛性，以及与该诊断所描述的行为有关的损害中，哪些是正常的。

破坏性、冲动控制及品行障碍与人格维度常见的外在表现有关，也被称为脱抑制和（相反）限制，程度较弱的被称作负性情绪。这些共享的人格维度导致这些障碍中高水平的共病，最频繁的共病是物质使用障碍和反社会型人格障碍。然而，构成外在表现的共享的素质的本质尚不清楚。

对立违抗障碍

诊断标准 F91.3

A. 一种愤怒/易激惹的心境，争辩/对抗的行为，或报复的模式，持续至少6个月，以下列任意类别中至少4项症状为证据，并表现在与至少1个非同胞个体的互动中。

愤怒的/易激惹的心境

1. 经常发脾气。
2. 经常是敏感的或易被惹恼的。
3. 经常是愤怒和怨恨的。

争辩的/对抗的行为

4. 经常与权威人士辩论，或儿童和青少年与成年人争辩。
5. 经常主动地对抗或拒绝遵守权威人士或规则的要求。
6. 经常故意惹恼他人。
7. 自己有错误或不当行为却经常指责他人。

报复

8. 在过去6个月内至少有2次是怀恨的或报复性的。

注：这些行为的持续性和频率应被用来区分那些在正常范围内的行为与有问题的行为。对于年龄小于5岁的儿童，此行为应出现在至少6个月内的大多数日子里，除非另有说明(诊断标准 A8)。对于5岁或年龄更大的个体，此行为应每周至少出现1次，且持续至少6个月，除非另有说明(诊断标准 A8)。这些频率的诊断标准提供了定义症状的最低频率的指南，其他因素也应被考虑，如此行为的频率和强度是否超出了个体的发育水平、性别和文化的正常范围。

B. 该行为障碍与个体或他人在他或她目前的社会背景下(例如，家人、同伴、同事)的痛苦有关，或对社交、教育、职业或其他重要功能方面产生了负性影响。

C. 此行为不仅仅出现在精神病性、物质使用、抑郁或双相障碍的病程中，并且，也不符合破坏性心境失调障碍的诊断标准。

标注目前的严重程度：

轻度：症状仅限于一种场合(例如，在家里、在学校、在工作中、与同伴在一起)。

中度：症状出现在至少2种场合。

重度：症状出现在3个或更多场合。

标注

有对立违抗障碍的个体，通常只在家里、只与家庭成员之间才表现出症状。然而，症状的广泛性是该障碍严重程度的指征。

诊断特征

对立违抗障碍的基本特征是一种频繁而持续的愤怒/易激惹的心境、争辩/对抗的行为或报复的模式(诊断标准 A)。有对立违抗障碍的个体通常体现该障碍的行为特征而没有负性的心境。然而,显示出愤怒/易激惹心境症状的有该障碍的个体通常也表现出行为特征。对立违抗障碍的症状通常只局限于一种情境,最常见的是在家里。那些有足够的症状符合诊断阈值的个体,即使只在家里,社交功能方面也会显著受损。然而,在更严重的案例中,该障碍的症状出现在多种情境中。因为该症状的广泛性是障碍严重程度的指征,因而关键的是在不同情境和关系中评估个体的行为。由于这些行为在兄弟姐妹中很普遍,就必须观察个体与兄弟姐妹以外的他人的互动的表现。也因为该障碍的症状通常在与熟悉的成年人或同伴的互动中更明显,所以在临床检查时可能并不明显。

在某种程度上,对立违抗障碍的症状也可以出现在没有该障碍的个体中。有几个关键的考量来决定该行为是否是对立违抗障碍的症状。首先,在先前的 6 个月,必须符合 4 个或更多的诊断标准条目;其次,症状的频率和持续性应该超过对于个体的年龄、性别和文化而言正常的范围。例如,学龄前儿童每周都发脾气,这是正常的。只有当学龄前儿童发脾气出现在先前 6 个月的大部分日子里,伴有至少 3 种该障碍的其他症状,并且发脾气导致了与该障碍有关的显著损害(例如,儿童发脾气时毁坏财物导致被要求离开幼儿园),才被考虑为对立违抗障碍的症状。

该障碍的症状通常是与他人有问题的互动模式的一部分。此外,有该障碍的个体通常不认为自己是愤怒的、对立的或违抗的。而是他们通常替自己的行为辩护,认为是对无理要求或情境的反应。因此,难以将有该障碍的个体自身的相对原因,与他经历的有问题的互动模式相区分。例如,有对立违抗障碍的儿童可能经历敌对的养育史,通常难以确定是否儿童的行为导致了父母对儿童采取更敌对的方式,或者是否父母敌对的态度导致了儿童的问题行为,或是两者皆有。临床工作者是否能够区分潜在因素的相对作用,这一点不应影响诊断本身。儿童在特别不良的条件中,可能被忽视和虐待(例如,在公共福利机构中),这对于减少环境影响的临床关注应该是有帮助的。

支持诊断的有关特征

在儿童和青少年中,对立违抗障碍更常见于儿童的抚养被不同的照顾者打乱的家庭,或儿童的抚养存在严厉的、前后矛盾的或忽略性方式的家庭。对立违抗障碍最常见的两种共病是注意缺陷/多动障碍和品行障碍(参见该障碍的"共病"部分)。即使在共病的障碍被控制后,对立违抗障碍也与增加的自杀企图风险有关。

患病率

对立违抗障碍的患病率从 1%到 11%变化,平均患病率估计约为 3.3%。对立违抗障碍的患病率基于儿童的年龄、性别而变化。在某种程度上,青春期前,男性似乎比女性更易患病(1.4∶1)。这种男性为主的情况,并没有一致地被发现于青少年或成年人样本中。

发展与病程

对立违抗障碍的症状通常首先出现在学龄前,很少出现于青春期早期之后。对立违抗障碍通常在品行障碍之前发生,特别是对于那些儿童期起病型的品行障碍。然而,许多有对立违抗障碍的儿童和青少年后续并未发展为品行障碍。即使没有品行障碍,对立违抗障碍也会带来焦虑障碍、抑郁障碍的风险。违抗的、好争辩的和报复性的症状带来极高的品行障碍的风险,而愤怒—易激惹的心境症状带来极高的情绪障碍的风险。

该障碍的表现在整个发育阶段比较一致。有对立违抗障碍的儿童和青少年会增加成人期适应问题的风险,包括反社会性行为、冲动控制问题、物质滥用、焦虑和抑郁。

在学龄前和青春期,与对立违抗障碍有关的许多行为的频率增加。因此,在确定是否是对立违抗障碍的症状之前,特别重要的是在这些发育阶段,将这些行为的频率和强度与正常水平相比较。

风险与预后因素

气质的:与情绪调节问题有关的气质因素(例如,高水平的情绪反应、不良的挫折耐受性),是该障碍的预测。

环境的:严厉的、不一致的或忽略的儿童教养方式在有对立违抗障碍的儿童和青少年的家庭中很常见,而在该障碍的许多致病理论中,这些教养状况起到了重要作用。

遗传与生理的:许多神经生物学标记物(例如,较低的心率和皮肤电传导反应;减少的基础皮质醇反应;前额叶皮质和杏仁核异常)都与对立违抗障碍有关。然而,绝大多数研究都未能将有对立违抗障碍的儿童与有品行障碍的儿童相区分。因此,尚不清楚是否有对立违抗障碍特异的标记物。

文化相关的诊断问题

在儿童和青少年中,该障碍的患病率在不同民族和种族的国家之间相对一致。

对立违抗障碍的功能性后果

当对立违抗障碍持续整个发育阶段,有该障碍的个体频繁经历与父母、老师、监管人、同伴和亲密伴侣的冲突。此类问题通常导致个体情绪、社交、学业和职业适应方面的显著损害。

鉴别诊断

品行障碍:品行障碍和对立违抗障碍都与那些给个体带来与成年人和其他权

威人士(例如,老师、上级主管)相冲突的行为问题相关。对立违抗障碍的行为通常没有品行障碍的行为那么严重,而且不包括对人或动物的攻击、对财物的破坏或偷窃、欺骗的模式。

而且,对立违抗障碍包括情绪失调问题(即愤怒与易激惹的心境),这些不包括在品行障碍的定义中。

注意缺陷/多动障碍: 注意缺陷/多动障碍通常与对立违抗障碍共病。要额外的诊断对立违抗障碍,非常重要的是确定个体无法听从他人的指令,不仅仅是在那些需要持久努力和注意力的情况下,或是需要个体坐着不动的情况下。

抑郁与双相障碍: 抑郁与双相障碍通常涉及负性情感和易激惹。因此,当症状仅仅出现在心境障碍的病程中,则不应给予对立违抗障碍的诊断。

破坏性心境失调障碍: 对立违抗障碍与破坏性心境失调障碍都有慢性的负性心境和脾气暴发。然而,情绪暴发的严重性、频率和慢性状态在有破坏性心境失调障碍的个体中,比在有对立违抗障碍的个体更显著。因此,在符合对立违抗障碍诊断标准的儿童和青少年中,只有很少一部分可同时诊断为破坏性心境失调障碍。当心境紊乱严重到符合破坏性心境失调障碍的诊断标准时,即使同时符合对立违抗障碍的全部诊断标准,也不能诊断为对立违抗障碍。

间歇性暴怒障碍: 间歇性暴怒障碍也包含高水平的愤怒。然而,有该障碍的个体表现出对他人严重的攻击性,不是对立违抗障碍的定义的一部分。

智力障碍(智力发育障碍): 在有智力障碍的个体中,只有当对立行为明显高于心理年龄相仿、智力障碍严重程度相当的个体的常见水平时,才能诊断为对立违抗障碍。

语言障碍: 对立违抗障碍还必须与由语言综合理解力受损(例如,听力丧失)所致的无法听从指令相鉴别。

社交焦虑障碍(社交恐惧症): 对立违抗障碍还必须与由害怕负性评价所致的违抗行为相鉴别,后者与社交焦虑障碍有关。

共病

在有注意缺陷/多动障碍的儿童、青少年、成年人样本中,对立违抗障碍的患病率更高,这可能是共享的气质风险因素的结果。对立违抗障碍通常发生在品行障碍之前,而这在儿童期起病型的儿童中最常见。有对立违抗障碍的儿童在焦虑障碍和抑郁障碍方面,也存在更高的风险,这主要归因于存在愤怒-易激惹的心境症状。有对立违抗障碍的青少年和成年人也有高比率的物质使用障碍,尽管尚不清楚这种关联性是否独立于共病的品行障碍。

间歇性暴怒障碍

诊断标准 F63.81

A. 代表一种无法控制攻击性冲动的反复的行为暴发,表现为下列两项之一:

1. 言语攻击(例如,发脾气、长篇的批评性发言、口头争吵或打架)或对财产、动物或他人的躯体性攻击,平均每周出现 2 次,持续 3 个月。躯体性攻击没有导致财产的损坏或破坏,也没有导致动物或他人的躯体受伤。
2. 在 12 个月内有 3 次行为暴发,涉及财产的损坏或损毁,和/或导致动物或他人躯体受伤的攻击。

B. 反复暴发过程中所表达出的攻击性程度明显与被挑衅或任何诱发的心理社会应激源不成比例。

C. 反复的攻击性暴发是非预谋的(即它们是冲动的和/或基于愤怒的),而不是为了实现某些切实的目标(例如,金钱、权力、恐吓)。

D. 反复的攻击性暴发引起了个体显著的痛苦,或导致职业或人际关系的损害,或是与财务或法律的结果有关。

E. 实际年龄至少为 6 岁(或相当的发育水平)。

F. 反复的攻击性暴发不能用其他精神障碍(例如,重性抑郁障碍、双相障碍、破坏性心境失调障碍、精神病性障碍、反社会型人格障碍、边缘型人格障碍)来更好地解释,也不能归因于其他躯体疾病(例如,头部外伤、阿尔茨海默病)或某种物质(例如,滥用的毒品、药物)的生理效应。6—18 岁的儿童,其攻击性行为作为适应障碍的一部分出现时,不应考虑此诊断。

注: 在诊断注意缺陷/多动障碍、品行障碍、对立违抗障碍,或孤独症(自闭症)谱系障碍时,当反复的冲动的攻击性暴发超出这些障碍通常所见的程度且需要独立的临床关注时,需做出此诊断。

诊断特征

在间歇性暴怒障碍中,冲动性的(或基于愤怒的)攻击性暴发通常迅速起病,很少或没有前驱期。暴发时间持续通常少于 30 分钟,并且多是作为对亲密伴侣或同伴的微小挑衅的反应而出现。有间歇性暴怒障碍的个体通常在更严重的破坏性/攻击性发作之间(诊断标准 A2),有较不严重的语言和/或非损害性的、非破坏性的或非躯体损伤性的攻击(诊断标准 A1)。诊断标准 A1 定义了频繁的攻击暴发(即一般每周 2 次,持续 3 个月),特征性地表现为发脾气、长篇指责、争辩或吵架,或不损害物品、伤害动物和他人的攻击。诊断标准 A2 定义了不频繁的冲动性攻击暴发(即 1 年 3 次),特征性地表现为损坏或破坏物品,无视其资产价值,或攻击、击打,或导致对动物或其他个体的躯体损伤。无论冲动性攻击暴发的性质如何,间歇性暴怒障碍的核心特征是当主观经历那些通常不会导致攻击暴发的挑衅时(即心理社会应激源),作为对它的反应,个体无法控制冲动性攻击行为(诊断标准 B)。攻击性暴发通常是冲动性的和/或基于愤怒的,而非事先策划的、有帮助的(诊断标准 C),与显著的痛苦或心理社交功能损害有关(诊断标准 D)。间歇性暴怒障碍的诊断不能给予 6 岁以下的儿童或是相当发育水平的儿童(诊断标准 E),而对于攻击性暴发能更好地用其他精神障碍来解释的个体,也不能诊断为间歇性暴怒障碍(诊断标准 F)。对于有破坏性心境失调障碍的个体,或冲动攻击性暴发归因于其他躯体疾病或物质生理效应的个体，也不应诊断为间歇性暴怒障碍（诊断标准 F）。此外，当年龄为 6—18 岁的儿童的冲动性攻击暴发出现在适应障碍的情境下，也不应给予该诊断（诊断标准 F）。

支持诊断的有关特征

心境障碍（单相）、焦虑障碍、物质使用障碍与间歇性暴怒障碍有关，尽管这些障碍的起病通常晚于间歇性暴怒障碍。

患病率

在美国，间歇性暴怒障碍一年的患病率约为 2.7%（狭义）。与老年个体（50 岁以上）相比，间歇性暴怒障碍在年轻个体（例如，35—40 岁及以下）中更普遍，而且在具有高中或高中以下教育背景的个体中更常见。

发展与病程

反复的、有问题的、冲动性的攻击行为的起病在儿童晚期或青春期最常见，40 岁后首次起病很罕见。间歇性暴怒障碍的核心特征通常是持续性的，并能够持续多年。

该障碍的病程也可以是阵发性的，伴有反复的冲动性攻击发作。间歇性暴怒障碍看似有延续多年的、慢性和持续的病程。无论是否存在注意缺陷/多动障碍或破坏性、冲动控制和品行障碍（例如，品行障碍，对立违抗障碍），间歇性暴怒障碍都很常见。

风险与预后因素

环境的：在生命前二十年有躯体和情感创伤病史的个体，间歇性暴怒障碍的风险会增加。

遗传与生理的：间歇性暴怒障碍个体的一级亲属患间歇性暴怒障碍的风险增加，而且双生子研究已证明冲动型攻击有显著的遗传影响。研究提供了神经生物学支持，在有间歇性暴怒障碍的个体中，整个大脑或大脑边缘系统（前扣带回）和眶额叶皮质，存在 5-羟色胺的异常。在功能性磁共振成像扫描中，杏仁核对愤怒刺激的反应，与健康个体相比，有间歇性暴怒障碍的个体的反应更强烈。

文化相关的诊断问题

与美国相比，在一些地区（亚洲，中东）或国家（罗马尼亚，尼日利亚），间歇性暴怒障碍较低的患病率表明，反复的、有问题的、冲动性攻击行为的信息，或是没有被询问诱导出来或是因为文化因素而较少存在。

性别相关的诊断问题

在一些研究中，间歇性暴怒障碍患病率男性比女性高（比值比为 1.4—2.3）；

其他研究则发现并没有性别差异。

间歇性暴怒障碍的功能性后果

社会的(例如,失去朋友、亲戚,婚姻不稳定)、职业的(例如,降级,失业)、经济的(例如,物品破坏导致的价值损失)和法律的(例如,由于对人身或财物攻击行为而造成的民事诉讼;对攻击行为的刑事指控)问题经常作为间歇性暴怒障碍的结果而出现。

鉴别诊断

当只在其他精神障碍发作时(例如,重性抑郁障碍,双相障碍,精神病性障碍),才符合诊断标准 A1 和/或 A2,或是当冲动性攻击发作归因于其他躯体疾病或物质、药物的生理效应时,不应诊断为间歇性暴怒障碍。当冲动性攻击暴发出现在适应障碍的背景下,特别是在 6—18 岁的儿童和青少年中,不应给予该诊断。在下列例子中,反复的、有问题的、冲动性攻击暴发可能被诊断也可能不被诊断为间歇性暴怒障碍。

破坏性心境失调障碍: 相对于间歇性暴怒障碍,破坏性心境失调障碍在冲动性攻击暴发之间特征性地表现为,在一天中的大部分时间、几乎每一天都有持续性负性心境状态(即易激惹、愤怒)。只有当反复的、有问题的、冲动性攻击暴发起病于 10 岁之前,才能给予破坏性心境失调障碍的诊断。最后,首次起病在 18 岁以后,不应诊断为破坏性心境失调障碍。否则,这些诊断将相互排斥。

反社会型人格障碍或边缘型人格障碍: 有反社会型人格障碍或边缘型人格障碍的个体通常表现出反复的、有问题的冲动性攻击暴发。然而,有反社会型人格障碍或边缘型人格障碍的个体的冲动性攻击水平低于有间歇性暴怒障碍的个体。

谵妄、重度神经认知障碍,由其他躯体疾病所致的人格改变、攻击型: 当攻击发作被认为是其他可诊断的躯体疾病的生理效应(例如,伴有人格改变的脑损伤,特征性地表现为攻击发作;复杂部分性癫痫)时,不应诊断为间歇性暴怒障碍。除非有可诊断的躯体疾病能够更好地解释冲动性攻击暴发,神经系统检查中非特定的异常(例如,"软体征")和非特异的脑电图改变与间歇性暴怒障碍的诊断可以并存。

物质中毒或物质戒断: 当冲动性攻击暴发几乎总是与物质(例如,酒精、苯环己哌啶、可卡因和其他兴奋剂、巴比妥类药物、吸入剂)中毒或戒断相关时,不应诊断为间歇性暴怒障碍。然而,当足够数量的冲动性攻击暴发也出现在没有物质中毒或戒断,而且引起了独立的临床关注时,就可诊断为间歇性暴怒障碍。

注意缺陷/多动障碍/品行障碍、对立违抗障碍或孤独症谱系障碍: 有任一种这些儿童期起病障碍的个体可能表现出冲动性攻击暴发。有注意缺陷/多动障碍的个体通常是冲动性的,并且作为结果,可能也表现出冲动性攻击暴发。虽然有品行障碍的个体会表现出冲动性攻击暴发,但诊断标准中描述的攻击形式是主动性的、掠夺性的。对立违抗障碍中的攻击通常特征性地表现为发脾气,并与权威人士进行口头争辩，反之，间歇性暴怒障碍中的冲动性攻击暴发则是对一系列较宽泛的挑衅的反应，包括躯体攻击。有一种或多种这些障碍病史的个体，其冲动性攻击行为的水平被报告低于那些症状也符合间歇性暴怒障碍诊断标准 A 到 E 的相似个体。相应地，如果也符合诊断标准 A 到 E，而且冲动性攻击暴发需要独立的临床关注，则可以诊断为间歇性暴怒障碍。

共病

间歇性暴怒障碍最常见的共病是抑郁障碍、焦虑障碍和物质使用障碍。此外，有反社会型人格障碍或边缘型人格障碍的个体，以及有破坏性行为病史的个体（例如，注意缺陷/多动障碍、品行障碍、对立违抗障碍），有更高与间歇性暴怒障碍共病的风险。

品行障碍

诊断标准

A. 一种侵犯他人的基本权利或违反与年龄匹配的主要社会规范或规则的反复的、持续的行为模式，在过去的 12 个月内，表现为下列任意类别的 15 项标准中的至少 3 项，且在过去的 6 个月内存在下列标准中的至少 1 项：

攻击人和动物

1. 经常欺负、威胁或恐吓他人。
2. 经常挑起打架。
3. 曾对他人使用可能引起严重躯体伤害的武器（例如，棍棒、砖块、破碎的瓶子、刀、枪）。
4. 曾残忍地伤害他人。
5. 曾残忍地伤害动物。
6. 曾当着受害者的面夺取（例如，抢劫、抢包、敲诈、持械抢劫）。
7. 曾强迫他人与自己发生性行为。

破坏财产

8. 曾故意纵火企图造成严重的损失。
9. 曾蓄意破坏他人财产（不包括纵火）。

欺诈或盗窃

10. 曾破门闯入他人的房屋、建筑或汽车。
11. 经常说谎以获得物品或好处或规避责任（即“哄骗”他人）。
12. 曾盗窃值钱的物品，但没有当着受害者的面（例如，入店行窃，但没有破门而入；伪造）。

严重违反规则

13. 尽管父母禁止，仍经常夜不归宿，在 13 岁之前开始。
14. 生活在父母或父母的代理人家里时，曾至少 2 次离开家在外过夜，或曾 1

次长时间不回家。

15. 在13岁之前开始经常逃学。

B. 此行为障碍在社交、学业或职业功能方面引起有临床意义的损害。

C. 如果个体的年龄为18岁或以上,则需不符合反社会型人格障碍的诊断标准。

标注是否是:

F91.1 儿童期起病型: 在10岁以前,个体至少表现出品行障碍的1种特征性症状。

F91.2 青少年期起病型: 在10岁以前,个体没有表现出品行障碍的特征性症状。

F91.9 未特定起病型: 符合品行障碍的诊断标准,但是没有足够的可获得的信息来确定首次症状起病于10岁之前还是之后。

标注如果是:

伴有限的亲社会情感: 为符合此标注,个体必须表现出下列特征的至少2项,且在多种关系和场合中持续至少12个月。这些特征反映了此期间个体典型的人际关系和情感功能的模式,而不只是偶尔出现在某些情况下。因此,为衡量此标注的诊断标准,需要多个信息来源。除了个体的自我报告,还有必要考虑对个体有长期了解的他人的报告(例如,父母、老师、同事、大家庭成员、同伴)。

缺乏悔意或内疚: 当做错事时没有不好的感觉或内疚(不包括被捕获和/或面临惩罚时表示的悔意)。个体表现出普遍性地缺乏对他或她的行为可能造成的负性结果的考虑。例如,个体不后悔伤害他人或不在意违反规则的结果。

冷酷-缺乏共情: 不顾及和不考虑他人的感受。个体被描述为冷血的和漠不关心的。个体似乎更关心他或她的行为对自己的影响,而不是对他人的影响,即使他/她对他人造成了显著的伤害。

不关心表现: 不关心在学校、在工作中或在其他重要活动中的不良/有问题的表现。个体不付出必要的努力以表现得更好,即使有明确的期待,且通常把自己的不良表现归咎于他人。

情感表浅或缺乏: 不表达感受或向他人展示情感,除了那些看起来表浅的、不真诚的或表面的方式(例如,行为与表现出的情感相矛盾;能够快速地"打开"或"关闭"情感)或情感的表达是为了获取(例如,表现情感以操纵或恐吓他人)。

标注目前的严重程度:

轻度: 对诊断所需的行为问题超出较少,和行为问题对他人造成较轻的伤害(例如,说谎、逃学、未经许可天黑后在外逗留,其他违规)。

中度: 行为问题的数量和对他人的影响处在特定的"轻度"和"重度"之间(例如,没有面对受害者的偷窃,破坏)。

重度: 存在许多超出诊断所需的行为问题,或行为问题对他人造成相当大的伤害(例如,强迫的性行为、躯体虐待、使用武器,强取豪夺,破门而入)。

亚型

基于该障碍起病的年龄,有三种品行障碍的亚型。要十分精确地评估起病,需要采纳来自年轻人及其照料者双方的信息;评估通常在实际起病两年之后。这些型都有轻度、中度、重度之分。当确定起病年龄的信息不充分时,则应使用未特定起病的亚型。

在儿童期起病的品行障碍中,个体通常是男性,频繁向他人实施躯体攻击,干扰了与同伴的关系,在儿童早期可能有对立违抗障碍,通常在青春期前就已经有符合品行障碍诊断标准的全部症状。许多这一型的儿童也有同时出现的注意缺陷/多动障碍或其他神经发育问题。与青春期起病型的个体相比,儿童期起病型的个体更可能有持续至成人期的品行障碍。与儿童期起病型的个体相比,青春期起病的有品行障碍的个体较少表现出攻击行为,有更正常的同伴关系(尽管他们经常在他人在场时表现出品行问题)。这些个体的品行障碍较少持续至成人期。青春期起病型比儿童期起病型的品行障碍的男女比例更为平衡。

标注

少数有品行障碍的个体表现出的特征,可使用"伴有限的亲社会情感"的标注。研究中,这一标注被标记为冷酷的、无情的特质。其他人格特征,例如寻求刺激、无所畏惧和对惩罚不敏感,也需要与标注中描述的特征相鉴别。这一标注中所描述的有这些特征的个体,比其他有品行障碍的个体,更可能从事以获取利益为目的的攻击行为。任何亚型或任何严重程度的有品行障碍的个体都可以有"伴有限的亲社会情感"这一标注的特征,尽管有这一标注的个体更可能是儿童期起病型,且严重程度的标注为重度。

尽管评估是否存在这一标注的自我报告的有效性在一些研究中已经被认可,然而在临床访谈中,伴有这一标注的有品行障碍的个体可能并不愿意承认该特质。因此,为了评估个体是否符合这一标注的诊断标准,需要从多种渠道获取信息。也因为这一标注反映了个体典型的人际关系模式和情感功能,因而需要考虑那些认识个体很长时间、来自不同关系和场所的他人(例如,父母、老师、同事、大家庭成员、同伴)所报告的信息。

诊断特征

品行障碍的基本特征是侵犯他人的基本权利或违反与年龄匹配的主要社会规范或规则的反复的、持续的行为模式(诊断标准 A)。这些行为可分为四大类:导致或威胁导致对他人、动物躯体伤害的攻击行为(诊断标准 A1—A7);导致财物损失或损坏的非攻击行为(诊断标准 A8—A9);欺诈或盗窃(诊断标准 A10—A12);以及严重违反规则(诊断标准 A13—A15)。在过去 12 个月,必须存在 3 种或更多的特征性行为,在过去 6 个月至少存在一种行为。该行为紊乱引起有临床意义的社交、学业或职业功能损害(诊断标准 B)。行为模式通常出现在不同的场所中,例如在家里、在学校或在社区。由于有品行障碍的个体尽力淡化他们的品行问题,临床工作者通常必须依赖于额外的知情者。然而,如果知情者对个体的监督有限,或个体掩藏了症状行为,他们对于个体的行为问题的了解可能就非常有限。

有行为障碍的个体通常启动攻击行为或对他人的反应过度。他们可能表现出欺负、威胁或恐吓行为(包括通过网络社交媒体进行威胁)(诊断标准 A1);经常挑起打架(诊断标准 A2);使用能引起严重躯体伤害的武器(例如,棍棒、砖块、破碎的瓶子、刀、枪)(诊断标准 A3);在躯体上残忍地对待他人(诊断标准 A4)或动物(诊断标准 A5);当着受害者的面夺取(例如,抢劫、抢包、敲诈、持械抢劫)(诊断标准 A6);或强迫他人发生性行为(诊断标准 A7)。躯体暴力采取掠夺、强奸、殴打的形式,或在罕见的案例中采取杀人的形式。对他人财产的故意破坏包括故意纵火,目的是为了造成严重的损失(诊断标准 A8),或以其他方式故意破坏他人财产(例如,砸碎汽车窗户的玻璃,故意毁坏学校财物)(诊断标准 A9)。欺诈或盗窃行为可包含闯入其他人的房屋、建筑或汽车(诊断标准 A10);屡次撒谎或食言,为了获得物品、好处,或躲避债务、责任(例如,"哄骗"他人)(诊断标准 A11);或不与受害者发生正面冲突而盗窃价值不菲的物品(例如,入店行窃、伪造、欺骗)(诊断标准 A12)。

有品行障碍的个体也可能屡次严重违反规则(例如,校规、父母的规定、工作场所的规定)。有品行障碍的儿童通常模式是,在 13 岁之前开始,无视父母的禁止,深夜在外面逗留到很晚(诊断标准 A13)。儿童还可能呈现一种离家出走、夜不归宿的模式(诊断标准 A14)。离家出走的行为必须发生至少 2 次(或个体很长时间都不回家,那么发生 1 次即可),可考虑为品行障碍的症状。如果离家出走是躯体或性虐待的直接后果,通常不符合这一诊断标准。有品行障碍的儿童可能经常逃学,从 13 岁前开始(诊断标准 A15)。

支持诊断的有关特征

特别是在那些模糊不清的情况下,有品行障碍的攻击性个体经常错误地感受他人的意图比实际情况更有敌意和威胁,而且他们认为攻击性的回应是合理的、正当的。负性情感和不良的自我控制的人格特征,包括不良的挫折耐受性、易激惹、发脾气、多疑、对惩罚不敏感、寻求刺激、鲁莽而不顾后果,经常与品行障碍同时出现。物质滥用通常是一个有关特征,特别是在青春期的女性中。在有品行障碍的个体中,自杀观念、自杀企图和自杀死亡的比率较高。

患病率

人群中一年患病率估计从 2%到 10%以上,中位数为 4%。在不同民族和种族的国家中,品行障碍的患病率相当一致。从儿童期到青春期的患病率有升高的趋势,男性比女性更高。有损害的品行障碍儿童很少接受治疗。

发展与病程

品行障碍可以早在学龄前起病,但最早的、值得注意的症状通常出现在从儿童中期到青少年中期的阶段。对立违抗障碍是常见的儿童期起病型的品行障碍的先兆。成年人可以被诊断为品行障碍，然而，品行障碍的症状通常在儿童期或青少年期就已经出现，罕见于 16 岁以后起病。品行障碍起病后的病程是变异的。在绝大多数个体中，该障碍在成人期缓解。许多有品行障碍的个体——特别是那些青少年期起病型，以及症状较少较轻的个体——成年人后完全能够获得社会和职业的适应。然而，早期起病型预示着不良的预后，以及在成人期犯罪行为、品行障碍、物质相关障碍的增加的风险。有品行障碍的个体，晚期作为成年人也可能有患心境障碍、焦虑障碍、创伤后应激障碍、冲动控制障碍、精神病性障碍、躯体症状障碍和物质相关障碍的风险。

该障碍的症状随着个体年龄的增长而改变，因为个体发展出更强的躯体力量、认知能力和性成熟度。最初出现的症状行为似乎严重程度较低（例如，说谎、入店行窃），而较晚出现的品行问题似乎更严重（例如，强奸、面对受害者行窃）。然而，个体之间存在很大差异，一些个体在早期阶段就已经实施更具破坏性的行为（不良预后的预测）。当有品行障碍的个体成年后，攻击、破坏财产、欺诈、违反规则的症状，包括针对同事、伴侣和儿童的暴力行为可能出现在工作场所和家里，以至于需要考虑反社会型人格障碍。

风险与预后因素

气质的：气质风险因素包括婴儿期难以控制的脾气和低于正常值的智力，特别是言语智商。

环境的：家庭层面的风险因素包括父母的排斥和忽略，儿童期不一致的教养方式，严格的纪律，躯体或性虐待，缺乏监管，早期居住于福利机构，照料者的频繁更替，大家庭，父母的犯罪行为，特定类型的家庭精神病理（例如，物质相关障碍）。社区层面的风险因素包括同伴的拒绝，与行为不良的同伴群体交往，以及充斥暴力的小区。在儿童期起病型的有品行障碍的个体中，两种类型的风险因素都更常见和严重。

遗传与生理的：品行障碍既受到遗传因素也受到环境因素的影响。在儿童的生物学父母或养父母，或兄弟姐妹有品行障碍时，个体患该障碍的风险因素也会增加。如果儿童的生物学父母伴有严重的酒精使用障碍、抑郁和双相障碍、精神分裂症，或生物学父母曾有注意缺陷/多动障碍、品行障碍的病史，儿童也更易发生品行障碍。家族史是儿童期起病型的有品行障碍的个体的特征。与那些没有该障碍的个体相比，有品行障碍的个体的静息心率更慢，而且这一生物标记物不是任何精神障碍的特性。自主的恐惧性条件反射减低，特别是皮肤传导性低，也有很多记载。然而，这些精神生理性发现不能用于诊断该障碍。那些与情感调节和情感处理有关的大脑区域的结构和功能性差异，特别是那些涉及大脑腹侧前额叶皮质和杏仁核的额颞叶—边缘系统连接处，与那些没有该障碍的个体相比，在有品行障碍的个体中已经被持续观察到。然而，神经影像学的发现不能用于诊断该障碍。

病程影响因素：行为符合儿童期起病型的诊断标准，并足以获得“伴有限的亲社会情感”标注的个体,更可能是持续性的。当有同时出现的注意缺陷/多动障碍和物质使用问题时,品行障碍持续性的风险会增加。

文化相关的诊断问题

在将破坏性行为模式视为近乎规范的场所(例如,在充满威胁、高犯罪区域或战场)中,品行障碍的诊断有时可能会被误用。因此,应该考虑不良行为发生的情境。

性别相关的诊断问题

有品行障碍诊断的男性经常打架、偷窃、破坏他人财物并违反校纪。有品行障碍诊断的女性更倾向于说谎、逃学、离家出走、物质使用和卖淫。男性倾向于躯体攻击和关系攻击(破坏与他人社交关系的行为),女性相对更倾向于关系攻击。

品行障碍的功能性后果

品行障碍可能导致休学或开除,工作适应问题,法律困境,性传播疾病,意外怀孕和因意外或打架而导致的躯体伤害。这些问题可能妨碍个体在普通学校上学,妨碍个体居住在父母或寄养家庭。品行障碍通常与较早开始的性行为、酒精使用、吸烟、非法毒品的使用和鲁莽及危险的行为有关。在有品行障碍的个体中,意外伤害的比率似乎高于那些没有该障碍的个体。品行障碍功能性后果可能预示着个体中年时会面临健康问题。有品行障碍的个体通常由于从事违法行为,而涉及刑事司法系统。在儿童中,品行障碍是转诊的常见原因,通常在精神卫生机构被确诊,特别在司法实践中。与其他门诊转诊的儿童相比,品行障碍可能导致更严重而慢性的损害。

鉴别诊断

对立违抗障碍: 品行障碍和对立违抗障碍都与一些症状有关,这些症状将个体带入与成年人和其他权威人士(例如,父母、老师、上司)的冲突中。对立违抗障碍的行为通常没有品行障碍那么严重,不包含对人或动物的攻击、对财产的破坏、盗窃或欺诈模式。而且,对立违抗障碍包括情绪失调问题(即愤怒和易激惹心境),并不包含在品行障碍的定义中。当既符合对立违抗障碍的诊断标准,又符合品行障碍的诊断标准时,可以给予这两种诊断。

注意缺陷/多动障碍: 尽管有注意缺陷/多动障碍的儿童经常表现出过度活跃和冲动的破坏性行为,但是行为本身并不侵犯社会规范或他人的权利,因此通常不符合品行障碍的诊断标准。当同时符合注意缺陷/多动障碍和品行障碍的诊断标准时,就应给予这两种诊断。

抑郁与双相障碍: 易激惹、攻击和品行问题可发生在有重性抑郁障碍、双相障碍或破坏性心境失调障碍的儿童或青少年中。基于病程,通常可以将与这些心境障碍有关的行为问题与品行障碍中的品行问题模式相鉴别。特别是在没有心境紊乱期间，有品行障碍的个体也会表现出显著水平的攻击性或非攻击性品行问题，或是历史的（即先于心境紊乱的品行问题的病史），或是同时的（即表现出预谋的品行问题，而不是出现在强烈的情绪唤起期间）。在那些同时符合品行障碍和心境障碍诊断标准的案例中，可以给予两种诊断。

间歇性暴怒障碍：品行障碍和间歇性暴怒障碍都涉及高水平的攻击性。然而，有间歇性暴怒障碍的个体的攻击性局限于冲动性攻击，而非事先预谋的，也不是为了获得某种具体目标（例如，金钱、权力、恐吓）。同样，间歇性暴怒障碍的定义也不包括品行障碍的非攻击性症状。如果同时符合这两种诊断标准，则只有当反复的、冲动性的攻击暴发需要独立的临床关注时，才应诊断为间歇性暴怒障碍。

适应障碍：如果那些不符合其他特定障碍诊断标准的临床上显著的行为问题，其发生明确与心理社会应激源有关，且在应激源（或应激源的后果）终止后 6 个月内没有得到缓解，则应诊断为适应障碍（伴行为紊乱或伴情绪和行为紊乱）。只有当行为问题表现出反复、持续的模式，并与社会、学业或职业功能的损害有关时，才诊断为品行障碍。

共病

注意缺陷/多动障碍和对立违抗障碍在有品行障碍的个体中很常见，以及共病的表现预示着不良结果。那些表现出与反社会型人格障碍有关的人格特征的个体，通常会侵犯他人的基本权利，或违背与年龄匹配的主要社会规范，因此他们的行为模式通常符合品行障碍的诊断标准。品行障碍也可能与下述一种或多种精神障碍同时出现：特定的学习障碍，焦虑障碍，抑郁或双相障碍，以及物质相关障碍。学业成绩，特别是在阅读和其他语言技能方面，通常低于基于年龄和智力所预期的水平，可能应给予额外的特定学习障碍或交流障碍的诊断。

反社会型人格障碍

反社会型人格障碍的诊断标准和正文参见“人格障碍”一章。因为该障碍与本章中“外向性”品行障碍谱系以及与相邻的“物质相关及成瘾障碍”中的那些障碍紧密相关，因而在本章和“人格障碍”一章中均被编码。

纵火狂

诊断标准 F63.1

A. 不止一次故意并有目的地纵火。

B. 行动前感到紧张或情感唤起。

C. 对火及其具体场景（例如，工具、工具的使用、结果）感到迷恋、感兴趣、好奇或有吸引力。

D. 纵火或目击燃烧或参与善后时感到愉快、满足或解脱。

E. 纵火不是为了金钱收益，不是为了表达社会政治观点、隐瞒犯罪活动、宣泄愤怒或复仇、改善自己的生活状况，也不是对妄想或幻觉的反应，或判断力受损［例如,重度神经认知障碍、智力障碍(智力发育障碍)、物质中毒]的结果。

F. 纵火不能用品行障碍、躁狂发作或反社会型人格障碍来更好地解释。

诊断特征

纵火狂的基本特征是多次故意的、有目的地纵火(诊断标准 A)。有该障碍的个体在纵火之前经历了紧张和情感唤起(诊断标准 B)。对于火和相关场景(例如,工具、工具的使用、结果)感到迷恋、感兴趣、好奇或有吸引力(诊断标准 C)。有该障碍的个体通常是他们小区火情的"观察者",可能发布假的火情警报,而且从与火相关的机构、工具、人员身上获得快乐。他们可能在当地的消防部门花费时间,纵火是为了与消防部门建立联系,甚至成为消防员。当纵火并目睹其效果或参与善后时,有该障碍的个体感到愉快、满足或解脱(诊断标准 D)。纵火不是为了金钱收益,不是为了表达社会政治观点、隐瞒犯罪活动、宣泄愤怒或复仇、改善自己的生活状况,也不是对妄想或幻觉的反应(诊断标准 E)。纵火不是由于判断力受损[例如,在重性神经认知障碍或智力障碍(智力发育障碍)中]。如果纵火可以更好地用品行障碍、躁狂发作或反社会型人格障碍来解释,则不能诊断为纵火狂(诊断标准 F)。

支持诊断的有关特征

有纵火狂的个体在纵火前会进行周密的准备。他们可能对纵火导致的生命、财产后果漠不关心,或许他们从财产破坏中能够获得满足。这些行为可能导致财产损坏、法律后果、纵火者自身或他人受伤乃至丧命。那些有冲动性纵火的个体(可能患或未患纵火狂)通常有当前或过去的酒精使用障碍的病史。

患病率

纵火狂的人群患病率尚不清楚。纵火,只是纵火狂的一部分,仅凭这一点不足以进行诊断,在群体抽样中,纵火的终生患病率为 1.13%,最常见的共病为反社会型人格障碍、物质使用障碍、双相障碍和病理性赌博(赌博障碍)。相比之下,纵火狂作为主要诊断很罕见。在反复纵火、达到犯罪程度的人群样本中,只有 3.3% 有符合纵火狂全部诊断标准的症状。

发展与病程

尚没有充足信息来确定纵火狂的典型起病年龄。儿童期纵火和成人期纵火狂之间是否存在关系,尚没有记录。在有纵火狂的个体中,纵火事件是阵发性的,频率上有起伏变化。纵向病程尚不清楚。尽管纵火是儿童和青少年中的主要问题(在美国,那些因纵火罪行而被捕的个体中超过 40%,年龄在 18 岁以下),然而儿童期的纵火狂很罕见。青少年纵火通常与品行障碍、注意缺陷/多动障碍或适应障碍有关。

性别相关的诊断问题

纵火狂通常见于男性,特别是那些社交技能差、存在学习困难的男性。

鉴别诊断

故意纵火的其他原因：在诊断为纵火狂之前，除外纵火的其他原因非常重要。故意纵火可能为了牟利、破坏或报复；为了掩盖罪行；表达政治观点（例如，恐怖主义或抗议行为）；或为了吸引注意力或认可（例如，纵火是为了发现火情再救火以获得荣誉）。纵火也可能作为儿童期成长体验的组成部分（例如，玩火柴、打火机或玩火）。

其他精神障碍：当纵火发生在品行障碍中、躁狂发作期间或反社会型人格障碍中，或是对妄想或幻觉的反应（例如，在精神分裂症中）或归因于其他躯体疾病的生理效应（例如癫痫）时，不能额外诊断为纵火狂。当纵火是由重度神经认知障碍、智力障碍或物质中毒相关的判断力受损所致时，也不应诊断为纵火狂。

共病

纵火狂可能与物质使用障碍、赌博障碍、抑郁和双相障碍，以及其他破坏性、冲动控制和品行障碍高度共病。

偷窃狂

诊断标准 F63.2

A. 反复的无法抵制偷窃物品的冲动，所偷物品并非为了个人使用或金钱价值。
B. 偷窃前紧张感增加。
C. 偷窃时感到愉快、满足或解脱。
D. 偷窃不是为了宣泄愤怒或复仇，也不是对妄想或幻觉的反应。
E. 偷窃不能用品行障碍、躁狂发作或反社会型人格障碍来更好地解释。

诊断特征

偷窃狂的基本特征是反复的无法抵制偷窃物品的冲动，尽管物品并非为了个人使用，或金钱价值（诊断标准 A）。偷窃前，个体体验了增加的主观紧张感（诊断标准 B），在实施偷窃时感到愉快、满足或解脱（诊断标准 C）。偷窃不是为了宣泄愤怒或复仇，也不是对妄想或幻觉的反应（诊断标准 D），也不能更好地用品行障碍、躁狂发作或反社会型人格障碍来解释（诊断标准 E）。尽管物品通常对于个体来说并不值钱，个体完全能够支付，而且通常将它们送人或丢弃，但个体还是要偷窃这些物品。偶尔个体可能囤积偷窃来的物品或偷偷归还。尽管在可能被立即逮捕时（例如，在警察的视线之内），有该障碍的个体会避免偷窃，但他们通常不会事先策划偷窃或充分考虑到被捕的概率。这种偷窃没有助手或搭档。

支持诊断的有关特征

有偷窃狂的个体通常企图抗拒偷窃冲动，他们意识到这个行为是错误的和没有意义的。个体总是害怕被抓捕，经常感到抑郁或偷窃带来的内疚。那些与行为成瘾有关的神经递质传导通路,包括与 5-羟色胺、多巴胺和阿片类物质系统有关的,似乎也在偷窃狂中起到了作用。

患病率

在被捕的商店行窃者中,约 4%—24% 有偷窃狂。普通人群中的患病率非常低,约为 0.3%—0.6%。女性多于男性,比例为 3∶1。

发展与病程

偷窃狂起病的年龄不同,但该障碍通常从青春期起始。然而,该障碍也可能从儿童期、青春期或成人期起始,很少从成年晚期开始。关于偷窃狂的病程,几乎没有系统的信息,但是有三个典型的病程已被描述:散发、伴短暂发作、长期缓解,阵发、伴长期偷窃和一段时期的缓解,以及慢性、伴一定程度的波动。该障碍可能持续多年,尽管多次被定罪为商店行窃。

风险与预后因素

遗传与生理的: 尚无有对照的偷窃狂的家族史研究。然而,与普通人群相比,有偷窃狂的个体的一级亲属可能有更高的强迫症的风险。与普通人群相比,有偷窃狂的个体的亲属也有更高的物质使用障碍的风险,包括酒精使用障碍的风险。

偷窃狂的功能性后果

该障碍可能造成法律、家庭、职业和个人的困境。

鉴别诊断

一般偷窃: 应将偷窃狂与一般的偷窃行为或商店行窃相鉴别。一般偷窃(无论是事先策划的还是冲动性的)是故意的,被物品的有用性或金钱价值所驱动。一些个体,特别是青少年,可能也会大胆偷窃,作为一种叛逆行为,或是一种仪式。除非偷窃狂的其他特征也存在,否则不能给予该诊断。偷窃狂非常罕见,反之,商店行窃相对常见。

诈病: 在诈病中,个体可能模仿偷窃狂的症状,以避免刑事检控。

反社会型人格障碍与品行障碍: 通过判断反社会行为模式,可以将反社会型人格障碍和品行障碍与偷窃狂相鉴别。

躁狂发作、精神病性发作和重度神经认知障碍: 偷窃狂应与躁狂发作期间的,作为对妄想或幻觉的反应(例如,在精神分裂症中)的,或是重度神经认知障碍结果的,有意或无意的偷窃相鉴别。

共病

偷窃狂可能与强迫性购物有关,同样也可能与抑郁和其他特定的双相障碍(特别是重性抑郁障碍)、焦虑障碍、进食障碍(特别是神经性贪食)、人格障碍、物质使用障碍(特别是酒精使用障碍)和其他破坏性、冲动控制及品行障碍有关。

其他特定的破坏性、冲动控制及品行障碍

F91.8

此类型适用于那些临床表现,它们具备破坏性、冲动控制及品行障碍的典型症状,且引起有临床意义的痛苦,或导致社交、职业或其他重要功能方面的损害,但未能符合破坏性、冲动控制及品行障碍类别中任一种疾病的诊断标准。可在下列情况下使用其他特定的破坏性、冲动控制及品行障碍这一诊断:临床工作者选择用它来交流未能符合任何特定的破坏性、冲动控制及品行障碍的诊断标准的特定原因。通过记录"其他特定的破坏性、冲动控制及品行障碍",接着记录其特定原因(例如,"低频率的反复性行为暴发")来表示。

未特定的破坏性、冲动控制及品行障碍

F91.9

此类型适用于那些临床表现,它们具备破坏性、冲动控制及品行障碍的典型症状,且引起有临床意义的痛苦,或导致社交、职业或其他重要功能方面的损害,但未能符合破坏性、冲动控制及品行障碍类别中任一种疾病的诊断标准。此种未特定的破坏性、冲动控制及品行障碍可在这种情况下使用:临床工作者对未能符合特定的破坏性、冲动控制及品行障碍的诊断标准的个体选择不给出特定的原因,包括因信息不足而无法做出更特定诊断的情况(例如,在急诊室的环境下)。

物质相关及成瘾障碍

物质相关障碍包括10种不同类别的药物：酒精，咖啡因，大麻，致幻剂[包括分属于不同类别的苯环利定(或类似活性芳基环己胺)和其他致幻剂]，吸入剂，阿片类物质，镇静剂，催眠药和抗焦虑药，兴奋剂(苯丙胺类物质、可卡因和其他兴奋剂)，烟草和其他(或未知)物质。这10种类别并非截然不同。如果过度摄取，所有的这些药物都能直接激活大脑的犒赏系统，此系统能强化这些行为，产生记忆。它们能够产生如此强烈的犒赏系统的激活以至于正常的活动可以被忽略。滥用的毒品直接激活犒赏路径，而非通过适应性行为达到犒赏系统的激活。每一类毒品产生犒赏的药理机制不同，但毒品通常激活犒赏系统并产生愉悦感，经常被称为"高亢"。此外，自我控制水平较低的个体，它反映了大脑抑制机制的损害，可能特别倾向于产生物质使用障碍，这表明在实际的物质使用之前的很长时间，就可以在一些人的行为中观察到物质使用障碍的根源。

除了物质相关障碍，本章还包括赌博障碍。有证据表明赌博行为激活犒赏系统与滥用毒品相似，且产生的行为症状与物质使用障碍类似。其他过度的行为模式，例如网络游戏，也被描述过，但关于它们和其他行为综合征的研究尚不清楚。因此，有重复行为的群体，一些人称其为*行为成瘾*，包括一些亚群，例如"性成瘾""运动成瘾"或"购物成瘾"，并未包括在内，因为目前缺乏充足的同行审阅的证据来建立诊断标准和病程描述，而它是确认这些行为是精神障碍所必需的。

物质相关障碍可以分成两组：物质使用障碍和物质所致的障碍。下列状况可以归类为物质所致的：中毒、戒断和其他物质/药物所致的精神障碍(精神病性障碍、双相及相关障碍、抑郁障碍、焦虑障碍、强迫及相关障碍、睡眠障碍、性功能失调、谵妄和神经认知障碍)。

本部分以物质使用障碍、物质中毒和戒断，以及其他物质/药物所致的精神障碍的诊断标准的总论开始，至少其中一些内容是跨物质类别的。为了反映出10种类别物质的独特方面，本章的其余部分按照物质类别来组织。为便于鉴别诊断，物质/药物所致的精神障碍的诊断标准被包括在那些与它们具有类似临床表现的精神障碍中(例如，物质/药物所致的抑郁障碍在"抑郁障碍"一章中)。与每一组特定的物质种类相关的广泛的诊断类别，如表1所示。

表1 与物质种类有关的诊断

项目	精神病性障碍	双相障碍	抑郁障碍	焦虑障碍	强迫及相关障碍	睡眠障碍	性功能失调	谵妄	神经认知障碍	物质使用障碍	物质中毒	物质戒断
酒精	I/W	I/W	I/W	I/W		I/W	I/W	I/W	I/W/P	X	X	X
咖啡因				I		I/W					X	X
大麻	I			I		I/W		I		X	X	X
致幻剂												
苯环利定	I	I	I	I				I		X	X	
其他致幻剂	I*	I	I	I				I		X	X	
吸入剂	I		I	I				I	I/P	X	X	
阿片类物质			I/W	W		I/W	I/W	I/W		X	X	X
镇静剂、催眠药或抗焦虑药	I/W	I/W	I/W	W		I/W	I/W	I/W	I/W/P	X	X	X
兴奋剂**	I	I/W	I/W	I/W	I/W	I/W	I	I		X	X	X
烟草					W					X		X
其他(或未知)	I/W	I/W	I/W	I/W	I/W	I/W	I/W	I/W	I/W/P	X	X	X

注: X = DSM-5 的诊断类别。

I=此标注代表“在中毒期间发生”。

W=此标注代表“在戒断期间发生”。

I/W=此标注代表“在中毒期间发生”或“在戒断期间发生”。

P=此障碍是持续性的。

* 又名致幻剂持续感知障碍(闪回)。

** 包括苯丙胺类物质、可卡因和其他或未特定的兴奋剂。

物质相关障碍

物质使用障碍

特征

物质使用障碍的基本特征是一组认知、行为和生理症状，提示尽管存在显著的物质相关问题，个体仍然继续使用物质。如表 1 所示，物质使用障碍的诊断适用于本章除了咖啡因之外的所有 10 类物质。对某些类别来说，一些症状较不明显，并且在少数案例中，并非所有症状都适用(例如，对苯环利定使用障碍、其他致幻剂使用障碍或吸入剂使用障碍来说，没有戒断症状)。

物质使用障碍的一个重要特点是大脑环路的潜在改变，这种改变可能在脱毒之后持续存在，特别是有重度障碍的个体。这些大脑改变的行为效应可能表现为反复复发，以及当个体接触到毒品有关的刺激时，对毒品的强烈渴望。这些毒品效应可能需要长期的治疗才能有效。

总体而言，物质使用障碍的诊断是基于与这些物质使用相关的行为的病理模式。为了便于行文，诊断标准 A 总体上可被认为是一组适用于控制损害、社会损害、使用风险和药理学标准的症状。物质使用的控制损害是第一组诊断标准(诊断标准 1—4)。个体可能摄入物质比原先意图的量更大或时间更长(诊断标准 1)。个体可能表达一种持久的减少或有节制地使用物质的欲望，并可能报告减少或中断使用的多种努力的失败(诊断标准 2)。个体可能花费大量时间以获得物质、使用物质或从其效应中恢复过来(诊断标准 3)。在一些重度物质使用障碍的案例中，个体的几乎所有日常活动都围绕着物质。表现为强烈欲望或迫切要求的对毒品的渴求(诊断标准 4)，可能在任何时候出现，但更可能出现在曾经获得或使用过毒品的环境中。渴求出现在包括经典条件反射的情形中，并与大脑特定犒赏结构的激活有关。询问渴求可以通过提问：是否曾经有一段时间，他们摄入毒品的要求如此迫切以至于他们无法思考其他任何事情。目前的渴求通常被用来作为治疗结果的测量，因为它可能是立即复发的信号。

社会损害是第二组诊断标准(诊断标准 5—7)。反复的物质使用可能导致不能履行在工作、学校或家庭中主要角色的义务(诊断标准 5)。尽管物质的效应引起或加重持久的或反复的社会或人际交往问题，个体可能仍然继续使用物质(诊断标准 6)。因为物质使用而放弃或减少重要的社交、职业或娱乐活动(诊断标准 7)。个体可能为了使用物质而从家庭活动和兴趣爱好中退出。

物质的使用风险是第三组诊断标准(诊断标准 8—9)。这可能表现为在对躯体有害的情况下，反复使用物质(诊断标准 8)。尽管认识到使用物质可能引起或加重持久的或反复的生理或心理问题，但个体仍然继续使用物质(诊断标准 9)。评估这一诊断标准的关键并非存在的问题，而是尽管使用物质造成许多困难，个体仍然无法戒断。

药理学的诊断标准是最后一组(诊断标准 10 和 11)。耐受(诊断标准 10)的标志是,需要显著增加物质的剂量以达到预期的效应,或使用通常剂量的物质会显著降低效应。耐受的程度因不同个体和不同物质而大不相同,并且涉及了多种中枢神经系统的效应。例如,基于使用的物质,呼吸抑制的耐受与镇静和运动协调的耐受可能以不同的速度发展。单纯依据病史可能难以确定耐受,实验室测试可能有用(例如,血液中高水平的物质伴较少的中毒迹象,提示可能为耐受)。耐受必须与个体对特定物质效应的初始敏感度的差异相区分。例如,一些第一次饮酒的个体在喝了三四杯后几乎没有中毒迹象,而体重与饮酒史相似的其他个体已经口齿不清和共济失调了。

戒断(诊断标准 11)是长期大量使用物质的个体,当其血液或组织中的物质浓度下降时,发生的一种综合征。当戒断症状出现后,个体很有可能使用该物质来缓解症状。戒断症状因不同类别的物质而变化很大,并且为毒品类别分别提供了戒断的诊断标准。酒精、阿片类物质以及镇静剂、催眠药和抗焦虑药的戒断是显著的,其生理体征是易于测量的。兴奋剂(苯丙胺和可卡因)以及烟草和大麻的戒断体征和症状,经常存在但较不明显。人类反复使用苯环利定、其他致幻剂和吸入剂后的显著戒断症状尚无记录,所以本章不包含这些物质戒断的诊断标准。耐受与戒断都不是物质使用障碍诊断的必要条件。然而,对大多数类别的物质而言,戒断的既往史与更严重的临床病程(例如,更早的物质使用障碍的发生,更高水平的物质摄入,以及更多的与物质相关的问题)有关。

诊断物质使用障碍时,不包括出现在恰当的处方药(例如,阿片类镇痛剂、镇静剂、兴奋剂)治疗期间的耐受和戒断症状。在医学治疗期间出现正常的预期的药理上的耐受和戒断,学界已知可能会导致“成瘾”的错误诊断,特别当这些是仅有的症状表现时。当症状仅仅作为医学治疗的结果(例如,当服用处方药时,耐受和戒断是作为医疗服务的一部分)时,这些个体不能基于这些症状被诊断。然而,处方药也可能被不当地使用,当存在其他冲动性的寻求毒品的行为症状时,可以做出物质使用障碍的诊断。

严重程度与标注

基于诊断标准中症状的数量,物质使用障碍的严重程度可以从轻度到重度。作为对严重程度的总体评估,轻度物质使用障碍提示存在 2—3 个症状,中度是 4—5个症状,重度是 6 个及更多症状。严重程度随时间而变化,反映为使用物质的频率和/或剂量的减少或增加,通过个体的自我报告、其他知情人的报告、临床工作者的观察和生物学测试来评估。下述病程标注和描述特征的标注,也可用于物质使用障碍:“早期缓解”“持续缓解”“维持治疗”和“在受控制的环境下”。每个标注的定义均在各自的诊断标准中。

物质使用障碍的记录步骤

临床工作者应使用适用于物质类别的编码，但应记录*特定物质*的名称。例如，临床工作者应记录 F13.20 中度阿普唑仑使用障碍（而不是中度镇静、催眠或抗焦虑药物使用障碍）或 F15.10 轻度甲基苯丙胺使用障碍（而不是轻度兴奋剂使用障碍）。对于那些不属于任何类别的物质（例如，合成类固醇），合适的编码为“其他物质使用障碍”，且应标示出特定的物质[例如，F19.10 轻度合成类固醇使用障碍]。如果个体使用的物质是未知的，其编码类别为“其他（或未知）”，且应使用[例如，F19.20 重度未知物质使用障碍]。如果诊断标准符合一种以上物质的使用障碍，则应给予所有诊断[例如 F11.20 重度海洛因使用障碍；F14.20 中度可卡因使用障碍]。

物质使用障碍恰当的 ICD-10-CM 编码基于是否有共病的物质所致的障碍（包括中毒和戒断）。在上述例子中，中度阿普唑仑使用障碍的编码为 F13.20，表明没有共病的阿普唑仑所致的精神障碍。ICD-10-CM 中物质所致的障碍的编码表示物质使用障碍的存在（或不存在）和严重程度，而 ICD-10-CM 中物质使用障碍的编码只能用在不存在物质所致的障碍的情况下。额外的编码信息参见个别的特定物质部分。

注意，*成瘾*一词不再是此分类系统的诊断术语，尽管它在许多国家被普遍用来描述与冲动性和习惯性的物质使用相关的严重问题。*物质使用障碍*这个更中性的名词是用来描述更广泛的障碍，例如从轻度到重度的慢性复发性、冲动性的毒品使用。一些临床工作者会选择使用*成瘾*一词来描述极端的临床表现，但由于它不确定的定义和潜在的负性含义，这个词从官方 DSM-5 的物质使用障碍的诊断术语中被省略了。

物质所致的障碍

物质所致的障碍的全部类别包括中毒、戒断和其他物质/药物所致的精神障碍（例如，物质所致的精神病性障碍，物质所致的抑郁障碍）。

物质中毒和戒断

物质中毒的诊断标准包含在本章的特定物质部分。其基本特征是出现由于近期摄入物质所致的可逆的特定物质的综合征（诊断标准 A）。与中毒有关的、有临床意义的问题行为或心理改变（例如，好斗，心境不稳定，判断力受损），归因于物质对中枢神经系统的生理效应，并且是在使用物质过程中或不久后出现（诊断标准 B）。这些症状不能归因于其他躯体疾病，也不能更好地用其他精神障碍来解释（诊断标准 D）。物质中毒在有物质使用障碍的人群中是常见的，但也频繁发生在没有物质使用障碍的个体中。这个类别不适用于烟草。

中毒后最常见的改变涉及了感知、觉醒、注意、思维、判断、精神运动行为与人际行为的紊乱。与持续或"慢性"中毒相比,短期或"急性"中毒具有不同的体征和症状。例如,中度剂量的可卡因最初可能产生群集性,但如果这一剂量频繁重复数天或数周,则可能出现社交退缩。

当用于生理意义时,术语中毒要比在此定义的物质中毒更广泛。许多物质可能产生生理或心理的改变,这不一定是有问题的。例如,由于物质使用所致的心动过速的个体,有生理效应但没有问题行为,如果这是唯一的症状,则不能诊断为中毒。有时,中毒可能持续超过在身体中能测试到物质的时间。这可能是由于持久的中枢神经系统效应所致,它恢复所需的时间长于排除物质所需的时间。这些中毒的长期效应必须与戒断症状(即在血液或组织中,物质浓度下降所诱发的症状)相鉴别。

物质戒断的诊断标准包含在本章的特定物质部分。其基本特征是由于长期大量使用物质后,停止或减少物质使用所致的特定物质的问题行为,伴有生理和认知改变(诊断标准 A)。该特定物质的综合征引起有临床意义的痛苦,或导致社交、职业或其他重要功能方面的损害(诊断标准 C)。这些症状不是由于其他躯体疾病所致,也不能更好地用其他精神障碍来解释(诊断标准 D)。戒断通常但并非总是与物质使用障碍有关。大多数有戒断症状的个体有重新使用该物质以减少该症状的冲动。

物质的使用途径与速度的效应

那些能够快速和高效地被吸入血液的使用途径(例如,静脉注射、吸食、鼻"吸"),倾向于导致更强烈的中毒,以及更可能增加导致戒断的逐步升级的物质使用模式。类似地,与慢效物质相比,速效物质更可能引起急性中毒。

效应的持续时间

相同类别的药物,与长效物质相比,短效物质更可能出现戒断症状。然而,长效物质具有更长的戒断时间。物质的半衰期与戒断情况相对应:效应持续时间越长,物质停用与戒断症状发生之间的时间越长,戒断的时间越长。一般而言,急性戒断的时间越长,戒断综合征的强度越弱。

多种物质的使用

物质中毒和戒断经常涉及几种物质的同时使用或先后使用。在这些案例中,应分别记录每一种诊断。

有关的实验室发现

血液和尿液样本的实验室分析可以帮助确定最近使用和涉及的特定物质。然而,仅有阳性的实验室测试结果本身并不能表明个体的物质使用模式符合物质所致的或物质使用障碍的诊断标准,仅有阴性的测试结果本身也不能除外这些诊断。

实验室测试对确认戒断是有用的。如果个体表现出由于未知物质所致的戒断，实验室测试可以帮助确定该物质，并且也有助于将戒断与其他精神障碍相鉴别。此外，在存在该物质的高血液水平的情况下，正常的功能提示相当程度的耐受性。

发展与病程

18—24 岁的个体对几乎每种物质使用都有相对较高的患病率。中毒通常是最初的物质相关障碍，经常始于青少年时期。只要在较长时间内摄入足够剂量的相关毒品，戒断可能发生在任何年龄。

中毒和戒断的记录步骤

临床工作者应使用适用于物质类别的编码，但应记录特定物质的名称。例如，临床工作者应记录 F13.239 司可巴比妥戒断（而不是中度镇静、催眠或抗焦虑药物戒断）或 F15.129 甲基苯丙胺中毒（而不是兴奋剂中毒）。注意，物质使用障碍恰当的 ICD-10-CM 编码基于是否有共病的物质使用障碍。在这个案例中，编码 F15.129表示存在共病的轻度甲基苯丙胺使用障碍。如果没有共病的甲基苯丙胺使用障碍，则编码为 F15.929。ICD-10-CM 编码规则要求所有关于戒断的编码意味着共病中度到重度的物质使用障碍。在上述案例中，司可巴比妥戒断的编码 F13.239 表明存在共病中度到重度的司可巴比妥使用障碍。对于实际的编码选择，参加特定物质中毒和戒断综合征的编码备注。

对于那些不属于任何类别的物质（例如，合成类固醇），恰当的编码为“其他物质中毒”，且应标示出特定的物质（例如，F19.929 表示合成类固醇中毒）。如果个体使用的物质是未知的，其编码类别为“其他（或未知）”，且应使用（例如，F19.929 未知物质中毒）。如果有与特定的物质有关的症状或问题，但不符合任何特定物质障碍的诊断标准，则应使用未特定的物质类别（例如，F12.99 未特定的大麻相关障碍）。

如上所述，ICD-10-CM 中物质相关的编码是物质使用障碍和物质所致的障碍的临床表现所组合的单一编码。因此，如果海洛因戒断和中度海洛因使用障碍都存在，单一编码 F11.23 包括了这两种临床表现。额外的编码信息参见个别的特定物质部分。

物质/药物所致的精神障碍

物质/药物所致的精神障碍是潜在的、严重的，通常是短暂的，但在滥用的物质、药物或几种毒素作用的背景下，有时会发展为持续性的中枢神经系统综合征。它们不同于物质使用障碍，其一系列认知、行为和生理症状都归因于持续的物质使用，尽管存在显著的物质相关问题。物质/药物所致的精神障碍可能由产生物质使用障碍的 10 类物质引起，或者由多种用于医学治疗的其他药物引起。每一种物质所致的精神障碍的描述在相关章节中（例如，“抑郁障碍”“神经认知障碍”），因而此处只提供简要描述。所有物质/药物所致的精神障碍分享共同的特征。为了帮助发现这些障碍,识别这些共同特征是重要的。这些特征描述如下。

A. 该障碍代表了相关的精神障碍的有临床意义的症状表现。

B. 来自病史、体格检查或实验室证据显示存在下列 2 种情况:
   1. 该障碍发生在物质中毒或戒断或摄入药物的过程中或 1 个月内;
   2. 所涉及的物质/药物能够产生该精神障碍。

C. 该障碍不能更好地用独立的精神障碍(例如,非物质/药物所致的精神障碍)来解释。独立的精神障碍的证据包括如下:
   1. 该障碍发生于重度中毒或戒断或接触药物之前;
   2. 在急性戒断或重度中毒或摄入药物结束之后,完整的精神障碍仍持续相当长的时间(例如,至少 1 个月)。该诊断标准不适用于物质所致的神经认知障碍或致幻剂持续性知觉障碍,因为它们在急性中毒或戒断结束之后仍然持续存在。

D. 该障碍并非仅仅出现于谵妄时。

E. 该障碍引起有临床意义的痛苦,或导致社交、职业或其他重要功能方面的损害。

特征

关于能够产生临床上相关的物质所致的精神障碍的物质类别,可以做出一些概括。一般来说,较为镇静性的药物(镇静剂、催眠药或抗焦虑药和酒精),在中毒期间可以产生显著的和有临床意义的抑郁障碍;而在这类物质的戒断综合征期间,可以观察到焦虑状态。此外,在中毒期间,较为兴奋性的物质(例如,苯丙胺和可卡因)可能与物质所致的精神病性障碍和物质所致的焦虑障碍有关,而在戒断期间可观察到物质所致的重性抑郁发作。较为镇静性和较为兴奋性的药物都有可能产生显著而短暂的睡眠和性功能紊乱。特定类别的物质与特定的精神疾病综合征之间的关系概述如表 1 所示。

药物所致的疾病通常包括特异的 CNS 反应或对于各种医疗问题所使用的不同药物所致的极端的副作用的例子。这些包括麻醉药、抗组胺药、抗高血压药以及其他多种药物和毒素(例如,有机磷农药、杀虫剂、一氧化碳)的神经认知并发症,如在神经认知障碍一章中所述。在抗胆碱药物、心血管疾病和类固醇药物的背景下,以及在兴奋剂和镇静剂的处方或非处方药物使用期间,都可能短暂性地出现精神病性综合征。多种药物可被观察到有短暂但严重的心境紊乱,包括类固醇、抗高血压药、双硫仑,以及处方或非处方的镇静剂或兴奋剂类物质。类似的药物可能与暂时的焦虑综合征、性功能失调以及紊乱的睡眠状况有关。

一般而言,当考虑物质/药物所致的精神障碍时,必须有证据表明所观察到的障碍不能更好地用独立的精神疾病来解释。后者最有可能见于如果该精神障碍出现在重度中毒或戒断或药物使用之前,或者,排除了表 1 所列的几种在急性戒断、重度中毒或药物使用结束后持续 1 个月以上的物质所致的持续性障碍。当症状仅仅出现在谵妄时(例如,酒精戒断性谵妄),那么该精神障碍应诊断为谵妄;并且发生于谵妄时的精神疾病综合征,不能单独诊断,因为许多症状(包括心境、焦虑和现实检验能力的紊乱)在激越、意识错乱的状态下是常见的。无论是独立出现的还是物质/药物所致的精神障碍,与各种相关的重性精神障碍有关的特征都是相似的。然而,有物质/药物所致的精神障碍的个体,也可能表现出在特定类别的物质或药物中观察到的有关特征,如本章其他小节中所示。

发展与病程

物质所致的精神障碍发生在物质滥用引起的中毒或戒断的背景下,药物所致的精神障碍出现在摄入建议剂量的处方或非处方药的情况下。这两种情况经常都是短暂的,并可能在急性戒断、重度中毒或药物使用结束后 1 个月内或停止后消失。例外于这些普遍原则的是可以出现某些长期的物质所致的障碍: 与物质有关的神经认知障碍,例如酒精所致的神经认知障碍,吸入剂所致的神经认知障碍,及镇静剂、催眠药或抗焦虑药所致的神经认知障碍;致幻剂持续性知觉障碍("闪回";参见本章后面的"致幻剂相关障碍"部分)。然而,大多数其他物质/药物所致的精神障碍,无论症状的严重程度如何,都很可能在守戒后相对快速地改善,且不太可能在完全停止使用 1 个月后仍有临床相关性。

正如重度使用物质的很多后果一样,一些个体更容易,而另一些个体则不太容易发生特定物质所致的障碍。类似的倾向性使一些个体更可能发展出对一些类型的药物的精神系统的副作用,而另一些个体则不然。然而,当考虑到物质的数量和频率是否足以引起物质所致的综合征时,尚不清楚有独立的精神疾病综合征的家族史或既往史的个体是否更可能出现该物质所致的综合征。

有迹象表明,在先前存在精神障碍的背景下,摄入滥用的物质或一些有精神系统副作用的药物,很有可能导致先前存在的独立综合征加重。物质/药物所致的精神障碍的风险,很可能随着相关物质的数量和频率的增加而增加。

物质/药物所致的精神障碍的症状概貌类似于独立的精神障碍。而物质/药物所致的精神障碍的症状可以与独立的精神障碍的症状完全相同(例如,妄想、幻觉、精神病性症状、重性抑郁障碍、焦虑障碍),尽管它们可以有相同的严重后果(例如,自杀),但大多数物质所致的精神障碍很可能在守戒后数天到数周内改善。

对于独立的精神系统疾病来说,物质/药物所致的精神障碍是其鉴别诊断的重要部分。在诊断独立的精神障碍之前,识别物质所致的精神障碍的重要性,类似于确定一些躯体疾病和药物反应可能起的作用。物质和药物所致的精神障碍的症状可能与跨章节的独立的精神障碍的症状完全相同,但与独立的疾病有着不同的治疗方法和预后。

物质/药物所致的精神障碍的功能性后果

与相关的独立精神障碍相同的后果(例如,自杀企图)可能适用于相应的物质/药物所致的精神障碍,但这些可能在守戒后 1 个月内消失。类似地,与物质使用障碍相同的功能性后果,可能出现在相应的物质所致的精神障碍中。

物质/药物所致的精神障碍的记录步骤

ICD-10-CM 的编码中其他特定物质/药物所致的精神障碍的编码备注和记录步骤在本手册具有类似临床表现的精神障碍的其他章节中(参见如下章节中物质/药物所致的精神障碍:“精神分裂症谱系及其他精神病性障碍”“双相及相关障碍”“抑郁障碍”“焦虑障碍”“强迫及相关障碍”“睡眠-觉醒障碍”“性功能失调”和“神经认知障碍”)。通常,对于 ICD-10-CM,一个单一的编码组合了物质所致的精神障碍和物质使用障碍。当记录物质/药物所致的精神障碍时,尽管该特定的物质使用障碍(当存在时)的名称和严重程度被使用,但不再给予一个共病的物质使用障碍的分别诊断。ICD-10-CM 的编码也提供给物质/药物所致的精神障碍不是物质使用障碍所致的情况(例如,当一个障碍是一次性使用物质或药物所致时)。记录物质/药物所致的精神障碍的诊断名称所需的额外信息,在每一种物质/药物所致的精神障碍各章中的“记录步骤”中。

酒精相关障碍

酒精使用障碍

诊断标准

A. 一种有问题的酒精使用模式导致显著的具有临床意义的损害或痛苦,在 12 个月内表现为下列至少 2 项:

1. 酒精的摄入常常比意图的量更大或时间更长。
2. 有持久的欲望或失败的努力试图减少或控制酒精的使用。
3. 大量的时间花在那些获得酒精、使用酒精或从其效果中恢复的必要活动上。
4. 对使用酒精有渴求或强烈的欲望或迫切的要求。
5. 反复的酒精使用导致不能履行在工作、学校或家庭中的主要角色的义务。
6. 尽管酒精使用引起或加重持久的或反复的社会和人际交往问题,但仍然继续使用酒精。
7. 由于酒精使用而放弃或减少重要的社交、职业或娱乐活动。
8. 在对躯体有害的情况下,反复使用酒精。

9. 尽管认识到使用酒精可能会引起或加重持久的或反复的生理或心理问题，但仍然继续使用酒精。
10. 耐受，通过下列 2 项之一来定义。
    a. 需要显著增加酒精的量以达到过瘾或预期的效果。
    b. 继续使用同量的酒精会显著降低效果。
11. 戒断，表现为下列 2 项之一：
    a. 特征性酒精戒断综合征（见第 235—236 页酒精戒断诊断标准的 A 和 B）。
    b. 酒精（或密切相关的物质，如苯二氮䓬类）用于缓解或避免戒断症状。

标注如果是：

早期缓解：先前符合酒精使用障碍的诊断标准，但不符合酒精使用障碍的任何一条诊断标准至少 3 个月，不超过 12 个月（但诊断标准 A4“对使用酒精有渴求或强烈的欲望或迫切的要求”，可能符合）。

持续缓解：先前符合酒精使用障碍的诊断标准，在 12 个月或更长时间的任何时候不符合酒精使用障碍的任何一条诊断标准（但诊断标准 A4“对使用酒精有渴求或强烈的欲望或迫切的要求”，可能符合）。

标注如果是：

在受控制的环境下：此额外的标注适用于个体处在获得酒精受限的环境中。

基于目前的严重程度编码：ICD-10-CM 的编码备注：如果存在酒精中毒、酒精戒断或其他酒精所致的精神障碍，则不使用下列酒精使用障碍的编码。而是用酒精所致的障碍编码的第 4 位数码来表示合并酒精使用障碍（见酒精中毒、酒精戒断或特定的酒精所致的精神障碍的编码备注）。例如，如果存在合并酒精中毒和酒精使用障碍，则只给予酒精中毒的编码，第 4 位数码表示酒精使用障碍为轻度、中度或重度：F10.129 轻度酒精使用障碍和酒精中毒或 F10.229 中度或重度酒精使用障碍和酒精中毒。

标注目前的严重程度：

F10.10 轻度：存在 2—3 项症状。

F10.20 中度：存在 4—5 项症状。

F10.20 重度：存在 6 项及以上症状。

标注

“在受控制的环境下”可作为缓解的进一步标注，如果个体既在受控制的环境下又在缓解状态中（例如，在受控制的环境下早期缓解，或在受控制的环境下持续缓解）。这些环境，例如被密切监督和没有物质的监狱、治疗性社区和封闭式住院处。

该障碍的严重程度基于符合诊断标准条目的数量。对于一个给定的个体，酒精使用障碍的严重程度随着时间的改变，也可以通过使用酒精的频率（例如，每月使用的天数）和/或剂量（例如，每日使用标准饮料的数量）的减少来反映，它通过个体的自我报告、其他知情人的报告、临床工作者的观察来评估，以及当实际操作可行时，使用生物测验(例如,如本障碍"诊断标记物"部分所描述的血液测验的浓度升高)。

诊断特征

酒精使用障碍是由一组行为和躯体症状定义的,它包括戒断、耐受和渴求。酒精戒断是以长期重度饮酒后,减少饮酒后约 4—12 小时出现的戒断症状为特征。因为酒精戒断是不愉快的和强烈的,所以尽管有不良的后果,个体可能继续饮酒,经常是为了避免或缓解戒断症状。一些戒断症状(例如,睡眠问题)可能低强度地持续几个月,并导致复发。一旦出现了反复和强烈使用的模式,有酒精使用障碍的个体可能花相当长的一段时间来获得和使用酒精饮品。

对酒精的渴求是指饮酒的强烈欲望,它使个体难以想到其他任何事情,并经常导致饮酒的开始。学业和工作表现可能变差,不管是因为重度饮酒的后遗症还是实际的中毒。可能忽略照顾孩子或家庭的义务;在学校或工作中可能出现酒精相关的缺席。个体可能在躯体有危险的情况下使用酒精(例如,中毒时开车、游泳、操作机器)。最后,有酒精使用障碍的个体可能继续饮酒,尽管认识到继续饮酒引起显著的躯体(例如,一过性黑蒙、肝脏疾病),心理(例如,抑郁),社交或人际关系问题(例如,中毒时与伴侣激烈争吵,虐待儿童)。

支持诊断的有关特征

酒精使用障碍经常与很多问题有关,这些问题类似于那些与其他物质(例如,大麻,可卡因,海洛因,苯丙胺,镇静剂、催眠药或抗焦虑药)有关的问题。酒精可能用于缓解其他物质的不良效应,或当那些物质不可得时用于替代使用。品行问题、抑郁、焦虑和失眠症状经常伴随重度饮酒,有时出现在饮酒之前。

反复摄入高剂量的酒精会影响几乎每一个器官系统,特别是胃肠道、心血管系统以及中枢和周围神经系统。对胃肠道的影响包括胃炎、胃或十二指肠溃疡,且在有重度酒精使用的个体中,15%有肝硬化和/或胰腺炎。食管、胃和胃肠道其他部位的患癌率也可能增加。最常见的有关疾病之一是轻度高血压。在那些重度饮酒的个体中,心肌病和其他肌病不常见但发生率在增长。这些因素,加上显著增加的甘油三酯和低密度脂蛋白胆固醇水平,共同增加了心脏疾病的风险。周围神经疾病可能通过肌无力、感觉异常和周围感觉降低被证实。对中枢神经系统更持久的影响包括认知缺陷、严重的记忆损害以及小脑的退行性改变。这些影响与酒精或创伤和维生素(特别是维生素 B,包括硫胺素)缺乏的直接效应有关。一个极其严重的对中枢神经系统的影响是较为罕见的酒精所致的持续性遗忘症,或韦尼克-柯萨可夫综合征(Wernicke-Korsakoff),其编码新信息的能力严重受损。这种疾病的描述将出现在"神经认知障碍"一章中,术语为*物质/药物所致的神经认知障碍*。

在重度中毒和在短暂的酒精所致的抑郁和双相障碍的背景下,酒精使用障碍是重要的自杀风险因素。在有该障碍的个体中,自杀行为和自杀死亡的比率都会增加。

患病率

酒精使用障碍是一种常见的障碍。在美国,酒精使用障碍 12 个月患病率估计在 12—17 岁之间是 4.6%，18 岁及以上的成年人是 8.5%。该障碍成年男性患病率(12.4%)高于成年女性(4.9%)。成年人中酒精使用障碍 12 个月患病率在中年期降低，在 18—29 岁最高(16.2%)，在 65 岁及以上个体中最低(1.5%)。

在美国人群中，跨民族/种族的亚群体的 12 个月患病率变化显著。对 12—17 岁，与白人(5.0%)、非裔美国人(1.8%)以及亚裔美国人与太平洋岛民(1.6%)相比，比率最高的是西班牙裔(6.0%)和美洲印第安人与阿拉斯加土著(5.7%)。作为对比，在成年人中，酒精使用障碍 12 个月患病率在美洲印第安人与阿拉斯加土著(12.1%)中，明显高于白人(8.9%)、西班牙裔(7.9%)、非裔美国人(6.9%)，以及亚裔美国人与太平洋岛民(4.5%)。

发展与病程

酒精中毒的初次发作可能发生在青少年中期。那些不符合酒精使用障碍全部诊断标准的酒精相关问题或孤立问题可能出现在 20 岁之前，但是，有 2 个及更多诊断标准条目的酒精使用障碍的起病年龄的高峰，在 10 岁的晚期或 20 多岁的早到中期。绝大多数个体是在 30 岁晚期出现了酒精相关障碍。第一次戒断迹象直到酒精使用障碍的许多其他方面都发生之后才会出现。酒精使用障碍的较早发生，出现在先前存在品行问题和那些较早发生中毒的青少年中。

酒精使用障碍有变化的病程，特征性地表现为周期性的缓解和复发。决定停止饮酒经常是对危机的反应，可能是数周或更长时间的守戒，其后经常是有限时间的、控制的或非问题性饮酒。然而，一旦恢复饮酒，其消耗量很有可能迅速升级，严重的问题会再度出现。

酒精使用障碍经常被错误地认为是一个难治的疾病，可能基于接受治疗的个体通常有多年严重的酒精相关问题的病史这一事实。然而，这些最严重的案例仅仅代表有该障碍的个体中的一小部分，且有该障碍的典型个体有着良好的预后。

在青少年中，品行障碍和反复性反社会行为经常与酒精和其他物质相关障碍同时出现。而大部分有酒精使用障碍的个体在 40 岁之前出现了该疾病，可能 10% 在 40 岁后发生。在老年人中，年龄相关的躯体改变导致大脑对酒精抑制效应的敏感性增加；肝脏对各种物质，包括酒精的代谢率降低；体内水分的百分比降低。这些改变导致老年人在较低水平饮酒后出现更严重的中毒以及后续的问题。在老年人中，酒精相关问题特别可能与其他躯体并发症有关。

风险与预后因素

环境的：环境的风险与预后因素可能包括对饮酒和中毒的文化态度，酒精的易得性(包括价格)，后天习得的酒精的个人经验，以及应激水平。在易感的个体中，酒精问题发展的额外的潜在的调节因素包括同伴重度的物质使用，对酒精效应夸大的正性期待，以及应对应激的不良方式。

遗传与生理的：酒精使用障碍具有家族性，遗传影响可以解释 40%—60% 的风险因素。在有酒精使用障碍的个体的近亲中，该疾病的患病率高出 3—4 倍，对于患病亲属数量越多、与患病亲属遗传关系越近以及亲属中酒精相关问题的严重程度越高的个体,比率越高。在有该疾病的个体中,同卵双胞胎酒精使用障碍的比例明显高于异卵双胞胎。在有酒精使用障碍个体的孩子中,观察到 3—4 倍的风险增长,即使这些孩子一出生就被领养,并由没有该障碍的养父母抚养长大。

在理解那些操控酒精使用障碍风险的中间特征(或表型)的基因方面的最新进展,可能有助于识别酒精使用障碍风险特别高或特别低的个体。在那些低风险的表型中,是急性酒精相关的皮肤发红(最常见于亚洲人)。高易患性是先前存在精神分裂症或双相障碍,以及冲动性(所有物质使用障碍和赌博障碍的比率都提高),特别针对酒精使用障碍的高风险与酒精的低水平反应(低敏感性)有关。数种基因的变异可以解释对酒精的低敏感性或调节多巴胺的犒赏系统;非常重要的是,任何一种基因的变异只能解释该障碍 1%—2%的风险。

病程影响因素:一般来说,高水平的冲动性与酒精使用障碍更早起病和更严重有关。

文化相关的诊断问题

在多数文化中,酒精是最常见的兴奋性物质并造成相当大的起病率和死亡率。估计全球所有死亡人数的 3.8%和全球致残调节后的生命年龄的 4.6%归因于酒精使用。在美国,80%的成年人(18 岁及以上)在生命中的某一段时间饮酒,65%是目前(过去 12 个月)的饮酒者。估计 3.6%的全球人口(15—64 岁)目前(12 个月)有酒精使用障碍,非洲地区发现的患病率较低(1.1%),美洲地区(北美、南美、中美洲和加勒比海)发现的患病率较高(5.2%),东欧地区发现的患病率最高(10.9%)。

酒精代谢酶、酒精脱氢酶和乙醛脱氢酶的基因多态性最常见于亚洲人,并影响了对酒精的反应。当饮酒时,有这些基因变异的个体会体验到满脸通红和心悸,反应严重到可对未来饮酒有限制或预防作用,并降低了酒精使用障碍的风险。这些基因变异可见于高达 40%的日本人、中国人、朝鲜人以及世界范围的相关群体,并与该障碍较低的风险相关。

尽管关于个体的诊断标准条目有小的变异,诊断标准在跨民族/种族群体中同样适用性良好。

性别相关的诊断问题

男性比女性具有更高的饮酒和相关障碍的比率。然而,因为女性通常体重低于男性,体内有更多的脂肪和更少的水,以及在她们的食道和胃部对酒精代谢较少,所以每喝一瓶酒她们很可能比男性出现更高的血液酒精浓度。重度饮酒的女性也可能比男性更易有与酒精有关的躯体后果,包括肝脏疾病。

诊断标记物

那些因重度饮酒使他们有较高酒精使用障碍风险的个体,可以通过标准化问卷和血液测验结果升高来识别，后者常见于规律的重度饮酒者。这些方法并不能确立酒精相关障碍的诊断，但有助于发现那些需要收集更多信息的个体。跨章节的最直接的饮酒量测量是*血液中酒精浓度*测试，它也可用来判断酒精的耐受性。例如，血液中酒精浓度为150毫克/分升(dL)的个体，没有任何酒精中毒的迹象，可被认为获得了一定程度的酒精耐受性。在200毫克/分升，大多数没有耐受性的个体会表现出严重的中毒。

关于实验室测试，重度饮酒的一个敏感的实验室标记是中度或高度升高(>35单位)的谷氨酰转移酶(GGT)。这可能是仅有的实验室发现。有高水平GGT的个体中，至少70%是持续性重度饮酒者(例如，经常每日饮酒8杯或更多)。第二个具有可比的或甚至敏感性和特异性更高的测试是碳水化合物缺失性转铁蛋白(CDT)，有20个单位或更高水平的CDT，有助于确认经常每日饮酒8杯或更多的个体。因为GGT和CDT水平在停止饮酒的数天到数周内都会回归正常，所以这两个状态标记对监测守戒方面可能有用，特别是当临床工作者观察到该标记的数值随着时间增加而非减少时——该发现表明个体可能再次重度饮酒。与单独测试相比，GGT和CDT的联合测试可能具有更高水平的敏感性与特异性。其他有用的测试包括红细胞平均容量(MCV)，在重度饮酒的个体中，它可能升高到正常高值——该变化是由于酒精对红细胞生成的直接毒性效应。尽管MCV有助于确认重度饮酒者，但因为红细胞的长半衰期，它是监测守戒的欠佳方法。肝功能测试[例如，丙氨酸转氨酶(ALT)和碱性磷酸酶]可以揭示肝损伤，而它是重度饮酒的后果。其他重度饮酒的潜在标记对酒精的特异性较低，但有助于临床工作者思考酒精可能的效应，包括血液中酒精或脂类(例如，甘油三酯和高密度脂蛋白胆固醇)水平的提高和高于正常水平的尿酸。

额外的诊断标记物与体征和症状有关，它们反映了与持续性重度饮酒有关的后果。例如，消化不良、恶心和伴有胃炎的腹胀，以及肝肿大、食管静脉曲张以及痔疮，可能反映了肝脏中酒精所致的改变。重度饮酒的其他体征包括震颤、步态不稳、失眠与勃起功能失调。有慢性酒精使用障碍的男性可能表现出睾丸变小以及与睾丸酮水平降低有关的女性化效应。女性中反复的重度饮酒与月经失调以及妊娠期自发流产和胎儿酒精综合征有关。有先前存在的癫痫病史或严重的头部外伤的个体，更有可能出现酒精相关的惊厥发作。酒精戒断可能与恶心、呕吐、胃炎、呕血、口干、肿胀和不均匀的肤色以及轻度的周围水肿等有关。

酒精使用障碍的功能性后果

酒精使用障碍的诊断特征突显了可能受损的生活功能的主要领域。这些包括驾驶和操作机器，学业和工作，人际关系和沟通，以及健康。酒精相关障碍导致缺勤、工作相关的事故以及低员工绩效。在无家可归的个体中，比率提高，可能反映了社会与职业功能的螺旋式下降，尽管大部分有酒精使用障碍的个体继续与家人一起生活并在其工作中履行职责。

酒精使用障碍与事故、暴力和自杀风险的显著增加有关。据估计，在一些市区医院的重症监护病房中，每 5 个人就有 1 个与酒精相关，在美国，40%的个体在其生命中的某个时段经历了与酒精相关的不良事件，高达 55%的致死性车祸与酒精有关。重度酒精使用障碍，特别是在有反社会型人格障碍的个体中，与犯罪行为的实施有关，包括杀人。严重的有问题的酒精使用也导致脱抑制以及感到悲伤和易激惹，这些进一步导致自杀企图和自杀死亡。

对于那些有酒精使用障碍的住院个体，意外的酒精戒断经常被忽视，这增加了住院的风险和费用，以及住院的时间。

鉴别诊断

非病理性酒精使用：酒精使用障碍的关键元素是高剂量的酒精使用导致反复和显著的痛苦或功能损害。然而，多数饮酒者偶尔会饮酒至中毒，但只有少数(少于 20%)会发展成酒精使用障碍。因此，即使每日饮酒，低剂量以及偶尔中毒，本身也不足以诊断该障碍。

镇静剂、催眠药或抗焦虑药使用障碍：酒精使用障碍的体征和症状与镇静剂、催眠药或抗焦虑药使用障碍的症状相似。这两者必须相鉴别，因为它们的病程可能不同，特别是在与医疗问题的关系上。

儿童期品行障碍和成人期反社会型人格障碍：酒精使用障碍，连同其他物质使用障碍，常见于绝大多数有反社会型人格和先前存在品行障碍的个体中。因为这些诊断与酒精使用障碍的早期发生以及不良预后有关，所以确定这两类疾病很重要。

共病

双相障碍、精神分裂症以及反社会型人格障碍都与酒精使用障碍的显著增加有关，而几种焦虑和抑郁障碍也可能与酒精使用障碍相关。至少一部分已报告的抑郁与中度到重度的酒精使用障碍之间的关系，可能归因于短暂的酒精所致的共病的抑郁症状，它是由于急性的中毒或戒断效应所致。重度、反复的酒精中毒，也可能抑制免疫系统，使个体易于感染，并增加癌症的风险。

酒精中毒

诊断标准

A. 最近饮酒。

B. 在饮酒过程中或不久后，出现具有明显临床意义的问题行为或心理改变(例如，不适当的性行为或攻击行为，情绪不稳定，判断力受损)。

C. 在酒精使用过程中或不久后出现下列体征或症状的 1 项(或更多)：

1. 口齿不清。
2. 不协调。
3. 步态不稳。
4. 眼球震颤。

5. 注意力或记忆损害。

6. 木僵或昏迷。

D. 这些体征或症状不能归因于其他躯体疾病，也不能用其他精神障碍来更好地解释，包括其他物质中毒。

编码备注：ICD-10-CM 的编码基于是否存在合并酒精使用障碍。如果存在合并轻度酒精使用障碍，ICD-10-CM 的编码为 F10.129；如果存在合并中度和重度酒精使用障碍，ICD-10-CM 的编码为 F10.229；如果不存在合并酒精使用障碍，ICD-10-CM 的编码是 F10.929。

诊断特征

酒精中毒的基本特征是在饮酒过程中或不久后出现的有临床意义的问题行为或心理改变（例如，不恰当的性行为或攻击行为、心境易变、判断力受损、社交或职业功能损害）（诊断标准 B）。这些改变伴随着功能和判断力受损的证据，并且，如果中毒严重，可能导致危及生命的昏迷。这些症状不能归因于其他躯体疾病（例如，糖尿病酮症酸中毒），也并非其他疾病的反映（例如，谵妄），并且与其他镇静剂（例如，苯二氮䓬类）中毒不相关（诊断标准 D）。不协调的水平干扰了驾驶能力和日常活动的表现，达到造成事故的程度。获得酒精使用的证据可以通过在个体的呼吸中闻到酒精味道，从个体或其他观察者那里得出的既往史，以及如果需要的话，请个体提供呼吸、血液或尿液样本以进行毒理学分析。

支持诊断的有关特征

酒精中毒有时与在中毒过程中出现的那些事件的遗忘（“一过性黑蒙”）有关。这一现象可能与存在高血液的酒精水平，以及达到这一水平的速度相关。即使在轻度酒精中毒期间，在不同的时间点也可能观察到不同的症状。轻度酒精中毒的证据可见于大多数饮酒两杯后的个体（每一标准杯约含 10—12 克乙醇，血液中酒精浓度约升至 20 mg/dL）。在饮酒的早期阶段，当血液中酒精水平升高时，症状通常包括健谈、幸福感上升和愉快、豁达的心境。随后，特别是当血液中酒精水平下降时，个体可能变得越来越抑郁、社交退缩和认知损害。当血液中酒精水平很高时（例如，200—300 mg/dL），尚未发展成酒精耐受的个体可能会睡着，并进入麻醉的第一个阶段。血液中更高的酒精水平（例如，超出 300—400 mg/dL）在非耐受个体中会引起呼吸和脉搏抑制，甚至死亡。酒精中毒的持续时间取决于在多长时间内摄入多少酒精。一般来说，人体每小时能够代谢约 1 杯酒，所以血液中酒精浓度通常以每小时 15—20 mg/dL 的速度下降。中毒的体征和症状可能在血液中酒精水平上升时比在下降时更强烈。

酒精中毒是导致自杀行为的重要因素。在酒精中毒的个体中，自杀行为和自杀死亡的比率都会升高。

患病率

绝大多数饮酒者都在其生命中的某一个时段出现过一定程度的中毒。例如,在2010年,44%的12年级学生承认"去年喝醉"过,而超过70%的大学生有相同的报告。

发展与病程

酒精中毒通常以发作的形式出现,在数分钟到数小时内发生,通常能持续数小时。在美国,第一次酒精中毒的平均年龄约为15岁,而患病率最高的年龄约为18—25岁。随着年龄增长,酒精中毒的频率和强度通常降低。频繁性的酒精中毒发生得越早,个体变成酒精使用障碍的可能性越大。

风险与预后因素

气质的: 酒精中毒的发作随着寻求刺激和冲动的人格特征而增加。

环境的: 酒精中毒的发作随着重度饮酒的环境而增加。

文化相关的诊断问题

总体上,该主要问题与关于酒精使用的文化差异并行。因此,大学男生联谊会和女生联谊会可能鼓励酒精中毒。这一情况也频繁地发生在有文化意义的特定日子里(例如,新年前夜),以及对一些亚群体来说,在特定事件期间(例如,葬礼后的亲属聚会)。其他亚群体在宗教庆典时鼓励饮酒(例如,犹太教和天主教的节日),然而还有一些人强烈反对所有的饮酒或中毒(例如,一些宗教团体,如摩门教徒、原教旨基督徒和穆斯林)。

性别相关的诊断问题

历史上,在许多西方社会,对男性饮酒和醉酒较容忍,但近年来这一性别差异被弱化了,特别是在青少年期和成年早期。

诊断标记物

酒精中毒通常通过观察个体的行为和闻到其呼出的酒精味道来确定。中毒的程度随着个体的血液或呼吸中的酒精浓度而增加,也随着其他物质的摄入而增加,特别是那些有镇静作用的物质。

酒精中毒的功能性后果

在美国,每年酒精中毒可能导致30 000起以上的与酒精相关的饮酒死亡。此外,酒精中毒造成与醉酒驾驶、学习或工作时间损失,以及与人际争论和打架有关的巨大成本。

鉴别诊断

其他躯体疾病: 数种躯体疾病(例如,糖尿病酸中毒)和神经系统疾病(例如,小脑性共济失调，多发性硬化症）短暂地类似酒精中毒。

镇静剂、催眠药或抗焦虑药中毒： 镇静剂、催眠药或抗焦虑药中毒或其他镇静性物质（例如，抗组胺药、抗胆碱能药物）中毒会被误认为是酒精中毒。鉴别诊断包括观察呼出的酒精、测量血液或呼吸中的酒精浓度，进行医学检查，以及收集准确的病史。镇静剂-催眠药中毒的体征和症状与在酒精中毒中观察到的非常相似，包括相似的问题行为或心理改变。这些改变通常伴有功能和判断力的损害，当严重时可以导致危及生命的昏迷，以及不协调水平可能干扰驾驶能力和从事日常活动。然而，不像酒精中毒那样能闻到酒精的味道，而是能够在血液或尿液的毒理学分析中找到滥用镇静剂的证据。

共病

酒精中毒可能与其他物质中毒共病，特别是在有品行障碍或反社会型人格障碍的个体中。

酒精戒断

诊断标准

A. 长期重度饮酒后，停止（或减少）饮酒。
B. 诊断标准 A 中所描述的停止（或减少）饮酒之后的几小时或几天内出现下列 2 项（或更多）：
  1. 自主神经活动亢进（例如，出汗或脉搏超过 100 次/分钟）。
  2. 手部震颤加重。
  3. 失眠。
  4. 恶心或呕吐。
  5. 短暂性的视、触或听幻觉或错觉。
  6. 精神运动性激越。
  7. 焦虑。
  8. 全身性强直性-阵挛性癫痫发作。
C. 诊断标准 B 的体征或症状引起具有显著的临床意义的痛苦，或导致社交、职业或其他重要功能方面的损害。
D. 这些体征或症状不能归因于其他躯体疾病，也不能用其他精神障碍来更好地解释，包括其他物质中毒或戒断。

标注如果是：

伴知觉异常： 此标注适用于极少数案例，当幻觉（通常为视或触）伴完整的现实检验能力时，或听、视或触的错觉出现在无谵妄时。

编码备注： 酒精戒断没有知觉异常，ICD-10-CM 的编码为 F10.239；酒精戒断伴知觉异常，ICD-10-CM 的编码为 F10.232。注意，ICD-10-CM 的编码表示存在合并中度或重度酒精使用障碍，说明酒精戒断只能出现于存在中度或重度酒精使用障碍时。不允许编码合并轻度酒精使用障碍和酒精戒断。

标注

当幻觉出现在没有谵妄时(例如,在知觉清晰的情况下),需要考虑物质/药物所致的精神病性障碍的诊断。

诊断特征

酒精戒断的基本特征是在长期重度饮酒后,停止(或减少)饮酒的数小时到数天内,出现的特征性戒断综合征(诊断标准 A 和 B)。戒断综合征包括 2 项及以上诊断标准 B 中所列的反映了自主神经功能亢进和焦虑的症状,以及胃肠道症状。

戒断症状引起有临床意义的痛苦,或导致社交、职业或其他重要功能方面的损害(诊断标准 C)。这些症状不能归因于其他躯体疾病,也不能更好地用其他精神障碍(例如,广泛性焦虑障碍),包括其他物质中毒或戒断(例如,镇静剂、催眠药或抗焦虑药中毒)来解释(诊断标准 D)。

症状可以通过使用酒精或苯二氮䓬类药物(例如,安定)来缓解。戒断症状通常在停止或减少酒精使用后,血液中酒精浓度急剧下降时(例如,4—12 小时内)开始。作为对酒精代谢较快的反应,酒精戒断症状通常在守戒后的第 2 天达到高峰强度,并且可能在第 4 或第 5 天显著改善。然而,随着急性戒断,低水平强度的焦虑症状、失眠和自主神经功能失调,可能持续达 3—6 个月。

低于 10%有酒精戒断的个体会发展出严重症状(例如,严重的自主神经活动亢进、震颤、酒精戒断性谵妄)。强直阵挛性癫痫发作出现在低于 3%的个体中。

支持诊断的有关特征

尽管意识的混乱和改变并非酒精戒断的核心诊断标准,但酒精戒断性谵妄(参见“神经认知障碍”一章的“谵妄”)可能出现在戒断的情况下。无论什么原因,正如任何激越、意识模糊的状态,除了意识和认知紊乱,戒断性谵妄还包括视、触或(罕见的)听幻觉(震颤性谵妄)。当酒精戒断性谵妄出现时,临床相关的躯体疾病可能出现(例如,肝功能衰竭、肺炎、胃肠道出血、脑外伤后遗症、低血糖症、电解质失衡、术后状态)。

患病率

据估计,约 50%有酒精使用障碍的中产阶级、高功能个体,曾出现过完全的酒精戒断综合征。在有酒精使用障碍的个体中,不管是住院或无家可归,酒精戒断的比例可能高于 80%。少于 10%的戒断个体,曾出现酒精戒断性谵妄或酒精戒断性惊厥发作。

发展与病程

急性酒精戒断发作时,通常持续 4—5 天,并且只出现在长期重度饮酒后。戒断较少出现在 30 岁以下的个体中,戒断的风险与严重程度随着年龄的增长而增加。

风险与预后因素

环境的: 发生酒精戒断的可能性随着摄入酒精的剂量和频率增加而增加。大多数有该障碍的个体是每日饮酒,并且摄入量大(平均每日 8 杯以上),连续数天。尽管个体差异很大,但同时存在躯体疾病,有酒精戒断的家族史(例如,遗传成分),先前有戒断史,以及服用镇静剂、催眠药或抗焦虑药物的个体,风险会增加。

诊断标记物

在血液中酒精浓度较高但正在下降和长期重度饮酒史的情况下,自主神经活动亢进提示了酒精戒断的可能性。

酒精戒断的功能性后果

戒断症状可能加重饮酒行为和导致复发,造成持续的社会和职业功能损害。需要医疗脱毒的那些症状,会导致住院和失去工作。总之,存在戒断症状与严重的功能损害和不良预后有关。

鉴别诊断

其他躯体疾病: 酒精戒断症状类似于一些躯体疾病(例如,低血糖症和糖尿病酮症酸中毒)。良性震颤,该障碍经常出现于家族中,可能被错误地认为是与酒精戒断有关的震颤。

镇静剂、催眠药或抗焦虑药戒断: 镇静剂、催眠药或抗焦虑药戒断产生的综合征与酒精戒断综合征非常相似。

共病

戒断更有可能出现在重度饮酒的个体中,最经常出现在有品行障碍和反社会型人格障碍的个体中。老年个体、同时依赖其他镇静剂(镇静-催眠药)的个体和先前多次出现酒精戒断的个体,戒断状态会更为严重。

其他酒精所致的障碍

下列酒精所致的障碍在本手册其他章节中有描述,这些障碍与在其他章节的介绍精神障碍(见这些章节中物质/药物所致的精神障碍)具有类似的临床表现:酒精所致的精神病性障碍(“精神分裂症谱系及其他精神病性障碍”),酒精所致的双相障碍(“双相及相关障碍”),酒精所致的抑郁障碍(“抑郁障碍”),酒精所致的焦虑障碍(“焦虑障碍”),酒精所致的睡眠障碍(“睡眠-觉醒障碍”),酒精所致的性功能失调(“性功能失调”)和酒精所致的重度或轻度神经认知障碍(“神经认知障碍”)。酒精中毒性谵妄和酒精戒断性谵妄,见“神经认知障碍”一章中关于谵妄的诊断标准和讨论。只有当症状严重到足以需要独立的临床关注时,才能诊断酒精所致的精神障碍,而非诊断酒精中毒和酒精戒断。

特征

酒精所致的疾病的症状概貌与类似于 DSM-5 其他地方描述的独立的精神障碍相似。然而,酒精所致的障碍是短暂的,并出现在重度酒精中毒和/或酒精戒断之后。尽管,它们的症状与那些独立的精神障碍(例如,精神病性症状、重性抑郁障碍)相同,并且它们有相同的严重后果(例如,自杀企图),在没有正式治疗的情况下,酒精所致的疾病可能在重度中毒和/或戒断结束后的数天到数周内得到缓解。

每一种酒精所致的精神障碍都列在相关的诊断部分,所以此处仅提供简要的描述。酒精所致的障碍必须是在能够产生该精神障碍的物质的重度中毒和/或戒断的情况下出现。此外,必须有证据表明,该障碍不能更好地用其他非酒精所致的精神障碍来解释。后者可能出现,如果该精神障碍出现在重度中毒或戒断之前,或在重度中毒和/或戒断停止后持续 1 个月以上。当症状只出现在谵妄时,应考虑为谵妄的一部分,而不再单独诊断,因为许多症状(包括心境、焦虑以及现实检验能力的紊乱)在激越、混乱的状态下是常见的。酒精所致的障碍必须是临床相关的,引起显著的痛苦或功能损害。最后,有迹象表明,在先前存在精神障碍的情况下,摄入滥用的物质可能导致先前存在的独立综合征的加重。

与每一种相关的重性精神障碍(例如,精神病性发作、重性抑郁障碍)有关的特征是相似的,不管是出现在独立的还是酒精所致的疾病中。然而,有酒精所致的障碍的个体,如本章小节中所列,可能也会出现酒精使用障碍有关的特征。

酒精所致的障碍的起病率根据诊断类别而变化。例如,在有酒精使用障碍的个体中,重性抑郁发作的终生风险约为 40%,但其中只有约 1/3—1/2 作为独立的重性抑郁综合征出现在中毒的情况之外。酒精所致的睡眠和焦虑疾病的起病率可能相似,但酒精所致的精神病性发作是罕见的。

发展与病程

一旦出现,只要个体继续有严重的中毒和/或戒断,酒精所致的疾病的症状就可能持续有临床的相关性。虽然症状与那些独立的精神障碍(例如,精神病性症状、重性抑郁障碍)相同,并且它们可以有相同的严重后果(例如,自杀企图),不管症状的严重程度如何,所有酒精所致的综合征,除了酒精所致的神经认知障碍,遗忘虚构型(酒精所致的持续性遗忘障碍)以外,都可能较快地缓解,不太可能在重度中毒和/或戒断结束后保持 1 个月以上的临床相关性。

酒精所致的障碍是独立的精神障碍鉴别诊断的重要部分。独立的精神分裂症、重性抑郁障碍、双相障碍,以及焦虑障碍(例如,惊恐障碍),与更长时间的症状有关,并通常需要长期的药物治疗来提高改善或康复的可能性。另一方面,酒精相关的疾病,可能病程更短,并在重度中毒和/或戒断结束后的数天到 1 个月内消失,即使没有精神活力药物干预治疗。

识别酒精所致的障碍的重要性,类似于在诊断独立的精神障碍之前,确定一些内分泌疾病和药物反应可能的角色之间的相关性。鉴于全世界酒精使用障碍的高患病率，在诊断独立的精神障碍之前，考虑酒精所致的诊断是重要的。

未特定的酒精相关障碍

F10.99

此类型适用的临床表现为：具备酒精相关障碍的典型症状，且引起有临床意义的痛苦，或导致社交、职业或其他重要功能方面的损害，但未能符合任一种特定的酒精相关障碍或物质相关及成瘾障碍诊断类别中任一种障碍的诊断标准。

咖啡因相关障碍

咖啡因中毒
咖啡因戒断
其他咖啡因所致的障碍
未特定的咖啡因相关障碍

咖啡因中毒

诊断标准 **F15.929**

A. 最近使用咖啡因(通常远远超过 250 毫克)。
B. 在使用咖啡因过程中或不久后，出现下列体征或症状中的 5 项(或更多)：
  1. 焦躁不安。
  2. 神经过敏。
  3. 兴奋。
  4. 失眠。
  5. 面红。
  6. 多尿。
  7. 胃肠功能紊乱。
  8. 肌肉抽搐。
  9. 思维和言语散漫。
  10. 心动过速或心律失常。
  11. 一段时间不知疲倦。
  12. 精神运动性激越。
C. 诊断标准 B 的体征或症状引起具有临床意义的痛苦，或导致社交、职业或其他重要功能方面的损害。
D. 这些体征或症状不能归因于其他躯体疾病，也不能用其他精神障碍来更好地解释,包括其他物质中毒。

诊断特征

咖啡因可以从许多不同的来源摄取,包括咖啡、茶、含咖啡因的苏打水、能量饮料、非处方镇痛药和感冒药、能量伴侣(例如,饮料)、减肥药以及巧克力。咖啡因正越来越多地被用做维生素和食品的添加剂。有超过 85%的孩子和成年人规律性地摄入咖啡因。一些咖啡因使用者出现使用不当带来的症状,包括耐受和戒断(参见本章后面的“咖啡因戒断”);目前的数据不足以确定有临床意义的咖啡因使用障碍及其患病率。作为对比,有证据表明:咖啡因戒断和咖啡因中毒是有临床意义的,并且足够普遍。

咖啡因中毒的基本特征是最近摄取咖啡因,在使用咖啡因过程中或不久后出现 5 项及以上体征或症状(诊断标准 A 和 B)。症状包括焦躁不安、神经过敏、兴奋、失眠、面红、多尿以及胃肠道主述。这些症状在摄入低剂量(例如,200 毫克)的咖啡因时出现在易感人群中,例如孩子、老人,或之前从未接触过咖啡因的个体。在每日超过 1 克的咖啡因水平时,逐渐出现的症状包括肌肉抽搐、思维和言语散漫、心动过速或心律失常、一段时间不知疲倦以及精神运动性激越。尽管摄入高剂量的咖啡因,但可能并不出现咖啡因中毒,因为出现了耐受。该体征或症状必须引起有临床意义的痛苦,或导致社交、职业或其他重要功能方面的损害(诊断标准 C)。该体征或症状不能归因于其他躯体疾病,也不能更好地用其他精神障碍(例如,焦虑障碍)或其他物质中毒来解释(诊断标准 D)。

支持诊断的有关特征

轻度感觉紊乱(例如,耳鸣和闪光)可能出现在高剂量的咖啡因使用中。尽管大剂量的咖啡因可使心率加速,但小剂量的咖啡因可使心率减慢。尚不清楚过量的咖啡因摄入是否会导致头疼。在体格检查中,可能发现激越、焦躁不安、出汗、心动过速、面红以及肠蠕动增加。咖啡因的血液水平可能提供诊断的重要信息,特别当个体无法提供准确的信息时,尽管基于对咖啡因反应的个体差异,这些水平本身不能用于诊断。

患病率

在普通人群中,咖啡因中毒的患病率尚不清楚。在美国人口中约 7%的个体可能出现符合咖啡因中毒诊断标准的 5 项及以上症状,以及功能损害。

发展与病程

与咖啡因半衰期为 4—6 小时一致的是,咖啡因中毒症状经常在第一天内或前后缓解,尚无已知的长期后果。然而,摄入极高剂量的咖啡因(例如,5—10 克)的个体可能立即需要医疗关注,因为该剂量是致命的。

随着年龄的增长,个体可能对咖啡因有更加强烈的反应,并且伴有干扰睡眠或感觉过度觉醒的主述。在那些摄入含有高剂量咖啡因产品(包括能量饮料)的年轻个体中,咖啡因中毒已被观察到。儿童和青少年因为体重低,缺乏耐受性,并缺乏咖啡因药理学的知识，咖啡因中毒的风险可能增加。

风险与预后因素

环境的： 咖啡因中毒经常出现在不经常使用咖啡因或最近大量摄入咖啡因的个体中。而且，口服避孕药会显著减少咖啡因的排除，因此可能增加咖啡因中毒的风险。

遗传与生理的： 遗传因素可能影响咖啡因中毒的风险。

咖啡因中毒的功能性后果

咖啡因中毒的损害可能有严重后果，包括工作或学业功能失调、社交轻率或未能履行应尽的义务。此外，极高剂量的咖啡因是致命的。在一些案例中，咖啡因中毒可能促发咖啡因所致的障碍。

鉴别诊断

其他精神障碍： 咖啡因中毒可能特征性地表现为那些类似于原发性精神障碍的症状(例如，惊恐发作)。要符合咖啡因中毒的诊断标准，其症状不能与那些能够更好地解释这些症状的其他躯体疾病或精神障碍有关，例如焦虑障碍。躁狂发作，惊恐障碍，广泛性焦虑障碍，苯丙胺中毒，镇静剂、催眠药或抗焦虑药戒断或烟草戒断，睡眠障碍，以及药物所致的副作用(例如，静坐不能)引起的临床表现类似于咖啡因中毒。

其他咖啡因所致的障碍： 症状与增加咖啡因使用或咖啡因守戒之间的时间关系有助于建立该诊断。咖啡因中毒不同于咖啡因所致的焦虑障碍，在中毒中起病(参见“焦虑障碍”一章中“物质/药物所致的焦虑障碍”)，以及咖啡因所致的睡眠障碍，在中毒中起病(参见“睡眠-觉醒障碍”一章中“物质/药物所致的睡眠障碍”)，基于下列事实：该症状在后者这些障碍中，远远超过了通常与咖啡因中毒有关的临床表现，并严重到足以引起独立的临床关注。

共病

典型的饮食剂量的咖啡因，并非持续地与医学问题有关。然而，大剂量(例如，大于 400 毫克)能引起或加重焦虑、躯体症状和胃肠道不适。在急性、极高剂量咖啡因作用下的癫痫大发作和呼吸衰竭可能导致死亡。过量使用咖啡因，与抑郁障碍、双相障碍、进食障碍、精神病性障碍、睡眠障碍以及物质相关障碍有关，而有焦虑障碍的个体更可能避免使用咖啡因。

咖啡因戒断

诊断标准 F15.93

A. 长期每日使用咖啡因。

B. 突然停止或减少咖啡因的使用，然后在 24 小时内出现下列 3 项(或更多)体征或症状：

1. 头痛。
2. 显著的疲劳或困倦。
3. 心境烦躁不安，心境抑郁或易激惹。
4. 注意力难以集中。
5. 感冒样症状(恶心、呕吐或肌肉疼痛/僵直)。

C. 诊断标准 B 的体征或症状引起具有临床意义的痛苦，或导致社交、职业或其他重要功能方面的损害。

D. 这些体征或症状与其他躯体疾病的生理效应无关(例如，偏头痛、病毒性疾病)，也不能用其他精神障碍来更好地解释，包括其他物质中毒或戒断。

诊断特征

咖啡因戒断的基本特征是长期每日摄入咖啡因后突然停止(或大幅减少)，存在的特征性戒断综合征(诊断标准 B)。咖啡因戒断综合征表现为下列 3 项(或更多)(诊断标准 B)：头痛；显著的疲劳或困倦；心境烦躁不安、心境抑郁或易激惹；注意力难以集中；感冒样症状(恶心、呕吐或肌肉疼痛/僵直)。该戒断综合征引起有临床意义的痛苦，或导致社交、职业或其他重要功能方面的损害(诊断标准 C)。这些症状必须与其他躯体疾病的生理效应无关，也不能用其他精神障碍来更好地解释(诊断标准 D)。

头痛是咖啡因戒断的标志性特征，并且可能是弥散的、逐渐发展的、跳动的、严重的、对运动敏感的。然而，咖啡因戒断的其他症状可能出现在不头痛的时候。咖啡因是世界上使用最广泛的行为活力药物，存在于多种不同类型的饮料(例如，咖啡、茶、咖啡伴侣、软饮料、能量饮料)、食品、能量伴侣、药物和膳食补充剂中。因为咖啡因摄入经常被整合到社会习俗和日常礼仪(例如，咖啡小憩、茶歇)中，所以一些咖啡因使用者可能并没有意识到对咖啡因的躯体依赖。因此，咖啡因戒断的症状是意料之外的，并被误解为是其他原因(例如，感冒、偏头痛)。而且，咖啡因戒断症状可能在个体进行医疗程序之前需要禁食物和饮料时，或因为例行程序的改变(例如，旅行、周末)而错过了通常使用咖啡因时出现。

咖啡因戒断的可能性和严重程度通常根据每日咖啡因的使用而增加。然而，个体之间和个体内部在戒断症状的发生率、严重程度和持续时间方面都存在差异。咖啡因戒断症状也可能出现在相对较低的慢性每日咖啡因剂量(即 100 毫克)突然停止后。

支持诊断的有关特征

咖啡因守戒已被证明与损害的行为和认知表现(持续的注意力)有关。脑电图研究表明，咖啡因戒断症状与 θ 波的增加和 β-2 波的减少有关。也有报道，咖啡因戒断期间，工作动机与社交能力较低。有文献报告表明，咖啡因戒断期间镇痛剂的使用会增加。

患病率

在美国，超过 85％的成年人与儿童规律性地摄入咖啡因，成年人摄入咖啡因平均约为280毫克/天。在普通人群中,咖啡因戒断症状的起病率和患病率尚不清楚。在美国,头痛可能出现在约50%的咖啡因守戒案例中。在永久性停止咖啡因使用的企图中,超过70%的个体可能出现至少1项咖啡因戒断症状(47%可能出现头痛),24%的个体可能出现头痛和1项或更多其他症状,以及由于戒断所致的功能损害。在咖啡因守戒至少24小时但并非永久性停止咖啡因使用的个体中,11%可能出现头痛和1项或更多其他症状,以及功能损害。咖啡因使用者可以通过每日或不频繁地(例如,不超过连续2天)使用咖啡因来降低咖啡因戒断的起病率。通过数天或数周的一段时间逐渐减少咖啡因的摄入,可能降低咖啡因戒断的起病率和严重程度。

发展与病程

症状通常在最后使用咖啡因的12—24小时后开始出现,并在守戒的1—2天后达到高峰。咖啡因戒断症状持续2—9天,戒断性头痛有可能持续21天。症状通常在重新摄入咖啡因后得到快速缓解(30—60分钟内)。

咖啡因的独特在于它是几乎所有年龄个体都使用的行为活力药物。咖啡因摄入的比率和总体上的咖啡因摄入水平,随年龄而增长,直到30岁早期到中期然后开始下降。尽管有文献表明,在儿童和青少年中出现了咖啡因戒断,但对这个年龄段咖啡因戒断的风险因素还知之甚少。在年轻个体中,高咖啡因含量的能量饮料的使用在增加,这可能增加了咖啡因戒断的风险。

风险与预后因素

气质的: 在有精神障碍的个体中观察到重度的使用咖啡因,包括进食障碍者、吸烟者、囚犯,以及毒品和酒精滥用者。因此,这些个体可能在急性咖啡因守戒时,咖啡因戒断的风险更高。

环境的: 无法获得咖啡因是戒断症状开始的环境风险因素。虽然咖啡因是合法并经常广泛使用的,但也有限制咖啡因使用的情况,例如,在手术、妊娠、住院、宗教活动、战争、旅行以及参与研究时。这些外部环境情况可能在易感人群中促发戒断综合征。

遗传与生理的: 遗传因素可能增加了咖啡因戒断的易感性,但至今没有特定的基因被确认。

病程影响因素: 咖啡因戒断症状通常在重新摄入咖啡因30—60分钟内缓解。显著少于个体日常剂量的咖啡因剂量可能足以防止或减轻咖啡因戒断症状(例如,通常摄入300毫克的个体摄入25毫克)。

文化相关的诊断问题

习惯性咖啡因使用者因宗教原因禁食,可能增加咖啡因戒断的风险。

咖啡因戒断的功能性后果

咖啡因戒断症状在轻度到重度之间变化,有时引起日常活动的功能损害。功能损害的比率为10%—55%(中值为13%),在那些有咖啡因使用的其他问题的个体中,比率高达73%。功能损害的例子包括不能工作、锻炼或照顾孩子,整天卧床,错过宗教服务,提早结束度假,以及取消社交聚会。咖啡因戒断性头痛可能被个体描述为是曾出现过的“最严重的头痛”。另外还观察到会出现认知和运动表现的降低。

鉴别诊断

其他躯体疾病和药物副作用: 在咖啡因戒断的鉴别中需要考虑几种障碍:咖啡因戒断类似于偏头痛和其他头痛障碍、病毒性疾病、鼻窦炎、紧张、其他药物(例如,苯丙胺、可卡因)戒断状态,以及药物副作用。咖啡因戒断的最终诊断依赖于下列情况:摄入的模式和剂量,咖啡因守戒和症状发生之间的时间间隔,以及个体表现出的特定的临床特征。冲击剂量的咖啡因与随后的症状缓解,可用于确定诊断。

共病

咖啡因戒断可能与重性抑郁障碍、广泛性焦虑障碍、惊恐障碍、成年人反社会型人格障碍、中度到重度的酒精使用障碍,以及大麻和可卡因使用有关。

其他咖啡因所致的障碍

下列咖啡因所致的障碍在本手册其他章节中有描述,这些障碍与其他章节的精神障碍(见这些章节中物质/药物所致的精神障碍)具有类似的临床表现:咖啡因所致的焦虑障碍(“焦虑障碍”)和咖啡因所致的睡眠障碍(“睡眠-觉醒障碍”)。只有当症状严重到足以需要独立的临床关注时,才能给予咖啡因所致的障碍的诊断,而不是咖啡因中毒或咖啡因戒断。

未特定的咖啡因相关障碍

F15.99

此类型适用的临床表现为:它们具备咖啡因相关障碍的典型症状,且引起有临床意义的痛苦,或导致社交、职业或其他重要功能方面的损害,但未能符合任一种特定的咖啡因相关障碍或物质相关及成瘾障碍诊断类别中任一种障碍的诊断标准。

大麻相关障碍

大麻使用障碍
大麻中毒
大麻戒断
其他大麻所致的障碍
未特定的大麻相关障碍

大麻使用障碍

诊断标准

一种有问题的大麻使用模式，导致显著的具有临床意义的损害或痛苦，在 12 个月内表现为下列至少 2 项：

1. 大麻的摄入经常比意图的量更大或时间更长。
2. 有持久的欲望或失败的努力试图减少或控制大麻的使用。
3. 大量的时间花在那些获得大麻、使用大麻或从其效果中恢复的必要活动上。
4. 对使用大麻有渴求或强烈的欲望或迫切的要求。
5. 反复的大麻使用导致不能履行在工作、学校或家庭中的主要角色的义务。
6. 尽管使用大麻引起或加重持久的或反复的社会和人际交往问题，但仍然继续使用大麻。
7. 由于使用大麻而放弃或减少重要的社交、职业或娱乐活动。
8. 在对躯体有害的情况下，反复使用大麻。
9. 尽管认识到使用大麻可能会引起或加重持久的或反复的生理或心理问题，但仍然继续使用大麻。
10. 耐受，通过下列两项之一来定义：
    a. 需要显著增加大麻的量以达到过瘾或预期的效果。
    b. 继续使用同量的大麻会显著降低效果。
11. 戒断，表现为下列两项之一：
    a. 特征性大麻戒断综合征(见“大麻戒断”诊断标准的 A 和 B)。
    b. 大麻(或密切相关的物质)用于缓解或避免戒断症状。

标注如果是：

早期缓解：先前符合大麻使用障碍的诊断标准，但不符合大麻使用障碍的任何一条诊断标准至少 3 个月，不超过 12 个月(但诊断标准 A4“对使用大麻有渴求或强烈的欲望或迫切的要求”，可能符合)。

持续缓解：先前符合大麻使用障碍的诊断标准，在 12 个月或更长时间的任何时期内不符合大麻使用障碍的任何一条诊断标准(但诊断标准 A4“对使用大麻有渴求或强烈的欲望或迫切的要求”，可能符合)。

标注如果是：

在受控制的环境下：此额外的标注适用于个体处在获得大麻受限的环境中。

基于目前的严重程度编码：ICD-10-CM 的编码备注：如果存在大麻中毒、大麻戒断或其他大麻所致的精神障碍，则不使用下列大麻使用障碍的编码，而是用大麻所致的障碍编码的第 4 位数码来表示合并大麻使用障碍(见大麻中毒、大麻戒断或特定的大麻所致的精神障碍的编码备注)。例如，如果存在合并大麻所致的焦虑障碍和大麻使用障碍，则只给予大麻所致的焦虑障碍的编码，第 4 位数码表示合并大麻使用障碍为轻度、中度或重度：F12.180 轻度大麻使用障碍和大麻所致的焦虑障碍或 F12.280 中度或重度大麻使用障碍和大麻所致的焦虑障碍。

标注目前的严重程度：

F12.10 轻度：存在 2—3 项症状。

F12.20 中度：存在 4—5 项症状。

F12.20 重度：存在 6 项及以上症状。

标注

“在受控制的环境下”可作为缓解的进一步标注，如果个体既在受控制的环境下又在缓解状态中(例如，在受控制的环境下早期缓解，或在受控制的环境下持续缓解)。这些环境，是指例如被密切监督和没有物质的监狱、治疗性社区和封闭式住院处。

在个体中，严重程度随着时间的改变，反映为频率(例如，每月使用的天数或每日使用的次数)和/或大麻剂量(例如，每次发作的用量)的改变，它通过个体的自我报告、其他知情人的报告、临床工作者的观察以及生物学测试来评估。

诊断特征

大麻使用障碍和其他大麻相关障碍包括来自于大麻植物的物质和化学上类似的合成化合物有关的问题。随着时间的推移，这种植物材料积累了许多名字(例如，weed、pot、herb、grass，reefer，mary jane，dagga，dope、bhang，skunk、boom、gangster、kif，以及 ganja)。Hashish 也是大麻植物浓缩提取物的常用名称。大麻(Cannabis)是通用的，也许是最恰当的、来自于植物的精神活力物质的科学术语，因此本手册用它来代表所有形式的大麻样物质，包括合成的大麻类化合物。

δ-9-四氢大麻酚(delta-9-THC)的合成口服剂型(片剂/胶囊)可作为适用于几种被批准的医学适应症的处方药来使用(例如，对化疗引起的恶心呕吐，对有艾滋病的个体的厌食和体重减轻)。其他合成的大麻类化合物已经被生产出来，并且以植物原料的形式用于非医疗使用，它被喷洒了一种剂型的大麻类物质(例如，K2，香料，JWH-018，JWH-073)。

大麻类物质对大脑有非常不同的效应，主要是通过作用在存在于中枢神经系统的 CB1 和 CB2 大麻类物质受体上。这些受体的内源性配体表现基本上类似于神经递质。大麻的效价(delta-9-THC 的浓度)变化很大，典型大麻植物的范围是 1% 到约 15%，hashish 的范围是 10%—20%。在过去的 20 年中，被收缴的大麻效价稳步提升。

大麻通常是通过各种不同的方法烟吸，如烟枪、水烟枪(bongs 或 hookahs)、烟卷(joints 或 reefers)，或者最近的是从空心的雪茄纸内吸(blunts)。有时大麻也被口服，通常被混在食物中。最近，能够“雾化”大麻的装置已被开发出来。雾化包括给植物材料加热以释放有精神活力作用的大麻类物质来吸入。像其他精神活力物质一样，烟吸(和雾化)通常使渴求的效果更快地发生和更强烈地体验。

规律性使用大麻的个体可能出现物质使用障碍的所有的普遍性诊断特征。在使用大麻的个体中,大麻使用障碍通常是被观察到的仅有的物质使用障碍;然而,它也频繁地与其他种类(例如,酒精、可卡因、阿片类物质)的物质使用障碍同时发生。在那些有多种类型的物质使用的案例中,个体可能多次淡化与大麻相关的症状,因为与其他物质使用相关的症状相比,该症状可能较不严重或引起的损害较小。在持续使用大麻的个体中,报告有对大麻大部分效应的药理和行为方面的耐受性。一般来说,耐受性在大麻使用停止相当长一段时间(例如,至少数月)后消失。

对 DSM-5 来说,新的内容是,确认了每日或几乎每日大麻使用突然停止后导致大麻戒断综合征的发生。戒断的常见症状包括易激惹、愤怒或攻击、焦虑、抑郁、焦躁不安、睡眠困难,以及食欲下降或体重减轻。尽管,通常不像酒精或阿片类物质的戒断症状那么严重,大麻戒断综合征也会引起显著的痛苦和导致难以放弃,或是在那些尝试守戒的个体中复发。

有大麻使用障碍的个体可能数月或数年来整天使用大麻,所以可能每日花很多时间受其影响。其他个体可能没有使用得这么频繁,但其使用引起了与家庭、学业、工作或其他重要活动相关的反复的问题(例如,反复缺勤,忽视家庭责任)。周期性的大麻使用和中毒可以负性地影响行为和认知功能,因此妨碍了工作或学习中的最佳表现,或当个体从事在躯体上可能有害的活动时(例如,驾驶;进行特定的运动;手工活动,包括操作机器),使个体处于躯体风险增加的状态。与配偶或父母关于在家里或在孩子面前使用大麻的争吵,对家庭功能造成不利影响,也是大麻使用障碍的常见特征。最后,有大麻使用障碍的个体可能继续使用大麻,尽管意识到与大麻使用有关的躯体问题(例如,与吸烟相关的慢性咳嗽)或心理问题(例如,过度镇静或其他精神健康问题的加重)。

大麻是否用于合法的医疗可能影响诊断。当物质是由于躯体疾病的原因而使用时,耐受和戒断症状会自然出现,并不应作为决定物质使用障碍诊断的主要诊断标准。尽管大麻的医疗使用依然是有争议和模棱两可的,但诊断时应考虑医疗情况的使用。

支持诊断的有关特征

经常使用大麻的个体通常报告,他们是为了应对心境、睡眠、疼痛或其他生理或心理问题而使用,那些诊断为大麻使用障碍的个体频繁地同时存在其他精神障碍。仔细的评估通常显示,大麻使用的报告导致相同症状的加重,以及有频繁使用的其他原因(例如,为了体验欣快感,为了忘记问题,作为对愤怒的反应,作为愉快的社交活动)。与这些问题相关,一些基于上述原因每日多次使用大麻的个体,并没有感受到他们花了大量时间受大麻的影响或从其效应中恢复(所以不报告),尽管在大多数日子里的大多数时间内都处于大麻中毒或从其效应中恢复的状态。重要的物质使用障碍诊断的标记,特别是在轻度案例中,是尽管对其他有价值的活动或关系(例如,学业、工作、体育运动、伴侣或亲子关系)有明确的负性后果的风险,仍然继续使用。

因为一些大麻使用者有动机去淡化大麻使用的剂量或频率，因而非常重要的是了解大麻使用与中毒的常见体征和症状，以便更好地评估大麻使用的程度。像其他物质一样，有经验的大麻使用者产生了行为和药理方面的耐受性，以致即使他们正处在大麻的影响下也难以察觉。急性和慢性使用的体征包括红眼(眼结膜充血)，衣服上的大麻气味，指尖泛黄(由于吸大麻)，慢性咳嗽，熏香(为隐藏气味)，以及有时在日间或夜间的不寻常时间对特定食物强烈的渴求和冲动。

患病率

在美国，大麻类物质，特别是大麻，是最广泛使用的非法精神活力物质。大麻使用障碍12个月患病率(DSM-Ⅳ中滥用率和依赖率的总和)在12—17岁群体中约为3.4%，在18岁及以上群体中为1.5%。大麻使用障碍的患病率，在成年男性(2.2%)中大于成年女性(0.8%)，12—17岁男性(3.8%)大于12—17岁女性(3.0%)。在成年人中，大麻使用障碍12个月患病率随着年龄而降低，18—29岁比率最高(4.4%)，65岁及以上个体比率最低(0.01%)。大麻使用障碍的高患病率可能反映了相对于其他非法毒品的更广泛的使用，而非更大的潜在成瘾性。

患病率的种族和民族差异属中度。在美国，大麻使用障碍12个月患病率在民族-种族的亚群体之间变化显著。对于12—17岁群体，比率最高的是美洲印第安人与阿拉斯加土著，为7.1%；西班牙裔为4.1%；白人为3.4%；非裔美国人为2.7%；以及亚裔美国人与太平洋岛民为0.9%。在成年群体中，大麻使用障碍的患病率也是在美洲印第安人与阿拉斯加土著中最高为3.4%；非裔美国人为1.8%；白人为1.4%；西班牙裔为1.2%；以及亚裔和太平洋岛民为1.2%。在过去十年间，大麻使用障碍的患病率在成年人和青少年中都有所增长。大麻使用障碍的性别差异总体上与其他物质使用障碍的性别差异一致。大麻使用障碍在男性中更常见，尽管在青少年中这一差异较小。

发展与病程

大麻使用障碍的发生可能出现在青少年期或之后的任何时间，但最常见的是在青少年期或成年早期。尽管较不常见，大麻使用障碍的发生也能出现在青春期前或20岁后期或更大的年龄。最近接受的"医用大麻"的使用和易得性可能增加大麻使用障碍在老年人中的发生率。

通常，大麻使用障碍的发展经过了较长的一段时间，尽管在青少年中该进程出现较快，特别是在那些有广泛的品行问题的个体中。大多数有大麻使用障碍的个体通常有逐渐增加频率和剂量的大麻使用模式。大麻与烟草和酒精一起，传统上是青少年首先尝试的物质。许多人认为使用大麻的伤害小于使用酒精或烟草，这一看法可能导致大麻的使用量增加。而且，比起酒精，大麻中毒导致的结果通常不如典型的酒精中毒导致的行为和认知功能失调那么严重，这可能增加了在更多样化的场合更频繁地使用大麻的可能性。这些因素可能导致在一些青少年中由使用大麻到大麻使用障碍的潜在的快速转变，以及经常出现在那些严重的大麻使用障碍中的整天使用的通常模式。

青春期前的儿童、青少年和年轻成年人中的大麻使用障碍通常表现为与同伴一起过度使用，这是通常与品行问题有关的其他不良行为模式的一部分。轻度的案例主要表现在尽管存在与其他同伴、学校管理者或家庭反对使用相关的明确问题，仍然继续使用，这也把年轻人置于躯体或行为后果的风险中。在严重的案例中，有一个单独使用或整天使用的进程，以致这种使用干扰了日常功能，并取代了先前建立的亲社会行为。

在青少年使用者中，通常可以观察到心境稳定性、能量水平以及进食模式的改变。这些体征和症状可能是由于大麻使用(中毒)的直接效应和急性中毒的后续效应(中毒后)，以及试图对他人掩盖其使用所致。在青少年中，与学校相关的问题通常与大麻使用障碍有关，特别是成绩急剧下降、逃学以及对学校常规活动和结果的兴趣减少。

成年人中的大麻使用障碍通常涉及了每日使用大麻的固定模式，尽管有明确的社会心理或躯体问题，但仍然继续使用。许多成年人经历了反复的渴望停止或反复尝试停止的失败。轻度的成年人案例可能与常见的青少年案例类似，使用大麻的频率和剂量较低，然而尽管有潜在的严重的持续使用的后果仍然继续使用。现在中年人和老年人的使用率出现增长，很可能是由于 20 世纪 60 年代末和 70 年代高患病率的人群的老龄化所致。

大麻使用的早期发生(例如，15 岁前)是成年人早期出现大麻使用障碍和其他类型的物质使用障碍以及精神障碍的强烈预示。如此早期的发生可能与同时存在的其他外化问题相关，最显著的是品行障碍的症状。然而，早期发生也是内化问题的预示，可能反映了出现精神健康障碍的风险因素。

风险与预后因素

气质的：儿童期或青少年期的品行障碍和反社会型人格障碍的病史是出现许多物质相关障碍的风险因素，包括大麻相关障碍。其他风险因素包括儿童期或青少年期的外化性或内化性障碍。有高行为脱抑制分数的青年出现早期的物质使用障碍，包括大麻使用障碍、涉及多种物质以及早期的品行问题。

环境的：风险因素包括学业失败、吸烟、不稳定的或被虐待的家庭环境、直系亲属使用大麻、物质使用障碍的家族史，以及较低的社会经济地位。与所有滥用的物质一样，该物质的易得性是风险因素；在大多数文化中，大麻相对容易获得，这增加了出现大麻使用障碍的风险。

遗传与生理的：遗传影响促使大麻使用障碍的发生。遗传因素占大麻使用障碍风险总方差的 30%—80%。需要注意的是：在大麻和其他类型的物质使用障碍之间，那些共同的遗传和环境影响，提示了青少年物质使用和品行问题的共同的遗传基础。

文化相关的诊断问题

大麻可能是世界上使用最广泛的非法物质。大麻使用障碍在不同国家的发生率是未知的,但在发达国家的患病率可能类似。在美国所有文化群体(经常是在青少年中)中,大麻是常见的首先尝试的毒品。

医疗目的的大麻使用的接受在跨文化和文化内差异很大。文化因素(接受度和法律地位)可能影响跨文化中与使用的不同后果相关的诊断(例如,逮捕、停学、停职)。DSM-Ⅳ到 DSM-5 的物质使用障碍诊断标准的总体改变(例如,去除了反复发生的物质相关法律问题的诊断标准)可能在一定程度上缓解了这一担心。

诊断标记物

大麻类物质代谢物的生物测试对确定个体近期是否使用了大麻是有用的。该测试有助于做出诊断,特别是在个体否认而其他人(家庭、工作、学校)担心有物质使用问题的轻度案例中。因为大麻类物质是脂溶性的,它们会在较长的一段时间内持续存在于体液中并被缓慢地排泄。需要尿液测试方法方面的专长来可靠地解释结果。

大麻使用障碍的功能性后果

大麻使用障碍的功能性后果是诊断标准的一部分。许多方面的心理社会、认知和健康功能的损害与大麻使用障碍有关。认知功能,特别是高级执行功能,在大麻使用者中被损害,这种关系看似与剂量有关(包括急性和慢性)。这可能导致学业和工作的困难增加。大麻使用与亲社会性的目标导向行为减少相关,这被一些人称作*无动机综合征*,表现为不良的学校表现和雇佣问题。这些问题可能与广泛中毒或从中毒的效应中康复相关。类似地,那些有大麻使用障碍的个体经常报告与大麻有关的社会关系问题。由于在大麻影响下从事潜在的危险行为(例如,驾驶、运动、娱乐或职业行为)所致的事故也令人担忧。大麻烟含有高水平的致癌化合物,它将长期使用者置于类似抽烟者出现的呼吸系统疾病的风险中。长期使用大麻可能导致许多其他精神障碍的发生或加重。特别是,存在关于大麻使用可作为精神分裂症及其他精神病性障碍的致病因素的担心。大麻使用可能导致急性精神病性发作,可能加重一些症状,以及可能负性地影响重性精神病性疾病的治疗。

鉴别诊断

非问题性大麻使用:非问题性大麻使用与大麻使用障碍较难区分,因为社会、行为或心理问题可能难以归因于该物质,特别是在使用其他物质的情况下。此外,否认重度大麻使用以及与大麻相关或引起显著问题的归因,常见于被他人(例如,学校、家庭、雇主、刑事司法系统)转介来进行治疗的个体中。

其他精神障碍:大麻所致的障碍可能特征性地表现为那些类似于原发性精神障碍(例如,广泛性焦虑障碍相对大麻所致的焦虑障碍,伴广泛性焦虑,于中毒中起病)的症状(例如,焦虑)。慢性的大麻摄取可能产生类似于持续性抑郁障碍(恶劣心境)的动机缺乏。大麻的急性不良反应应该与惊恐障碍、重性抑郁障碍、妄想障碍、双相障碍或精神分裂症偏执型的症状相鉴别。体格检查时经常发现脉搏增加和眼结膜充血。尿液毒理学测试有助于做出诊断。

共病

大麻通常被认为是“入门”毒品,因为与那些没有使用大麻的个体相比,频繁地使用大麻的个体在一生中更有可能使用更危险的物质,例如,阿片类物质或可卡因。大麻使用和大麻使用障碍与其他物质使用障碍高度共病。同时发生的精神疾病常见于大麻使用障碍。大麻使用与不良的生活满意度、增加的精神健康治疗和住院,以及高概率的抑郁、焦虑障碍、自杀企图和品行障碍有关。过去一年或终生有大麻使用障碍的个体中,有高的酒精使用障碍(大于 50%)和烟草使用障碍(53%)的患病率。有大麻使用障碍的个体,其他物质使用障碍的患病率也较高。在因大麻使用障碍而寻求治疗的个体中,74%报告了第二种或第三种物质的问题性使用:酒精(40%)、可卡因(12%)、甲基苯丙胺(6%),以及海洛因或其他阿片类物质(2%)。其中 18 岁以下的个体,61%报告了第二种物质的问题性使用:酒精(48%)、可卡因(4%)、甲基苯丙胺(2%)以及海洛因或其他阿片类物质(2%)。大麻使用障碍也经常作为第二种问题出现在那些以其他物质使用障碍为主要诊断的个体中,那些因其他物质使用障碍而治疗的个体,约有 25%—80%报告了大麻使用。

过去一年或终生有大麻使用障碍诊断的个体,也有同时发生精神障碍而非物质使用障碍的高患病率。重性抑郁障碍(11%)、任一种焦虑障碍(24%)、双相Ⅰ型障碍(13%),在过去一年有大麻使用障碍诊断的个体中是非常常见的,反社会型(30%)、强迫型(19%)以及偏执型(18%)人格障碍也是如此。约 33%有大麻使用障碍的青少年有内化性障碍(例如,焦虑、抑郁、创伤后应激障碍),60%有外化性障碍(例如,品行障碍、注意缺陷/多动障碍)。

尽管大麻使用影响了正常人类功能的许多方面,包括心血管、免疫、神经肌肉、眼睛、生殖和呼吸系统,以及食欲和认知/知觉,但与大麻使用障碍通常同时出现的明确的躯体疾病较少。大麻对健康最显著的影响涉及呼吸系统,慢性的大麻使用者表现出支气管炎、痰液产生、呼吸急促和哮喘等呼吸系统症状的高患病率。

大麻中毒

诊断标准

A. 最近使用大麻。
B. 在使用大麻过程中或不久后,出现具有临床意义的问题行为或心理改变(例如,运动共济损害,欣快,焦虑,感到时间变慢,判断力受损,社交退缩)。
C. 使用大麻 2 小时内出现下列体征或症状中的 2 项(或更多):
   1. 眼结膜充血。
   2. 食欲增加。
   3. 口干。
   4. 心动过速。

D. 这些体征或症状不能归因于其他躯体疾病,也不能用其他精神障碍来更好地解释,包括其他物质中毒。

标注如果是:

伴知觉异常:当幻觉(通常为视或触)伴完整的现实检验能力时,或听、视、触的错觉出现在无谵妄时。

编码备注:ICD-10-CM 的编码基于是否存在合并大麻使用障碍和是否有知觉障碍。

大麻中毒,无知觉异常:如果存在合并轻度大麻使用障碍,ICD-10-CM 的编码为 F12.129;如果存在合并中度和重度大麻使用障碍,ICD-10-CM 的编码为 F12.229;如果不存在合并大麻使用障碍,ICD-10-CM 的编码是 F12.929。

大麻中毒,伴知觉异常:如果存在合并轻度大麻使用障碍,ICD-10-CM 的编码为 F12.122;如果存在合并中度和重度大麻使用障碍,ICD-10-CM 的编码为 F12.222;如果不存在合并大麻使用障碍,ICD-10-CM 的编码是 F12.922。

标注

当幻觉出现在缺乏完整的现实检验能力时,应考虑物质/药物所致的精神病性障碍的诊断。

诊断特征

大麻中毒的基本特征是在使用大麻的过程中或不久后,存在有临床意义的问题行为或心理改变(诊断标准 B)。中毒通常以"高亢"感开始,随后包括不恰当的笑和夸张的欣快感、镇静、昏睡、短期记忆损害、难以执行复杂的精神过程、判断力受损、感知觉扭曲、动作表现受损、感觉时间变慢等症状。偶尔出现焦虑(可能是严重的)、烦躁不安或社交退缩。这些精神的效应通常伴有 2 个或更多下列体征,发生在大麻使用 2 小时内:眼结膜充血、食欲增加、口干、心动过速(诊断标准 C)。

如果大麻是烟吸的,那么中毒在数分钟内出现;如果大麻是口服摄入的,那么中毒在数小时后出现。中毒的效应通常持续 3—4 小时,如果是口服摄入,那么持续时间稍长。行为和生理改变的程度取决于剂量、给药方法和使用物质的个体的特质,例如,吸收率、耐受性以及对该物质效应的敏感性。因为大多数大麻类物质,包括 δ-9-四氢大麻酚(delta-9-THC)是脂溶性的,所以大麻或印度大麻(hashish)的效应可能偶尔持续或重新出现达 12—24 小时,因为精神活力物质从脂肪组织中释放或进入肝肠循环都是缓慢的。

患病率

在普通人群中,大麻中毒急性发作的患病率是未知的。然而,大多数大麻使用者可能在某些时候符合大麻中毒的诊断标准。考虑到这一点,大麻使用者的患病率和个体经历大麻中毒的患病率可能是相似的。

大麻中毒的功能性后果

大麻中毒带来的损害可能具有严重后果，包括工作或学业功能失调、社交轻率、履行角色义务失败、交通事故以及不安全的性行为。在罕见案例中，大麻中毒可能促发病程不一致的精神病性症状。

鉴别诊断

注意，如果临床表现包括在缺乏完整的现实检验能力时的幻觉，应考虑物质/药物所致的精神病性障碍的诊断。

其他物质中毒：大麻中毒可能类似于其他类型的物质中毒。然而，相对于大麻中毒，酒精中毒和镇静剂、催眠药或抗焦虑药中毒经常减少食欲，增加攻击行为，并引起眼球震颤或共济失调。低剂量的致幻剂可能导致与大麻中毒类似的临床表现。苯环利定，像大麻一样能被烟吸，也能导致知觉改变，但苯环利定中毒更可能导致共济失调和攻击行为。

其他大麻所致的障碍：大麻中毒不同于大麻所致的其他障碍（例如，大麻所致的焦虑障碍，于中毒中起病），因为该症状在后者的障碍是主要的临床表现，并且严重到足以需要独立的临床关注。

大麻戒断

诊断标准 F12.288

A. 长期大量使用大麻（即通常每日或几乎每日使用，长达至少几个月的时间）后停止。

B. 诊断标准 A 之后大约 1 周内，出现下列体征和症状中的 3 项（或更多）：

1. 易激惹、愤怒或攻击。
2. 神经过敏或焦虑。
3. 睡眠困难（例如，失眠、令人不安的梦）。
4. 食欲下降、体重减轻。
5. 焦躁不安。
6. 心境抑郁。
7. 以下躯体症状中的至少 1 项造成了显著的不适感：腹痛、颤抖/震颤、出汗、发烧、寒战或头痛。

C. 诊断标准 B 的体征或症状引起具有临床意义的痛苦，或导致社交、职业或其他重要功能方面的损害。

D. 这些体征或症状不能归因于其他躯体疾病，也不能用其他精神障碍来更好地解释，包括其他物质中毒或戒断。

编码备注：大麻戒断，ICD-10-CM 的编码为 F12.288。注意：ICD-10-CM 的编码表示存在合并中度或重度大麻使用障碍，说明大麻戒断只能出现于存在中度或重度大麻使用障碍时。不允许编码合并轻度大麻使用障碍和大麻戒断。

诊断特征

大麻戒断的基本特征是在长期、大量使用大麻结束后或显著减少后出现的特征性戒断综合征。除了诊断标准 B 的症状,下列症状也可能出现于守戒后:疲劳、打哈欠、难以集中注意力、最初阶段的食欲减少、失眠后有食欲增加和嗜睡的反弹期。对于诊断而言,戒断症状必须引起有临床意义的痛苦,或导致社交、职业或其他重要功能方面的损害(诊断标准 C)。许多大麻使用者报告了烟吸大麻或服用其他物质来缓解戒断症状,并有许多人报告戒断症状使得戒除困难或导致了复发。症状通常不足以严重到需要医疗关注,但药物或行为策略可能有助于缓解症状,并帮助那些尝试戒除大麻使用的个体改善预后。

大麻戒断常见于因大麻使用寻求治疗的个体以及不寻求治疗的重度大麻使用者。在生命中某个阶段经常使用大麻的个体中,高达 1/3 的个体报告曾出现过大麻戒断。在参与治疗的成年人和青少年或重度大麻使用者中,50%—95%的个体报告出现过大麻戒断。这些发现表明,在尝试戒除的规律性大麻使用者中,相当一部分出现了大麻戒断。

发展与病程

在尝试戒除的过程中,产生相关戒断障碍所需的大麻烟吸剂量、病程和频率是未知的。大多数症状在停止使用大麻后 24—72 小时内发生,在第一周内达到高峰,并持续约 1—2 周。睡眠困难可能持续 30 天以上。在青少年和成年人中已有大麻戒断的文献记录。戒断在成年人中更常见也更严重,这最可能与在成年人中使用大麻更持续、更高的频率和更大的剂量相关。

风险与预后因素

环境的: 更可能的是,在重度大麻使用者中,特别是在那些因大麻使用障碍而寻求治疗的个体中,大麻戒断的患病率和严重程度更高。戒断的严重程度看似与共病的精神障碍症状的严重程度呈正相关。

大麻戒断的功能性后果

大麻使用者报告使用大麻能够缓解戒断症状,提示戒断可能导致了大麻使用障碍的持续性存在。更差的结果可能与更严重的戒断有关。在那些寻求治疗的中度到重度的大麻使用障碍的成年人和青少年中,相当一部分个体报告有中度到重度的戒断症状,并有很多个体抱怨这些症状使停止使用大麻更加困难。大麻使用者报告重新使用大麻或开始使用其他毒品(例如,镇静剂)来缓解大麻戒断症状。最后,与大麻使用者共同生活的个体观察到显著的戒断效应,表明这些症状对于日常生活是破坏性的。

鉴别诊断

因为大麻戒断的许多症状也是其他物质戒断综合征或抑郁或双相障碍的症状，所以仔细评估应该聚焦于确认该症状不能更好地用其他物质的停用(例如，烟草或酒精戒断)、其他精神障碍(广泛性焦虑障碍、重性抑郁障碍)或其他躯体疾病来解释。

其他大麻所致的障碍

下列大麻所致的障碍在本手册其他章节中有描述，这些障碍与其他章节的精神障碍(见这些章节中物质/药物所致的精神障碍)具有类似的临床表现：大麻所致的精神病性障碍(“精神分裂症谱系及其他精神病性障碍”)，大麻所致的焦虑障碍(“焦虑障碍”)，大麻所致的睡眠障碍(“睡眠-觉醒障碍”)，大麻中毒性谵妄(见“神经认知障碍”一章中关于谵妄的诊断标准和讨论)。当症状严重到足以需要独立的临床关注时，才能给予大麻所致的障碍的诊断，而不是大麻中毒或大麻戒断。

未特定的大麻相关障碍

F12.99

此类型适用于那些临床表现，它们具备大麻相关障碍的典型症状，且引起有临床意义的痛苦，或导致社交、职业或其他重要功能方面的损害，但未能符合任何一种特定的大麻相关障碍或物质相关及成瘾障碍诊断类别中任一种障碍的诊断标准。

致幻剂相关障碍

苯环利定使用障碍
其他致幻剂使用障碍
苯环利定中毒
其他致幻剂中毒
致幻剂持续性知觉障碍
其他苯环利定所致的障碍
其他致幻剂所致的障碍
未特定的苯环利定相关障碍
未特定的致幻剂相关障碍

苯环利定使用障碍

诊断标准

A. 一种苯环利定(或药理学上与苯环利定相似的物质)的使用模式，导致具有临床意义的损害或痛苦，在12个月内表现为下列至少2项：

1. 苯环利定的摄入经常比试图摄入的量更大或时间更长。
2. 有持久的欲望或失败的努力试图减少或控制苯环利定的使用。
3. 大量的时间花在那些获得苯环利定、使用苯环利定或从其效果中恢复的必要活动上。
4. 对使用苯环利定有渴求或强烈的欲望或迫切的要求。
5. 反复地使用苯环利定导致不能履行在工作、学校或家庭中的主要角色的义务（例如，与苯环利定使用相关的反复的工作缺勤或不良工作表现，与苯环利定相关的缺席、停学或被学校开除，忽视儿童或家务）。
6. 尽管苯环利定使用引起或加重持久的或反复的社会和人际交往问题，仍然继续使用苯环利定（例如，与配偶争吵中毒的结果，打架）。
7. 由于苯环利定使用而放弃或减少重要的社交、职业或娱乐活动。
8. 在对躯体有害的情况下，反复使用苯环利定（例如，当被苯环利定损害时开车或操作机器）。
9. 尽管认识到使用苯环利定可能会引起或加重持久的或反复的生理或心理问题，仍然继续使用苯环利定。
10. 耐受，通过下列两项之一来定义。
    a. 需要显著增加苯环利定的量以达到过瘾或预期的效果。
    b. 继续使用同量的苯环利定会显著降低效果。

注：尚未确定苯环利定的戒断症状和体征，所以与戒断相关的诊断标准不适用。（苯环利定的戒断已有动物的报道，但尚未有人类的报告。）

标注如果是：

早期缓解：先前符合苯环利定使用障碍的诊断标准，但在至少3个月，不超过12个月的任何时期内不符合苯环利定使用障碍的任何一条诊断标准（但诊断标准A4"对使用苯环利定有渴求或强烈的欲望或迫切的要求"，可能符合）。

持续缓解：先前符合苯环利定使用障碍的诊断标准，在12个月或更长时间的任何时期内不符合苯环利定使用障碍的任何一条诊断标准（但诊断标准A4"对使用苯环利定有渴求或强烈的欲望或迫切的要求"，可能符合）。

标注如果是：

在受控制的环境下：此额外的标注适用于个体处在获得苯环利定受限的环境中。

基于目前的严重程度编码：ICD-10-CM的编码备注：如果存在苯环利定中毒、苯环利定戒断或其他苯环利定所致的精神障碍，则不使用下列苯环利定使用障碍的编码，而是用苯环利定所致的障碍编码的第4位数码来表示合并苯环利定使用障碍（见苯环利定中毒或特定的苯环利定所致的精神障碍的编码备注）。例如，如果存在合并苯环利定中毒和苯环利定使用障碍，则只给予苯环利定中毒的编码，第4位数码表示苯环利定使用障碍为轻度、中度或重度：F16.159轻度苯环利定使用障碍和苯环利定所致的精神病性障碍或F16.259中度或重度苯环利定使用障碍和苯环利定所致的精神病性障碍。

标注目前的严重程度：

F16.10 轻度： 存在 2—3 项症状。

F16.20 中度： 存在 4—5 项症状。

F16.20 重度： 存在 6 项及以上症状。

标注

如果个体既在受控制的环境下又在缓解状态中(例如，在受控制的环境下早期缓解，或在受控制的环境下持续缓解)，“在受控制的环境下”可作为缓解的进一步标注。这些环境是指，例如，被密切监督和没有物质的监狱、治疗性社区和封闭式住院处。

诊断特征

苯环利定(或苯环利定样物质)包括苯环利定(例如，PCP、“天使粉”)和效力较低但作用类似的活性化合物，例如，氯胺酮、乙环利定和地佐环平。这些物质是在 20 世纪 50 年代作为分离性麻醉剂被发明的，并在 20 世纪 60 年代成为街售毒品。低剂量的该物质引起精神和躯体的分离感(因此叫作“分离性”)，高剂量的则导致木僵和昏迷。这些物质常被烟吸或口服，但它们也可以被嗅吸或注射。尽管 PCP 主要的精神活力效应持续数小时，但这种毒品从体内总的清除速率通常长达 8 天或更长。在易感个体中的致幻效果可能持续数星期，并可能导致持续性的类似精神分裂症的精神病性发作。氯胺酮已被观察到对重性抑郁障碍的治疗有效。人类的戒断症状尚未明确，因此苯环利定使用障碍的诊断中没有戒断的标准。

支持诊断的有关特征

高剂量的苯环利定摄入后，长达 8 天或更长时间，都可能在尿液中检测到苯环利定。除了实验室测试以发现它的存在，苯环利定或相关物质中毒的特征性症状可能有助于诊断。苯环利定可能产生分离症状、痛感缺失、眼球震颤以及高血压，并有低血压和休克的风险。暴力行为也出现于苯环利定的使用中，因为中毒的个体可能认为自己被攻击了。苯环利定使用后的残余症状可能类似于精神分裂症。

患病率

苯环利定使用障碍的患病率是未知的。人群中约有 2.5%报告曾使用过苯环利定，使用者的比例随年龄而增加。报告曾使用过苯环利定的个体 12—17 岁有 0.3%，18—25 岁有 1.3%，26 岁及以上有 2.9%。在 12 年级学生中曾使用(1.8%—2.3%)和过去一年使用(1.0%—1. 3%)苯环利定的比例似乎都增加了。在 12 年级学生中，过去一年使用氯胺酮的比例似乎较为稳定(过去 3 年都是 1.6%—1.7%)。

风险与预后因素

关于苯环利定使用障碍的风险因素的信息较少。在接受物质滥用治疗的个体中,那些以苯环利定为主要物质的个体,与那些因其他物质使用而接受治疗的个体相比,更年轻、教育水平更低;与其他接受治疗的个体相比,更有可能处在美国西部和东北地区。

文化相关的诊断问题

有报告称,16—23 岁的青年使用氯胺酮的情况在白人中(0.5%)比在其他族裔群体中(0—0.3%的范围)更常见。在接受物质滥用治疗的个体中,那些以苯环利定为主要物质的个体,主要是黑人(49%)或西班牙裔人群(29%)。

性别相关的诊断问题

与苯环利定相关的急诊患者,男性约占 3/4。

诊断标记物

实验室测试可能有用,因为苯环利定在中毒个体的尿液中可存在 8 天。个体的病史,连同某些生理体征,例如,眼球震颤、痛感缺失和显著的高血压,可能有助于鉴别苯环利定的临床表现与其他致幻剂的临床表现。

苯环利定使用障碍的功能性后果

在有苯环利定使用障碍的个体中,可能有因意外事故、打架和跌落所致损伤的躯体证据。苯环利定的慢性使用可能引起持续数月的记忆、言语和认知损害。苯环利定中毒可能导致心血管和神经毒性(例如,癫痫、肌张力障碍、运动障碍、僵住、低体温症或高体温症),其他后果包括颅内出血、横纹肌溶解、呼吸系统问题,以及(偶尔的)心脏骤停。

鉴别诊断

其他物质使用障碍:将苯环利定的效应与其他物质的效应区分开是重要的,因为它可能是其他物质(例如,大麻、可卡因)的常见添加剂。

精神分裂症与其他精神障碍:苯环利定及相关物质使用效应中的一部分可能类似于其他精神疾病的症状,例如,精神病性障碍(精神分裂症),心境低落(重性抑郁障碍),暴力攻击行为(品行障碍、反社会型人格障碍)。在鉴别急性毒品效应与先前存在的精神障碍方面,重要的是辨别这些行为是否出现在毒品摄入之前。由于摄入苯环利定所致知觉紊乱的个体,当其现实检验能力受损时,应考虑苯环利定所致的精神病性障碍。

其他致幻剂使用障碍

诊断标准

A. 一种有问题的致幻剂(非苯环利定)使用模式,导致具有临床意义的损害或痛苦,在12个月内表现为下列至少2项:
1. 致幻剂的摄入经常比意图的量更大或时间更长。
2. 有持久的欲望或失败的努力试图减少或控制致幻剂的使用。
3. 大量的时间花在那些获得致幻剂、使用致幻剂或从其效果中恢复的必要活动上。
4. 对使用致幻剂有渴求或强烈的欲望或迫切的要求。
5. 反复的致幻剂使用导致不能履行在工作、学校或家庭中的主要角色的义务(例如,与致幻剂使用相关的反复的工作缺勤或不良工作表现;与致幻剂使用相关的缺席、停学或被学校开除;忽视儿童或家务)。
6. 尽管致幻剂使用引起或加重持久的或反复的社会和人际交往问题,仍然继续使用致幻剂(例如,与配偶争吵中毒的结果,打架)。
7. 由于致幻剂使用而放弃或减少重要的社交、职业或娱乐活动。
8. 在对躯体有害的情况下,反复使用致幻剂(例如,当被致幻剂损害时开车或操作机器)。
9. 尽管认识到使用致幻剂可能会引起或加重持久的或反复的生理或心理问题,仍然继续使用致幻剂。
10. 耐受,通过下列2项之一来定义。
    a. 需要显著增加致幻剂的量以达到过瘾或预期的效果。
    b. 继续使用同量的致幻剂会显著降低效果。

注: 尚未确定致幻剂的戒断症状和体征,所以与戒断相关的诊断标准不适用。

标注**特定的致幻剂**

标注如果是:

早期缓解: 先前符合其他致幻剂使用障碍的诊断标准,但至少3个月,不超过12个月不符合其他致幻剂使用障碍的任何一条诊断标准(但诊断标准A4"对使用致幻剂有渴求或强烈的欲望或迫切的要求",可能符合)。

持续缓解: 先前符合其他致幻剂使用障碍的诊断标准,在12个月或更长时间的任何时期内不符合其他致幻剂使用障碍的任何一条诊断标准(但诊断标准A4"对使用致幻剂有渴求或强烈的欲望或迫切的要求",可能符合)。

标注如果是:

在受控制的环境下: 此额外的标注适用于个体处在获得致幻剂受限的环境中。

基于目前的严重程度编码: ICD-10-CM的编码备注:如果存在致幻剂中毒或其他致幻剂所致的精神障碍,则不使用下列致幻剂使用障碍的编码,而是用致幻剂所致的障碍编码的第 4 位数码来表示合并致幻剂使用障碍(见致幻剂中毒或特定的致幻剂所致的精神障碍的编码备注)。例如,如果存在合并致幻剂所致的精神病性障碍和致幻剂使用障碍,则只给予致幻剂所致的精神病性障碍的编码,第 4 位数码表示合并致幻剂使用障碍为轻度、中度或重度：F16.159 轻度致幻剂使用障碍和致幻剂所致的精神病性障碍或 F16.259 中度或重度致幻剂使用障碍和致幻剂所致的精神病性障碍。

标注目前的严重程度：

F16.10 轻度：存在 2—3 项症状。

F16.20 中度：存在 4—5 项症状。

F16.20 重度：存在 6 项及以上症状。

标注

“在受控制的环境下”可作为缓解的进一步标注,如果个体既在受控制的环境下又在缓解状态中(例如,在受控制的环境下早期缓解,或在受控制的环境下持续缓解)。这些环境是指,例如,被密切监督和没有物质的监狱、治疗性社区和封闭式住院处。

诊断特征

致幻剂包含多种多样的物质,尽管具有不同的化学结构也可能涉及不同的分子机制,在使用者中产生了相似的知觉、心境和认知方面的改变。致幻剂包括苯烷胺类[例如,麦司卡林、DOM(2,5-二甲氧基-4-甲基苯丙胺)和 MDMA(3,4-二亚甲基双氧苯丙胺,又名“摇头丸”)],吲哚胺,包括裸头草碱(例如,二甲-4-羟色胺)和二甲基色胺(DMT),以及麦角灵,如 LSD(麦角酸二乙基酰胺)和牵牛花种子。此外,被列为“致幻剂”的各种其他民族植物学的化合物,其中鼠尾草和曼陀罗是两个例子。大麻及其活性物质,δ-9-四氢大麻酚(THC)被排除在致幻剂的类别之外(参见“大麻相关障碍”部分)。这些物质具有致幻效应,但因对心理和行为效应显著不同而被作为不同的诊断类别。

致幻剂通常口服,尽管一些种类是烟吸(例如,DMT、鼠尾草)、(很少)鼻内摄入或通过注射(例如,摇头丸)。不同类型的致幻剂,其效应的持续时间不同。其中一些物质(例如,LSD、摇头丸)的半衰期更长,持续时间也更长,因此使用者可能花数小时到数天使用和/或从这些毒品的效应中康复。然而,其他致幻的毒品(例如,DMT、鼠尾草)是短效的。致幻剂的耐受随重复使用而出现,并被报告有自主神经和心理的效应。在 LSD 和其他致幻剂(例如,裸头草碱、麦司卡林)之间存在交叉耐受性,但并不扩展到其他毒品类别,例如,苯丙胺和大麻。

摇头丸作为致幻剂可能具有独特效果,这归因于它的致幻性和兴奋剂性能。在重度摇头丸使用者中,尽管有躯体或心理问题、耐受性、危险性使用,超过 50%的成年人和超过 30%的青少年仍然继续使用并花大量时间获得该物质,这些是最常见的诊断标准，而与物质使用相关的法律问题和持续性的渴望/不能戒除是罕见的。正如在其他物质中被发现的，其他致幻剂使用障碍的诊断标准的严重程度是递增的。

有临床意义的戒断综合征是物质使用障碍普遍的诊断标准中的一项，而致幻剂戒断综合征在人类中尚未有持续的记载，因此，DSM-5 中不包括该诊断。然而，已有摇头丸戒断的证据，以及在一些摇头丸使用者的样本中，59%—98%有 2 项或更多的戒断症状。心理和躯体问题是常见戒断问题。

支持诊断的有关特征

如果不能得到尿液或血液的毒理学结果，那么致幻剂的一些特征性症状可能帮助诊断。例如，使用 LSD 的个体倾向于出现可怕的视幻觉。致幻剂中毒的个体可能表现出短暂的自杀增加。

患病率

在所有物质使用障碍中，其他致幻剂使用障碍是罕见的一种。在美国，12 个月患病率估计在 12—17 岁为 0.5%，在 18 岁及以上成年人中为 0.1%。与女性(0.1%)相比，成年男性(0.2%)的比率较高，但在 12—17 岁的青少年样本中发现了相反的结果，其 12 个月患病率在女性中(0.6%)略高于男性(0.4%)。30 岁以下个体的比率最高，峰值发生于 18—29 岁个体(0.6%)，并在 45 岁及以上个体中下降到几乎为 0。

其他致幻剂使用障碍 12 个月患病率存在显著的种族差异。在 12—17 岁青少年中，12 个月患病率在美洲印第安人与阿拉斯加土著中较高(1.2%)，相比西班牙裔(0.6%)、白人(0.6%)、非裔美国人(0.2%)以及亚裔美国人与太平洋岛民(0.2%)。在成年人中，其他致幻剂使用障碍 12 个月患病率在美洲印第安人与阿拉斯加土著、白人和西班牙裔中类似(均为 0.2%)，但在亚裔美国人与太平洋岛民(0.07%)以及非裔美国人(0.03%)中略低。临床样本中过去一年的患病率较高(例如，在接受治疗的青少年中占 19%)。在普通人群中，最近使用致幻剂的个体中，7.8%的成年人到 17%的青少年具有问题性使用模式，过去一年符合其他致幻剂使用障碍的诊断标准。在一些使用致幻剂(例如，最近大量使用摇头丸)的群体中，73.5%的成年人和 77%的青少年具有符合其他致幻剂使用障碍诊断标准的问题性使用模式。

发展与病程

不像大多数物质那样，起病的早期年龄与相对应的使用障碍增加的风险有关，尚不清楚其他致幻剂使用障碍起病的早期年龄是否与其风险增加有关。然而，已发现毒品使用模式因起病年龄而不同，相比晚期起病的对照组，早期起病的摇头丸使用者更可能成为多种毒品的使用者。使用特定致幻剂对产生其他致幻剂使用障碍的风险可能有不成比例的影响，使用摇头丸增加该障碍的风险多于使用其他致幻剂。

关于其他致幻剂使用障碍的病程知之甚少,但通常认为它具有低发生率、低持续性和高复发率的特点。青少年使用这些毒品的风险特别高,估计2.7%的12—17岁青少年在过去12个月中使用了一种或更多的这类毒品,44%使用了摇头丸。其他致幻剂使用障碍是主要发生于30岁以下个体的一种障碍,在老年人中极其罕见。

风险与预后因素

气质的: 在青少年中但并非一致性地在成年人中,摇头丸的使用与其他致幻剂使用障碍的比率升高有关。其他物质使用障碍,特别是酒精、烟草和大麻,以及重性抑郁障碍,与其他致幻剂使用障碍的比率升高有关。与广泛的毒品使用病史较少的对照组相比,反社会型人格障碍可能在那些除了致幻剂以外还使用超过2种其他毒品的个体中增加。成年人的反社会行为——但并非品行障碍或反社会型人格障碍——对其他致幻剂使用障碍的影响在女性中强于男性。特定致幻剂的使用(例如,鼠尾草)在18—25岁有其他冒险行为和违法活动的个体中较显著。大麻使用以及酒精和烟草的早期使用已被证明是开始使用致幻剂(例如,摇头丸)的前奏。同伴中较高的毒品使用和过度寻求刺激,与摇头丸使用比率增加有关。摇头丸的使用意味着一群更严重的致幻剂使用者。

遗传与生理的: 在男性双胞胎个体中,由于加性遗传所致的总方差估计为26%—79%,存在与共享的环境影响不一致的证据。

文化相关的诊断问题

历史上,致幻剂被用来作为已确定的宗教实践的一部分,例如,在美洲印第安人的教堂中和墨西哥人对某种仙人掌的使用,在南美、墨西哥以及美国的一些地区,土著居民对从某些蘑菇中获得的裸头草碱的仪式性使用,或在Santo Daime和União de Vegetal部落中对死藤水的仪式性使用。作为宗教仪式一部分的对某种仙人掌的常规性使用,与神经心理或心理缺陷无关。对于成年人来说,目前对全部诊断标准或任何单独的诊断条目都没有明显的民族或种族差异。

性别相关的诊断问题

在青少年中,与男性相比,女性较不可能承认"危险性使用",并且女性可能与其他致幻剂使用障碍的概率增加有关。

诊断标记物

实验室测试有助于区分不同的致幻剂。然而,因为一些物质(例如,LSD)的效力非常强,以至于仅需75微克就能产生强烈反应。通常的毒理学检验并不总能显示出使用了哪种物质。

其他致幻剂使用障碍的功能性后果

有使用摇头丸具有长期神经毒性效应的证据，包括记忆、心理功能和神经内分泌功能的损害，5-羟色胺系统功能失调，睡眠紊乱，以及对大脑微血管结构白质成熟的负性影响和对轴突的损害。MDMA/摇头丸的使用可能使脑区的功能连接减少。

鉴别诊断

其他物质使用障碍：致幻剂的效应必须与其他物质（例如，苯丙胺）的效应区分开，因为致幻剂与其他毒品的污染是较为常见的。

精神分裂症：精神分裂症也必须被排除，因为一些受影响的个体（例如，表现为偏执的精神分裂症个体）可能错误地将症状归因于使用致幻剂。

其他精神障碍或躯体疾病：要考虑的其他潜在障碍或疾病包括惊恐障碍、抑郁和双相障碍、酒精或镇静剂戒断、低血糖症或其他代谢性疾病、惊厥障碍、中风、眼科障碍以及中枢神经系统肿瘤。仔细了解毒品使用史、家人或朋友的报告（如果可能）、年龄、临床病史、体格检查以及毒理学报告，对于最终的诊断决定是有用的。

共病

使用摇头丸和其他致幻剂的青少年，以及最近使用摇头丸的成年人，与非致幻剂的物质使用者相比，其他物质使用障碍的患病率更高。使用致幻剂的个体表现出非物质的精神障碍（特别是焦虑、抑郁和双相障碍）增加，特别是使用摇头丸和鼠尾草的个体。反社会型人格障碍（但不是品行障碍）的患病率在有其他致幻剂使用障碍的个体中显著升高，正如成年人反社会行为的比率增加一样。然而，精神疾病是否是其他致幻剂使用障碍的前奏而不是后果，尚不清楚（参见该障碍的“风险与预后因素”部分）。使用摇头丸的成年人和青少年都比其他毒品使用者更可能成为多种毒品使用者，以及有其他毒品使用障碍。

苯环利定中毒

诊断标准

A. 最近使用苯环利定（或在药理学上与苯环利定相似的物质）。

B. 在使用苯环利定的过程中或不久后出现具有临床意义的问题行为改变（例如，好斗、攻击、冲动、不可预测性、精神运动性激越、判断力受损）。

C. 1小时内出现下列体征或症状中的2项（或更多）：

注：当毒品被以吸烟、“嗅吸”或静脉注射的方式使用时，体征或症状的发生可能会特别迅速。

1. 垂直或水平性眼球震颤。
2. 高血压或心动过速。

3. 麻木或减少对疼痛的反应。
4. 共济失调。
5. 构音障碍。
6. 肌肉僵直。
7. 惊厥发作或昏迷。
8. 听觉过敏。

D. 这些体征或症状不能归因于其他躯体疾病，也不能用其他精神障碍来更好地解释，包括其他物质中毒。

编码备注：ICD-10-CM 的编码基于是否存在合并苯环利定使用障碍。如果存在合并轻度苯环利定使用障碍，ICD-10-CM 的编码为 F16.129；如果存在合并中度或重度苯环利定使用障碍，ICD-10-CM 的编码为 F16.229；如果不存在合并苯环利定使用障碍，ICD-10-CM 的编码为 F16.929。

注：除"苯环利定中毒的功能性后果"部分以外，参见"苯环利定使用障碍"的相应部分。

诊断特征

苯环利定中毒反映了在摄入该物质(或在药理学上类似的物质)不久后出现的有临床意义的行为改变。苯环利定中毒最常见的临床表现包括失定向、无幻觉的意识错乱、幻觉或妄想、紧张症样综合征和不同严重程度的昏迷。中毒通常持续数小时，但可能持续数天或更长，取决于临床表现的类型和除了苯环利定以外是否使用了其他毒品。

患病率

苯环利定或相关物质的使用被作为中毒的患病率来评估。人群中约 2.5%的人报告曾使用过苯环利定。在高中生中，12 年级中有 2.3%的人报告曾使用过苯环利定，其中有 57%的人在过去的 12 个月中使用过。这表明 2011 年以前有所增长。过去一年中氯胺酮的使用，是与其他物质分开被评估的，它随着时间的推移保持稳定，12 年级中约 1.7%的人报告曾使用过苯环利定。

诊断标记物

实验室测试可能是有帮助的，因为在使用后长达 8 天的时间里在尿液中仍可检测到苯环利定，尽管该浓度与个体的临床表现只有弱相关，因此它对案例管理是没有用的。肌酸磷酸激酶和天冬氨酸转氨酶水平可能升高。

苯环利定中毒的功能性后果

苯环利定中毒可产生广泛的心血管和神经(例如，惊厥发作、肌张力障碍、运动困难、僵住、低体温症或高体温症)毒性。

鉴别诊断

特别是,在缺乏完整的现实检验能力时(例如,对任何知觉异常没有自知力),应考虑苯环利定所致的精神病性障碍的额外诊断。

其他物质中毒:苯环利定中毒应与其他物质所致的中毒相鉴别,包括其他致幻剂、苯丙胺、可卡因或其他兴奋剂、抗胆碱能药物,以及苯二氮䓬类的戒断。眼球震颤、古怪和暴力行为可能区分了苯环利定中毒与其他物质所致的中毒。毒理学测试可能在做这些鉴别时有帮助,因为苯环利定在使用后长达 8 天的时间里仍可在尿液中检测到。然而,苯环利定的定量浓度与临床表现之间是弱相关,这使得实验室发现对患者管理的实用性降低。

其他疾病:需要考虑的其他疾病包括精神分裂症、抑郁、其他毒品戒断(例如,镇静剂、酒精)、某些代谢障碍如低血糖症和低血钠症、中枢神经系统肿瘤、惊厥障碍、败血症、神经阻滞剂恶性综合征,以及血管损伤。

其他致幻剂中毒

诊断标准

A. 最近使用一种致幻剂(非苯环利定)。

B. 在使用致幻剂的过程中或不久后,出现具有临床意义的问题行为或心理改变(例如,明显的焦虑或抑郁、牵连观念、害怕"失去控制"、偏执观念、判断力受损)。

C. 在使用致幻剂的过程中或不久后,在完全清醒和警觉的状态下出现知觉改变(例如,主观知觉的强化、人格解体、现实解体、错觉、幻觉、联觉)。

D. 在致幻剂使用过程中或不久后出现下列体征的 2 项(或更多):

1. 瞳孔扩大。
2. 心动过速。
3. 出汗。
4. 心悸。
5. 视力模糊。
6. 震颤。
7. 共济失调。

E. 这些体征或症状不能归因于其他躯体疾病,也不能用其他精神障碍来更好地解释,包括其他物质中毒。

编码备注:ICD-10-CM 的编码基于是否存在合并致幻剂使用障碍。如果存在合并轻度致幻剂使用障碍,ICD-10-CM 的编码为 F16.129;如果存在合并中度或重度致幻剂使用障碍,ICD-10-CM 的编码为 F16.229。如果不存在合并致幻剂使用障碍,ICD-10-CM 的编码为 F16.929。

注:关于支持诊断的有关特征和文化相关的诊断问题方面的信息,参见其他致幻

剂使用障碍的相应部分。

诊断特征

其他致幻剂中毒反映了在摄入致幻剂后出现的有临床意义的行为或心理改变。基于特定的致幻剂,中毒可能只持续数分钟(例如,对鼠尾草)或数小时或更长[例如,对LSD(麦角酸二乙基酰胺)或MDMA(二亚甲基双氧苯丙胺)]。

患病率

其他致幻剂中毒的患病率可能通过那些物质的使用而评估。在美国,12岁以上个体中有1.8%报告过去一年使用过致幻剂。在年轻个体中使用更广泛,12—17岁的人群中有3.1%和18—25岁有7.1%在过去一年中使用过致幻剂,相比在26岁及以上个体中只有0.7%。致幻剂使用的12个月患病率在男性(2.4%)中比在女性中(1.2%)较常见,在18—25岁的个体中更是如此(男性9.2%,女性5.0%)。作为对比,在12—17岁的个体中,没有性别差异(均为3.1%)。这些数据可能被用来作为其他致幻剂中毒的患病率的性别相关差异方面的评估。

自杀风险

其他致幻剂中毒可能导致自杀率增加,尽管在致幻剂使用者中自杀是罕见的。

其他致幻剂中毒的功能性后果

其他致幻剂中毒可能有严重的后果。与其他致幻剂中毒有关的知觉紊乱和判断力受损导致车祸造成的损伤或死亡,打架,或无意的自我伤害(例如,尝试从高处"飞行")。环境因素以及使用致幻剂的个体的人格和期待,会影响致幻剂中毒的严重程度和性质。持续的致幻剂使用,特别是MDMA,与神经毒性效应有关。

鉴别诊断

其他物质中毒: 其他致幻剂中毒应与苯丙胺、可卡因或其他兴奋剂,抗胆碱能药物,吸入剂和苯环利定的中毒相鉴别。毒理学测试在做出这些鉴别时是有用的,在确定使用途径时可能也是有用的。

其他疾病: 应考虑的其他障碍和疾病包括精神分裂症、抑郁、其他毒品戒断(例如,镇静剂、酒精)、某些代谢障碍(例如,低血糖症)、惊厥障碍、中枢神经系统肿瘤以及血管损伤。

致幻剂持续性知觉障碍: 其他致幻剂中毒不同于致幻剂持续性知觉障碍,因为后者的症状在最近中毒后的数周(或更久)发作性地或持续性地存在。

其他致幻剂所致的障碍: 其他致幻剂中毒不同于其他致幻剂所致的障碍(例如,致幻剂所致的焦虑障碍,于中毒期间起病),因为在后面这些障碍中的症状是主要的临床表现,并严重到足以需要独立的临床关注。

致幻剂持续性知觉障碍

诊断标准 F16.983

A. 停用一种致幻剂后，再次体验一种或多种在致幻剂中毒期间体验到的知觉症状（例如，几何图形视幻觉、周围视野中假的运动知觉、颜色闪烁、强化的色彩、运动物体的形象余迹、正后像、物体周围的光环、视物显大和视物显小）。

B. 诊断标准 A 的体征或症状引起具有临床意义的痛苦，或导致社交、职业或其他重要功能方面的损害。

C. 这些症状不能归因于其他躯体疾病（例如，解剖上的损伤和大脑感染、视觉癫痫），也不能用其他精神障碍来更好地解释（例如，谵妄、重度神经认知障碍、精神分裂症）或初醒幻觉。

诊断特征

致幻剂持续性知觉障碍的特征是，当个体清醒时，再次体验到在致幻剂中毒期间体验到的知觉紊乱（诊断标准 A）。症状可能包括任何知觉紊乱，但主要倾向于视觉紊乱。典型的视知觉异常是几何图形幻觉、周围视野中错误的运动感受、颜色闪烁、强化的色彩、运动物体的形象余迹（例如，形象悬留在运动物体的路径上，正如在频闪摄影中所见）、全物感、正后像（例如，物体去掉后留下的相同颜色或互补颜色的物体“阴影”）、物体周围的光环、对形象的错误知觉如过大（视物显大）或过小（视物显小）。视觉紊乱的持续时间可能是阵发性或几乎持续性的，并必须引起有临床意义的痛苦，或导致社交、职业或其他重要功能方面的损害（诊断标准 B）。该紊乱可能持续数周、数月或数年。该紊乱的其他解释（例如，脑损伤、先前存在的精神病性障碍、惊厥障碍、没有头痛的偏头痛先兆）必须被排除（诊断标准 C）。

致幻剂持续性知觉障碍主要发生于 LSD（麦角酸二乙基酰胺）使用后，但并非唯一。在致幻剂持续性知觉障碍与致幻剂使用的数量之间没有强相关性，一些致幻剂持续性知觉障碍的案例出现在极少接触致幻剂的个体中。一些致幻剂持续性知觉障碍的案例可能被其他物质（例如，大麻或酒精）的使用激发，或是对黑暗环境的适应。

支持诊断的有关特征

在有致幻剂持续性知觉障碍的个体中现实检验能力保留完整（例如，个体意识到该紊乱与毒品效应有关）。如果不是这种情况，其他障碍可能更好地解释该异常的知觉。

患病率

致幻剂持续性知觉障碍的患病率是未知的。在使用致幻剂的个体中，对初始患病率的估计约为 4.2％。

发展与病程

关于致幻剂持续性知觉障碍的病程,知之甚少。它的病程,正如其名称所提示的,是持续性的,历时数周、数月,或在某些个体中持续数年。

风险与预后因素

关于致幻剂持续性知觉障碍的风险因素的证据很少,尽管在该疾病中,遗传因素被建议为对 LSD 效应易感性的可能解释。

致幻剂持续性知觉障碍的功能性后果

尽管致幻剂持续性知觉障碍在一些案例中是慢性疾病,但许多有该障碍的个体能够抑制该紊乱并保持功能正常。

鉴别诊断

需要排除的情况包括精神分裂症、其他毒品效应、神经退行性障碍、中风、脑肿瘤、感染以及脑外伤。在致幻剂持续性知觉障碍的案例中,神经影像学结果通常是阴性的。正如之前提到的,现实检验能力保持完整(例如,个体意识到该紊乱与毒品效应有关);如果不是这种情况,其他障碍(例如,精神病性障碍、其他躯体疾病)可能更好地解释该异常的知觉。

共病

经常与致幻剂持续性知觉障碍共病的精神障碍是惊恐障碍、酒精使用障碍和重性抑郁障碍。

其他苯环利定所致的障碍

下列苯环利定所致的障碍在本手册其他章节中描述,这些障碍与其他章节的精神障碍(见这些章节中物质/药物所致的精神障碍)具有类似的临床表现:苯环利定所致的其他精神病性障碍(“精神分裂症谱系及其他精神病性障碍”),苯环利定所致的双相障碍(“双相及相关障碍”),苯环利定所致的抑郁障碍(“抑郁障碍”),苯环利定所致的焦虑障碍(“焦虑障碍”)。苯环利定所致的中毒性谵妄,见“神经认知障碍”一章中关于谵妄的诊断标准和讨论。只有当症状严重到足以需要独立的临床关注时,才能给予苯环利定所致的障碍的诊断,而不是苯环利定中毒。

其他致幻剂所致的障碍

下列致幻剂所致的障碍在本手册其他章节中描述,这些障碍与其他章节的精神障碍(见这些章节中物质/药物所致的精神障碍)具有类似的临床表现:其他致幻剂所致的精神病性障碍(“精神分裂症谱系及其他精神病性障碍”),其他致幻剂所致的双相障碍(“双相及相关障碍”),其他致幻剂所致的抑郁障碍(“抑郁障碍”),

其他致幻剂所致的焦虑障碍("焦虑障碍")。其他致幻剂中毒性谵妄,见"神经认知障碍"一章中关于谵妄的诊断标准和讨论。只有当症状严重到足以需要独立的临床关注时,才能给予致幻剂所致的障碍的诊断,而不是其他致幻剂中毒。

未特定的苯环利定相关障碍

F16.99

此类型适用于那些临床表现,它们具备苯环利定相关障碍的典型症状,且引起有临床意义的痛苦,或导致社交、职业或其他重要功能方面的损害,但未能符合任一种特定的苯环利定相关障碍或物质相关及成瘾障碍诊断类别中任一种障碍的诊断标准。

未特定的致幻剂相关障碍

F16.99

此类型适用于那些临床表现,它们具备致幻剂相关障碍的典型症状,且引起有临床意义的痛苦,或导致社交、职业或其他重要功能方面的损害,但未能符合任一种特定的致幻剂相关障碍或物质相关及成瘾障碍诊断类别中任一种障碍的诊断标准。

吸入剂相关障碍

吸入剂使用障碍
吸入剂中毒
其他吸入剂所致的障碍
未特定的吸入剂相关障碍

吸入剂使用障碍

诊断标准

A. 一种有问题的烃基吸入剂物质使用模式,导致具有临床意义的损害或痛苦,在12个月内表现为下列至少2项:
 1. 吸入剂物质的摄入经常比意图的量更大或时间更长。
 2. 有持久的欲望或失败的努力试图减少或控制吸入剂物质的使用。
 3. 大量的时间花在那些获得吸入剂物质、使用它或从其效果中恢复的必要活动上。
 4. 对使用吸入剂物质有渴求或强烈的欲望或迫切的要求。

5. 反复的吸入剂物质使用导致不能履行在工作、学校或家庭中的主要角色的义务。
6. 尽管吸入剂物质使用引起或加重持久的或反复的社会和人际交往问题，仍然继续使用它。
7. 由于吸入剂物质使用而放弃或减少重要的社交、职业或娱乐活动。
8. 在对躯体有害的情况下，反复使用吸入剂物质。
9. 尽管认识到使用吸入剂物质可能会引起或加重持久的或反复的生理或心理问题，仍然继续使用该物质。
10. 耐受，通过下列两项之一来定义。
    a. 需要显著增加吸入剂物质的量以达到过瘾或预期的效果。
    b. 继续使用同量的吸入剂物质会显著降低效果。

标注**特定的吸入剂**：在可能的情况下，涉及的特定物质应被命名(例如，“溶剂使用障碍”)。

标注如果是：

早期缓解：先前符合吸入剂使用障碍的诊断标准，但不符合吸入剂使用障碍的任何一条诊断标准至少 3 个月，不超过 12 个月(但诊断标准 A4“对使用吸入剂物质有渴求或强烈的欲望或迫切的要求”，可能符合)。

持续缓解：先前符合吸入剂使用障碍的诊断标准，在 12 个月或更长时间的任何时期内不符合吸入剂使用障碍的任何一条诊断标准(但诊断标准 A4“对使用吸入剂物质有渴求或强烈的欲望或迫切的要求”，可能符合)。

标注如果是：

在受控制的环境下：此额外的标注适用于个体处在获得吸入剂物质受限的环境中。

基于目前的严重程度编码：ICD-10-CM 的编码备注：如果存在吸入剂中毒或其他吸入剂所致的精神障碍，则不使用下列吸入剂使用障碍的编码。而是用吸入剂所致的障碍编码的第 4 位数码来表示合并吸入剂使用障碍(见吸入剂中毒或特定的吸入剂所致的精神障碍的编码备注)。例如，如果存在合并吸入剂所致的抑郁障碍和吸入剂使用障碍，则只给予吸入剂所致的抑郁障碍的编码，第 4 位数码表示合并吸入剂使用障碍为轻度、中度或重度：F18.14 轻度吸入剂使用障碍和吸入剂所致的抑郁障碍或 F18.24 中度或重度吸入剂使用障碍和吸入剂所致的抑郁障碍。

标注目前的严重程度：

F18.10 轻度：存在 2—3 项症状。

F18.20 中度：存在 4—5 项症状。

F18.20 重度：存在 6 项及以上症状。

标注

本手册认为挥发性烃类使用符合上述吸入剂使用障碍的诊断标准。挥发性烃类是有毒气体，来自胶水、燃料、油漆和其他挥发性化合物。如果可能，所涉及特定物质应被命名（例如，“甲苯使用障碍”）。然而，可吸入的大多数化合物是几种能产生精神活力效应的物质的混合物，经常难以确定引起该障碍的确切物质。除非有明确证据表明使用了一种单一的、未混合的物质，否则通用术语——吸入剂应被用来记录该诊断。一氧化二氮或戊基、丁基或亚硝酸异丁酯等吸入剂引起的障碍被考虑为其他（或未知）物质使用障碍。

“在受控制的环境下”可作为缓解的进一步标注，如果个体既在受控制的环境下又在缓解状态中（例如，在受控制的环境下早期缓解，或在受控制的环境下持续缓解）。这些环境有被密切监督和没有物质的监狱、治疗性社区和封闭式住院处等。

个体吸入剂使用障碍的严重程度是通过符合诊断标准条目的数量来评估的。个体吸入剂使用障碍的严重程度随时间而变化，反映为使用物质的频率（例如，每月使用的天数）和/或剂量（例如，每日使用胶管的数量）的减少，通过个体的自我报告、其他知情人的报告、临床工作者的观察和生物学测试（当可行时）来评估。

诊断特征

吸入剂使用障碍的特征包括反复使用吸入剂物质，尽管个体意识到该物质对个体引起了严重的问题（诊断标准 A9）。那些问题反映在诊断标准中。

工作或学业缺勤，或不能履行工作或学业中通常的责任（诊断标准 A5），以及尽管引起了家人或朋友的争论、打架和其他社会或人际交往问题（诊断标准 A6），仍然继续使用吸入剂物质，在吸入剂使用障碍中可以被观察到。减少与家人接触、工作或学业责任或参加娱乐活动（例如，运动、游戏、爱好），也可能出现（诊断标准 A7）。也可观察到在驾驶或操作危险设备时使用吸入剂（诊断标准 A8）。

约 10％使用吸入剂的个体报告耐受性（诊断标准 A10）和轻度戒断，并且一些个体通过使用吸入剂来避免戒断。然而，因为戒断症状是轻微的，所以本手册既没有认可吸入剂戒断的诊断，也没有将戒断的主述作为吸入剂使用障碍的诊断标准。

支持诊断的有关特征

吸入剂使用障碍诊断的支持如下：标准毒品测试（并不测试吸入剂）结果阴性却反复发作的中毒；拥有吸入剂物质或挥之不去的气味；口腔或鼻腔周围的“胶水-嗅吸者皮疹”；与其他已知使用吸入剂的个体有关联；流行吸入剂使用的团体的成员（例如，一些当地或土著社区、街头党中无家可归的孩子）；易于获得某些吸入剂物质；拥有随身用具；存在该障碍的特征性躯体并发症（例如，脑白质病理、横纹肌溶解），以及存在多种物质使用障碍。吸入剂使用和吸入剂使用障碍与过去的自杀企图有关，特别是在报告了先前发作的心境低落或快感缺乏的成年人中。

患病率

在过去 12 个月中约有 0.4％的 12—17 岁美国人具有符合吸入剂使用障碍诊

断标准的使用模式。在那些青少年中,患病率最高的是美洲印第安人,最低的是非裔美国人。18—29 岁美国人的患病率下降到约 0.1%,当考虑 18 岁及以上所有美国人时只有 0.02%,几乎没有女性,并且多数是欧裔美国人。当然,在孤立的亚群中,其患病率可能与这些患病率有一定差异。

发展与病程

约 10%的 13 岁美国儿童报告至少曾使用过一次吸入剂;该比例保持稳定,直到 17 岁。在那些使用吸入剂的 12—17 岁个体中,常用的物质包括胶水、鞋油或甲苯;汽油或打火机液;喷漆。

只有 0.4%的 12—17 岁个体发展为吸入剂使用障碍;那些青少年倾向于表现出多种其他问题。青春期后吸入剂使用障碍患病率的下降表明该障碍通常在成年早期缓解。

挥发性烃类使用障碍在青春期前的儿童中是罕见的,最常见于青少年和年轻成年人,不常见于老年人。因吸入剂"故意滥用"而致电中毒控制中心的来电最多的是 14 岁个体。使用吸入剂的青少年,可能有 1/5 出现吸入剂使用障碍,也有少数导致吸入剂相关的事故,或"吸气性猝死"。但有该障碍的许多个体在青春期后缓解。在 20 多岁期间患病率急剧下降。那些有吸入剂使用障碍并延续到成人期的个体经常有严重问题:物质使用障碍,反社会型人格障碍,以及伴有自杀企图的自杀观念。

风险与预后因素

气质的:从不使用吸入剂到使用吸入剂再到吸入剂使用障碍的进展预测因素包括共病的非吸入剂物质使用障碍和品行障碍或反社会型人格障碍。其他预测因素是早期起病的吸入剂使用和先前精神卫生服务的使用。

环境的:吸入性气体是广泛的和合法可得的,这增加了误用的风险。儿童期的虐待或创伤也与年轻时从不使用吸入剂到吸入剂使用障碍的进展有关。

遗传与生理的:行为脱抑制有高度的遗传性,它是不以社会可接受的方式来限制的行为,破坏社会规范和规则,冒险、过分追求回报,尽管有不良后果的危险。有强烈行为脱抑制的青少年表现出吸入剂使用障碍的风险因素:早期起病的物质使用障碍,摄入多种物质,以及早期的行为问题。因为行为脱抑制强烈地受遗传因素的影响,所以家族中有物质和反社会问题的青少年,有增加的吸入剂使用障碍的风险。

文化相关的诊断问题

某些本地或土著社区有吸入剂问题的高患病率。同时,在一些国家,街头党中无家可归的儿童群体具有广泛的吸入剂使用问题。

性别相关的诊断问题

尽管吸入剂使用障碍的患病率在青少年的男女两性中几乎相等,但该障碍在成年女性中非常罕见。

诊断标记物

在有吸入剂使用障碍的个体中,尿液、呼吸或唾液测试可能有助于评估非吸入剂物质的合并使用情况。然而,技术问题和分析的昂贵成本,使吸入剂本身频繁的生物测试并不可行。

吸入剂使用障碍的功能性后果

由于固有毒性,丁烷或丙烷的使用经常是致命的。而且,任何吸入性的挥发性烃类可能因心律失常而导致"吸气性猝死"。即使是第一次接触吸入剂也可能导致死亡,并且不认为与剂量相关。挥发性烃类使用损害神经行为功能,并引起多种神经的、胃肠的、心血管的以及肺部问题。

长期吸入剂使用者,肺结核、艾滋病、性病、抑郁、焦虑、支气管炎、哮喘和鼻窦炎的风险增加。死亡可能因为呼吸抑制、心律失常、窒息、呕吐物吸入或事故和受伤而发生。

鉴别诊断

源自工业或其他事故的吸入剂接触(无意的):该情况用于当调查结果显示反复的或持续的吸入剂接触,但所涉及的个体和其他被调查者否认任何有目的的吸入剂使用史。

吸入剂使用(有意的),不符合吸入剂使用障碍的诊断标准:吸入剂使用常见于青少年,但对这些个体中的大多数来说,在过去一年中吸入剂的使用不符合吸入剂使用障碍诊断标准A的2项及以上条目。

吸入剂中毒,不符合吸入剂使用障碍的诊断标准:吸入剂中毒经常发生在吸入剂使用障碍中,但也可能发生在使用情况不符合吸入剂使用障碍诊断标准的个体中,它需要在过去一年中符合10项诊断标准中的至少2项。

吸入剂所致的障碍(例如吸入剂所致的精神病性障碍、抑郁障碍、焦虑障碍、神经认知障碍以及其他吸入剂所致的障碍),不符合吸入剂使用障碍的诊断标准:符合精神病性、抑郁、焦虑或重度神经认知障碍的诊断标准,并且有既往史、体格检查或实验室发现的证据表明,该损伤在病因学上与吸入性物质的效应相关。但是,可能不符合吸入剂使用障碍的诊断标准(例如,少于10项诊断标准中的2项)。

其他物质使用障碍,特别是那些涉及镇静性的物质(例如,酒精、苯二氮䓬类、巴比妥类):吸入剂使用障碍通常与其他物质使用障碍同时出现,而且这些障碍的症状可能相似和重叠。为了理清症状模式,询问哪些症状在不使用其中一些物质期间仍持续存在,是有帮助的。

损害中枢或周围神经系统功能的其他毒性的、代谢的、创伤的、新生物的或传染性疾病:有吸入剂使用障碍的个体可能出现恶性贫血、亚急性脊髓联合变性、精神病、严重或轻度神经认知障碍、脑萎缩、脑白质病变以及许多其他神经系统障碍的症状。当然,这些疾病也可能出现在没有吸入剂使用障碍时。很少或没有吸入剂使用的病史,有助于排除吸入剂使用障碍是这些问题的根源。

其他器官系统障碍: 有吸入剂使用障碍的个体可能出现肝或肾损害、横纹肌溶解、高铁血红蛋白症的症状,或其他胃肠的、心血管的或肺部疾病的症状。很少或没有吸入剂使用的病史,有助于排除吸入剂使用障碍是这些医学问题的根源。

共病

接受临床治疗的有吸入剂使用障碍的个体经常有许多其他物质使用障碍。吸入剂使用障碍通常与青少年品行障碍和成年人反社会型人格障碍同时存在。成年人吸入剂使用和吸入剂使用障碍也与自杀观念和自杀企图密切相关。

吸入剂中毒

诊断标准

A. 最近有意或无意的短时间、大剂量地接触吸入剂物质,包括挥发性烃基化合物,如甲苯或汽油。

B. 在接触吸入剂的过程中或不久后,出现有临床意义的问题行为或心理改变(例如,好战、攻击、淡漠、判断力受损)。

C. 在吸入剂使用或接触过程中或不久后,出现下列体征或症状的 2 项(或更多):

1. 头晕。
2. 眼球震颤。
3. 共济失调。
4. 口齿不清。
5. 步态不稳。
6. 昏睡。
7. 反射抑制。
8. 精神运动性迟滞。
9. 震颤。
10. 全身肌肉无力。
11. 视力模糊或复视。
12. 木僵或昏迷。
13. 欣快。

D. 这些体征或症状不能归因于其他躯体疾病,也不能用其他精神障碍来更好地解释,包括其他物质中毒。

编码备注: ICD-10-CM 的编码基于是否存在合并吸入剂使用障碍。如果存在合并轻度吸入剂使用障碍,ICD-10-CM 的编码为 F18.129;如果存在合并中度或重度吸入剂使用障碍,ICD-10-CM 的编码为 F18.229。如果不存在合并吸入剂使用障碍,ICD-10-CM 的编码是 F18.929。

注：关于发展与病程、风险与预后因素、文化相关的诊断问题和诊断标记物，参见吸入剂使用障碍的相应部分。

诊断特征

吸入剂中毒是一种与吸入剂相关的，有临床意义的精神障碍，发生在有意或无意的挥发性烃类物质吸入过程中或不久后。挥发性烃类是来自胶水、燃料、涂料和其他挥发性化合物的有毒气体。如果可能的话，所涉及的特定物质应被命名（例如，甲苯中毒）。在那些中毒的个体中，在接触后的数分钟到数小时内中毒中止。因此，吸入剂中毒经常以短期发作出现，并可能复发。

支持诊断的有关特征

吸入剂中毒可通过以下证据来表明：拥有或挥之不去的吸入剂物质（例如，胶水、涂料稀释剂、汽油、丁烷打火机）的气味，在吸入剂使用的最高患病率的年龄范围内（12—17 岁）出现看似中毒的现象，看似中毒但标准毒品筛查的结果为阴性且该筛查不能确定吸入剂。

患病率

在普通人群中，吸入剂中毒急性发作的患病率是未知的，但可能大多数吸入剂使用者有时出现符合吸入剂中毒障碍诊断标准的情况。所以，吸入剂使用的患病率和吸入剂中毒障碍的患病率可能相似。在 2009 年和 2010 年，12 岁以上的所有美国人中，有 0.8%报告过去一年曾使用吸入剂；年轻群体的患病率最高（12—17 岁个体为 3.6%，18—25 岁个体为 1.7%）。

性别相关的诊断问题

在普通人群中，吸入剂中毒患病率的性别差异是未知的。然而，如果假设大多数吸入剂使用者最终会出现吸入剂中毒，那么吸入剂使用者患病率的性别差异可能类似于男性和女性吸入剂中毒的比例。关于美国吸入剂使用者患病率的性别差异，1%的 12 岁以上男性和 0.7%的 12 岁以上女性过去一年曾使用吸入剂，但在较小年龄群体中，女性比男性更多地使用吸入剂（例如，在 12—17 岁个体中，有 3.6%的男性和 4.2%的女性）。

吸入剂中毒的功能性后果

在封闭容器中使用吸入性物质，例如包裹在头部的塑料袋，可能引起失去知觉、缺氧和死亡。“吸气性猝死”，可能源于心律失常或心跳停止，可能出现在多种挥发性吸入剂的使用中。某些挥发性吸入剂增强的毒性，例如丁烷或丙烷，也会引起死亡。尽管吸入剂中毒本身病程短，但它可能产生持续的躯体和神经系统问题，特别是在频繁中毒的情况下。

鉴别诊断

吸入剂接触,不符合吸入剂中毒障碍的诊断标准:有意或无意吸入物质的个体,但其剂量不足以符合吸入剂使用障碍的诊断标准。

源自其他物质的中毒和其他物质/药物所致的障碍,特别是源自镇静性物质(例如,酒精、苯二氮䓬类、巴比妥类):这些障碍可能具有相似的体征和症状,但中毒归因于其他毒物,可能通过毒理学筛查来确认。中毒来源的鉴别可能涉及了在吸入剂使用障碍中所描述的吸入剂接触的证据。吸入剂中毒的诊断可能通过下列证据来提示:拥有或挥之不去的吸入剂物质(例如,胶水、涂料稀释剂、汽油、丁烷打火机)的气味;拥有随身用具(例如,浓缩胶水烟气的布或袋子);口周或鼻孔周围的"胶水-嗅吸者皮疹";家人或朋友报告中毒个体拥有或使用吸入剂;看似中毒但标准毒品筛查(它通常无法确定吸入剂)结果为阴性;在吸入剂使用的最高患病率的年龄范围内(12—17岁)出现看似中毒的现象;与其他已知的吸入剂使用者有关联;某些流行使用吸入剂的小社区成员(例如,一些当地或土著的社区、无家可归的街头儿童和青少年);或某些吸入性物质的不寻常的获得途径。

其他吸入剂相关障碍:吸入剂中毒的发作确实出现在但不同于其他吸入剂相关障碍中。那些吸入剂相关障碍通过各自的诊断标准来确认:吸入剂使用障碍、吸入剂所致的神经认知障碍、吸入剂所致的精神病性障碍、吸入剂所致的抑郁障碍、吸入剂所致的焦虑障碍,以及其他吸入剂所致的障碍。

损害脑功能和认知的其他毒性的、代谢的、创伤的、新生物的或传染性障碍:许多神经系统和其他躯体疾病可能产生有临床意义的行为或心理改变(例如,好战、攻击、淡漠、判断力受损),这些也是吸入剂中毒的特征。

其他吸入剂所致的障碍

下列吸入剂所致的障碍在本手册其他章节中描述,这些障碍与其他章节的精神障碍(见这些章节中物质/药物所致的精神障碍)具有类似的临床表现:吸入剂所致的精神病性障碍("精神分裂症谱系及其他精神病性障碍"),吸入剂所致的抑郁障碍("抑郁障碍"),吸入剂所致的焦虑障碍("焦虑障碍"),吸入剂所致的重度或轻度神经认知障碍("神经认知障碍")。吸入剂中毒性谵妄,见"神经认知障碍"一章中关于谵妄的诊断标准和讨论。只有当症状严重到足以需要独立的临床关注时,才能给予吸入剂所致的障碍的诊断,而不是吸入剂中毒。

未特定的吸入剂相关障碍

F18.99

此类型适用于那些临床表现,它们具备吸入剂相关障碍的典型症状,且引起有临床意义的痛苦,或导致社交、职业或其他重要功能方面的损害,但未能符合任一种特定的吸入剂相关障碍或物质相关及成瘾障碍诊断类别中任一种障碍的诊断标准。

阿片类物质相关障碍

阿片类物质使用障碍

诊断标准

A. 一种有问题的阿片类物质使用模式，导致具有临床意义的损害或痛苦，在 12 个月内表现为下列至少 2 项：
1. 阿片类物质的摄入经常比意图的量更大或时间更长。
2. 有持久的欲望或失败的努力试图减少或控制阿片类物质的使用。
3. 大量的时间花在那些获得阿片类物质、使用阿片类物质或从其效果中恢复的必要活动上。
4. 对使用阿片类物质有渴求或强烈的欲望或迫切的要求。
5. 反复的阿片类物质使用导致不能履行在工作、学校或家庭中的主要角色的义务。
6. 尽管阿片类物质使用引起或加重持久的或反复的社会和人际交往问题，仍然继续使用阿片类物质。
7. 由于阿片类物质使用而放弃或减少重要的社交、职业或娱乐活动。
8. 在对躯体有害的情况下，反复使用阿片类物质。
9. 尽管认识到该物质可能会引起或加重持久的或反复的生理或心理问题，仍然继续使用阿片类物质。
10. 耐受，通过下列 2 项之一来定义。
    a. 需要显著增加阿片类物质的量以达到过瘾或预期的效果。
    b. 继续使用同量的阿片类物质会显著降低效果。
    注：此诊断标准不适用于在恰当的医疗监督下使用阿片类物质的情况。
11. 戒断，表现为下列 2 项之一：
    a. 特征性阿片类物质戒断综合征(见“阿片类物质戒断”诊断标准的 A 和 B)。
    b. 阿片类物质(或密切相关的物质)用于缓解或避免戒断症状。
    注：此诊断标准不适用于仅在恰当的医疗监督下使用阿片类物质的

个体。

标注如果是：

早期缓解：先前符合阿片类物质使用障碍的诊断标准，但不符合阿片类物质使用障碍的任何一条诊断标准至少 3 个月，不超过 12 个月(但诊断标准 A4“对使用阿片类物质有渴求或强烈的欲望或迫切的要求”，可能符合)。

持续缓解：先前符合阿片类物质使用障碍的诊断标准，在 12 个月或更长时间的任何时期内不符合阿片类物质使用障碍的任何一条诊断标准(但诊断标准 A4“对使用阿片类物质有渴求或强烈的欲望或迫切的要求”，可能符合)。

标注如果是：

维持治疗：此额外的标注适用于如果个体使用处方的激动剂，如美沙酮或丁丙诺啡，且不符合阿片类物质使用障碍诊断标准的情况(不包括激动剂的耐受或戒断)。此类型也适用于那些使用部分激动剂、激动剂/拮抗剂或完全拮抗剂，如口服纳曲酮或肌注纳曲酮来维持治疗的个体。

在受控制的环境下：此额外的标注适用于个体处在获得阿片类物质受限的环境中。

基于目前的严重程度编码：ICD-10-CM 的编码备注：如果存在阿片类物质中毒、阿片类物质戒断或阿片类物质所致的其他精神障碍，则不使用下列阿片类物质使用障碍的编码。而是用阿片类物质所致的障碍编码的第 4 位数码来表示合并阿片类物质使用障碍(见阿片类物质中毒、阿片类物质戒断或特定的阿片类物质所致的精神障碍的编码备注)。例如，如果存在合并阿片类物质所致的抑郁障碍和阿片类物质使用障碍，则只给予阿片类物质所致的抑郁障碍的编码，第 4 位数码表示合并阿片类物质使用障碍为轻度、中度或重度：F11.14 轻度阿片类物质使用障碍和阿片类物质所致的抑郁障碍或 F11.24 中度或重度阿片类物质使用障碍和阿片类物质所致的抑郁障碍。

标注目前的严重程度：

F11.10 轻度：存在 2—3 项症状。

F11.20 中度：存在 4—5 项症状。

F11.20 重度：存在 6 项及以上症状。

标注

“维持治疗”的标注可作为缓解的进一步标注，如果个体既处于缓解中又接受维持治疗。“在受控制的环境下”可作为缓解的进一步标注，如果个体既在受控制的环境下又在缓解状态中(例如，在受控制的环境下早期缓解，或在受控制的环境下持续缓解)。这些环境，例如被密切监督和没有物质的监狱、治疗性社区和封闭式住院处。

个体的严重程度随时间的变化反映为频率(例如，每月使用的天数)和/或剂量(例如，注射或药片的数量)的减少，评估是通过个体自我报告、其他知情人报告、临床工作者的观察以及生物测试来进行。

诊断特征

阿片类物质使用障碍包括的体征和症状反映了强迫性的、长期的阿片类物质自我给药，在没有恰当的医疗目的下使用，或如果出现了需要阿片类物质治疗的其他躯体疾病，使用剂量大大超过了该躯体疾病所需的量。（例如，在适当剂量下为缓解疼痛而被给予阿片类处方镇痛药的个体，使用量将显著多于规定的量，并不止是因为持续性疼痛。）有阿片类物质使用障碍的个体倾向于出现规律性、强迫性的毒品使用模式，以至于日常活动都围绕获得和使用阿片类物质而安排。阿片类物质通常在黑市购买，但也有可能来自内科医生，通过篡改或夸大一般躯体问题或通过同时接受来自几位医生的处方药。有阿片类物质使用障碍的医疗卫生专业人员，会经常通过给自己开处方或通过转移开给病人的阿片类物质或从医药用品等途径获取阿片类物质。大多数有阿片类物质使用障碍的个体有显著水平的耐受，也会在突然中止阿片类物质时出现戒断。有阿片类物质使用障碍的个体经常出现毒品相关刺激的条件反射（例如，看见任何海洛因粉样物质时出现渴求）——这种现象出现在大多数引起强烈心理改变的毒品中。这些反应可能促使复发，难以消灭，通常在戒毒完成很长时间后仍持续存在。

支持诊断的有关特征

阿片类物质使用障碍与毒品相关的犯罪史有关（例如，拥有或分销毒品、伪造罪、入室盗窃、抢劫、偷盗、接受赃物）。在医疗卫生专业人员和那些能够接触管制物质的个体中，经常有不同模式的违法行为，涉及与州政府执照委员会、医院专业人员或其他管理部门的问题。在所有社会经济阶层中，婚姻困难（包括离婚）、失业和不定期就业都经常与阿片类物质使用障碍有关。

患病率

在社区人口的 18 岁及以上成年人中，阿片类物质使用障碍 12 个月患病率约为 0.37%。这可能是被低估的，因为大量被监禁的个体有阿片类物质使用障碍。男性患病率高于女性（0.49%相对 0.26%），非海洛因类的阿片类物质（即通过处方获得）的男女比例通常是 1.5∶1，海洛因的比例是 3∶1。青少年女性出现阿片类物质使用障碍的可能性较高。患病率随年龄增长而下降，在 29 岁或以下成年人中患病率最高（0.82%），在 65 岁及以上成年人中下降为 0.09%。在成年人中，非裔美国人阿片类物质使用障碍患病率较低为 0.18%，在美洲印第安人中比例偏大为 1.25%。在白人中（0.38%），亚裔或太平洋岛民（0.35%），以及西班牙裔（0.39%），接近平均值。

在美国 12—17 岁个体中，社区人口阿片类物质使用障碍 12 个月总体患病率约为 1.0%，但海洛因使用障碍的患病率不到 0.1%。作为对比，镇痛剂使用障碍在约 1.0%的 12—17 岁个体中较普遍，证明阿片类镇痛剂作为有显著健康后果的物质类别的重要性。

在欧洲国家15—64岁社区人口中,问题性阿片类物质使用的12个月患病率在0.1%—0.8%。在欧盟和挪威,问题性阿片类物质使用的平均患病率在0.36%—0.44%。

发展与病程

阿片类物质使用障碍可以在任何年龄开始,但与阿片类物质使用有关的问题最常见于十多岁或20岁出头的年纪。阿片类物质使用障碍一旦出现,经常持续多年,尽管短期的守戒是频繁的。在治疗人群中,守戒后复发是常见的。尽管复发的确存在,并且一些长期死亡率每年可能高达2%,但约20%—30%有阿片类物质使用障碍的个体获得了长期守戒。需要考虑到在越南服役时依赖阿片类物质的兵役人员是一个例外;在越南服役期间依赖阿片类物质的人群中,返回后90%以上实现了守戒,但他们出现酒精或苯丙胺使用障碍的患病率升高,以及自杀率升高。

年龄增长与患病率降低有关,因为早期死亡和40岁后症状缓解(即"成熟了")。然而,许多个体持续存在符合阿片类物质使用障碍诊断标准的表现长达数十年。

风险与预后因素

遗传与生理的。阿片类物质使用障碍的风险与个体、家庭、同伴和社会环境因素相关,但在这些领域中,遗传因素直接和间接地扮演了一个特别重要的角色。例如,冲动性与追求新颖是与产生物质使用障碍倾向相关的个体气质,但可能本身是由基因决定的。同伴因素可能与个体如何选择环境的遗传易感性相关。

文化相关的诊断问题

尽管关于个体的诊断标准条目有小的变异,但阿片类物质使用障碍的诊断标准在跨民族/种族群体中同样适用性良好。居住在经济较差地区的少数民族人口的个体,在有阿片类物质使用障碍的个体中比例偏大。然而,随着时间推移,阿片类物质使用障碍常见于中产阶级白人个体,特别是女性,提示在使用方面的差异反映了阿片类毒品的可获得性,以及其他社会因素可能影响患病率。那些很容易接触到阿片类物质的医务人员,其阿片类物质使用障碍的风险可能升高。

诊断标记物

在有阿片类物质使用障碍的个体中,常规的尿液毒理学筛查经常为阿片类毒品阳性。对大多数阿片类物质(例如,海洛因、吗啡、可待因、氧可酮、右丙氧芬)使用后12—36小时,尿液测试结果保持阳性。芬太尼不能由标准尿液测试检出,但能通过数天的更特定的程序来识别。美沙酮、丁丙诺啡(或丁丙诺啡/纳洛酮混合物)和LAAM(乙酰美沙酮)需要特定的测试,而在阿片类物质的常规测试中不会出现阳性结果。他们在数天到一周以上均可检出。存在其他物质(例如,可卡因、大麻、酒精、苯丙胺、苯二氮䓬类)的实验室证据是常见的。高达80%—90%的阿片类物质注射使用者,甲型、乙型、丙型肝炎病毒筛查结果为阳性,不是肝炎抗原(代表活动性感染)就是肝炎抗体(代表过去感染)。HIV也在阿片类物质注射使用者中普遍存在。轻度升高的肝功能测试结果是常见的,它是应对肝炎的结果,或是由阿片类物质注射时混合性污染物所致的肝脏毒性损害。在阿片类物质脱毒后6个月内,可观察到皮质醇分泌模式和体温调节的轻微改变。

自杀风险

与通常在所有物质使用障碍中所见的风险相似,阿片类物质使用障碍与自杀企图和自杀死亡的风险升高有关。特别值得注意的是意外的和故意的阿片类物质过量使用。一些自杀的风险因素与阿片类物质使用障碍的风险因素重叠。此外,反复的阿片类物质中毒或戒断可能与严重的抑郁有关,即使是短暂的,但足够严重到引起自杀企图和自杀死亡。已知资料表明,非致死性的意外的阿片类物质过量使用(这是常见的)与自杀企图,是截然不同的有临床意义的问题,二者不应混淆。

阿片类物质使用障碍的功能性后果

阿片类物质使用与黏膜分泌物缺少有关,引起口干和鼻干。胃肠活动的减慢和肠道运动的下降引起严重便秘。急性使用时瞳孔收缩可能导致视觉敏感性受损。在注射阿片类物质的个体中,静脉硬化("轨迹")和上肢较低部分的刺痕是常见的。有时静脉变得严重硬化以至于出现周围性水肿,个体会改到腿部、脖子或腹股沟处的静脉进行注射。当这些静脉变得不再可用时,个体经常直接注射到皮下("皮下注射"),导致蜂窝组织炎、脓肿,以及皮伤恢复后突出的圆形疤痕。破伤风和肉毒杆菌感染相对罕见,但这是阿片类物质注射极其严重的后果,特别是受污染的针头。感染也可能出现于其他器官,包括细菌性心内膜炎、肝炎和HIV感染。例如,丙型肝炎感染,可能出现在高达90%的阿片类物质注射者中。此外,在注射毒品的个体中,HIV感染的患病率较高,其中大部分是有阿片类物质使用障碍的个体。在美国或俄罗斯联邦的一些地区,在有阿片类物质使用障碍的海洛因使用者中,HIV感染比率被报告高达60%。然而,在其他地区的起病率可能是10%或以下,特别是那些清洁的注射品和随身用具发达的地区。

在通过静脉注射使用毒品的个体中,肺结核是特别严重的问题,特别是那些海洛因依赖者,感染经常是无症状的,只有结核菌素皮肤试验出现阳性时才能发现。然而,许多活动性结核病的案例已被发现,特别是在那些感染了HIV的个体中。这些个体经常具有新近获得的感染,但也可能是因为免疫功能受损而导致先前感染的再次激活。

将海洛因或其他阿片类物质吸进鼻子的个体("嗅吸"),经常出现鼻黏膜激惹,有时伴有鼻中隔穿孔。性功能障碍是常见的。在中毒或慢性使用期间,男性经常出现勃起功能障碍。女性经常出现生殖功能紊乱和月经不调。

与感染,例如蜂窝组织炎、肝炎、HIV感染、肺结核和心内膜炎有关的阿片类物质使用障碍的年死亡率高达1.5%—2%。死亡大多源于服药过量、意外、受伤、艾滋病或其他常见的躯体并发症。由与买卖毒品有关的暴力所致的意外和受伤是常见的。在一些地区,暴力在阿片类物质相关的死亡中所占比例高于服药过量或HIV感染。阿片类物质的生理依赖可能出现于有阿片类物质使用障碍的女性所生的约半数婴儿中;这引起严重的戒断综合征,需要医学治疗。尽管在有阿片类物质使用障碍的母亲所生的孩子中,也可见低出生体重,但通常并不显著,通常与严重的不良后果无关。

鉴别诊断

阿片类物质所致的精神障碍: 阿片类物质所致的障碍经常出现在有阿片类物质使用障碍的个体中。阿片类物质所致的障碍的特征性症状(例如,抑郁心境)类似于原发性精神障碍[例如,持续性抑郁障碍(恶劣心境)相对阿片类物质所致的抑郁障碍,伴抑郁特征,于中毒期间起病]。阿片类物质引起精神紊乱症状的可能性小于大多数其他滥用的毒品。阿片类物质中毒与阿片类物质戒断不同于其他阿片类物质所致的障碍(例如,阿片类物质所致的抑郁障碍,于中毒期间起病),因为在这些后者障碍中的症状,主导了临床表现,并严重到足以需要独立的临床关注。

其他物质中毒: 酒精中毒与镇静剂、催眠药或抗焦虑药中毒引起的临床表现与阿片类物质中毒类似。酒精中毒或镇静剂、催眠药或抗焦虑药中毒的诊断,经常在没有瞳孔缩小或纳洛酮催瘾无反应的基础上做出。在一些案例中,中毒可能由阿片类物质、酒精或其他镇静剂所致。在这些案例中,纳洛酮催瘾不能逆转所有的镇静作用。

其他戒断障碍: 与阿片类物质戒断有关的焦虑和焦躁不安,与在镇静催眠药戒断中所见的症状相似。然而,阿片类物质戒断也会伴随流涕、流泪和瞳孔扩大,这些在镇静剂型戒断中是见不到的。瞳孔扩大也可见于致幻剂中毒和兴奋剂中毒。然而,阿片类物质戒断的其他体征或症状,例如恶心、呕吐、腹泻、腹部绞痛、流涕或流泪并不出现。

共病

与阿片类物质使用障碍有关的最常见的躯体疾病是病毒性(例如,HIV、丙型肝炎病毒)和细菌感染,特别是在注射阿片类物质的使用者中。这些感染在使用处方阿片类物质的阿片类物质使用障碍中是罕见的。阿片类物质使用障碍经常与其他物质使用障碍有关,特别是烟草、酒精、大麻、兴奋剂和苯二氮䓬类,这些经常被用来减少阿片类物质戒断的症状或对阿片类物质的渴求,或增强阿片类物质的使用效应。有阿片类物质使用障碍的个体有出现符合持续性抑郁障碍(恶劣心境)的症状与病程诊断标准的轻度到中度抑郁的风险,或在一些案例中,符合重性抑郁障碍。这些症状可能代表阿片类物质所致的抑郁障碍或先前存在的原发性抑郁障碍的加重。周期性抑郁在慢性中毒期间特别常见,或与阿片类物质使用障碍相关的生理或社会心理应激有关。失眠是常见的,特别是在戒断时。反社会型人格障碍在有阿片类物质使用障碍的个体中，比在普通人群中更常见。出现创伤后应激障碍的频率也在增加。童年期或青少年期品行障碍的病史被认为是物质相关障碍特别是阿片类物质使用障碍的显著风险因素。

阿片类物质中毒

诊断标准

A. 最近使用阿片类物质。

B. 在使用阿片类物质的过程中或不久后，出现具有临床意义的问题行为或心理改变(例如，开始有欣快感，接着出现淡漠、烦躁不安、精神运动性激越或迟滞，判断力受损)。

C. 在使用阿片类物质的过程中或不久后瞳孔缩小(或由于严重中毒导致缺氧时瞳孔扩大)，以及出现下列体征或症状的1项(或更多)：

  1. 嗜睡或昏迷。
  2. 口齿不清。
  3. 注意力或记忆力损害。

D. 这些体征或症状不能归因于其他躯体疾病，也不能用其他精神障碍来更好地解释，包括其他物质中毒。

标注如果是：

伴知觉异常：此标注适用于极少数案例，当幻觉伴完整的现实检验能力时，或听、视或触错觉出现在无谵妄时。

编码备注：ICD-10-CM的编码基于是否存在合并阿片类物质使用障碍和是否有知觉障碍。

阿片类物质中毒，无知觉异常：如果存在合并轻度阿片类物质使用障碍，ICD-10-CM的编码为F11.129，如果存在合并中度或重度阿片类物质使用障碍，ICD-10-CM的编码为F11.229。如果不存在合并阿片类物质使用障碍，ICD-10-CM的编码是F11.929。

阿片类物质中毒，伴知觉异常：如果存在合并轻度阿片类物质使用障碍，ICD-10-CM的编码为F11.122；如果存在合并中度或重度阿片类物质使用障碍，ICD-10-CM的编码为F11.222。如果不存在合并阿片类物质使用障碍，ICD-10-CM的编码是F11.922。

诊断特征

阿片类物质中毒的基本特征是在使用阿片类物质的过程中或不久后，出现具有临床意义的问题行为或心理改变(例如，最初是欣快感，接着出现淡漠、烦躁不安、精神运动性激越或迟滞、判断力受损)(诊断标准A和B)。中毒伴随瞳孔缩小(除非是严重服药过量导致缺氧和瞳孔扩大)和1项及以上下列体征：嗜睡(被描述为“总是打瞌睡”)，口齿不清、注意力或记忆力损害(诊断标准 C)；嗜睡可能发展为昏迷。有阿片类物质中毒的个体可能表现为对环境不注意，甚至达到忽视潜在伤害事件的程度。该体征或症状必须不能归因于其他躯体疾病，也不能更好地用其他精神障碍来解释(诊断标准 D)。

鉴别诊断

其他物质中毒：酒精中毒和镇静催眠药中毒引起的临床表现与阿片类物质中毒相似。酒精中毒或镇静催眠药中毒的诊断，经常在基于没有瞳孔缩小或缺少纳洛酮催瘾的反应来做出。在一些案例中，中毒可能由阿片类物质和酒精或其他镇静剂所致。在这些案例中，纳洛酮催瘾不能逆转所有的镇静作用。

其他阿片类物质相关障碍：阿片类物质中毒不同于其他阿片类物质所致的障碍(例如，阿片类物质所致的抑郁障碍，于中毒期间起病)，因为后者障碍中的症状是主要的临床表现，并完全符合相关障碍的诊断标准。

阿片类物质戒断

诊断标准 F11.23

A. 存在下列两者之一：
  1. 长期大量使用阿片类物质(即几周或更长时间)后，停止(或减少)使用。
  2. 在使用阿片类物质一段时间后，使用阿片类物质拮抗剂。

B. 诊断标准 A 后的数分钟或几天内出现下列三项(或更多)：
  1. 烦躁不安的心境。
  2. 恶心或呕吐。
  3. 肌肉疼痛。
  4. 流泪、流涕。
  5. 瞳孔扩大、竖毛或出汗。
  6. 腹泻。
  7. 打哈欠。
  8. 发烧。
  9. 失眠。

C. 诊断标准 B 的体征或症状引起具有临床意义的痛苦，或导致社交、职业或其他重要功能方面的损害。

D. 这些体征或症状不能归因于其他躯体疾病，也不能用其他精神障碍来更好地解释，包括其他物质中毒或戒断。

编码备注：阿片类物质戒断，ICD-10-CM 的编码为 F11.23。注意，ICD-10-CM 的编码表示存在合并中度或重度阿片类物质使用障碍，说明阿片类物质戒断只能出现于存在中度或重度阿片类物质使用障碍时。不允许编码合并轻度阿片类物质使用障碍和阿片类物质戒断。

诊断特征

阿片类物质戒断的基本特征是在长期大量使用阿片类物质后，停止（或减少）使用之后存在特征性戒断综合征（诊断标准 A1）。该戒断综合征也能由阿片类物质使用一段时间后，给予阿片类物质拮抗剂（例如，纳洛酮或纳曲酮）而促发（诊断标准 A2）。这也可能出现在给予阿片类物质部分激动剂之后，例如对一个当前使用完全的阿片类物质激动剂的个体给予丁丙诺啡。

阿片类物质戒断是以那些与急性激动剂效应相反的体征和症状的模式为特征。其中首先是主观的，包括焦虑、焦躁不安和"疼痛感"的主诉，特别是位于背部和腿部的"疼痛感"，伴随易激惹和对疼痛的敏感性增加。要做出阿片类物质戒断的诊断，必须存在下列 3 项及以上：烦躁不安的心境；恶心或呕吐；肌肉疼痛；流泪或流涕；瞳孔扩大、竖毛或出汗增多；腹泻；打哈欠；发烧；和失眠（诊断标准 B）。竖毛和发烧与较严重的戒断有关，在常规临床实践中不常见，因为有阿片类物质使用障碍的个体经常在戒断变得严重之前就使用物质了。阿片类物质戒断的这些症状必须引起有临床意义的痛苦，或导致社交、职业或其他重要功能方面的损害（诊断标准 C）。该症状必须不能归因于其他躯体疾病，也不能更好地用其他精神障碍来解释（诊断标准 D）。仅仅符合阿片类物质戒断的诊断标准并不足以诊断阿片类物质使用障碍，但同时存在渴求和寻求毒品行为的症状提示共病的阿片类物质使用障碍。ICD-10-CM 只允许对存在合并中度到重度阿片类物质使用障碍的阿片类物质戒断的诊断进行编码。

与阿片类物质有关的戒断速度和严重程度基于所使用的阿片类物质的半衰期。大多数在生理上依赖短效毒品如海洛因的个体，在最后一次使用后的 6—12 小时内开始出现戒断症状。在长效毒品如美沙酮、LAAM（乙酰美沙酮）或丁丙诺啡的案例中，症状可能需要 2—4 天才出现。短效阿片类物质如海洛因的急性戒断症状经常在 1—3 天内达到高峰，并在 5—7 天内逐渐消退。较不急性的戒断症状持续数周到数月。这些更慢性的症状包括焦虑、烦躁不安、快感缺乏和失眠。

支持诊断的有关特征

有阿片类物质戒断的男性清醒时可能出现竖毛、出汗和自发性射精。阿片类物质戒断不同于阿片类物质使用障碍，并不需要存在与阿片类物质使用障碍有关的寻求毒品的行为。阿片类物质戒断可能出现在反复使用阿片类物质停止之后的任何个体中，不管是在疼痛的医学治疗情况下，在对阿片类物质使用障碍进行阿片类物质激动剂治疗过程中，在私人娱乐性使用的背景下，还是在用阿片类物质对精神障碍的症状进行自我治疗的尝试后。

患病率

在来自各种临床环境的个体中，阿片类物质戒断发生在 60％的过去 12 个月中至少使用了一次海洛因的个体中。

发展与病程

阿片类物质戒断通常存在于阿片类物质使用障碍的病程中。它可以是逐步升级的模式的一部分,在该模式中阿片类物质用来减少戒断症状,但反而在之后引起更严重的戒断。对于确定有阿片类物质使用障碍的个体,通常存在戒断和企图缓解戒断。

鉴别诊断

其他戒断障碍:与阿片类物质戒断有关的焦虑和焦躁不安,与在镇静催眠药戒断中所见的症状相似。然而,阿片类物质戒断也伴随流涕、流泪和瞳孔扩大,这些在镇静催眠药戒断中不存在。

其他物质中毒:瞳孔扩大也可见于致幻剂中毒和兴奋剂中毒。然而,阿片类物质戒断的其他体征或症状,例如恶心、呕吐、腹泻、腹部绞痛、流涕和流泪,并不存在。

其他阿片类物质所致的障碍:阿片类物质戒断不同于其他阿片类物质所致的障碍(例如,阿片类物质所致的抑郁障碍,于戒断期间起病),因为在后者这些障碍中的症状,超出那些通常与阿片类物质戒断有关的症状,并符合相关障碍的全部诊断标准。

其他阿片类物质所致的障碍

下列阿片类物质所致的障碍在本手册其他章节中描述,这些障碍与其他章节的精神障碍(见这些章节中物质/药物所致的精神障碍)具有类似的临床表现:阿片类物质所致的抑郁障碍("抑郁障碍"),阿片类物质所致的焦虑障碍("焦虑障碍"),阿片类物质所致的睡眠障碍("睡眠-觉醒障碍"),阿片类物质所致的性功能失调("性功能失调")。阿片类物质中毒性谵妄和阿片类物质戒断性谵妄,见"神经认知障碍"一章中关于谵妄的诊断标准和讨论。只有当症状严重到足以需要独立的临床关注时,才能给予阿片类物质所致的障碍的诊断,而不是阿片类物质中毒或阿片类物质戒断。

未特定的阿片类物质相关障碍

F11.99

此类型适用于那些临床表现,它们具备阿片类物质相关障碍的典型症状,且引起有临床意义的痛苦,或导致社交、职业或其他重要功能方面的损害,但未能符合任一种特定的阿片类物质相关障碍或物质相关及成瘾障碍诊断类别中任一种障碍的诊断标准。

镇静剂、催眠药或抗焦虑药相关障碍

镇静剂、催眠药或抗焦虑药使用障碍
镇静剂、催眠药或抗焦虑药中毒
镇静剂、催眠药或抗焦虑药戒断
其他镇静剂、催眠药或抗焦虑药所致的障碍
未特定镇静剂、催眠药或抗焦虑药相关的障碍

镇静剂、催眠药或抗焦虑药使用障碍

诊断标准

A. 一种有问题的镇静剂、催眠药或抗焦虑药使用模式，导致具有临床意义的损害或痛苦，在 12 个月内表现为下列至少 2 项：

1. 镇静剂、催眠药或抗焦虑药的摄入经常比意图的量更大或时间更长。
2. 有持久的欲望或失败的努力试图减少或控制镇静剂、催眠药或抗焦虑药的使用。
3. 大量的时间花在那些获得镇静剂、催眠药或抗焦虑药，使用它或从其效果中恢复的必要活动上。
4. 对使用镇静剂、催眠药或抗焦虑药有渴求或强烈的欲望或迫切的要求。
5. 反复的镇静剂、催眠药或抗焦虑药使用导致不能履行在工作、学校或家庭中的主要角色的义务(例如，与镇静剂、催眠药或抗焦虑药使用相关的反复的工作缺勤或不良工作表现；与镇静剂、催眠药或抗焦虑药相关的缺席、停学或被学校开除；忽视儿童或家务)。
6. 尽管镇静剂、催眠药或抗焦虑药使用引起或加重持久的或反复的社会和人际交往问题，仍然继续使用镇静剂、催眠药或抗焦虑药(例如，与配偶争吵中毒的结果，打架)。
7. 由于镇静剂、催眠药或抗焦虑药使用而放弃或减少重要的社交、职业或娱乐活动。
8. 在对躯体有害的情况下，反复使用镇静剂、催眠药或抗焦虑药(例如，当被镇静剂、催眠药或抗焦虑药损害时开车或操作机器)。
9. 尽管认识到该物质可能会引起或加重持久的或反复的生理或心理问题，仍然继续使用镇静剂、催眠药或抗焦虑药。
10. 耐受，通过下列两项之一来定义。
    a. 需要显著增加镇静剂、催眠药或抗焦虑药的量以达到过瘾或预期的效果。
    b. 继续使用同量的镇静剂、催眠药或抗焦虑药会显著降低效果。

    注：此标准不适用于在适当的医疗监督下服用镇静剂、催眠药或抗焦虑药

的个体。

11. 戒断,表现为下列两项之一:
    a. 特征性镇静剂、催眠药或抗焦虑药戒断综合征(见镇静剂、催眠药或抗焦虑药戒断诊断标准的A和B)。
    b. 镇静剂、催眠药或抗焦虑药(或密切相关的物质,如酒精)用于缓解或避免戒断症状。

    注:此标准不适用于那些在医疗监督下服用镇静剂、催眠药或抗焦虑药的个体。

标注如果是:

早期缓解:先前符合镇静剂、催眠药或抗焦虑药使用障碍的诊断标准,但不符合镇静剂、催眠药或抗焦虑药使用障碍的任何一条诊断标准至少3个月,不超过12个月(但诊断标准A4"对使用镇静剂、催眠药或抗焦虑药有渴求或强烈的欲望或迫切的要求",可能符合)。

持续缓解:先前符合镇静剂、催眠药或抗焦虑药使用障碍的诊断标准,在12个月或更长时间的任何时期内不符合镇静剂、催眠药或抗焦虑药使用障碍的任何一条诊断标准(但诊断标准A4"对使用镇静剂、催眠药或抗焦虑药有渴求或强烈的欲望或迫切的要求",可能符合)。

标注如果是:

在受控制的环境下:此额外的标注适用于个体处在获得镇静剂、催眠药或抗焦虑药受限的环境中。

基于目前的严重程度编码:ICD-10-CM的编码备注:如果存在镇静剂、催眠药或抗焦虑药中毒,镇静剂、催眠药或抗焦虑药戒断或其他镇静剂、催眠药或抗焦虑药所致的精神障碍,则不使用下列镇静剂、催眠药或抗焦虑药使用障碍的编码。而是用镇静剂、催眠药或抗焦虑药所致的障碍编码的第4位数码来表示合并镇静剂、催眠药或抗焦虑药使用障碍(见镇静剂、催眠药或抗焦虑药中毒;镇静剂、催眠药或抗焦虑药戒断;或特定的镇静剂、催眠药或抗焦虑药所致的精神障碍的编码备注)。例如,如果存在合并镇静剂、催眠药或抗焦虑药所致的抑郁障碍和镇静剂、催眠药或抗焦虑药使用障碍,则只给予镇静剂、催眠药或抗焦虑药所致的抑郁障碍的编码,第4位数码表示合并镇静剂、催眠药或抗焦虑药使用障碍为轻度、中度或重度:F13.14轻度镇静剂、催眠药或抗焦虑药使用障碍和镇静剂、催眠药或抗焦虑药所致的抑郁障碍或F13.24中度或重度镇静剂、催眠药或抗焦虑药使用障碍和镇静剂、催眠药或抗焦虑药所致的抑郁障碍。

标注目前的严重程度:

F13.10 轻度:存在2—3项症状;

F13.20 中度:存在4—5项症状;

F13.20 重度:存在6项及以上症状。

标注

“在受控制的环境下”可作为缓解的进一步标注，如果个体既在受控制的环境下又在缓解状态中(例如，在受控制的环境下早期缓解，或在受控制的环境下持续缓解)。这些环境，例如被密切监督和没有物质的监狱、治疗性社区和封闭式住院处。

诊断特征

镇静剂、催眠药或抗焦虑药物质包括苯二氮䓬类、苯二氮䓬样药物(例如，唑吡坦、扎来普隆)、氨甲酸酯类(例如，苯乙哌啶酮、氨甲丙二酯)、巴比妥类(例如，司可巴比妥)，和巴比妥样催眠药(例如，苯乙哌啶酮、甲喹酮)。这类物质包括所有的处方类安眠药和几乎所有的处方类抗焦虑药。非苯二氮䓬类抗焦虑药(例如，丁螺环酮、吉哌隆)并不包括在此类中，因为它们似乎与显著的误用无关。

像酒精一样，这些药物是脑抑制剂，并能产生相似的物质/药物所致的障碍和物质使用障碍。镇静剂、催眠药或抗焦虑药物质可由处方和非法途径获得。通过处方获得这些物质的一些个体会出现镇静剂、催眠药或抗焦虑药使用障碍，而误用这些物质或为了中毒反应的目的而使用它们的其他个体不会出现使用障碍。特别是快速起效和/或短到中效的镇静剂、催眠药或抗焦虑药可能为了中毒反应的目的而使用，尽管这个类别中的长效物质也可能为了中毒反应的目的而使用。

渴求(诊断标准 A4)，在使用过程中或在一段时间的守戒期间，是镇静剂、催眠药或抗焦虑药使用障碍的典型特征。此类物质的误用可能单独出现或与其他物质的使用共同出现。例如，个体可能使用中毒剂量的镇静剂或苯二氮䓬类来从可卡因或苯丙胺的效应中“冷静”下来，或使用高剂量的苯二氮䓬类结合美沙酮来“加强”其效应。

反复缺勤或不良工作表现，学校缺席、停学或被开除，忽视儿童或家务(诊断标准 A5)可能与镇静剂、催眠药或抗焦虑药使用障碍相关，正如尽管与配偶争吵关于中毒的结果或打架仍然可能继续使用物质(诊断标准 A6)。与家人或朋友联系减少，回避工作或学业，或不再参与爱好、运动或游戏(诊断标准 A7)，和驾驶时反复使用镇静剂、催眠药或抗焦虑药或当被镇静剂、催眠药或抗焦虑药损害时操作机器(诊断标准 A8)，也可见于镇静剂、催眠药或抗焦虑药使用障碍。

对镇静剂、催眠药或抗焦虑药的非常显著水平的耐受和戒断可能发生。在长期使用处方和治疗剂量的苯二氮䓬类但突然停止的个体中，可能在没有镇静剂、催眠药或抗焦虑药使用障碍诊断的情况下，出现耐受和戒断的证据。在这些案例中，只有当符合了其他诊断标准时，才能给予镇静剂、催眠药或抗焦虑药使用障碍的额外诊断。换言之，镇静剂、催眠药或抗焦虑药可能为了恰当的医疗目的而被使用，基于剂量的方案，这些药物可能产生耐受和戒断。如果这些药物是为了恰当的医疗目的而被使用或推荐，并且如果是按照规定使用，那么所导致的耐受或戒断不符合镇静剂、催眠药或抗焦虑药使用障碍的诊断标准。然而，有必要确定这些药物的处方和使用是否恰当(例如,为了获得药物而伪造躯体症状;超处方用药;从几位医生那里获得药物而没有告知他们彼此介入的情况)。

考虑到镇静剂、催眠药或抗焦虑药使用障碍症状的一维性质,其严重程度基于所符合的诊断标准条目的数量。

支持诊断的有关特征

镇静剂、催眠药或抗焦虑药使用障碍经常与其他物质使用障碍有关(例如,酒精、大麻、阿片类物质、兴奋剂使用障碍)。镇静剂经常被用来缓解其他物质不利的效应。在该物质反复被使用后,对镇静效应出现耐受,使用剂量逐渐增加。然而,对脑干抑制效应的耐受发展缓慢,当个体为达到欣快或其他渴望的效应而使用更多的物质时,可能突发呼吸抑制和血压过低,它们可能导致死亡。强烈或反复的镇静剂、催眠药或抗焦虑药中毒,可能与严重抑郁有关,尽管短暂,但可能导致自杀企图和自杀死亡。

患病率

DSM-Ⅳ中的镇静剂、催眠药或抗焦虑药使用障碍 12 个月患病率在 12—17 岁被估计为0.3%,在 18 岁及以上成年人中为 0.2%。DSM-Ⅳ的镇静剂、催眠药或抗焦虑药使用障碍的比率在成年男性中(0.3%)略高于成年女性,但对 12—17 岁,女性比率(0.4%)超过男性(0.2%)。DSM-Ⅳ的镇静剂、催眠药或抗焦虑药使用障碍 12 个月患病率随年龄增长而下降,并在 18—29 岁个体中最高(0.5%),在 65 岁及以上个体中最低(0.04%)。

在美国人口中,镇静剂、催眠药或抗焦虑药使用障碍 12 个月患病率在不同民族/种族的亚群体中有所差异。对于 12—17 岁,相对于非裔美国人(0.2%)、西班牙裔(0.2%)、美洲印第安人(0.1%),以及亚裔美国人与太平洋岛民(0.1%),比例最高的是白人(0.3%)。在成年人中,12 个月患病率在美洲印第安人与阿拉斯加土著中最高(0.8%),在非裔美国人、白人和西班牙裔中比率约为 0.2%,以及在亚裔美国人与太平洋岛民中比例为 0.1%。

发展与病程

镇静剂、催眠药或抗焦虑药使用障碍通常的病程涉及青少年或 20 多岁的个体,从偶尔使用镇静剂、催眠药或抗焦虑药到逐步升级,直至出现符合诊断标准的问题。这一模式在有其他物质使用障碍(例如,酒精、阿片类物质、兴奋剂)的个体中更可能发生。最初模式的社交性间断使用(例如,聚会时)可以引起日常使用和高水平的耐受。一旦出现这些情况,人际关系困难的增加,以及认知功能失调越来越多地严重发作和生理性戒断都是可预期的。

第二种和少见的临床病程始于个体最初通过医生的处方获得该药物,通常是为了治疗焦虑、失眠或躯体主述。当发生耐受或需要更高剂量的药物时,自我给药的剂量和频率会逐渐增加。个体可能在最初的焦虑或失眠症状的基础上继续为使用而辩解，但寻求物质的行为会变得更显著，以及个体可能找到多位医生以获得足够的药物供应。耐受可以达到高水平，戒断可能出现（包括惊厥发作和戒断性谵妄）。

像许多物质使用障碍一样，镇静剂、催眠药或抗焦虑药使用障碍通常在青少年期或成年早期起病。随着个体年龄增加，源自许多精神活力物质的问题和误用的风险增加。特别是随着年龄增长，作为副作用的认知损害增加，并且在年长个体中，镇静剂、催眠药或抗焦虑药的代谢随年龄增长而下降。这些物质的急性和慢性毒性效应，特别是对认知、记忆和动作协调性的影响，可能随年龄增长而增加，作为年龄相关的药效学和药物代谢动力学改变的后果。有重度神经认知障碍（痴呆）的个体更有可能在较低剂量出现中毒和生理功能受损。

为了获得"高亢"的故意中毒反应，最有可能见于青少年和 20 多岁个体。与镇静剂、催眠药或抗焦虑药有关的问题也可见于 40 多岁及以上逐渐增加处方药剂量的个体。在老年个体中，中毒反应类似于进展性痴呆。

风险与预后因素

气质的：冲动性与追求新颖是与产生物质使用障碍的倾向相关的个体气质，但前者可能是由基因决定的。

环境的：因为镇静剂、催眠药或抗焦虑药都是药品，这是与物质可获得性相关的关键风险因素。在美国，镇静剂、催眠药或抗焦虑药误用的既往模式与广泛的处方使用模式相关。例如，巴比妥类处方药的显著减少与苯二氮䓬类处方药的增加有关。同伴因素可能与个体如何选择环境的遗传易感性相关。风险升高的其他个体可能包括那些有酒精使用障碍的个体，他们可能为应对其酒精相关的焦虑或失眠的主诉而多次得到处方药。

遗传与生理的：正如其他物质使用障碍，镇静剂、催眠药或抗焦虑药使用障碍的风险与个体、家庭、同伴、社会和环境因素相关。在这些领域中，遗传因素直接和间接地扮演了一个特别重要的角色。总的来说，纵观其病程，随着个体从青春期到成年人生活的年龄增长，遗传因素似乎在镇静剂、催眠药或抗焦虑药使用障碍的起病中，扮演了更大的角色。

病程影响因素：早期的物质使用与镇静剂、催眠药或抗焦虑药使用障碍发生的更大可能性有关。

文化相关的诊断问题

在不同国家，此类物质的处方使用模式（和可获得性）有显著差异，这可能引起镇静剂、催眠药或抗焦虑药使用障碍患病率的差异。

性别相关的诊断问题

镇静剂、催眠药或抗焦虑药物质的处方药误用风险，女性可能高于男性。

诊断标记物

几乎所有的镇静剂、催眠药或抗焦虑药物质都能通过尿液或血液的实验室评估(后者可以对体内该类物质的数量进行量化)来确认。对长效物质,例如安定或氟西泮,使用后长达约1周,尿液测试可能仍保持阳性。

镇静剂、催眠药或抗焦虑药使用障碍的功能性后果

镇静剂、催眠药或抗焦虑药使用障碍的社会和人际关系后果,在脱抑制行为的可能性方面与酒精的类似。事故、人际关系困难(例如争吵或打架),以及工作或学业表现方面的妨碍,都是常见的后果。体格检查可能揭示大部分自主神经系统功能轻微下降的证据,包括脉搏较慢、呼吸频率轻微下降,以及血压的轻微下降(最有可能发生在体位改变时)。高剂量的镇静剂、催眠药或抗焦虑药物质是致命的,特别是与酒精混合时,尽管致命剂量在特定物质之间有很大差异。用药过量可能与生命体征的恶化有关,它表示即将发生的医疗紧急情况(例如,由巴比妥类所致的呼吸抑制)。可能有中毒期间发生的意外所致的创伤性后果(例如,脑内出血或硬膜下血肿)。静脉注射这些物质可能导致与污染的针头使用相关的医学并发症(例如,肝炎和 HIV)。

急性中毒导致意外伤害和车祸。对于老年人而言,即使是短期使用这些处方剂量的镇静药物也可能与认知问题和跌倒的风险增加有关。这些药物的脱抑制效应,像酒精,可能潜在导致过度的攻击行为,随后出现人际关系和法律问题。与在酒精使用障碍或反复的酒精中毒中所见的类似,意外或故意的服药过量也可能发生。与单独使用时较大的安全系数相比,与酒精结合使用的苯二氮䓬类特别危险,意外的服药过量经常被报告。意外的服药过量也在故意误用巴比妥类和其他非苯二氮䓬类镇静剂(例如,甲喹酮)的个体中被报告,但由于这些药物比苯二氮䓬类的可获得性小很多,在大多数环境中,服药过量的频率较低。

鉴别诊断

其他精神障碍或躯体疾病。有镇静剂、催眠药或抗焦虑药所致的障碍的个体可能出现类似于原发性精神障碍(例如,广泛性焦虑障碍相对镇静剂、催眠药或抗焦虑药所致的焦虑障碍,于戒断期间起病)的症状(例如,焦虑)。口齿不清、共济失调和镇静剂、催眠药或抗焦虑药中毒特有的其他有关特征可以是其他躯体疾病(例如,多发性硬化症)或先前存在的脑外伤(例如,硬膜下血肿)的后果。

酒精使用障碍。镇静剂、催眠药或抗焦虑药使用障碍必须与酒精使用障碍相鉴别。

镇静剂、催眠药或抗焦虑药物的临床恰当使用。个体可能由于合理的医学指征,在医生的指导下,较长时间持续使用苯二氮䓬类药物。即使出现了耐受或戒断的生理体征,许多个体也不会出现符合镇静剂、催眠药或抗焦虑药使用障碍诊断标准的症状,因为他们并不沉湎于获得该物质,并且其使用也没有妨碍他们在日常社

会或职业角色中的表现。

共病

镇静剂、催眠药或抗焦虑药的非医疗使用与酒精使用障碍、烟草使用障碍，以及通常的违禁药品使用有关。镇静剂、催眠药或抗焦虑药使用障碍与反社会型人格障碍，抑郁、双相和焦虑障碍，以及其他物质使用障碍，例如酒精使用障碍和违禁药品使用障碍，可能重叠。当该物质是非法获得时，反社会行为和反社会型人格障碍特别与镇静剂、催眠药或抗焦虑药使用障碍有关。

镇静剂、催眠药或抗焦虑药中毒

诊断标准

A. 最近使用镇静剂、催眠药或抗焦虑药。

B. 在镇静剂、催眠药或抗焦虑药使用的过程中或不久后，出现具有临床意义的适应不良行为或心理改变(例如，不恰当的性或攻击行为，情绪不稳定，判断力受损)。

C. 镇静剂、催眠药或抗焦虑药使用的过程中或不久后出现下列体征或症状的 1 项(或更多)：

  1. 口齿不清。
  2. 失协调。
  3. 步态不稳。
  4. 眼球震颤。
  5. 认知损害(例如，注意力、记忆力)。
  6. 意识模糊或昏迷。

D. 这些体征或症状不能归因于其他躯体疾病，也不能用其他精神障碍来更好地解释，包括其他物质中毒。

编码备注： ICD-10-CM 的编码基于是否存在合并镇静剂、催眠药或抗焦虑药使用障碍。如果存在合并轻度镇静剂、催眠药或抗焦虑药使用障碍，ICD-10-CM 的编码为 F13.129；如果存在合并中度或重度镇静剂、催眠药或抗焦虑药使用障碍，ICD-10-CM 的编码为 F13.229。如果不存在合并镇静剂、催眠药或抗焦虑药使用障碍，ICD-10-CM 的编码是 F13.929。

注： 关于发展与病程、风险与预后因素、文化相关的诊断问题、诊断标记物、镇静剂、催眠药或抗焦虑药中毒的功能性后果和共病的信息，参见镇静剂、催眠药或抗焦虑药使用障碍的相应部分。

诊断特征

镇静剂、催眠药或抗焦虑药中毒的基本特征是在使用镇静剂、催眠药或抗焦虑药的过程中或不久后存在有临床意义的适应不良行为或心理改变(例如，不恰当的性或攻击行为,情绪不稳定,判断力受损,社交或职业功能受损)(诊断标准 A 和 B)。正如其他脑抑制剂,如酒精,这些行为可能伴随口齿不清、共济失调(对驾驶能力和进行正常活动的干扰水平,达到引起跌倒或车祸的程度)、步态不稳、眼球震颤、认知受损(例如,注意力或记忆力问题),以及木僵或昏迷(诊断标准 C)。记忆损害是镇静剂、催眠药或抗焦虑药中毒的显著症状,并且最经常以与"酒精性一过性黑蒙"相似的顺行性遗忘为特征,这对个体来说是烦扰的。该症状必须不能归因于其他躯体疾病,也不能更好地用其他精神障碍来解释(诊断标准 D)。中毒可能发生在作为处方药接受这些物质的、从朋友和亲戚那里借用药物的,或为了获得中毒反应而故意使用该物质的个体中。

支持诊断的有关特征

有关特征包括使用超过处方剂量的药、用多种不同的药,或把镇静剂、催眠药或抗焦虑药与酒精混合使用,这会显著增加这些药物的效应。

患病率

在普通人群中,镇静剂、催眠药或抗焦虑药中毒的患病率是未知的。然而,很有可能大多数镇静剂、催眠药或抗焦虑药的非医疗使用者会在一些时候出现符合镇静剂、催眠药或抗焦虑药中毒诊断标准的体征和症状。如果这样的话,那么在普通人群中镇静剂、催眠药或抗焦虑药的非医疗使用的患病率可能与镇静剂、催眠药或抗焦虑药中毒的患病率相似。例如,2.2%的 12 岁以上的美国人,非医疗使用镇静剂。

鉴别诊断

酒精使用障碍: 因为临床表现可能是相同的,把镇静剂、催眠药或抗焦虑药中毒从酒精使用障碍中鉴别出来,需要通过自我报告、知情人报告或毒理学测试的最近摄入镇静剂、催眠药或抗焦虑药的证据。许多误用镇静剂、催眠药或抗焦虑药的个体可能也误用酒精和其他物质,所以可能有多重中毒的诊断。

酒精中毒: 通过呼吸中的酒精气味,可以把酒精中毒与镇静剂、催眠药或抗焦虑药中毒相鉴别。否则,这两种障碍的特征可能是相似的。

其他镇静剂、催眠药或抗焦虑药所致的障碍: 镇静剂、催眠药或抗焦虑药中毒不同于其他镇静剂、催眠药或抗焦虑药所致的障碍(例如,镇静剂、催眠药或抗焦虑药所致的焦虑障碍,于戒断期间起病),因为在这些后者障碍中的症状是主要的临床表现,并严重到足以需要临床关注。

神经认知障碍: 在认知损害、创伤性脑损伤和其他原因引起谵妄的情况下,低剂量的镇静剂、催眠药或抗焦虑药就可能导致中毒。在这些复杂情况下的鉴别诊断基于其主要的综合征。在这些其他(或相似的)同时存在的疾病的情况下,即使所摄入的物质是低剂量的,镇静剂、催眠药或抗焦虑药中毒的额外诊断也可能是恰当的。

镇静剂、催眠药或抗焦虑药戒断

诊断标准

A. 长期使用镇静剂、催眠药或抗焦虑药后，停止(或减少)使用。

B. 诊断标准A中停止(或减少)使用镇静剂、催眠药或抗焦虑药后的几小时或几天内出现下列2项(或更多)：
   1. 自主神经活动亢进(例如，出汗或脉搏超过100次/分钟)。
   2. 手部震颤。
   3. 失眠。
   4. 恶心或呕吐。
   5. 短暂性的视、触或听幻觉或错觉。
   6. 精神运动性激越。
   7. 焦虑。
   8. 癫痫大发作。

C. 诊断标准B的体征或症状引起具有临床意义的痛苦，或导致社交、职业或其他重要功能方面的损害。

D. 这些体征或症状不能归因于其他躯体疾病，也不能用其他精神障碍来更好地解释，包括其他物质中毒或戒断。

标注如果是：

伴知觉异常：此标注可以被记录，当幻觉伴完整的现实检验能力时，或听、视或触错觉出现在无谵妄时。

编码备注：镇静剂、催眠药或抗焦虑药戒断，ICD-10-CM的编码基于是否存在合并中度或重度的镇静剂、催眠药或抗焦虑药使用障碍和是否有知觉异常。镇静剂、催眠药或抗焦虑药戒断，无知觉异常，ICD-10-CM的编码为F13.239。镇静剂、催眠药或抗焦虑药戒断，伴知觉异常，ICD-10-CM的编码为F13.232。注意，ICD-10-CM的编码表示存在合并中度或重度镇静剂、催眠药或抗焦虑药使用障碍，说明镇静剂、催眠药或抗焦虑药戒断只能出现于存在中度或重度镇静剂、催眠药或抗焦虑药使用障碍时。不允许编码合并轻度镇静剂、催眠药或抗焦虑药使用障碍和镇静剂、催眠药或抗焦虑药戒断。

注：关于发展与病程、风险与预后因素、文化相关的诊断问题、镇静剂、催眠药或抗焦虑药戒断的功能性后果和共病的信息，参见镇静剂、催眠药或抗焦虑药使用障碍的相应部分。

诊断特征

镇静剂、催眠药或抗焦虑药戒断的基本特征是继数周或更久的规律性使用后显著减少或停止使用后存在的特征性综合征(诊断标准 A 和 B)。该戒断综合征以 2 项或更多症状为特征(类似于酒精戒断),包括自主神经活动亢进(例如,心跳频率、呼吸频率、血压或体温以及出汗增加);手部震颤;失眠;恶心,有时伴有呕吐;焦虑,以及精神运动性激越。在未治疗的这些物质戒断的个体中,约 20%—30%可能出现癫痫大发作。在严重戒断中,视、触或听幻觉或错觉可能出现,但经常在谵妄的情况下。如果该个体的现实检验能力完整(即个体知道是物质引起了幻觉),并且错觉出现在感觉清晰时,可记录"伴知觉紊乱"的标注。当幻觉出现在缺乏完整的现实检验能力时,那么应考虑物质/药物所致的精神病性障碍的诊断。该症状引起有临床意义的痛苦,或导致社交、职业或其他重要功能方面的损害(诊断标准 C)。该症状必须不能归因于其他躯体疾病,也不能更好地用其他精神障碍(例如,酒精戒断或广泛性焦虑障碍)来解释(诊断标准 D)。任何镇静催眠药的使用使得戒断症状缓解,则支持镇静剂、催眠药或抗焦虑药戒断的诊断。

支持诊断的有关特征

戒断综合征的时间和严重程度因特定的物质及其药代动力学和药效学而异。例如,快速吸收和没有活性代谢物的短效物质(例如,三唑仑)戒断,可在物质停止后的数小时内开始;有长效代谢物的物质(例如,安定)戒断,可能在 1—2 天或更久后才出现。此类物质产生的戒断综合征可能以发生威胁生命的谵妄为特征。长期在处方治疗剂量下服用苯二氮䓬类后突然停止的个体,可能在缺乏镇静剂、催眠药或抗焦虑药使用障碍诊断的情况下出现耐受和戒断迹象。然而,ICD-10-CM 只允许对存在共病的中到重度的镇静剂、催眠药或抗焦虑药使用障碍的镇静剂、催眠药或抗焦虑药戒断进行编码。

戒断综合征的病程通常由该物质的半衰期决定。效应通常持续约 10 小时及以下的药物(例如,劳拉西泮、奥沙西泮、替马西泮)在血液水平下降的 6—8 小时内产生戒断症状,并在第二天强度达到高峰,到第 4 或 5 天显著改善。半衰期较长的物质(例如,安定),1 周以上才可能出现症状,在第二周期间强度达到高峰,并在第 3 或第 4 周显著下降。可能有额外的强度水平更低的长期症状,持续数月。

物质使用的时间越长和剂量越大,越有可能出现严重戒断。然而,每日使用仅 15 毫克安定(或其等效的其他苯二氮䓬类)数月也有报告出现戒断。每日约 40 毫克安定(或其等效)的剂量更有可能产生临床相关的戒断症状,而且更高剂量(例如,100 毫克安定)更有可能出现戒断性惊厥发作或谵妄。镇静剂、催眠药或抗焦虑药戒断性谵妄以意识和认知紊乱为特征,伴有视、触或听幻觉。当存在时,应诊断为镇静剂、催眠药或抗焦虑药戒断性谵妄而非戒断。

患病率

镇静剂、催眠药或抗焦虑药戒断的患病率是未知的。

诊断标记物

长期接触镇静剂、催眠药或抗焦虑药情况下的惊厥发作和自主神经不稳定,提示镇静剂、催眠药或抗焦虑药更大的可能性。

鉴别诊断

其他躯体疾病：镇静剂、催眠药或抗焦虑药戒断的症状可能与其他躯体疾病类似（例如，低血糖症、糖尿病酮症酸中毒）。如果惊厥发作是镇静剂、催眠药或抗焦虑药戒断的特征，那么鉴别诊断应包括惊厥发作的多种病因（例如，感染、脑损伤、中毒）。

特发性震颤：特发性震颤是经常出现于家族中的一种疾病，可能被错误地认为是与镇静剂、催眠药或抗焦虑药戒断有关的震颤。

酒精戒断：酒精戒断产生的综合征与镇静剂、催眠药或抗焦虑药戒断非常相似。

其他镇静剂、催眠药或抗焦虑药所致的障碍：镇静剂、催眠药或抗焦虑药戒断不同于其他镇静剂、催眠药或抗焦虑药所致的障碍（例如，镇静剂、催眠药或抗焦虑药所致的焦虑障碍，于戒断期间起病），因为在后者障碍中，该症状是主要的临床表现并严重到足以需要临床关注。

焦虑障碍：潜在的焦虑障碍的复发或恶化产生的综合征与镇静剂、催眠药或抗焦虑药戒断相似。当镇静剂、催眠药或抗焦虑药剂量突然减少时，戒断应被怀疑。当正在减药时，鉴别戒断综合征与潜在的焦虑障碍是困难的。正如酒精，迁延的戒断症状（例如，焦虑、情绪化和睡眠问题）会被误认为是非物质/药物所致的焦虑或抑郁障碍（例如，广泛性焦虑障碍）。

其他镇静剂、催眠药或抗焦虑药所致的障碍

下列镇静剂、催眠药或抗焦虑药所致的障碍在本手册其他章节中描述，这些障碍与其他章节的精神障碍（见这些章节中物质/药物所致的精神障碍）具有类似的临床表现：镇静剂、催眠药或抗焦虑药所致的精神病性障碍（“精神分裂症谱系及其他精神病性障碍”），镇静剂、催眠药或抗焦虑药所致的双相障碍（“双相及相关障碍”），镇静剂、催眠药或抗焦虑药所致的抑郁障碍（“抑郁障碍”），镇静剂、催眠药或抗焦虑药所致的焦虑障碍（“焦虑障碍”），镇静剂、催眠药或抗焦虑药所致的睡眠障碍（“睡眠-觉醒障碍”），镇静剂、催眠药或抗焦虑药所致的性功能失调（“性功能失调”）和镇静剂、催眠药或抗焦虑药所致的重度或轻度神经认知障碍（“神经认知障碍”）。镇静剂、催眠药或抗焦虑药中毒性谵妄和镇静剂、催眠药或抗焦虑药戒断性谵妄，见“神经认知障碍”一章中关于谵妄的诊断标准和讨论。只有当症状严重到足以需要独立的临床关注时，才能给予镇静剂、催眠药或抗焦虑药所致的障碍的诊断，而不是镇静剂、催眠药或抗焦虑药中毒或镇静剂、催眠药或抗焦虑药戒断。

未特定的镇静剂、催眠药或抗焦虑药相关障碍

F13.99

此类型适用于那些临床表现，它们具备镇静剂、催眠药或抗焦虑药相关障碍的

典型症状,且引起有临床意义的痛苦,或导致社交、职业或其他重要功能方面的损害,但未能符合任一种特定的镇静剂、催眠药或抗焦虑药相关障碍或物质相关及成瘾障碍诊断类别中任一种障碍的诊断标准。

兴奋剂相关障碍

兴奋剂使用障碍
兴奋剂中毒
兴奋剂戒断
其他兴奋剂所致的障碍
未特定的兴奋剂相关障碍

兴奋剂使用障碍

诊断标准

A. 一种苯丙胺类物质,可卡因或其他兴奋剂使用模式,导致具有临床意义的损害或痛苦,在12个月内表现为下列至少2项:
   1. 兴奋剂的摄入经常比意图的量更大或时间更长。
   2. 有持久的欲望或失败的努力试图减少或控制兴奋剂的使用。
   3. 大量的时间花在那些获得兴奋剂、使用兴奋剂或从其效果中恢复的必要活动上。
   4. 对使用兴奋剂有渴求或强烈的欲望或迫切的要求。
   5. 反复的兴奋剂使用导致不能履行在工作、学校或家庭中的主要角色的义务。
   6. 尽管兴奋剂使用引起或加重持久的或反复的社会和人际交往问题,仍然继续使用兴奋剂。
   7. 由于兴奋剂使用而放弃或减少重要的社交、职业或娱乐活动。
   8. 在对躯体有害的情况下,反复使用兴奋剂。
   9. 尽管认识到该物质可能会引起或加重持久的或反复的生理或心理问题,仍然继续使用兴奋剂。
   10. 耐受,通过下列2项中的1项来定义。
      a. 需要显著增加兴奋剂的量以达到过瘾或预期的效果。
      b. 继续使用同量的兴奋剂会显著降低效果。
      注: 此诊断标准不适用于仅在恰当的医疗监督下使用兴奋剂药物的情况,例如,用于注意缺陷/多动障碍或发作性睡病的药物。
   11. 戒断,表现为下列2项中的1项:
      a. 特征性兴奋剂戒断综合征(见兴奋剂戒断诊断标准的A和B)。
      b. 兴奋剂(或密切相关的物质)用于缓解或避免戒断症状。

注：此诊断标准不适用于仅在恰当的医疗监督下使用兴奋剂药物的个体，例如，用于注意缺陷/多动障碍或发作性睡病的药物。

标注如果是：

早期缓解：先前符合兴奋剂使用障碍的诊断标准，但不符合兴奋剂使用障碍的任何一条诊断标准至少 3 个月，不超过 12 个月（但诊断标准 A4“对使用兴奋剂有渴求或强烈的欲望或迫切的要求”，可能符合）。

持续缓解：先前符合兴奋剂使用障碍的诊断标准，在 12 个月或更长时间的任何时期内不符合兴奋剂使用障碍的任何一条诊断标准（但诊断标准 A4“对使用兴奋剂有渴求或强烈的欲望或迫切的要求”，可能符合）。

标注如果是：

在受控制的环境下：此额外的标注适用于个体处在获得兴奋剂受限的环境中。

基于目前的严重程度编码：ICD-10-CM 的编码备注：如果存在苯丙胺中毒、苯丙胺戒断或苯丙胺所致的其他精神障碍，则不使用下列苯丙胺使用障碍的编码。而是用苯丙胺所致的障碍编码的第 4 位数码来表示合并苯丙胺使用障碍（见苯丙胺中毒、苯丙胺戒断或特定的苯丙胺所致的精神障碍的编码备注）。例如，如果存在合并苯丙胺类或其他兴奋剂所致的抑郁障碍和苯丙胺类或其他兴奋剂使用障碍，则只给予苯丙胺类或其他兴奋剂所致的抑郁障碍的编码，第 4 位数码表示合并苯丙胺类或其他兴奋剂使用障碍为轻度、中度或重度：F15.14 轻度苯丙胺类或其他兴奋剂使用障碍和苯丙胺类或其他兴奋剂所致的抑郁障碍，或 F15.24 中度或重度苯丙胺类或其他兴奋剂使用障碍和苯丙胺类或其他兴奋剂所致的抑郁障碍。与之相似，如果存在合并可卡因所致的抑郁障碍和可卡因使用障碍，则只给予可卡因所致的抑郁障碍的编码，第 4 位数码表示合并可卡因使用障碍为轻度、中度或重度：F14.14 轻度可卡因使用障碍和可卡因所致的抑郁障碍，或 F14.24 中度或重度可卡因使用障碍和可卡因所致的抑郁障碍。

标注目前的严重程度：

轻度：存在 2—3 项症状

F15.10 苯丙胺类物质

F14.10 可卡因

F15.10 其他或未特定的兴奋剂

中度：存在 4—5 项症状

F15.20 苯丙胺类物质

F14.20 可卡因

F15.20 其他或未特定的兴奋剂

重度：存在 6 项及以上症状

F15.20 苯丙胺类物质

F14.20 可卡因

F15.20 其他或未特定的兴奋剂

标注

"在受控制的环境下"可作为缓解的进一步标注,如果个体既在受控制的环境下又在缓解状态中(例如,在受控制的环境下早期缓解,或在受控制的环境下持续缓解)。这些环境,例如被密切监督和没有物质的监狱、治疗性社区和封闭式住院处。

诊断特征

苯丙胺和苯丙胺类兴奋剂包括有替代苯基乙胺结构的物质,例如苯丙胺、右旋苯丙胺和甲基苯丙胺,也包括那些结构不同但具有相似效应的物质,例如哌甲酯。这些物质通常被口服或静脉注射,尽管甲基苯丙胺也可嗅吸。除了合成的苯丙胺类化合物,也有自然存在的、来自植物的兴奋剂,例如 khat。苯丙胺及其他兴奋剂可能包括治疗肥胖症、注意缺陷/多动障碍和发作性睡病的处方药。因此,处方类兴奋剂可能流入黑市。苯丙胺及苯丙胺类毒品的效应与可卡因相似,所以此处把兴奋剂使用障碍作为单一障碍而列出诊断标准,并且应标注每一个个体所使用的特定兴奋剂。可卡因可能通过几种制剂摄入(例如,古柯叶、古柯膏、盐酸可卡因,以及可卡因生物碱,例如精炼可卡因和快克),因为它们的纯度水平和起效速度不同,所以效应不同。然而,在所有形式的该类物质中,可卡因都是活性成分。盐酸可卡因粉,经常被通过鼻孔"嗅吸"或溶于水后静脉注射。

接触苯丙胺类兴奋剂或可卡因的个体会在快达一周的时间内出现兴奋剂使用障碍,尽管起病并非总是这么快。无论何种用药途径,耐受随反复使用而出现。戒断症状,特别是嗜睡、食欲增加和烦躁不安,可以出现并可以增加渴求。大多数有兴奋剂使用障碍的个体出现耐受或戒断。

涉及苯丙胺类兴奋剂和可卡因的障碍的使用模式和病程相似,因为两类物质都是潜在的中枢神经系统兴奋剂,有相似的精神活性和拟交感神经效应。苯丙胺类兴奋剂比可卡因的活性较长,因此每日使用的次数较少。使用可能是慢性或阵发性的,伴有爆发性使用并间以短暂的非使用期。当高剂量的烟吸、摄入或静脉注射时,攻击或暴力行为是常见的。类似于惊恐障碍或广泛性焦虑障碍的强烈而短暂的焦虑,以及类似于精神分裂症的偏执观念和精神病性发作,见于高剂量使用。

戒断状态与短暂但强烈的类似于重性抑郁发作的抑郁症状有关;但抑郁症状经常在1周内消退。对苯丙胺类兴奋剂的耐受发生并导致使用剂量增加。相反,一些苯丙胺类兴奋剂使用者变得敏感,并特征性地表现为增强的效应。

支持诊断的有关特征

当摄入或烟吸,兴奋剂典型地产生片刻的幸福、自信和欣快的感觉。戏剧性的行为改变随着兴奋剂使用障碍而快速出现。混乱的行为、社会隔离、攻击行为和性功能失调由长期的兴奋剂使用障碍所致。

急性中毒的个体可能出现言语散乱、头痛、短暂的牵连观念和耳鸣。可能出现偏执观念、感觉清晰时的听幻觉和触幻觉，个体经常认识到这些是毒品的效应。可能出现攻击行为的威胁或付诸行动。抑郁、自杀观念、易激惹、快感缺乏、情绪不稳定，或注意力和专注紊乱，通常出现在戒断时。与可卡因使用有关的精神紊乱经常在停止使用后的数小时到数天内消退，但也可能持续 1 个月。兴奋剂戒断时的生理改变与中毒阶段的相反，有时包括心动过缓。短暂的抑郁症状可能符合重性抑郁发作的症状和病程的诊断标准。与反复的惊恐发作、社交焦虑障碍(社交恐惧症)样行为和广泛性焦虑样综合征一致的病史是常见的，正如在进食障碍中那样。兴奋剂中毒的一个极端例子是兴奋剂所致的精神病性障碍，该障碍类似于精神分裂症，伴有妄想和幻觉。

有兴奋剂使用障碍的个体经常有对毒品相关刺激的条件反射(例如，见到任何白色粉样物质时出现的渴求)。这些反应促成了复发，难以消失，并在脱毒后持续。

有自杀观念或行为的抑郁症状会出现，并且通常是兴奋剂戒断时最严重的问题。

患病率

兴奋剂使用障碍——苯丙胺类兴奋剂： 在美国，苯丙胺类兴奋剂使用障碍 12 个月患病率估计 12—17 岁为 0.2%，18 岁及以上为 0.2%。在成年男女中比例相似(0.2%)，但在 12—17 岁中，女性(0.3%)高于男性(0.1%)。兴奋剂静脉注射使用的男女比例为 3∶1 或 4∶1，但在非注射使用者中，比率较为平衡，在最初接受治疗的个体中男性占 54%。12 个月患病率在 18—29 岁(0.4%)比在 45—64 岁(0.1%)高。对 12—17 岁，与西班牙裔(0.1%)和亚裔美国人与太平洋岛民(0.01%)相比，比率最高的是白人和非裔美国人(0.3%)，而美洲印第安人几乎没有苯丙胺类兴奋剂使用障碍。在成年人中，与白人(0.2%)和西班牙裔(0.2%)相比，比率最高的是美洲印第安人与阿拉斯加土著(0.6%)，而非裔美国人和亚裔美国人与太平洋岛民几乎没有苯丙胺类兴奋剂使用障碍。过去一年非处方性使用处方类兴奋剂出现在 5%—9%的高中孩子中，有 5%—35%的大学年龄人员报告过去一年曾使用过。

兴奋剂使用障碍——可卡因： 在美国，可卡因使用障碍 12 个月患病率在 12—17 岁估计为0.2%，在 18 岁及以上为 0.3%。男性比率(0.4%)高于女性(0.1%)。在 18—29 岁的比率最高(0.6%)，45—64 岁的比率最低(0.1%)。在成年人中，美洲印第安人的比例(0.8%)高于非裔美国人(0.4%)、西班牙裔(0.3%)、白人(0.2%)和亚裔美国人与太平洋岛民(0.1%)。作为对比，在 12—17 岁，西班牙裔(0.2%)、白人(0.2%)和亚裔美国人与太平洋岛民(0.2%)的比率相似，在非裔美国人中较低(0.02%)；而美洲印第安人与阿拉斯加土著几乎没有可卡因使用障碍。

发展与病程

兴奋剂使用障碍出现在社会各阶层中，与 26 岁及以上个体相比，在 12—25 岁个体中较常见。在接受治疗的个体中，首次规律性使用出现的平均年龄约为23岁。以甲基苯丙胺为主的第一次住院治疗的平均年龄是31岁。

一些个体开始使用兴奋剂是为了控制体重或提高在学业、工作或体育中的表现。这包括获取他人用来治疗注意缺陷/多动障碍的处方性物质，例如哌甲酯或苯丙胺盐类。兴奋剂使用障碍随着静脉注射或烟吸而快速出现；在以苯丙胺类兴奋剂使用为主的第一次住院治疗的个体中，66%报告为烟吸，18%报告为注射，以及10%报告为嗅吸。

兴奋剂使用模式包括阵发性或每日(或几乎每日)使用。阵发性使用倾向于间隔2天或更长时间不使用(例如，周末或在1个或多个工作日大量使用)。“爆发性使用”包括数小时或数天的持续性高剂量使用，经常与躯体依赖有关。爆发性使用通常只在兴奋剂供应殆尽或发生衰竭时停止。慢性的每日使用可能涉及高剂量或低剂量，经常随时间推移而剂量增加。

兴奋剂烟吸和静脉注射使用与严重的兴奋剂使用障碍的快速发展有关，它经常经过数周到数月出现。可卡因的鼻内使用和苯丙胺类兴奋剂的口服使用导致较缓慢的进展，它经过数月到数年出现。当持续使用时，因为耐受性和烦躁不安效应的增加，愉快的效应减少。

风险与预后因素

气质的：共病的双相障碍、精神分裂症、反社会型人格障碍及其他物质使用障碍，是发生兴奋剂使用障碍和在治疗样本中可卡因使用复发的风险因素。并且，冲动性和相似的人格特质可能影响治疗结果。儿童期品行障碍和成年人反社会型人格障碍与随后出现的兴奋剂相关障碍有关。

环境的：青少年中可卡因使用的预测因素包括胎儿期的可卡因接触、出生后父母使用可卡因，以及儿童期接触社区暴力。对于青年，特别是女性，风险因素包括居住在不稳定的家庭环境中、有精神系统疾病，以及与贩毒者和使用者有关联。

文化相关的诊断问题

兴奋剂使用相关障碍影响所有民族/种族、社会经济地位、年龄和性别的群体。诊断问题可能与社会后果相关(例如，拘捕、停学、停业)。尽管存在小的差异，可卡因及其他兴奋剂使用障碍的诊断标准在不同性别和民族/种族群体中的适用性良好。

在非裔美国人中，可卡因的慢性使用损害心脏的左心室功能。以甲基苯丙胺/苯丙胺相关障碍为主的住院治疗的个体中，约66%是非西班牙裔白人，21%是西班牙裔，3%是亚裔与太平洋岛民，以及3%是非西班牙裔黑人。

诊断标记物

苯甲酰芽子碱，可卡因的一种代谢物，通常在单一剂量使用后，在尿液中保持1—3天，而在反复高剂量使用后，可能在尿液中保持7—12天。肝功能测试轻微升高可出现在可卡因注射者或与酒精共用的使用者中。没有诊断可用的神经生物学标记物。慢性可卡因使用者停止使用可能与脑电图的变化有关，提示持久的异常情况、催乳素分泌模式的改变和多巴胺受体的下调。

基于剂量和代谢，短半衰期的苯丙胺类兴奋剂（MDMA[二亚甲基双氧苯丙胺]、甲基苯丙胺）可在1—3天检出，并可能长达4天。头发样本可用于测试苯丙胺类兴奋剂的存在长达90天。其他实验室发现以及躯体发现和其他躯体疾病（例如，体重减轻、营养不良、卫生不良），对于可卡因和苯丙胺类兴奋剂使用障碍来说是相似的。

兴奋剂使用障碍的功能性后果

基于使用途径，可能出现多种躯体疾病。鼻内使用者经常出现鼻窦炎、过敏、鼻黏膜出血和鼻中隔穿孔。在烟吸毒品的个体中，呼吸道问题（例如，咳嗽、支气管炎和肺炎）的风险增高。注射者有针刺痕迹和“轨迹”，最常见于其前臂。随着经常性的静脉注射和不安全的性获得，HIV感染的风险增加。其他性病、肝炎，以及肺结核与其他肺部感染也可见。体重减轻和营养不良是常见的。

胸痛可能是兴奋剂中毒期间的常见症状。在年轻和其他健康个体中，心肌梗死、心悸和心律失常，呼吸或心脏骤停导致的突然死亡，以及中风，与兴奋剂使用有关。惊厥发作会随着兴奋剂使用而出现。气胸可由为使吸入的烟更好地吸收而进行的咽鼓管充气样操作法（Valsalva-like maneuvers）所致。由暴力行为所致的创伤性损伤常见于非法交易毒品的个体。可卡因使用与胎盘血流量不规则、胎盘早剥、早产和过早分娩，以及出生体重极低婴儿的患病率增加有关。

有兴奋剂使用障碍的个体可能为了获取毒品或购买毒品的钱款而涉及盗窃、卖淫或毒品交易。

神经认知损害常见于甲基苯丙胺使用者。口腔健康问题包括有牙周病的“甲基口”、蛀牙，以及与烟吸毒品的毒性作用和中毒时的磨牙症相关的口腔溃疡。肺部的不良影响较不常见于苯丙胺类兴奋剂，因为它们每日被烟吸的次数较少。因兴奋剂相关精神障碍的症状、损伤、皮肤感染和牙科疾病而去急诊室就诊的患者是常见的。

鉴别诊断

原发性精神障碍：兴奋剂所致的障碍可能类似于原发性精神障碍（例如，重性抑郁障碍）（这部分鉴别诊断的讨论，参见“兴奋剂戒断”）。源于兴奋剂效应的精神紊乱应与精神分裂症、抑郁和双相障碍、广泛性焦虑障碍和惊恐障碍的症状相鉴别。

苯环利定中毒：苯环利定（“PCP”或“天使粉”）或合成的“设计师药物”例如甲氧麻黄酮（有不同的名称，包括“浴盐”）中毒可能引起相似的临床现象，只能通过尿液或血液样本中存在可卡因或苯丙胺类物质代谢物来与兴奋剂中毒相鉴别。

兴奋剂中毒和戒断：兴奋剂中毒和戒断不同于其他兴奋剂所致的障碍（例如，

焦虑障碍,于中毒期间起病),因为后者障碍中的该症状是主要的临床表现并严重到足以需要独立的临床关注。

共病

兴奋剂相关障碍经常与其他物质使用障碍同时出现,特别是那些涉及有镇静性能的物质,它们经常被用来减少失眠、神经过敏和其他不良副作用。可卡因使用者经常使用酒精,而苯丙胺类兴奋剂使用者经常使用大麻。兴奋剂使用障碍可能与创伤后应激障碍、反社会型人格障碍、注意缺陷/多动障碍以及赌博障碍有关。心肺问题经常出现于因可卡因相关问题而寻求治疗的个体,最常见的是胸痛。躯体问题经常作为对“削减”剂掺杂物反应而出现。那些使用可卡因伴左旋咪唑(一种抗微生物剂和兽用药)的个体,可能经历粒细胞减少症和发热性中性粒细胞减少症。

兴奋剂中毒

诊断标准

A. 最近使用苯丙胺类物质,可卡因或其他兴奋剂。

B. 在使用兴奋剂的过程中或不久后,出现具有临床意义的问题行为或心理改变(例如:欣快或情感迟钝;社交能力改变;过度警觉;人际关系敏感;焦虑、紧张或愤怒;刻板行为;判断力受损)。

C. 在使用兴奋剂的过程中或不久后出现下列体征或症状的 2 项(或更多):

1. 心动过速或心动过缓。
2. 瞳孔扩大。
3. 血压升高或降低。
4. 出汗或寒战。
5. 恶心或呕吐。
6. 体重减轻。
7. 精神运动性激越或迟滞。
8. 肌力减弱、呼吸抑制、胸痛或心律失常。
9. 意识模糊、惊厥发作、运动障碍、肌张力障碍或昏迷。

D. 这些体征或症状不能归因于其他躯体疾病,也不能用其他精神障碍来更好地解释,包括其他物质中毒。

标注**特定的中毒物质**(即苯丙胺类物质,可卡因或其他兴奋剂)。

标注如果是:

伴知觉异常:此标注可以被记录,当幻觉伴完整的现实检验能力时,或听、视或触错觉出现在无谵妄时。

编码备注:ICD-10-CM 的编码基于兴奋剂是否是苯丙胺,可卡因或其他兴奋剂;是否存在合并苯丙胺,可卡因或其他兴奋剂使用障碍;以及是否有知觉异常。

苯丙胺、可卡因或其他兴奋剂中毒，无知觉异常： 如果存在合并轻度苯丙胺或其他兴奋剂使用障碍，ICD-10-CM 的编码为 F15.129，如果存在合并中度或重度苯丙胺或其他兴奋剂使用障碍，ICD-10-CM 的编码为 F15.229。如果不存在合并苯丙胺或其他兴奋剂使用障碍，ICD-10-CM 的编码是 F15.929。与之相似，如果存在合并轻度可卡因使用障碍，ICD-10-CM 的编码为F14.129，如果存在合并中度或重度可卡因使用障碍，ICD-10-CM 的编码为 F14.229。如果不存在合并可卡因使用障碍，ICD-10-CM 的编码是 F14.929。

苯丙胺、可卡因或其他兴奋剂中毒，伴知觉异常： 如果存在合并轻度苯丙胺或其他兴奋剂使用障碍，ICD-10-CM 的编码为 F15.122，如果存在合并中度或重度苯丙胺或其他兴奋剂使用障碍，ICD-10-CM 的编码为 F15.222。如果不存在合并苯丙胺或其他兴奋剂使用障碍，ICD-10-CM 的编码是 F15.922。与之相似，如果存在合并轻度可卡因使用障碍，ICD-10-CM 的编码为F14.122，如果存在合并中度和重度可卡因使用障碍，ICD-10-CM 的编码为 F14.222。如果不存在合并可卡因使用障碍，ICD-10-CM 的编码是 F14.922。

诊断特征

与苯丙胺类兴奋剂和可卡因相关的兴奋剂中毒的基本特征，是在兴奋剂使用过程中或不久后存在具有临床意义的行为或心理改变(诊断标准 A 和 B)。听幻觉可能是主要的，也可能是偏执观念，并且这些症状必须与独立的精神病性障碍，例如精神分裂症相鉴别。兴奋剂中毒经常始于"亢奋"的感觉，并包括下列 1 项及以上：活力增加的欣快、合群性、活动过度、焦躁不安、过度警觉、人际关系敏感、爱说话、焦虑、紧张、警戒、夸张、刻板和重复行为、愤怒、判断力受损，以及在慢性中毒案例中，伴疲劳或悲伤和社会退缩的情感迟钝。这些行为和心理改变伴有在使用兴奋剂的过程中或不久后存在下列 2 项及以上体征或症状：心动过速或心动过缓；瞳孔扩大；血压升高或降低；出汗或寒战；恶心或呕吐；体重减轻的证据；精神运动性激越或迟滞；肌力减弱、呼吸抑制、胸痛或心律失常；意识模糊、惊厥发作、运动困难、肌张力障碍或昏迷(诊断标准 C)。中毒，无论是急性或慢性，经常与社交或职业功能损害有关。严重的中毒会引起惊厥、心律失常、体温过高和死亡。为了做出兴奋剂中毒的诊断，该症状必须不能归因于其他躯体疾病，也不能更好地用其他精神障碍来解释(诊断标准 D)。当兴奋剂中毒出现在有兴奋剂使用障碍的个体中时，中毒并非兴奋剂使用障碍的诊断标准，对使用障碍而言，11 项诊断标准存在 2 项才能被证实。

支持诊断的有关特征

行为和生理改变的程度和方向取决于许多变量，包括使用剂量与使用物质的个体特点和情况(例如，耐受性、吸收率、慢性使用、使用时的情况)。兴奋效应，例如欣快、脉搏和血压增高和精神运动活动是常见的。抑制效应，例如悲伤、心动过缓、血压下降和精神运动活动减少较不常见，通常只出现在慢性高剂量使用时。

鉴别诊断

兴奋剂所致的障碍：兴奋剂中毒不同于其他兴奋剂所致的障碍(例如，兴奋剂所致的抑郁障碍、双相障碍、精神病性障碍、焦虑障碍)，因为中毒症状的严重程度超过了与兴奋剂所致的障碍有关的症状，并且该症状需要独立的临床关注。兴奋剂中毒性谵妄可通过觉知水平的紊乱和认知改变来鉴别。

其他精神障碍：与兴奋剂中毒有关的显著的精神紊乱，应与精神分裂症、偏执型，双相和抑郁障碍，广泛性焦虑障碍以及 DSM-5 中所描述的惊恐障碍的症状相鉴别。

兴奋剂戒断

诊断标准

A. 长期使用苯丙胺类物质，可卡因或其他兴奋剂后，停止(或减少)使用。

B. 诊断标准 A 后的几小时到几天内心境烦躁不安，且出现下列生理变化的 2 项(或更多)：

1. 疲乏。
2. 生动、不愉快的梦。
3. 失眠或嗜睡。
4. 食欲增加。
5. 精神运动性迟滞或激越。

C. 诊断标准 B 的体征或症状引起具有临床意义的痛苦，或导致社交、职业或其他重要功能方面的损害。

D. 这些体征或症状不能归因于其他躯体疾病，也不能用其他精神障碍来更好地解释，包括其他物质中毒或戒断。

标注**引起戒断综合征的特定物质**(即苯丙胺类物质，可卡因或其他兴奋剂)。

编码备注：ICD-10-CM 的编码基于兴奋剂是否是一种苯丙胺、可卡因或其他兴奋剂。苯丙胺或其他兴奋剂戒断，ICD-10-CM 的编码为 F15.23，可卡因戒断，ICD-10-CM 的编码为 F14.23。注意，ICD-10-CM 的编码表示存在合并中度或重度苯丙胺、可卡因或其他兴奋剂使用障碍，说明，苯丙胺、可卡因或其他兴奋剂戒断只能出现于存在中度或重度苯丙胺、可卡因或其他兴奋剂使用障碍时。不允许编码合并轻度苯丙胺、可卡因或其他兴奋剂使用障碍伴苯丙胺、可卡因或其他兴奋剂戒断。

诊断特征

兴奋剂戒断的基本特征是在长期的兴奋剂使用(通常为高剂量)停止(或显著减少)后的数小时到数天内，存在特征性戒断综合征(诊断标准 A)。该戒断综合征以存在烦躁的心境为特征，伴有 2 项及以上的下列生理改变：疲乏，生动和不愉快的梦，失眠或嗜睡，食欲增加，以及精神运动性迟滞或激越(诊断标准 B)。心动过缓经常存在，并且是兴奋剂戒断的可靠指标。

快感缺乏和渴求毒品经常存在，但并非诊断标准的一部分。这些症状引起有临床意义的痛苦，或导致社交、职业或其他重要功能方面的损害(诊断标准C)。该症状必须不能归因于其他躯体疾病，也不能更好地用其他精神障碍来解释(诊断标准D)。

支持诊断的有关特征

急性戒断症状("坠落")经常见于一段时间的反复高剂量使用("连续使用"或"爆发性使用")之后。这些发作以强烈和不愉快的疲乏与抑郁感觉和食欲增加为特征，通常需要数天的休息和恢复。有自杀观念或行为的抑郁症状会出现，而且通常是最严重的问题，见于"坠落"期或其他形式的兴奋剂戒断。绝大多数有兴奋剂使用障碍的个体在某段时间都经历过戒断综合征，并且几乎所有有该障碍的个体都报告有耐受性。

鉴别诊断

兴奋剂使用障碍和其他兴奋剂所致的障碍。兴奋剂戒断不同于兴奋剂使用障碍和其他兴奋剂所致的障碍(例如，兴奋剂所致的中毒性谵妄、抑郁障碍、双相障碍、精神病性障碍、焦虑障碍、性功能失调、睡眠障碍)，因为戒断症状是主要的临床表现，并严重到足以需要独立的临床关注。

其他兴奋剂所致的障碍

下列兴奋剂所致的障碍在本手册其他章节中描述，这些障碍与其他章节的精神障碍(见这些章节中物质/药物所致的精神障碍)具有类似的临床表现：兴奋剂所致的精神病性障碍("精神分裂症谱系及其他精神病性障碍")，兴奋剂所致的双相障碍("双相及相关障碍")，兴奋剂所致的抑郁障碍("抑郁障碍")，兴奋剂所致的焦虑障碍("焦虑障碍")，兴奋剂所致的强迫障碍("强迫及相关障碍")，兴奋剂所致的睡眠障碍("睡眠-觉醒障碍")，兴奋剂所致的性功能失调("性功能失调")。兴奋剂中毒性谵妄，见"神经认知障碍"一章中关于谵妄的诊断标准和讨论。只有当症状严重到足以需要独立的临床关注时，才能给予兴奋剂所致的障碍的诊断，而不是兴奋剂中毒或兴奋剂戒断。

未特定的兴奋剂相关障碍

此类型适用于那些临床表现，它们具备兴奋剂相关障碍的典型症状，且引起具有临床意义的痛苦，或导致社交、职业或其他重要功能方面的损害，但未能符合任一种特定的兴奋剂相关障碍或物质相关及成瘾障碍诊断类别中任一种障碍的诊断标准。

编码备注：ICD-10-CM 的编码基于兴奋剂是否是苯丙胺、可卡因或其他兴奋剂。未特定的苯丙胺或其他兴奋剂相关障碍，ICD-10-CM 的编码为 F15.99。未特定的可卡因相关障碍，ICD-10-CM 的编码为 F14.99。

烟草相关障碍

烟草使用障碍
烟草戒断
其他烟草所致的障碍
未特定的烟草相关障碍

烟草使用障碍

诊断标准

A. 一种有问题的烟草使用模式，导致具有临床意义的损害或痛苦，在 12 个月内表现为下列至少 2 项：

1. 烟草的摄入经常比意图的量更大或时间更长。
2. 有持久的欲望或失败的努力试图减少或控制烟草的使用。
3. 大量的时间花在那些获得烟草、使用烟草或从其效果中恢复的必要活动上。
4. 对使用烟草有渴求或强烈的欲望或迫切的要求。
5. 反复的烟草使用导致不能履行在工作、学校或家庭中的主要角色的义务(例如，干扰工作)。
6. 尽管烟草使用引起或加重持久的或反复的社会和人际交往问题，仍然继续使用烟草(例如，与他人争吵关于烟草的使用)。
7. 由于烟草使用而放弃或减少重要的社交、职业或娱乐活动。
8. 在对躯体有害的情况下，反复使用烟草(例如，在床上吸烟)。
9. 尽管认识到烟草可能会引起或加重持久的或反复的生理或心理问题，仍然继续使用烟草。
10. 耐受，通过下列 2 项中的 1 项来定义。
    a. 需要显著增加烟草的量以达到预期的效果。
    b. 继续使用同量的烟草会显著降低效果。
11. 戒断，表现为下列 2 项中的 1 项：
    a. 特征性烟草戒断综合征(见烟草戒断诊断标准的 A 和 B)；
    b. 烟草(或密切相关的物质，如尼古丁)用于缓解或避免戒断症状。

标注如果是：

早期缓解：先前符合烟草使用障碍的诊断标准，但不符合烟草使用障碍的任何一条诊断标准至少 3 个月，不超过 12 个月（但诊断标准 A4“对使用烟草有渴求或强烈的欲望或迫切的要求”，可能符合）。

持续缓解：先前符合烟草使用障碍的诊断标准，在 12 个月或更长时间的任何时期内不符合烟草使用障碍的任何一条诊断标准（但诊断标准 A4“对使用烟草有渴求或强烈的欲望或迫切的要求”，可能符合）。

标注如果是：

维持治疗：个体长期使用维持治疗的药物，如尼古丁替代药物，且不符合烟草使用障碍的诊断标准（不包括尼古丁替代药物的耐受或戒断）。

在受控制的环境下：此额外的标注适用于个体处在获得烟草受限的环境中。

基于目前的严重程度编码：ICD-10-CM 的编码备注：如果存在烟草戒断或烟草所致的睡眠障碍，则不使用下列烟草使用障碍的编码。而是用烟草所致的障碍编码的第 4 位数码来表示合并烟草使用障碍（见烟草戒断或烟草所致的睡眠障碍的编码备注）。例如，如果存在合并烟草所致的睡眠障碍和烟草使用障碍，则只给予烟草所致的睡眠障碍的编码，第 4 位数码表示合并烟草使用障碍为中度或重度：F17.208 中度或重度烟草使用障碍和烟草所致的睡眠障碍。不允许编码合并轻度烟草使用障碍和烟草所致的睡眠障碍。

标注目前的严重程度：

Z72.0 轻度：存在 2—3 项症状。

F17.200 中度：存在 4—5 项症状。

F17.200 重度：存在 6 项及以上症状。

标注

“维持治疗”的标注可作为正在使用其他戒烟药物（例如，丁氨苯丙酮、伐尼克兰）进行治疗的个体的进一步标注，也可作为缓解的进一步标注，如果个体既处于缓解又在维持治疗中。“在受控制的环境下”可作为缓解的进一步标注，如果个体既在受控制的环境下又在缓解状态中（例如，在受控制的环境下早期缓解，或在受控制的环境下持续缓解）。这些环境，例如被密切监督和没有物质的监狱、治疗性社区和封闭式住院处。

诊断特征

烟草使用障碍常见于每日使用香烟或无烟烟草的个体，不常见于非每日使用烟草或使用尼古丁药物的个体。烟草耐受表现为反复摄入后恶心和头晕的症状消失，并且在每日第一次使用烟草时效应较强烈。许多有烟草使用障碍的个体用烟草来缓解或避免戒断症状（例如，从烟草使用受限制的环境中出来之后）。许多使用烟草的个体有烟草相关的躯体症状或疾病，但仍继续吸烟。绝大多数报告当数小时不吸烟后对烟草有渴求。花费大量时间用来吸烟表现为连续不断地吸烟（例如，一支接一支不间断地吸烟）。因为烟草来源是容易的并且是合法可获得的，而且尼古丁中毒是非常罕见的，所以，花费大量时间企图获得烟草或从其效应中恢复是不常见的。会出现放弃重要的社交、职业或娱乐活动，个体放弃一项活动，因为它是在禁烟区域进行。烟草使用很少导致履行主要角色义务的失败(例如，干扰工作、干扰家庭义务)，但持续性的社会或人际关系问题(例如，与他人争吵关于烟草的使用，因为他人反对吸烟而避免社交场合)或对躯体有害的使用(例如，在床上吸烟、在易燃化学品周围吸烟)会出现，以及其患病率中等。尽管这些诊断标准较不经常出现在烟草使用者中，但如果出现，则预示其障碍较严重。

支持诊断的有关特征

起床 30 分钟内吸烟，每日吸烟，每日吸更多的烟，以及夜里醒来吸烟，都与烟草使用障碍有关。环境线索可引起渴求和戒断。经常出现严重的躯体疾病，例如肺癌和其他癌症、心脏和肺部疾病、围产期问题、咳嗽、呼吸急促和皮肤老化的加速。

患病率

香烟是最常被使用的烟草产品，代表 90%以上的烟草/尼古丁使用。在美国，57%的成年人从未吸烟，22%是曾经吸烟者，21%是目前吸烟者。美国约 20%的目前吸烟者不是每日吸烟者。无烟烟草使用的患病率小于 5%，用烟枪和雪茄的烟草使用患病率小于 1%。

DSM-Ⅳ中尼古丁依赖的诊断标准可用来评估烟草使用障碍的患病率，但因为它们是烟草使用障碍诊断标准的一部分，所以烟草使用障碍的患病率略高。在美国，DSM-Ⅳ中尼古丁依赖的 12 个月患病率在 18 岁及以上成年人中为 13%。成年男性的比率(14%)和女性(12%)相似，并从 18—29 岁的 17%下降到 65 岁及以上个体的 4%。目前尼古丁依赖的患病率在美洲印第安人与阿拉斯加土著中为(23%)高于白人(14%)，但在非裔美国人(10%)、亚裔美国人与太平洋岛民(6%)，以及西班牙裔(6%)中较低。在目前每日吸烟者中的患病率约为 50%。

在许多发展中国家，吸烟的患病率在男性中比在女性中高得多，但在发达国家并非如此。然而，人口学变化经常是滞后的，所以在晚些时期，女性吸烟会增加。

发展与病程

美国青少年中的绝大多数经历过烟草使用，到 18 岁，约 20%至少每月吸烟一次。这些个体中的大部分成为每日烟草使用者。21 岁后开始吸烟的很少。一般来说，烟草使用障碍诊断标准的一些症状在开始使用烟草之后很快出现，并且在青春期晚期，许多个体的使用模式符合目前烟草使用障碍的诊断标准。80%以上使用烟草的个体在某个时段企图戒烟，但 60%在一周内复发，并且不到 5%保持终生守戒。然而，使用烟草的大多数个体做出多次尝试，所以一半的烟草使用者最终能够守戒。使用烟草的个体完全戒除通常在 30 岁之后。在美国，非每日吸烟在以前很少见，但在过去 10 年变得较为普遍，特别是在使用烟草的年轻个体中。

风险与预后因素

气质的：外化性人格特质的个体更有可能开始使用烟草。有注意缺陷/多动障碍或品行障碍的儿童，有抑郁、双相、焦虑、人格、精神病性或其他物质使用障碍的成年人，开始和继续使用烟草和烟草使用障碍的风险较高。

环境的：收入和教育水平低的个体更有可能开始使用烟草和较少可能停止。

遗传与生理的：促发开始使用烟草、继续使用烟草和发生烟草使用障碍的遗传因素以及遗传的程度，与在其他物质使用障碍中观察到的相当。其中一些风险因素对于烟草而言是特定的，而另一些因素对于其他任何物质使用障碍的易感性而言，是共享的。

文化相关的诊断问题

在烟草使用的接受度方面，文化和亚文化的差异很大。在美国，从1960年到1990年，烟草使用的患病率下降，但这一下降在非裔美国人和西班牙裔人口中较不明显。并且，吸烟在发展中国家比在发达国家更为普遍。尚不清楚这些文化差异在多大程度上由收入、教育和在一个国家中的烟草控制活动所致。非西班牙裔白人吸烟者似乎比普通吸烟者更有可能出现烟草使用障碍。一些种族差异可能有生物学基础。对于相同数量的香烟，男性非裔美国人有更高的尼古丁血液浓度，这可能导致更难以戒除。并且，白人与非裔美国人的尼古丁代谢速度差异显著，因与种族有关的基因亚型而变化。

诊断标记物

呼吸中的一氧化碳和血液、唾液或尿液中的尼古丁及其代谢物可替宁，可用于测量目前使用烟草或尼古丁的程度；然而，这些与烟草使用障碍呈弱相关。

烟草使用障碍的功能性后果

烟草使用的躯体后果经常在烟草使用者40多岁时开始，并且经常随着时间推移而变得越来越严重。半数不停止烟草使用的吸烟者因烟草相关疾病而过早死亡，并且与吸烟相关的发病率出现在半数以上的烟草使用者中。大多数躯体疾病由接触一氧化碳、焦油和烟草的其他非尼古丁成分所致。可逆转的主要预测因素是吸烟的持续时间。二手烟使得心脏疾病和癌症的风险增加30%。尼古丁药物的长期使用似乎并不引起躯体损害。

共病

最常见的源自吸烟的躯体疾病是心血管疾病、慢性阻塞性肺病和癌症。吸烟也会增加围产期问题，例如低出生体重和流产。最常见的共病的精神疾病是酒精/物质、抑郁、双相、焦虑、人格、注意缺陷/多动障碍。在目前有烟草使用障碍的个体中，酒精、毒品、焦虑、抑郁、双相和人格障碍的患病率范围为22%—32%。与非依赖性吸烟者、从不吸烟者或曾经吸烟者相比,有尼古丁依赖的吸烟者出现这些障碍的可能性高 2.7—8.1 倍。

烟草戒断

诊断标准 F17.203

A. 每日使用烟草持续至少几周。

B. 突然停止烟草使用,或减少烟草使用的数量,在随后的 24 小时内出现下列体征或症状中的 4 项(或更多):
   1. 易激惹、挫折感、愤怒。
   2. 焦虑。
   3. 注意力难以集中。
   4. 食欲增加。
   5. 坐立不安。
   6. 心境抑郁。
   7. 失眠。

C. 诊断标准 B 的体征或症状引起具有临床意义的痛苦,或导致社交、职业或其他重要功能方面的损害。

D. 这些体征或症状不能归因于其他躯体疾病,也不能用其他精神障碍来更好地解释,包括其他物质中毒或戒断。

编码备注:烟草戒断,ICD-10-CM 的编码为 F17.203。注意,ICD-10-CM 的编码表示存在合并中度或重度烟草使用障碍,说明烟草戒断只能出现于存在中度或重度烟草使用障碍时。不允许编码合并轻度烟草使用障碍和烟草戒断。

诊断特征

戒断症状损害停止烟草使用的能力。烟草使用守戒后的症状在很大程度上是由缺乏尼古丁所致。与使用尼古丁药物的个体相比,吸烟或使用无烟烟草的个体的症状更强烈。该症状强烈程度的差异可能是因为吸烟时尼古丁发挥作用更快和浓度更高。烟草戒断常见于每日使用者停止或减少烟草使用,但也可见于非每日使用者。通常,在停止吸烟的最初几天,每分钟心率下降 5—12 次,并且在停止吸烟的第一年体重平均增加 4—7 磅(2—3 千克)。烟草戒断会产生有临床意义的心境改变和功能损害。

支持诊断的有关特征

对甜品或含糖食品的渴求和在需要警醒的工作中表现受损,与烟草戒断有关。守戒会增加便秘、咳嗽、头晕、做梦/梦魇、恶心和咽喉疼痛。吸烟增加用来治疗精神障碍的许多药物的代谢率;因此停止吸烟会增加这些药物的血液水平,而且这会产生有临床意义的结果。这些效应看似不是由尼古丁而是由其他烟草中的化合物所致。

患病率

约50%停止2天或更久的烟草使用者会出现符合烟草戒断诊断标准的症状。最常出现的体征和症状是焦虑、易激惹和注意力难以集中。最不常出现的症状是抑郁和失眠。

发展与病程

烟草戒断经常在停止或减少烟草使用后的24小时内开始，在守戒后的2—3天达到高峰，并持续2—3周。烟草戒断症状会出现在青少年烟草使用者中，甚至在每日烟草使用之前就出现。超过1个月的长期症状是不常见的。

风险与预后因素

气质的：有抑郁障碍、双相障碍、焦虑障碍、注意缺陷/多动障碍以及其他物质使用障碍的吸烟者，有更严重的戒断。

遗传与生理的：基因类型可能影响守戒后出现戒断的概率。

诊断标记物

呼吸中的一氧化碳和血液、唾液或尿液中的尼古丁及其代谢物可替宁，可用于测量目前使用烟草或尼古丁的程度，但与烟草戒断呈弱相关。

烟草戒断的功能性后果

香烟守戒可引起有临床意义的痛苦。戒断损害停止或控制烟草使用的能力。烟草戒断是否会激发新的精神障碍或导致精神障碍复发，尚有争议，但如果这些情况发生，也会是在一小部分烟草使用者中。

鉴别诊断

烟草戒断的症状与其他物质戒断综合征(例如，酒精戒断、镇静剂、催眠药或抗焦虑药戒断、兴奋剂戒断、咖啡因戒断、阿片类物质戒断)；咖啡因中毒；焦虑、抑郁、双相和睡眠障碍；以及药物所致的静坐不能症状重叠。住进无烟住院处或自愿停止吸烟会引起戒断症状，它们模仿、强化或掩盖其他障碍或用来治疗精神障碍的药物的副作用(例如，由酒精戒断所致的易激惹可能是由烟草戒断所致)。尼古丁药物使用后的症状减少确认了该诊断。

其他烟草所致的障碍

烟草所致的睡眠障碍的讨论在“睡眠-觉醒障碍”一章中(见“物质/药物所致的睡眠障碍”)。

未特定的烟草相关障碍

F17.209

此类型适用于那些临床表现，它们具备烟草相关障碍的典型症状，且引起有临床意义的痛苦，或导致社交、职业或其他重要功能方面的损害，但未能符合任一种特定的烟草相关障碍或物质相关及成瘾障碍诊断类别中任一种障碍的诊断标准。

其他(或未知)物质相关障碍

其他(或未知)物质使用障碍
其他(或未知)物质中毒
其他(或未知)物质戒断
其他(或未知)物质所致的障碍
未特定的其他(或未知)物质相关障碍

其他(或未知)物质使用障碍

诊断标准

A. 一种不包括在酒精，咖啡因，大麻，致幻剂(苯环利定或其他)，吸入剂，阿片类物质，镇静剂、催眠药，或抗焦虑药，兴奋剂或烟草类的分类中的有毒物质，其有问题的使用模式导致具有临床意义的损害或痛苦，在12个月内表现为下列至少2项：
   1. 此物质的摄入经常比意图的量更大或时间更长。
   2. 有持久的欲望或失败的努力试图减少或控制此物质的使用。
   3. 大量的时间花在那些获得此物质、使用此物质或从其效果中恢复的必要活动上。
   4. 对使用此物质有渴求或强烈的欲望或迫切的要求。
   5. 反复的此物质使用导致不能履行在工作、学校或家庭中的主要角色的义务。
   6. 尽管此物质使用引起或加重持久的或反复的社会和人际交往问题，仍然继续使用此物质。
   7. 由于此物质使用而放弃或减少重要的社交、职业或娱乐活动。
   8. 在对躯体有害的情况下，反复使用此物质。
   9. 尽管认识到此物质可能会引起或加重持久的或反复的生理或心理问题，仍然继续使用此物质。
   10. 耐受，通过下列2项中的1项来定义。
       a. 需要显著增加此物质的量以达到过瘾或预期的效果。

b. 继续使用同量的此物质会显著降低效果。

11. 戒断,表现为下列 2 项中的 1 项:

a. 特征性的其他(或未知)物质戒断综合征[见其他(或未知)物质戒断诊断标准的 A 和 B]。

b. 此物质(或密切相关的物质)用于缓解或避免戒断症状。

标注如果是:

早期缓解: 先前符合其他(或未知)物质使用障碍的诊断标准,但不符合其他(或未知)物质使用障碍的任何一条诊断标准至少 3 个月,不超过 12 个月(但诊断标准 A4,"对使用此物质有渴求或强烈的欲望或迫切的要求",可能符合)。

持续缓解: 先前符合其他(或未知)物质使用障碍的诊断标准,在 12 个月或更长时间的任何时期内不符合其他(或未知)物质使用障碍的任何一条诊断标准(但诊断标准 A4,"对使用此物质有渴求或强烈的欲望或迫切的要求",可能符合)。

标注如果是:

在受控制的环境下: 此额外的标注适用于个体处在获得此物质受限的环境中。

基于目前的严重程度编码: ICD-10-CM 的编码备注:如果存在一种其他(或未知)物质中毒,其他(或未知)物质戒断,以及其他(或未知)物质所致的精神障碍,则不使用下列其他(或未知)物质使用障碍的编码。而是用其他(或未知)物质所致的障碍编码的第 4 位数码来表示合并其他(或未知)物质使用障碍[见其他(或未知)物质中毒,其他(或未知)物质戒断,以及其他(或未知)物质所致的精神障碍的编码备注]。例如,如果存在合并其他(或未知)物质所致的抑郁障碍和其他(或未知)物质使用障碍,则只给予其他(或未知)物质所致的抑郁障碍的编码,第 4 位数码表示合并其他(或未知)物质使用障碍为轻度、中度或重度:F19.14 轻度其他(或未知)物质使用障碍和其他(或未知)物质所致的抑郁障碍,或 F19.24 中度或重度其他(或未知)物质使用障碍和其他(或未知)物质所致的抑郁障碍。

标注目前的严重程度:

F19.10 轻度: 存在 2—3 项症状。

F19.20 中度: 存在 4—5 项症状。

F19.20 重度: 存在 6 项及以上症状。

标注

"在受控制的环境下"可作为缓解的进一步标注,如果个体既在受控制的环境下又在缓解状态中(例如,在受控制的环境下早期缓解,或在受控制的环境下持续缓解)。这些环境,例如被密切监督和没有物质的监狱、治疗性社区和封闭式住院处。

诊断特征

其他(或未知)物质使用和相关障碍的诊断类别包括：与酒精，咖啡因，大麻，致幻剂(苯环利定及其他)，吸入剂，阿片类物质，镇静剂、催眠药或抗焦虑药，兴奋剂(包括苯丙胺和可卡因)，或烟草无关的物质相关障碍。这些物质包括：合成类固醇；非甾体类抗炎药；皮质醇；抗帕金森药物；抗组胺药；一氧化二氮；戊基、丁基或异丁基亚硝酸盐；槟榔，在许多文化地区的个体通过咀嚼以产生轻微的欣快和漂浮感；卡瓦(来自南太平洋的胡椒植物)，它产生镇静、共济失调、体重减轻、轻度肝炎和肺部异常；或卡西酮(包括 khât 植物药剂及合成的化学衍生物)，它产生兴奋剂效应。未知物质相关障碍与未确认的物质有关，例如个体不能确认引起中毒的毒品，或物质使用障碍涉及新的未确定的黑市毒品，或以假名非法贩卖的熟悉的毒品。

其他(或未知)物质使用障碍是一种精神障碍，它是反复使用其他或未知物质，尽管个体知道该物质引起了严重的问题仍然继续使用。这些问题反映在诊断标准中。当物质是已知的，应通过编码反映在障碍的名称中(例如，一氧化二氮使用障碍)。

支持诊断的有关特征

其他(或未知)物质使用障碍的诊断通过个体叙述所涉及的这些物质不在本章所列的 9 个类别中；通过反复出现的中毒，伴有标准毒品测试(它可能不能测试新的或罕见的物质)的阴性结果；或通过新近出现在个体所在社区中的未确定物质的特征性症状来支持。

因为与一氧化二氮(“笑气”)的接触逐渐增多，特定人群中的个体与一氧化二氮使用障碍的诊断有关。这种气体作为麻醉剂，会导致被一些医疗和牙科专业人士误用。它作为商品推进剂(例如，鲜奶油分配器)，会导致被一些食品服务工作者误用。最近随着“笑气罐”盒内物质在家用鲜奶油分配器的广泛使用，青少年和年轻成年人的一氧化二氮误用是显著的，特别是在那些也吸入挥发性烃类的个体中。一些持续使用的个体，每日吸入多达 240 罐，可能出现严重的躯体并发症和精神疾病，包括脊髓神经病、脊髓亚急性联合变性、周围神经病变和精神病。这些疾病与一氧化二碳使用障碍的诊断有关。

戊基、丁基和亚硝酸异丁酯气体的使用常见于男性同性恋和一些青少年，特别是有品行障碍的个体。这些群体中的成员可能与戊基、丁基或异丁基使用障碍的诊断有关。然而，尚未确定这些物质能产生物质使用障碍。尽管有耐受性，这些气体可能并不通过中枢效应改变行为，它们可能只是因周围效应而被使用。

物质使用障碍通常与自杀风险增加有关，但没有其他(或未知)物质使用障碍独特的自杀风险因素的证据。

患病率

基于极其有限的数据，其他(或未知)物质使用障碍的患病率可能低于本章涉及的 9 类物质类别的使用障碍的患病率。

发展与病程

没有单一的发展与病程模式能够特征性地表现其他(或未知)物质使用障碍的药理学变化。当该未知物质最终被确定时,未知物质使用障碍经常被重新分类。

风险与预后因素

其他(或未知)物质使用障碍的风险与预后因素被认为与其他大多数物质使用障碍相似,包括存在:任何其他物质使用障碍,品行障碍或个体及其家人的反社会型人格障碍;早期发生的物质使用问题;在个体环境中物质的易得性;童年期受虐待或创伤;有限的早期自我控制与行为脱抑制的证据。

文化相关的诊断问题

某些文化可能与其他(或未知)物质使用障碍有关,涉及了文化区域内特定的本土物质,例如槟榔。

诊断标记物

尿液、呼吸或唾液测试可以正确地确定被错误地作为新产品销售的常用物质。然而,常规临床测试通常不能真正地确定不常见或新的物质,它可能需要专门的实验室测试。

鉴别诊断

不符合其他(或未知)物质使用障碍的诊断标准的其他或未知物质使用:未知物质的使用在青少年中并不少见,但在过去一年中,大多数使用并不符合 2 项及更多的其他(或未知)物质使用障碍的诊断标准。

物质使用障碍:其他(或未知)物质使用障碍可能与多种物质使用障碍共同出现,并且这些障碍的症状可能是相似和重叠的。为了理清症状模式,询问哪些症状在不使用其中一些物质期间仍持续存在,是有帮助的。

其他(或未知)物质/药物所致的障碍:当个体的症状符合下列障碍之一的诊断标准时:谵妄、重度或轻度神经认知障碍、精神病性障碍、抑郁障碍、焦虑障碍、性功能失调或睡眠障碍,应与由其他或未知物质所致的障碍相鉴别。

其他躯体疾病:有物质使用障碍的个体,包括其他(或未知)物质使用障碍,可能出现许多躯体障碍的症状。这些障碍也可能出现在没有其他(或未知)物质使用障碍时。很少或从不使用其他或未知物质的病史,可以帮助排除其他(或未知)物质使用障碍是这些问题的根源。

共病

物质使用障碍,包括其他(或未知)物质使用障碍,通常相互共病,也通常与青少年品行障碍和成年人反社会型人格障碍共病,以及有自杀观念与自杀企图。

其他(或未知)物质中毒

诊断标准

A. 由于最近摄入(或接触)一种没有在其他地方列出或未知的物质,所出现的一种可逆的特定物质的综合征。

B. 在此物质使用的过程中或不久后,由于此物质影响了中枢神经系统,出现有临床意义的问题行为或心理改变(例如,运动协调受损,精神运动性激越或迟缓,欣快,焦虑,好战,心情不稳定,认知损害,判断力受损,社会退缩)。

C. 这些体征或症状不能归因于其他躯体疾病,也不能用其他精神障碍来更好地解释,包括其他物质中毒。

编码备注:ICD-10-CM 的编码基于是否存在合并涉及同类物质的其他(或未知)物质使用障碍。如果存在合并轻度其他(或未知)物质使用障碍,ICD-10-CM 的编码为 F19.129,如果存在合并中度或重度其他(或未知)物质使用障碍,ICD-10-CM 的编码为F19.229。如果不存在合并涉及同类物质的其他(或未知)物质使用障碍,ICD-10-CM 的编码是 F19.929。

注:关于风险与预后因素、文化相关的诊断问题和诊断标记物的信息,参见其他(或未知)物质使用障碍的相应部分。

诊断特征

其他(或未知)物质中毒是有临床意义的精神障碍,出现在物质使用过程中或不久后。a)该物质不是在本章别处提到的(即酒精,咖啡因,大麻,苯环利定及其他致幻剂,吸入剂,阿片类物质,镇静剂、催眠药或抗焦虑药,兴奋剂,或烟草);或 b)而是未知物质。如果该物质是已知的,应通过编码反映在障碍名称中。

其他(或未知)物质中毒的诊断标准的应用非常有挑战性。诊断标准 A 需要出现一种可逆的"特定物质综合征",但如果该物质是未知的,那么该综合征通常也是未知的。为了解决这一冲突,临床工作者可能询问个体或侧面了解病史,是否该个体在使用了有相同"街头名"或有相同的来源的物质后出现了相似的发作。类似地,医院急诊室有时通过数天才能识别一个严重的、不熟悉的中毒综合征的诸多表现,它源自一种新近获得的先前未知的物质。因为中毒物质是多种多样的,所以诊断标准 B 只能提供一些中毒的体征与症状的泛泛的例子,没有诊断所需症状数量的阈值;由临床判断来指导这些决定。诊断标准 C 需要排除其他躯体疾病、精神障碍或中毒。

患病率

其他(或未知)物质中毒的患病率是未知的。

发展与病程

中毒通常在物质使用后的数分钟到数小时出现并随后达到高峰,但起病和病程随着物质和使用途径而不同。通常,通过肺部吸入和静脉注射的物质使用,起效最快,而那些通过口腔摄入和需要代谢为一种活性成分的,则很慢(例如,摄入某种蘑菇后,直到数天后可能才会出现最终致命中毒的第一个体征)。中毒效应通常在数小时到数天内消退。然而,身体可能在停止使用后,只需数分钟就能彻底消除一种麻醉气体,例如一氧化二氮。另一种极端是,一些"肇事逃逸"的中毒物质会毒害人体系统,留下永久的损害。例如,MPTP(1-甲基-4-苯基-1,2,3,6-四氢吡啶),是合成某种阿片类物质的副产品污染物,它在寻求阿片类物质中毒的使用者中,杀死多巴胺细胞并导致永久性帕金森症。

其他(或未知)物质中毒的功能性后果

源自任何物质中毒的损害可能具有严重后果,包括工作表现不良、社交轻率、人际关系困难、不能履行角色义务、交通事故、打架、高风险行为(即不安全的性行为),以及物质或药物服用过量。后果的模式随着特定的物质而不同。

鉴别诊断

不符合其他(或未知)物质中毒诊断标准的其他或未知物质使用: 个体使用了其他或未知物质,但剂量不足以产生诊断所需的符合诊断标准的症状。

物质中毒或其他物质/药物所致的障碍: 常见的物质可能被作为新产品在黑市贩卖,个体可能经历这些物质的中毒。病史、毒理学筛查或该物质的化学测试本身可能有助于确定它。

不同类型的其他(或未知)物质相关障碍: 其他(或未知)物质中毒的发作可能出现在但不同于其他(或未知)物质使用障碍、未特定的其他(或未知)物质相关障碍,以及其他(或未知)物质所致的障碍。

损害脑功能和认知的其他毒性、代谢性、创伤性、肿瘤性、血管性或传染性障碍: 多种神经性和其他躯体疾病可能产生类似于中毒的快速发生的体征和症状,包括诊断标准 B 中的例子。尽管有些自相矛盾,但毒品戒断也必须被排除,因为,例如昏睡可能提示一种毒品戒断或另一种毒品中毒。

共病

正如所有物质相关障碍,青少年品行障碍、成年人反社会型人格障碍和其他物质使用障碍,倾向于与其他(或未知)物质中毒同时出现。

其他(或未知)物质戒断

诊断标准 F12.239

A. 长期使用此物质后,停止(或减少)使用。

B. 停止(或减少)使用此物质不久后,出现特定物质的综合征。

C. 特定物质的综合征引起有临床意义的痛苦,或导致社交、职业或其他重要功能方面的损害。

D. 这些症状不能归因于其他躯体疾病,也不能用其他精神障碍来更好地解释,包括其他物质戒断。

E. 所涉及的物质无法归入任何其他类别中(酒精,咖啡因,大麻,阿片类物质,镇静剂、催眠药或抗焦虑药,兴奋剂或烟草)或未知的。

编码备注: 其他(或未知)物质戒断,ICD-10-CM 的编码为 F12.239。注意,ICD-10-CM 的编码表示存在合并中度或重度其他(或未知)物质使用障碍。不允许编码合并轻度其他(或未知)物质使用障碍和其他(或未知)物质戒断。

注: 关于风险与预后因素和诊断标记物的信息,参见其他(或未知)物质使用障碍的相应部分。

诊断特征

其他(或未知)物质戒断是有临床意义的精神障碍,出现在减少或停止物质使用的过程中或数小时到数天内(诊断标准 A 和 B)。尽管最近剂量减少或停止经常在病史中是清晰的,但如果该毒品是未知的,其他诊断程序则非常有挑战性。诊断标准 B 需要发生"特定物质综合征"(即个体的体征和症状必须与最近停止使用的毒品的已知的戒断综合征相对应)——这个要求很少能与未知物质相符合。因此,当信息有限时,临床判断必须指导这些决定。诊断标准 D 需要排除其他躯体疾病、精神障碍或熟悉的物质戒断。当该物质已知时,应通过编码反映在障碍名称中(例如,槟榔戒断)。

患病率

其他(或未知)物质戒断的患病率是未知的。

发展与病程

戒断体征通常在物质停止使用后数小时出现,但起病与病程的变化很大,取决于个体通常使用的剂量和特定物质从体内排除的速度。在最严重时,一些物质戒断症状只涉及中等水平的不适,而其他物质的戒断症状可能是致命的。与戒断有关的烦躁不安经常促使物质使用的复发。戒断症状在数天、数周或数月后逐渐减轻,取决于特定毒品和个体变得耐受的剂量。

文化相关的诊断问题

文化相关的诊断问题因特定物质而不同。

其他(或未知)物质戒断的功能性后果

任何物质戒断可能具有严重后果,包括躯体体征和症状(例如,萎靡不振、生命体征变化、腹痛、头痛),强烈的渴求毒品、焦虑、抑郁、激越、精神病性症状或认知损害。这些后果可能引起例如工作表现不良、人际关系困难、不能履行角色义务、交通事故、打架、高风险行为(例如,不安全的性行为)、自杀企图以及物质或药物服用过量。后果的模式因特定物质而不同。

鉴别诊断

过度使用后剂量减少，但不符合其他(或未知)物质戒断的诊断标准：个体使用其他(或未知)物质，但使用剂量不足以产生诊断所需的符合诊断标准的症状。

物质戒断或其他物质/药物所致的障碍：常见的物质可能被作为新产品在黑市贩卖，个体可能经历这些物质的戒断。病史、毒理学筛查或该物质的化学测试本身可能有助于确定它。

不同类型的其他(或未知)物质相关障碍：其他(或未知)物质戒断的发作可能出现在但不同于其他(或未知)物质使用障碍、未特定的其他(或未知)物质相关障碍，以及未特定的其他(或未知)物质所致的障碍。

损害脑功能和认知的其他毒性、代谢性、创伤性、肿瘤性、血管性或传染性障碍：多种神经性和其他躯体疾病可能产生类似于戒断的快速发生的体征和症状。尽管有些自相矛盾，但毒品中毒也必须被排除，因为，例如昏睡可能提示一种毒品戒断或另一种毒品中毒。

共病

正如所有物质相关障碍，青少年品行障碍、成年人反社会型人格障碍和其他物质使用障碍，可能与其他(或未知)物质戒断同时出现。

其他(或未知)物质所致的障碍

因为其他或未知物质的类别在本质上是不清晰的，所以其所致的障碍的程度和范围是不确定的。然而，下列其他(或未知)物质所致的障碍是有可能的，且被描述在本手册的那些与它们具有类似临床表现的其他障碍的章节中(见这些章节中物质/药物所致的精神障碍)：其他(或未知)物质所致的精神病性障碍(“精神分裂症谱系及其他精神病性障碍”)，其他(或未知)物质所致的双相障碍(“双相及相关障碍”)，其他(或未知)物质所致的抑郁障碍(“抑郁障碍”)，其他(或未知)物质所致的焦虑障碍(“焦虑障碍”)，其他(或未知)物质所致的强迫障碍(“强迫及相关障碍”)，其他(或未知)物质所致的睡眠障碍(“睡眠-觉醒障碍”)，其他(或未知)物质所致的性功能失调(“性功能失调”)和其他(或未知)物质所致的重度或轻度神经认知障碍(“神经认知障碍”)。其他(或未知)物质中毒性谵妄和其他(或未知)物质戒断性谵妄，见“神经认知障碍”一章中关于谵妄的诊断标准和讨论。只有当症状严重到足以需要独立的临床关注时，才能给予其他(或未知)物质所致的障碍的诊断，而不是其他(或未知)物质中毒或其他(或未知)物质戒断。

未特定的其他(或未知)物质相关障碍

F19.99

此类型适用于那些临床表现，它们具备其他(或未知)物质相关障碍的典型症状，且引起有临床意义的痛苦，或导致社交、职业或其他重要功能方面的损害，但未能符合任一种特定的其他(或未知)物质相关障碍或物质相关障碍诊断类别中任一种障碍的诊断标准。

非物质相关障碍

赌博障碍

诊断标准 F63.0

A. 持久的和反复的有问题的赌博行为,引起有临床意义的损害和痛苦,个体在12个月内出现下列4项(或更多):

1. 需要加大赌注去赌博以实现期待的兴奋。
2. 当试图减少或停止赌博时,出现坐立不安或易激惹。
3. 反复的失败的控制、减少或停止赌博的努力。
4. 沉湎于赌博(例如,持久的重温过去的赌博出现,预测赌博结果或计划下一次赌博,想尽办法获得金钱去赌博)。
5. 感到痛苦(例如,无助、内疚、焦虑、抑郁)时经常赌博。
6. 赌博输钱后,经常在另一天返回去想赢回来("追回"损失)。
7. 对参与赌博的程度撒谎。
8. 因为赌博已经损害或失去一个重要的关系,工作或教育或事业机会。
9. 依靠他人提供金钱来缓解赌博造成的严重财务状况。

B. 赌博行为不能用躁狂发作来更好地解释。

标注如果是:

阵发性: 符合诊断标准超过1次以上,在赌博障碍发作之间,其症状至少有几个月的时间是减轻的。

持续性: 出现持久的症状,且符合诊断标准几年。

标注如果是:

早期缓解: 先前符合赌博障碍的诊断标准,但不符合赌博障碍的任何一条诊断标准至少3个月,不超过12个月。

持续缓解: 先前符合赌博障碍的诊断标准,在12个月或更长时间内不符合赌博障碍的任何一条诊断标准。

标注目前的严重程度:

轻度: 符合4—5项标准。

中度: 符合6—7项标准。

重度: 符合8—9项标准。

注: 尽管一些不涉及物质摄入的行为问题与物质相关障碍有相似性,但只有一种

障碍——赌博障碍——具有足够的数据以列入该部分。

标注

严重程度基于符合诊断标准的条目数量。有轻度赌博障碍的个体可能出现4—5项诊断标准的症状，最经常符合的诊断标准通常与沉湎于赌博和"追回"损失相关。有中度赌博障碍的个体出现更多(即6—7项)符合诊断标准的症状。有重度赌博障碍的个体出现9项诊断标准的全部或大部分(即8—9项)。由于赌博而损害人际关系或就业机会和依赖他人提供作为赌博损失的钱款，通常是最不经常符合的诊断标准，并且最经常出现在那些较为严重的赌博障碍中。而且，为赌博障碍而寻求治疗的个体通常有中到重度的障碍。

诊断特征

赌博涉及为有价值的东西冒险，希望获得更有价值的东西。在许多文化中，人们在游戏或事件中打赌，并且大多数在这样做的时候并不出现问题。然而，一些个体出现与赌博障碍相关的显著损害。赌博障碍的基本特征是持续性和反复的适应不良的赌博行为，破坏了个体、家庭和/或职业追求(诊断标准A)。赌博障碍被定义为一组诊断标准A所列的4项及以上症状，出现在12个月周期内的任何时间。

"追回损失"的模式可能出现，有保持赌博的迫切需求(通常加大赌注或冒更大的风险)以挽回一个损失或一系列损失。个体可能放弃他的赌博策略，并试着一次性赢回所有损失。尽管许多赌博者可能在短期内"追回"，这是经常的，但长期的"追回"是赌博障碍的典型特征(诊断标准A6)。个体可能对家人、治疗师或其他人说谎，以掩盖参与赌博的程度；这些欺骗的例子可能包括但不限于掩饰诸如伪造、欺诈、盗窃或挪用等违法行为以获得赌博所用的钱款(诊断标准A7)。个体可能也参与"紧急救助"行为，因赌博引起的严重财物状况向家人或其他人求助(诊断标准A9)。

支持诊断的有关特征

思维扭曲(例如，否认、迷信、对偶发事件结果的力量感和控制感、过度自信)可能出现在有赌博障碍的个体中。许多有赌博障碍的个体相信钱款既是他们问题的起因又是解决方案。一些有赌博障碍的个体是冲动的、竞争性的、精力充沛的、坐立不安的和容易厌烦的；他们可能过度在意他人的认同，并可能在赢钱后过度慷慨乃至到奢侈的程度。其他有赌博障碍的个体是抑郁和孤独的，当他们感觉无助、内疚或抑郁时可能赌博。多达半数因赌博障碍而接受治疗的个体有自杀观念，约有17%自杀企图。

患病率

在普通人群中，赌博障碍过去一年的患病率约为0.2%—0.3%。在普通人群中，终生患病率约为0.4%—1.0%。对女性而言，赌博障碍的终生患病率约为

0.2%,男性约为0.6%。病理性赌博的终生患病率,在非裔美国人中约为0.9%,在白人中约为0.4%,在西班牙裔中约为0.3%。

发展与病程

赌博障碍的起病可能出现在青少年或成年早期,但在其他个体中,它可能出现在成年中期甚至晚期。通常,赌博障碍在发作几年后出现,尽管该进程似乎在女性中快于男性。大多数出现赌博障碍的个体呈现的赌博模式是,频率和赌注的逐渐增加。当然,轻度形式会发展成较严重的案例。大多数有赌博障碍的个体报告1或2种对他们来说最有问题的赌博形式,尽管一些个体参与许多形式的赌博。个体可能参与某种形式的赌博(例如,每日购买刮开式彩票)比其他形式(例如,每周在赌场玩老虎机或二十一点)更频繁。在所有赌博障碍中,赌博频率与赌博形式的相关性高于与严重程度的相关性。例如,每日购买1个刮开式彩票可能不是问题,而频率较低的赌场、体育或纸牌赌博可能是赌博障碍的一部分。类似地,花在赌注上的钱款的数量本身并不说明赌博障碍。一些个体每月下注几千美金但没有赌博问题,而其他人可能下注数量小得多,但出现显著的赌博相关问题。

赌博模式可能是规律性的或阵发性的,赌博障碍可以持续或缓解。在应激或抑郁期间和物质使用或守戒期间,赌博可能增多。可能存在严重赌博和严重问题的阶段、完全守戒的阶段、非问题性赌博的阶段。赌博障碍有时与自发的长期缓解有关。不过,一些个体低估了他们出现赌博障碍的易感性,或在缓解后回归赌博障碍。当处在缓解期,他们可能错误地假设如果调整赌博就没有问题,以及他们可以进行一些非问题形式的赌博,这只会导致赌博障碍的复发。

赌博障碍的早期表现在男性中比在女性中常见。青春期开始赌博的个体经常是与家人或朋友一起赌博。早年生活出现赌博障碍似乎与冲动性和物质滥用有关。许多出现赌博障碍的高中生和大学生随着时间的推移戒除了该障碍,尽管对一些人来说可能成为终生问题。中年或晚年起病的赌博障碍在女性中比在男性中更常见。

在赌博活动的形式和赌博障碍的患病率方面存在年龄和性别差异。赌博障碍在年轻人和中年人中比在老年成年人中更常见。在青少年和年轻成年人中,该障碍在男性中比在女性中普遍。年轻个体更喜欢不同形式的赌博(例如,体育博彩),而老年人更有可能出现老虎机和宾果赌博的问题。尽管因赌博障碍而寻求治疗的个体比例在所有年龄群体中都是低的,但年轻个体特别不易寻求治疗。

与女性相比,男性更有可能在早期生活开始赌博,以及赌博障碍的发生年龄更早;而女性更有可能在晚期生活开始赌博,以及在较短时间内出现赌博障碍。有赌博障碍的女性比有赌博障碍的男性更有可能出现抑郁、双相和焦虑障碍。女性也有障碍发生年龄较晚,寻求治疗更快,尽管在有赌博障碍的个体中,无论性别,寻求治疗的比例都是低的(<10%)。

风险与预后因素

气质的:儿童期或青少年早期开始赌博与赌博障碍的患病率增加有关。赌博障碍似乎也与反社会型人格障碍、抑郁和双相障碍，以及其他物质使用障碍，特别是酒精障碍相聚集出现。

遗传与生理的：赌博障碍会在家族中聚集，该效应似乎与环境和遗传因素都相关。赌博障碍在同卵双胞胎中比在异卵双胞胎中更常见。与普通人群相比，赌博障碍更流行于有中到重度酒精使用障碍个体的一级亲属中。

病程影响因素：许多个体，包括青少年和年轻成年人，有可能随着时间推移而解决与赌博障碍有关的问题，尽管先前的赌博障碍是未来赌博障碍的强烈预测。

文化相关的诊断问题

来自特定文化和民族/种族的个体与其他人相比，更有可能参与一些形式的赌博活动（例如，牌九、斗鸡、二十一点、赛马）。赌博障碍的患病率在非裔美国人中高于欧裔美国人，西班牙裔美国人的患病率与欧裔美国人相似。土著居民的赌博障碍患病率较高。

性别相关的诊断问题

男性出现赌博障碍的比率高于女性，尽管这一性别差异可能正在缩小。男性比女性更倾向于在不同形式的赌博中下注，纸牌、体育和赛马赌博在男性中更流行，而老虎机和宾果赌博在女性中较常见。

赌博障碍的功能性后果

心理社会、健康和精神健康功能方面可能受到赌博障碍的不利影响。特别是有赌博障碍的个体可能因为参与赌博，损害或失去与家人或朋友的重要人际关系。这些问题可能出现在向其他人反复说谎以掩饰赌博的程度，或出现在向其他人要钱用来赌博或还赌债。雇佣或教育活动可能同样受赌博障碍的不利影响；缺勤或工作或学业表现不良可以出现在赌博障碍中，因为个体可能在工作或上学时间赌博，或在他们应该工作或学习时沉湎于赌博或其不良后果。有赌博障碍的个体总体健康状况欠佳，使用医疗服务的比率较高。

鉴别诊断

非障碍性赌博：赌博障碍必须与职业性或社交性赌博相鉴别。在职业性赌博中，因为训练有素，所以风险是有限的。社交性赌博经常出现在朋友或同事中，且持续时间较短，伴有可承受的损失。一些个体会出现与赌博有关的问题（例如，短期的追回行为和失控），但并不符合赌博障碍的全部诊断标准。

躁狂发作：失去判断力和过度赌博可能出现在躁狂发作期间。只有当赌博行为不能更好地用躁狂发作来解释时（例如，有时有不良的赌博行为史而非在躁狂发作时），才能给予赌博障碍的额外诊断。或者，有赌博障碍的个体可能在赌博期间，出现类似于躁狂发作的行为，但一旦个体远离赌博，这些躁狂样特征就会消失。

人格障碍：赌博问题可能出现在有反社会型人格障碍及其他人格障碍的个体

中。如果两个障碍的诊断标准都符合,那么可以做出两种诊断。

其他躯体疾病:一些使用多巴胺能药物的患者(例如,因为帕金森病)可能出现赌博的冲动。如果这些症状在多巴胺药物剂量减少或停止后消失,那么就不能诊断为赌博障碍。

共病

赌博障碍与总体健康状况欠佳有关。此外,当其他物质使用障碍包括烟草使用障碍被控制时,一些特定的躯体诊断,例如心动过速和心绞痛,与普通人群相比,常见于有赌博障碍的个体。有赌博障碍的个体与其他精神障碍如物质使用障碍、抑郁障碍、焦虑障碍和人格障碍,共病的比率较高。在一些个体中,其他精神障碍可能先于赌博障碍,以及可能在赌博障碍期间消失或存在。赌博障碍也可能先于其他精神障碍的起病,特别是焦虑障碍和物质使用障碍。

神经认知障碍

神经认知障碍(NCDs)(指的是 DSM-Ⅳ 中“痴呆、谵妄、遗忘和其他认知障碍”)一章,开始于谵妄,接着是重度、轻度神经认知障碍综合征和它们的病因学的亚型。重度或轻度神经认知障碍的亚型是:由于阿尔茨海默病所致的神经认知障碍、血管性神经认知障碍、神经认知障碍伴路易体、由于帕金森病所致的神经认知障碍、额颞叶神经认知障碍、由于创伤性脑损伤所致的神经认知障碍、由于 HIV 感染所致的神经认知障碍、物质/药物所致的神经认知障碍、由于亨廷顿病所致的神经认知障碍、由于朊病毒病所致的神经认知障碍、由于其他躯体疾病所致的神经认知障碍、由于多种病因所致的神经认知障碍和未特定的神经认知障碍。神经认知障碍的类别包括一组障碍,其主要临床缺陷为认知功能,且是获得性的而非发育性的。尽管认知缺陷在许多而非所有的精神障碍中存在(例如,精神分裂症、双相障碍),但只有其核心特征为认知障碍的才被包括在神经认知障碍的类别中。神经认知障碍认知功能的损害并非自出生后或非常早年的生活中就存在,因此它代表先前已经获得的功能水平的衰退。

神经认知障碍在 DSM-5 的类别中是独特的,因为这些综合征所涉及的病理和病因,经常可能得以确定。不同的潜在的疾病实体都是被广泛研究的,也是基于临床经验的,以及在诊断标准方面达成了专家共识。这些障碍的 DSM-5 诊断标准是每一组疾病实体的专家组密切磋商的结果,并且尽可能地与目前每一个疾病的共识性的诊断标准相一致。潜在的生物标记的使用也在相关的诊断中被探讨。痴呆被替换为新命名的疾病实体*重度神经认知障碍*,尽管病因学的亚型仍然包括*痴呆*的术语,在那里此术语是标准的。而且,DSM-5 认可不太严重的认知障碍,*轻度神经认知障碍*,因为它也可以是服务的焦点,在 DSM-Ⅳ 中它被归入“其他未特定的神经认知障碍”中。本章提供了这两个综合征实体的诊断标准,接着是对不同病因学亚型的诊断标准。几种神经认知障碍经常彼此共同存在,它们的关系在不同章节的小标题下可能得到多次描述,包括“鉴别诊断”(例如,由于阿尔茨海默病所致的神经认知障碍与血管性神经认知障碍),“风险与预后因素”(例如,血管性病理增加了阿尔茨海默病的临床表现),和/或“共病”(例如,混合性阿尔茨海默病-血管性病理)。

为了其连续性,术语*痴呆*被保留在 DSM-5 中,在临床医生和患者都熟悉这个术语的场所中可能被用到。尽管对于像退行性痴呆这样的障碍而言,痴呆是习惯性术语,它通常影响老年人,而术语*神经认知障碍*则被更广泛地使用,它往往被用来描述那些影响年轻个体的疾病,如继发于创伤性脑损伤或 HIV 感染的损害。而且,重度神经认知障碍的定义比术语*痴呆*更广泛,个体在单一功能领域的显著下降可以使用这个诊断,最明显的是 DSM-Ⅳ类别中的“记忆障碍”,现在被诊断为由于其他躯体疾病所致的重度神经认知障碍,术语*痴呆*则无法使用。

神经认知领域

不同神经认知障碍的诊断标准均基于明确的认知领域。表1为每个关键领域提供了操作定义、症状的实例或对日常活动损害的观察以及评估的实例。由此,明确的领域与临床阈值的准则一起,形成了神经认知障碍、它们的程度及其亚型的诊断基础。

表1 神经认知领域

认知领域	症状或观察的实例	评估的实例
复杂的注意(持续性注意、分配性注意、选择性注意、信息加工速度)	重度:在多重刺激源的环境中困难增加(电视、广播、对话);在竞争性事件的环境中容易分神。除非输入源是局限的和简单的,否则不能集中注意。难以记住新信息,例如回忆刚被给予的电话号码或地址,或报告刚才所说的内容。无法进行心算。所有的思考都需要比平时更长的时间,且需要加工的内容必须被简化为1个或少数几个 轻度:完成正常的任务需要比先前更长的时间。在日常工作中开始发现失误;工作需要比先前更多的双重检查。当不存在其他竞争性事件(广播、电视、其他对话、电话、驾驶)时,思考更容易	持续性注意:维持注意一段时间(例如,每次听到声调时按下一个按钮,并维持一段时间) 选择性注意:尽管存在竞争性刺激源和/或干扰物,仍能维持注意:同时听到数字和字母时,只说出字母 分配性注意:在同一时间段内注意2个任务:学习一个阅读故事时快速叩击。如果给任何1项任务定时的话,其信息加工速度都可以被量化(例如,组块设计总的时间;匹配数字和相应标志的时间;反应速度,如计数速度或连续数3的速度)
执行功能(计划、决策工作记忆、对反馈的反应/误差校正、克服习惯/抑制、心理灵活性)	重度:放弃复杂的项目。一段时间只专注于1项任务。计划日常生活的重要活动或作决定时依赖他人 轻度:完成多阶段的任务需要做出更多努力。处理多重任务的难度增加或被访客或电话打断后难以恢复一个任务。可能抱怨由于组织、计划和作决定需要额外的努力而引起疲劳感。可能报告在大型社交聚会中,由于追随话题转换需要额外努力而感到更费力和更少的愉悦感	计划:找到迷宫出口的能力;解释连续的图片或物体的安排 决策:评估面对竞争性替代品,进行决策过程的任务表现(例如,模拟赌博) 工作记忆:将信息保持一个短暂的时期和进行操作的能力(例如,将列表数字相加或反向重复一系列的数字或词) 反馈/误差校正:从反馈中找到解决问题规则的推理能力 克服习惯/抑制:选择更复杂、更需努力的正确的解决方案的能力(例如,看向箭头所示相反的方向;说出一个字的字体颜色而非说出这个字) 精神/认知弹性:在2个概念、任务或反应规则之间变换的能力(例如,从数字到字母,从语言到按键反应,从累加数字到数字排序,从按大小排列物品到按颜色排列物品)

续表

认知领域	症状或观察的实例	评估的实例
学习和记忆[瞬时记忆，近期记忆(包括自由回忆、线索回忆、和再认记忆)，长期记忆(语义记忆、自传记忆)，内隐学习]	重度：经常在同一个对话中，自我重复。无法记住购物时简短的物品清单或当天的计划。需要频繁提醒以适应手边的任务 轻度：难以回忆起最近发生的事件，且越来越依赖列表或日历。偶尔需要提醒或重新阅读以跟踪一个电影或小说的角色。偶尔可能会在几周内对同一个人自我重复。无法记住账单是否已经支付 注：除了严重型的重度神经认知障碍，与近期记忆相比，其语义记忆、自传记忆和内隐记忆相对完整	瞬时记忆广度：重复一个列表的字母或数字的能力。注：瞬时记忆有时归入“工作记忆”(参见“执行功能”) 近期记忆：评估编码新信息的过程(例如，单词列表，简短的故事或画图)。检验近期记忆包括：(1)自由回忆(被要求尽可能多地回忆一个故事中的字、图表或元素)；(2)线索回忆(通过提供的语义线索帮助被试回忆，如“列出所有的食品条目清单”或“说出故事中所有孩子的名字”)；(3)再认记忆(向被试询问特定的条目，如“列表上有‘苹果’吗?”或“你看到这幅图表或图像了吗?”)。其他记忆方面的评估包括语义记忆(记忆事实)、自传记忆(与个人事件或人有关的记忆)、内隐(程序)学习(无意识的学习技能)
语言[表达性语言(包括命名、找词、流畅性、以及语法和句法)和感受性语言]	重度：表达或感受语言存在显著的困难。经常使用通用的语句，如“那个东西”和“你知道我的意思”，并且更喜欢一般的代名词而不是名字。当存在严重损害时，甚至可能无法回忆起亲密朋友和家人的名字。出现特殊字词的使用，语法的错误，以及自发性表达和节约性表达。出现刻板性语言；模仿性和自动性语言，通常出现在缄默症之前 轻度：存在明显的找词困难。可能用一般性的字词替换特殊的术语。可能避免使用熟人的特定名字。语法错误涉及微小的省略或不正确地使用冠词、介词、助动词等	表达性语言：对抗性命名(识别物品或图片)；流畅性[例如，在1分钟内，以语义的形式说出尽可能多的条目(例如，动物)或以语音的形式(例如，以“f”开头的单词)] 语法和句法(省略或不正确地使用冠词、介词、助动词等)：把在命名和流畅性测验中观察到的错误与常模相比，用以评估错误的频率及与正常的口误相对照 感受性语言：综合性理解(词的定义和目标指向任务，涉及活动的和不活动的刺激源)：根据语言指令的行动/活动的表现

续表

认知领域	症状或观察的实例	评估的实例
知觉运动(包括下列术语所描述的能力:视知觉、视觉构造、知觉运动、实践和真知)	重度:从事先前熟悉的活动存在显著的困难(使用工具、驾驶汽车),在熟悉的环境中需要使用导航;在黄昏时往往更意识错乱,当出现阴影和光亮度降低时,会影响知觉水平 轻度:可能更多地需要依赖地图或他人来指路。使用笔记或跟随他人到一个新的地方。当注意没有集中在任务上时,可能发现自己迷失了或在原地转圈。停车时不够精确。需要耗费更大的努力来完成空间任务,如木工、装配、缝纫或针织	视觉知觉:等分线段任务可以用于检测基本视觉缺陷或注意疏忽。无运动的知觉任务(包括面部识别)需要识别和/或匹配图像——最好在任务不能被口头表达时(例如,图像不是物品);一些情况需要判断图像是否是"真的"或不是基于维度的 视觉构造:物品装配要求手眼协调,如绘画、复制和组块装配 知觉运动:整合知觉和有目的的运动(例如,在没有视觉线索的情况下,将方木插入到模板中;迅速将楔子插入开槽的木板中) 实践:整合学习到的运动,如模仿手势的能力(挥手告别)或根据命令模仿使用物品("展示你如何使用锤子") 真知:意识和识别的知觉整合,如识别面孔和颜色
社会认知(情绪识别、心理理论)	重度:行为明显超出了可接受的社交范围;表现出对着装的得体性或谈论政治、宗教或性话题的社交规范的不敏感。过分聚焦在一个团体不感兴趣或已经直接反馈不感兴趣的话题上。行为意向不考虑家人或朋友。做决定时不顾安全(例如,与天气或社交场所不适宜的着装)。通常对这些变化几乎没有自知力 轻度:在行为或态度上发生了微小的变化,经常被描述为性格改变,如识别社交线索或读懂面部表情的能力减弱,共情减少,外向或内向增加,抑制降低,或微小的或发作性的情感淡漠或坐立不安	情绪识别:对代表不同正性和负性面部情绪表达的确认 心理理论:考虑另一个人的精神状态(思想、欲望、意图)或经历的能力——使用附有问题的故事卡来引出关于故事卡片上人物的精神状态的信息,如"女孩在哪里寻找她丢失的包?"或"为什么男孩感到悲伤?"

谵妄

诊断标准

A. 注意(即指向、聚焦、维持和转移注意的能力减弱)和意识(对环境的定向减弱)障碍。

B. 该障碍在较短时间内发生(通常为数小时到数天),表现为与基线注意和意识相比的变化,以及在一天的病程中严重程度的波动。

C. 额外的认知障碍(例如,记忆力缺陷,定向障碍,语言,视觉空间能力,或知觉)。

D. 诊断标准 A 和 C 中的障碍不能用其他已患的、已经确立的,或正在进行的神经认知障碍来更好地解释,也不是出现在觉醒水平严重降低的背景下,例如,昏迷。

E. 病史、体格检查或实验室发现的证据表明,该障碍是其他躯体疾病,物质中毒或戒断(即由于滥用的毒品或药物),或接触毒素,或多种病因的直接的生理性结果。

标注是否是:

物质中毒性谵妄:当诊断标准 A 和 C 中的症状在临床表现中占主导地位,且严重到足以需要引起临床关注时,应给予此诊断以替代物质中毒的诊断。

编码备注:下表是 ICD-10-CM 中(特定的物质)中毒性谵妄的编码。注意 ICD-10-CM 的编码取决于是否存在合并对同一类物质的使用障碍。如果一个轻度的物质使用障碍合并物质中毒性谵妄,则第 4 位的数码为"1",临床工作者应在物质中毒性谵妄之前记录"轻度(物质)使用障碍"(例如,"轻度可卡因使用障碍和可卡因所致的中毒性谵妄")。如果一个中度或重度的物质使用障碍合并物质中毒性谵妄,则第 4 位的数码为"2",临床工作者应根据合并物质使用障碍的严重程度来记录"中度(物质)使用障碍"或"重度(物质)使用障碍"。如果无合并物质使用障碍(例如,仅仅一次高剂量物质使用后),则第 4 位数码为"9",临床工作者应只记录物质中毒性谵妄。

项目	ICD-10-CM		
	伴有轻度使用障碍	伴有中度或重度使用障碍	无使用障碍
酒精	F10.121	F10.221	F10.921
大麻	F12.121	F12.221	F12.921
苯环利定	F16.121	F16.221	F16.921
其他致幻剂	F16.121	F16.221	F16.921
吸入剂	F18.121	F18.221	F18.921
阿片类物质	F11.121	F11.221	F11.921
镇静剂、催眠药或抗焦虑药	F13.121	F13.221	F13.921
苯丙胺(或其他兴奋剂)	F15.121	F15.221	F15.921
可卡因	F14.121	F14.221	F14.921
其他(或未知)物质	F19.121	F19.221	F19.921

物质戒断性谵妄:当诊断标准 A 和 C 中的症状在临床表现中占主导地位,且严重到足以需要引起临床关注时,应给予此诊断以替代物质戒断的诊断。

编码(特定的物质)戒断性谵妄：F10.231 酒精；F11.23 阿片类物质；F13.231 镇静剂、催眠药或抗焦虑药；F19.231 其他(或未知)物质/药物。

药物所致的谵妄：此诊断适用于诊断标准 A 和 C 的症状作为已经服用的处方药的副作用出现的时候。

编码备注：(特定的药物)所致的谵妄，ICD-10-CM 的编码基于药物的类型。如果处方药是阿片类物质，则编码为 F11.921。如果处方药是镇静剂、催眠药或抗焦虑药，则编码为 F13.921。如果处方药是苯丙胺类或其他兴奋剂，则编码为 F15.921。如果药物不属于任何类别(例如，地塞米松)，在这种情况下，一种物质被判断为致病因素，但其特定物质的类别是未知的，则编码为 F19.921。

F05 由于其他躯体疾病所致的谵妄：病史、体格检查或实验室发现的证据表明，该障碍归因于其他躯体疾病的生理性结果。

编码备注：谵妄的名称中应包括其他躯体疾病的名称(例如，F05 由于肝性脑病所致的谵妄)。在由于其他躯体疾病所致的谵妄之前，其他躯体疾病也应被编码和分别列出(例如，K72.90 肝性脑病；F05 由于肝性脑病所致的谵妄)。

F05 由于多种病因所致的谵妄：病史、体格检查或实验室发现的证据表明此谵妄具有一种以上的病因(例如，超过一种病因的躯体疾病；其他躯体疾病加上物质中毒或药物的副作用)。

编码备注：使用多个分别的编码反映特定的谵妄的病因(例如，K72.90 肝性脑病，F05]由于肝功能衰竭所致的谵妄；F10.231 酒精戒断性谵妄)。注意，病因上的躯体疾病既要出现在谵妄编码之前作为分别编码，也要置换入由于“其他躯体疾病”所致的谵妄的诊断中。

标注如果是：

急性：持续数小时或数天。

持续性：持续数周或数月。

标注如果是：

活动过度：个体的精神运动活动处于活动过度的水平，可伴有心境不稳定，激越，和/或拒绝与医疗服务合作。

活动减退：个体的精神运动活动处于活动减退的水平，可伴有迟缓和接近木僵的昏睡。

混合性活动水平：个体的精神运动活动处于正常水平，尽管注意力和意识是紊乱的，也包括活动水平快速波动的个体。

记录步骤

物质中毒性谵妄

ICD-10-CM：物质/药物中毒性谵妄的命名由假设能导致谵妄的特定物质(例如，可卡因、地塞米松)开始。诊断编码筛选自包括物质种类和存在或缺乏合并的物质使用障碍的表格。不符合任何种类的物质(例如，地塞米松)，应使用“其他物质"的编码;某种物质被判断为病因,但该物质的特定种类是未知的,在这种情况下应使用"未知物质"。

当记录疾病名称时,合并物质使用障碍(若有)应列在前面,接着"和"这个字,后面是物质中毒性谵妄的名称,接着病程(即急性、持续性),再接着表明精神运动活动水平的标注(即活动过度、活动减退、混合性活动水平)。例如,在某人重度可卡因使用障碍中出现急性活动过度的中毒性谵妄的情况下,其诊断为 F14.221 重度可卡因使用障碍和可卡因中毒性谵妄,急性,活动过度。不需给予一个分别的合并重度可卡因使用障碍的诊断。如果中毒性谵妄的出现无合并物质使用障碍(例如,仅仅一次高剂量物质使用后),则不需记录没有伴随的物质使用障碍(例如,F16.921 苯环利定中毒性谵妄,急性,活动减退)。

物质戒断性谵妄

ICD-10-CM:物质/药物戒断性谵妄的名称由假设能导致戒断性谵妄的特定物质(例如,酒精)开始。诊断编码筛选自诊断标准的编码备注中的特定物质编码。当记录疾病名称时,合并中度或重度物质使用障碍(若有)应列在前面,接着"和"这个字,后面是物质戒断性谵妄的名称,接着病程(即急性、持续性),再接着表明精神运动活动水平的标注(即活动过度、活动减退、混合性活动水平)。例如,在某人重度酒精使用障碍中出现急性活动过度的戒断性谵妄的情况下,其诊断为 F10.231 重度酒精使用障碍和酒精戒断性谵妄,急性,活动过度。不需给予一个分别的合并重度酒精使用障碍的诊断。

药物所致的谵妄:药物所致的谵妄的命名由假设能导致谵妄的特定物质(例如,地塞米松)开始。这种疾病的名称后面接着病程(即急性、持续性),再接着表明精神运动活动水平的标注(即活动过度、活动减退、混合性活动水平)。例如,在某人使用地塞米松作为处方药出现急性过度的药物所致的谵妄的案例中,其诊断为 F19.921 地塞米松所致的谵妄,急性,活动过度。

标注

关于病程,在住院的情况下,谵妄通常持续约 1 周,但一些症状即使在个体出院后仍经常持续。

有谵妄的个体可能在活动过度和活动减退的状态之间快速转换。活动过度状态可能更常见或更频繁地被识别,且往往是与药物的副作用和毒品戒断有关。活动减退状态在老年人中可能更频繁。

诊断特征

谵妄的基本特征是注意力或意识状态的障碍,它伴随基线认知的改变,且不能用一个已患的或发展中的神经认知障碍来更好地解释。注意力的障碍(诊断标准 A)表现为定向、聚焦、持续和变换注意力的能力下降。因为个体的注意力分散,所以问题必须被重复,或个体可能还保持在先前问题的答案中,而不是恰当地转移注意力。个体很容易被无关刺激分神。意识障碍表现为对环境或有时甚至是对自己的定向能力减弱。

此障碍在很短的时间内发展,通常为数小时至数天,倾向于在一天的过程中波动,当外界的定向刺激减少时,经常在傍晚和夜晚加重(诊断标准 B)。从病史、体格检查或实验室发现的证据表明,该障碍是所涉及的躯体疾病、药物中毒或戒断、药物使用或接触毒物,或这些因素组合的生理性结果(诊断标准 E)。应根据病因学上恰当的亚型编码病因(即物质或药物中毒,物质戒断,其他躯体疾病或多种病因)。谵妄经常出现在所涉及的神经认知障碍背景下。伴有轻度或重度神经认知障碍脑功能损害的个体更易发生谵妄。

至少伴有一个其他领域的改变,包括记忆和学习(特别是近期记忆),定向障碍(特别是对时间和地点),语言的改变,或知觉的扭曲或知觉运动障碍(诊断标准 C)。伴随谵妄的知觉障碍包括误解、错觉或幻觉;这些障碍通常是视觉的,但也可能以其他形式出现,其范围从简单的和一致的到高度复杂的。正常的注意/觉醒、谵妄和昏迷,三者之间是一个连续的过程,昏迷是指对言语刺激缺乏任何反应。评估诊断谵妄的认知能力取决于对言语刺激的充分的觉醒水平,因此,谵妄不应在昏迷的背景下被诊断(诊断标准 D)。许多非昏迷的患者存在觉醒水平的下降。那些对言语刺激只有最小反应的患者,不能参与标准化的测评,甚至是访谈。不能互动应被分类为严重的注意力不集中。低觉醒状态(急性起病)应被认为是表明严重的注意力不集中和认知改变,即谵妄。在临床上,不能区分那些基于通过认知测评或访谈发现的注意力不集中或认知改变来诊断的谵妄。

支持诊断的有关特征

谵妄经常与睡眠-觉醒周期的障碍有关。此障碍可能包括日间困顿、夜间激越、入睡困难、整个日间过度困顿或整夜清醒。在一些案例中,可能出现完全的昼夜睡眠-觉醒周期的反转。睡眠-觉醒周期的障碍在谵妄中非常常见,已被提议作为此诊断的核心标准。

有谵妄的个体可能表现为情绪障碍,如焦虑、恐惧、抑郁、易激惹、愤怒、欣快和情感淡漠,可能有从一种情绪状态到另一种情绪状态的快速的、不可预测的转换。紊乱的情绪状态可能以呼喊、尖叫、诅咒、咕哝、呻吟或制造其他声音表现出来。这些行为在夜间,在缺乏刺激和环境因素的状况下特别容易出现。

患病率

谵妄的患病率在住院的老年个体中最高,其变化取决于个体的特质、服务的环境和检测方法的敏感性。谵妄的患病率在社区中一般来说是低的(1%—2%),但随着年龄而增加,在 85 岁以上的老年个体中可能上升到 14%。在急诊的老年个体中,患病率为 10%—30%,其谵妄通常表明有躯体疾病。

来住院的谵妄个体的患病率是 14%—24%,住院期间谵妄的起病率上升,在一般的住院人群中,范围是 6%—56%。术后 15%—53%的老年人会发生谵妄,在重症监护中心则为 70%—87%。在医疗养老院或急性期过后的照料场所中,高达

60%的个体会出现谵妄，在临终个体中可以上升为83%。

发展与病程

尽管大多数有谵妄的个体无论是否治疗都可以完全康复，但早期识别和干预通常可以缩短谵妄的病程。谵妄可能进展为木僵、昏迷、癫痫或死亡，特别是当所涉及的病因未被治疗时。住院的有谵妄的个体死亡率较高，可以高达40%，特别是伴有恶性肿瘤和其他显著的躯体疾病的个体，在诊断后一年内死亡。

风险与预后因素

环境的：在功能性损害、不能移动、有跌倒的历史、低水平的活动、使用伴有精神活性药物和毒品（特别是酒精和抗胆碱能药）的背景下，患谵妄的可能性增加。

遗传与生理的：重度和轻度神经认知障碍可以增加谵妄的风险并使其病程复杂化。与年轻个体相比，老年个体更易患谵妄。与成年早期和中期相比，婴幼儿期和儿童期对谵妄的易感性也较高。在儿童期，谵妄可能与发热性疾病和特定药物相关（例如，抗胆碱能药）。

诊断标记物

除了实验室所涉及躯体疾病的特征性发现（或在中毒或戒断状态），通常，脑电图上是慢的，偶尔会发现快速的活动（例如，一些酒精戒断性谵妄的案例）。然而，脑电图对于诊断来说是不敏感和不特异的。

谵妄的功能性后果

谵妄与功能衰退的增加和机构性安置的风险有关。住院的65岁或以上有谵妄的个体与住院时没有谵妄的个体相比，被安置在医疗养老院有3倍的风险；在出院时和出院3个月后有3倍的功能衰退。

鉴别诊断

精神病性障碍、双相与抑郁障碍伴精神病性特征：谵妄的特征性表现是形象的幻觉、妄想、语言障碍和激越，必须与短暂精神病性障碍、精神分裂症、精神分裂症样障碍和其他精神病性障碍以及双相和抑郁障碍伴精神病性特征相区分。

急性应激障碍：与害怕、焦虑和分离症状有关的谵妄，如人格解体，必须与急性应激障碍相区分，急性应激障碍是由严重的创伤性事件所致。

诈病和做作性障碍：谵妄可以基于诈病和做作性障碍的非典型的临床表现，及在病因学上缺乏与表面上的认知障碍相关的躯体疾病或物质使用，与这些障碍相区分。

其他神经认知障碍：当评估老年人的意识错乱时，最常见的鉴别诊断的问题是区分谵妄和痴呆的症状。临床工作者必须确定：个体是否有谵妄；在已患的由于阿尔茨海默病所致的神经认知障碍基础上的谵妄;或神经认知障碍无谵妄。在先前有未被识别的神经认知障碍,或在一次谵妄发作后发展了持续的认知损害的老年个体中,谵妄和痴呆之间根据起病的急性程度和时间病程的传统区别,是尤其困难的。

其他特定的谵妄

R41.0

此类型适用于那些临床表现,它们具备谵妄的典型症状,且引起有临床意义的痛苦,或导致社交、职业或其他重要功能方面的损害,但未能符合谵妄或神经认知障碍类别中任一种疾病的全部诊断标准。可在下列情况下使用其他特定的谵妄这一诊断:临床工作者选择用它来交流未能符合谵妄或任何特定的神经认知障碍的诊断标准的特定原因。通过记录"其他特定的谵妄",接着记录其特定原因(例如,"衰减谵妄综合征")来表示。

下面是一个能够用"其他特定的"名称来详述报告的示例:

衰减谵妄综合征: 此综合征适用于那些认知功能损害的严重程度达不到做出谵妄诊断的要求,或部分符合谵妄的诊断标准的情况。

未特定的谵妄

R41.0

此类型适用于如下临床表现:具备谵妄的典型症状,且引起有临床意义的痛苦,或导致社交、职业或其他重要功能方面的损害,但未能符合谵妄或神经认知障碍类别中任一种疾病的全部诊断标准。可在这种情况下做出此种未特定的谵妄诊断:对未能符合谵妄的诊断标准的个体,临床工作者选择不给出特定的原因,包括因信息不足而无法做出更特定诊断的情况(例如,在急诊室的环境下)。

重度和轻度神经认知障碍

重度神经认知障碍

诊断标准

A. 在一个或多个认知领域内(复杂的注意,执行功能,学习和记忆,语言,知觉运动或社会认知),与先前表现的水平相比存在显著的认知衰退,其证据基于:
   1. 个体、知情人或临床工作者对认知功能显著下降的担心。
   2. 认知功能显著损害,最好能被标准化的神经心理测评证实,或者当其缺乏时，能被另一个量化的临床评估证实。

B. 认知缺陷干扰了日常活动的独立性(即最低限度而言，日常生活中复杂的重要活动需要帮助，如支付账单或管理药物)。

C. 认知缺陷不仅仅发生在谵妄的背景下。

D. 认知缺陷不能用其他精神障碍来更好地解释(例如，重性抑郁障碍、精神分裂症)。

标注是否是由于下列疾病所致：

阿尔茨海默病。

额颞叶变性。

路易体病。

血管病。

创伤性脑损伤。

物质/药物使用。

HIV 感染。

朊病毒病。

帕金森病。

亨廷顿病。

其他躯体疾病。

多种病因。

未特定的。

编码备注：基于躯体或物质的病因编码。在一些案例中，在重度神经认知障碍的诊断编码之前，需要给予病因上的躯体疾病额外的编码，如下表所示：

病因学亚型	与重度神经认知障碍[a]相关的病因学医学编码	重度神经认知障碍[b]编码	轻度神经认知障碍[c]编码
阿尔茨海默病	可能的：G30.9 可疑的：无另外的医学编码	可能的：F02.8x 可疑的：(G31.9)[c]	G31.84 (阿尔茨海默病不使用另外的编码)
额颞叶变性	可能的：G31.09 可疑的：无另外的医学编码	可能的：F02.8x 可疑的：(G31.9)[c]	G31.84 (额颞叶疾病不使用另外的编码)
路易体病	可能的：G31.83 可疑的：无另外的医学编码	可能的：F02.8x 可疑的：(G31.9)[c]	G31.84 (路易体病不使用另外的编码)
血管病	无另外的医学编码	可能的：F01.5x 可疑的：(G31.9)[c]	G31.84 (血管病不使用另外的编码)
创伤性脑损伤	S06.2X9S	F02.8x	G31.84 (创伤性脑损伤不使用另外的编码)

续表

病因学亚型	与重度神经认知障碍[a]相关的病因学医学编码	重度神经认知障碍[b]编码	轻度神经认知障碍[c]编码
物质/药物所致的	无另外的医学编码	编码基于导致重度神经认知障碍的物质的类型[c,d]	编码基于导致轻度神经认知障碍的物质的类型[d]
HIV感染	B20	F02.8x	G31.84(HIV感染不使用另外的编码)
朊病毒病	A81.9	F02.8x	G31.84(朊病毒病不使用另外的编码)
帕金森病	可能的:G20 可疑的:无另外的医学编码	可能的:F02.8x 可疑的:(G31.9)[c]	G31.84(帕金森病不使用另外的编码)
亨廷顿病	G10	F02.8x	G31.84(亨廷顿病不使用另外的编码)
归因于其他躯体疾病	首先编码其他躯体疾病(例如,G35多发性硬化症)	F02.8x	G31.84(假定的病因学躯体疾病不使用另外的编码)
归因于多种病因	首先编码所有病因学的医学状况(除外血管病)	F02.8x(如果物质或药物在病因中发挥作用,加上相关的物质/药物所致的重度神经认知障碍的编码)	G31.84(如果物质或药物在病因中发挥作用,加上相关的物质/药物所致的轻度神经认知障碍的编码。假定的病因学躯体疾病,不使用另外的编码)
未特定的神经认知障碍	无另外的编码	R41.9	R41.9

[a]在编码重度神经认知障碍之前,首先编码。

[b]基于症状的标注编码第5位编码:.x0无行为异常;.x1伴行为异常(例如,精神病性症状、心境障碍、激越、情感淡漠或其他行为症状)。

[c]注:行为异常的标注不能被编码,但应以书面形式注明。

[d]参见“物质/药物所致的重度或轻度神经认知障碍”。

标注：

无行为异常：如果认知异常不伴有任何有临床意义的行为异常。

伴行为异常（标注异常）：如果认知异常伴有临床意义的行为异常（例如，精神病性症状、心境障碍、激惹、情感淡漠或其他行为症状）。

标注目前的严重程度：

轻度：日常生活中重要活动的困难（例如，做家务、管理钱）。

中度：日常生活中基本活动的困难（例如，进食、穿衣）。

重度：完全依赖。

轻度神经认知障碍

诊断标准

A. 在一个或多个认知领域内（复杂的注意，执行功能，学习和记忆，语言，知觉运动或社会认知），与先前表现的水平相比存在轻度的认知衰退，其证据基于：
   1. 个体、知情人或临床工作者对认知功能轻度下降的担心。
   2. 认知表现的轻度损害，最好能被标准化的神经心理测评证实，或者当其缺乏时，能被另一个量化的临床评估证实。

B. 认知缺陷不干扰日常活动的独立性（即日常生活中复杂的重要活动仍能进行，如支付账单或管理药物，但可能需要更大的努力、代偿性策略或调节）。

C. 认知缺陷不仅仅发生在谵妄的背景下。

D. 认知缺陷不能用其他精神障碍来更好地解释（例如，重性抑郁障碍、精神分裂症）。

标注是否是由于下列疾病所致：

阿尔茨海默病。

额颞叶变性。

路易体病。

血管病。

创伤性脑损伤。

物质/药物使用。

HIV 感染。

朊病毒病。

帕金森病。

亨廷顿病。

其他躯体疾病。

多种病因。

未特定的。

编码备注：由于上述任何躯体病因所致的轻度神经认知障碍，编码为 G31.84。对于假设的病因上的躯体疾病，不使用额外的编码。物质/药物所致的轻度神经认知障碍，其编码基于物质的类型；参见“物质/药物所致的重度或轻度神经认知障碍”。未特定的轻度神经认知障碍，编码为 R41.9。

标注：

无行为异常：如果认知异常不伴有任何有临床意义的行为异常。

伴行为异常(标注异常)：如果认知异常伴有临床意义的行为异常(例如，精神病性症状、心境障碍、激越、情感情感淡漠或其他行为症状)。

亚型

重度和轻度神经认知障碍主要根据已知或假设的病因/病理的实体，或引起认知衰退的实体来划分亚型。这些亚型能够通过时间病程、受影响的特征性功能领域和有关症状的组合进行区分。对一些病因学的亚型，其诊断主要基于是否存在潜在的致病实体，如帕金森病和亨廷顿病，创伤性脑损伤，或在相关时间段内的中风。对于其他病因学的亚型(一般是神经退行性疾病，如阿尔茨海默病、额颞叶变性和路易体病)，其诊断主要基于认知、行为和功能症状。通常，这些缺少独立的可识别病因实体的综合征的差别，在重度神经认知障碍的水平比在轻度神经认知障碍的水平上清楚，但有时在轻度神经认知障碍的水平上也存在于特征性症状和有关的特征。

神经认知障碍经常由不同专业的临床工作者治疗。对于许多亚型，基于与神经认知障碍所涉及脑病理有关的临床病理，多专业的国际专家组已经发展出了特定的共识性的诊断标准。这里的亚型标准与那些专家标准一致。

标注

神经认知障碍独特的行为特征的证据已经被认可，尤其是在精神病性症状和抑郁症方面。精神病性特征在许多神经认知障碍中是常见的，特别是在由于阿尔茨海默病、路易体病、额颞叶变性所致的重度神经认知障碍的轻度到中度阶段。偏执和其他妄想是常见的特征，被害性主题往往是妄想的主要方面。相对于早期生活阶段发生的精神病性障碍(例如，精神分裂症)，紊乱的言语和行为并非神经认知障碍特征性的精神病性症状。幻觉可能以任何形式出现，但视幻觉在神经认知障碍中比在抑郁、双相或精神病性障碍中更常见。

包括抑郁、焦虑、情绪高涨的心境障碍，可能会出现。抑郁常见于由于阿尔茨海默病和帕金森病所致的神经认知障碍的病程早期(包括在轻度神经认知障碍水平上)，而情绪高涨更常见于额颞叶变性。当符合抑郁或双相障碍诊断标准的情感综合征存在时，这些诊断也应被编码。心境症状逐渐被认为是轻度神经认知障碍早期阶段的重要特征，因此临床的识别和干预可能非常重要。

在各种不同的神经认知障碍中，激越是很常见的，尤其是在中到重度严重性的重度神经认知障碍中，并且经常出现在意识错乱或挫折的情况下。激越可能表现为好斗的行为，特别是在被照料时抵抗，如洗澡、穿衣。激越特征性地表现为具有破坏性的运动或言语活动，倾向于出现在所有神经认知障碍的认知损害的晚期阶段。

有神经认知障碍的个体可能表现出广泛的不同形式的行为症状，它们是治疗的焦点。睡眠障碍是常见的症状，可能需要临床关注，包括失眠、嗜睡和昼夜节律异常症状。

情感淡漠在轻度神经认知障碍和重度神经认知障碍的阶段中是常见的，特别易于在由于阿尔茨海默病所致的神经认知障碍中被观察到，它也可能是由于额颞叶变性所致的神经认知障碍的显著特征。情感淡漠的典型特征表现为动机减少和目标导向行为的减少，并伴有情绪反应的减少。情感淡漠的症状可能出现在神经认知障碍病程的早期，患者被观察到失去追求日常活动或爱好的动机。

其他重要的行为症状包括四处游荡、脱抑制、摄食过量和囤积。其中一些症状是在相关章节讨论的特定障碍的特征中提到。当一种以上的行为异常被观察到时，每一种类型都应该用“伴行为症状”的标注来书面记录。

诊断特征

重度和轻度神经认知障碍存在于认知和功能损害的谱系中。重度神经认知障碍对应的状况是 DSM-Ⅳ 中的*痴呆*，在本书中作为替代用语。神经认知障碍的核心特征是在一个或更多认知领域中已获得的认知的衰退(诊断标准 A)，基于：(1)个体、知情人或临床工作者在认知方面的担心，和(2)客观评估时，其表现低于预期水平，或被观察到随着时间的推移而衰退。主观担心和客观证据两者都是必需的，因为他们是互补的。当只聚焦于客观测评时，在高功能的个体中，此障碍不能被诊断，其目前“正常”的表现实际上代表了功能方面显著的衰退，或此障碍可能被错误地诊断，其目前“低”的表现并不代表与他们自身基线相比的改变，或是外源性因素的结果，如测评的条件或所患的疾病。或者，过分强调主观症状可能导致那些洞察力差或知情人否认或未能注意到他们的症状时，或者对所谓过度焦虑过于敏感的个体不能诊断此疾病。

认知方面的担心不同于主诉，它可能自发或不自发地被提及。而且，它可能需要通过仔细问询特定的症状来引出，它经常出现在那些有认知缺陷的个体身上(参见本章表 1 的介绍)。例如，记忆的担心包括难以记住短的购物清单或跟踪电视节目的剧情；执行功能的担心包括中断任务后难以重新开始，整理税务记录，或筹备一个节日大餐。在轻度神经认知障碍水平上，个体可能难以描述这些任务或者需要额外的时间、努力或代偿策略。在重度神经认知障碍水平上，这样的任务只能靠援助完成或干脆放弃。在轻度神经认知障碍水平上，个体和其家庭可能没有注意到这些症状或视它们为正常的，特别是老年人；因此，仔细收集病史非常重要。这些困难必须代表了改变而不是终生的模式：个体或知情人可以澄清这些问题，或临床工作者可以从患者先前的经验或从职业的或其他线索来察觉这些改变。确定这些困难与认知丧失相关而不是与运动或感觉的局限性相关,这是非常关键的决定。

神经心理测评,其表现相较于与患者的年龄、教育程度、文化背景匹配的常模,是神经认知障碍标准评估的一部分,特别在轻度神经认知障碍的评估中非常重要。对于重度神经认知障碍,其测评表现通常是低于常模 2 个或更多的标准差(第 3 个百分位数)。对于轻度神经认知障碍,其测评表现通常在 1—2 个标准差的范围内(在第 3 个和第 16 个百分位数之间)。然而,神经心理测评并非在所有场合都能得到,且神经心理的阈值对于特定的测评、使用的常模、测评的条件、感觉的局限性和目前的疾病是敏感的。多种简短的基于办公室或"病床边"的评估,如表 1 所述,在神经心理测评难以获得或不可行的场合中,也可能提供客观的数据。在任何情况下,像认知方面的担心,客观的表现必须依据个体先前的表现来解释。理想情况下,该信息最好从先前的同一种测评中得到,但通常它必须根据适当的常模来观察,也要参考个体的教育史、职业和其他因素。在教育水平非常高或非常低的人群中,以及那些在其母语或文化以外进行测评的人群中,用常模来解释个体更具挑战性。

诊断标准 B 与个体日常功能的独立性水平相关。重度神经认知障碍个体将有干扰其独立性的严重损害,以至于他人不得不接管个体先前能够自己完成的任务。轻度神经认知障碍个体将保留其独立性,尽管可能有轻微的功能干扰,或报告需要比先前更多的努力或更多的时间来完成任务。

重度和轻度神经认知障碍的区别是人为划分的,且此障碍是连续存在的。因此很难确定精确的阈值。必须仔细收集病史、观察,并与其他的发现相整合,当个体的临床表现处于分界点时,应该考虑诊断给个体带来的影响。

支持诊断的有关特征

通常,支持重度或轻度神经认知障碍诊断的有关特征,对于病因学的亚型(例如,神经阻滞剂敏感性和视幻觉在由于路易体病所致的神经认知障碍中)是特定的。对于每一种亚型的特定诊断特征可以参见相关章节。

患病率

神经认知障碍的患病率依据年龄和病因学的亚型而广泛变化。一般只有老年人群的总患病率的估计。在年龄超过 60 岁的个体中,患病率随着年龄的增长而急剧增加,相比广泛的类别,如"大于 65 岁",在更窄的年龄段,患病率的估计更准确(平均年龄随给定人口的预期寿命而变化很大)。对于那些出现在整个生命周期的病因学亚型,如果可以获得神经认知障碍患病率的估计,也仅是那些在相关疾病(例如,创伤性脑损伤,HIV 感染)下发生神经认知障碍的个体的一小部分。

对于痴呆的总患病率的估计,在 65 岁时约为 1%—2%,在 85 岁时高达 30%(主要与重度神经认知障碍一致)。轻度神经认知障碍的患病率对此障碍的定义非常敏感,特别在社区环境下,其评估是不详细的。此外,对照临床场所,在那里为寻找和得到照料,患者认知担心较高,社区个体与其基线功能相比衰退不明显。对轻度认知损害患病率的估计在老年人群中变化较大(主要与轻度神经认知障碍一致),65 岁时是 2%—10%,85 岁时是 5%—25%。

发展与病程

神经认知障碍的病程依据病因学的亚型而不同,这种变化对于鉴别诊断是有用的。一些亚型(例如,那些与创伤性脑损伤或中风相关的)通常开始于特定的时间(至少在与炎症或肿胀消退相关的初始症状之后)和保持稳定的状态。其他的可能随着时间而波动(如果这种情况出现,应该考虑在神经认知障碍的基础上发生了谵妄的可能性)。由于神经退行性疾病,如阿尔茨海默病或额颞叶变性所致的神经认知障碍通常以隐匿起病和逐渐加重为标志,且认知缺陷的起病模式和相关特征有助于对他们进行区分。

童年期和青春期发生的神经认知障碍可能对社会的和智力的发育产生广泛影响,在这些场所中,智力障碍(智力发育障碍)和/或其他神经发育障碍也可以诊断,以获取诊断的全貌和确保提供更广泛的服务。老年个体中,神经认知障碍经常出现在躯体疾病的背景下,虚弱和感觉丧失使诊断和临床治疗变得更复杂。

当认知丧失出现在青年期到中年期时,个体和家庭都可能寻求治疗。神经认知障碍通常在年轻时更容易被确认,尽管在一些情况下可能需要考虑诈病或做作性障碍。在生命晚期,认知症状可能不会引起担心或未被注意到。在晚年生活中,轻度神经认知障碍也必须与"正常老龄化"相关的轻微缺陷相区分,尽管所描述的正常老龄化中显著的一部分可能代表了不同神经认知障碍的起病前阶段。此外,随着年龄的增长,躯体疾病和感觉缺陷的患病率增加,识别轻度神经认知障碍变得更加困难。随着年龄的增长,因为有神经认知衰退的多种潜在来源,所以难以区分不同的亚型。

风险与预后因素

风险因素不仅根据不同的病因学的亚型而变化,在亚型之内也因发生的年龄不同而变化。一些亚型贯穿整个生命周期,而其他亚型只出现或主要出现在生命的晚期。即使在衰老引起的神经认知障碍中,相对的患病率也随着年龄不同而变化:阿尔茨海默病在 60 岁之前不常见,此后的患病率显著增加,然而总的来说,较少见的额颞叶变性较早发生,且它代表了衰老引起的神经认知障碍的一小部分。

遗传与生理的:重度和轻度神经认知障碍最强的风险因素是年龄,主要是因为年龄增加了神经变性和脑血管疾病的风险。女性的性别与痴呆的总体的高患病率有关,特别是阿尔茨海默病,但这种区别主要是,如果不是全部,归因于女性的长寿。

文化相关的诊断问题

个体和家庭对神经认知症状的担心和了解水平,因种族背景和职业人群而变化。在那些从事复杂职业、家务劳动或娱乐活动的个体中,神经认知症状可能被注意到,特别是在轻度水平。此外,神经测评的常模只适用于广泛的人群,因此它们可能不易适用于低于高中教育或那些在其母语和文化之外被评估的个体。

性别相关的诊断问题

如年龄、文化、职业,性别问题可能影响对认知症状的担心和了解水平。此外,对于生命晚期的神经认知障碍,女性倾向于年龄更大,有更多的躯体共病,并独自生活的这类人,这使评估和治疗变得复杂。此外,一些病因学的亚型的出现频率还有性别差异。

诊断标记物

除了详细的病史,神经心理评估是诊断神经认知障碍的关键措施,特别是在轻度水平上,其功能性的变化是最小的,且症状更轻微。理想情况下,个体将被转介做正式的神经心理测评,这将提供所有相关领域的定量评估,从而帮助诊断;对可能需要更多方面帮助的个体的家庭提供指导;并作为进一步衰退或对治疗反应的基准。当这样的测评无法获得或不可行时,表 1 中简短的测评可以对每个功能领域提供洞识。更多全面而简短的精神状态检查可能有帮助,但可能是不敏感的,特别是对单一领域的轻微变化或在起病前能力高的人群中,同时又可能在起病前能力低的人群中过于敏感。

区分各种病因学的亚型,额外的诊断标记物可能发挥作用,特别是神经影像学检查,如核磁共振扫描和正电子断层扫描。此外,特定的标记可能涉及特定亚型的评估,也可能随着额外研究的长期积累而变得更重要,如在相关章节中讨论的那样。

重度和轻度神经认知障碍的功能性后果

基于人类生活中认知功能的中心角色,重度和轻度神经认知障碍影响功能。因此,此障碍的诊断标准和区分轻度与重度神经认知障碍的阈值,部分基于功能的评估。重度神经认知障碍有广泛的功能性损害,用严重程度的标注来表示。此外,那些受到损伤的特定功能,可以帮助确定受到影响的认知领域,特别是当神经心理测评不能获得或难以解释时。

鉴别诊断

正常认知:在正常认知和轻度神经认知障碍之间的鉴别诊断,与轻度神经认知障碍和重度神经认知障碍之间的鉴别诊断一样,是具有挑战性的,因为其界限是人为的。仔细地收集病史和客观评估是这些区别的关键。使用量化的长程评估是发现轻度神经认知障碍的关键。

谵妄:轻度和重度神经认知障碍可能很难与持续性谵妄相区分,它们可能同时出现。对注意力和觉醒的仔细评估将有助于区分。

重性抑郁障碍：区分轻度神经认知障碍和可能与神经认知障碍同时出现的重性抑郁障碍，也是具有挑战性的。特定的认知缺陷模式对区分可能是有帮助的。例如，持续的记忆和执行功能缺陷是典型的阿尔茨海默病，而非特定的或变化的认知缺陷见于重性抑郁障碍。或者，为了做出诊断，需要对抑郁障碍进行治疗，并随着时间的推移反复观察。

特定学习障碍与其他神经发育障碍：仔细澄清个体的基线状态，将有助于区分神经认知障碍与特定学习障碍或其他神经发育障碍。对特定病因学亚型的鉴别诊断可能会有额外的问题，如在相关章节中的讨论。

共病

神经认知障碍在老年个体中是常见的，因此它经常与多种年龄相关的疾病共同出现，使诊断和治疗变得复杂。其中最值得注意的是谵妄，因为神经认知障碍会增加它的风险。老年个体中，在许多住院的谵妄案例中，神经认知障碍第一次被观察到，尽管详细的病史往往显示了早期衰退的证据。混合性神经认知障碍在老年个体中也很常见，因为引起神经认知障碍的许多病因学的疾病实体的患病率随着年龄增长而增加。在年轻个体中，神经认知障碍经常与神经发育障碍同时出现；例如，学龄前儿童的脑损伤可能导致显著的发育和学习问题。额外的神经认知障碍共病经常与病因学的亚型相关，如在相关章节中的讨论。

由阿尔茨海默病所致的重度或轻度神经认知障碍

诊断标准

A. 符合重度或轻度神经认知障碍的诊断标准。
B. 隐匿起病，且在一个或多个认知领域有逐渐进展的损害（重度神经认知障碍至少有 2 个领域受到损害）。
C. 符合下列可能的或可疑的阿尔茨海默病的诊断标准。

对于重度神经认知障碍：

如果下列任何 1 项存在，则诊断为**可能的阿尔茨海默病**；否则，应诊断为**可疑的阿尔茨海默病**。

1. 来自家族史或基因检测的阿尔茨海默病致病基因突变的证据。
2. 下列 3 项全部存在：
   a. 有学习和记忆能力的下降，以及至少在 1 个其他的认知领域下降的明确证据（基于详细的病史或系列的神经心理测评）。
   b. 稳步地进展，认知能力逐渐下降，且没有很长的平台期。
   c. 没有证据表明存在混合性病因（即缺少其他神经退行性疾病或脑血管疾病，或其他神经的、精神的或系统性疾病，或可能导致认知能力下降的疾病）。

对于轻度神经认知障碍：

如果有来自家族史或基因检测的阿尔茨海默病致病基因突变的证据,则诊断为**可能的阿尔茨海默病**。

如果没有来自家族史或基因检测的阿尔茨海默病致病基因突变的证据,且下列3项全部存在,则诊断为**可疑的阿尔茨海默病**:

1. 有记忆和学习能力下降的明确证据。
2. 稳步地进展,认知能力逐渐下降,且没有很长的平台期。
3. 没有证据表明存在混合性病因(即缺少其他神经退行性疾病或脑血管疾病,或其他神经的或系统性疾病,或可能导致认知能力下降的疾病)。

D. 该障碍不能用脑血管疾病,其他神经退行性疾病,物质的效应,或其他精神的、神经的或系统性障碍来更好地解释。

编码备注:由阿尔茨海默病所致的可能的重度神经认知障碍,伴行为异常,首先编码G30.9阿尔茨海默病,接着是F02.81由阿尔茨海默病所致的重度神经认知障碍,伴行为异常。由阿尔茨海默病所致的可能的重度神经认知障碍,无行为异常,首先编码G30.9阿尔茨海默病,接着是F02.80由阿尔茨海默病所致的重度神经认知障碍,无行为异常。

由阿尔茨海默病所致的可疑的重度神经认知障碍,编码G31.9由阿尔茨海默病所致的可疑的重度神经认知障碍。(**注**:对阿尔茨海默病不使用额外的编码。行为异常不能被编码,但应以书面形式表明。)由阿尔茨海默病所致的轻度神经认知障碍,编码G31.84。(**注**:对阿尔茨海默病不使用额外的编码。行为异常不能被编码,但应以书面形式表明。)

诊断特征

除了神经认知障碍综合征(诊断标准A)以外,阿尔茨海默病所致的重度和轻度神经认知障碍的核心特征包括隐匿起病和认知与行为症状的逐渐进展(诊断标准B)。典型表现是遗忘(即伴记忆和学习损害)。不常见的非遗忘的表现,特别是视觉空间和原发性进行性失语的变异型也存在。在轻度神经认知障碍阶段,阿尔茨海默病表现为典型的记忆和学习能力的损害,有时伴执行功能缺陷。在重度神经认知障碍阶段,视觉构造/知觉运动能力和语言也受损害,尤其当神经认知障碍是中度到重度的时候。社会认知倾向于保留,直到疾病病程的晚期。

诊断的确定性水平,必须特定地注明阿尔茨海默病是作为"可能的"或"可疑的"的病因(诊断标准C)。如果有阿尔茨海默病的致病基因的证据,不管是来自基因检测,还是来自一个常染色体显性遗传的家族史伴尸检确认,或在一个受影响的家庭成员中有基因检测结果,那么在重度和轻度神经认知障碍中可以诊断可能的阿尔茨海默病。对于重度神经认知障碍,典型的临床表现,没有很长的平台期或混合的病因证据,也可以被诊断为由可能的阿尔茨海默病所致。对于轻度神经认知障碍,考虑到较低程度的确定性,那些缺陷将继续进展,这些特征只够充分地诊断可疑的阿尔茨海默病的病因。如果病因看起来是混合的,应诊断由于多种病因所致的轻度神经认知障碍。在任何情况下,对由阿尔茨海默病所致的轻度和重度神经认知障碍来说，临床特征不得提示存在另一种导致神经认知障碍的原起病因（诊断标准 D）。

支持诊断的有关特征

在专业的临床场所，大约 80%的由阿尔茨海默病所致的重度神经认知障碍的个体具有行为和心理的表现；这些特征也频繁出现在轻度神经认知障碍的损害阶段。这些症状与认知表现一样或更痛苦，经常是其寻求医疗卫生服务的原因。在轻度神经认知障碍阶段或重度神经认知障碍的轻度水平上，抑郁和/或情感淡漠是常见的。对于中重度水平的重度神经认知障碍，常见精神病性特征、易激惹、激越、好斗和四处游荡的情况。在疾病晚期，可观察到步态不稳、吞咽困难、失禁、肌阵挛和癫痫发作等。

患病率

痴呆（重度神经认知障碍）的整体患病率随着年龄的增长而显著上升。在高收入国家，在 60—69 岁这个年龄段，它的范围是 5%—10%，此后至少为 25%。美国人口普查数据的估计表明，被诊断患有阿尔茨海默病的个体中，约 7%在 65 岁到 74 岁之间，53%在 75 岁到 84 岁之间，40%在 85 岁及以上。归因于阿尔茨海默病的痴呆的百分比约为 60%—90%，取决于临床场所和诊断标准。由阿尔茨海默病所致的轻度神经认知障碍可能在轻度认知损害（Mild Cognitive Impairment，MCI）中占有相当大的比例。

发展与病程

由阿尔茨海默病所致的重度或轻度神经认知障碍，逐渐进展，有时伴短暂的平台期，由严重的痴呆直至死亡。诊断后平均生存期约为 10 年，这反映了大多数个体较大的年龄，而不是疾病的病程；有些患病个体能够存活长达 20 年。晚期阶段的个体最终是缄默的和卧床的情况。那些经历了整个病程的个体的死亡经常是误吸所致。由阿尔茨海默病所致的轻度神经认知障碍，其损害随着时间的推移而加重，功能状态逐渐衰退，直至症状达到重度神经认知障碍的诊断阈值。

神经认知障碍症状通常起病于七八十岁；那些见于四五十岁的早发形式经常与已知的致病基因突变相关。症状和病理在不同起病年龄并没有显著不同。然而，年轻个体更可能经历整个疾病的病程，而老年个体更可能患有众多影响此疾病病程和管理的躯体共病。在老年个体中诊断的复杂性更高，因为合并的躯体疾病和混合病理的可能性增加。

风险与预后因素

环境的： 创伤性脑损伤增加了由阿尔茨海默病所致的重度和轻度神经认知障碍的风险。

遗传与生理的： 年龄是阿尔茨海默病最强的风险因素。具有遗传易感性的多态载脂蛋白 E4 增加患病风险和降低起病年龄,特别是在纯合子的个体中。也有极为罕见的阿尔茨海默病的致病基因。唐氏综合征个体如果能够生存到中年可能发展为阿尔茨海默病。多个血管性的危险因素影响到罹患阿尔茨海默病的风险,可能由增加脑血管的病理或直接影响阿尔茨海默病的病理造成。

文化相关的诊断问题

在一些文化和社会经济环境下,神经认知障碍的发现可能更加困难,在那里,老年人记忆丧失被认为是正常的,老年人在日常生活中面对更少的认知需求,或者很低的教育水平给认知的客观评估造成更大挑战。

诊断标记物

皮层萎缩、淀粉样蛋白为主的神经斑块和陶蛋白为主的神经纤维缠结,是阿尔茨海默病病理诊断的特征性标志,且可以通过尸检组织病理的检查来确认。对于早期发生的常染色体显性遗传案例,可能涉及下列已知阿尔茨海默病致病基因之一的突变:淀粉样前体蛋白(APP)、早老素 1(PSEN1)或早老素 2(PSEN2),对这些突变的基因检测是可以购买到的,至少是 PSEN1。载脂蛋白 E4 不能作为诊断标记物,因为它只是风险因素,对于疾病的出现既不是必要条件也不是充分条件。

因为淀粉样蛋白 beta-42 在脑内的沉积出现在病理生理连锁反应的早期,所以基于淀粉样蛋白的诊断测试,如淀粉样蛋白在脑正电子发射成像断层扫描(PET)和在脑脊液中淀粉样 beta-42(CSF)降低的水平可能有诊断价值。神经损伤的体征,如在核磁共振扫描中海马回和颞顶叶皮层萎缩,在氟脱氧葡萄糖正电子发射成像断层扫描中颞顶叶代谢降低,及在脑脊液中总陶蛋白和磷酸化陶蛋白水平升高的情况,为神经损伤提供了证据,但对于阿尔茨海默病而言其特异性较小。目前,这些生物标记不是完全有效的,其中许多仅能在三级医疗场所检测。然而,它们中的一些,与新的生物标记,在未来几年可能会进入更广泛的临床应用。

由阿尔茨海默病所致的轻度和重度神经认知障碍的功能性后果

在病程相对的早期,明显的记忆丧失可引起显著的困难。而社会认知(和社交功能)与程序记忆(例如,跳舞、演奏乐器)可能会保留较长时间。

鉴别诊断

其他神经认知障碍: 由于其他神经退行性过程所致的重度和轻度神经认知障碍(例如,路易体病、额颞叶变性)与由阿尔茨海默病所致的神经认知障碍一样,都有隐匿起病和逐渐衰退的特点,但仍有它们自己独特的核心特征。在重度和轻度血管性神经认知障碍中,有典型的与认知损伤、脑梗死或脑白质高密度在时间上相关的中风病史,被判断为足以解释临床表现。然而,特别是当没有明显的阶梯型衰退的病史时,重度和轻度血管性神经认知障碍可能与阿尔茨海默病有许多共同的临床特征。

其他并发的、活动性的神经或系统性疾病：如果有恰当的时间关系和严重性来解释其临床表现，则应考虑其他神经或系统性疾病。在轻度神经认知障碍的水平上，可能很难区分究竟是阿尔茨海默病还是其他躯体疾病（例如，甲状腺障碍、维生素 B12 缺乏）是病因。

重性抑郁障碍：特别是在轻度神经认知障碍水平上，鉴别诊断也包括重性抑郁障碍。抑郁的存在可能与日常功能下降和不良的注意力有关，它可能与神经认知障碍相似，但是会随着抑郁的治疗而改善，这可能在做出区别方面是有用的。

共病

大多数有阿尔茨海默病的个体是老年人，且有多种躯体疾病，这可能使诊断变得复杂，影响临床病程。由阿尔茨海默病所致的重度和轻度神经认知障碍通常与脑血管疾病同时出现，它也影响了临床表现。在有阿尔茨海默病的个体中，当合并的疾病也影响神经认知障碍时，则应诊断为由多种病因所致的神经认知障碍。

重度或轻度额颞叶神经认知障碍

诊断标准

A. 符合重度或轻度神经认知障碍的诊断标准。
B. 该障碍隐匿起病，且逐渐进展。
C. 下列两项之一：
  1. 行为变化。
    a. 下列 3 项或更多的行为症状：
      ⅰ. 行为脱抑制。
      ⅱ. 情感淡漠或迟钝。
      ⅲ. 丧失同情和共情。
      ⅳ. 持续性的，刻板的或强迫/仪式化的行为。
      ⅴ. 将不能吃的东西放入口中和饮食改变。
    b. 社会认知和/或执行能力显著下降。
  2. 语言变化。
    a. 语言能力显著下降，表现在言语生成、找词、物品命名、语法或词语的综合理解方面。
D. 相对保留了学习、记忆和知觉运动的功能。
E. 该障碍不能用脑血管疾病，其他神经退行性疾病，物质的效应，或其他精神的、神经的或系统性障碍来更好地解释。

如果下列任何 1 项存在，则诊断为**可能的额颞叶神经认知障碍**；否则，则诊断为**可疑的额颞叶神经认知障碍**：

1. 来自家族史或基因检测的额颞叶神经认知障碍致病基因突变的证据。
2. 神经影像学中发现不相称的额叶和/或颞叶受损的证据。

如果没有基因突变的证据和未做神经影像学,则诊断为**可疑的额颞叶神经认知障碍**。

编码备注:由额颞叶变性所致的可能的重度神经认知障碍,伴行为异常,首先编码G31.09额颞叶疾病,接着编码F02.81由额颞叶变性所致的可能的重度神经认知障碍,伴行为异常。由额颞叶变性所致的可能的重度神经认知障碍,无行为异常,首先编码G31.09额颞叶疾病,接着编码F02.80由额颞叶变性所致的可能的重度神经认知障碍,无行为异常。

由额颞叶变性所致的可疑的重度神经认知障碍,编码G31.9由额颞叶变性所致的可疑的重度神经认知障碍。(**注**:对额颞叶疾病不使用额外的编码。行为异常不能被编码,但应以书面形式表明。)

由额颞叶变性所致的轻度神经认知障碍,编码G31.84。(**注**:对额颞叶疾病不使用额外的编码。行为异常不能被编码,但应以书面形式表明。)

诊断特征

重度或轻度额颞叶神经认知障碍是由几个不同的综合征组成,特征性地表现为进展性的行为及人格改变和/或语言损害。行为的变异和语言的三个变异(语义、语法/非流畅性和命名性)表现出不同的脑萎缩模式和一些不同的神经病理。必须符合行为的或语言的变异的诊断标准才能做出诊断,但许多个体表现为两者皆有的特征。

有行为变异的重度或轻度额颞叶神经认知障碍的个体表现出不同程度的情感淡漠或脱抑制。他们可能会失去在社交、自我照料和个人责任方面的兴趣,或表现出不恰当的社交行为。其自知力通常受损,这会经常延误就医。患者常被首次转诊给精神科医生。个体可能在社交风格、宗教和政治信仰方面发生改变,伴有重复动作、囤积、饮食行为的改变和本能亢进。在晚期阶段,可能失去括约肌的控制。认知衰退不是主要的,并且在早期阶段,正式测评显示出的缺陷可能相对较少。常见的神经认知症状是缺乏计划性和组织性,注意力分散和判断力差。执行功能的缺陷,如在心理灵活性、抽象推理和反应抑制等方面的测评中存在不良表现,但学习和记忆是相对完整的,知觉和运动能力在早期阶段几乎始终保留。

有语言变异的重度或轻度额颞叶神经认知障碍的个体表现为逐渐起病的原发性进展性失语,三种亚型通常描述为:语义变异型、语法/非流畅性变异型和命名性变异型,每一种变异具有独特的特征和相应的神经病理学表现。

区别于"可疑的","可能的"额颞叶神经认知障碍存在致病的遗传因素(例如,编码与微管有关的陶蛋白的基因突变),或存在独特的萎缩,或在结构或功能性影像学上额颞叶区域的活动减少。

支持诊断的有关特征

在某些案例中锥体外系的表现可能是明显的,它与进展性核上性麻痹和皮层基底神经节变性的综合征重叠。在某些案例中可能存在运动神经元疾病的特征

(例如,肌萎缩、无力)。一部分个体出现视幻觉。

患病率

在65岁以下个体中,重度或轻度额颞叶神经认知障碍是早期神经认知障碍发生的常见病因。人群患病率估计为每100000人中有2—10人。约20%—25%的额颞叶神经认知障碍案例发生在65岁以上个体中。在非选择性的尸检系列中,额颞叶神经认知障碍大约占所有痴呆病例的5%。行为变异和语义变异的患病率估计在男性中较高,而非流畅的语言变异的患病率在女性中较高。

发展与病程

重度或轻度额颞叶神经认知障碍通常出现在50—59岁,尽管起病年龄可以在20多岁到80多岁之间变化。这种疾病是逐渐进展的,平均生存期在症状发生后的6—11年和诊断后的3—4年间。重度或轻度额颞叶神经认知障碍相比典型的阿尔茨海默病,生存期短且衰退快。

风险与预后因素

遗传与生理的:大约40%的重度或轻度神经认知障碍个体有早期发生的神经认知障碍的家族史,约10%表现为常染色体显性遗传。数种遗传因素已经被确认,如编码与微管有关的陶蛋白(MAPT)基因、颗粒蛋白(GRN)基因和C9ORF72基因的突变。几种家族性致病突变已经被确认(参见此障碍的"诊断标记物"部分),但许多有已知家族性传递的个体并没有已知的基因突变。运动神经元病的存在与恶化加速有关。

诊断标记物

计算机断层扫描(CT)或结构性核磁共振成像(MRI)显示出独特的萎缩模式。在行为变异的重度或轻度额颞叶神经认知障碍中,前额叶(特别是内侧额叶)和前颞叶是萎缩的。在语义语言变异型的重度或轻度额颞叶神经认知障碍中,中间的、下面的和前颞叶是双侧萎缩但不对称的,左侧通常更受影响。非流畅性语言变异型的重度或轻度额颞叶神经认知障碍主要与左后侧额岛萎缩有关。命名性语言变异型的重度或轻度额颞叶神经认知障碍主要与左后侧外侧裂或顶叶萎缩有关。功能性影像学证明相应脑区域的低灌注和/或皮层低代谢活动,它在缺少结构性异常的早期阶段就可能存在。新出现的阿尔茨海默病的生物标记(例如,脑脊液淀粉样β和陶蛋白的水平,淀粉样蛋白成像)可能有助于鉴别诊断,但与阿尔茨海默病的区别可能是困难的(命名性失语的变异实际上经常是阿尔茨海默病的表现)。

在家族性额颞叶神经认知障碍案例中,基因突变的确认有助于确定诊断。与额颞叶神经认知障碍有关的基因突变包括编码与微管有关的陶蛋白(MAPT)和颗粒蛋白(GRN)、C9ORF72,交互响应43 KDa DNA结合蛋白(TDP-43或者TARDBP),含缬酪肽蛋白(VCP),染色质修饰蛋白2B(CHMP2B),和肉瘤融合蛋白(FUS)。

重度或轻度额颞叶神经认知障碍的功能性后果

因为此障碍的起病年龄相对较早,所以它经常影响工作和家庭生活。由于涉及语言和/或行为,通常在病程相对早期,功能受到更严重的损害。对于有行为变异的个体,在明确诊断之前,因为不恰当的社交行为,可能有家庭破裂、司法介入和工作场所的问题。由于行为改变和语言功能失调导致的功能损害,包括本能亢进、冲动性四处游荡和其他脱抑制行为,可能远远超过认知障碍导致的损害,并可能导致医疗养老或机构性安置。即使在结构化的照料场所中,这些行为也可能是有严重破坏性的,特别是当个体是健康的、并不虚弱,也没有其他躯体共病时。

鉴别诊断

其他神经认知障碍:其他神经退行性疾病可以通过它们的典型特征与重度或轻度额颞叶神经认知障碍相区分。由阿尔茨海默病所致的重度或轻度神经认知障碍,早期特征是学习和记忆的衰退。然而,10%—30%提示为重度或轻度额颞叶神经认知障碍的患者,在尸检时发现有阿尔茨海默病的病理。这更频繁地出现在那些表现为缺乏行为改变或运动障碍的进展性的丧失执行功能综合征的个体,或有命名性变异的个体中。

重度或轻度神经认知障碍伴路易体,必须存在路易体的核心及提示性特征。由帕金森病所致的重度或轻度神经认知障碍,自发性帕金森综合征出现在认知衰退之前。重度或轻度血管性神经认知障碍,可能也有丧失执行能力和行为改变,如情感淡漠,这取决于受影响的大脑区域,所以此障碍应被考虑在鉴别诊断中。然而,脑血管疾病的病史在时间上与重度或轻度血管性神经认知障碍认知损害的发生相关,并且神经影像学显示的梗死或白质病变能够充分解释临床表现。

其他神经系统疾病:重度或轻度额颞叶神经认知障碍与进展性核上性麻痹、皮层基底节变性和运动神经元病在临床上和病理上有重叠。进展性核上性麻痹特征地表现为核上性对视麻痹和轴性为主的帕金森综合征。假性球麻痹的体征可能存在,后冲步态经常是明显的。神经认知评估显示精神运动迟缓、工作记忆不良和执行功能失调。皮层基底节变性表现为非对称的僵直,肢体失用,姿势不稳、肌阵挛、陌生肢体现象和皮层性感觉丧失。有行为变异的重度或轻度额颞叶神经认知障碍的许多个体表现为运动神经元病的特征,它倾向于上下混合的但主要为下运动神经元病。

其他精神障碍和躯体疾病:行为变异型的重度或轻度额颞叶神经认知障碍可能被误诊为主要的精神障碍,如重性抑郁症、双相障碍或精神分裂症,且这类个体经常首先就诊于精神科。随着时间的推移,进展性神经认知困难的发展将有助于做出区分。仔细的医学评估将有助于排除神经认知障碍的可治疗的病因,例如,代谢性障碍、营养缺乏和感染。

重度或轻度神经认知障碍伴路易体

诊断标准

A. 符合重度或轻度神经认知障碍的诊断标准。
B. 此障碍隐匿起病,且逐渐进展。
C. 此障碍符合可能的或可疑的神经认知障碍伴路易体的核心诊断特征和提示性诊断特征的组合。

可能的重度或轻度神经认知障碍伴路易体: 个体有 2 个核心特征,或 1 个提示性特征和 1 个或多个核心特征。

可疑的重度或轻度神经认知障碍伴路易体: 个体只有 1 个核心特征,或有 1 个或多个提示性特征。

1. 核心诊断特征:
    a. 波动的认知,伴注意力和警觉度的显著变化。
    b. 反复的视幻觉,且是完整的和详尽的。
    c. 自发的帕金森病的特征,且在认知能力下降后发生。
2. 提示性诊断特征:
    a. 符合快速眼动睡眠行为障碍的诊断标准。
    b. 对神经阻滞剂高度敏感。

D. 该障碍不能用脑血管疾病,其他神经退行性疾病,物质的效应,或其他精神的、神经的或系统性障碍来更好地解释。

编码备注: 可能的重度神经认知障碍伴路易体,伴行为异常,首先编码 G31.83 路易体病,接着编码 F02.81 可能的重度神经认知障碍伴路易体,伴行为异常。可能的重度神经认知障碍伴路易体,无行为异常,首先编码 G31.83 路易体病,接着编码 F02.80 可能的重度神经认知障碍伴路易体,无行为异常。

可疑的重度神经认知障碍伴路易体,编码 G31.9 可疑的重度神经认知障碍伴路易体。(**注:** 对路易体病不使用额外的编码。行为异常不能被编码,但应以书面形式表明。)

轻度神经认知障碍伴路易体,编码 G31.84。(**注:** 对路易体病不使用额外的编码。行为异常不能被编码,但应以书面形式表明。)

诊断特征

在重度神经认知障碍的情况下,重度或轻度神经认知障碍伴路易体(NC-DLB),对应的疾病为路易体痴呆(DLB)。此障碍不仅包括进展性的认知损害(复杂的注意力和执行功能的早期改变,而不是学习和记忆),还有反复的、复杂的视幻觉;及同时出现的快速眼动期的睡眠行为障碍的症状(这是非常早期的表现);以及其他感觉形式的幻觉、抑郁和妄想。这些症状波动的模式与谵妄相似,但没有发现充分的潜在病因。神经认知障碍伴路易体症状的多样化表现使得一次简短的临床访问观察到所有症状的可能性减少,所以有必要彻底地评估照料者的观察。使用那些特别为评估波动性而设计的量表可能有助于诊断。另一个核心特征是自发性帕金森综合征,它必须在认知功能衰退发生后开始;传统上,至少在出现运动症状1年前,可以观察到重度认知缺陷。帕金森综合征也必须与神经阻滞剂所致的锥体外系体征相区分。精确的诊断对安全的治疗计划是非常重要的,因为多达50%的神经认知障碍伴路易体个体对神经阻滞剂非常敏感,在处理精神病性表现时,应该特别谨慎地使用这些药物。

当认知或功能损害没有严重到符合重度神经认知障碍的诊断标准时,那些表现出核心或提示性特征的个体,诊断为轻度神经认知障碍伴路易体是恰当的。然而,对所有轻度神经认知障碍而言,经常没有充足的证据证明任何单一的病因,此时使用未特定的诊断是更恰当的。

支持诊断的有关特征

有神经认知障碍伴路易体的个体常出现反复跌倒和昏厥,及一过性发作不明原因的意识丧失。自主神经功能失调,如可以观察到体位性低血压和尿失禁。听觉和其他非视觉的幻觉是常见的,系统性妄想、妄想性误认和抑郁也同样常见。

患病率

少数可获得的基于人群的神经认知障碍伴路易体患病率的估计值,在普通老年人群中是0.1%—5%,在所有痴呆案例中是1.7%—30.5%。在脑库(尸检)系列中,路易体的病变在所有痴呆案例中是20%—35%。男性和女性的比例约为1.5∶1。

发展与病程

神经认知障碍伴路易体是一种逐渐进展伴隐匿起病的障碍。然而,它经常有急性起病的意识模糊发作(谵妄)的病前史,经常因疾病或手术加重。神经认知障碍伴路易体的路易体主要位于大脑皮层,由帕金森病所致的重度或轻度神经认知障碍的病变主要在基底神经节,两者的区别在于认知和运动症状出现的顺序不同。在神经认知障碍伴路易体中,认知衰退出现在疾病病程的早期,至少在运动症状发生1年之前(参见此障碍的"鉴别诊断"部分)。疾病病程的特点是偶尔的平台期,但最终进展为严重的痴呆到死亡。在临床案例中,平均生存周期为5—7年。症状常发生于50—89岁之间,大多数患者发生在75岁左右。

风险与预后因素

遗传与生理的:可能出现家族性聚集,几个风险基因已被确认,但大多数神经认知障碍伴路易体案例没有家族史。

诊断标记物

所涉及的神经变性疾病主要是由于α-突触核蛋白的错误折叠和聚集所致的突

触核蛋白病变。为清晰地确定缺陷,有必要使用简短的测评工具以外的认知测评。用来测量波动性的量表可能是有用的。与快速眼动睡眠行为障碍有关的疾病可以通过正式的睡眠监测得到诊断,或通过询问病人或相关症状的知情人来确认。对神经阻滞剂的敏感性(挑战)不推荐作为诊断标记物,但如果它出现,会提高神经认知障碍伴路易体的可疑性。在单电子断层扫描(SPECT)或正电子发射成像断层扫描上,纹状体多巴胺转运摄取低是诊断的提示性特征。其他潜在的临床有用的标记物包括在计算机断层扫描/核磁共振成像脑扫描上内侧颞叶结构的相对保留;在单电子断层扫描/正电子发射成像断层扫描上的纹状体多巴胺转运摄取减少;在单电子断层扫描/正电子发射成像断层灌注扫描上的普遍摄取低伴枕叶活动减少;不正常的(低摄取)MIBG心肌闪烁照相法提示交感神经失支配;及在脑电图上显著的慢波活动伴颞叶瞬态波。

重度或轻度神经认知障碍伴路易体的功能性后果

相对于那些有其他神经变性疾病个体的认知损害,如阿尔茨海默病,神经认知障碍伴路易体的个体有更多的功能损害。这主要是运动和自主神经损害的结果,它引起如厕、移动和进食的问题。睡眠障碍和显著的精神病性症状也增加了功能上的困难。因此,神经认知障碍伴路易体个体的生活质量往往比阿尔茨海默病个体更差。

鉴别诊断

由帕金森病所致的重度或轻度神经认知障碍:在临床诊断中,关键的鉴别特征是帕金森病和神经认知障碍出现的时间顺序。由帕金森病所致的神经认知障碍,个体必须在确定帕金森病的前提下,发展出认知衰退;传统上,至少要在帕金森病诊断1年之后,认知衰退才能达到重度神经认知障碍的阶段。如果在运动症状发生1年以内出现认知衰退,则诊断为神经认知障碍伴路易体。二者的区别在重度神经认知障碍水平上比在轻度神经认知障碍水平上更明显。

因为发生和临床表现可能是模糊的,所以帕金森病和轻度神经认知障碍的时间和顺序可能难以确定,如果缺乏其他核心和提示性特征,则应诊断为未特定的轻度神经认知障碍。

共病

路易体的病理经常与阿尔茨海默病和脑血管病的病理共存,特别是在老年人群中。在阿尔茨海默病中,60%的案例同时存在突触核蛋白病理表现(如果包括杏仁核受损的案例)。一般来说,痴呆个体出现路易体病理表现的比率高于没有痴呆的老年个体。

重度或轻度血管性神经认知障碍

诊断标准

A. 符合重度或轻度神经认知障碍的诊断标准。

B. 临床特征与血管性病因一致，提示为下列两项之一：

1. 认知缺陷起病的时间与1个或更多的脑血管事件相关。
2. 有证据显示复杂注意力(包括加工速度)和额叶执行功能显著下降。

C. 来自病史、体格检查和/或神经影像学的存在脑血管病的证据，充分解释了此神经认知缺陷。

D. 此症状不能用其他脑疾病或系统性障碍来更好地解释。

如果存在下列其中1项，则诊断为**可能的血管性神经认知障碍**；否则，诊断为**可疑的血管性神经认知障碍**：

1. 临床诊断标准被归因于脑血管病的显著的脑实质损伤的神经影像学证据所支持(神经影像学支持的)。
2. 神经认知综合征的时间与1个或更多有记录的脑血管事件相关。
3. 同时存在脑血管疾病的临床的和遗传学的证据(例如，常染色体显性遗传动脉病，伴皮质下梗死和白质脑病)。

如果符合临床诊断标准，但神经影像学不可获得，且神经认知综合征与1个或更多脑血管事件的时间关系不能确立，则诊断为**可疑的血管性神经认知障碍**。

编码备注：可能的重度血管性神经认知障碍，伴行为异常，编码为F01.51。可能的重度血管性神经认知障碍，无行为异常，编码为F01.50。可疑的重度血管性神经认知障碍，伴有或无行为异常，编码G31.9。血管性疾病无需额外的医学编码。

轻度血管性神经认知障碍，编码为G31.84。(**注**：对血管性疾病不使用额外的编码。行为异常不能被编码，但应以书面形式表明。)

诊断特征

重度或轻度血管性神经认知障碍的诊断需要存在神经认知障碍(诊断标准A)，并确定如果脑血管疾病不是解释此认知缺陷的唯一病理，也要是主要病理(诊断标准B和C)。血管病的病因从大血管中风到微血管疾病；临床表现是非常多样化的，取决于血管病变的类型、范围和位置。病变可能是局灶性的、多局灶的或弥漫性的，或出现不同的组合。

许多有重度或轻度血管性神经认知障碍的个体表现有多个梗死，伴急性的阶梯性或波动性的认知衰退，以及间歇性的稳定期，甚至有一些改善。其他的可以逐渐发生伴缓慢进展，或快速发展的缺陷接着相对的稳定期，或另一种复杂的表现。重度或轻度血管性神经认知障碍伴逐渐起病和缓慢进展，一般是由于小血管病导致白质、基底神经节和/或丘脑的病变。在这些案例中，逐渐的进展经常被急性病变打断，它遗留了轻微的神经系统缺陷。在这些案例中，认知缺陷可以归因于皮层-皮层下环路的破坏，复杂注意力特别是信息的处理速度，和执行能力可能受到影响。

评估脑血管疾病的存在依赖于病史、体格检查和神经影像学（诊断标准C）。病因学的确定性需要神经影像学异常的证明。缺乏神经影像学导致诊断的显著不准确性，可能遗漏了“沉默的”脑梗死和白质病变。然而，如果神经认知损害在时间上与1个或更多个已经发生的中风有关，那么在缺少神经影像学的情况下，也可以做出可能的诊断。临床脑血管疾病的证据包括有记录的中风史，与此事件在时间上有关的认知缺陷或与中风一致的体征（例如，偏瘫、假性球麻痹综合征、视野缺损）。神经影像学（核磁共振成像或计算机断层扫描）脑血管疾病的证据包括以下1个或多个：1个或多个大血管梗死或出血，一个重要位置的单个梗死或出血（例如，角回、丘脑、基底前脑），2个或多个脑干之外的腔隙性梗死，或广泛的融合的白质病变。在临床神经影像学的评估上，后者经常被称为*小血管疾病或皮层下缺血性改变*。

一般来说，对于轻度血管性神经认知障碍，单个中风或广泛的白质病变的病史是充分的。一般来说，对于重度血管性神经认知障碍，2个或多个中风，1个重要位置的中风，或白质病变和1个或多个腔梗的组合是必要的。

此障碍不能用其他障碍来更好地解释。例如，在病程早期显著的记忆缺陷可能支持阿尔茨海默病，早期显著的帕金森特征可能支持帕金森病，且起病和抑郁之间的密切关系可能提示抑郁症。

支持诊断的有关特征

神经系统的评估往往显示中风和/或短暂性脑缺血发作的病史，并指示脑梗死的体征。通常也与人格和心境改变，意志减退，抑郁和情绪不稳定有关。晚期发生的抑郁症状，伴有精神运动迟缓和执行功能失调，是老年群体中常见的一种表现，并伴有进展性小血管缺血性疾病（即血管性抑郁）。

患病率

重度或轻度血管性神经认知障碍是继阿尔茨海默病之后第二大常见的引起神经认知障碍的病因。在美国，血管性痴呆的人群患病率，在65—70岁年龄组估计是0.2%，在80岁或更老的个体中是16%。中风后3个月内，20%—30%的个体被诊断为痴呆。在神经病理学系列中，相比阿尔茨海默病（23.6%—51%）与血管性痴呆和阿尔茨海默病二者的组合（2%—46.4%），血管性痴呆的患病率从70岁的13%增加到90岁及以上的44.6%。相对于白种人和东亚国家（例如，日本、中国），非洲裔美国人的患病率更高。男性的患病率高于女性。

发展与病程

重度或轻度血管性神经认知障碍可能在任何年龄发生，尽管患病率在65岁以上成倍增加。在老年个体中，额外的病理可能部分解释神经认知缺陷。病程可能会有所不同,从急性发作伴部分改善到阶梯性衰退,再到缓慢衰退,伴有波动和不同时长的平台期。单纯的皮层下的重度或轻度血管性神经认知障碍可以有一个缓慢进展的病程,类似由阿尔茨海默病所致的重度或轻度神经认知障碍。

风险与预后因素

环境的: 血管性脑损伤的神经认知后果被神经可塑性因素影响,例如,教育、体育锻炼及精神活动。

遗传与生理的: 重度或轻度血管性神经认知障碍的主要风险因素与脑血管疾病的相同,包括高血压、糖尿病、吸烟、肥胖症、高胆固醇水平、高同型半胱氨酸水平,其他粥样硬化和动脉粥样硬化的风险因素,房颤以及引起脑栓塞风险的其他疾病。由于动脉血管内的淀粉样沉积所致的脑淀粉样血管病,也是一种重要的风险因素。另一个关键的风险因素是遗传性疾病,常染色体显性动脉病变伴皮层下梗死和白质脑病(Cerebral Autosomal Dominant Arteriopathy with Subcortical Infarcts and Leukoencephalopathy,CADASIL)。

诊断标记物

结构性的神经影像学,使用核磁共振成像或计算机断层扫描,在诊断过程中具有重要作用。没有其他已确定的重度或轻度血管性神经认知障碍的生物标记。

重度或轻度血管性神经认知障碍的功能性后果

重度或轻度血管性神经认知障碍经常与引起额外残疾的躯体缺陷有关。

鉴别诊断

其他神经认知障碍: 因为自然的脑梗死和白质病变在老年个体中是常见的,所以当存在神经认知障碍时,重要的是考虑其他可能的病因。在病程早期出现记忆缺陷的病史,记忆、语言、执行功能和知觉运动能力逐渐恶化,并在脑影像学上缺少相应的局部病变,则提示主要诊断为阿尔茨海默病。目前,对阿尔茨海默病有效的潜在的生物标记,如脑脊液β-淀粉和磷酸化陶蛋白水平以及淀粉样成像,可能在鉴别诊断方面有帮助。神经认知障碍伴路易体与重度或轻度血管性神经认知障碍的区别在于,神经认知障碍伴路易体具有波动性的认知、视幻觉和自发性帕金森综合征等核心特征。当执行功能和语言缺陷出现在重度或轻度血管性神经认知障碍时,行为特征或语言损害的隐匿起病和逐渐进展,是额颞叶神经认知障碍的特点而不是典型的血管性病因的特点。

其他躯体疾病: 如果存在其他疾病(例如,脑肿瘤、多发性硬化症、脑炎、中毒或代谢性疾病),且严重到足以解释认知损害,则不能给予重度或轻度血管性神经认知障碍的诊断。

其他精神障碍: 如果症状可以完全归因于谵妄,则重度或轻度血管性神经认知障碍的诊断是不恰当的;尽管有时谵妄可能叠加在已患的重度或轻度血管性神经认知障碍上，此种案例应给予 2 个诊断。如果符合重性抑郁障碍的诊断标准，且认知损害与抑郁的可能发生在时间上相关，则不应给予重度或轻度血管性神经认知障碍的诊断。然而，如果神经认知障碍先于抑郁的发生，或者认知损害的严重程度与抑郁的严重程度不成比例，则应该给予 2 个诊断。

共病

由阿尔茨海默病所致的重度或轻度神经认知障碍经常与重度或轻度血管性神经认知障碍共同出现，此时应给予 2 个诊断。重度或轻度血管性神经认知障碍与抑郁经常共同出现。

由创伤性脑损伤所致的重度或轻度神经认知障碍

诊断标准

A. 符合重度或轻度神经认知障碍的诊断标准。
B. 有创伤性脑损伤的证据——即对大脑的撞击或者其他机制，颅内大脑的快速移动或移位，存在下列 1 项或更多：
   1. 意识丧失。
   2. 创伤后遗忘。
   3. 定向障碍和意识错乱。
   4. 神经系统体征（例如，神经影像学证明的脑损伤，新发的惊厥发作，已患的惊厥障碍显著加重，视野缺损，嗅觉障碍，偏瘫）。
C. 创伤性脑损伤发生后或意识恢复后立即出现神经认知障碍，以及在急性脑损伤后持续存在。

编码备注：由创伤性脑损伤所致的重度神经认知障碍，伴行为异常：ICD-10-CM，首先编码 **S06.2X9S** 弥漫性创伤性脑损伤，伴未特定时间段的意识丧失，后遗症；接着编码 **F02.81** 由创伤性脑损伤所致的重度神经认知障碍，伴行为异常。

由创伤性脑损伤所致的重度神经认知障碍，无行为异常：ICD-10-CM，首先编码 **S06.2X9S** 弥漫性创伤性脑损伤，伴未特定时间段的意识丧失，后遗症；接着编码 **F02.80** 由创伤性脑损伤所致的重度神经认知障碍，无行为异常。

由创伤性脑损伤所致的轻度神经认知障碍，编码为 **G31.84**。（**注**：对创伤性脑损伤不使用额外的编码。行为异常不能被编码，但应以书面形式表明。）

标注

评估的是神经认知障碍的严重性，而不是所涉及的创伤性脑损伤（参见此障碍的“发展与病程”部分）。

诊断特征

由创伤性脑损伤所致的重度或轻度神经认知障碍是由于对大脑的冲击，或其他快速运动的机制或颅内的脑移位所致,也可能是由于爆炸性损伤所致。创伤性脑损伤被定义为脑创伤,有下列至少 1 项特定的特征:意识丧失、创伤后遗忘,定向障碍和意识错乱,或者在更严重的案例中,有神经性体征(例如,阳性的神经影像学,新发的惊厥发作或已患的惊厥障碍显著加重,视野缺损、失嗅、偏瘫)(诊断标准 B)。若归因于创伤性脑损伤,神经认知障碍必须在脑损伤发生后立即出现,或者必须在个体脑损伤后恢复意识之后立即出现,且在急性创伤后阶段持续存在(诊断标准 C)。

认知的表现是多样的。经常在复杂注意力、执行能力、学习和记忆领域出现困难,也会出现信息加工速度缓慢和社会认知障碍。更严重的创伤性脑损伤案例会出现脑挫伤、颅内出血或贯穿性损伤,可能会有额外的神经认知缺陷,如失语、忽视和结构性失用。

支持诊断的有关特征

由创伤性脑损伤所致的重度或轻度神经认知障碍可能伴有情感功能障碍(例如,易激惹、容易受挫、紧张和焦虑,情感不稳定);人格改变(例如,脱抑制、情感淡漠、多疑、攻击性);躯体障碍(例如,头痛、疲劳、睡眠障碍、眩晕或头晕,耳鸣或对声音敏感,光敏感、失嗅、对精神活性药物的耐受性降低);尤其是在严重的创伤性脑损伤中,有神经系统症状和体征(例如,惊厥、偏瘫、视觉障碍、颅神经缺陷)和矫形损伤的证据。

患病率

在美国,每年出现 170 万个创伤性脑损伤,导致 140 万的人去急诊室就诊,27.5万人住院和 5.2 万例死亡。人群中约 2%的人有与创伤性脑损伤有关的残疾。在美国,男性占创伤性脑损伤的 59%。在美国,创伤性脑损伤最常见的病因是摔倒、车辆事故和被击中头部。接触性体育运动过程中的碰撞和打击头部逐渐被认识到是轻度创伤性脑损伤的来源,而重复的轻度创伤性脑损伤被考虑可能有累积的持续性的后遗症。

发展与病程

根据表 2 中的阈值,创伤性脑损伤的严重性在其受伤/初步评估时,可分为轻度、中度或重度。

表 2 创伤性脑损伤严重程度分级

损伤特征	轻度 TBI	中度 TBI	重度 TBI
失去意识	<30 分钟	30 分钟—24 小时	>24 小时
创伤后失忆	<24 小时	24 小时—7 天	>7 天
在初始评估时,失定向和混乱(格拉斯哥昏迷量表评分)	13—15(在 30 分钟时,不低于 13)	9—12	3—8

创伤性脑损伤自身严重程度的分级并非必然与其所导致的神经认知障碍的严重程度相对应。创伤性脑损伤康复的病程是多样化的，它不仅取决于特定的损伤，也取决于共同因素，如年龄、先前的脑损伤病史或物质滥用，它们可能促进或阻碍康复。

神经行为症状往往在创伤性脑损伤刚刚发生后最严重。除了在严重的创伤性脑损伤案例中，典型的病程是与创伤性脑损伤有关的神经认知、神经疾病和精神疾病的症状与体征的完全或显著的改善。与轻度创伤性脑损伤有关的神经认知症状倾向于在受伤后的数天到数周内恢复，通常在 3 个月后完全恢复。其他潜在的与神经疾病症状同时出现的症状（例如，抑郁、易激惹、疲劳、头痛、光敏感、睡眠障碍）也倾向于在轻度创伤性脑损伤数周内恢复。在这些方面后续的显著的恶化应该考虑额外的诊断。然而，重复的轻度创伤性脑损伤可能与持续的神经认知紊乱有关。

中度或重度创伤性脑损伤，除了持续的神经认知缺陷，也可能有与创伤性脑损伤有关的神经生理、情绪和行为的并发症。这些包括惊厥（特别是在第 1 年），光敏感、听觉敏感、易激惹、攻击性、抑郁、睡眠障碍、疲劳、情感淡漠、无法恢复到受伤前的职业和社交功能水平，和人际关系恶化。中度和重度创伤性脑损伤与抑郁、攻击性以及可能的神经退行性疾病（例如，阿尔茨海默病）的风险增加有关。

由创伤性脑损伤所致的持续性的重度或轻度神经认知障碍的特征随着年龄、特定的损伤和共同因素而变化。婴儿或儿童期与创伤性脑损伤相关的持续性的损害可能反映在达到发育标志性事件的延迟（例如，语言习得），不良的学业表现，并有可能损害社交发展。年龄较大的青少年和成年人，持续的症状可能包括不同的神经认知缺陷，易激惹、对光和声音敏感，易疲劳，和心境的改变，包括抑郁、焦虑、敌对或情感淡漠。在认知储备耗竭的老年个体中，轻度创伤性脑损伤更可能导致恢复不完全。

风险与预后因素

创伤性脑损伤的风险因素：创伤性脑损伤的患病率随年龄而变化，最高起病率在小于 4 岁的个体、较大的青少年和大于 65 岁的个体中。摔倒是创伤性脑损伤最常见的原因，车辆事故居第二位。运动性脑震荡在年龄较大的儿童、青少年和年轻的成年人中是常见的原因。

创伤性脑损伤后神经认知障碍的风险因素：反复的脑震荡可能导致持续的神经认知障碍，和有创伤性脑病的神经病理学证据。同时发生的物质中毒可能增加源自车辆事故的创伤性脑损伤的严重性，但损伤时的中毒是否会使神经认知的后果恶化则是未知的。

病程影响因素：轻度创伤性脑损伤一般在数周到数月内缓解，尽管在反复的创伤性脑损伤背景下，缓解可能会延迟或不完全。中度到重度创伤性脑损伤的不良后果是与较大的年龄（大于 40 岁）和初始的临床参数有关，如格拉斯哥昏迷量表评分低；不良的运动功能；瞳孔无反应和计算机断层扫描脑损伤的证据（例如，点状出血，蛛网膜下腔出血，中线移位，第三脑室消失）。

诊断标记物

除了神经心理测评,计算机断层扫描可能显示点状出血,蛛网膜下腔出血或脑挫伤的证据。磁共振成像扫描也可能显示高密度的信号,提示微出血。

由创伤性脑损伤所致的重度或轻度神经认知障碍的功能性后果

由创伤性脑损伤所致的轻度神经认知障碍,个体可能报告认知效率降低,注意力集中困难和进行日常活动的能力降低。由创伤性脑损伤所致的重度神经认知障碍,个体可能有独立生活和自我照料方面的困难。显著的神经运动特征,如重度的不协调、共济失调和运动缓慢,可能在由创伤性脑损伤所致的重度神经认知障碍中出现,也可能加重功能性的困难。有创伤性脑损伤病史的个体报告更多的抑郁症状,这可能会放大认知的缺陷和恶化功能性结果。此外,在更严重的有更大神经认知损害的创伤性脑损伤后可能失去情绪控制,包括攻击性或不恰当的情感和情感淡漠。这些特征可能增加独立生活和自我照料的困难程度。

鉴别诊断

在一些案例中,神经认知症状的严重程度可能与创伤性脑损伤的严重程度不一致。在排除先前未被发现的神经系统并发症(例如,慢性血肿)后,需要考虑如躯体症状障碍或做作性障碍诊断的可能性。创伤后应激障碍可能与神经认知障碍同时出现,并有重叠症状(例如,注意力难以集中、抑郁心境、攻击性的行为脱抑制)。

共病

在物质使用障碍的个体中,物质的神经认知影响促成或加重与创伤性脑损伤有关的神经认知改变。一些与创伤性脑损伤有关的症状可能与PTSD案例中发现的症状重叠,且这两种障碍可能同时出现,尤其是在军人群体中。

物质/药物所致的重度或轻度神经认知障碍

诊断标准

A. 符合重度或轻度神经认知障碍的诊断标准。
B. 神经认知的损害不仅仅发生在谵妄时和持续到超出中毒与急性戒断的通常的病程。
C. 所涉及的物质或药物,使用的时间段和范围能够产生神经认知的损害。
D. 神经认知缺陷的时间与物质或药物的使用和守戒的时间相符合(例如,经过一段时间的守戒后缺陷保持稳定或得以改善)。
E. 此神经认知障碍不能归因于其他躯体疾病,也不能用其他精神障碍来更好地解释。

编码备注：下表所示的是 ICD-10-CM 中（特定的物质/药物）所致的神经认知障碍的编码。注意 ICD-10-CM 的编码取决于是否存在合并对同一类物质的使用障碍。如果一个轻度的物质使用障碍合并物质所致的神经认知障碍，则第 4 位的数码为“1”，临床工作者应在物质所致的神经认知障碍之前记录“轻度（物质）使用障碍”（例如，轻度吸入剂使用障碍和吸入剂所致的重度神经认知障碍）。如果一个中度或重度的物质使用障碍合并物质所致的神经认知障碍，则第 4 位的数码为“2”，临床工作者应根据合并物质使用障碍的严重程度来记录“中度（物质）使用障碍”或“重度（物质）使用障碍”。如果无合并物质使用障碍，则第 4 位数码为“9”，临床工作者应只记录物质所致的神经认知障碍。对于一些物质（即酒精，镇静剂、催眠药、抗焦虑药），不允许编码轻度的物质使用障碍和物质所致的神经认知障碍；只有合并中度或重度的物质使用障碍，或没有物质使用障碍，可以被诊断。行为异常不能被编码，但应以书面形式表明。

项目	ICD-10-CM		
	伴有轻度使用障碍	伴有中度或重度使用障碍	无使用障碍
酒精（重度神经认知障碍），非遗忘—虚构型	NA	F10.27	F10.97
酒精（重度神经认知障碍），遗忘—虚构型	NA	F10.26	F10.96
酒精（轻度神经认知障碍）	NA	F10.288	F10.988
吸入剂（重度神经认知障碍）	F18.17	F18.27	F18.97
吸入剂（轻度神经认知障碍）	F18.188	F18.288	F18.988
镇静剂、催眠药或抗焦虑药（重度神经认知障碍）	NA	F13.27	F13.97
镇静剂、催眠药或抗焦虑药（轻度神经认知障碍）	NA	F13.288	F13.988
其他（或未知）物质（重度神经认知障碍）	F19.17	F19.27	F19.97
其他（或未知）物质（轻度神经认知障碍）	F19.188	F19.288	F19.988

标注如果是：

持续性：长时间的守戒后神经认知损害仍然显著。

记录步骤

ICD-10-CM：物质/药物所致的神经认知障碍的名称，由假设能导致神经认知症状的特定物质（例如，酒精）开始。诊断编码筛选自包括物质种类和存在或缺乏合并的物质使用障碍的表格。不符合任何种类的物质,应使用"其他物质"的编码;某种物质被判断为病因,但该物质的特定种类是未知的,在这种情况下应使用"未知物质"。

当记录障碍名称时,合并物质使用障碍(若有)应列在前面,接着"和"这个字,后面接障碍的名称[即(特定的物质)所致的重度神经认知障碍或(特定的物质)所致的轻度神经认知障碍],其后标注酒精案例的亚型(即非遗忘-虚构型,遗忘-虚构型),最后标注病程(即持续性)。例如,某人在重度酒精使用障碍中出现了持续性遗忘-虚构的症状,其即可被诊断为 F10.26 重度酒精使用障碍和酒精所致的重度神经认知障碍,遗忘-虚构型,持续性,不需给予一个分别的合并重度酒精使用障碍的诊断。如果物质所致的神经认知障碍没有出现合并物质使用障碍(例如,偶尔一次大剂量使用吸入剂后),则不需注明"没有伴随的物质使用障碍"(例如,F18.988 吸入剂所致轻度神经认知障碍)。

诊断特征

物质/药物所致的重度或轻度神经认知障碍,特征表现为神经认知的损害,它的持续时间超出中毒和急性戒断的通常病程(诊断标准 B)。最初,这些表现可以反映出长时间的物质使用后脑功能的缓慢康复和神经认知的改善,并且可在发病后的数月中看到脑成像指标的改善。如果此障碍持续时间较长,应标注持续性。给定的物质及其使用必须是已知的能够引起特定的观察到的损害(诊断标准 C)。非特定的认知能力下降可能出现在几乎任何滥用的物质和各种药物中,一些模式可能更频繁地出现在某些药物种类中。例如,由镇静、催眠或抗焦虑类药物所致的神经认知障碍(例如,苯二氮䓬类、苯巴比妥类),相比其他认知功能,更可能表现为记忆方面的严重障碍。酒精所致的神经认知障碍往往表现为执行功能、记忆和学习领域损害的组合。物质所致的神经认知障碍的时间病程必须与给定物质的使用相一致(诊断标准 D)。在酒精所致的遗忘性虚构(柯萨可夫综合征)神经认知障碍中,其特征包括显著的遗忘(学习新信息的严重困难伴随快速遗忘)和倾向于虚构。这些表现可能会与硫胺素脑病的体征同时出现[韦尼克脑病(Wernicke)],并伴随有关的特征,例如,眼震和共济失调。韦尼克脑病的眼瘫特征通常表现为侧视麻痹。

除了或不同于与甲基苯丙胺使用相关的常见神经认知症状(例如,学习和记忆困难、执行功能障碍),甲基苯丙胺的使用也可能与血管性损伤的证据有关(例如,局部麻痹,单侧不协调,不对称的反射)。最常见的神经认知的概貌与在血管性神经认知障碍中所见到的相似。

支持诊断的相关特征

那些有中枢神经系统抑制效应的药物所致的中程神经认知障碍,表现的症状为易激惹增加、焦虑、睡眠障碍和烦躁。兴奋剂药物所致的中程神经认知障碍可以表现为反跳性的抑郁、多眠和情感淡漠。在严重形式的物质/药物所致的重度神经认知障碍中(例如,与长期酒精使用有关的),可以有显著的神经运动特征(例如,不协调、共济失调和运动缓慢)。也可能失去情绪控制,包括攻击性或不适当的情感或情感淡漠。

患病率

这些疾病的患病率是未知的。物质滥用的患病率数据是能够得到的,物质/药物所致的重度或轻度神经认知障碍更可能出现在那些年龄大的、长期使用物质的、有其他风险因素如营养缺乏的个体中。

对于滥用酒精的情况,在守戒后的前 2 个月中,中程的轻度神经认知障碍的患病率约为 30%—40%。轻度神经认知障碍可能会持续,特别是在那些直到 50 岁还没有达到稳定守戒的个体中。重度神经认知障碍是罕见的,可能来源于同时存在的营养缺乏(例如,酒精所致的遗忘性虚构的神经认知障碍)中。

在那些放弃使用可卡因、甲基苯丙胺、阿片类物质、苯环利定、镇静剂、催眠药或抗焦虑药的个体中,有三分之一或更多的个体可能出现中程的物质/药物所致的轻度神经认知障碍,一些证据表明这些物质也可能与持续的轻度神经认知障碍有关。而即便出现与这些物质有关的重度神经认知障碍也是罕见的。在甲基苯丙胺的案例中也可能出现脑血管疾病,并导致弥漫的或局部的脑损伤,它可能是轻度或重度的神经认知障碍的水平。溶剂的接触与中程或持续的重度和轻度神经认知障碍有关联。

是否存在大麻和各种致幻剂所致的神经认知障碍是有争议的。大麻中毒伴随各种神经认知紊乱,但这些紊乱倾向于随着守戒而消失。

发展与病程

于青春期开始,且在 20 岁和 30 岁时达到高峰。尽管严重的物质使用障碍的病史越长越有可能导致神经认知障碍,但这种关系并不是简单的,在那些 50 岁以前达到稳定守戒的个体中,显著的甚至完全的神经认知功能的康复是常见的。在那些超过 50 岁仍继续物质滥用的个体中,物质/药物所致的重度或轻度神经认知障碍很可能变成持续性的,这可能是因为神经可塑性减少和其他年龄相关的大脑变化开始的组合。物质滥用的早期,特别是酒精,可能导致晚期神经发育的缺陷(例如,额叶神经环路成熟的晚期阶段),这可能会影响社会认知及其他神经认知能力。对于酒精所致的神经认知障碍,可能有老龄化和酒精所致的脑损伤的累加效应。

风险与预后因素

物质/药物所致的神经认知障碍的风险因素包括年龄、长期使用、持续使用超过 50 岁。此外,长期营养缺乏、肝脏疾病、血管风险因素、心血管病和脑血管病可增加酒精所致的神经认知障碍的风险。

诊断标记物

慢性酒精滥用个体的磁共振成像(MRI)经常显示脑皮质变薄,白质丢失和脑回、脑室扩大。神经影像学异常在那些有神经认知障碍的个体中更常见,也可能观察到无神经影像学异常的神经认知障碍,反之亦然。特定的技术(例如,弥散张量成像)可能显示特定的白质传导素的损伤。磁共振波谱分析可以显示N-乙酰天冬氨酸的减少和炎性标志物的增加(例如,肌醇)和白质损伤(例如,胆碱)。许多脑影像学的改变和神经认知的表现随着成功的守戒而逆转。甲基苯丙胺使用障碍的个体,MRI可能显示高密度的信号,提示微出血或大面积脑梗死。

物质/药物所致的重度或轻度神经认知障碍的功能性后果

认知效率下降和难以集中注意力有时使本障碍的功能性后果更加严重,这超出了在许多其他神经认知障碍中所见。此外,物质/药物所致的重度和轻度神经认知障碍可能与运动综合征有关,这增加了功能损害的水平。

鉴别诊断

物质使用障碍、物质中毒和物质戒断的个体,增加了其他疾病的风险,它可以独立或通过综合的效应导致神经认知紊乱。这些包括创伤性脑损伤和那些伴随物质使用障碍的感染病史(例如,HIV、丙型肝炎病毒、梅毒)。因此,物质/药物所致的重度或轻度神经认知障碍的存在应该与在物质使用、中毒和戒断范围之外引起的神经认知障碍相区别,包括这些伴随的疾病(例如,创伤性脑损伤)。

共病

物质使用障碍、物质中毒和物质戒断经常与其他精神障碍共病。共病的创伤后应激障碍,精神病性障碍,抑郁和双相障碍,及神经发育障碍可能加重物质使用者的神经认知损害。创伤性脑损伤更频繁的与物质使用共同出现,在这样的案例中,确定神经认知障碍的病因变得更加复杂。严重的、长期的酒精使用障碍可能与主要器官系统疾病有关,包括脑血管疾病和肝硬化。苯丙胺所致的神经认知障碍可伴有重度或轻度的血管性神经认知障碍,后者也可能继发于苯丙胺的使用。

由HIV感染所致的重度或轻度神经认知障碍

诊断标准

A. 符合重度或轻度神经认知障碍的诊断标准。
B. 有感染人类免疫缺陷病毒(HIV)的记录。
C. 神经认知障碍不能用非HIV疾病来更好地解释,包括继发性脑疾病(例如,如渐进性多灶性白质脑病或隐球菌脑膜炎)。
D. 此神经认知障碍不能归因于其他躯体疾病,也不能用其他精神障碍来更好地解释。

编码备注：由 HIV 感染所致的重度神经认知障碍，伴行为异常，首先编码 B20 HIV 感染，接着编码 F02.81 由 HIV 感染所致的重度神经认知障碍，伴行为异常。由 HIV 感染所致的重度神经认知障碍，无行为异常，首先编码 B20 HIV 感染，接着编码 F02.80 由 HIV 感染所致的重度神经认知障碍，无行为异常。

由 HIV 感染所致的轻度神经认知障碍，编码 G31.84。（**注：**对 HIV 感染不使用额外的编码。行为异常不能被编码，但应以书面形式表明。）

诊断特征

HIV 疾病是由人类免疫缺陷病毒 1 型（HIV-1）感染引起的，它是通过接触感染者的体液导致，经由注射性毒品使用、无保护的性生活，或意外或医源性接触（例如，感染的血液供应，医务人员的针刺伤）。HIV 感染几类不同的细胞，特别是免疫细胞。随着时间的推移，感染可能导致严重的辅助“T”淋巴细胞（CD4）的耗竭，导致严重的免疫缺陷，经常导致机会性感染和肿瘤。这种严重形式的 HIV 感染被称为获得性免疫缺陷综合征（AIDS）。HIV 的诊断通过已确立的实验室方法来确认（例如，HIV 抗体的酶联免疫吸附实验，与免疫胶印确认和/或基于多聚酶链式反应的方法）。

一些 HIV 感染的个体发展为神经认知障碍，通常显示“皮层下模式”，伴有显著的执行功能的损害，信息处理速度的减慢，对更加要求注意力的任务存在问题，学习新信息较困难，但回忆已学习的信息则较轻松。在重度神经认知障碍中，迟缓是明显的。语言困难如失语是不常见的，但可以观察到语言流畅程度有所降低。HIV 的起病过程可能影响大脑的任何部分，因此，其他模式也是可能的。

支持诊断的有关特征

由 HIV 感染所致的重度或轻度神经认知障碍，通常在先前有严重的免疫抑制发作、脑脊液中的病毒浓度较高和提示有严重 HIV 疾病（例如，贫血和低球蛋白血症）的个体中更为普遍。严重神经认知障碍的个体可能会经历显著的神经运动特征（例如，严重的不协调、共济失调和运动缓慢）。可能会失去情绪控制，包括攻击性或不恰当的情感或情感淡漠。

患病率

根据 HIV 疾病的阶段，大约有 1/3—1/2 的 HIV 感染个体至少有轻度的神经认知紊乱，但其中一些紊乱可能未达到轻度神经认知障碍的诊断标准。据估计，25%的 HIV 个体存在符合轻度神经认知障碍诊断标准的体征和症状，不到 5%的个体符合重度神经认知障碍的诊断标准。

发展与病程

由 HIV 感染所致的神经认知障碍可能会缓解、改善、缓慢加重，或有一个波动的病程。在目前可以获得组合式抗病毒治疗的情况下,快速进展到严重的神经认知损害是不常见的,因此,HIV 个体如在精神状态方面突然发生变化,则需要立即评估其认知改变的其他医学原因,包括继发性感染。因为 HIV 感染在疾病的病程中倾向于影响皮层下的区域,包括脑白质深部,所以此类神经认知障碍的进展循着“皮层下”的模式。因为 HIV 可能影响不同的大脑区域,且可能基于有关的共病和 HIV 的后果呈现出许多不同的发展方向,所以由 HIV 所致的神经认知障碍的整体病程存在相当大的差异性。在生命历程中,皮层下神经认知的概貌可能与年龄交互影响,使得整体的进展在生命晚期显得更严重,此时可能出现作为与年龄相关疾病的其他后果的精神运动缓慢和运动损害(例如,步态放缓)。

在发达国家,HIV 主要是成年人的疾病,通过危险的行为获得(例如,无保护的性生活、注射性毒品的使用),始于青春期晚期,在青年期或中年期达到高峰。在发展中国家,特别是撒哈拉以南的非洲地区,孕妇的 HIV 检测和抗反转录病毒的治疗较难开展,所以围产期传染是常见的。在这些感染 HIV 的婴儿和儿童中的神经认知障碍可能主要表现为神经发育延迟。对于那些经过治疗幸存到老年的个体,HIV 和包括其他神经认知障碍(例如,由阿尔茨海默病所致,由帕金森病所致)的老龄化相累加和交互作用的神经认知影响,是可能的。

风险与预后因素

HIV 感染的风险与预后因素: HIV 感染的风险因素包括注射性的毒品使用,无保护的性生活,无保护的血液供应及其他医源性因素。

由 HIV 感染所致的重度或轻度神经认知障碍的风险与预后因素: 矛盾的是,由 HIV 感染所致的神经认知障碍没有随着组合式抗反转录病毒治疗的出现而显著减少,尽管最严重的表现(符合重度神经认知障碍的诊断)已经大幅下降。参与因素可能包括在中枢神经系统(CNS)中对 HIV 控制不足、耐药病毒株的进化、慢性长期系统性的炎症和脑炎的影响,共病因素(例如,老龄化、毒品滥用、过去 CNS 创伤的病史)的影响,以及共同感染(例如,丙型肝炎病毒)。慢性接触抗反转录病毒药物也提高了神经毒性的可能性,虽然还未得到完全确认。

诊断标记物

血清 HIV 检测对于确诊而言是需要的。此外,如果 HIV 在脑脊液中比在血浆中显示了不相称的高病毒浓度,则脑脊液中 HIV 的特征性表现可能是有帮助的。神经影像学[即核磁共振成像 (MRI)]可显示整体脑容积的减少,皮层变薄,白质容积的减少和片状异常的脑白质(高密度)。MRI 或腰椎穿刺有助于排除特定的躯体疾病(例如,隐球菌感染或疱疹性脑炎),它们在 AIDS 背景下可能促成 CNS 的改变。特定的技术(例如,弥散张量成像),可显示特定的白质纤维束的损害。

由 HIV 感染所致的重度或轻度神经认知障碍的功能性后果

由 HIV 感染所致的重度或轻度神经认知障碍的功能性后果,会依据不同的个体而变化。因此，执行能力的损害和信息处理的减缓可能显著干扰复杂疾病的管理决策，这就需要坚持组合式的抗反转录病毒治疗。共病疾病的可能性进一步增加了功能方面的挑战。

鉴别诊断

在存在共病的情况下，如其他病毒（例如，丙型肝炎病毒，梅毒）感染，毒品滥用（例如，甲基苯丙胺滥用），或先前的脑损伤、神经发育的疾病，如果有证据表明HIV感染加重了由这些已患的或共病的疾病所致的神经认知障碍，则可以诊断由HIV感染所致的重度或轻度神经认知障碍。在老年人中，需要对与心脑血管疾病或神经退行性疾病（例如，由阿尔茨海默病所致的重度或轻度神经认知障碍）相关的神经认知衰退的发生加以鉴别。一般来说，稳定的、波动的（没有进展）或改善的神经认知状态倾向于是HIV的病因，而稳定的或阶梯性的恶化则提示是神经退行性或血管性的病因。因为更严重的免疫缺陷可导致大脑机会性感染（例如，弓形体病、隐球菌病）和肿瘤（例如，CNS淋巴瘤），所以神经认知障碍的突然发生或突然加重需要积极检查非HIV的病因。

共病

HIV疾病伴随慢性系统性炎症和神经炎症，它们可能与脑血管疾病和代谢性综合征有关。这些并发症可能是因感染HIV所致的重度或轻度神经认知障碍的病理成因的一部分。HIV经常与其他疾病共同出现（例如，当物质被注射时的物质使用障碍），及其他性病。

由朊病毒病所致的重度或轻度神经认知障碍

诊断标准

A. 符合重度或轻度神经认知障碍的诊断标准。

B. 隐匿起病，且常见发展迅速的损害。

C. 有朊病毒病的运动特征（例如，肌阵挛或共济失调），或有生物标记物证据。

D. 此神经认知障碍不能归因于其他躯体疾病，也不能用其他精神障碍来更好地解释。

编码备注：由朊病毒病所致的重度神经认知障碍，伴行为异常，首先编码A81.9朊病毒病，接着编码F02.81由朊病毒病所致的重度神经认知障碍，伴行为异常。由朊病毒病所致的重度神经认知障碍，无行为异常，首先编码A81.9朊病毒病，接着编码F02.80由朊病毒病所致的重度神经认知障碍，无行为异常。

由朊病毒病所致的轻度神经认知障碍，编码G31.84。（**注：**对朊病毒病不使用额外的编码。行为异常不能被编码，但应以书面形式表明。）

诊断特征

由朊病毒病所致的重度或轻度神经认知障碍的分类包括一组由亚急性海绵状

脑病所致的神经认知障碍[包括克-雅氏病(Creutzfeldt-Jakob)、变异型克-雅氏病、库鲁病、格斯特曼综合征和致命性失眠症],它们由被称为朊病毒的传染性病原体引起。最常见的类型是散发的克-雅氏病,通常被称为克-雅氏病(CJD)。变异型克-雅氏病是非常罕见的,与牛的海绵状脑病的传染有关,也被称为"疯牛病"。通常,CJD个体会表现为神经认知缺陷,共济失调和运动异常(例如,肌阵挛、舞蹈病或肌张力障碍),此外,惊跳反射也是常见的。通常,病史显示,快速进展到重度神经认知障碍最短仅需6个月,因此,此障碍通常只在重度水平上看到。然而,许多有此障碍的个体可能有非典型的表现,所以此疾病只能通过活检或尸检来确诊。变异型克-雅氏病的个体可能更常表现为精神疾病的症状,特征性地表现为心境低落、退缩及焦虑。朊病毒病的诊断需要至少存在下列1个特征性生物标记:在核磁共振成像上有DWI(弥散加权成像)或FLAIR(液体衰减反转恢复)可识别的病变;或脑脊液中的陶蛋白或14-3-3蛋白,在脑电图上特征性的三尖波;或对于罕见的家族形式来说,存在家族史或遗传学检测的证据。

患病率

散发的CJD的年起病率约为每百万人中1或2例。因为生存期非常短,所以患病率是未知的。

发展与病程

朊病毒病可能在成年人的任何年龄发生——散发的CJD的高峰年龄大约为67岁——尽管它已被报道出现在从青春期到晚年的个体中。朊病毒病起病前的症状包括疲劳、焦虑、食欲和睡眠的问题,或注意力集中困难。数周后,这些症状可能接着出现不协调、视觉变化、步态异常或其他运动,可能是肌阵挛、舞蹈手足徐动症或投掷,伴快速进展性痴呆。通常,经过数月,此疾病非常快速地进展至重度损害的水平。发展超过2年的,表现类似于其他神经认知障碍的病程,是比较罕见的。

风险与预后因素

环境的: 已证实朊病毒感染经物种间传播,其病原体与人关系密切(例如,90年代中期在英国,牛的海绵状脑病引起变异型CJD的爆发)。已经有记载此疾病可以通过角膜移植和人类生长因子注射而传染,已经有传染给医务工作者的案例报道。

遗传与生理的: 高达15%的案例有遗传因素,它与常染色体显性突变有关。

诊断标记物

朊病毒病只能通过活检或尸检来确诊。尽管在所有的朊病毒中,脑脊液分析没有独特的发现,但是可靠的生物标记正在发展中,包括14-3-3蛋白(特别是散发的CJD)和陶蛋白。核磁共振脑成像目前被认为是最敏感的诊断检查,当使用

DWI 程序时，常发现在皮层下和皮层区出现多处灰质的高密度信号。在一些个体中，脑电图显示的周期性尖波，通常是三尖波，并且在此障碍病程的某一个时间点，出现频率为 0.5—2 赫兹的同步性放电。

鉴别诊断

其他重度神经认知障碍：由朊病毒病所致的重度神经认知障碍可能表现为类似其他神经认知障碍的病程，但是通常可以通过快速进展和显著的小脑和运动症状来区别朊病毒病。

由帕金森病所致的重度或轻度神经认知障碍

诊断标准

A. 符合重度或轻度神经认知障碍的诊断标准。
B. 该障碍出现在已确定的帕金森病的基础上。
C. 隐匿起病，且其损害逐渐进展。
D. 此神经认知障碍不能归因于其他躯体疾病，也不能用其他精神障碍来更好地解释。

如果下列 1 和 2 都符合，则应诊断为**可能由帕金森病所致的重度或轻度神经认知障碍**。如果下列 1 或 2 符合，则应诊断为**可疑由帕金森病所致的重度或轻度神经认知障碍**。

1. 没有证据表明存在混合性病因（即缺少其他神经退行性或脑血管疾病，或其他神经的、精神的或系统性疾病，或可能导致认知能力下降的疾病）。
2. 帕金森病明显先于神经认知障碍的发生。

编码备注：可能由帕金森病所致的重度神经认知障碍，伴行为异常，首先编码 G20 帕金森病，接着编码 F02.81 可能由帕金森病所致的重度神经认知障碍，伴行为异常。可能由帕金森病所致的重度神经认知障碍，无行为异常，首先编码 G20 帕金森病，接着编码 F02.80 可能由帕金森病所致的重度神经认知障碍，无行为异常。

可疑由帕金森病所致的重度神经认知障碍，编码 G31.9 可疑由帕金森病所致的重度神经认知障碍。（**注：**对帕金森病不使用额外的编码。行为异常不能被编码，但应以书面形式表明。）

由帕金森病所致的轻度神经认知障碍，编码 G31.84。（**注：**对帕金森病不使用额外的编码。行为异常不能被编码，但应以书面形式表明。）

诊断特征

由帕金森病所致的重度或轻度神经认知障碍的基本特征，是帕金森病起病后的认知衰退。此障碍必须出现在已确诊的帕金森病的背景下（诊断标准 B），且此缺陷必须是逐渐进展的（诊断标准 C）。当没有证据表明其他疾病促成了认知的衰退,且当帕金森病明显先于神经认知障碍起病时,神经认知障碍被视为可能由帕金森病所致。当没有证据表明其他疾病促成了认知的衰退,或当帕金森病先于神经认知障碍起病,但不是二者皆有时,神经认知障碍被考虑为可疑由帕金森病所致。

支持诊断的有关特征

经常出现的特征包括情感淡漠、抑郁心境、焦虑心境、幻觉、妄想、人格改变、快速眼动睡眠行为障碍和过度的日间困顿。

患病率

在美国,帕金森病的患病率随着年龄的增加而增加,在65—69岁个体中约为0.5%,在85岁及以上个体中为3%。帕金森病在男性中比在女性中更常见。高达75%的帕金森病患者,将在疾病的病程中发展出重度神经认知障碍。在帕金森病中,轻度神经认知障碍的患病率约为27%。

发展与病程

帕金森病通常起病于50—89岁之间,大多数表现出现在60岁出头。轻度神经认知障碍经常在帕金森病的较早时期发生,而重度损害通常不会发生,直到晚年。

风险与预后因素

环境的:帕金森病的风险因素包括接触除草剂和杀虫剂。

遗传与生理的:在帕金森病个体中,神经认知障碍的潜在风险因素包括起病年龄较大和病程增加。

诊断标记物

聚焦于不依赖运动功能的神经心理测评,在探测核心认知缺陷方面至关重要,特别是在轻度神经认知障碍阶段。结构性神经影像学和多巴胺转运载体的扫描,如DaT扫描,可以区分路易体相关的痴呆(帕金森和痴呆伴路易体)与非路易体相关的痴呆(例如,阿尔茨海默病),并且有时有助于评估由帕金森病所致的重度或轻度神经认知障碍。

鉴别诊断

重度或轻度神经认知障碍伴路易体:这种区别实质上基于运动和认知功能的时间和顺序。由帕金森病所致的神经认知障碍,帕金森病的运动和其他症状必须在认知衰退达到重度神经认知障碍之前出现(按照惯例,至少是1年之前),而重度或轻度神经认知障碍伴路易体的认知症状,可以在运动症状之前不久或同时出现。对于轻度神经认知障碍,很难建立时间关系,因为诊断本身并不是很清楚,且上述

2个障碍有连续性。除非在认知衰退发生之前帕金森病已经存在了一段时间，或者存在重度或轻度神经认知障碍伴路易体的典型特征，则诊断为未特定的轻度神经认知障碍是更可取的。

由阿尔茨海默病所致的重度或轻度神经认知障碍：运动特征是区分由帕金森病所致的重度或轻度神经认知障碍和由阿尔茨海默病所致的重度或轻度神经认知障碍的关键。然而，这两种障碍可能同时存在。

重度或轻度血管性神经认知障碍：重度或轻度血管性神经认知障碍可能出现帕金森病的特征，如精神运动缓慢，它可能作为皮层下小血管疾病的后果出现。然而，这些帕金森病的特征通常不足以诊断帕金森病，且神经认知障碍的病程通常明显与脑血管的改变有关。

由其他躯体疾病所致的神经认知障碍(例如，神经退行性疾病)：当考虑由帕金森病所致的重度或轻度神经认知障碍时，必须与其他脑疾病(例如，进展性核上性麻痹，皮层基底节变性，多系统萎缩，肿瘤和脑积水)相区别。

神经阻滞剂所致的帕金森综合征：神经阻滞剂所致的帕金森综合征可能发生在其他神经认知障碍个体中，特别是当用多巴胺阻滞剂来治疗这些障碍的行为表现时。

其他躯体疾病：谵妄、由多巴胺阻滞剂的副作用所致的神经认知障碍和其他躯体疾病(例如，镇静或认知损害，严重的甲状腺功能低下，维生素B12缺乏)也必须排除。

共病

帕金森病可能与阿尔茨海默病和脑血管病共存，尤其在老年个体中。多个病理性特征的综合影响可能降低帕金森病患者的功能性能力。运动症状和经常并存的抑郁或情感淡漠可能使功能损害更加严重。

由亨廷顿病所致的重度或轻度神经认知障碍

诊断标准

A. 符合重度或轻度神经认知障碍的诊断标准。
B. 隐匿起病，且逐渐进展。
C. 有临床上已确定的亨廷顿病，或基于家族史或基因检测的亨廷顿病的风险。
D. 此神经认知障碍不能归因于其他躯体疾病，也不能用其他精神障碍来更好地解释。

编码备注：由亨廷顿病所致的重度神经认知障碍，伴行为异常，首先编码G10亨廷顿病，接着编码F02.81由亨廷顿病所致的重度神经认知障碍，伴行为异常。由亨廷顿病所致的重度神经认知障碍，无行为异常，首先编码G10亨廷顿病，接着编码F02.80由亨廷顿病所致的重度神经认知障碍，无行为异常。

由亨廷顿病所致的轻度神经认知障碍，编码G31.84。(**注：**对亨廷顿病不使用额外的编码。行为异常不能被编码,但应以书面形式表明。)

诊断特征

进展性的认知损害是亨廷顿病的一个核心特征,伴有早期执行功能(即处理速度、组织和计划)的改变,而不是学习和记忆功能的改变。认知与相关行为的改变往往先于运动迟缓(即自主运动减慢)和舞蹈病(即不自主的抽搐运动)等典型的运动异常的出现。确定性地诊断亨廷顿病需要有明确的锥体外系运动异常,在那些个体中有亨廷顿病家族史或基因检测显示在 4 号染色体上 HTT 基因中 CAG 三核苷酸存在重复扩张。

支持诊断的有关特征

亨廷顿病经常与抑郁、易激惹、焦虑、强迫冲动症状和情感淡漠等症状相关,而与精神病极少相关,且这些症状经常出现在运动症状之前。

患病率

神经认知缺陷是亨廷顿病的最终结果。世界范围的患病率估计为每 100 000 人中有 2.7 人。亨廷顿病的患病率在北美、欧洲、澳大利亚是每 100 000 人中有 5.7人;在亚洲具有较低的患病率,是每 100 000 人中有 0.4 人 。

发展与病程

亨廷顿病诊断的平均年龄为 40 岁,尽管年龄跨度很大。起病年龄与 CAG 扩张的长度呈负相关。青春型的亨廷顿病(20 岁以前起病)通常可能出现运动迟缓、肌张力障碍和僵直,而不是成人期发生障碍的舞蹈性运动特征。这种疾病会逐渐进展,平均生存年龄约为运动症状诊断后的 15 年。

亨廷顿病的表现存在运动、认知、精神疾病症状的多样性。精神疾病和认知异常可能比运动异常提早至少 15 年发生。最初需要照料的症状,通常包括易激惹、焦虑或抑郁心境。其他行为紊乱可能包括显著的情感淡漠、脱抑制、冲动和受损的自知力,随着时间的推移,情感淡漠常常变得更明显。早期运动症状可能包括出现四肢多动,和轻度失用(即目的性运动困难),特别是在精细的运动任务中。随着疾病的进展,其他的运动问题包括步态异常(共济失调)和姿势不稳。运动障碍将最终影响语音的产生(构音障碍),以至于讲话变得难以理解,这可能导致在相对完整的认知背景下由于沟通障碍产生的痛苦。晚期的运动疾病将严重影响步态,伴进展性的共济失调。最终,个体将变得无法行动。晚期阶段的运动疾病损害了饮食和吞咽的运动控制,吸入性肺炎通常是个体死亡的主要原因。

风险与预后因素

遗传与生理的: 亨廷顿病的遗传学基础是完全外显的 CAG 三核苷酸常染色体显性扩张,通常称为亨廷顿基因的CAG 重复。36 个或更多的重复长度确定与亨廷顿病有关，更长的重复长度与较早的起病年龄有关。36 个或更多长度的 CAG 重复确定与亨廷顿病有关。

诊断标记物

基因检测是决定亨廷顿病的主要实验室检查，其结果是常染色体显性疾病伴完全外显。在 4 号染色体上，编码亨廷顿蛋白的基因有三核苷酸 CAG 的重复扩张。如果只有基因扩张不能诊断为亨廷顿病，而只有在症状变得明显后才能诊断。一些有阳性家族史的个体要求在症状发生以前进行基因检测。有关特征也可能包括神经影像学的改变。基底神经节体积的减小，特别是尾状核和豆状核的减小，是已知的随着疾病病程的出现和进展的症状。脑影像学上还观察到其他结构和功能变化，但仍只是研究手段。

由亨廷顿病所致的重度或轻度神经认知障碍的功能性后果

在起病前和诊断早期，职业功能的衰退是最常见的症状，多数个体报告他们失去了从事正常工作的一部分能力。亨廷顿病在情绪、行为和认知方面的改变，例如，脱抑制和人格的改变，是与功能性衰退高度有关的。认知缺陷促成大多数功能衰退可能包括信息加工速度、启动和注意力的衰退，而不是记忆损害。鉴于亨廷顿病通常发生在生命中最高产的年龄，所以该病对工作场所的表现以及社会和家庭生活方面，可能产生破坏性的影响。随着疾病的进展，残疾方面的问题，如步态异常、构音障碍及冲动和易激惹行为，可能显著增加损害的水平和日常照料的需要，远超由认知衰退导致的需要。严重的舞蹈性运动可能对提供照料造成显著的干扰，如洗澡、穿衣和如厕时。

鉴别诊断

其他精神障碍：亨廷顿病的早期症状可能包括心境不稳定，易激惹或强迫行为，这可能提示另一种精神障碍的存在。然而，基因检测和运动症状的发展可以区分亨廷顿病是否存在。

其他神经认知障碍：亨廷顿病的早期症状，特别是执行功能异常和精神运动速度损害的症状，可能类似于其他神经认知障碍，如重度或轻度血管性神经认知障碍。

其他运动障碍：亨廷顿病也必须与其他障碍或与舞蹈病有关的疾病相区别，如威尔森氏病、药物所致的迟发性运动障碍、西德纳姆氏舞蹈病、系统性红斑狼疮或老年性舞蹈病。罕见地，个体也可能表现出与亨廷顿病相似的病程，但没有阳性的基因检测结果，这被认为是不同潜在遗传因素所致的亨廷顿病的表象复制。

由其他躯体疾病所致的重度或轻度神经认知障碍

诊断标准

A. 符合重度或轻度神经认知障碍的诊断标准。

B. 来自病史、体格检查、实验室发现的证据表明神经认知障碍是其他躯体疾病的病理生理性结果。

C. 此认知缺陷不能用其他精神障碍或其他特定的神经认知障碍来更好地解释(例如,阿尔茨海默病、HIV感染)。

编码备注:由其他躯体疾病所致的重度神经认知障碍,伴行为异常,首先编码其他躯体疾病,接着编码由其他躯体疾病所致的重度神经认知障碍,伴行为异常(例如,G35 多发性硬化症,F02.81 由多发性硬化症所致的重度神经认知障碍,伴行为异常)。由其他躯体疾病所致的重度神经认知障碍,无行为异常,首先编码其他躯体疾病,接着编码由其他躯体疾病所致的重度神经认知障碍,无行为异常(例如,G35 多发性硬化症,F02.80 由多发性硬化症所致的重度神经认知障碍,无行为异常)。

由其他躯体疾病所致的轻度神经认知障碍,编码 G31.84。(**注**:对其他躯体疾病不使用额外的编码。行为异常不能被编码,但应以书面形式表明。)

诊断特征

许多其他躯体疾病能够引起神经认知障碍。这些疾病包括结构性病变(例如,原发或继发性脑肿瘤,硬膜下血肿,缓慢进展的或正常压力脑积水),与心衰所致的低灌注相关的缺氧,内分泌疾病(例如,甲状腺功能低下,高钙血症,低血糖),营养疾病(例如,硫胺素、烟酸缺乏),其他传染性疾病(例如,神经梅毒、隐球菌感染),免疫疾病(例如,颞动脉炎、系统性红斑狼疮),肝或肾功能衰竭,代谢性疾病[例如,库夫斯病(Kufs'),肾上腺脑白质营养不良,异染性脑白质营养不良,其他成年人和儿童的贮积病],以及其他神经系统疾病(例如,癫痫、多发性硬化症)。不常见的中枢神经系统损伤的原因,如电休克或颅内放射,通常有明显的病史。躯体疾病的发生或加重与认知缺陷之间的时间关联,有力地支持了神经认知障碍是由躯体疾病所致的。如果神经认知缺陷在躯体疾病治疗的背景下得到部分改善或稳定,那么就增加了这种关系诊断的确定性。

发展与病程

通常神经认知障碍病程的进展在一定程度上与所涉及的躯体疾病的进展是相关联的。在躯体疾病(例如,甲状腺功能低下)能被治疗的情况下,神经认知缺陷可能会得到改善或至少不再发展。当躯体疾病(例如,继发性进展性多发性硬化症)有逐渐恶化的病程时,神经认知缺陷将随着疾病的时间进程而进展。

诊断标记物

有关的体格检查和实验室发现及其他临床特征取决于躯体疾病的性质和严重程度。

鉴别诊断

其他重度或轻度神经认知障碍：虽然个体存在一种可归因的躯体疾病，但并不能完全排除另一种重度或轻度神经认知障碍存在的可能性。如果在有关的躯体疾病成功治疗后认知缺陷依然持续存在，则另一种疾病可能是此认知衰退的病因。

由多种病因所致的重度或轻度神经认知障碍

诊断标准

A. 符合重度或轻度神经认知障碍的诊断标准。

B. 来自病史、体格检查、实验室发现的证据表明神经认知障碍是 1 种以上病因过程的病生理结果，不包括物质（例如，由阿尔茨海默病所致的神经认知障碍，伴后续发生的血管性神经认知障碍）。

注：请参阅由特定的躯体疾病所致的各种神经认知障碍的诊断标准，来指导确定特定的病因。

C. 此认知缺陷不能用其他精神障碍来更好地解释，也不仅仅发生在谵妄时。

编码备注：由多种病因所致的重度神经认知障碍，伴行为异常，编码 F02.81；由多种病因所致的重度神经认知障碍，无行为异常，编码 F02.80。所有病因学的躯体疾病（血管性疾病除外）应在由多种病因所致的重度神经认知障碍之前编码和分别列出（例如，G30.9 阿尔茨海默病；G31.83 路易体病；F02.81 由多种病因所致的重度神经认知障碍，伴行为异常）。

当脑血管病导致神经认知障碍时，除了由多种病因所致的重度神经认知障碍以外，血管性神经认知障碍的诊断也应被列出。例如，由阿尔茨海默病和血管性疾病共同导致的重度神经认知障碍，伴行为异常，编码如下：G30.9 阿尔茨海默病；F02.81 由多种病因所致的重度神经认知障碍，伴行为异常；F01.51 重度血管性神经认知障碍，伴行为异常。

由多种病因所致的轻度神经认知障碍，编码 G31.84。（**注：**对病因不使用额外的编码。行为异常不能被编码，但应以书面形式表明。）

此类别包括神经认知障碍的临床表现，在这些情况下，有证据表明，多种躯体疾病参与了此神经认知障碍的发展。除了有证据表明存在多种已知可引起神经认知障碍的躯体疾病（即病史和体格检查的发现，以及实验室的结果）之外，那么，参考各种躯体病因的诊断标准和内容（例如，由帕金森病所致的神经认知障碍）有助于确立特定躯体疾病与神经认知障碍在病因学上的关联。

未特定的神经认知障碍

R41.9

此类型适用于以下临床表现。它们具备神经认知障碍的典型症状,且引起有临床意义的痛苦,或导致社交、职业或其他重要功能方面的损害,但未能符合神经认知障碍类别中任一种疾病的诊断标准。当没有充分的确定性来明确病因时,可使用此种未特定的神经认知障碍。

编码备注:未特定的重度或轻度神经认知障碍,编码 R41.9。(**注:**对任何假设病因上的躯体疾病不使用额外的编码。行为异常不能被编码,但应以书面形式表明。)

人格障碍

本章以对10个特定人格障碍皆适用的一般定义开始。人格障碍是指明显偏离了个体文化背景预期的内心体验和行为的持久模式,是泛化的和缺乏弹性的,起病于青少年或成年早期,随着时间的推移逐渐变得稳定,并导致个体的痛苦或损害。

随着不断的回顾,尤其对于复杂性的总结,出现了不同的观点,我们尽力顾及各个方面。因此,人格障碍同时被写入本书第Ⅱ和第Ⅲ部分。第Ⅱ部分反映了对DSM-Ⅳ-TR里的诊断标准的更新,而第Ⅲ部分则包括了由DSM-5人格与人格障碍工作组提出的人格障碍诊断及概念化的研究模型。随着该领域的发展,希望这两部分能够分别服务于临床实践和研究计划。

本章包括如下人格障碍。

- **偏执型人格障碍**是对他人普遍不信任和猜疑以至于把他人的动机解释为恶意的心理行为模式。
- **分裂样人格障碍**是一种脱离社交关系,以及情感表达受限的心理行为模式。
- **分裂型人格障碍**是对亲密关系感到强烈的不舒服,且认知或感知扭曲以及行为古怪的心理行为模式。
- **反社会型人格障碍**是一种漠视或侵犯他人权利的心理行为模式。
- **边缘型人格障碍**是一种人际关系、自我形象和情感不稳定以及表现出显著冲动行为的心理行为模式。
- **表演型人格障碍**是一种过分情绪化和追求他人注意的心理行为模式。
- **自恋型人格障碍**是一种自我夸大的、需要他人赞扬且缺乏共情的心理行为模式。
- **回避型人格障碍**是一种社交抑制、自我感觉能力不足和对负性评价极其敏感的心理行为模式。
- **依赖型人格障碍**是一种与过度需要他人照顾相关的顺从和依附行为的心理行为模式。
- **强迫型人格障碍**是一种专注于有秩序、完美以及控制的心理行为模式。
- **由其他躯体疾病所致的人格改变**是一种持续性的人格障碍,被认为是一种躯体疾病的直接生理效应(例如,额叶病变)。
- **其他特定的人格障碍和未特定的人格障碍**的分类适用于如下两种情况:(1)个体的人格模式符合人格障碍的一般标准,具有几种不同人格障碍的特质,但不符合任一种特定人格障碍的诊断标准;(2)个体的人格模式符合人格障碍的一般标准,但认为个体的人格障碍未包含在DSM-5分类中(例如,被动-攻击型人格障碍)。

根据描述上的相似性,人格障碍被分成三组。A组包括偏执型、分裂样和分裂型人格障碍。患有这些障碍的个体通常表现得奇特或古怪。B组包括反社会型、边缘型、表演型和自恋型人格障碍。患有这些障碍的个体通常显得戏剧化、情绪化或不稳定。C组包括回避型、依赖型和强迫型人格障碍。患有这些障碍的个体通常表现得焦虑或恐惧。值得注意的是,尽管这个群组分类系统有助于一些研究和教学工作,但具有严重的局限性,而且尚无一致性结论。

此外,个体常常同时表现出来自不同群组人格障碍的情况。对不同群组的患病率估计显示:A组障碍为5.7%,B组障碍为1.5%,C组障碍为6.0%,以及任一类型的人格障碍为9.1%,提示不同组人格障碍的高共病率。来自2001—2002年的美国国家酒精及相关疾病的流行病学调查提示,约有15%的美国成年人有至少一种人格障碍。

人格障碍的维度模型

本手册采用的诊断方法代表了分类的诊断角度,认为人格障碍是性质上完全不同的临床综合征。与该分类性方法不同的另一个方法是人格障碍的维度性方法,它认为人格障碍代表了多种适应不良的人格特质,可以不被察觉地融入正常状态,也可以彼此互相融合。人格障碍维度性模式的完整描述参见第Ⅲ部分。DSM-Ⅳ中的人格障碍群组(即:奇特-古怪性,戏剧-情绪性,焦虑-恐惧性)也可被视为维度,代表与其他精神障碍所处的连续谱系上的人格失调的范畴。这些维度性模式有很多共通之处,共同覆盖了人格失调的很多重要方面。它们的整合性、临床实用性及与人格障碍诊断分类和人格失调的各方面关系,尚处于积极的研究中。

一般人格障碍

诊断标准

A. 明显偏离了个体文化背景预期的内心体验和行为的持久模式,表现为下列2项(或更多)症状:
   1. 认知(即对自我、他人和事件的感知和解释方式)。
   2. 情感(即情绪反应的范围、强度、不稳定性和适宜性)。
   3. 人际关系功能。
   4. 冲动控制。

B. 这种持久的心理行为模式是缺乏弹性和泛化的,涉及个人和社交场合的诸多方面。

C. 这种持久的心理行为模式引起有临床意义的痛苦,或导致社交、职业或其他重要功能方面的损害。

D. 这种心理行为模式在长时间内是稳定不变的,发生可以追溯到青少年期或成年人早期。

E. 这种持久的心理行为模式不能用其他精神障碍的表现或结果来更好地解释。

F. 这种持久的心理行为模式不能归因于某种物质(例如,滥用的毒品、药物)的生理效应或其他躯体疾病(例如,头部外伤)。

诊断特征

人格特质是感知、联系和思考环境及自身的持久模式，体现在广泛的社会和个人的背景下。只有当人格特质是缺乏弹性、适应不良并导致显著的功能损害或主观痛苦时，才构成人格障碍。人格障碍的根本特征是明显偏离了个体文化背景预期的内心体验和行为的持久模式，表现为下列至少两个方面。认知、情感、人际功能或冲动控制(诊断标准 A)。这种持久的模式是缺乏弹性和泛化的，涉及个人和社交场合的诸多方面(诊断标准 B)，并导致了有临床意义的痛苦，或社交、职业，或其他重要功能方面的损害(诊断标准 C)。这种模式在长时间内是稳定不变的，起病可以至少追溯到青少年或成年早期(诊断标准 D)。这种持久的模式不能用其他精神障碍的表现或后果来更好地解释(诊断标准 E)。这种持久的模式不能归因于某种物质的生理效应(例如，滥用的毒品、药物、中毒)或其他躯体疾病(例如，头部外伤)(诊断标准 F)。本章也包括了每种人格障碍的特定的诊断标准。

人格障碍的诊断需要对个体长期的功能模式进行评估，而且该特定的人格特征必须在成年早期就已显现。用以定义这些障碍的人格特质，也必须有别于对特定情境性应激源反应的特征性表现或较为一过性的精神状态(例如，双相、抑郁或焦虑障碍；物质中毒)，临床工作者应对人格特质的稳定性进行持续的和跨情境的评估。尽管有些时候，与个体的一次面谈就足以做出诊断，但通常需要进行一次以上的面谈，并且面谈之间需要相隔一段时间。对那些定义人格障碍的特征，个体可能并不认为有问题，这令评估更加复杂(即，这些特征通常是自我协调的)。为了有助于克服这个困难，来自其他知情者的补充信息可能有帮助。

发展与病程

人格障碍的特征通常在青少年期或成年早期变得可识别。从定义上来说，人格障碍是思维、情感和行为的持久模式，在长时间内相对稳定。一些类型的人格障碍(特别是反社会型和边缘型人格障碍)倾向于随着年龄的增长变得不明显或缓解，而其他一些类型则并非如此(例如，强迫型和分裂型人格障碍)。

在相对少数的情况下，如果个体特定的适应不良的人格特质表现出广泛性、持续性，而且并不局限于某个特定的发育阶段或其他精神障碍，那么人格障碍类型可以适用于儿童或青少年。需要认识到，儿童期出现的人格障碍的特质在进入成年后并非一成不变。

如果要在 18 岁之前给个体做出人格障碍的诊断，那么该特征必须至少存在一年。一个例外是反社会型人格障碍，该人格障碍不能在个体 18 岁之前做出诊断。尽管，从定义上来说人格障碍的起病需要不晚于成年早期，但个体常常在相对较晚时才引起临床关注。人格障碍可能因为失去重要的支持性人物(例如，配偶)或者原先稳定的社会环境(例如，工作)而加重。然而，在中年或晚年出现的人格改变需要全面的评估，以确定是否存在由其他躯体疾病或未被识别的物质使用障碍所致的人格改变。

文化相关的诊断问题

有关人格功能的判断必须把个体的族裔、文化和社会背景考虑进去。不该把人格障碍与迁徙带来的文化适应相关的问题相混淆,也不该与个体原生文化所宣扬的习惯、风俗,或宗教和政治价值的表达相混淆。在对来自不同背景的人进行评估时,从熟悉相应文化背景的知情人那里取得的额外信息,将对临床工作者有用。

性别相关的诊断问题

有些人格障碍(例如,反社会型人格障碍)的诊断在男性中更常见。另一些诊断(例如,边缘型、表演型和依赖型人格障碍)则更多见于女性。尽管这些患病率上的差异可能反映了这些人格模式中真实的性别差异,但临床工作者必须谨慎,避免因对于典型的性别角色和行为的社会刻板印象而在女性或男性中对某种人格障碍做出过度诊断或诊断不足。

鉴别诊断

其他精神障碍与人格特质:许多人格障碍的特定诊断标准所描述的特征(例如,多疑、依赖、不敏感)也是其他精神障碍发作时的特征。只有当这些定义性特征出现于成年早期之前,代表了个体典型的长期功能,而且并非仅仅出现于其他精神障碍发作的情况下,方可诊断为人格障碍。要把人格障碍与持续性精神障碍(例如,起病早、病程持久和相对稳定的持续性抑郁障碍)做出区分会特别困难(而且并非特别有用)。根据现象学或生物学上的相似性或家族聚集性,有些人格障碍可能与其他精神障碍有一种"谱系"关系[例如,分裂型人格障碍与精神分裂症;回避型人格障碍与社交焦虑障碍(社交恐惧症)]。

人格障碍必须与那些未达到人格障碍阈值的人格特质区分开来。只有当这些人格特质是缺乏弹性的、适应不良的、持续性的,并导致显著功能损害或主观痛苦时,方可诊断为人格障碍。

精神病性障碍:对可能与精神病性障碍相关的三种人格障碍(即:偏执型、分裂样和分裂型),有一条排除标准,即要求行为的模式必须并非仅仅出现在精神分裂症、伴精神病性特征的双相或抑郁障碍或其他精神病性障碍的病程中。当个体患有一种持续性精神障碍(例如,精神分裂症)之前已经有人格障碍存在时,那么,人格障碍也需要被记录下来,并随后在括号里注明"病前"。

焦虑与抑郁障碍:临床工作者对在抑郁障碍或焦虑障碍发作时做出人格障碍的诊断必须谨慎,因为这些疾病可能有类似于人格特质的跨界别的症状特征,并可能导致对个体长期功能模式的回顾性评估更加困难。

创伤后应激障碍:当人格改变是在个体接触极端应激之后出现并持续时,应考虑创伤后应激障碍的诊断。

物质使用障碍:当个体有物质使用障碍时,不能仅仅根据物质中毒或戒断的后果性行为或者与维持物质使用有关的行为(例如,反社会行为)而做出人格障碍的诊断。

由其他躯体疾病所致的人格改变：当持久的人格改变是由于其他躯体疾病（例如，脑肿瘤）的生理效应所致时，应考虑诊断为由其他躯体疾病所致的人格改变。

A 组人格障碍

偏执型人格障碍

诊断标准 F60.0

A. 对他人的普遍的不信任和猜疑以至于把他人的动机解释为恶意，起始不晚于成年早期，存在于各种背景下，表现为下列 4 项（或更多）症状：
   1. 没有足够依据地猜疑他人在剥削、伤害或欺骗他或她。
   2. 有不公正地怀疑朋友或同事对他的忠诚和信任的先占观念。
   3. 对信任他人很犹豫，因为毫无根据地害怕一些信息会被恶意地用来对付自己。
   4. 善意的谈论或事件会被当作隐含有贬低或威胁性的意义。
   5. 持久的心怀怨恨（例如，不能原谅他人的侮辱、伤害或轻视）。
   6. 感到自己的人格或名誉受到打击，但在他人看来并不明显，且迅速做出愤怒的反应或做出反击。
   7. 对配偶或性伴侣的忠贞反复地表示猜疑，尽管没有证据。

B. 并非仅仅出现于精神分裂症、伴精神病性特征的双相或抑郁障碍或其他精神病性障碍的病程之中，也不能归因于其他躯体疾病的生理效应。

注：如在精神分裂症起病之前已符合此诊断标准，可加上“病前”，即“偏执型人格障碍（病前）”。

诊断特征

偏执型人格障碍的基本特征是对他人不信任和猜疑的普遍模式，以至于把他人的动机解释为恶意的。该模式起始不晚于成年早期，并出现于各种背景下。

有这种障碍的个体假设他人会剥削、伤害或欺骗他们，即使没有证据支持这种预期（诊断标准 A1）。他们基于很少的证据甚至在完全没有证据的情况下，怀疑他人在设局陷害自己，在任何时刻、没有任何理由的情况下都可能会突然攻击自己。他们常常觉得自己被他人深深地、不可逆地伤害，哪怕并没有客观证据。他们沉湎于不公正地怀疑朋友和搭档对自己自己的忠诚和信任，详细审查他人的行为以找到恶意的证据（诊断标准 A2）。任何感受到的偏离信任或忠诚的行为都被用来支持他们的基础假设。当朋友或搭档表示忠诚的时候，他们会感到惊讶以至于无法信任或相信。如果他们惹上了麻烦,他们预期的朋友和搭档要么攻击他们,要么忽视他们。

有偏执型人格障碍的个体不愿意信任或接近他人,因为他们担心与他人分享的信息会被恶意的用来对付自己(诊断标准A3)。他们可能拒绝回答个人问题,说该信息"与别人无关"。善意的谈论或事件会被当作隐含有贬低或威胁性的意义(诊断标准A4)。例如,有该障碍的个体可能把一个诚实店员的失误,理解为蓄意地少找了钱,或者把同事的幽默言语看作是严重的人身攻击。他人的赞誉也常被误解(例如,对新添置的东西的赞誉被误解为是对其自私的批评;对某成就的赞誉被误解为是强迫他去取得更多更好的业绩)。他们可能把别人提供的帮助当作是在批评他们自己做得不够好。

有该障碍的个体持久的心怀怨恨,不愿意原谅他们认为经受到的侮辱、伤害或轻视(诊断标准A5)。轻微的怠慢会激起他们严重的敌意,并且敌意的感受会持续很长时间。由于不断地对他人的有害意图保持警觉,他们常常感到他们的品质或名声受到攻击或被以别的方式所轻视。对他们感受到的侮辱,他们会迅速做出愤怒的反应或做出反击(诊断标准A6)。有该障碍的个体可能有病态的嫉妒,常常对配偶或性伴侣的忠贞反复地表示猜疑,尽管没有任何足够的证据(诊断标准A7)。他们可能会收集微小的和客观的"证据"来支持他们的嫉妒性信念。他们想保持对亲密关系的完全控制,以免被背叛,并不停地责问和挑战他们的配偶或伴侣的去向、行动、意图以及忠贞。

如果上述行为模式只出现在精神分裂症、伴精神病性特征的双相或抑郁障碍或其他精神病性障碍的病程之中,或能够归因于一种神经疾病(例如,颞叶癫痫)或其他躯体疾病的生理效应,则不能诊断为偏执型人格障碍(诊断标准B)。

支持诊断的有关特征

有偏执型人格障碍的个体一般难以相处,在亲近关系中常有问题。他们的过度怀疑和敌意可能通过明显的争执、反复的抱怨,或以一种沉默但显然带有敌意的疏远表达出来。由于他们对可能的威胁高度警觉,他们的行为可能显得戒备、秘密或者离奇,显得"冷淡",缺乏温情。尽管他们可能显得客观、理性、非情绪化,但他们更多时候也会表现出易变的情绪,以敌意、固执和嘲讽的表达为主。他们好斗和多疑的本性可能引起别人的敌意回应,而这会被用以确认他们初始的预期。

由于有偏执型人格障碍的个体缺乏对他人的信任,所以他们有着格外强烈的自给自足的需要以及强烈的自主感。他们也需要对周围的人有高度的控制。他们通常缺乏灵活性,对他人挑剔,无法合作,尽管他们难以自我批评。他们可能会把自己的缺点归咎于他人。由于他们对自己感受到的身边的威胁会做出快速反击,所以他们可能会提起诉讼,并经常卷入法律纠纷中。有该障碍的个体寻求他们先前就有的对所遇到的人或情境负性信念的证据,把他们自身的恐惧投射为别人的恶意动机。他们可能会表现出浅显的、不现实的夸大幻想,这些幻想常常与权力和地位有关,并倾向于对他人尤其是对那些与他们截然不同的人产生负面的刻板印象。受简单的世界观影响，他们常常对模糊的情境忧心忡忡。他们可能被视为“狂热者”并与其他同样有偏执信念体系的人形成紧密的“邪教”或团体。

特别是作为对应激的反应，有该障碍的个体可能体验到很短暂的精神病性发作(持续数分钟到数小时)。在一些情况下，偏执型人格障碍可能出现在妄想障碍或精神分裂症发生之前，有偏执型人格障碍的个体可能会发展出抑郁障碍，而且，患上广场恐怖症和强迫症的风险也提高。酒精和其他物质使用障碍也频繁发生。最常同时出现的人格障碍有分裂型、分裂样、自恋型、回避型和边缘型。

患病率

在美国第二次国家共病调查的第Ⅱ部分中，根据概率子样本估计，偏执型人格障碍的患病率为 2.3%，而美国国家酒精及相关疾病流行病学调查的数据显示偏执型人格障碍的患病率为 4.4%。

发展与病程

偏执型人格障碍可能最先在儿童和青少年期变得明显，表现为孤僻、同伴关系差、社交焦虑、学校成绩差、过度敏感、奇特的想法和言语，以及怪异的幻想。这些孩子可能显得“古怪”或“奇特”，并招致取笑。在临床样本中，该障碍更多地在男性中被诊断。

风险及预后因素

遗传与生理的：一些证据提示在精神分裂症的先证者的亲属中，偏执型人格障碍的患病率增加，并且该人格障碍与被害型妄想障碍有更特定的家族关系。

文化相关的诊断问题

有些受社会文化背景或特定生活境况所影响的行为可能被错误地认为是偏执，并可能被临床评估过程所强化。少数民族成员、移民、政治和经济难民或不同族裔背景的个体，因为不熟悉(例如，语言障碍或缺乏规章制度的知识)或者感受到主流社会对其忽视或漠然，他们可能表现出警惕或防御行为。这些行为可能导致与这些个体打交道的人转而产生愤怒和挫败感，由此开启一个双方互不信任的恶性循环，这些不应该与偏执型人格障碍相混淆。有些族裔群体也会表现出一些文化相关的行为，可能会被误解为偏执。

鉴别诊断

其他伴精神病性症状的精神障碍：偏执型人格障碍能够与妄想障碍(被害型)、精神分裂症以及伴精神病性特征的双相或抑郁障碍相鉴别，因为这些障碍的特征都是具有一段持续性的精神病性症状(例如，妄想和幻觉)。若要额外给予偏执型人格障碍的诊断，则人格障碍必须出现在精神病性症状发生之前，而当精神病性症状缓解时，人格障碍必须依旧持续存在。当个体还有另一个持续性的精神障碍(例如，精神分裂症)，而偏执型人格障碍先于它存在时，偏执型人格障碍也应被记录，可以在其后的括号内加注“病前”。

由于其他躯体疾病所致的人格改变：偏执型人格障碍必须与由于其他躯体疾病所致的人格改变相区分，在那种情况下，该人格特质的出现可以归因于中枢神经系统的其他躯体疾病的直接效应。

物质使用障碍：偏执型人格障碍必须与持续的物质使用所发展出来的症状相区分。

与躯体伤残有关的偏执性特质：该障碍也必须与躯体伤残的发展有关的偏执性特质相区分(例如，听力损害)。

其他人格障碍与人格特质：其他人格障碍可能与偏执型人格障碍相混淆，因为它们有一些共同特征。因此，根据它们的典型特征来区分这些障碍很重要。然而，除了偏执型人格障碍外，如果个体的人格特征还符合一种或多种人格障碍的诊断标准，那么这些人格障碍都可以被诊断。偏执型人格障碍和分裂型人格障碍都具有多疑、人际关系冷漠和偏执观念的特质，但分裂型人格障碍也包括诸如魔幻思维、不同寻常的感知体验以及古怪的想法和言语。行为符合分裂样人格障碍诊断标准的个体常被视为疏远、古怪、冷淡和冷漠的，但他们通常没有显著的偏执观念。患偏执型人格障碍的个体有对轻微刺激做出愤怒反应的倾向，也见于边缘型和表演型人格障碍。但是，这些障碍不一定与多疑有关。有回避型人格障碍的个体也可能不愿意向别人袒露内心，但这更多是出自害怕难堪或能力不足，而非出自害怕他人的恶意企图。尽管有些偏执型人格障碍的个体可能表现出反社会行为，但这些行为通常并不是被反社会型人格障碍所具有的个人获利或剥削他人的欲望所驱动的，而更多的源于报复的欲望。自恋型人格障碍可能偶尔表现出多疑、社交退缩或疏离，但这主要源于害怕他们的不完美或缺陷被发现。

偏执性特质可能是适应性的，特别是在威胁性的环境中。只有当这些特质是缺乏弹性的、适应不良的、持续的，并导致显著的功能损害或主观痛苦时，方可诊断为偏执型人格障碍。

分裂样人格障碍

诊断标准 F60.1

A. 一种脱离社交关系，在人际交往时情感表达受限的普遍模式，起始不晚于成年早期，存在于各种背景下，表现为下列 4 项(或更多)症状：

1. 既不渴望也不享受亲近的人际关系，包括成为家庭的一部分。
2. 几乎总是选择独自活动。
3. 对与他人发生性行为兴趣很少或不感兴趣。
4. 很少或几乎没有活动能够令其感到有乐趣。
5. 除了一级亲属外，缺少亲密的朋友或知已。
6. 对他人的赞扬或批评都显得无所谓。

7. 表现为情绪冷淡、疏离或情感平淡。

B. 并非仅仅出现于精神分裂症、伴精神病性特征的双相或抑郁障碍或其他精神病性障碍或孤独症(自闭症)谱系障碍的病程之中,也不能归因于其他躯体疾病的生理效应。

注:如在精神分裂症发生之前已符合此诊断标准,可加上"病前",即"分裂样人格障碍(病前)"。

诊断特征

分裂样人格障碍的基本特征是社交关系的脱离和人际交往中情感表达受限的普遍模式。这种模式的起始不晚于成年早期,并存在于各种背景下。

分裂样人格障碍个体表现出缺少对亲密关系的欲望,对发展亲近关系的机会无动于衷,以及并不以作为家庭或其他社会团体的一部分而获得满足(诊断标准A1)。他们偏好独处而不是与别人在一起。他们常常表现出社会性的隔离,或是"独行者",而且几乎都选择独自的、不会与他人有互动的活动或爱好(诊断标准A2)。他们偏好机械或抽象的任务,例如,电脑或数学游戏。他们很少有兴趣与其他人发生性活动(诊断标准 A3),哪怕有的话,也很少从活动中获得乐趣(诊断标准A4)。通常从感觉、身体或人际体验(诸如日落时在海滩上散步或者性交等情况)中获得的乐趣减少。除了一级亲属外,这些个体没有亲密的朋友或知己(诊断标准A5)。

分裂样人格障碍个体通常对他人的肯定或批评显得无所谓,不会被别人的看法所烦扰(诊断标准 A6)。他们可能对社交常识毫无察觉,并常常对社交线索不能给出恰当的回应,在社交中显得笨拙、肤浅和我行我素。他们通常显得"呆板",没有明显的情绪反应,并极少以诸如微笑、点头等姿势或面部表情进行回应(诊断标准 A7)。他们声称很少体验到诸如愤怒或喜悦等强烈情感。他们通常表现出情感受限,显得冷淡和冷漠。然而,在一些非常少见的情境中,这些个体可以暂时地自如地敞开自己,他们可能会承认痛苦的感觉,特别是与社交互动相关的痛苦。

如果该模式仅仅出现于精神分裂症、伴精神病性特征的双相或抑郁障碍或其他精神病性障碍或孤独症谱系障碍的病程之中,或者可归因于神经系统(例如:颞叶癫痫)或其他躯体疾病的生理效应,就不应被诊断为分裂样人格障碍(诊断标准 B)。

支持诊断的有关特征

分裂样人格障碍个体可能特别难以表达愤怒,哪怕面对直接的挑衅,这可能给他人造成缺乏情绪反应的印象。他们的生活有时显得没有方向,看起来是在他们的目标中"漂泊"。这些个体对逆境反应被动,并对生活中的重要事件难以给出恰当回应。由于他们缺乏社交技能,缺乏对性体验的欲望,所以该障碍个体少有朋友,极少约会,常常不结婚。他们的职业功能可能受损,特别是需要人际交往的职业,但该障碍个体可能胜任社交需求少的工作。特别是在应对应激时,该障碍个体可能体验到短暂的精神病性发作(持续数分钟到数小时)。在有些情况下,分裂样人格障碍可能似乎是妄想障碍或精神分裂症的发病先兆。该障碍的个体有时可能患上重性抑郁障碍。分裂样人格障碍最常与分裂型、偏执型和回避型人格障碍共存。

患病率

分裂样人格障碍在临床中并不常见。在美国第二次国家共病调查的第Ⅱ部分中,根据概率子样本估计,偏执型人格障碍的患病率为4.9%。来自2001—2002年美国国家酒精及相关疾病流行病学调查的数据则提示患病率为3.1%。

发展与病程

分裂样人格障碍可能首先在儿童和青少年期表现出孤僻、不良的伙伴关系以及学业不佳,此类情况使得这些孩子或青少年不合群,并遭受奚落。

风险与预后因素

遗传与生理的: 在精神分裂症或分裂型人格障碍个体的亲属中,分裂样人格障碍的患病率可能增高。

文化相关的诊断问题

来自不同文化背景的个体所展示出的防御性行为以及人际风格,有时可能会被错误地认为是"分裂样"。例如,那些从农村搬到大都市环境的个体,可能会有持续几个月"情感冻结"反应,表现为单独活动、情感受限以及沟通上的其他缺陷。来自其他国家的移民有时会被错误地认为冷淡、敌意或无动于衷。

性别相关的诊断问题

分裂样人格障碍的诊断在男性中略多于女性,并可能带来更多的损害。

鉴别诊断

其他伴有精神病性症状的精神障碍: 分裂样人格障碍可以与妄想障碍、精神分裂症、伴有精神病性症状的双相或抑郁障碍相区分,因为这些障碍都以一段持续性的精神病性症状为特征(例如:妄想和幻觉)。要给予分裂样人格障碍的额外诊断,该人格障碍必须在精神病性症状出现之前就存在,而且必须在精神病性症状缓解后继续存在。当个体患有一种持续性的精神病性障碍(例如,精神分裂症),而分裂样人格障碍出现在前的话,也需对分裂样人格障碍作记录,并在随后的括号内注明"病前"。

孤独症谱系障碍: 从轻度孤独症谱系障碍个体中区分出分裂样人格障碍个体可能极其困难,孤独症谱系障碍可以根据社交互动的更严重损害以及刻板行为和兴趣加以区分。

由于其他躯体疾病所致的人格改变: 分裂样人格障碍必须与由于其他躯体疾

病所致的人格改变区分开，后者人格特质的出现可以归因于其他躯体疾病对中枢神经系统的影响。

物质使用障碍：分裂样人格障碍必须与持续性物质使用发展出来的症状相区分。

其他人格障碍与人格特质：由于具备一些共同的特征，其他人格障碍可能会与分裂样人格障碍相混淆，因此根据典型特征来区分这些障碍很重要。然而，如果个体除了符合分裂样人格障碍的诊断标准外，还符合别的一个或多个人格障碍的诊断标准，那么所有障碍都可以被诊断。尽管社会隔离和情感受限等特征是分裂样、分裂型和偏执型人格障碍所共有的特征，分裂样人格障碍可以因为认知和感知扭曲的缺乏而与分裂型人格障碍区分开，因为猜疑和偏执观念的缺乏而与偏执型人格障碍区分开。分裂样人格障碍的社会隔离可以与回避型人格障碍区分开，后者可以归因于害怕难堪或害怕被发现不足以及对拒绝的过度担心。作为对比，分裂样人格障碍个体有着更广泛的疏离及有限的对社交亲密的欲望。强迫型人格障碍个体源自对工作的投入和情感的不自在，也可能表现出明显的社会疏离，但他们通常具备与人亲密的能力。

"独行者"所表现出来的人格特质可能会被考虑为是分裂样的。只有当这些特征是缺少弹性的、适应不良的，并导致显著的功能损害或主观痛苦时，才构成分裂样人格障碍。

分裂型人格障碍

诊断标准 F21

A. 一种社交和人际关系缺陷的普遍模式，表现为对亲密关系感到强烈的不舒服和建立亲密关系的能力下降，且有认知或知觉的扭曲和古怪行为，起始不晚于成年早期，存在于各种背景下，表现为下列5项（或更多）症状：

1. 牵连观念（不包括关系妄想）。
2. 影响行为的古怪信念或魔幻思维，及与亚文化常模不一致（例如，迷信、相信千里眼、心灵感应或"第六感"；儿童或青少年，可表现为怪异的幻想或先占观念）。
3. 不寻常的知觉体验，包括躯体错觉。
4. 古怪的思维和言语（例如，含糊的、赘述的、隐喻的、过分渲染的或刻板的）。
5. 猜疑或偏执观念。
6. 不恰当的或受限制的情感。
7. 古怪的、反常的或特别的行为或外表。
8. 除了一级亲属外，缺少亲密的朋友或知己。
9. 过度的社交焦虑，并不随着熟悉程度而减弱，且与偏执性的恐惧有关，而不是对自己的负性判断。

B. 并非仅仅出现于精神分裂症、伴精神病性特征的双相或抑郁障碍或其他精神病性障碍或孤独症(自闭症)谱系障碍的病程之中。

注:如在精神分裂症发生之前已符合此诊断标准,可加上"病前",即"分裂型人格障碍(病前)"。

诊断特征

分裂型人格障碍的基本特征是一种社交和人际关系缺陷的普遍模式,表现为对亲密关系感到强烈的不舒服和建立亲密关系的能力减弱,且有认知或感知的扭曲和古怪行为。该模式起始不晚于成年早期,并存在于各种背景下。

分裂型人格障碍个体常有牵连观念(例如,对偶发事件和外在事件错误地解释为对自己具有特别和不同寻常的意义)(诊断标准 A1)。这些需要与关系妄想相区分,关系妄想的信念属于妄想性坚信。这些个体可能迷信或对其亚文化常模之外的异常现象有先占观念(诊断标准 A2)。他们可能觉得自己具有特异功能,对事件有预感,或者可以读出其他人的思想。他们可能相信自己可以用魔力控制他人,这种控制可以直接实现(例如,相信他的配偶出去遛狗是他在一小时前想法的直接结果)或者通过遵从魔幻性仪式来间接实现(例如,在某个特定物体前走过三次以避免某种有害的结果)。可能存在感知的改变(例如,感到有另一个人存在或听到有人在轻唤他的名字)(诊断标准 A3)。他们的言语包括不同寻常或离奇的词语和结构,通常是松散、离题或含糊的,但不是真正跑题或不连贯的(诊断标准 A4)。他们的回应可能会过分具体或过分抽象,有时会以不同寻常的方式运用词语和概念(例如,个体可能会说在工作中他不是"能说话"的。)

此障碍个体通常会猜疑,具有偏执观念(例如,相信同事在领导面前有意诋毁他们的名誉)(诊断标准 A5)。他们通常无法协调成功的关系所需的全面的情感及人际线索,因此会在人际交往中表现得不恰当、僵化或受限制(诊断标准 A6)。由于不同寻常的做派、常常衣衫不整或"搭配不得体",以及不注意通常的社会习俗(例如,个体可能回避目光接触,穿着沾染墨汁的、不合身的衣服,无法参与同事之间的相互调侃),这些个体常被认为是古怪或离奇的(诊断标准 A7)。

分裂型人格障碍个体体会到人际关系有问题,也体验到与他人互动不舒服。尽管他们可能会因人际关系缺乏而表示不快,但他们的行为提示其对亲密接触的欲望较少。结果,除了一级亲属外,他们常常没有或少有亲密的朋友或知己(诊断标准 A8)。他们在社交场合会焦虑,特别是在有不熟悉的人参与的时候(诊断标准 A9)。当不得已时,他们会与其他人互动,但还是偏好独处,因为他们觉得自己与众不同,就是"不合群"。他们的社交焦虑不会轻易降低,哪怕他们已经待了更长时间或与别人变得更熟悉,因为他们的焦虑往往与怀疑他人的动机有关。例如,参加晚宴时,分裂型人格障碍个体不会随着时间流逝而变得更放松,他们反而会变得更紧张和怀疑。

如果该模式仅仅出现于精神分裂症、伴精神病性特征的双相或抑郁障碍或其他精神病性障碍或孤独症谱系障碍的病程中,那么不该诊断为分裂型人格障碍(诊断标准 B)。

支持诊断的有关特征

分裂型人格障碍个体常常会为与焦虑或抑郁有关的症状而非为人格障碍的特征本身寻求治疗。特别是在应对应激时,该障碍个体可能经历一过性的精神病性发作(持续数分钟至数小时),尽管它们通常在病程上不足以支持短暂精神病性障碍或精神分裂症样障碍的额外诊断。在一些案例中,可能出现一些符合短暂精神病性障碍、精神分裂症样障碍、妄想障碍或精神分裂症诊断标准的临床显著的精神病性症状,一半以上个体可能会有至少一次重性抑郁发作史。当被临床场所收治时,30%—50%被诊断为此障碍的个体同时有重性抑郁障碍的诊断。也与分裂样、偏执型、回避型和边缘型人格障碍有相当高的共病率。

患病率

在分裂型人格障碍的社区研究报道中,挪威社区样本的患病率是 0.6%,而美国社区样本的患病率是 4.6%。在临床人群中,分裂型人格障碍的患病率似乎不高(0—1.9%),而美国国家酒精及相关疾病流行病学调查发现普通人群中估计的患病率更高(3.9%)。

发展与病程

分裂型人格障碍的病程相对稳定,只有小部分人会发展成精神分裂症或其他精神病性障碍。分裂型人格障碍可能首先在儿童和青少年期表现出孤僻、不良的伙伴关系、社交焦虑、学业不佳、高度敏感、独特的思维和言语,以及古怪的幻想。这些孩子可能表现得“奇特”或“古怪”并易遭受奚落。

风险与预后因素

遗传与生理的: 分裂型人格障碍表现出家族聚集性,精神分裂症个体的一级血缘亲属的分裂型人格障碍患病率高于普通人群。分裂型人格障碍先证者的亲属中患精神分裂症和其他精神病性障碍的比率也有一定程度的提高。

文化相关的诊断问题

对认知和感知上的扭曲的评估必须以个体所处的文化环境作为背景。那些普遍由文化决定的特征现象,尤其是与宗教信仰和仪式有关的,可能在不知情的局外人看来是分裂型(例如,巫术、舌语、来生、萨满教、读心、第六感、魔眼、有关健康和疾病的神奇信念)。

性别相关的诊断问题

分裂型人格障碍可能略多见于男性。

鉴别诊断

其他伴有精神病性症状的精神障碍: 分裂型人格障碍可以与妄想障碍、精神分裂症、伴有精神病性症状的双相或抑郁障碍相区分,因为这些障碍都以一段持续性的精神病性症状为特征(例如,妄想和幻觉)。要给予分裂型人格障碍的额外诊断,该人格障碍必须在精神病性症状出现之前就存在,而且必须在精神病性症状缓解后继续存在。当个体患有一种持续性的精神病性障碍(例如,精神分裂症),而分裂型人格障碍出现在前的话,分裂型人格障碍也需作记录,并在随后的括号内注明"病前"。

神经发育障碍: 从孤独、古怪的行为和带着显著的社会隔离、离奇或独特的言语,以及诊断中可能包括轻度孤独症谱系障碍或语言交流障碍的病因各异的儿童中,区分出分裂型人格障碍个体,可能极其困难。交流障碍可以经由语言障碍的首要性和严重性加以区分,也可以经由特殊的语言评估所发现的语言受损的特征加以区分。轻度孤独症谱系障碍也可由社会觉知和情感互动的更明显缺失以及刻板行为和兴趣来加以鉴别。

由于其他躯体疾病所致的人格改变: 分裂型人格障碍必须与由于其他躯体疾病所致的人格改变区分开,后者的人格特质的出现可以归因于其他躯体疾病对中枢神经系统的影响。

物质使用障碍: 分裂型人格障碍必须与持续性物质使用发展出来的症状相区分。

其他人格障碍与人格特质: 由于具备一些共同特征,其他人格障碍可能会与分裂型人格障碍相混淆。因此,根据典型特征来区分这些障碍很重要。然而,如果个体除了符合分裂型人格障碍的诊断标准外,还符合别的一种或更多人格障碍的诊断标准,那么所有障碍都可以被诊断。尽管社会疏离和情感受限等特征也可见于偏执型和分裂样人格障碍,但分裂型人格障碍因有认知或感知扭曲,以及明显的离奇或古怪,可以被区分开来。在分裂型人格障碍和回避型人格障碍中都有亲近关系的受限;然而,回避型人格障碍具有对关系的主动欲求,但是受到害怕拒绝的限制;而分裂型人格障碍缺乏对关系的欲求,并有持久的疏离。自恋型人格障碍个体也可以表现出猜疑、社交退缩或疏远,但自恋型人格障碍的这些特质源于不完美或缺陷被发现的担忧。边缘型人格障碍个体可能会有短暂的、精神病样的症状,但这些通常与对应激反应的情感上的变化有更紧密的关系(例如,强烈的愤怒、焦虑、失望),通常也会有更多的分离症状(例如,现实解体、人格解体)。作为对比,分裂型人格障碍个体更有可能具有持久的精神病样症状,并在应激下加重,但较少与显著的情感症状有关。尽管社会隔离也在边缘型人格障碍中发生,但它通常继发于由愤怒爆发、频繁的情绪变化所致的反复的人际关系失败,而并非持久的缺乏社会接触或对亲密感的欲求。而且,分裂型人格障碍个体通常不会表现出边缘型人格障碍所具有的冲动或操纵行为。然而,这两个障碍具有高共病率,因此要作这样的区别并非总是可行的。青少年期的分裂型特征可能反映了暂时的情感风暴,而非持久的人格障碍。

B 组人格障碍

反社会型人格障碍

诊断标准 F60.2

A. 一种漠视或侵犯他人权利的普遍模式，始于 15 岁，表现为下列 3 项（或更多）症状：
   1. 不能遵守与合法行为有关的社会规范，表现为多次做出可遭拘捕的行动。
   2. 欺诈，表现出为了个人利益或乐趣而多次说谎，使用假名或诈骗他人。
   3. 冲动性或事先不制订计划。
   4. 易激惹和攻击性，表现为重复性地斗殴或攻击。
   5. 鲁莽且不顾他人或自身的安全。
   6. 一贯不负责任，表现为重复性地不坚持工作或不履行经济义务。
   7. 缺乏懊悔之心，表现为做出伤害、虐待或偷窃他人的行为后显得不在乎或合理化。

B. 个体至少 18 岁。

C. 有证据表明品行障碍出现于 15 岁之前。

D. 反社会行为并非仅仅出现于精神分裂症或双相障碍的病程之中。

诊断特征

反社会型人格障碍的基本特征是一种漠视或侵犯他人权利的普遍模式，始于儿童或青少年早期并持续到成年。该模式也被称为心理病态、社会病态或逆社会型人格障碍。由于欺诈和操纵是反社会型人格障碍的核心特征，所以把系统性临床评估所得的信息和从辅助性来源所得的信息进行整合可能会格外有益。

个体必须年满 18 岁，方可给予此诊断（诊断标准 B），必须在 15 岁之前具有品行障碍的一些症状的病史（诊断标准 C）。品行障碍包括反复而持久的，对他人基本权利或对适应其年龄的主要社会规范或规则的侵犯。品行障碍的特征性行为符合四个类型之一：攻击他人或动物，破坏财产，欺诈或盗窃，严重违反规则。

反社会行为的模式持续到成年。反社会型人格障碍个体不尊重符合社会常规的合法行为（诊断标准 A1）。他们可能反复做出可遭拘捕的行动（无论他们是否遭拘捕），例如，破坏财产、骚扰他人、盗窃或从事非法职业。该障碍个体漠视他人的愿望、权利或感受。为了获得个人利益或愉悦（如，获得金钱、性或权力），他们常常欺诈或操纵他人（诊断标准 A2）。他们可能反复地撒谎、用假名、坑别人或诈病。冲动性模式可以体现为事先不制订计划（诊断标准 A3）。他们通常冲动地做出决定，既不事先考量，又不考虑对自己或他人的后果，这可能导致突然变换工作、住所或人际关系。反社会型人格障碍个体倾向于表现得易激惹和具有攻击性，可能反复斗殴或人身攻击(包括打配偶或者孩子)(诊断标准 A4)(出于自我防卫或防卫他人而作的攻击性行为不被考虑为此项证据)。这些个体可能表现为不在意自身或他人的安全(诊断标准 A5)。这可能体现在他们的驾驶行为中(例如,反复超速、中毒状态下驾驶、事故多发)。他们可能进行有伤害性后果的高风险的性行为或物质使用,他们可能忽略或未照顾好孩子,而置孩子于危险中。

反社会型人格障碍个体倾向于一贯、极端的不负责任(诊断标准 A6)。不负责的工作行为可能体现为尽管有工作机会但长期失业,或在没有找到另一份工作的现实计划前就放弃几份工作。也有可能存在反复的旷工,而个体自己或家人都没有可以解释其旷工的疾病。经济上的不负责则体现在不支付债务、不抚养孩子,或不规律性地支持其他依赖他的人。反社会型人格障碍个体对他们行为的后果缺乏懊悔之心(诊断标准 A7)。他们做出伤害、虐待或偷窃他人的行为后显得不在乎或提供肤浅的理由(例如,"生活是不公平的""失败者只配失败")。这些个体可能会责备受害者愚蠢、无助或者活该(例如,"他本该如此");他们可能对行为的有害后果轻描淡写,或者显得满不在乎。他们一般不能为自己的行为做出补偿或感到需要悔改。他们可能相信每个人都应该帮他这个"老大",每个人都应该肆无忌惮以免受人欺负。

反社会行为必须并非仅仅出现于精神分裂症或双相障碍的病程之中(诊断标准 D)。

支持诊断的有关特征

反社会型人格障碍个体常常缺乏同理心,对他人的感受、权利和痛苦倾向于显得无情、愤世嫉俗和蔑视。他们可能具有膨胀和夸大的自我评估(例如,对普通工作不屑一顾或者对他们目前的问题或未来缺乏现实的担心)。他们可能带着强烈的见解、自我肯定或者自大。他们可能表现得谈吐流利,看起来迷人,可以侃侃而谈,语言流畅(例如,使用技术性语言或术语可能会给那些不熟悉该话题的人留下印象)。缺乏同理心、自我评价膨胀、看起来迷人等特征,常被纳入心理病态的传统概念中,特别用以鉴别该障碍。而在犯罪、违法或攻击性行为可能不具特异性的监狱或司法环境中,这些特征更能预测重新犯罪。这些个体可能在性关系中也不负责任,并有剥削性。他们可能有很多的性伴侣,但是可能永远无法维持单一的关系。

他们可能是不负责任的父母,体现为孩子营养不良,因缺乏起码的卫生导致孩子生病,孩子需要依靠邻居或不住在一起的亲戚提供食物和住处,这些个体不在家时,不为年幼的孩子安排照料者,或者反复挥霍家用需要的钱。这些个体可能从军队中非光荣退役,可能无法支撑自己的生活,可能变得贫穷或甚至无家可归,或可能在惩戒机构里待了很多年。比起普通人,反社会型人格障碍个体更有可能因暴力手段早逝(例如,自杀、事故、他杀)。

反社会型人格障碍个体也可能体验到烦躁,包括诉说紧张感,不能承受无聊,以及抑郁情绪。他们可能也存在有关的焦虑障碍、抑郁障碍、物质使用障碍、躯体症状障碍、赌博障碍,及其他冲动控制障碍。反社会型人格障碍个体也常具有符合其他人格障碍的特征,特别是边缘型、表演型和自恋型人格障碍。如果个体有儿童时期(10岁之前)起病的品行障碍,并伴有注意缺陷/多动障碍,那么在成年发展出反社会型人格障碍的可能性会增高。儿童虐待或忽视,不稳定或者混乱的养育,不一致的亲子教育可能会增加由品行障碍发展成反社会型人格障碍的可能性。

患病率

使用以前的DSM版本为标准,反社会型人格障碍12个月的患病率在0.2%—3.3%。反社会型人格障碍的最高患病率(高于70%)见于最严重的酒精使用障碍的男性及物质滥用诊所、监狱或其他司法环境。在受到不良社会经济(例如,贫困)或者社会文化(例如,迁徙)因素影响的样本中,患病率较高。

发展与病程

反社会型人格障碍具有慢性病程,但随着个体年龄的增加,尤其在40岁之后,可能变得不太明显或缓解。尽管这种缓解在参与犯罪行为方面显得格外明显,也有可能在反社会性及物质滥用的整个行为谱系中都会降低。根据定义,反社会型人格障碍的诊断不能早于18岁。

风险与预后因素

遗传与生理的: 与普通人相比,反社会型人格障碍个体的一级血缘亲属中该障碍更多见。有此障碍的女性个体的血缘亲属的风险倾向于高于有此障碍的男性个体的血缘亲属。该障碍个体的血缘亲属的躯体症状障碍和物质使用障碍的风险也增高。在有成员患反社会型人格障碍的家庭中,男性更多地患有反社会型人格障碍和物质使用障碍,而女性则更多见躯体症状障碍。然而,与普通人相比,在这样的家庭中,无论男性或女性,所有这些障碍的患病率都增高。领养研究表明遗传和环境因素都可成为发展出反社会型人格障碍的因素。患有反社会型人格障碍的父母所领养的和亲生的孩子,发展出反社会型人格障碍、躯体症状障碍和物质使用障碍的风险都有提高。与养父母相比,被领养的孩子更像他们的亲生父母,但是领养家庭的环境可以影响其发展出人格障碍和相关精神病理的风险。

文化相关的诊断问题

反社会型人格障碍表现为与社会经济地位低下和城市环境有关。有担忧指出:在有些环境中,反社会行为似乎是保护性生存策略的一部分,这些个体有时会被错误地诊断。在评估反社会特质时,临床工作者同时考虑到个体行为发生的社会背景和经济背景,这将会是有益的。

性别相关的诊断问题

反社会型人格障碍在男性中比在女性中更常见。有担心认为,反社会型人格障碍在女性中可能诊断不足,尤其因为在品行障碍的诊断中,强调了攻击性条目。

鉴别诊断

只有18岁以上的个体才能做出反社会型人格障碍的诊断,并且必须在15岁之前有一些品行障碍的症状史。在18岁以上的个体中,只有在不符合反社会型人格障碍的诊断标准时,才做出品行障碍的诊断。

物质使用障碍: 当成年人的反社会行为与物质使用障碍有关时,除非反社会型人格障碍的体征在儿童期就存在并持续到成人期,才做出反社会型人格障碍的诊断。当物质使用和反社会行为都始于儿童期并持续到成人期,尽管某些反社会行为(例如,非法贩卖毒品、为获得买毒品的钱而偷盗)可能是物质使用障碍的后果,如果两者的诊断标准都符合,那么,物质使用障碍和反社会型人格障碍两者都需诊断。

精神分裂症与双相障碍: 反社会行为如果仅仅出现于精神分裂症或双相障碍的病程之中,则不该被诊断为反社会型人格障碍。

其他人格障碍: 由于具备一些共同特征,其他人格障碍可能会与反社会型人格障碍相混淆。因此,根据典型特征来区分这些障碍很重要。然而,如果个体除了符合反社会型人格障碍的诊断标准外,还符合别的一种或更多人格障碍的诊断标准,那么所有的障碍都可以被诊断。反社会型人格障碍个体和自恋型人格障碍个体共有的倾向是心肠很硬、巧舌如簧、肤浅、剥削性及缺乏同理心。然而,自恋型人格障碍不包括冲动、攻击和欺骗等特征。另外,反社会型人格障碍个体可能不需要他人的景仰和嫉妒;自恋型人格障碍个体可能缺乏儿童期的品行障碍史,或成人期的犯罪行为。反社会型人格障碍个体和表演型人格障碍个体都具有冲动、肤浅、寻求刺激、鲁莽、诱惑和操纵性,但表演型人格障碍个体在情感上倾向于更夸大,但不以反社会行为为特征。表演型和边缘型人格障碍个体都会操纵以获得关爱,而那些反社会型人格障碍个体则是通过操纵去获得利益、权力或其他物质满足。反社会型人格障碍个体比起边缘型人格障碍个体倾向于情感不稳定性较少,攻击性较多。尽管一些偏执型人格障碍个体可能出现反社会行为,但通常并不以反社会型人格障碍的个人获利或剥削他人的欲望为动机,而更多地归因于报复的欲望。

与人格障碍无关的犯罪行为: 反社会型人格障碍必须与一些与该障碍人格特质无关的为牟利而起的犯罪行为相区分。只有当该人格特质是缺乏弹性的、适应不良的、持久的,并导致严重的功能受损或主观痛苦时,才构成反社会型人格障碍。

边缘型人格障碍

诊断标准 F60.3

一种人际关系、自我形象和情感不稳定以及显著冲动的普遍模式;起始不晚于成年早期,存在于各种背景下,表现为下列5项(或更多)症状:

1. 极力避免真正的或想象出来的被遗弃(注:不包括诊断标准第5项中的自

杀或自残行为)。

2. 一种不稳定的、紧张的人际关系模式,以极端理想化和极端贬低之间的交替变动为特征。
3. 身份紊乱:显著的持续而不稳定的自我形象或自我感觉。
4. 至少在两个方面有潜在的自我损伤的冲动性(例如,消费、性行为、物质滥用、鲁莽驾驶、暴食)。(注:不包括诊断标准第 5 项中的自杀或自残行为)。
5. 反复发生自杀行为、自杀姿态或威胁,或自残行为。
6. 由于显著的心境反应所致的情感不稳定(例如,强烈的发作性的烦躁,易激惹或是焦虑,通常持续几个小时,很少超过几天)。
7. 慢性的空虚感。
8. 不恰当的强烈愤怒或难以控制发怒(例如,经常发脾气,持续发怒,重复性斗殴)。
9. 短暂的与应激有关的偏执观念或严重的分离症状。

诊断特征

边缘型人格障碍的基本特征是一种人际关系、自我形象和情感的不稳定以及显著冲动的普遍模式,起始不晚于成年早期,存在于各种背景下。

边缘型人格障碍个体会做出疯狂的努力以避免真正的或想象出来的被遗弃(诊断标准 1)。认为分离或拒绝即将来临或失去外部支持,可以导致自我形象、情感、认知和行为上的深刻改变。这些个体对环境变化非常敏感。即使当他们面对现实中的、短暂的分离或不可避免的计划变更时,也会体验到极度的遭遗弃的恐惧和不恰当的愤怒(例如,对临床工作者宣布治疗时间到了所产生的突然的绝望反应;当某个对他们很重要的人迟到哪怕几分钟或必须取消约会而表现出惊恐或大怒)。他们可能相信"遗弃"意味着他们是"坏的"。这些遗弃恐惧与无法承受独处及需要有别人在他们身边有关。他们为了免遭遗弃的疯狂努力可能包括诸如自残或自杀等冲动行为,这些在诊断标准 5 中会另述。

边缘型人格障碍个体会有一种不稳定的紧张的人际关系模式(诊断标准 2),他们可能在第一二次见面后对照料者或情侣进行理想化,要求一起多待些时间,并在关系早期分享最为亲密的细节。然而,他们可能很快就会在对他人极端理想化和极端贬低之间变换,觉得对方关心不够,给予不够,或者不能"随叫随到"。这些个体能够有同理心并关爱他人,但只有在期待他人也可以"随叫随到"来满足他们自己的需求时。这些人对他人的看法很容易出现突然的和戏剧化的变化,他人可能被交替地认为是善意支持性的或残酷惩罚性的。这种变化往往反映了边缘型人格障碍个体对照料者的幻灭感,这些照料者的关爱性质曾被理想化,个体预期会被他们拒绝或遗弃。

边缘型人格障碍个体可能有身份紊乱的问题,其特点为显著的、持续的、不稳定的自我形象或自我意识(诊断标准 3)。自我形象会有突然、急剧的变化,其特点是目标、价值观和职业抱负的变化。他们有可能对职业、性别认同、价值和朋友类型的看法和计划出现突然的变化。这些个体可能会突然从一个提供帮助的角色变成对过去不良待遇的复仇者。尽管该障碍个体通常有基于坏的或邪恶的自我形象,他们可能有时觉得他们自己完全不存在。这些经验通常在个体感觉缺乏有意义的人际关系、关爱和支持的情况下发生。在非结构化的工作或学校环境中,这些个体可能表现得更差。

边缘型人格障碍个体至少在两个方面有潜在的自我伤害的冲动(诊断标准4)。他们可能会赌博、乱花钱、暴食、滥用物质、进行不安全的性行为或鲁莽驾驶。该障碍表现出反复的自杀行为、自杀姿态或自然威胁,以及自残行为(诊断标准5)。在这些个体中,8%—10%会自杀成功;而自残行为(例如,切割或烧灼)及自杀威胁和企图非常常见。反复自杀往往是这些人前来求助的原因。这些自我毁坏的行为通常由分离或拒绝的威胁,或被期待需要承担更多的责任而引发。自残可能发生在分离性体验中,并通常经由重新确认个体的感受能力或经由为个体感觉到的邪恶感进行赎罪而带来释然的感觉。

边缘型人格障碍个体可能由于显著的心境反应而导致情感不稳定(例如,强烈的发作性的烦躁、易激惹或焦虑,通常持续几个小时,很少超过几天)(诊断标准6)。边缘型人格障碍个体基本的烦躁心境常被一段时间的愤怒、惊恐、绝望所打断,很少因一段时间的安适或满足而缓解。这些发作可能反映了个体对人际应激的极端反应。边缘型人格障碍个体可能受慢性的空虚感困扰(诊断标准7)。他们很容易感到厌倦,可能会不断寻找事情来做。该障碍个体常常表达不恰当的、强烈的愤怒或难以控制发怒(诊断标准8)。他们可能表现出极端的讽刺、持久的刻薄或暴粗口。当照料者或情侣被认为忽略、有所保留、不关心或遗弃他们的时候通常引发愤怒。这样的愤怒表达后随之而来的是羞耻和内疚,这使得他们感到自己是邪恶的。在极度紧张时,该障碍个体可能出现暂时性的偏执观念或分离症状(例如,人格解体)(诊断标准9),但这些症状的严重程度或持续时间通常不支持给予额外的诊断。这些发作最常见于对真实的或想象中的被遗弃的反应。症状倾向于短暂出现,持续数分钟到数小时。真实的或感受到的照料者关爱的回归,可能带来症状的缓解。

支持诊断的有关特征

边缘型人格障碍个体可能会在目标即将实现时出现自我毁坏的模式(例如,毕业即将来临时辍学;在讨论治疗进行得如何好之后出现严重退行;当关系可以明确地继续进行时将它破坏)。有些个体在应激下可以发展出精神病样症状(例如,幻觉、体像扭曲、牵连观念、临睡前的幻觉现象)。比起人际关系,该障碍个体可能对过渡性客体(例如,宠物或某种无生命的物件)感到更加安全。该障碍个体,尤其是那些与抑郁障碍或物质滥用障碍共病的个体,可能因自杀而过早死亡。自虐行为或自杀未遂可能导致该障碍个体的躯体残疾。反复失业、教育中断、分居或离婚很普遍。躯体和性虐待、忽视、敌意的冲突、早年父母丧失,在边缘型人格障碍个体的童年时期较常见。常见的共病障碍包括抑郁和双相障碍、物质使用障碍、进食障碍

(特别是神经性贪食)、创伤性应激障碍以及注意缺陷/多动障碍。边缘型人格障碍也常与其他人格障碍共病。

患病率

边缘型人格障碍的平均患病率估计为1.6%,但可能高达5.9%。在初级医疗服务环境中,边缘型人格障碍的患病率约为6%,在精神卫生门诊病人中约为10%,而在精神科住院病人中约为20%。边缘型人格障碍的患病率在老年人群中可能降低。

发展与病程

边缘型人格障碍的病程有相当大的变异性。最常见的模式为成年早期的慢性不稳定、伴有发作性的严重情感失控和冲动失控,以及对卫生和精神卫生资源的高使用率。该障碍的损害和自杀的风险在青年时期最大,随着年龄增长逐渐减弱。尽管强烈的情绪、冲动以及人际关系的强烈倾向通常是终生的,但参加治疗性干预的个体通常会在第一年里开始改善。进入三四十岁,该障碍个体的大多数人都会在他们的人际关系和职业功能上获得更大的稳定性。来自精神卫生门诊对这些个体的随访研究表明,大约10年后,这些个体中的一半不再具有符合边缘型人格障碍诊断标准的行为模式。

风险与预后因素

遗传与生理的:在边缘型人格障碍个体的一级血缘亲属中,该障碍比普通人要常见5倍。其家庭成员患有物质使用障碍、反社会型人格障碍和抑郁或双相障碍的风险也有提高。

文化相关的诊断问题

在世界很多地方都发现了边缘型人格障碍的行为模式。在有身份认同困难的青少年中(特别是当伴有物质使用时),可能会暂时地表现出一些会被误以为是边缘型人格障碍的行为。这种情况的特点是情绪不稳定、"生存"困境、不确定性、引发焦虑的选择、关于性取向的冲突,以及职业决定中的社会竞争应激。

性别相关的诊断问题

边缘型人格障碍主要(大约75%)被诊断于女性。

鉴别诊断

抑郁与双相障碍:边缘型人格障碍常与抑郁或双相障碍共病,如果符合诊断标准,两者都可以被诊断。因为边缘型人格障碍跨界别的表现可能类似于抑郁或双相障碍的发作,如果没有记录在案的起病早、病程持久的行为模式,临床工作者应避免仅仅根据跨界别的表现而做出边缘型人格障碍的额外诊断。

其他人格障碍：由于具备一些共同特征，其他人格障碍可能会与边缘型人格障碍相混淆。因此，根据典型特征来区分这些障碍很重要。然而，如果个体除了符合边缘型人格障碍的诊断标准外，还符合别的一种或更多人格障碍的诊断标准，那么所有的障碍都可以被诊断。尽管表演型人格障碍也具有寻求注意、操纵性行为及急速变换的情绪，但边缘型人格障碍可以经由自我损害、亲密关系的愤怒式破裂，以及慢性的空虚和孤独感来与之区分。边缘型人格障碍个体和分裂型人格障碍个体可能都会出现偏执性的观念或错觉，但在边缘型人格障碍个体中，这些症状更加短暂、更具有人际反应性、对外在环境变化的反应性更高。尽管偏执型人格障碍和自恋型人格障碍也会对微小刺激报以愤怒的反应，但相对稳定的自我形象，以及相对缺少自我损害性、冲动性及遭遗弃的顾虑等特征，可以把这些障碍与边缘型人格障碍相区分。尽管反社会型人格障碍和边缘型人格障碍都有操纵性行为的特征，但反社会型人格障碍个体是通过操纵去获得利益、权力或其他物质满足；而边缘型人格障碍个体的目标则在于获得照料者的关心。依赖型人格障碍个体和边缘型人格障碍个体都有害怕遭遗弃的特点；然而，边缘型人格障碍个体对遗弃的反应是情感上的空虚、愤怒和强烈的要求；而依赖型人格障碍个体的反应则是加剧地讨好、顺从，并急于寻找替代性的关系以获得照顾和支持。边缘型人格障碍可以进一步经由典型的不稳定和紧张的人际关系模式与依赖型人格障碍相区别。

由于其他躯体疾病所致的人格改变：边缘型人格障碍必须与由于其他躯体疾病所致的人格改变相区分，在由于其他躯体疾病所致的人格改变中，人格特质的出现归因于其他躯体疾病对中枢神经系统的影响。

物质使用障碍：边缘型人格障碍必须与因持久的物质使用而发展出来的症状相区分。

身份认同问题：边缘型人格障碍需要与身份认同问题相区分，后者只用于描述与发育阶段(例如，青少年)的身份问题相关但不是精神障碍的问题。

表演型人格障碍

诊断标准 F60.4

一种过度的情绪化的和追求他人注意的普遍模式；起始不晚于成年早期，存在于各种背景下，表现为下列5项(或更多)症状：

1. 在自己不能成为他人注意的中心时，感到不舒服；
2. 与他人交往时的特点往往带有不恰当的性诱惑或挑逗行为；
3. 情绪表达变换迅速而表浅；
4. 总是利用身体外表来吸引他人对自己的注意；
5. 言语风格是印象深刻及缺乏细节的；
6. 表现为自我戏剧化、舞台化或夸张的情绪表达；
7. 易受暗示(即容易被他人或环境所影响)；
8. 认为与他人的关系比实际上的更为亲密。

诊断特征

表演型人格障碍的基本特征是一种过度情绪化和追求他人注意的普遍模式。起始不晚于成年早期,存在于各种背景下。

表演型人格障碍个体在自己不能成为人们关注中心的场合,感到不舒服或不被重视(诊断标准 1)。通常,他们显得活泼和戏剧性,往往引人注意,并在开始时可以凭他们的热情、明显的开放性或挑逗,让新认识的朋友觉得他们有魅力。但这些品质不能持久,因为这些个体持续地要求成为关注的中心。他们强占了"聚会"的主要角色。如果他们不是关注的中心,他们可能会做些戏剧性的事情(例如,编故事、制造话题)来把注意力引向自己。在他们与临床工作者接触时,这种需求常体现在他们的行为上(例如,奉承、带礼物、对身体和心理症状的夸张描述,并且每次来访都会有新的症状代替)。

该障碍个体的外表和行为往往带有不恰当的性诱惑或挑逗性(诊断标准 2)。该行为不仅只针对那些他有性兴趣或浪漫兴趣的人,通常也出现在其普遍的社交、职业和专业关系中,在该社交背景下是不恰当的。他们的情绪表达变换迅速而肤浅(诊断标准 3)。该障碍个体总是利用身体外表来吸引他人的注意(诊断标准 4)。他们过度关注经由外表给人留下印象,花大量时间、精力和钱在衣物和打扮上。他们可能追求对其外表的"赞美",可能很容易因对他们形象的严苛评论或因他们认为不敢恭维的照片而过度懊恼。

这些障碍个体的言语风格过度追求使人印象深刻,缺乏细节(诊断标准 5)。他们戏剧性地表达强烈的见解,但所涉及的理由通常是模糊和松散的,没有事实和细节支持。例如,表演型人格障碍个体可能评论说某个人是很好的人,但不能提供任何具体的例子来支持这个观点。该障碍个体具有自我戏剧化、舞台化和夸张的情绪表达特征(诊断标准 6)。他们过度公开的情绪表露可能令朋友和熟人感到尴尬(例如,以极度的热情拥抱一般人,为一些小的伤心事失控地哭泣、发脾气)。然而,通常他们的情绪似乎开启和关闭都过快,而无法深入体会,可能让别人责备他们在假装这些情感。

表演型人格障碍个体易受暗示(诊断标准 7)。他们的观点和情感很容易受他人和时尚的影响。他们可能过度相信别人,特别相信他们见到的强大的权威人物会神奇地解决他们的问题。他们倾向于相信直觉以及容易轻信。该障碍个体常常认为其与他人的关系比实际上的更为密切,并把几乎每个认识的人都描述为"我亲爱的,亲爱的朋友"或者用名字来称呼在专业环境中只碰到过一两次的医生(诊断标准 8)。

支持诊断的有关特征

表演型人格障碍个体可能难以在浪漫关系或性关系中获得情感上的亲密。他们对此并无觉察,因而常会在与他人的关系中扮演一个角色(例如,"受害者"或"公主")。在某个层面上,他们可能需要经由情感上的操纵或诱惑来控制他们的伴侣;

另一方面,又对他们表现出明显的依赖。该障碍个体与同性朋友的关系常受损害,因为他们具有性挑逗意味的人际风格看上去可能是对朋友关系的一种威胁。这些个体可能因为需要不断地关注而致使朋友远离。当不是关注的中心时,他们常会变得抑郁和懊恼。他们可能渴望新鲜、刺激和兴奋,并倾向于厌倦常规。这些个体常常不能忍受或困扰于那些需要延迟满足的情况,他们的行动常常指向获得即时满足。尽管他们常会带着极大的热情开始一份工作或一个项目,但他们的兴趣可能很快就消退。长期的关系常遭其忽略,为新关系带来的兴奋让路。

实际的自杀风险未明,但临床经验显示:该障碍个体具有更高的自杀姿态和威胁自杀的风险,以获得关注以及强求更好的照顾。表演型人格障碍与躯体症状障碍、转换障碍(功能性神经症状障碍)和重性抑郁障碍的更高患病率有关,边缘型、自恋型、反社会型和依赖型人格障碍也常常同时存在。

患病率

来自 2001—2002 年的美国国家酒精及相关疾病流行病学调查的数据显示,表演型人格障碍的患病率为 1.84%。

文化相关的诊断问题

人际行为、个人外表及情感表达的常模在不同文化、性别和年龄组中有着很大的差异。在考虑各种特质(例如,情感性、诱惑性、戏剧化的人际风格、寻求新鲜感、社交性、魅力、敏感性、躯体化倾向)作为表演型人格障碍的证据之前,评估它们是否造成临床上显著的损害或痛苦是很重要的。

性别相关的诊断问题

在临床环境中,该障碍更多诊断于女性;然而,该性别比与在该环境中女性的性别比并没有显著差异。作为对比,一些使用结构性评估的研究报道认为,男性和女性的患病率相似。

鉴别诊断

其他人格障碍与人格特质: 由于具备一些共同特征,其他人格障碍可能会与表演型人格障碍相混淆。因此,根据典型特征来区分这些障碍很重要。然而,如果个体除了符合表演型人格障碍的诊断标准外,还符合别的一种或更多人格障碍的诊断标准,那么所有的障碍都可以被诊断。尽管边缘型人格障碍也可以具有寻求注意、操纵性行为及快速变化的情绪等特征,但它可以经由自我损害、亲密关系的愤怒式破裂,以及慢性的深刻的空虚感和身份紊乱来区分。反社会型人格障碍个体和表演型人格障碍个体共同具有冲动性、肤浅、寻求刺激、鲁莽、诱惑和操纵性的倾向,但表演型人格障碍个体在情感上倾向于更具夸张性,并且不会特征性地参与反社会行为。表演型人格障碍个体操纵他人以获得关爱,而反社会型人格障碍个体操纵他人以获得利益、权力或其他物质满足。尽管自恋型人格障碍个体也会渴望他人的注意，但他们通常想要的是对他们的“优越”的赞美；而表演型人格障碍个体则愿意被看作是脆弱或依赖性的，如果这样有助其得到关注。自恋型人格障碍个体可能夸大与他人的亲密关系，但他们更倾向于强调朋友们的“贵宾”地位或财富。在依赖型人格障碍中，个体过度依赖他人的赞美和指导，但并没有表演型人格障碍个体所具有的炫耀、夸张、情绪化的特征。

很多个体可能表现出表演型人格特质，只有当该人格特质是缺乏弹性的、适应不良的、持久的，并导致严重的功能受损或主观痛苦时，才构成表演型人格障碍。

由于其他躯体疾病所致的人格改变：表演型人格障碍必须与由于其他躯体疾病所致的人格改变相区分，在由于其他躯体疾病所致的人格改变中，人格特质的出现归因于其他躯体疾病对中枢神经系统的影响。

物质使用障碍：表演型人格障碍必须与因持久的物质使用而发展出来的症状相区分。

自恋型人格障碍

诊断标准 F60.81

一种需要他人赞扬且缺乏共情的自大(幻想或行为)的普遍模式；起始不晚于成年早期，存在于各种背景下，表现为下列 5 项(或更多)症状：

1. 具有自我重要性的夸大感(例如，夸大成就和才能，在没有相应成就时却盼望被认为是优胜者)。
2. 幻想无限成功、权力、才华、美丽或理想爱情的先占观念。
3. 认为自己是“特殊”的和独特的，只能被其他特殊的或地位高的人(或机构)所理解或与之交往。
4. 要求过度的赞美。
5. 有一种权利感(即不合理地期望特殊的优待或他人自动顺从他的期望)。
6. 在人际关系上剥削他人(即为了达到自己的目的而利用别人)。
7. 缺乏共情：不愿识别或认同他人的感受和需求。
8. 常常妒忌他人或认为他人妒忌自己。
9. 表现为高傲、傲慢的行为或态度。

诊断特征

自恋型人格障碍的基本表现是一种夸大、需要他人赞扬且缺乏共情的普遍模式；起始不晚于成年早期，存在于各种背景下。

该障碍个体具有自我重要性的夸大感(诊断标准 1)。他们常规地高估自己的能力、夸大自己的成就，常常表现得自负和狂妄。他们可能轻率地以为别人会对他们的努力给予同样的评价，而当他们期待和感到他们应得的赞誉没有着落的时候，会感到惊讶。对自身成就膨胀的判断往往隐含着对他人贡献的低估(贬低)。自恋型人格障碍个体常常有着幻想无限的成功、权力、才华、美丽或理想爱情的先占观念(诊断标准 2)。他们可能玩味外界"姗姗来迟"的钦佩和特权,与名人或有特权的人们相媲美。

自恋型人格障碍个体相信自己优越、特殊或者独特,并期望他人能够认识到这些(诊断标准 3)。他们可能觉得自己只能被其他特殊的或地位高的人所理解,并可能会用"独特""完美"或"有天赋"等特征来形容与他们交往的人。该障碍个体相信他们的需求很特殊,超出常人的理解。他们通过把理想化的价值加给他们交往的人来增强自尊。他们可能坚持只要"顶尖"的人(医生、律师、理发师、教练)或者希望隶属于"最好"的机构,但会对那些令他们失望的人的资质加以贬低。

该障碍个体常要求过度的赞扬(诊断标准 4)。他们的自尊几乎总是很脆弱。他们可能念念不忘于他们做得如何好,以及如何受人重视。这常常表现为需要他人不断地关注和钦佩。他们可能期望别人大张旗鼓地迎接他们的到来,如果别人不觊觎他们所拥有的,会令他们感到惊讶。他们可能不断地追寻赞美,经常表现自己的魅力。这些障碍个体有着明显的权利感,不合理地期待特殊的优待(诊断标准 5)。他们希望被照顾,倘若没有,会感到困惑或愤怒。例如,他们可能认为他们无须排队或他们的优先是如此重要,以至于其他人应该听从他们,如果别人没能协助"他们非常重要的工作"时,他们会恼怒。权利感,加之对他人的需求不敏感,可能导致其对他人有意无意的剥削(诊断标准 6)。不管这可能对他人意味着什么,他们期待无论他们要什么或感到需要什么,别人都会给他们。例如,这些障碍个体可能期待别人极大的奉献,可能要求他人过度工作而无视对他人生活的影响。他们往往只与那些可能会推进他们的目标或者能以别的方式增强他们自尊的人形成友谊或浪漫关系。他们经常篡夺特权和额外的资源并相信这是自己应得的,因为他们是如此的特殊。

自恋型人格障碍个体常缺乏同理心,难以认识到他人的需求、主观体验和感受(诊断标准 7)。他们可能认为别人对他们的幸福抱有全然的关注。他们会以不恰当和冗长的细节来谈论自己关切的事儿,而不能认识到别人也有感情和需求。对那些谈论自己问题和担忧的人,他们常怀蔑视和不耐烦。这些个体对他们的言语可能带来的伤害全然不顾(例如,热情洋溢地告诉昔日的情人"我现在终于找到真爱了!",在生病的人面前吹嘘自己的健康)。当认识到他人的需求、欲望或感情时,他们很可能会轻蔑地将之视为软弱或脆弱的迹象。那些与自恋型人格障碍个体相处的人通常会发现他们情感冷淡,缺乏互惠互利。

这些障碍个体常会嫉妒别人或相信别人会嫉妒他们(诊断标准 8)。他们可能会嫉妒别人的成功或财产,因为他们觉得自己更配得上这些成就、仰慕或特权。他们可能会严厉贬损他人的贡献,特别是当那些人因他们的成就而已经得到确认或称赞时。这些障碍个体的行为以高傲、傲慢为特征;他们往往显得势利、对人轻蔑或态度傲慢(诊断标准 9)。例如,患有这种障碍的个体可能抱怨笨拙的服务员"无礼"或"愚蠢",或者在医疗检查结束时居高临下地评价医生。

支持诊断的有关特征

自恋型人格障碍个体在自尊上的脆弱令他们对批评或失败带来的"伤害"非常

敏感。尽管他们不一定表现出来，但批评可能困扰着这些人，令他们感到羞辱、卑微、空洞和空虚。他们可能会以蔑视、狂怒或挑衅性的反击来应对。这样的体验常会导致社交退缩，或以表面的谦卑来掩饰和保护其浮夸。由于权利感、对钦佩的需求、对他人敏感性的相对忽视，他们的人际关系通常受损。尽管过度的野心和信心可能带来高成就，但由于无法忍受批评或失败而导致其成就受损。有时候，他们的职业功能会非常低，表现为在有竞争性或其他可能失败的情况下不愿冒险。持续的羞耻感或羞辱感以及伴随的自我批评，可能与其社交退缩、抑郁心境、持续性抑郁障碍（恶劣心境）或重性抑郁障碍有关。作为对比，持续一段时间的夸大可能与轻躁狂心境有关。自恋型人格障碍也与神经性厌食和物质使用障碍有关（尤其与可卡因相关）。表演型、边缘型、反社会型和偏执型人格障碍可能与自恋型人格障碍有关。

患病率

根据 DSM-Ⅳ的定义，在社区样本中，自恋型人格障碍的患病率估计为 0—6.2％。

发展与病程

自恋特质可能在青少年中尤其普遍，但并不代表未来一定有自恋型人格障碍。该障碍个体可能特别难以适应衰老过程中必然出现的身体上和职业上的局限。

性别相关的诊断问题

在被诊断为自恋型人格障碍的个体中，50％—75％是男性。

鉴别诊断

其他人格障碍与人格特质：由于具备一些共同特征，其他人格障碍可能会与自恋型人格障碍相混淆。因此，根据典型特征来区分这些障碍很重要。然而，如果个体除了符合自恋型人格障碍的诊断标准外，还符合别的一种或更多人格障碍的诊断标准，那么所有的障碍都可以被诊断。从表演型、反社会型和边缘型人格障碍中区分自恋型人格障碍最有用的特征，在于其交往风格分别是轻佻的、无情的和有需求的，而自恋型人格障碍的特征则是浮夸。自我形象的相对稳定，自我破坏、冲动及对遗弃的顾虑的相对缺乏，也有助于将自恋型人格障碍从边缘型人格障碍中区分出来。对成就的过分骄傲、情感表现的相对缺乏以及对他人感受的蔑视，有助于区分自恋型人格障碍和表演型人格障碍。尽管边缘型、表演型和自恋型人格障碍个体可能都需要很多关注，但自恋型人格障碍个体特别需要被仰慕的关注。反社会型和自恋型人格障碍个体都有心肠硬、伶牙俐齿、肤浅、剥削性和无同理心的倾向，但自恋型人格障碍个体并不一定具有冲动、攻击和欺骗等特征。另外，反社会型人格障碍个体可能不需要仰慕、妒忌他人，而自恋型人格障碍个体常缺乏儿童期的品行障碍史或成年时的犯罪行为。自恋型人格障碍和强迫型人格障碍个体都会有完美主义倾向,并认为别人无法做得同样好。与伴随强迫型人格障碍个体的自我批评不同,自恋型人格障碍更有可能认为自己已经达到了完美。猜疑和社交退缩常能把分裂型或偏执型人格障碍个体从自恋型人格障碍个体中区分出来。当这些特征出现于自恋型人格障碍个体的时候,主要来自于害怕不完美或缺陷被发现。

很多高度成功的个体表现出的人格特质可以被认为是自恋的,只有当该人格特质是缺乏弹性的、适应不良的、持久的,并导致严重的功能受损或主观痛苦时,才构成自恋型人格障碍。

躁狂或轻躁狂:浮夸可能出现于躁狂或轻躁狂的发作,但与心境变化有关的功能损害有助于把这些发作与自恋型人格障碍区分开来。

物质使用障碍:自恋型人格障碍必须与因持久的物质使用而发展出来的症状相区分。

C 组人格障碍

回避型人格障碍

诊断标准 F60.6

一种社交抑制、能力不足感和对负性评价极其敏感的普遍模式;起始不晚于成年早期,存在于各种背景下,表现为下列 4 项(或更多)症状:

1. 因为害怕批评、否定或排斥而回避涉及人际接触较多的职业活动。
2. 不愿与人打交道,除非确定能被喜欢。
3. 因为害羞或怕被嘲弄而在亲密关系中表现拘谨。
4. 有在社交场合被批评或被拒绝的先占观念。
5. 因为能力不足感而在新的人际关系情况下受抑制。
6. 认为自己在社交方面笨拙、缺乏个人吸引力或低人一等。
7. 因为可能令人困窘,非常不情愿冒个人风险或参加任何新的活动。

诊断特征

回避型人格障碍的基本特征是一种社交抑制、自感能力不足和对负性评价极其敏感的普遍模式;起始不晚于成年早期,存在于各种背景下。

回避型人格障碍个体因为害怕批评、否定或排斥而回避涉及显著人际接触的职业活动(诊断标准 1)。可能因为新责任招致同事的批评而拒绝升迁。这些个体回避交新朋友,除非肯定自己能被喜欢并被不加批评地接受(诊断标准 2)。除非该障碍个体通过严格考验证实了他们是相反的,否则他人常被认为是挑剔和批评性的。该障碍个体不会参加小组活动,除非有反复而慷慨的支持和关爱。尽管,在确认了无批评的接纳时，这些个体能够建立亲密关系，但人际间的亲密对他们来说通常是困难的。因为害怕暴露、被嘲弄或被羞辱，他们在亲密关系中表现拘谨，难以论及自身（诊断标准 3）。

由于该障碍个体具有在社交场合被批评或被拒绝的先占观念，他们可能对发现这些反应的阈值特别低（诊断标准 4）。如果有人做出即使是轻微的不赞同或批评，他们可能也会觉得特别受伤。他们往往是害羞、安静、抑制和“隐匿”的，因为他们担心任何对他们的注意都可能是贬低或拒绝的。他们预期无论说什么，别人都会认为是“错的”，所以他们可能什么都不说。他们对微妙的、提示讽刺或嘲笑的线索做出强烈反应。尽管他们渴望积极参与社交生活，但他们害怕把自己的福祉放在别人手中。回避型人格障碍个体由于感到能力不足和低自尊，而在新的人际交往中显得拘谨（诊断标准 5）。在与陌生人的交往场合，该障碍个体对自身社交能力和个人魅力的怀疑、顾虑，表现得格外明显。这些个体认为自己在社交方面笨拙、缺乏个人魅力或低人一等（诊断标准 6）。由于认为可能令自己难为情，他们通常不愿冒个人风险或参加任何新的活动（诊断标准 7）。他们很容易夸大一般情况下的潜在危险，由于对确定性和安全性的过高需求，可能导致其生活习惯的限制。该障碍个体可能因担心衣着不得体、出洋相而取消工作面试。微不足道的躯体症状或其他问题可能成为该障碍个体避免参加新活动的理由。

支持诊断的有关特征

回避型人格障碍个体常警觉地评估他们所接触之人的举动和表达。他们担心、紧张的举止可能引来他人的讽刺和嘲笑，他们的怀疑因此得到确认。这些个体对他们可能以脸红或哭泣来应对批评而感到非常焦虑。他们被别人描述成“害羞的”“胆怯的”“孤独的”和“隔离的”。与该障碍有关的主要问题出现在社交和职业功能中。低自尊和对拒绝的高度敏感与人际接触的局限有关。这些障碍个体可能变得相对隔离，并通常没有在危机时刻帮助他们渡过难关的大的社会支持网络。他们渴望亲情和接纳，并可能幻想与他人的理想化关系。回避行为通常可能给职业功能带来不利影响，因为这些个体尽量避免社交场合，而这些社交场合可能对满足其工作的基本要求或升迁很重要。

通常与回避型人格障碍共同被诊断的障碍包括抑郁、双相和焦虑障碍，尤其是社交焦虑障碍（社交恐惧症）。回避型人格障碍常与依赖型人格障碍一同被诊断，因为回避型人格障碍个体会变得对自己少数几个朋友非常依附和依赖。回避型人格障碍也常与边缘型人格障碍和 A 组人格障碍一同被诊断（即偏执型、分裂样或分裂型人格障碍）。

患病率

来自 2001—2002 年的美国国家酒精及相关疾病流行病学调查的数据显示，回避型人格障碍的患病率为 2.4%。

发展与病程

回避行为通常始于婴儿或儿童期，伴害羞、隔离和对陌生人和新环境的害怕。尽管儿童期的害羞是回避型人格障碍常见的前奏，但在大多数个体中，往往随着年龄的增长而逐渐消失。作为对比，发展出回避型人格障碍的个体可能在青少年期及成年早期，与新的人的社交关系变得尤其重要的时候，变得愈加害羞和回避。成年人中有些证据表明，回避型人格障碍随着年龄增长而变得不太明显或缓解。在儿童和青少年期要慎用此诊断，因为害羞和回避行为可能是与发育相适应的。

文化相关的诊断问题

不同文化和族裔的人群认为哪种程度的不自信和回避是合适的，可能存在差异。而且，回避行为可能是迁徙所带来的文化适应问题的结果。

性别相关的诊断问题

回避型人格障碍在男性和女性中大致相当。

鉴别诊断

焦虑障碍： 回避型人格障碍和社交焦虑障碍(社交恐惧症)似乎有很多重叠，以至于它们可能是对相同或相似状况的可替换的概念。回避型人格障碍与广场恐怖都具有回避的特征，而且两者常常同时发生。

其他人格障碍与人格特质： 由于具备一些共同特征，其他人格障碍可能会与回避型人格障碍相混淆。因此，根据典型特征来区分这些障碍很重要。然而，如果个体除了符合回避型人格障碍的诊断标准外，还符合别的一种或更多人格障碍的诊断标准，那么所有的障碍都可以被诊断。回避型人格障碍和依赖型人格障碍都以感觉能力不足、对批评高度敏感以及需要保证等为特点。尽管回避型人格障碍的主要顾虑是避免羞辱和被拒绝，而依赖型人格障碍的焦点是被照顾。但是，回避型人格障碍和依赖型人格障碍可能常常共存。与回避型人格障碍相似，分裂样人格障碍和分裂型人格障碍都以社交隔离为特征。但是，回避型人格障碍个体想要与他人的关系，并深刻地感到他们的孤独，而分裂样人格障碍或分裂型人格障碍个体可能满足于甚至偏爱社交隔离。偏执型人格障碍和回避型人格障碍都以不愿对人敞开心扉为特征。但是，在回避型人格障碍中，这种不情愿更多归因于害怕受窘或被发现能力不足，而非害怕别人的恶意企图。

很多个体表现出回避型人格的特质。只有当该人格特质是缺乏弹性的、适应不良的、持久的，并导致严重的功能受损或主观痛苦时，才构成回避型人格障碍。

由于其他躯体疾病所致的人格改变： 回避型人格障碍必须与由于其他躯体疾病所致的人格改变相区分，在由于其他躯体疾病所致的人格改变中，人格特质的出现归因于其他躯体疾病对中枢神经系统的影响。

物质使用障碍： 回避型人格障碍必须与因持久的物质使用而发展出来的症状

相区分。

依赖型人格障碍

诊断标准 F60.7

一种过度需要他人照顾以至于产生顺从或依附行为并害怕分离的普遍模式；起始不晚于成年早期，存在于各种背景下，表现为下列 5 项(或更多)症状：

1. 如果没有他人过度的建议和保证，便难以做出日常决定。
2. 需要他人为其大多数生活领域承担责任。
3. 因为害怕失去支持或赞同而难以表示不同意见(注：不包括对被报复的现实的担心)。
4. 难以自己开始一些项目或做一些事情(因为对自己的判断或能力缺乏信心，而不是缺乏动机或精力)。
5. 为了获得他人的培养或支持而过度努力，甚至甘愿做一些令人不愉快的事情。
6. 因为过于害怕不能自我照顾而在独处时感到不舒服或无助。
7. 在一段密切的人际关系结束时，迫切寻求另一段关系作为支持和照顾的来源。
8. 害怕只剩自己照顾自己的不现实的先占观念。

诊断特征

依赖型人格障碍的基本特征是一种过度需要他人照顾以至于产生顺从和依附行为并害怕离开别人的普遍模式；起始不晚于成年早期，存在于各种背景下。依赖和顺从行为旨在带来照顾，源自在没有他人的帮助下无法独立生活的自我感知。

依赖型人格障碍个体如果没有他人的过度的建议和保证，就难以做出日常决定(例如，上班穿什么颜色的衬衣或者是否带上雨伞)(诊断标准 1)。这些障碍个体往往显得被动，并让他人(通常是某一个人)主动并承担大部分主要生活领域的责任(诊断标准 2)。患有该障碍的成年人通常依赖父母或配偶来决定他们应该在哪里生活，应该拥有什么样的工作，以及与哪些邻居交好。患有该障碍的青少年可能会让父母决定他们该穿什么，该与谁交往，该如何打发空闲时间，以及该上哪个学校或大学。这种要他人担当责任的需求超出其年龄和处境下对他人帮助的合理需求(例如，儿童、老年人和残疾人的特定需要)。依赖型人格障碍可能出现于有某种严重躯体疾病或伤残的个体，但是在这样的情况下，担当责任的困难必须超过与这种疾病或伤残有关的正常需求。

因害怕失去支持或赞同而难以表示不同意别人的意见，特别是对那些他们所依赖的人(诊断标准 3)。这些障碍个体觉得如此难以独立生活，以至于同意他们觉得错误的事情，而不会冒险失去他们寻求指导的那些人的帮助。由于害怕与之疏远，对那些支持和关爱他们的人，个体无法合适地表达愤怒。如果个体对表达异议的后果的担心是现实的(例如，现实地担心虐待性的配偶的报复)，该行为就不该被当作是依赖型人格障碍的证据。

这些障碍个体难以自己开始某一个项目或独立做事情(诊断标准4)。他们缺乏自信,认为他们在开始和执行工作的过程中需要帮助。他们会等别人开始做事情,因为他们一贯相信别人能够做得比他们好。这些障碍个体确信他们没有能力独立生活,并表现得无能和需要经常性的协助。然而,当他们得到保证,会有别人的监督和称许,就可能充分发挥自己的能力。他们可能害怕变得或看上去更加胜任,因为相信那将导致被遗弃。因为他们依赖别人来处理问题,他们通常不学习独立生活的技能,因此加剧了依赖性。

依赖型人格障碍个体为了获得他们所需的关爱和支持而过度努力,甚至甘愿做一些令人不愉快的事情(诊断标准5)。即使他人的要求并不合理,他们也愿意服从。维持重要关系的需求常常导致关系中的不平衡或扭曲。他们可能做出极大的自我牺牲,或承受言语的、躯体的或性的虐待(注意:只有当有明显证据表明该个体还有其他选择的时候,该行为才可以被认为是依赖型人格障碍的证据)。这些障碍个体在独处时觉得不舒服或无助,因为他们夸大地担心自己无法照顾自己(诊断标准6)。他们会追随那些重要的人,以避免孤独,即使他们对所发生的事情并无兴趣或并不想参与。

当亲密关系结束时(例如,与情人分手或照料者死亡),依赖型人格障碍个体会急切地寻找可以提供关爱和支持的另一关系(诊断标准7)。没有亲密关系就无法生活的想法促使这些障碍个体快速、不加选择地依附于另一个人。这些障碍个体常有害怕被抛弃而需要自己照顾自己的先占观念(诊断标准8)。他们觉得自己是如此全然地依赖于另一个重要的人的建议和帮助,以至于在没有任何理由证明这种担心的时候,也会担心被抛弃。要作为该诊断标准的证据,此担忧必须是过度和不现实的。例如,身患癌症的老年男子为了得到照顾而搬到儿子的家里,这里所表现出来的依赖行为对此人的生活境况来说是合适的。

支持诊断的有关特征

依赖型人格障碍个体常以悲观、自我怀疑为特征,往往低估自己的能力和资源,可能常自称"愚蠢"。他们把批评和不赞同作为自己没有价值的证据,并对自己失去信心。他们可能会从他人那里寻求过度保护和支配。如果必须独立开始工作的话,其职业功能会受到损害。他们可能回避要担当责任的职位,在面临决定时会变得焦虑。社交关系往往局限于几个他们可以依赖的个体,抑郁障碍、焦虑障碍和适应障碍的风险都可能提高。依赖型人格障碍常与其他人格障碍共存,尤其是边缘型、回避型和表演型人格障碍。儿童或青少年期的慢性躯体疾病或分离焦虑障碍可能令个体易患此障碍。

患病率

来自2001—2002年的美国国家酒精及相关疾病流行病学调查的数据显示,依赖型人格障碍的患病率为0.49%。美国国家共病调查复核第Ⅱ部分的可能性的子样本则提示依赖型人格障碍的患病率估计在0.6%。

发展与病程

在儿童和青少年期，如果真要下此诊断，需要十分谨慎，因为依赖行为可能对发育来说是相适应的。

文化相关的诊断问题

在何种程度上依赖行为被认为是合适的，随着不同年龄和社会文化群体而有极大差异。在评估每个诊断标准的阈值时，需要考虑年龄因素和文化因素。只有当依赖行为明显超过了个体所在文化的常模或反映了不现实的顾虑时，这些行为才被认为是该障碍的特征。在某些社会中的强调被动、礼貌和对人恭敬的特点可能被误以为是依赖型人格障碍的特征。同样，社会在对依赖行为的培育和消退上，可能存在男女性别的差异。

性别相关的诊断问题

尽管有些研究报道该障碍在男性和女性中的患病率相当，但在临床环境中，依赖型人格障碍更多诊断于女性。

鉴别诊断

其他精神障碍与躯体疾病：依赖型人格障碍必须与其他精神障碍（例如，抑郁障碍、惊恐障碍和广场恐怖症）所带来的依赖性以及其他躯体疾病的结果相区分。

其他人格障碍与人格特质：由于具备一些共同特征，其他人格障碍可能会与依赖型人格障碍相混淆。因此，根据典型特征来区分这些障碍很重要。然而，如果个体除了符合依赖型人格障碍的诊断标准外，还符合别的一种或更多种人格障碍的诊断标准，那么所有的障碍都可以被诊断。尽管很多种人格障碍都有依赖的特征，但依赖型人格障碍可以经由显著的顺从、随从性和缠人的行为与之相区分。依赖型人格障碍和边缘型人格障碍都以害怕被抛弃为特征，但边缘型人格障碍个体对抛弃的特征性反应是情感的空虚感、暴怒、强烈的要求；而依赖型人格障碍个体的反应则是更多的让步和顺从，以及急切寻找可以提供照顾和支持的替代关系。边缘型人格障碍可以经由典型的不稳定和强烈的关系模式被进一步从依赖型人格障碍中区分出来。与依赖型人格障碍个体相似，表演型人格障碍个体具有对保证和赞同的强烈需要，并可能表现得孩子气和缠人。然而，与依赖型人格障碍个体的谦恭和顺从不同，表演型人格障碍个体以公开炫耀及主动要求关注为特征。依赖型人格障碍个体和回避型人格障碍个体都有感觉能力不足、对批评的高敏感性和需要保证的特征；然而，回避型人格障碍个体对羞辱和拒绝的强烈害怕会导致退缩，直到他们被接受。作为对比，依赖型人格障碍个体的模式是寻找和保持与重要他人的连接，而不是回避或从关系中退缩。

很多个体表现出依赖性人格特质，只有当该人格特质是缺乏弹性的、适应不良的、持久的，并导致严重的功能受损或主观痛苦时，才构成依赖型人格障碍。

由其他躯体疾病所致的人格改变: 依赖型人格障碍必须与由于其他躯体疾病所致的人格改变相区分,在由于其他躯体疾病所致的人格改变中,人格特质的出现归因于其他躯体疾病对中枢神经系统的影响。

物质使用障碍: 依赖型人格障碍必须与因持久的物质使用而发展出来的症状相区分。

强迫型人格障碍

诊断标准 F60.5

一种沉湎于有秩序、完美以及精神和人际关系上的控制,而牺牲灵活性、开放性和效率的普遍模式;起始不晚于成年早期,存在于各种背景下,表现为下列 4 项(或更多)症状:

1. 沉湎于细节、规则、条目、秩序、组织或日程,以至于忽略了活动的要点。
2. 表现为妨碍任务完成的完美主义(例如,因为不符合自己过分严格的标准而不能完成一个项目)。
3. 过度投入工作或追求绩效,以至于无法顾及娱乐活动和朋友关系(不能用明显的经济情况来解释)。
4. 对道德、伦理或价值观念过度在意、小心谨慎和缺乏弹性(不能用文化或宗教认同来解释)。
5. 不愿丢弃用坏的或无价值的物品,哪怕这些物品毫无情感纪念价值。
6. 不情愿将任务委托给他人或与他人共同工作,除非他人能精确地按照自己的方式行事。
7. 对自己和他人都采取吝啬的消费方式,把金钱视作可以囤积起来应对未来灾难的东西。
8. 表现为僵化和固执。

诊断特征

强迫型人格障碍的基本特征是一种沉湎于有秩序、完美以及精神和人际关系上的控制,而不惜牺牲灵活性、开放性和效率的普遍模式;起始不晚于成年早期,存在于各种背景下。

强迫型人格障碍个体试图通过对规则、细节、程序、条目、日程或形式等的煞费苦心的关注,而维持一种控制感,以至于忽略了活动的主要方面(诊断标准 1)。他们过于谨慎,容易重复,对细节格外注意,并反复检查可能出现的错误。这种行为带来的延误和不便常常令别人感到恼火,但他们无视该事实。例如,当此类个体把任务清单弄丢时,往往会花过多的时间寻找清单,而不是花点时间根据记忆重新制作清单,并着手去完成任务。时间分配不佳,最重要的任务往往被留到最后一刻。完美主义和自我强加的高标准造成这些障碍个体显著的功能障碍和痛苦。他们可能如此投入于任务的每一个细节、力求完美,以至于影响了任务的完成(诊断标准

2)。例如，由于对那些不够“完美”的书面报告的无数次耗时的重写，延误了书面报告的完成。错过截止期，个人生活中不属于当前活动重点的各个方面可能陷入混乱。

强迫型人格障碍个体过度献身于工作或追求绩效，以至于无法顾及娱乐活动和朋友(诊断标准 3)。该行为并非由于明显的经济原因所致。他们常感到没有时间在傍晚或周末休息、外出或只是放松放松。他们可能会一直推迟诸如假期等愉快的活动，以至于这些活动从来不会去做。当他们有时间参加愉快的活动或度假时，除非他们带上一些可以做的工作，不至于觉得是“浪费时间”，不然他们会很不舒服。他们可能在家务活上花很大的精力(例如，反复过度地搞卫生，以至于“可以把地板吃掉”)。如果他们花时间与朋友在一起，很可能会参与一些正式的有组织的活动(例如，运动)。爱好或娱乐活动被当作严肃的任务，需要精心组织和辛苦工作来掌握。他们讲究完美的表现。这些人把玩耍变成结构化的任务(例如，会纠正婴儿没有把套环按正确的顺序套在柱子上；告诉蹒跚学步的孩子按直线骑三轮车；把垒球比赛变成严厉的“训练”)。

强迫型人格障碍个体对道德、伦理或价值观过分认真、小心谨慎和缺乏弹性(诊断标准 4)。他们可能强迫自己和他人遵循僵硬的道德准则和非常严格的标准。他们也可能毫不留情地对自己的错误作自我批评。这些障碍个体对权威和规则严格而恭敬，并非常坚持要确确实实地合乎规矩，对情有可原的情况也不能通融。例如，不肯借 25 美分给需要打电话的朋友，因为他们认为“既不能借债，也不能放债”，或者这样对个人的品格“不好”。这些特点不能用文化或宗教认同来解释。

该障碍个体可能无法丢弃用坏了的或没有价值的物品，即便这些物品毫无情感纪念价值(诊断标准 5)。通常这些人会承认自己是“囤积狂”。他们认为扔东西是浪费，因为“你永远不知道你什么时候可能需要什么东西”，如果有人想尝试扔掉他们存留的东西时，他们会变得懊恼。他们的配偶或室友可能抱怨被旧零件、旧杂志、坏了的用具等占去空间。

强迫型人格障碍个体不愿将任务委托他人或与他人一起工作(诊断标准 6)。他们固执地、不合理地坚持所有事情都需要按他们的方式去办，他人必须遵从他们的处事方式。他们常常给予非常详尽的、有关如何做事情的说明(例如，有一种且仅有一种除草、洗碗、搭建狗窝的方式)；如果别人提出创造性的替代方法，他们会既吃惊又恼怒。有时候，哪怕他们已经落后于日程，也会拒绝别人提供的帮助，因为他们相信没有别的人能做得正确。

强迫型人格障碍个体可能吝啬、抠门，维持一种远低于他们所能够承担的生活水准，相信必须严格控制花销，以防患于未然(诊断标准 7)。该障碍个体具有僵硬和固执的特点(诊断标准 8)，他们是如此关心事情该以“正确”的方式去做，以至于无法听从他人的意见。他们事先会做缜密的规划，而不愿考虑变化。他们完全沉浸在自己的视角里，难以认可他人的观点。朋友和同事可能为这种持久的僵硬感到沮丧。即使强迫型人格障碍个体可能意识到妥协对他们有利，也可能顽固地拒绝这样做，认为“这是做事的原则”。

支持诊断的有关特征

当规则和既定程序没有规定正确答案的时候,决策可能成为一个费时、常常也是痛苦的过程。强迫型人格障碍个体有可能难以决定哪些任务优先或什么是做某个特定任务的最佳方法,以至于往往无法开始做任何事。当不能保持自己对物质或人际环境的控制时,尽管他们通常不直接表达愤怒,但很容易变得懊恼或愤怒。例如,当餐厅的服务很差时,他们可能会生气,但不会去向管理人员抱怨,而是反复掂量该留多少小费。在其他场合,他们可能在看似细小的事情上经由正义的愤慨来表达愤怒。该障碍个体可能特别在意在主导—顺从关系中的相对地位,对他们尊重的权威会显示过度的尊崇,而对他们不尊重的权威则会显示过度的抵抗。

该障碍个体通常以一种高度控制或不自然的方式表达情感,在有善于表达情感的人在场时可能感到不舒服。他们的日常关系往往显得正式和严肃,在别人可能会微笑、快乐的情况下,他们可能显得生硬(例如,在机场迎接情人)。他们谨慎地克制自己直到确定他们所说的一切都是完美的。他们可能对逻辑和智力斤斤计较,并无法忍受他人的感性行为。他们常难以表达温柔的情感,极少赞美。该障碍个体可能会经历职业困难和痛苦,尤其当他们面临需要弹性和妥协的新情况时。

焦虑障碍个体,包括广泛性焦虑障碍、社交焦虑障碍(社交恐惧症)、特定恐怖症及强迫障碍中,符合强迫型人格障碍标准的可能性增高。即便如此,似乎大多数强迫症个体并不具有符合强迫型人格障碍的行为模式。强迫型人格障碍与“A 型”人格特征有很多交叉(例如,专注于工作、竞争性、对时间的紧迫感),而具有这些特征的人,可能有心肌梗死的危险。强迫型人格障碍可能与抑郁和双相障碍及进食障碍有关。

患病率

在普通人群中,强迫型人格障碍是最普遍的人格障碍之一,其患病率估计在2.1%—7.9%。

文化相关的诊断问题

在对个体做强迫型人格障碍的评估时,临床工作者不该把那些反映了被个体所属群体认同的习惯、风俗或个人风格的行为包括进去。某些文化特别强调工作与效绩;那些文化中的成员的类似行为,不能被认为是强迫型人格障碍的迹象。

性别相关的诊断问题

在系统性研究中,强迫型人格障碍在男性中的诊断率约为女性的两倍。

鉴别诊断

强迫症:尽管名称相似,但强迫症具有的真正的强迫思维和强迫行为通常可以将它从强迫型人格障碍中区分出来。当同时符合强迫型人格障碍和强迫症的诊断标准时，可以同时做出两个诊断。

囤积障碍：当收藏成为极端时(例如，无价值的东西累积成堆，成了火灾隐患，使得别人在房子里难以走动)，应该考虑囤积障碍的诊断。当同时符合强迫型人格障碍和囤积障碍的诊断标准时，可以同时做出两个诊断。

其他人格障碍与人格特质：由于具备一些共同特征，其他人格障碍可能与强迫型人格障碍相混淆。因此，根据典型特征来区分这些障碍很重要。然而，如果个体除了符合强迫型人格障碍的诊断标准外，还符合别的一种或更多人格障碍的诊断标准，那么所有的障碍都可以被诊断。自恋型人格障碍个体也可能追求完美，并认为别人无法把事情做得一样好，但这些个体更有可能认为自己已经达到了完美，而强迫型人格障碍个体常常会自我批评。自恋型或反社会型人格障碍个体缺乏慷慨但放纵自己，而强迫型人格障碍个体对自己和他人在花销上都很吝啬。分裂样人格障碍和强迫型人格障碍可能都有明显的拘谨和社交疏离。在强迫型人格障碍个体中，这来自于对情感的不舒适及对工作的过度投入，而在分裂样人格障碍个体中则从根本上缺乏亲密的能力。

适度的强迫性人格特质可能特别具有适应性，尤其是在那些奖励优异表现的环境中。只有当该人格特质是缺乏弹性的、适应不良的、持久的，并导致严重的功能受损或主观痛苦时，才构成强迫型人格障碍。

由于其他躯体疾病所致的人格改变：强迫型人格障碍必须与由于其他躯体疾病所致的人格改变相区分，在由于其他躯体疾病所致的人格改变中，人格特质的出现归因于其他躯体疾病对中枢神经系统的影响。

物质使用障碍：强迫型人格障碍必须与因持久的物质使用而发展出来的症状相区分。

其他人格障碍

由于其他躯体疾病所致的人格改变

诊断标准 F07.0

A. 一种持续性的人格障碍，代表与个体先前特征性的人格模式相比的变化。

注：在儿童中，该障碍涉及显著偏离正常发育或儿童常见行为模式的显著变化，且持续至少1年。

B. 来自病史、体格检查或实验室检验的证据显示，该障碍是其他躯体疾病的直接的病理生理性结果。

C. 该障碍不能用其他精神障碍来更好地解释(包括由于其他躯体疾病所致的其他精神障碍)。

D. 该障碍并非仅仅出现于谵妄时。

E. 该障碍引起有临床意义的痛苦，或导致社交、职业或其他重要功能方面的损害。

标注是否是：

不稳定型：如果主要特征为情感的不稳定。

脱抑制型：如果主要特征为不良的冲动控制，例如，轻率的性行为等。

攻击型：如果主要特征为攻击行为。

冷漠型：如果主要特征为显著的冷漠和无动于衷。

偏执型：如果主要特征为多疑或偏执观念。

其他型：如果临床表现的特征不符合上述任何一种亚型。

组合型：如果占主要地位的临床表现有一种以上的特征。

未特定型

编码备注：包括其他躯体疾病的名称(例如，F07.0 由于颞叶癫痫所致的人格改变)。在由于其他躯体疾病所致的人格改变之前，其他躯体疾病应该被编码和分别列出(例如，G40.209 颞叶癫痫；F07.0 由于颞叶癫痫所致的人格改变)。

亚型

可以由临床中占主导地位的症状表现来对特定的人格改变加以标注。

诊断特征

由于其他躯体疾病所致的人格改变的基本特征是一种持续性的人格障碍，被认为是由一种躯体疾病所导致的直接的病理生理性结果。该人格障碍，代表个体与先前特征性的人格模式相比的改变。在儿童中，此状况表现为显著偏离正常发育，而非稳定人格模式的改变(诊断标准 A)。需要有来自病史、体格检查或实验室检查的证据显示，该人格改变是其他躯体疾病的直接的生理性结果(诊断标准 B)。如果此障碍可以更好地用其他精神障碍来解释，那么不能做此诊断(诊断标准 C)。如果此障碍仅仅出现于谵妄状态时，那么不能做此诊断(诊断标准 D)。此障碍必须引起有临床意义的痛苦，或导致社交、职业或其他重要功能方面的损害(诊断标准 E)。

常见的人格改变的表现包括情感不稳定，冲动控制差，对任何促发性心理社会应激不成比例的攻击性或愤怒爆发，明显的淡漠、多疑或偏执观念。在诊断标准中列出的亚型表明了该人格改变的现象。该障碍个体的特点是常被别人当作“不是他自己(或她自己)”。尽管与其他人格障碍共用“人格”一词，但该诊断因其特定的病因、不同的现象和起病与病程上的差异而不同。

在某一特定个体中，临床表现可能取决于病理过程的性质和部位。例如，额叶损伤可能产生诸如缺乏判断力和预见性、滑稽、脱抑制和兴奋等症状。右半脑中风常常引发与单侧空间忽略、疾病感缺失(例如，个体不能识别身体的或功能的缺损，如偏瘫的存在)有关的人格改变、不能持续运动和其他神经功能缺损。

支持诊断的有关特征

各种神经系统和其他躯体疾病都可能导致人格改变，包括中枢神经系统肿瘤、脑外伤、脑血管疾病、亨廷顿病、癫痫、涉及中枢神经系统的传染病（例如，HIV）、内分泌疾病（例如，甲状腺功能减退、肾上腺皮质激素功能减退和亢进）及涉及中枢神经系统的自身免疫病（例如，系统性红斑狼疮）。有关体格检查的结果、实验室发现、患病模式和起病可以反映出所涉及的神经系统或其他躯体疾病。

鉴别诊断

与疼痛和伤残有关的慢性躯体疾病：与疼痛和伤残有关的慢性躯体疾病也会与人格改变有关。只有确认了直接的病理心理机制后，方可诊断由于其他躯体疾病所致的人格改变。如果人格改变是对其他躯体疾病的行为或心理方面的适应或应对，则不做该诊断（例如，因严重脑外伤、心血管疾病或痴呆症而需要他人的协助所导致的依赖行为）。

谵妄或重度神经认知障碍：人格改变常常是谵妄或重度神经认知障碍的有关特征。如果此改变仅仅出现在谵妄过程中，则不另做由于其他躯体疾病所致的人格改变的诊断。然而，如果人格改变是临床表现的主要部分，那么在重度神经认知障碍的诊断外，可以给予由于其他躯体疾病所致的人格改变的诊断。

由于其他躯体疾病所致的其他精神障碍：如果此障碍可以更好地用由于其他躯体疾病所致的其他精神障碍（例如，由于脑肿瘤所致的抑郁障碍）来解释，那么不能做出由于其他躯体疾病所致的人格改变的诊断。

物质使用障碍：人格改变也可以出现在物质使用障碍的背景下，特别是当该障碍长期存在时。临床工作者应仔细询问物质使用的性质和程度。如果临床工作者想表明人格改变与物质使用之间的病因学关系，那么可以使用对特定物质的未特定类别（例如，未特定的兴奋剂相关障碍）。

其他精神障碍：显著的人格改变也可能是其他精神障碍（例如，精神分裂症，妄想障碍，抑郁和双相障碍，其他特定和未特定的破坏行为、冲动控制及品行障碍，惊恐障碍）的有关特征。然而，在这些障碍中，没有特定的生理因素被认为与人格改变有病因学上的相关。

其他人格障碍：由于其他躯体疾病所致的人格改变可以与人格障碍相区分，前者需要与基线的人格功能相比有临床意义的改变，并存在特定的病因学上的躯体疾病。

其他特定的人格障碍

F60.89

此类型适用于那些临床表现，它们具备人格障碍的典型症状，且引起有临床意义的痛苦，或导致社交、职业或其他重要功能方面的损害，但未能符合人格障碍类别中任何一种疾病的诊断标准。可在下列情况下使用其他特定的人格障碍这一类别：临床工作者选择用它来交流未能符合任一种特定的人格障碍的诊断标准的特定原因。通过记录"其他特定的人格障碍"，接着记录其特定原因(例如，"混合的人格特征")来表示。

未特定的人格障碍

F60.9

此类型适用于那些临床表现，它们具备人格障碍的典型症状，且引起有临床意义的痛苦，或导致社交、职业或其他重要功能方面的损害，但未能符合人格障碍类别中任何一种疾病的诊断标准。此种未特定的人格障碍可在这种情况下使用：临床工作者对未能符合任一种特定的人格障碍的诊断标准的个体选择不给出特定的原因，包括因信息不足而无法做出更特定诊断的情况。

性欲倒错障碍

本手册中的性欲倒错障碍包括窥阴障碍(偷窥他人的私密活动)、露阴障碍(暴露生殖器)、摩擦障碍(在未经他人允许的情况下触摸或摩擦对方)、性受虐障碍(承受羞辱、捆绑或磨难)、性施虐障碍(使他人承受羞辱、捆绑或折磨)、恋童障碍(性聚焦于儿童)、恋物障碍(使用无生命物体或者高度聚焦于非生殖器的身体部位)和易装障碍(穿着具有性唤起效果的异性装束)。基于下述两个主要原因,这些精神障碍传统上被选择列在此处并在 DSM 系列中配有详细的诊断标准:与其他性欲倒错障碍相比,这些问题相对常见;并且其中一些性欲倒错的性满足涉及对他人造成直接或潜在伤害的行为,因而可能是一种犯罪行为。以上列出的八种精神障碍并不囊括全部可能存在的性欲倒错障碍。已经有数十种明确的性欲倒错障碍被确定和命名,并且它们中的任何一种,由于其对个体和他人的负面影响,几乎都可以被升级到性欲倒错障碍的水平上。因此,对于其他特定和未特定的性欲倒错障碍的诊断是必不可少的,并且在许多情况下是必须的。

本章中所列出的性欲倒错障碍,其呈现顺序大致与对这些障碍常见的分类相对应。第一组障碍分类是基于*异常的活动偏好*。此类障碍被细分为求偶障碍,代表着扭曲的人类求偶行为元素(窥阴障碍、露阴障碍和摩擦障碍),以及*虐待障碍*,涉及疼痛与受苦(性受虐障碍和性施虐障碍)。第二组障碍分类是基于*异常的目标偏好*。此类障碍涉及一种指向其他人类的(恋童障碍)和两种指向其他事物的(恋物障碍和易装障碍)。

"*性欲倒错*"这一专业术语特指除了与正常、生理成熟、事先征得同意的人类性伴侣进行生殖器刺激或前戏爱抚之外的其他强烈和持续的性兴趣。在一些情况下,"强烈和持续的"这一标准可能难以适用,例如,当评估对象年事已高或有躯体疾病时,并且评估对象可能没有任何"强烈"的性兴趣。在这种情况下,"*性欲倒错*"这一术语也可以被定义为强度超过或等同于正常性兴趣的任何性兴趣。还有一些特定的性欲倒错通常被描述为*偏向的*性兴趣而不是强烈的性兴趣。

有些性欲倒错主要是关于个体的性活动,而另一些主要是关于个体的性目标。前者的例子包括对另一人施以掌掴、鞭笞、刀割、捆绑和勒喉的强烈和持续的兴趣,或对上述活动的兴趣等同于或超过个体对性交或性爱互动的兴趣。后者的例子包括对儿童、尸体、被截肢者(作为一种类型)强烈和持续的兴趣,以及对非人类的动物,(例如,马或狗)或对不能动的物体,(例如,鞋或橡胶制品)的强烈或偏好的兴趣。

*性欲倒错障碍*就是一种性欲倒错导致个体的痛苦或损害,或一种性欲倒错的性满足涉及对他人的伤害或风险。性欲倒错是性欲倒错诊断的必要而非充分条件,并且性欲倒错本身并不必须接受临床干预。在每种列出的性欲倒错障碍的诊断标准中,诊断标准 A 明确指出了性欲倒错的量化特质(例如,性聚焦于儿童或对

陌生人暴露生殖器),诊断标准B明确指出性欲倒错的负性后果(即痛苦、损害或对他人的伤害)。为了在性欲倒错和性欲倒错障碍两者之间做出有效区分,个体只有在满足A和B两个诊断标准时,才能使用诊断(即个体有性欲倒错障碍)。如果一个个体特定的性欲倒错符合诊断标准A但不符合诊断标准B——当临床调查一些其他疾病时,发现良性的性欲倒错,这种情况可能出现——则该个体会被定义为性欲倒错,而不是性欲倒错障碍。

同一个体表现出两种或更多性欲倒错的情况并不罕见。在一些情况下,性欲倒错的焦点之间彼此密切相关,并且这些性欲倒错之间的联系易于被理解(例如,恋足症和恋鞋症)。在另一些案例中,性欲倒错之间的联系并不明显,并且存在多重性欲倒错的可能是巧合,或与一些性心理发展异常的普遍的易患性有关。在任何情况下,如果超过一种性欲倒错导致个体痛苦或他人受到伤害,则共病的分别的性欲倒错障碍的诊断就可以成立。

由于性欲倒错诊断的两重性,临床工作者或自我评估以及严重性评估,能够判断性欲倒错本身的强度或后果的严重性。尽管诊断标准B中所描述的痛苦和损害特指性欲倒错导致的即刻结果或最终结果,而主要不是其他因素的结果,但反应性抑郁、焦虑、内疚、不良的工作记录、受损的社会关系以及其他现象并不是独特的,它们可以通过多用途的心理社交功能或生活质量测评进行量化。

最常应用于测量性欲倒错强度的框架,是相对于正常的性兴趣和性行为,对被试性欲倒错的性幻想、性冲动或性行为进行评估。通过临床访谈或自评问卷,被试可以被问及他们性欲倒错的性幻想、性冲动或性行为是弱于、大致相同或强于他们正常的性兴趣和性行为。这种相同类型的比较可以是并且通常是,对性兴趣的心理社会测量,例如,男性的阴茎体积描记法或男性和女性观看性影像的时间。

窥阴障碍

诊断标准 F65.3

A. 至少6个月,通过窥视一个毫不知情的裸体者、脱衣过程或性活动,从而激起个体反复的强烈的性唤起,表现为性幻想、性冲动或性行为。

B. 个体将其性冲动实施在未征得同意的人身上,或其性冲动或性幻想引起有临床意义的痛苦,或导致社交、职业或其他重要功能方面的损害。

C. 个体体验性唤起和/或实施性冲动至少已18岁。

标注如果是:

在受控制的环境下:此标注主要适用于那些生活在机构或其他场所的个体,在那里从事偷窥行为的机会受限。

完全缓解:在不受控制的环境中持续至少5年,个体没有将其性冲动实施在未征得同意的对象身上,也没有痛苦或社交、职业或其他功能的损害。

标注

"完全缓解"这一标注,并不表示窥阴本身继续存在或不存在,因为在行为和痛苦缓解后,窥阴可能继续存在。

诊断特征

窥阴障碍的诊断标准可以适用于那些或多或少自由透露有性欲倒错兴趣的个体,以及那些绝对否认自己通过观察毫不知情者的裸体、脱衣或从事性活动而获得性唤起的个体,即使有充足的客观证据证明事实相反。如果透露自身困扰的个体同时报告由于他们的窥阴的性偏好导致痛苦或心理社会问题,则应被诊断为窥阴障碍。另外,如果他们宣称没有痛苦,表现为对于性欲倒错的冲动缺乏焦虑、强迫观念、内疚或羞耻感,并且该性兴趣在其他重要功能方面没有导致损害,同时他们的精神疾病史或司法记录表明他们没有实施性行为,他们可以被确认为具有窥阴性质的性兴趣但不应被诊断为窥阴障碍。

不透露窥阴的个体包括,如已知该个体曾经在不同场合重复窥探毫不知情者的裸体或性活动,但否认针对以上性行为有任何性冲动或性幻想,并且可能报告这些观看不知情者的裸体和性活动的事件全都是意外的和与性无关的。其他人可能透露过去曾经观察不知情者的裸体和性活动的事件,但辩解自己对此类行为没有显著或持久的性兴趣。由于这些个体否认对观看他人的裸体或性活动产生性幻想或性冲动,相应来说,他们也会否认由此类性冲动带来的主观感受痛苦或社交功能损害。即使他们不透露自己的问题,此类个体仍然可以被诊断为窥阴障碍。反复的窥阴行为构成了对窥阴的充分支持(通过符合诊断标准 A),同时表明由这种性欲倒错驱动的行为给他人造成了伤害(通过符合诊断标准 B)。

"反复"窥探毫不知情者的裸体和性活动(即多个受害者,在不同的场合)作为一个原则被解释为在不同场合中 3 个或 3 个以上的受害者。如果对同一个受害者进行了多次观看,或有侧面的证据表明个体对偷窥毫不知情者的裸体和性行为有明确和偏好的兴趣,那么少于 3 个受害者也可以被解释为符合该诊断标准。注意:多个受害者,就像前面建议的一样,是做出诊断的充分而非必要条件,如果个体承认强烈的窥阴的性兴趣也可以符合诊断标准。

诊断标准 A 的时间范围,要求窥阴障碍的症状和体征必须持续至少 6 个月,也应当被理解为一个一般准则,而不是一个严格的阈值,以此来确保针对秘密观看毫不知情者的裸体或性活动的性兴趣不只是暂时性的。

青少年和青春期通常会增加性好奇和性活动。为了降低将青春期青少年的正常性兴趣和行为病理化的风险,窥阴障碍的最小诊断年龄为 18 岁(诊断标准 C)。

患病率

窥阴行为是最常见的可能违法的性行为。窥阴障碍的人群患病率是未知的。然而,基于非临床样本中的窥阴行为,窥阴障碍可能的终生患病率男性最高约为

12%和女性最高约为 4%。

发展与病程

有窥阴障碍的成年男性通常在青春期就初次意识到他们对秘密窥探不知情者的性兴趣。然而,区分窥阴和与青春期相关的性好奇及性活动确实很困难,因此诊断窥阴障碍的最小年龄为 18 岁。随着时间的推移,窥阴的持续性尚不清楚。然而根据定义,窥阴障碍需要一个或更多的促成因素,无论是否治疗,它可以随着时间而改变:主观痛苦感(例如,内疚、羞耻、强烈的性挫折感、孤独),精神疾病发病率,性欲亢进,以及性冲动;心理社会损害;和/或通过窥探不知情者的裸体和性活动来实施性行为的倾向。因此,窥阴障碍的病程可能随着年龄的增长而变化。

风险与预后因素

气质的:窥阴是窥阴障碍诊断的一个必要先决条件;因此,窥阴的风险因素也会增加窥阴障碍的患病率。

环境的:儿童期的性虐待,物质滥用和对性的先占观念/性欲亢进是其风险因素,虽然这些因素与窥阴的因果关系及其特异性尚不清楚。

性别相关的诊断问题

在临床环境中,窥阴障碍在女性中是非常罕见的,而单次窥阴行为的性唤起男女比例可能为 3∶1。

鉴别诊断

品行障碍与反社会型人格障碍:青少年的品行障碍和反社会型人格障碍具有额外的打破常规和反社会行为的特征,并且缺少对秘密观看毫不知情者的裸体和性活动的特定性兴趣。

物质使用障碍:物质使用障碍可能在中毒的个体中涉及单次窥阴发作,但不应涉及“秘密窥探毫不知情者的裸体和性活动”这一典型的性兴趣。因此,当个体没有中毒时,如果反复出现窥阴的性幻想、性冲动或性行为,则表明个体可能有窥阴障碍。

共病

已知的窥阴障碍的共病在很大程度上是基于对可疑或确认有偷窥毫不知情者的裸体和性活动行为的男性的研究。因此,这些共病可能并不能适用于有窥阴障碍的所有个体。与窥阴障碍共病的疾病包括性欲亢进和其他性欲倒错障碍,特别是露阴障碍。抑郁、双相、焦虑和物质使用障碍,注意缺陷/多动障碍,以及品行障碍和反社会型人格障碍也是常见的共病。

露阴障碍

诊断标准 F65.2

A. 至少 6 个月，通过暴露自己的生殖器给毫不知情的人从而激起个体反复的强烈的性唤起，表现为性幻想、性冲动或性行为。

B. 个体将其性冲动实施在未征得同意的对象的身上，或其性冲动或性幻想引起有临床意义的痛苦，或导致社交、职业或其他重要功能方面的损害。

标注是否是：

通过暴露生殖器给青春期前的儿童达到性唤起。

通过暴露生殖器给躯体成熟的个体达到性唤起。

通过暴露生殖器给青春期前的儿童和躯体成熟的个体达到性唤起。

标注如果是：

在受控制的环境下：此标注主要适用于那些生活在机构或其他场所的个体，在那里暴露生殖器的机会受限。

完全缓解：在不受控制的环境下持续至少 5 年，个体没有将其性冲动实施在未征得同意的对象的身上，也没有痛苦或社交、职业或其他功能的损害。

亚型

露阴障碍亚型是基于露阴者暴露自己的生殖器给未征得同意的个体的年龄或躯体成熟度。未征得同意的个体可能是青春期前的儿童、成年人，或两者皆有。该标注可以帮助临床工作者对露阴障碍受害者的特征引起足够注意以防同时出现的恋童障碍被忽略。然而，有露阴障碍的个体对暴露自己的生殖器给儿童而获得性吸引，不能排除恋童障碍的诊断。

标注

"完全缓解"这一标注，并不表示露阴本身继续存在或不存在，因为在行为和痛苦缓解后，露阴可能继续存在。

诊断特征

露阴障碍的诊断标准可以适用于那些或多或少透露有性欲倒错兴趣的个体，以及那些绝对否认自己通过暴露生殖器给毫不知情的个体而获得性吸引的个体，即使有充足的客观证据证明事实相反。如果透露自身困扰的个体同时报告由于他们的露阴的性偏好导致痛苦或心理社会问题，则应被诊断为露阴障碍。另外，如果他们宣称没有痛苦（表现为对于性欲倒错的冲动缺乏焦虑、强迫观念、内疚或羞耻感），并且该性兴趣在其他重要功能方面没有导致损害，同时他们的精神疾病史或司法记录表明他们没有实施性行为，他们可以被确认为具有露阴性质的性兴趣但不应被诊断为露阴障碍。

不透露(自己露阴)的个体包括,已知该个体曾经在不同场合重复暴露自己给毫不知情的对象,但否认针对以上性行为有任何性冲动或性幻想,并且报告这些暴露的发作全都是意外的和与性无关的。

其他人可能透露过去曾经有暴露生殖器行为的事件,但辩解自己对此类行为没有显著或持久的性兴趣。由于这些个体否认对暴露生殖器有性幻想或性冲动,相应来说,他们也会否认由此类性冲动带来的主观感受痛苦或社交功能损害。即使他们的自我报告为阴性,此类个体仍然可以被诊断为露阴障碍。反复的露阴行为构成了对露阴的充分支持(通过符合诊断标准 A),同时表明由这种性欲倒错驱动的行为给他人造成了伤害(通过符合诊断标准 B)

"重复性"对毫不知情的对象暴露生殖器(即多个受害者,每个受害者在不同的场合),作为一般的原则,可以被解释为在不同场合中 3 个或 3 个以上的受害者。如果对同一受害者进行了多次暴露,或者有侧面的证据证明个体对毫不知情者暴露生殖器有强烈和偏好的兴趣,那么不足 3 个受害者也可以被解释为符合该诊断标准。注意:多个受害者,就像前面建议的一样,是做出诊断的充分而非必要条件,如果个体承认对露阴有强烈的性兴趣并伴有痛苦和/或损害也可以符合该诊断标准。

诊断标准 A 的时间范围,要求露阴障碍的体征或症状必须持续至少 6 个月,也应当被理解为一个一般准则,而不是一个严格的阈值,以此来确保针对"暴露自己生殖器给毫不知情的对象"的性兴趣不只是暂时性的。在少于 6 个月的非暂时性时期内,也可能有非常明确的反复行为或痛苦的证据。

患病率

露阴障碍的患病率是未知的。然而,基于非临床和普通人群的暴露性行为,露阴障碍可能的终生患病率在男性人群中最高约为 2%—4%。露阴障碍在女性人群中的患病率更为不确定,但通常被认为远远低于男性。

发展与病程

有露阴障碍的成年男性通常报告在青春期就初次意识到他们对暴露自己的生殖器给毫不知情对象的性兴趣,大致晚于男性和女性通常发展正常性兴趣的时间。虽然对于露阴障碍诊断没有最低的年龄要求,但将露阴和青春期相关的性好奇做出区分可能是困难的。然而,露阴冲动大致出现在青少年和成年早期,随着时间的推移的持续性尚不清楚。根据定义,露阴障碍需要一个或更多随着时间可能改变的促成因素,无论是否治疗:主观痛苦感(例如,内疚感、羞耻感、强烈的性挫败感、孤独感),共病的精神障碍,性欲亢进,以及性冲动;心理社会损害;和/或通过向毫不知情的对象暴露生殖器来实施性行为的倾向。因此,露阴障碍的病程会随着年龄而发生改变。正如其他性偏好一样,年龄的增长可能伴随着露阴偏好和行为的减少。

风险与预后因素

气质的：由于露阴是露阴障碍诊断的一个必要先决条件；露阴的风险因素也会增加露阴障碍的患病率。反社会史，反社会型人格障碍，酒精滥用，以及恋童的性偏好可能会增加露阴犯再犯的风险。因此，反社会型人格障碍，酒精使用障碍和恋童兴趣，在有露阴性偏好的男性中，被考虑为露阴障碍的风险因素。

环境的：童年遭受性虐待和情感虐待，以及对性的先占观念/性欲亢进被认为是露阴的风险因素，尽管这些风险因素和露阴的因果关系还不确定，并且特异性尚不清晰。

性别相关的诊断问题

露阴障碍在女性中是极其罕见的，然而单次性唤起的露阴行为，在女性中的发生情况最多是男性的 1/2。

露阴障碍的功能性后果

在对暴露生殖器给毫不知情的陌生人但未实施性行为的个体的研究中，没有探讨露阴癖的功能性后果，但个体因这些偏好而体验到强烈的情感痛苦，符合诊断标准 B。

鉴别诊断

露阴障碍潜在的鉴别诊断有时也作为共病的障碍出现。因此，有必要将露阴障碍的证据以及其他可能的疾病作为分别的问题进行评估。

品行障碍与反社会型人格障碍：青少年的品行障碍与反社会型人格障碍具有额外打破常规和反社会行为的特征，并且缺少对暴露生殖器的特定的性兴趣。

物质使用障碍：酒精和物质使用障碍可能涉及个体在中毒时的单次露阴事件，但不应涉及"对毫不知情的对象暴露生殖器"这一典型的性兴趣。因此，当个体没有中毒时，如果反复出现露阴的性幻想、性冲动或性行为，则表明个体可能有露阴障碍。

共病

已知的露阴障碍的共病在很大程度上是基于对确认有"对未经同意的对象暴露生殖器"犯罪行为的个体(几乎全部为男性)的研究。因此，这些共病可能并不能适用于符合露阴障碍诊断的所有个体。与露阴障碍共病概率高的疾病包括抑郁、双相、焦虑和物质使用障碍；性欲亢进；注意缺陷/多动障碍；其他性欲倒错障碍；以及反社会型人格障碍。

摩擦障碍

诊断标准 F65.81

A. 至少 6 个月，通过接触或摩擦未征得同意的人从而激起个体反复的强烈的性唤起,表现为性幻想、性冲动或性行为。

B. 个体将其性冲动实施在未征得同意的对象的身上,或其性冲动或性幻想引起有临床意义的痛苦,或导致社交、职业或其他重要功能方面的损害。

标注如果是:

在受控制的环境下:此标注主要适用于那些生活在机构或其他场所的个体,在那里接触或摩擦未征得同意的人的机会受限。

完全缓解:在不受控制的环境下持续至少5年,个体没有将其性冲动实施在未征得同意的对象身上,也没有痛苦和社交、职业或其他功能的损害。

标注

"完全缓解"这一标注,并不表示摩擦本身继续存在或不存在,因为在行为和痛苦缓解后,摩擦可能继续存在。

诊断特征

摩擦障碍的诊断标准适用于那些或多或少自由透露有性欲倒错兴趣的个体,以及那些绝对否认对接触或摩擦未征得同意者有性吸引的个体,即使有充足的客观证据证明事实相反。如果透露由于他们接触或摩擦未征得同意者的性偏好导致痛苦或心理社会问题,则应被诊断为摩擦障碍。另一方面,如果他们宣称没有痛苦(表现为对于性欲倒错的冲动缺乏焦虑、强迫观念、内疚或羞耻感),并且该性兴趣在其他重要功能方面没有导致损害,同时他们的精神疾病史或司法记录表明他们没有实施性行为,他们可以被确认为具有摩擦的性兴趣但不应被诊断为摩擦障碍。

不透露的个体包括,例如已知该个体曾经在不同场合接触或摩擦未征得同意者,但否认针对以上性行为有任何性冲动或性幻想。上述个体可能报告这些接触或摩擦未征得同意者的已知事件全都不是故意的,并且是与性无关的。其他人可能透露过去曾经接触或摩擦未征得同意者的发作,但辩解自己对此类行为没有强烈或持久的性兴趣。由于这些个体否认对接触或摩擦产生性幻想或性冲动,他们也会相应否认由此类性冲动带来的痛苦感受或心理社交功能损害。即使他们不透露自己的问题,此类个体仍然可以被诊断为摩擦障碍。反复的摩擦行为构成了对摩擦的充分支持(通过符合诊断标准A),同时表明由这种性欲倒错驱动的行为给他人造成了伤害(通过符合诊断标准B)。

"反复"接触或摩擦未征得同意的个体(即多个受害者,在不同的场合),作为一般准则,被解释为在不同场合中三个或以上的受害者。如果对同一位不情愿的个体在多个场合中进行接触或摩擦,或有侧面的证据证明对接触或摩擦未征得同意者有强烈和偏好的兴趣,那么不足三个受害者也可以被解释为符合该诊断标准。注意:多个受害者是做出诊断的充分而非必要条件;如果个体承认对摩擦有强烈的性兴趣,并伴有临床痛苦和/或损害,也可以符合诊断标准。

诊断标准A的时间范围,要求摩擦的体征和症状必须持续至少6个月,也应当被理解为一个一般准则，而不是一个严格的阈值，来确保针对接触或摩擦未征得同意者的性兴趣不只是暂时性的。因此，如果在较短但不是短暂的时期内，有非常明确的反复行为或痛苦的证据，则诊断标准 A 中病程的部分也可以符合。

患病率

摩擦行为，包括对另一个体未经允许的性接触或摩擦，可能发生于普通人群中最多 30％的成年男性。在性欲倒错障碍和性欲亢进门诊患者中，约 10％—14％在成年男性的临床表现能够符合摩擦障碍的诊断标准。因此，虽然摩擦障碍在人群中的患病率是未知的，但应该不会超过在特定临床环境中的患病率。

发展与病程

有摩擦障碍的成年男性通常报告在青少年晚期或成年早期就初次意识到自己对秘密接触毫不知情者的性兴趣。然而，儿童和青少年在没有摩擦障碍诊断时，也可能会接触和摩擦不情愿的对象。虽然对于摩擦障碍的诊断没有最低的年龄要求，但将摩擦障碍和青少年没有性驱动的品行障碍行为进行区分是困难的。随着时间的推移，摩擦的持续性尚不清楚。然而，根据定义，摩擦障碍需要一个或更多随着时间可能改变的促成因素，无论是否治疗：主观痛苦感（例如，内疚、羞耻、剧烈的性挫败感、孤独）；精神疾病的发病率；性欲亢进以及性冲动；心理社会损害；和/或通过接触或摩擦未经同意个体实施性行为的倾向。因此，摩擦障碍的病程可能会随着年龄而改变。正如其他的性偏好一样，年龄的增长可能伴随着摩擦偏好和行为的减少。

风险与预后因素

气质的：非性的反社会行为以及对性的先占观念/性欲亢进可能是非特异性的风险因素，虽然对摩擦的因果关系尚不确定，并且特异性尚不清晰。然而，摩擦是作出摩擦障碍诊断的必要先决条件，所以摩擦的风险因素也会增加摩擦障碍的患病率。

性别相关的诊断问题

有摩擦性偏好的女性明显少于男性。

鉴别诊断

品行障碍与反社会型人格障碍：青少年的品行障碍与反社会型人格障碍具有额外打破常规和反社会行为的特征，并且缺少对接触或摩擦未征得同意个体的特定性兴趣。

物质使用障碍：物质使用障碍，特别是涉及兴奋剂，例如可卡因和苯丙胺的使用，可能涉及个体在中毒时的单次摩擦事件，但不应包括“接触或摩擦毫不知情者”这一典型的持续的性兴趣。因此，在个体没有中毒时，如果反复出现关于摩擦的性幻想，性冲动或性行为，就表明个体可能有摩擦障碍。

共病

已知的摩擦障碍的共病在很大程度上是基于对一些被怀疑或定罪的男性罪犯的研究,他们的行为涉及了性驱动的对未经同意者的接触或摩擦。因此,这些共病可能不适用于其他基于对性兴趣有主观痛苦而做出摩擦障碍诊断的个体。与摩擦障碍同时出现的疾病包括性欲亢进以及其他性欲倒错障碍,特别是露阴障碍和窥阴障碍。品行障碍,反社会型人格障碍,抑郁障碍,双相障碍,焦虑障碍和物质使用障碍也可能同时出现。摩擦障碍潜在的鉴别诊断有时也作为共病的障碍出现。因此,通常必须将摩擦障碍的证据以及可能的共病作为分别的问题进行评估。

性受虐障碍

诊断标准 F65.51

A. 至少6个月,通过被羞辱、被殴打、被捆绑或其他受苦的方式从而激起个体反复的强烈的性唤起,表现为性幻想、性冲动或性行为。

B. 这种性幻想、性冲动或性行为引起有临床意义的痛苦,或导致社交、职业或其他重要功能方面的损害。

标注如果是:

伴性窒息:如果个体从事与限制呼吸相关的获得性兴奋的活动。

标注如果是:

在受控制的环境下:此标注主要适用于那些生活在机构或其他场所的个体,在那里从事性受虐行为的机会受限。

完全缓解:在不受控制的环境下持续至少5年,个体没有痛苦或社交、职业或其他功能方面的损害。

诊断特征

性受虐障碍的诊断标准旨在适用于直接承认有此类性欲倒错兴趣的个体。此类个体公开承认自己通过被羞辱、被殴打、被捆绑或其他受苦方式获得强烈的性唤起,表现为性幻想、性冲动或性行为。如果这些个体同时报告由于他们通过被羞辱、被殴打、被捆绑或其他受苦方式获得性吸引或偏好导致心理社会困难,他们可以被诊断为性受虐障碍。作为对比,如果他们宣称此类性欲倒错的冲动没有导致痛苦,例如焦虑、强迫观念、内疚或羞耻感,并且性欲倒错没有阻碍他们追求其他个人目标,他们应当被确认为具有性受虐的兴趣但不应被诊断为性受虐障碍。

诊断标准A的时间范围,要求性受虐的症状和体征必须持续至少6个月,也应当被理解为一个一般准则,而不是一个严格的阈值,来确保针对“被羞辱、被殴打、被捆绑或其他受苦方式”的性兴趣不只是暂时的。然而,症状明确是持续的,但时间较短,此时该障碍也可以被诊断。

支持诊断的有关特征

大量使用涉及被羞辱、被殴打、被捆绑或其他受苦方式的色情制品，有时是性受虐障碍的一个相关特征。

患病率

性受虐障碍的人群患病率是未知的。在澳大利亚，估计 2.2%的男性和 1.3%的女性在过去 12 个月中曾经参与捆绑与惩戒、性施虐与性受虐或支配与服从。

发展与病程

在社区中，有性欲倒错的个体曾经报告开始性受虐的平均年龄为 19.3 岁，虽然在更为年幼的时候，包括青春期以及童年期，也曾经报告有受虐幻想的发生。随着时间的推移，其持续性尚不清楚。然而，根据定义，性受虐障碍需要一个或更多可能随着时间改变的促成因素，无论是否治疗。这些因素包括主观痛苦（例如，内疚、羞耻、强烈的性挫折感、孤独），精神疾病发病率，性欲亢进和性冲动以及心理社会损害。因此，性受虐障碍的病程可能会随着年龄而改变。正如其他性欲倒错或正常的性行为一样，年龄增长可能会对涉及性受虐的性偏好带来同样的递减效果。

性受虐障碍的功能性后果

性受虐障碍的功能性后果是未知的。然而，受虐者在实施性窒息或其他自慰手段时有意外死亡的风险。

鉴别诊断

许多疾病都可以成为性受虐障碍的鉴别诊断（例如，易装性恋物症、性施虐障碍、性欲亢进、酒精和物质使用障碍），有时也作为共病的诊断出现。因此，必须对性受虐障碍的证据进行仔细评估，将其他性欲倒错或其他精神障碍的可能性作为鉴别诊断的一部分。

性受虐在没有痛苦（即不是障碍）的情况下也被包括在鉴别诊断中，因为接受虐待的个体可能对他们的受虐倾向感到满意。

共病

已知的性受虐障碍的共病在很大程度上是基于那些在治疗中的个体。与性受虐障碍共病的精神障碍通常包括其他性欲倒错障碍，例如易装障碍。

性施虐障碍

诊断标准 F65.52

A. 至少 6 个月，通过使另一个人遭受心理或躯体的痛苦从而激起个体反复的强烈的性唤起,表现为性幻想、性冲动或性行为。

B. 个体将其性冲动实施在未征得同意的人身上,或其性冲动或性幻想引起有临床意义的痛苦,或导致社交、职业或其他重要功能方面的损害。

标注如果是:

在受控制的环境下:此标注主要适用于那些生活在机构或其他场所的个体,在那里从事性施虐行为的机会受限。

完全缓解:在不受控制的环境下持续至少 5 年,个体没有将其性冲动实施在未征得同意的对象身上,也没有痛苦和社交、职业或其他功能方面的损害。

诊断特征

性施虐障碍的诊断标准适用于那些直接承认自己有性欲倒错兴趣的个体,以及即使有充足的客观证据证明事实相反,也否认对使另一个体遭受躯体或心理痛苦有性兴趣的个体。公开承认自己对"使他人遭受躯体或心理痛苦"有强烈的性兴趣的个体被称为"承认者"。如果这些个体同时报告由于他们通过使另一个体遭受躯体或心理痛苦获得性吸引或偏好导致心理社会困难,他们就可以被诊断为性施虐障碍。作为对比,如果承认者宣称没有痛苦,表现为对于性欲倒错的冲动缺乏焦虑、强迫观念、内疚或羞耻感,同时并没有妨碍他们追求其他目标,并且他们的自我报告、精神疾病史或司法记录表明他们没有实施性行为,他们可以被确认为具有施虐的性兴趣但没有达到性施虐障碍的诊断标准。

否认自己对使另一个体遭受躯体或心理痛苦有任何兴趣的个体的例子包括,例如,已知该个体曾经在不同场合对多个受害者施加疼痛或折磨,但否认针对以上性行为有任何性冲动或性幻想,以上个体可能进一步报告已知的这些性侵犯事件全都不是故意的,或是与性无关的。其他人可能承认过去曾经有过涉及对未经同意的个体施加疼痛或折磨的性行为的事件,但辩解自己对使另一个体遭受躯体或心理痛苦没有显著或持续的性兴趣。由于这些个体否认涉及对疼痛与痛苦的性唤起有性幻想或性冲动,他们也会相应否认由此类性冲动带来的主观痛苦感受或社交功能损害。即使他们的自我报告为阴性,此类个体仍然可以被诊断为性施虐障碍。反复的行为构成了存在性施虐的性欲倒错的充分支持(通过符合诊断标准 A),同时表明由这种性欲倒错驱动的行为给他人造成了有临床意义的痛苦、伤害或伤害他人的风险(通过符合诊断标准 B)。

"反复"对未经同意个体的性施虐(即多个受害者,在不同的场合),作为一个原则被解释为在不同场合中三个或以上的受害者。如果对同一受害者实施了多次疼痛与痛苦,或有侧面的证据表明个体对涉及多个受害者的疼痛与痛苦有强烈和偏好的兴趣,那么少于三个受害者也可以被解释为符合该诊断标准。注意:多个受害者,就像前面建议的一样,是做出诊断的充分而非必要条件,如果个体承认强烈的性施虐兴趣,也是符合诊断标准的。

诊断标准 A 的时间范围,要求性施虐的症状和体征必须持续至少 6 个月,也应当被理解为一个一般准则，而不是一个严格的阈值，来确保针对“对未经允许的受害者施加疼痛与痛苦”的性兴趣不只是暂时的。然而，如果性施虐行为明确是持续的，但时间较短，此时该障碍也可以被诊断。

支持诊断的有关特征

大量使用涉及施加疼痛与痛苦的色情制品，有时是性施虐障碍的一个相关特征。

患病率

性施虐障碍的人群患病率是未知的，并且很大程度上是基于对在司法环境中的个体的研究。根据性施虐的诊断标准，患病率会有从 2%—30%的大幅改变。在美国因性犯罪而被强制住院的个体中，有性施虐的个体少于 10%。在犯下性驱动杀人罪的个体中，有性施虐障碍的比例为 37%—75%。

发展与病程

在司法样本中，有性施虐的个体几乎全部是男性，但是一份澳大利亚人群的代表性样本报告 2.2%的男性和 1.3%的女性表示他们在过去一年中曾经参与捆绑与惩戒、“性施虐与受虐”或支配与服从。关于性施虐障碍发展与病程的信息是极其有限的。一项研究报告女性在成年早期意识到自己的性施虐和受虐的性取向，而另一项研究报告在男性群体中开始性施虐的平均年龄为 19.4 岁。虽然性施虐本身可能具有终身性的特征，但性施虐障碍可能随着个体的主观痛苦或伤害未经同意者的倾向性而波动。正如其他性欲倒错或正常的性行为一样，年龄增长可能会给该精神障碍带来同样的递减效果。

鉴别诊断

许多疾病都可以成为性施虐障碍的鉴别诊断(例如，反社会型人格障碍、性受虐障碍、性欲亢进、酒精和物质使用障碍)，有时也可以作为共病的诊断出现。因此，必须对性施虐障碍的证据进行仔细评估，将其他性欲倒错或其他精神障碍的可能性作为鉴别诊断的一部分。绝大多数活跃在社区网络中实施性施虐与性受虐行为的个体，不表示对他们的性兴趣有任何不满，并且他们的行为尚未达到 DSM-5 中的性施虐障碍的诊断标准。性施虐的兴趣，而不是性施虐障碍，可以作为鉴别诊断。

共病

已知的性施虐障碍的共病在很大程度上是基于那些对未经同意的受害者有性施虐行为的已被定罪的个体(几乎全是男性)。因此，这些共病可能并不适用于从未参与对未经同意的受害者进行性施虐的活动，但由于对自身性兴趣的主观痛苦符合性施虐障碍诊断的所有个体。常见的与性施虐障碍共病的精神障碍包括其他性欲倒错障碍。

恋童障碍

诊断标准 F65.4

A. 至少 6 个月,通过与青春期前的单个或多个儿童(通常年龄为 13 岁或更小)的性活动从而激起个体反复的强烈的性唤起,表现为性幻想、性冲动或性行为。

B. 个体实施了这些性冲动,或这些性冲动或性幻想引起显著的痛苦或人际交往困难。

C. 个体至少 16 岁,且比诊断标准 A 中提及的儿童至少年长 5 岁。

注:不包括个体在青春期后期与 12 岁或 13 岁的人有持续的性关系的情况。

标注是否是:

专一型(仅仅被儿童吸引)。

非专一型。

标注如果是:

仅仅被男性吸引。

仅仅被女性吸引。

被两性吸引。

标注如果是:

限于乱伦。

诊断特征

恋童障碍的诊断标准旨在适用于直接透露这一性欲倒错的个体,以及否认对青春期前的儿童(通常年龄为 13 岁或更小)有任何性吸引的个体,即使有充足的客观证据证明事实相反。透露这一性欲倒错的例子包括坦白承认对儿童有一种强烈的性兴趣,并且表示对儿童的性兴趣等同于或超过了对躯体成熟个体的性兴趣。如果个体同时声称他们对儿童的性吸引或性偏好导致了心理社会困难,他们可以被诊断为恋童障碍。然而,如果他们报告对这些性冲动缺乏内疚、羞耻或焦虑的感受,而自身的性欲倒错冲动并没有导致功能受限(根据自我报告、客观评估或两者都使用),并且他们的自我报告以及司法记录显示他们从未实施性行为,那么就认为这些个体具有恋童的性取向,但不是恋童障碍。

否认自己对儿童有性吸引的例子包括,已知该个体曾经在不同场合对多个儿童进行性接触,但否认针对涉及儿童的性行为有任何性冲动或性幻想,以上个体可能进一步宣称已知的这些躯体接触全都不是故意的,并且是与性无关的。其他个体可能承认过去曾经有过涉及儿童的性行为,但否认对儿童有任何显著或持续的性兴趣。由于这些个体否认涉及儿童的性冲动或性幻想体验,他们也会否认主观的痛苦感受。即使他们没有自我报告的痛苦,此类个体仍然可以被诊断为恋童障碍，条件是如果有反复行为持续 6 个月的证据（诊断标准 A），以及个体在性冲动的基础上实施了性行为或体验到人际关系困扰的证据，作为该精神障碍的后果（诊断标准 B）。

正如前面讨论的，存在多个受害者是做出诊断的充分而非必要条件；即个体仅仅通过承认对儿童有强烈或偏好的性兴趣，该个体仍然符合诊断标准 A。

诊断标准 A 要求恋童障碍的体征或症状持续 6 个月或更长时间，旨在确保针对儿童的性吸引不只是暂时性的。然而，如果有临床证据证实，个体对儿童的性吸引是持续的，即使 6 个月的病程无法被精确确定，仍然可以做出该诊断。

支持诊断的有关特征

大量使用描述青春期前儿童的色情影像是恋童障碍的一个有用的诊断指标。这是一个普遍情况中的特定实例，即个体通常会选择与自身性兴趣相对应的一类色情影像。

患病率

恋童障碍的人群患病率是未知的。在男性人群中，恋童障碍最高可能的患病率约为 3%—5%。恋童障碍在女性人群的患病率更为不确定，但可能只是男性患病率的一小部分。

发展与病程

有恋童障碍的成年男性可能表示他们在青春期开始意识到自己对儿童的强烈或偏好的性兴趣，在同一时间段，那些随后偏好躯体成熟的性伴侣的男性意识到他们对女性或男性的性兴趣。试图在恋童最初显现的年龄就做出诊断是有问题的，因为在青少年发展期，很难把恋童和对同辈与年龄相符的性兴趣以及性好奇作出区分。因此，诊断标准 C 要求最低年龄为 16 岁，并且比诊断标准 A 中提及的儿童至少年长 5 岁。

恋童本身看似是一个终生的状况。然而，恋童障碍必须包含其他可能随着时间而改变的因素，无论是否治疗：主观痛苦（例如，内疚感、羞耻感、强烈的性挫败感或孤独）或心理社会损害，或对儿童实施性行为的倾向，或两者皆有。因此，恋童障碍的病程随着年龄可能会波动，增加或减少。

有恋童障碍的成年人可能报告对儿童的性兴趣的意识，早于从事涉及儿童的性行为或自我认知为恋童障碍。正如其他性欲倒错驱动的或正常的性行为一样，年龄增长可能会对涉及儿童的性行为的出现频率带来同样的递减效果。

风险与预后因素

气质的：恋童和反社会性之间看似有某种交互作用，具有以上两种特质的男性更有可能对儿童实施性行为。因此，反社会型人格障碍可以被作为男性恋童障碍的风险因素。

环境的: 恋童的成年男性经常报告他们曾经在童年遭受过性虐待。然而,并不清楚这一相关性是否反映了童年曾受性虐待对成年后恋童有因果影响。

遗传与生理的: 由于恋童是恋童障碍诊断的必要条件,任何增加恋童的因素也会增加恋童障碍的风险。一些证据显示,子宫内的神经发育紊乱增加了恋童取向的可能性。

性别相关的诊断问题

心理生理学对性兴趣的实验室测评,有时对诊断男性恋童障碍是有用的,而对诊断女性恋童障碍未必有用,甚至当某种完全相同的步骤(例如,观看影像的时间)或类似的步骤(例如,阴茎体积描记法和阴道光电脉搏波描记法)可供使用时。

诊断标记物

当个体的历史表明可能存在恋童障碍,但该个体否认对儿童强烈或偏好的性吸引时,对性兴趣的心理生理学测评有时可能是有帮助的。最全面被研究过以及被使用最久的此类测评是*阴茎体积描记法*,虽然从一个地点换到另一个地点时,诊断的敏感性和特异性可能发生变化。*观看影像时间*,使用裸体或穿极少衣服者的照片作为视觉刺激,也被用于诊断恋童障碍,特别是与自我报告测评结合使用。然而,美国的精神卫生专业人士应当注意,持有此类视觉刺激物,即使是以诊断为目的,仍然可能违反关于持有儿童色情影像的美国法律,而使得这些精神卫生专业人士可能受到犯罪指控。

鉴别诊断

许多可以成为恋童障碍鉴别诊断的疾病有时也作为共病的诊断。因此,有必要对恋童障碍和其他可能的疾病的证据作为分别的问题进行评估。

反社会型人格障碍: 基于相对的易得性,在一次或更少的场合,该障碍增加了那些主要被成熟躯体吸引的个体接触儿童的可能性。该个体经常表现出这一人格障碍的其他迹象,例如反复违法。

酒精和物质使用障碍: 中毒的脱抑制效应可能也会增加主要被成熟躯体吸引的个体接触儿童的可能性。

强迫症: 偶尔有个体报告自相矛盾的想法并且担心自己对儿童可能有性吸引。临床访谈通常显示在性唤起的高潮时没有关于儿童的性想法(例如,在自慰时达到高潮),有时会有额外的自相矛盾的侵入性的性观念(例如,关于同性恋的担忧)。

共病

恋童障碍的共病的精神疾病包括物质使用障碍;抑郁,双相和焦虑障碍;反社会型人格障碍;以及其他性欲倒错障碍。然而,关于共病的精神障碍的发现大部分来自因对儿童性侵犯而被定罪的个体(几乎全是男性),并且不能泛化到其他有恋童障碍的个体(例如,从未对儿童进行性接触,但是基于主观痛苦符合恋童障碍诊断的个体)。

恋物障碍

诊断标准 F65.0

A. 至少6个月,通过使用无生命物体或高度特定地聚焦于非生殖器的身体部位从而激起个体反复的强烈的性唤起,表现为性幻想、性冲动或性行为。

B. 这种性幻想、性冲动或性行为引起有临床意义的痛苦,或导致社交、职业或其他重要功能方面的损害。

C. 恋物障碍的对象不限于用于变装的衣物(如,在易装障碍中)或为达到生殖器触觉刺激而专门设计的器具(例如,振动器)。

标注:

身体部位。

无生命物体。

其他。

标注如果是:

在受控制的环境下: 此标注主要适用于那些生活在机构或其他场所的个体,在那里从事恋物行为的机会受限。

完全缓解: 在不受控制的环境下持续至少5年,个体没有痛苦或社交、职业或其他功能方面的损害。

标注

虽然有恋物障碍的个体可能报告对无生命物体或某个特定的躯体部位有强烈和反复的性唤起,非互相排斥的恋物组合的发生是常见的。因此,个体可能有与某种无生命物体(例如,女性内衣)相关的恋物障碍,或聚焦于某个激起强烈性欲的躯体部位(例如,脚部,头发)的恋物障碍,或他们的恋物兴趣可能符合这些标注的不同组合(例如,袜子、鞋和脚)。

诊断特征

作为与性唤起有关的主要因素(诊断标准A),恋物障碍的性欲倒错的焦点涉及持续和反复地使用或依赖于无生命物体,或高度聚焦于某个特定的躯体部位(通常不是生殖器)。恋物障碍的诊断必须包括有临床意义的个人痛苦或心理社会角色损害(诊断标准B)。常见的恋物对象包括女性内衣、男性或女性鞋袜、橡胶制品、皮革服装、或其他可穿戴衣物。与恋物障碍有关,高度色情化的躯体部位包括脚、脚趾以及头发。与性有关的恋物同时包括无生命物体和躯体部位(例如,脏袜子和脚)是常见的,因此,恋物障碍的定义现在重新包含了躯体部位恋物障碍(即对某个躯体部位的高度聚焦)。躯体部位恋物障碍,先前被考虑为未特定的恋物障碍,历史上在DSM-Ⅲ之前曾经被纳入到恋物中。

许多自我认定为恋物障碍的个体并不一定报告与其恋物行为有关的临床损害。这些个体可以被考虑为恋物但不是恋物障碍。恋物障碍的诊断需要同时符合诊断标准A中的行为,以及诊断标准B中有临床意义的痛苦或功能损害。

支持诊断的有关特征

恋物障碍可以是一种多重感官的体验,包括在自慰的同时手握、品尝、摩擦、插入、或嗅闻恋物对象,或倾向于在性接触的过程中让性伴侣穿戴或使用某种恋物对象。一些个体可能有高度渴望的恋物对象的大量收藏品。

发展与病程

恋物障碍通常始于青春期,但是恋物可以在青春期之前出现。恋物障碍一旦确立就倾向于成为一个持续的病程,在性冲动或性行为的强度和频率上有所波动。

文化相关的诊断问题

关于性行为的正常方面的知识和适当的考虑,是建立恋物障碍临床诊断以及区分该临床诊断和能够被社会接受的性行为之间的重要因素。

性别相关的诊断问题

在女性中,恋物障碍没有被系统地报告。在临床样本中,恋物障碍几乎只在男性中有报告。

恋物障碍的功能性后果

与恋物障碍有关的典型损害包括: 当所偏好的恋物对象或躯体部位在前戏和性交中无法获取时,在浪漫的交互关系中可能出现性功能失调。一些有恋物障碍的个体即使正处于一段有意义的、交互的以及有感情的关系中,也可能更倾向于从事与其恋物偏好有关的单独的性行为。

虽然恋物障碍在被捕的有性欲倒错的性侵者中相对不常见,有恋物障碍的男性可能会偷窃和收集他们渴望的特定恋物对象。这些个体曾经由于与性无关的反社会行为被捕和被控(例如,强行进入他人住宅,偷窃,入室行窃),而这些行为主要是被其恋物障碍所驱动的。

鉴别诊断

易装障碍: 与恋物障碍最相近的诊断就是易装障碍。正如诊断标准中注明的一样,当恋物对象仅限于:用于变装的衣物(如在易装障碍中),或为了生殖器刺激而专门设计的器具(例如,振动器)时,不能做出恋物障碍的诊断。

性受虐障碍或其他性欲倒错障碍: 恋物障碍可能与其他性欲倒错障碍同时出

现，特别是“性施虐与受虐”以及易装障碍。当个体对“被迫变装”进行性幻想或参与其中，并且主要通过伴随这些性幻想或重复活动的支配或受辱获得性唤起时，应做出性受虐障碍的诊断。

无恋物障碍的恋物行为：使用恋物对象来激发性唤起，但没有任何有关的痛苦，心理社会角色损害，或其他不良后果，由于不符合诊断标准B规定的阈值，因而不符合恋物障碍的诊断标准。例如，个体的性伴侣分享性兴趣或能够把他对爱抚、嗅闻或舔舐脚部或脚趾的性兴趣成功整合为性交前戏的一个重要组成部分，这种情况不应被诊断为恋物障碍；如果个体倾向于从事与穿戴橡胶衣物或皮靴有关的单独性行为，并且没有引起痛苦或损害，也不应被诊断为恋物障碍。

共病

恋物障碍可能与其他性欲倒错障碍以及性欲亢进同时出现。在极少数情况下，恋物障碍可能与神经系统疾病有关。

易装障碍

诊断标准 F65.1

A. 至少6个月，通过变装从而激起个体反复的强烈的性唤起，表现为性幻想、性冲动或性行为。

B. 这种性幻想、性冲动或性行为引起有临床意义的痛苦，或导致社交、职业或其他重要功能方面的损害。

标注如果是：

伴恋物：如果通过纤维织物、材料或服装从而激起性唤起。

伴性别幻想：如果通过自己是女性的想法或想象从而激起性唤起。

标注如果是：

在受控制的环境下：此标注主要适用于那些生活在机构或其他场所的个体，在那里变装的机会受限。

完全缓解：在不受控制的环境下持续至少5年，个体没有痛苦或社交、职业或其他功能方面的损害。

标注

存在恋物会减少有易装障碍的男性的性别烦躁。存在性别幻想会增加有易装障碍的男性的性别烦躁。

诊断特征

易装障碍的诊断不适用于所有装扮为异性的个体，即使是那些日常生活中也装扮为异性的个体。该诊断适用于变装，或变装的想法总是或经常伴随性兴奋的个体(诊断标准 A),以及由于这一模式导致情感痛苦,或这一模式损害了社会或人际关系功能的个体(诊断标准 B)。这种变装可能只涉及一类或两类服装(例如,对于男性,可能只涉及女性内衣),或这种变装可能涉及由内而外完全穿着异性的衣物,以及(对于男性)可能包括使用女性的假发和化妆品。易装障碍几乎完全在男性中被报告。性唤起,其最显著的形式即阴茎勃起,可能以多种方式与变装同时出现。在年轻的男性中,变装通常导致自慰,随后女性衣物会被去除。年长的男性通常学会避免自慰或做任何刺激阴茎的行为,这样通过避免射精能让他们延长自己的变装时间。有女性性伴侣的男性有时候会通过与其性伴侣性交来完成一次变装过程,并且有些个体如果没有变装(或关于变装的个人性幻想),就无法保持性交所需要的充分勃起。

对痛苦或损害的临床评估,例如对易装性唤起的临床评估,通常依赖于个体的自我报告。"去除与获取"的行为模式经常表示有易装障碍的个体伴有痛苦。在该行为模式中,个体(通常是男性)在花费了大量金钱用于购买女性衣物和其他服饰(例如,鞋、假发)后,作为克服变装冲动的尝试丢弃这些物品(即去除它们),而随后又开始重新再次获取女性的全部服装。

支持诊断的有关特征

男性易装障碍经常伴随性别幻想(即男性通过想象自己是女性而获得性唤起的性欲倒错倾向)。性别幻想的性幻想和性行为可能聚焦于展现女性的生理功能(例如,哺乳、月经),从事刻板印象中女性的典型行为(例如,编织),或拥有女性的生理结构(例如,乳房)。

患病率

易装障碍的患病率是未知的。易装障碍在男性中是少见的,而在女性中是极其罕见的。少于3%的男性报告曾经通过穿着女性的装束来激发性唤起。在一生中曾经一次或数次进行伴有性唤起的变装的个体百分比更低。绝大多数有易装障碍的男性被确认为异性恋者,虽然有些个体与其他男性偶尔有性互动,特别是在他们变装的时候。

发展与病程

对男性来说,易装障碍的最初迹象可能出现于童年期,以强烈迷恋女性服饰的某个物件这一形式出现。在青春期之前,变装导致广泛的愉悦兴奋的感觉。随着青春期的到来,穿着女性的衣物开始引起阴茎勃起,以及在一些案例中,直接导致初次射精。在许多案例中,随着个体年龄的增长,变装引起的性兴奋越来越少;最终可能完全不会引起任何可识别的阴茎反应。同时,变装的欲望保持不变,或变得更加强烈。报告以上性反应减少的个体,通常报告由变装引起的性兴奋已经被舒适感或幸福感所代替。

在一些案例中,易装障碍的病程是持续的,在其他案例中是阵发的。当他们最初与女性相爱并开始一段恋爱关系时，有易装障碍的男性会失去对变装的兴趣，这种情况并不少见，但是这种症状减缓通常被证明是暂时的。当变装的欲望回归时，有关的痛苦也一并回归。

一些易装障碍的案例会发展为性别烦躁。这些案例中的男性，在青春期或儿童早期可能与其他易装障碍患者无法区分，在更长的时间段中，他们逐渐发展出保留女性角色且将自己的生理结构女性化的愿望。性别烦躁的发展通常伴随着与变装有关的性唤起的减少或消失（根据自我报告）。

正如其他性欲倒错以及正常的性兴趣的表现一样，在阴茎勃起和刺激中，易装症的表现在青春期和成年早期最为强烈。在成人期，易装障碍最严重，这正是易装的驱动力最有可能与异性恋性交表现以及结婚成家的愿望发生冲突的时候。中年和更为年长的有易装史的男性，与性别烦躁相比，较少表现为易装障碍。

易装障碍的功能性后果

从事易装行为可能会对异性恋的关系产生妨碍或分心。这可能会成为那些希望与女性保持传统婚姻或浪漫关系的男性的痛苦来源。

鉴别诊断

恋物障碍：该精神障碍可能与易装障碍类似，特别是有恋物的男性穿上女性内衣同时自慰。区分易装障碍是基于个体在上述活动中的特定想法（例如，是否有任何成为女性的想法，像一个女性，或装扮得像女性），以及基于存在其他恋物的情况（例如，柔软、丝绸的面料，无论这些面料被用于内衣还是其他物品）。

性别烦躁：有易装障碍的个体不报告他们自我体验的性别和实际性别之间的不一致；并且他们通常没有童年时期扮演相反性别角色的行为史，该行为史在有性别烦躁的个体中是存在的。个体的表现如果符合易装障碍和性别烦躁的全部诊断标准，应给予两种诊断。

共病

易装（易装障碍）经常被发现与其他性欲倒错有关。最常见的同时出现的性欲倒错是恋物和性受虐。性受虐的一种特定的危险形式——性窒息，在相当一部分的致死案例中都与易装有关。

其他特定的性欲倒错障碍

F65.89

此类型适用于那些临床表现，它们具备性欲倒错障碍的典型症状，且引起有临床意义的痛苦，或导致社交、职业或其他重要功能方面的损害，但未能符合性欲倒错障碍类别中任一种疾病的诊断标准。可在下列情况下使用其他特定的性欲倒错障碍这一类别：临床工作者选择用它来交流未能符合任一种特定的性欲倒错障碍的诊断标准的特定原因。通过记录“其他特定的性欲倒错障碍”,接着记录其特定原因(例如,“恋兽症”)来表示。

可以使用“其他特定的”这一诊断的临床实例包括但不限于,反复和强烈的性唤起涉及猥亵电话(淫秽电话),恋尸症(尸体),恋兽症(动物),嗜粪症(粪便),灌肠症(灌肠),或恋尿症(尿),存在至少 6 个月,且引起显著的痛苦,或导致社交、职业或其他重要功能方面的损害。其他特定的性欲倒错障碍可以被标注为缓解和/或出现在受控制的环境下。

未特定的性欲倒错障碍

F65.9

此类型适用于那些临床表现,它们具备性欲倒错障碍的典型症状,且引起有临床意义的痛苦,或导致社交、职业或其他重要功能方面的损害,但未能符合性欲倒错障碍类别中任一种疾病的诊断标准。此种未特定的性欲倒错障碍可在这种情况下使用:临床工作者对未能符合任一种特定的性欲倒错障碍的诊断标准的个体选择不给出特定的原因,包括因信息不足而无法做出更特定诊断的情况。

其他精神障碍

本章包括 4 种障碍：由于其他躯体疾病所致的其他特定的精神障碍、由于其他躯体疾病所致的未特定的精神障碍、其他特定的精神障碍、未特定的精神障碍。本章的类别适用于那些精神障碍的特征性症状，它引起有临床意义的痛苦，或导致社交、职业或其他重要功能方面的损害，但不符合 DSM-5 中任何其他精神障碍的诊断标准。对由于其他躯体疾病所致的其他特定的和未特定的精神障碍，必须确定该紊乱是其他躯体疾病的生理效应所致。如果其他特定的和未特定的精神障碍是由于其他躯体疾病所致，那么有必要先编码和列出躯体疾病（例如，B20HIV 疾病），然后列出其他特定的或未特定的精神障碍（使用合适的编码）。

由于其他躯体疾病所致的其他特定的精神障碍

F06.8

此类型适用于那些具备其他躯体疾病所致的精神障碍的典型症状，且引起有临床意义的痛苦，或导致社交、职业或其他重要功能的损害，但未能完全符合任一种其他躯体疾病所致的特定的精神障碍的诊断标准。可在下列情况使用其他躯体疾病所致的其他特定的精神障碍这一诊断：临床工作者选择它来沟通未能符合任一种其他躯体疾病所致的特定的精神障碍的诊断标准的特定原因。这由记录躯体障碍的名称完成，用特定的病因学的躯体疾病替换“其他躯体疾病”，接着记录不符合任一种“其他躯体疾病”所致的特定精神障碍诊断标准的症状表现。此外，在编码其他躯体疾病所致的特定的精神障碍之前，必须列出特定的躯体疾病的诊断编码。例如，复杂部分性癫痫所致的分离症状，编码和记录为 G40.209 复杂部分性癫痫，F06.8 复杂部分性癫痫所致的其他特定的精神障碍，分离症状。

能够使用“其他特定的”进行标示的症状示例如下：

分离症状：其包括症状出现在例如复杂部分性癫痫中的情况。

由于其他躯体疾病所致的未特定的精神障碍

F09

此类型适用于那些具备其他躯体疾病所致的精神障碍的典型症状，且引起有临床意义的痛苦，或导致社交、职业或其他重要功能的损害，但未能完全符合任一种其他躯体疾病所致的特定的精神障碍的诊断标准。此种由于其他躯体疾病所致的未特定的精神障碍可在这种情况下使用：临床工作者对未能符合一种其他躯体疾病所致的特定的精神障碍的诊断标准的个体选择不给出特定的原因，包括因信息不足而无法做出更特定诊断的情况(例如,在急诊室的环境下)。这由记录躯体障碍的名称完成,用特定的病因学的躯体疾病替换“其他躯体疾病”。此外,在编码其他躯体疾病所致的未特定的精神障碍之前,必须列出特定的躯体疾病的诊断编码。例如,复杂部分性癫痫所致的分离症状,编码和记录为 G40.209 复杂部分性癫痫,F06.8 复杂部分性癫痫所致的未特定的精神障碍。

其他特定的精神障碍

F99

此类型适用于那些具备精神障碍的典型症状,且引起有临床意义的痛苦,或导致社交、职业或其他重要功能的损害,但未能完全符合任一种特定的精神障碍的诊断标准。可在下列情况使用其他特定的精神障碍这一诊断:临床工作者选择它来沟通未能符合任何特定的精神障碍的诊断标准的特定原因。通过记录“其他特定的精神障碍”,接着记录其特定原因来表示。

未特定的精神障碍

F99

此类型适用于那些具备精神障碍的典型症状,且引起有临床意义的痛苦,或导致社交、职业或其他重要功能的损害,但未能完全符合任一种精神障碍的诊断标准。此种未特定的精神障碍可在这种情况下使用:临床工作者对未能符合一种特定的精神障碍的诊断标准的个体选择不给出特定的原因,包括因信息不足而无法做出更特定诊断的情况(例如,在急诊室的环境下)。

药物所致的运动障碍及其他不良反应

药物所致的运动障碍被纳入本手册的第二部分，因为他们的重要性在于：(1)精神障碍以及其他躯体疾病的药物使用管理和(2)精神障碍的鉴别诊断(例如，焦虑障碍对比神经阻滞剂所致的静坐不能；恶性紧张症对比神经阻滞剂所致恶性综合征)。尽管这些运动障碍被标为“药物所致的”，但往往很难建立药物使用和运动障碍的发生之间的因果关系，特别是一些运动障碍也可能发生在无药物使用的情况下。本章罗列的这些状况和问题并非精神障碍。

术语*神经阻滞剂*已经过时，因为它强调抗精神病药物引起异常运动的倾向，在许多情况下，它正被*抗精神病药*这一术语所取代。然而在本章中，术语*神经阻滞剂*仍然是恰当的。虽然新型的抗精神病药物较少引起一些药物所致的运动障碍，但这些障碍仍然会出现。神经阻滞剂药物包括所谓传统的、“典型的”或第一代抗精神病药物(例如，氯丙嗪、氟哌啶醇、氟奋乃静)；“非典型的”或第二代抗精神病药物(例如，氯氮平、利培酮、奥氮平、喹硫平)；某些用于治疗恶心、胃轻瘫等症状的多巴胺受体阻滞药物(例如，丙氯拉嗪、异丙嗪、曲美苄胺、硫乙拉嗪、甲氧氯普胺)；以及作为抗抑郁药上市的阿莫沙平。

神经阻滞剂所致的帕金森综合征
其他药物所致的帕金森综合征

G21.11　神经阻滞剂所致的帕金森综合征

G21.19　其他药物所致的帕金森综合征

帕金森综合征的震颤、肌肉僵直、运动不能(即丧失运动能力或运动始动困难)，或运动迟缓(即动作变慢)，发生在开始用药或增加药物(例如，某种神经阻滞剂)剂量，或减少治疗锥体外系症状的药物剂量之后的几周内。

神经阻滞剂恶性综合征

G21.0　神经阻滞剂恶性综合征

尽管神经阻滞剂恶性综合征以其典型的严重形式很容易识别，但它在起病、症状、进展和结局上常有多种表现。基于共识推荐，用以诊断神经阻滞剂恶性综合征的最为重要的临床特征，如下所述。

诊断特征

个体一般在症状发生前的 72 小时内，使用过多巴胺受体拮抗剂。体温过高

(至少两次口腔测量>100.4℉或>38.0℃),伴大量出汗,这是神经阻滞剂恶性综合征具有鉴别性的特征,使其不同于抗精神病药物的其他神经系统副作用。极端的体温升高,反映了中枢性体温调节的破坏,更可能支持神经阻滞剂恶性综合征的诊断。广泛的肌肉僵直,在其最严重的形式时被描述为“铅管样”,通常对抗帕金森病的药物没有反应,这是此障碍的核心特征,可能与其他神经系统症状相关(例如,震颤、流涎、运动不能、肌张力障碍、牙关紧闭、肌阵挛、构音障碍、吞咽困难、横纹肌溶解症)。常常可见肌酸激酶至少是正常上限的4倍。精神状态的改变,其特征为谵妄或从木僵到昏迷的意识改变,这往往是早期的体征。受到影响的个体可能看起来清醒,但是会眩晕和反应迟钝,且与紧张性木僵一致。自主神经的激活和失稳,表现为心动过速(心率>基线的25%),出汗、血压升高(收缩压或舒张压≥基线的25%基线)或波动(24小时内,舒张压变化≥20mmHg或收缩压变化≥25mmHg),尿失禁和面色苍白——可能在任何时间被观察到,但为诊断提供了早期线索。呼吸急促(呼吸频率>基线的50%)是常见的,以及呼吸窘迫——由于代谢性酸中毒、代谢亢进、胸壁受限、吸入性肺炎或肺栓塞——可能出现并导致突然的呼吸停止。

检查,包括实验室检查,以排除其他感染性、中毒性、代谢性和神经精神性的病因或并发症是必须的(参见下面“鉴别诊断”的部分)。尽管几种实验室异常与神经阻滞剂恶性综合征相关,但均对诊断无特异性。神经阻滞剂恶性综合征的个体可能伴有白细胞增多、代谢性酸中毒、缺氧、低血清铁浓度的降低、血清肌酶和儿茶酚胺的增加。脑脊液分析和神经影像学的结果一般都是正常的,而脑电图则显示为广泛性缓慢。死亡案例的尸检结果是非特异的和多变的,这取决于并发症的状况。

发展与病程

数据库研究的证据表明,神经阻滞剂恶性综合征的发病率为使用抗精神病药治疗个体的0.01%—0.02%。体征和症状的时间进程为神经阻滞剂恶性综合征的诊断和预后提供了重要线索。精神状态的改变和其他神经系统体征通常先于全身性症状。症状的发生在药物使用后的数小时到数天内。一些案例发生在药物使用后的24小时内,大多数在第一周,几乎所有案例都在30天内。一旦综合征被诊断,口服抗精神病药物被停用,神经阻滞剂恶性综合征在大多数案例中是自限性的。停药后的恢复时间平均为7—10天,大多数个体在1周内恢复,几乎所有个体都可在30天内恢复。当使用长效抗精神病药时,此病程可能延长。亦有报告,个体急性高代谢症状消失后,残留的神经系统体征会持续数周。在大多数神经阻滞剂恶性综合征的案例中,其症状可以完全消失;然而,当此障碍未被识别时,已有报告其致死率为10%—20%。当重新使用抗精神病药物时,尽管许多个体未再出现神经阻滞剂恶性综合征,但有些人却有可能会再次出现,尤其是发作后不久就恢复使用抗精神病药。

风险与预后因素

对于接受抗精神病药物治疗的所有患者,均有可能出现神经阻滞剂恶性综合征。神经阻滞剂恶性综合征对于任何神经精神的诊断都不特异,也可能出现在不能诊断为精神障碍但接受了多巴胺受体拮抗剂的个体身上。与神经阻滞剂恶性综合征风险升高相关的临床的、系统以及代谢性因素包括激越、全身耗竭、脱水和铁缺乏。有15%—20%的先证者既往有与抗精神病药相关的发作史,表明某些患者存在潜在的易感性;然而,基于神经递质受体多态性的基因研究结果尚未一致。

几乎所有的多巴胺受体拮抗剂都与神经阻滞剂恶性综合征相关,尽管高效能效价的抗精神病药物与低效能效价和新型的非典型抗精神病药物相比,存在更大的风险。部分的或轻度的形式可能与新的抗精神病药相关,即使使用老药,神经阻滞剂恶性综合征的严重程度仍然存在变异。在躯体疾病治疗中使用多巴胺受体拮抗剂(例如,甲氧氯普胺,丙氯拉嗪)也可引起该不良反应。肠外给药途径、快速滴定以及更高的药物总量与风险增加相关,然而,神经阻滞剂恶性综合征通常出现在抗精神病药的治疗剂量范围内。

鉴别诊断

神经阻滞剂恶性综合征必须区别于其他严重的神经系统或躯体疾病,包括中枢神经系统感染、炎症和自身免疫性疾病、癫痫持续状态、皮层下结构性损伤,以及全身性疾病(例如,嗜铬细胞瘤、甲亢、破伤风、中暑)。

神经阻滞剂恶性综合征也必须区别于如下相似的综合征:使用其他物质或药物所致的综合征,如5-羟色胺综合征;突然停用多巴胺受体激动剂所致的帕金森高热综合征;酒精或镇静剂戒断;麻醉中出现的恶性高热;与兴奋剂和致幻剂滥用有关的高热;抗胆碱能药所致阿托品中毒。

在罕见的情况下,患精神分裂症或心境障碍的个体可能会出现恶性紧张症,这可能无法与神经阻滞剂恶性综合征区别。一些研究者认为神经阻滞剂恶性综合征是恶性紧张症的一种药物所致的形式。

药物所致的急性肌张力障碍

G24.02 药物所致的急性肌张力障碍

异常和持续地眼部(眼动危象)、头部、颈部(斜颈或颈后倾)、四肢或躯干的肌肉收缩,发生在开始或增加药物(如神经阻滞剂)剂量的数天内,或减少治疗锥体外系症状的药物剂量之后。

药物所致的急性静坐不能

G25.71 药物所致的急性静坐不能

主观表述为坐立不安,往往伴有可见的过度运动(例如,双腿的不安运动,双脚交替摇摆、踱步、不能静坐或站着不动),发生在开始或增加药物(如神经阻滞剂)剂量的数周内,或减少治疗锥体外系症状的药物剂量之后。

迟发性运动障碍

G24.01 迟发性运动障碍

一般是舌、下面部和下颌,以及四肢(但有时涉及咽、膈肌或躯干的肌肉)不自主地痉挛或舞蹈样运动(至少持续数周),发生在使用神经阻滞剂药物至少数月后。

症状可能会在老年人用药后较短的时期内出现。在一些个体中,这种类型的运动,可能会在神经阻滞剂药物停药后,或改变或减少剂量后出现,在这种情况下,此状况被称为*神经阻滞剂停药突发性运动障碍*。因为撤药突发性运动障碍通常在时间上是自限性的,即短于4—8周,若运动障碍持续存在,超出这个时间窗,则要考虑为迟发性运动障碍。

迟发性肌张力障碍
迟发性静坐不能

G24.09 迟发性肌张力障碍

G25.71 迟发性静坐不能

迟发性综合征涉及其他类型的运动问题,如肌张力障碍或静坐不能,其区别在于他们在治疗过程的晚期出现,他们可能会持续数月到数年,甚至是在神经阻滞剂停用或减量的情况下。

药物所致的体位性震颤

G25.1 药物所致的体位性震颤

在尝试保持一个姿势时出现的精细震颤(通常频率为8—12赫兹),并与药物(如锂盐、抗抑郁药、丙戊酸钠)使用有关。此震颤与焦虑障碍、咖啡因和其他的兴奋剂所致的震颤非常相似。

其他药物所致的运动障碍

G25.79 其他药物所致的运动障碍

此类药物所致的运动障碍,不能囊括于上述任何一种特定的障碍。示例包括(1)临床表现类似于神经阻滞剂恶性综合征,且与非神经阻滞剂药物相关以及(2)其他药物所致的迟发性状况。

抗抑郁药停药综合征

T43.205A 初诊

T43.205D 复诊

T43.205S 后遗症诊治

抗抑郁药停药综合征是一组症状,可以出现在持续使用至少1个月的抗抑郁药物突然停药(或剂量显著减少)后。症状一般在 2—4 天内开始出现,且通常包括特定的感觉、躯体和认知-情感的表现。经常报告的感觉和躯体症状包括闪光、“触电”的感觉,恶心和对声音或灯光的高反应性。也表现为非特定的焦虑和恐惧。症状可以通过重新启用相同的药物或启用具有相似作用机制的不同药物得到缓解——例如,5-羟色胺去甲肾上腺素再摄取抑制剂撤药后的停药症状,可以通过启用三环类抗抑郁药得到缓解。要诊断为抗抑郁药停药综合征,症状不应在抗抑郁药剂量减少前出现,也不能被其他精神障碍更好地解释(例如,躁狂或轻躁狂发作,物质中毒、物质戒断、躯体症状障碍)。

诊断特征

停药症状可能出现在下列药物治疗之后：三环类抗抑郁药(例如,丙米嗪、阿米替林、地昔帕明)、5-羟色胺再摄取抑制剂(例如,氟西汀、帕罗西汀、舍曲林)和单胺氧化酶抑制剂(例如,苯乙肼、司来吉兰、优降宁)。此综合征的发生率取决于所使用药物的剂量和半衰期,以及减药的速率。短效药物被突然停用,而不是逐渐减量则可能引起最大的风险。短效的选择性 5-羟色胺再摄取抑制剂(SSRI)帕罗西汀是最常见的与停药综合征相关的药物,但所有类型的抗抑郁药都可能出现这些症状。

不像与阿片类药物、酒精和其他物质滥用相关的戒断综合征那样,抗抑郁药停药综合征无特异性症状。而这些症状往往是模糊的、有变异的,通常在最后一次使用抗抑郁药后 2—4 天内开始。对于 SSRI 类(例如,帕罗西汀),症状描述为头晕、耳鸣、“头部触电”、无法入睡和急性焦虑等。抗抑郁药在停药前必须未引起轻躁狂或欣快(即停药综合征不是先前治疗引起的心境波动的结果)。抗抑郁药停药综合征仅仅基于药理因素,而与抗抑郁药的强化效应无关。同时,在兴奋剂作为抗抑郁药增强剂使用的案例中,突然停药可以导致兴奋剂戒断症状(参见“物质相关及成瘾障碍”一章中“兴奋剂戒断”部分),而不是此处所描述的抗抑郁药停药综合征。

患病率

抗抑郁药停药综合征的患病率是未知的,但被认为与停药前的剂量,药物半衰期和受体亲和力,并可能与受个体遗传影响的药物代谢相关。

发展与病程

由于缺乏纵向研究,对抗抑郁药停药综合征的临床病程知之甚少。症状似乎随着缓慢的剂量减少和时间的推移逐渐减轻。发作过一次后,如果耐受良好,一些个体可能更愿意重新长期服药。

鉴别诊断

抗抑郁药停药综合征的鉴别诊断包括焦虑和抑郁障碍、物质使用障碍和药物耐受。

焦虑与抑郁障碍：停药症状往往与此药物最初治疗的持续性焦虑障碍的症状或抑郁症躯体症状的复发相似。

物质使用障碍：抗抑郁药停药综合征与物质戒断不同，抗抑郁药物本身没有强化或致欣快效应。没有临床工作者的许可，个体通常不会增加药物，一般也没有觅药行为以获得额外的药物。不符合物质使用障碍的诊断标准。

药物耐受：耐受和停药症状可以作为在长期用药后停药的正常生理反应。大多数药物耐受的情况可以通过谨慎减药来处理。

共病

通常情况下，个体最初由于重性抑郁障碍开始服药；原始症状可能会在停药综合征出现时复发。

其他的药物不良反应

T50.905A 初诊

T50.905D 复诊

T50.905S 后遗症诊治

当这些不良反应成为临床关注的主要焦点时，此类别用于临床工作者选择性使用以编码药物的不良作用(非运动症状)。例如严重低血压、心律失常和异常勃起。

可能成为临床关注焦点的其他状况

本章所讨论的内容包括可能成为临床关注焦点，或可能以其他方式影响个体的诊断、病程、预后或精神障碍治疗的其他状况和问题。这些状况被给予了相应的编码，ICD-10-CM 通常为 Z 码。本章中的状况或问题，如果它是目前个体就诊的原因或出于有助于解释某个检验结果、医疗操作或治疗的需要，它则可能会被编码。当本章中的状况和问题可能影响个体的保健时，无论它们与目前就诊的相关性如何，也会作为有用的信息被纳入在医疗记录上。

本章中列出的状况和问题并非精神障碍。将其囊括在 DSM-5 中，是为了引起对那些在常规临床实践中可能遇到的问题的关注，并将这些问题系统地罗列，可能有助于临床工作者记录这些问题。

关系问题

关键的关系，特别是亲密的成年人伴侣关系和家长/照料者—儿童的关系，对处在这些关系中的个体的健康有着显著的影响。这些关系可以有促进健康和保护、不影响或损害健康的结果。在极端情况下，这些亲密关系可能与粗暴对待或忽视有关，且对受影响的个体带来显著的躯体上和心理上的后果。由于关系问题可能是个体寻求健康服务的原因，或作为影响个体的精神或其他躯体障碍的病程、预后或治疗的问题，从而引起临床关注。

家庭教养相关问题

Z62.820　亲子关系问题

此类别中，术语*父母*是用来指儿童的主要照料者之一，可能是生物学的、收养的或寄养的父母，或可能是另一个亲属（如祖父母），他们担当了儿童的父母的角色。当临床关注的主要焦点是强调亲子关系的质量，或亲子关系的质量影响到精神或其他躯体障碍的病程、预后或治疗时，适用此类别。通常，亲子关系问题与行为、认知或情感领域的功能损害相关。行为问题的实例包括父母对儿童控制、督导和参与的不足；父母的保护过度；父母的压力过度；争论升级为暴力威胁；没有解决方案时的回避。认知问题可能包括对他人意图的消极的归因，敌视他人或以他人为替罪羊，以及不必要的情感隔阂。情感问题可能包括在关系中悲伤、冷漠或对他人愤怒的感觉。临床工作者应考虑儿童的发育需要和文化背景。

Z62.891　同胞关系问题

当临床关注的焦点是同胞间互动的模式，且与个体或家庭功能的明显损害或与一个或更多的同胞的症状发展有关，或同胞的关系问题影响到同胞的精神或其他躯体障碍的病程、预后或治疗时，适用此类别。此类别可用于焦点是兄弟姐妹关系中的儿童或成年人。此背景下的同胞包括完全血统的、半血统的、继、寄养的和收养的同胞。

Z62.29　远离父母的教养

当临床关注的主要焦点涉及远离父母被教养的儿童,或当单独的教养影响其精神或其他躯体障碍的病程、预后或治疗时,适用此类别。儿童可以被州政府监管,且处于在亲属照料或寄养照料的地方。儿童也可以生活在非父母的亲属的家庭中,或与朋友一起生活,但他们家庭外的安置并非强制执行的或被法院要求的。那些生活在福利院或孤儿院的儿童的相关的问题也涵盖其中。此类别不包括Z59.3寄宿学校的儿童的相关问题。

Z62.898　儿童受父母关系不和谐的影响

当临床关注的焦点是父母关系不和谐对家庭中对儿童产生负面影响(例如,高水平的冲突、痛苦或轻视),包括对儿童的精神或其他躯体障碍的影响时,适用此类别。

与主要支持成员相关的其他问题

Z63.0　与配偶或亲密伴侣关系不和谐

当临床接触的主要焦点是解决亲密关系(配偶或伴侣)的质量,或当这种关系的质量影响其精神或其他躯体障碍的病程、预后或治疗时,适用此类别。伴侣可以是同性或异性。通常,关系不和谐与行为、认知或情感领域的功能损害有关。行为问题的实例包括难以解决冲突、退缩和过度干涉。认知问题可以表现为对他人意图的慢性的消极的归因或漠视伴侣的正性行为。情感问题包括对另一半的慢性的悲伤、冷漠和/或愤怒。

注: 此类别不包括Z69.1x配偶或亲密伴侣虐待问题的精神卫生服务和Z70.9性咨询。

Z63.5　分居或离婚所致的家庭破裂

当亲密的成年人夫妻由于亲密关系问题或处在离婚过程中而分居时,适用此类别。

Z63.8　家庭内的高情感表达水平

情感表达被用来作为在家庭环境中情感"数量"的定性测量的概念,特别是敌意、情感过度,和对患病的家庭成员的挑剔。当临床关注的焦点是高情感表达水平的家庭,或影响到家庭成员的精神或其他躯体障碍的病程、预后或治疗时,适用此类别。

Z63.4　非复杂性的丧亲之痛

当临床关注的焦点是对所爱的人死亡的正常反应时,适用此类别。作为居丧反应的一部分,一些居丧的个体表现出重性抑郁发作的特征性症状,例如,悲伤的感觉及相关症状,如失眠、食欲不振和体重减轻。居丧的个体通常视抑郁心境为"正常的",尽管个体可能会为了减轻相关症状如失眠、厌食而寻求专业的帮助。

"正常"的居丧的病程和表达在不同的文化群体中有着显著的差异。区分居丧与重性抑郁发作的进一步指导列在重性抑郁发作的诊断标准中。

虐待与忽视

遭受家庭成员(例如,照料者、亲密的成年人伴侣)或非亲属不良对待是目前临床关注的焦点领域,或此不良对待是精神或其他躯体障碍个体的评估和治疗的一个重要因素。由于虐待和忽视涉及法律问题,评估这些状况和给予编码时,要小心谨慎。存在虐待或忽视的既往史会影响诸多精神障碍的诊断和治疗反应,也可以随同诊断标注。

下列类别中,除了确认的或可疑的虐待或忽视事件,如果目前的临床接触是为虐待或忽视的受害者或施虐者提供精神卫生服务,则使用其他编码。单独的编码用于标明存在虐待或忽视的既往史。

ICD-10-CM 对于虐待与忽视状况的编码备注

第 7 位编码仅用于 T 码,编码如下:

A(初诊)——当个体正在接受对此状况的治疗时使用(例如,手术治疗、急诊室诊治,一个新的临床工作者评估和治疗);

D(复诊)——当个体已经接受了对此状况的治疗后,且他或她在其愈合或恢复阶段正在接受常规保健时使用(例如,更换或移除石膏,移除外部或内部的固定装置,调整药物,其他调养、随诊)。

儿童虐待与忽视问题

儿童躯体虐待

儿童躯体虐待是非意外的儿童躯体损伤——从轻微擦伤到严重骨折或死亡——作为拳打、打、踢、咬、摇晃、扔、刺伤、窒息、击打(用手、棍子、皮带或其他物品)、烧或任何其他方法的结果,是由父母、照料者或其他对儿童负有责任的个体造成的。无论照料者是否有意伤害儿童,这种损伤都被认为是虐待。躯体训练,如拍打或用戒尺打,只要是合理的,且没有对儿童造成躯体损伤,则不被认为是虐待。

儿童躯体虐待,已确认

T74.12XA 初诊

T74.12XD 复诊

儿童躯体虐待,可疑

T76.12XA 初诊

T76.12XD 复诊

与儿童躯体虐待相关的其他情况

Z69.010 针对来自父母的儿童虐待受害者的精神卫生服务

Z69.020 针对来自非父母的儿童虐待受害者的精神卫生服务

Z62.810 儿童期躯体虐待的个人史(既往史)

Z69.011 针对来自父母的儿童虐待施虐者的精神卫生服务

Z69.021 针对来自非父母的儿童虐待施虐者的精卫生服务

儿童性虐待

儿童性虐待包括任何涉及儿童的性行为,其目的是为父母、照料者或其他对儿童负有责任的个体提供性满足感。性虐待包括下述活动,如抚摸儿童的生殖器,插入、乱伦、强奸、鸡奸及不得体的暴露。性虐待还包括父母或照料者对儿童非接触式的利用——例如,强迫、引诱、欺骗、恐吓或迫使儿童参与使他人获得性满足的活动,但儿童与施虐者之间没有直接的躯体接触。

儿童性虐待,已确认

T74.22XA 初诊

T74.22XD 复诊

儿童性虐待,可疑

T76.22XA 初诊

T76.22XD 复诊

与儿童性虐待相关的其他情况

Z69.010 针对来自父母的儿童性虐待受害者的精神卫生服务

Z69.020 针对来自非父母的儿童性虐待受害者的精神卫生服务

Z62.810 儿童期性虐待的个人史(既往史)

Z69.011 针对来自父母的儿童性虐待施虐者的精神卫生服务

Z69.021 针对来自非父母的儿童性虐待施虐者的精神卫生服务

儿童忽视

儿童忽视被定义为儿童的父母或其他照料者剥夺了与儿童年龄相符的基本需求的任何确认的或可疑的过分的行动或疏忽,因此导致或可能潜在地导致儿童躯体或心理的伤害。儿童忽视包括遗弃;缺乏恰当的督导;未能满足必要的情感或心理需要;未能提供必要的教育、医疗保健、食物、住所和/或衣物。

儿童忽视,已确认

T74.02XA 初诊

T74.02XD 复诊

儿童忽视,可疑

T76.02XA 初诊

T76.02XD 复诊

与儿童忽视相关的其他情况

Z69.010 针对来自父母的儿童忽视受害者的精神卫生服务

Z69.020 针对来自非父母的儿童忽视受害者的精神卫生服务

Z62.812 儿童期忽视的个人史(既往史)

Z69.011 针对来自父母的儿童忽视施虐者的精神卫生服务

Z69.021 针对来自非父母的儿童忽视施虐者的精神卫生服务

儿童心理虐待

儿童心理虐待是儿童的父母或照料者通过有意的言语或象征性的行为,导致或可能潜在地导致儿童显著的心理伤害(躯体和性虐待行为不包括在此类别中)。儿童心理虐待的实例包括训斥、贬低或羞辱儿童;威胁儿童;伤害/遗弃或表明被指控者将要伤害/遗弃儿童关心的人或事;禁闭儿童[如将儿童的胳膊和腿捆绑在一起或把儿童捆绑在家具或另一个物品上,或将儿童禁闭在一个狭小的封闭区域内(例如,衣橱)];过分地以儿童为替罪羊;强迫儿童对他或她自己施加痛苦;通过物理的或非物理的手段过度训练儿童(即极端的高频率和持续时间,即使尚未符合躯体虐待的程度)。

儿童心理虐待,已确认

T74.32XA 初诊

T74.32XD 复诊

儿童心理虐待,可疑

T76.32XA 初诊

T76.32XD 复诊

与儿童心理虐待相关的其他情况

Z69.010 针对来自父母的儿童心理虐待受害者的精神卫生服务

Z69.020 针对来自非父母的儿童心理虐待受害者的精神卫生服务

Z62.811 儿童期心理虐待的个人史(既往史)

Z69.011 针对来自父母的儿童心理虐待施虐者的精神卫生服务

Z69.021 针对来自非父母的儿童心理虐待施虐者的精神卫生服务

成年人虐待与忽视问题

配偶或伴侣躯体暴力

在过去一年中,当非偶然的躯体暴力行为导致或可能潜在地导致亲密伴侣的躯体伤害或引起伴侣显著的恐惧时,适用此类别。非偶然的躯体暴力行为包括推、拍打、揪头发、掐、捆绑、摇晃、扔、咬、踢、用拳头或物品击打、烧、投毒、掐喉咙、切断空气供给,把头按到水下及使用武器。不包括目的是保护自己或伴侣的躯体行为。

配偶或伴侣躯体暴力,已确认

T74.11XA 初诊

T74.11XD 复诊

配偶或伴侣躯体暴力,可疑

T76.11XA 初诊

T76.11XD 复诊

与配偶或伴侣躯体暴力相关的其他情况

Z69.11 针对配偶或伴侣躯体暴力受害者的精神卫生服务

Z91.410 配偶或伴侣躯体暴力的个人史(既往史)

Z69.12 针对配偶或伴侣躯体暴力施虐者的精神卫生服务

配偶或伴侣性暴力

在过去一年中,当强迫或胁迫亲密伴侣发生性行为时,适用此类别。性暴力可能涉及使用躯体暴力或心理胁迫来强迫伴侣从事违背其意愿的性行为,无论该性行为是否完成。与那些无同意能力的亲密伴侣的性行为也被包括在此类别中。

配偶或伴侣性暴力,已确认

T74.21XA 初诊

T74.21XD 复诊

配偶或伴侣性暴力,可疑

T76.21XA 初诊

T76.21XD 复诊

与配偶或伴侣性暴力相关的其他情况

Z69.81 针对配偶或伴侣性暴力受害者的精神卫生服务

Z91.410 配偶或伴侣性暴力的个人史(既往史)

Z69.12 针对配偶或伴侣性暴力施虐者的精神卫生服务

配偶或伴侣忽视

在过去一年中,伴侣忽视是任何一种过分的行为或疏忽,伴侣一方剥夺对其依赖的另一方的基本需求,导致或可能潜在地导致对其依赖的伴侣躯体或心理的伤害。此类别适用于伴侣关系的背景下,其中一方在普通的日常活动中的照顾或帮助方面极其依赖另一方——例如,一方由于显著的躯体、心理/智力或文化的局限性而不能自理(例如,因为处在外国文化中而不能与他人沟通和管理日常活动)。

配偶或伴侣忽视,已确认

T74.01XA 初诊

T74.01XD 复诊

配偶或伴侣忽视,可疑

T76.01XA 初诊

T76.01XD 复诊

与配偶或伴侣忽视相关的其他情况

Z69.11 针对配偶或伴侣忽视受害者的精神卫生服务

Z91.412 配偶或伴侣忽视的个人史(既往史)
Z69.12 针对配偶或伴侣忽视施虐者的精神卫生服务

配偶或伴侣心理虐待

伴侣的心理虐待包括伴侣一方有意的言语或象征性行为,导致或可能潜在地导致另一方的明显伤害。在过去一年中,当这种心理虐待发生时,适用此类别。心理虐待行为包括指责或羞辱受害者;审问受害者;限制受害者来去自由的能力;阻碍受害者获得帮助(例如,执法;法律的、权益保护或医疗资源);用躯体伤害或性侵犯威胁受害者;伤害或威胁要伤害受害者关心的人或事;不合理地限制受害者获得或使用经济资源;隔离受害者的家庭、朋友或社会支持资源;跟踪受害者;以及试图使受害者认为他或她是疯子。

配偶或伴侣心理虐待,已确认
T74.31XA 初诊
T74.31XD 复诊

配偶或伴侣心理虐待,可疑
T76.31XA 初诊
T76.31XD 复诊

与配偶或伴侣心理虐待相关的其他情况
Z69.11 针对配偶或伴侣心理虐待受害者的精神卫生服务
Z91.411 配偶或伴侣心理虐待的个人史(既往史)
Z69.12 针对配偶或伴侣心理虐待施虐者的精神卫生服务

成年人的非配偶或非伴侣虐待

当一个成年人被另一个非亲密伴侣的成年人虐待时,适用此类别。这种虐待可能包括躯体行为、性或情感虐待。成年人虐待的实例包括非偶然的躯体暴力行为(例如,推/猛推、抓、拍打、扔可能造成伤害的东西,拳打、咬),导致或可能潜在地导致躯体伤害或引起显著的害怕;强迫或胁迫的性活动;潜在地造成心理伤害的言语或象征性的行为(指责或羞辱某人;审问某人;限制某人来去自由的能力;妨碍某人获得帮助;威胁某人;伤害或威胁要伤害某人关心的人或事;限制某人获得或使用经济资源;隔离某人的家庭、朋友或社会支持资源;跟踪某人;以及试图使某人认为他或她是疯子。)不包括目的是保护自己或他人的躯体行为。

成年人的非配偶或非伴侣躯体虐待,已确认
T74.11XA 初诊
T74.11XD 复诊

成年人的非配偶或非伴侣躯体虐待,可疑
T76.11XA 初诊
T76.11XD 复诊

成年人的非配偶或非伴侣性虐待,已确认

T74.21XA 初诊

T74.21XD 复诊

成年人的非配偶或非伴侣性虐待,可疑

T76.21XA 初诊

T76.21XD 复诊

成年人的非配偶或非伴侣心理虐待,已确认

T74.31XA 初诊

T74.31XD 复诊

成年人的非配偶或非伴侣心理虐待,可疑

T76.31XA 初诊

T76.31XD 复诊

与成年人的非配偶或非伴侣虐待相关的其他情况

Z69.81 针对成年人的非配偶虐待受害者的精神卫生服务

Z69.82 针对成年人的非配偶虐待施虐者的精神卫生服务

教育与职业问题

教育问题

Z55.9 学业或教育问题

当临床关注的焦点是学业或教育问题,或影响到个体的诊断、治疗或预后时,适用此类别。需要考虑的问题包括文盲或读写能力低下;由于不可获得或无法达到而缺乏就学机会;学业成就问题(例如,未能通过学校考试,分数或等级不及格)或学习成绩不良(低于个体智力水平相应的预期);与老师、学校工作人员或其他同学的关系不和谐;及其他与教育和/或读写能力相关的问题。

职业问题

Z56.82 与目前军事派遣状态相关的问题

当临床关注的焦点是个体直接与军事派遣状态相关的职业问题,或影响到个体的诊断、治疗或预后时,适用此类别。对派遣的心理反应不包括在此类别中;此种反应可以更好地被归类为适应障碍或其他精神障碍。

Z56.9 与就业相关的其他问题

当临床关注的焦点是个体的职业问题,或影响到个体的治疗或预后时,适用此类别。需要考虑的范围涉及与就业或工作环境相关的问题,包括失业;最近的工作变化;失业的威胁;对工作的不满;应激性的工作时间表;不确定的职业选择;工作中的性骚扰;与老板、上级、同事或工作环境中其他人的关系不和谐;不适宜的或有敌意的工作环境;其他与工作相关的心理应激源;及任何与就业和/或职业相关的问题。

住房与经济问题

住房问题

Z59.0 无家可归

当缺乏固定住房和生活住所影响到个体的治疗或预后时，适用此类别。当他或她主要的夜间住所是一个无家可归者的庇护所，取暖的庇护所，家庭暴力的庇护所，公共空间（例如，隧道、交通站、商场），非住宅用途的建筑（例如，废弃的场所、闲置的工厂），纸箱或洞穴，或其他一些临时性住房，则个体被认为是无家可归者。

Z59.1 住房条件不足

当缺乏合格的住房条件影响到个体的治疗或预后时，适用此类别。不合格的住房状况的实例包括缺乏供暖（处于低温下）或电力，被昆虫或啮齿动物成群侵扰，不合格的下水道和卫生设施，过分拥挤，缺乏足够的睡眠空间，过度的噪声。划归此类别前考虑文化常模非常重要。

Z59.2 邻居、房客或房东关系不和谐

当临床关注的焦点是与邻居、房客或房东的关系不和谐，或影响到个体的治疗或预后时，适用此类别。

Z59.3 与住在寄宿机构相关的问题

当临床关注的焦点是与居住在寄宿机构相关的某个问题（或多个问题），或影响到个体的治疗或预后时，适用此类别。对居住状况变化的心理反应不包括在此类别中；此种反应更适合归类为适应障碍。

经济问题

Z59.4 缺乏充足的食物或安全的饮用水

Z59.5 极端贫困

Z59.6 低收入

Z59.7 社会保险或福利支持不足

当个体符合社会福利支持的资格标准，但没有得到这样的支持或得到了支持但不足以满足他们的需求，或无法获得必要的保险或支持项目时，适用此类别。实例包括因缺乏恰当的文件或地址的证据而无法获得福利支持，由于年龄或已患的疾病而无法获得充足的健康保险，及由于过于严格的收入要求或其他要求而被拒绝支持。

Z59.9 未特定的住房或经济问题

当问题与住房或经济状况相关，但不是上述特定分类时，适用此类别。

与社会环境相关的其他问题

Z60.0 生命阶段问题

当临床关注的焦点是对生命周期过渡的适应问题（特定的发展阶段），或影响到个体的治疗或预后时，适用此类别。这种过渡的实例包括开始或完成学业，离开父母的控制,结婚,开始新的职业,成为父母,在孩子们离家后适应"空巢"以及退休。

Z60.2 与独居相关的问题

当临床关注的焦点是与独居相关的问题,或影响到个体的治疗或预后时,适用此类别。这种问题的实例包括长期的孤独感、隔离以及日常生活活动缺乏规律(例如,吃饭和睡觉时间不规律,房屋维护的家务活表现时好时坏)。

Z60.3 文化适应困难

当对新的文化适应困难(例如,移居后)成为临床关注的焦点,或影响到个体的治疗或预后时,适用此类别。

Z60.4 社会排斥或拒绝

当存在社会权力的不平衡,以致遭到他人反复的社会排斥或拒绝时,适用此类别。社会拒绝的实例包括被他人欺负、嘲笑和恐吓;被选为他人辱骂和羞辱的目标;及被故意排斥在个人社交环境中的同伴、同事或其他人的活动之外。

Z60.5 (感觉是)有害的歧视或迫害的目标

当个体基于他或她作为一个特定类别的成员(或感受到的成员)感受到或经历到被歧视或被迫害时,适用此类别。通常,这些类别包括性别或性别认同、种族、民族、宗教、性取向、出生地、政治信仰、残疾状况、阶层、社会身份、体重和外表。

Z60.9 与社会环境相关的未特定的问题

当问题与个体的社会环境相关,但不是上述特定分类时,适用此类别。

与犯罪相关或与法律系统互动的问题

Z65.4 犯罪受害者

Z65.0 在民事或刑事诉讼中被定罪但未被监禁

Z65.1 监禁或其他形式的拘押

Z65.2 与从监狱释放相关的问题

Z65.3 与其他法律情况相关的问题

咨询和医学建议的其他健康服务

Z70.9 性咨询

当个体寻求与性教育、性行为、性取向、性态度(尴尬、胆怯),他人的性行为或性取向(例如,配偶、伴侣、儿童)、性愉悦或任何其他与性有关的问题咨询时,适用此类别。

Z71.9 其他咨询或会诊

当他人寻求的咨询或建议/会诊探索的问题,不是上述特定分类或出现在本章其他地方时,适用此类别。实例包括信仰或宗教咨询,饮食咨询及尼古丁使用咨询。

与其他心理社会、个人和环境情况相关的问题

Z65.8 宗教或信仰问题

当临床关注的焦点是宗教或信仰问题时，适用此类别。实例包括涉及失去或质疑信仰的痛苦经历，与转变为新信仰相关的问题，或质疑那些可能不一定与有组织的教会或宗教机构相关的信仰价值。

Z64.0 与意外怀孕相关的问题

Z64.1 与多胞胎相关的问题

Z64.4 与社会服务提供者关系不和谐，包括假释官、个案管理者或社会服务工作者

Z65.4 恐怖主义或酷刑的受害者

Z65.5 遭遇灾难、战争或其他敌对行动

Z65.8 与心理社会情况相关的其他问题

Z65.9 与未特定的心理社会情况相关的未特定问题

个人史的其他情况

Z91.49 其他个人的心理创伤史

Z91.5 个人的自残史

Z91.82 个人的军事派遣史

Z91.89 其他个人风险因素

Z72.9 与生活方式相关的问题

当生活方式问题是特定的治疗焦点，或直接影响到精神或其他躯体障碍的病程、预后或治疗时，适用此类别。生活方式问题的实例包括缺乏体育锻炼，饮食不当、高危性行为及睡眠习惯不良。归因于精神障碍症状的问题不能编码，除非该问题是特定的治疗焦点或直接影响到精神或其他躯体障碍的病程、预后或治疗。在这些案例中，需同时编码精神障碍和生活方式问题。

Z72.811 成年人的反社会行为

当临床关注的焦点不能归因于精神障碍（例如，品行障碍、反社会型人格障碍）的成年人反社会行为时，适用此类别。实例包括一些职业小偷、骗子或非法毒品贩子的行为。

Z72.810 儿童或青少年的反社会行为

当临床关注的焦点是不能归因于精神障碍（例如，间歇性暴怒障碍、品行障碍）的儿童或青少年的反社会行为，适用此类别。实例包括儿童或青少年孤立的反社会活动（并非一种反社会行为模式）。

与获取医学和其他健康服务相关的问题

Z75.3 无法获取或不能使用的健康服务机构

Z75.4 无法获取或不能使用的其他助人机构

对医疗的不依从

Z91.19 不依从治疗

当临床关注的焦点是不依从精神障碍或其他躯体疾病治疗的某一重要方面时，适用此类别。这种不依从的原因可能包括治疗造成的不适(例如，药物的副作用)，治疗费用，关于治疗建议的个人的价值判断或宗教或文化信仰，与年龄相关的衰弱，存在某种精神障碍(例如，精神分裂症、人格障碍)。只有当问题严重到足以引起独立的临床关注，且不符合心理因素影响其他躯体疾病的诊断标准时，适用此类别。

E66.9 超重或肥胖

当临床关注的焦点是超重或肥胖时，适用此类别。

Z76.5 诈病

诈病的基本特征是由于外部动机，如逃避军事责任，回避工作，获得经济补偿，逃避犯罪的处罚，或获得毒品，故意制造虚假或夸大的躯体或心理症状。在某些情况下，诈病可能代表了一种适应性行为，例如在战争中成为敌人的俘虏时假装生病。如出现下列任意组合时，应强烈怀疑为诈病：

1. 法医学背景下的临床表现(例如，个体由律师转介给临床工作者做检查，或在面临诉讼或刑事指控时个体自我转介)。
2. 个体声称的应激或残疾与客观观察的结果和意见之间存在明显的差异。
3. 在诊断性评估和遵从确定的治疗方案时不合作。
4. 存在反社会型人格障碍。

诈病不同于做作性障碍，对于症状的产生，诈病的动机是外源性的，而做作性障碍则缺乏外源性动机。诈病不同于转换障碍和与躯体化症状相关的精神障碍，其故意制造的症状伴随与它相关的明显的外部激励。存在假装证据(如有明确的证据表明，其功能丧失存在于检查过程中而不是在家里)，如果个体明显的目标是充当病人的角色则支持诊断为做作性障碍，或如果是为了获得激励，如金钱，则诊断为诈病。

Z91.83 与精神障碍有关的流浪

当患有精神障碍的个体的流浪导致显著的临床管理或安全问题时，适用此类别。例如，重度神经认知障碍或神经发育障碍的个体可能因为不安的冲动去流浪使他们有跌倒的风险，致使他们在没有陪伴的情况下离开被监管场所。此类别不包括从不想要的住房环境中逃离的个体(例如，离家出走的儿童，不想留在医院的患者)，或药物所致静坐不能引起的个体的步行或踱步。

编码备注： 首先编码伴随的精神障碍(例如，重度神经认知障碍、孤独谱系障碍)，然后编码 Z91.83 与(特定的精神障碍)相关的流浪。

R41.83 边缘性智力功能

当临床关注的焦点是个体的边缘性智力功能，或影响到个体的治疗或预后时，适用此类别。区分边缘性智力功能和轻度智力障碍(智力发育障碍)，需要仔细评估智力和适应功能及其差异，特别是存在共病的精神障碍，可能会影响个体进行标准化测试程序的依从性(例如，精神分裂症或注意缺陷/多动障碍伴严重的冲动)。

第三部分

新出现的量表及模式

这一部分包含能够提高临床决策过程的工具和技术，理解精神障碍的文化背景，以及认识需要进一步研究的新诊断。它提供了提高临床实践的策略以及激励未来研究的新诊断标准，代表了将随着该领域发展而演变的动态 DSM-5。

第三部分的工具中有一级跨界的自我/知情者评价工具，可用来对跨精神障碍作系统性回顾。它也提供了对精神分裂症及其他精神病性障碍的严重程度进行评估的临床工作者量表，以及世界卫生组织（WHO）残疾评估量表 2.0（WHODAS 2.0）。二级严重程度的评估可在线获得（www. psychiatry. org/dsm5），并且可被用来探索对一级筛查的显著反应。它也提供了对精神障碍文化背景的综合性回顾和供临床使用的文化概念化访谈（CFI）。

这一部分还提供了未来需要研究的建议的障碍，其中包括人格障碍诊断的新模式，可作为已经确立的诊断标准的替代选择，建议的新模式包含了人格障碍的功能损害和病理性人格特质。它也包括作为积极研究焦点的新疾病，例如，轻微精神病综合征和非自杀性自我伤害。

评估量表

越来越多的科学证据支持精神疾病诊断的维度概念。分类诊断方法的局限性包括：无法发现诊断之间的过渡地带(即精神障碍自然边界之间的区域)，它需要的中间类别，像分裂情感性障碍、高频率的共病、频繁的非特定的诊断(NOS)，对大多数精神障碍而言，相对缺少进一步确认独特的先兆致病因素，以及缺少对各种诊断类别的治疗特异性。

无论从临床还是研究的角度，都需要更多维度的方法，它能够与 DSM 的分类诊断方法结合使用。这样的方法包含了个体的不同特征(即通过测量强度、病程或症状的数量以及其他特征，如类型和残疾的严重程度，来区分在障碍的诊断标准内部和外部的个体症状的严重程度)，而不是简单依赖是或不是的方法。对于诊断而言，需要所有的症状(单一的诊断标准)，这些症状的不同的严重程度水平也需要被记录。如果需要多个症状的诊断阈值，例如重性抑郁障碍九个症状中的至少五个(多元的诊断标准)，则严重程度的水平和诊断标准的不同组合可确定更加均质的个体群。

主要基于个体主观的症状报告和临床工作者的解释的维度方法，与目前的诊断实践相一致。随着对基于病理生理、神经环路、基因与环境互动的基本的疾病机制的理解以及实验室检测的增加，整合了客观的和主观的个体资料的方法将被发展出来以补充和提高诊断过程的准确性。

基于普通医学的系统性回顾的跨界的症状量表，可作为关键的精神病理方面回顾的方法。普通医学的系统性回顾，对于探测不同器官系统方面的轻微变化是关键的，它能够促进诊断和治疗。各种类似的对精神功能的回顾，通过对个体临床表现出的那些不完全符合诊断标准但对个体治疗具有重要意义的症状的注意，可能有助于更综合的精神状态评估。跨界的量表具有两个水平：一级水平的问题是针对成年人个体的 13 个症状领域以及针对儿童和青少年个体的 12 个症状领域的简短调查；二级水平的问题提供了对某些领域的更深度的评估。这些量表被发展出来用于初次访谈，以及随着时间的推移跟踪患者的症状状态和对治疗的反应。

严重程度的量表是障碍所特异的，它与构成该障碍的诊断标准相对应，可适用于已经被诊断的个体，或那些不完全符合诊断标准但有临床意义的综合征。其中一些评估是由个体自己完成，而其他一些则需由临床工作者完成。如跨界的症状量表，这些量表被发展出来用于初次访谈，以及随着时间的推移跟踪个体障碍的严重程度和对治疗的反应。

世界卫生组织残疾评估量表，第二版(WHODAS 2.0)被用于评估患者在 6 个领域的活动能力：理解和沟通，出行，自我照顾，与他人相处，生活活动(例如，家务、工作/学校)，以及参与社会活动。该量表是自测的，被发展出来可用于任何躯体疾病。它与那些包含在 WHO 国际功能、伤残和健康的分类中的概念相对应。该评估也被用于随着时间的推移追踪患者残疾的变化。

本章聚焦于 DSM-5 一级跨界症状量表(成年人自我评估和父母/监护人版本)、精神病症状严重程度维度的临床工作者评估以及 WHODAS 2.0。临床工作者指导,评分信息和解释指南被包含在每一个量表中。这些量表和额外的维度评估,包括那些诊断严重程度的方法,可在 www.psychiatry.org/dsm5 网站上查询。

跨界症状量表

一级跨界症状量表

DSM-5 一级跨界症状量表是患者或知情者评估量表,用来评估跨精神疾病诊断的重要的精神卫生领域。其目的是帮助临床工作者确定额外的对个体的治疗和预后有显著影响的需要问询的领域。此外,该量表还可用来随着时间的推移跟踪个体的症状表现的改变。

成年人版量表由 23 个问题组成,用来评估 13 个精神疾病领域,包括抑郁,愤怒,躁狂,焦虑,躯体症状,自杀观念,精神病,睡眠问题,记忆,重复的想法和行为,分离,人格功能和物质使用(表 1)。每个领域都由 1—3 个问题组成。每一个条目需要询问个体在过去两周内,在多大程度上(或多频繁)被特定的症状所困扰。如果个体能力受损且不能完成表格(例如,有痴呆的个体),了解患者的成年人知情者可以帮助完成该评估。该量表在临床上是有用的,而且在美国和加拿大的成年人临床样本中进行的 DSM-5 现场试验中有较高的可靠性。

该量表的父母/监护人评估版本(对于 6—17 岁儿童),由 25 个问题组成,用于评估 12 个精神疾病领域,包括抑郁,愤怒,易激惹,躁狂,焦虑,躯体症状,注意力不集中,自杀观念/企图,精神病,睡眠紊乱,重复的想法和行为和物质使用(表二)。每一个条目需要请父母或监护人评估他们的孩子在过去两周内,在多大程度上(多频繁)被特定的精神疾病症状所困扰。该量表在临床上也是有用的,而且在美国的儿童临床样本中进行的 DSM-5 现场试验中有较高的可靠性。对于 11—17 岁的儿童,在父母或/监护人评估儿童症状的情况下,临床工作者可考虑让儿童完成该量表的儿童评估版本。该量表的儿童评估版本可在 www.psychiatry.org/dsm5 在线获得。

评分和解释: 在该量表的成年人自我评估版本中,每一个条目都采用 5 分制来评估(0=没有或完全没有;1=极轻度或罕见,少于 1 天或 2 天;2=轻度或数天;3=中度或超过半数的天数;4=重度或几乎每天)。在一个领域内每一个条目的分数应该被回顾。然而,在一个领域内评估为轻度(例如,2 或更大),除了物质使用、自杀观念和精神病,应作为需要额外询问的指南以及通过随访来决定是否需要更详细的评估,它包括对该领域的二级跨界症状评估(参见表 1)。对于物质使用,自杀观念和精神病,评估为极轻度(即 1),应作为需要额外询问的指南以及通过随访来决定是否需要更详细的评估。因此,“领域总分”一栏表示领域的总得分。表 1 概括了可能指导对剩余领域的进一步问询的阈值分数。

该量表的父母/监护人评估版本(对于 6—17 岁儿童),25 个条目中的 19 个采用 5 分制(0=没有或完全没有;1=极轻度或罕见,少于 1 天或 2 天;2=轻度或数天;3=中度或超过半数的天数;4=重度或几乎每天)。自杀观念、自杀企图和物质使用条目的每一项评分采用“是、否或不知道”的等级。在一个领域中每一个条目的分数都应被回顾。然而,除了注意力不集中和精神病,那些采用5分制评分的领域中任何条目评分为轻度(例如,2)或更重,应作为需要额外询问的指南以及通过随访来决定是否需要更详细的评估,它包括对该领域的二级跨界症状评估(参见表2)。对于注意力不集中或精神病,极轻度或更重的评分(即1或更大)可用作需要额外评估的指征。对于自杀观念、自杀企图和任何物质使用条目,如果父母或监护人的评分是"不知道",特别是对于11—17岁的儿童,可能导致对儿童的该问题的额外询问,包括使用相关领域的儿童评估2级跨界症状量表。因为额外的询问是基于一个领域中任何条目的总得分,临床工作者应该在"领域总分"一栏中标明该分数。表2概括了可能指导对剩余领域的进一步问询的阈值分数。

表1 成年人DSM-5自我评估一级跨界症状量表:13个领域,进一步问询的阈值,以及相关的DSM-5二级量表

领域	领域名称	指导进一步问询的阈值	DSM-5二级跨界症状量表[a]
Ⅰ	抑郁	轻度或更重	二级—抑郁—成年人(PROMIS情感痛苦—短表)
Ⅱ	愤怒	轻度或更重	二级—愤怒—成年人(PROMIS情感痛苦—愤怒—短表)
Ⅲ	躁狂	轻度或更重	二级—躁狂—成年人[Altman自我评估躁狂量表(ASRM)]
Ⅳ	焦虑	轻度或更重	二级—焦虑—成年人(PROMIS情感痛苦—焦虑—短表)
Ⅴ	躯体症状	轻度或更重	二级—躯体症状—成年人[患者健康问卷-15(PHQ-15)躯体症状严重程度量表]
Ⅵ	自杀观念	极轻度或更重	无
Ⅶ	精神病	极轻度或更重	无
Ⅷ	睡眠问题	轻度或更重	二级—睡眠紊乱—成年人(PROMIS睡眠紊乱—短表)
Ⅸ	记忆	轻度或更重	无
Ⅹ	重复的想法和行为	轻度或更重	二级—重复的想法和行为—成年人[Florida强迫类别(FOCI)严重程度量表]
Ⅺ	分离	轻度或更重	无
Ⅻ	人格功能	轻度或更重	无
ⅩⅢ	物质使用	极轻度或更重	二级—物质使用—成年人(改编自NIDA修订的ASSIST)

注:NIDA=美国国家毒品滥用研究所。

[a]可在www.psychiatry.org/dsm5在线获得。

表2 6—17岁儿童的DSM-5父母/监护人评估一级跨界症状量表:12个领域,进一步问询的阈值,以及相关的DSM-5二级量表

领域	领域名称	指导进一步问询的阈值	DSM-5二级跨界症状量表[a]
Ⅰ	躯体症状	轻度或更重	二级—躯体症状—6—17岁儿童的父母/监护人[患者健康问卷—15(PHQ—15)躯体症状严重程度量表]

<table>
<tr><th>领域</th><th>领域名称</th><th>指导进一步问询的阈值</th><th>DSM-5 二级跨界症状量表[a]</th></tr>
<tr><td>Ⅱ</td><td>睡眠问题</td><td>轻度或更重</td><td>二级—睡眠紊乱—6—17 岁儿童的父母/监护人(PROMIS 睡眠紊乱—短表)</td></tr>
<tr><td>Ⅲ</td><td>注意力不集中</td><td>极轻度或更重</td><td>二级—注意力不集中—6—17 岁儿童的父母/监护人[Swanson,Nolan,和 Pelham,第四版(SNAP—Ⅳ)]</td></tr>
<tr><td>Ⅳ</td><td>抑郁</td><td>轻度或更重</td><td>二级—抑郁—6—17 岁儿童的父母/监护人(PROMIS 情感痛苦—抑郁—父母题库)</td></tr>
<tr><td>Ⅴ</td><td>愤怒</td><td>轻度或更重</td><td>二级—愤怒—儿童的父母/监护人(校准的 PROMIS 愤怒量表—父母)</td></tr>
<tr><td>Ⅵ</td><td>易激惹</td><td>轻度或更重</td><td>二级—易激惹—儿童的父母/监护人[情感反应指数(ARI)]</td></tr>
<tr><td>Ⅶ</td><td>躁狂</td><td>轻度或更重</td><td>二级—躁狂—6—17 岁儿童的父母/监护人(Altman 自我评估躁狂量表[ASRM])</td></tr>
<tr><td>Ⅷ</td><td>焦虑</td><td>轻度或更重</td><td>二级—焦虑—6—17 岁儿童的父母/监护人(PROMIS 情感痛苦—焦虑—父母题库)</td></tr>
<tr><td>Ⅸ</td><td>精神病</td><td>极轻度或更重</td><td>无</td></tr>
<tr><td>Ⅹ</td><td>重复的想法和行为</td><td>轻度或更重</td><td>无</td></tr>
<tr><td rowspan="2">Ⅺ</td><td rowspan="2">物质使用</td><td>是</td><td>二级—物质使用—6—17 岁儿童的父母/监护人(改编自 NIDA 修订的 ASSIST)</td></tr>
<tr><td>不知道</td><td>NIDA 修订的 ASSIST(改编)—儿童评估(11—17 岁)</td></tr>
<tr><td rowspan="2">Ⅻ</td><td rowspan="2">自杀观念/自杀企图</td><td>是</td><td>无</td></tr>
<tr><td>不知道</td><td>无</td></tr>
</table>

注：NIDA=美国国家毒品滥用研究所。

[a]可在 www. psychiatry. org/dsm5 在线获得。

二级跨界症状量表

一级跨界症状量表中的任何阈值分数(如表 1 和表 2 中注解的及在“评分和解释”中描述的),表明可能需要详细的临床问询。二级跨界症状量表提供了一种获得更多的影响诊断、治疗计划和随访的潜在的显著症状的深度信息的方法。它们可在 www. psychiatry. org/dsm5 网站上在线获得。表 1 和表 2 概括了每一个 1 级领域,以及确定了那些可进行更详细的评估的 DSM-5 二级跨界症状量表的领域。大多数 1 级症状领域的成年人和儿童(父母和儿童)版本可在 www. psychiatry. org/dsm5 网站上在线获得。

跨界症状量表的使用频率

为了跟踪随着时间的推移个体症状表现的变化,1 级和相关的 2 级跨界症状量表应根据临床需要,基于个体症状的稳定性和治疗状态定期进行。对于能力受损的个体和 6—17 岁的儿童,该量表最好在随访时由同一了解情况的知情者和同一父母或监护人来完成。持续的在某一领域的高分数可能表明,该个体有显著的和有问题的症状,可能需要进一步的评估、治疗和随访。临床判断应指导决策。

DSM-5 自我评估一级跨界症状量表——成人

姓名：________ 年龄：________ 性别：□男性 □女性 日期：________

如果该量表是由知情者完成，那么你与该个体是什么关系？________

通常在一周中，你与该个体在一起的时间约为多少？________时/周

说明：下列问题询问的是可能困扰你的事情。对于每一个问题，在过去 2 周内，圈出最能描述每一个问题在多大程度上（或多频繁）困扰你的数值。

序号		在过去 2 周内，你在多大程度上（或多频繁）被下列问题所困扰？	没有 完全没有	极轻度 罕见，少于 1 天或 2 天	轻度 数天	中度 超过半数的天数	重度 几乎每天	领域总分 （临床工作者）
Ⅰ	1	做事时，很少的兴趣或快乐？	0	1	2	3	4	
	2	感到消沉、抑郁或无望？	0	1	2	3	4	
Ⅱ	3	感到比平时更易激惹、不满、愤怒？	0	1	2	3	4	
Ⅲ	4	比平时睡得少，但仍然有很多能量？	0	1	2	3	4	
	5	比平时启动更多的项目或比平时从事更有风险的事情？	0	1	2	3	4	
Ⅳ	6	感到紧张、焦虑、害怕、担忧或烦躁？	0	1	2	3	4	
	7	感到惊恐或害怕？	0	1	2	3	4	
	8	避免使你焦虑的情境？	0	1	2	3	4	
Ⅴ	9	无法解释的疼和痛（例如，头、背、关节、腹部、腿）？	0	1	2	3	4	
	10	感到你的疾病没有被足够严肃地对待？	0	1	2	3	4	
Ⅵ	11	实际上伤害自己的想法？	0	1	2	3	4	

续表

序号		在过去**2周**内,你在多大程度上(或多频繁)被下列问题所困扰?	**没有** 完全没有	**极轻度** 罕见,少于1天或2天	**轻度** 数天	**中度** 超过半数的天数	**重度** 几乎每天	**领域总分** (临床工作者)
Ⅶ	12	听到他人听不到的事情,例如当周围没有人时的声音?	0	1	2	3	4	
	13	感到他人能够听到你的想法,或你能听到他人在想什么?	0	1	2	3	4	
Ⅷ	14	总体上影响你睡眠质量的睡眠问题?	0	1	2	3	4	
Ⅸ	15	记忆问题(例如,学习新信息)或位置问题(例如,找到回家的路)?	0	1	2	3	4	
Ⅹ	16	反复进入你思想的不愉快的想法、冲动或影像?	0	1	2	3	4	
	17	感到被驱使去反复从事某些行为或精神活动?	0	1	2	3	4	
Ⅺ	18	感到与你自己、你的身体、你的物理环境或你的记忆分离或远离?	0	1	2	3	4	
Ⅻ	19	不知道你真正是谁或想从生活中要什么?	0	1	2	3	4	
	20	没有感到与他人亲近或不能享受与他人的关系?	0	1	2	3	4	
XIII	21	在1天中至少喝4杯任何种类的酒精饮品?	0	1	2	3	4	
	22	吸香烟、雪茄、烟斗或使用鼻烟或咀嚼烟草?	0	1	2	3	4	
	23	自我使用下列任何药物,即未经医生处方,比处方更大的量或更长的时间[例如,镇痛剂(例如,维柯丁),兴奋剂(例如,哌甲酯或安非他命),镇静剂或安定药(例如,睡眠药或安定),毒品(例如大麻、可卡因或快克),俱乐部毒品(例如,摇头丸),致幻剂(例如,LSD),海洛因,吸入剂或溶剂(例如,胶水),甲基苯丙胺(例如,快速丸)]?	0	1	2	3	4	

DSM-5 父母/监护人评估一级跨界症状量表——6—17 岁儿童

儿童姓名：________ **年龄：**________ **性别：**□男性 □女性 **日期：**________

与该儿童的关系：________

说明（对儿童的父母或监护人）：下列问题询问的是可能困扰你的孩子的事情。对于每一个问题，在**过去 2 周**内，圈出最能描述每一个问题在多大程度上（或多频繁）困扰你的孩子的数值。

序号		在过去 2 周内，你的孩子在多大程度上（或多频繁）……	没有 完全没有	极轻度 罕见，少于1天或2天	轻度 数天	中度 超过半数的天数	重度 几乎每天	领域总分（临床工作者）
Ⅰ	1	主诉胃疼、头痛或其他疼和痛？	0	1	2	3	4	
	2	说他/她担心他/她的健康或可能生病？	0	1	2	3	4	
Ⅱ	3	有睡眠问题，即入睡困难、维持睡眠困难或早醒？	0	1	2	3	4	
Ⅲ	4	当他/她上课或做家庭作业或读书或做游戏时，有注意力问题？	0	1	2	3	4	
Ⅳ	5	做事时比平时乐趣少？	0	1	2	3	4	
	6	看起来悲伤或抑郁达数小时？	0	1	2	3	4	
Ⅴ和Ⅵ	7	看起来比平时更易激惹或被烦扰？	0	1	2	3	4	
	8	看起来愤怒或发脾气？	0	1	2	3	4	
Ⅶ	9	比平时启动更多的项目或比平时从事更有风险的事情？	0	1	2	3	4	
	10	比平时睡得少，但仍然有很多能量？	0	1	2	3	4	
Ⅷ	11	说他/她感到紧张、焦虑或害怕？	0	1	2	3	4	
	12	无法停止担忧？	0	1	2	3	4	
	13	说他/她不能做他/她想做或该做的事，因为它们使他/她感到紧张？	0	1	2	3	4	
Ⅸ	14	说他/她听到声音—当周围没有人时）在议论他/她或告诉他/她做什么或对他/她说坏的事情？	0	1	2	3	4	
	15	说他/她完全觉醒时有幻象，即能看见他人看不见的事物或人？	0	1	2	3	4	

续表

序号		在过去 **2** 周内,你的孩子在多大程度上(或多频繁)……	**没有** 完全没有	**极轻度** 罕见,少于1天或2天	**轻度** 数天	**中度** 超过半数的天数	**重度** 几乎每天	**领域总分** (临床工作者)
Ⅹ	16	说他/她有持续进入他的思想的想法:他/她会做坏事或坏的事情将要发生在他/她或他人身上?	0	1	2	3	4	
	17	说他/她感到需要反复核查某些事情,例如门是否锁好或炉子是否关掉了?	0	1	2	3	4	
	18	看起来非常担心他/她触碰的东西是脏的或有细菌或被投毒了?	0	1	2	3	4	
	19	说他/她为了防止一些坏事发生,不得不以某种方式做某事,例如数数或大声说特别的事情?	0	1	2	3	4	
在过去 2 周内,你的孩子……								
Ⅺ	20	有酒精饮品(啤酒、葡萄酒、烈酒等)?	□ 是		□ 否		□ 不知道	
	21	吸香烟、雪茄、烟斗或使用鼻烟或咀嚼烟草?	□ 是		□ 否		□ 不知道	
	22	使用毒品(例如,大麻,可卡因或快克),俱乐部毒品(例如,摇头丸),致幻剂(例如,LSD),海洛因,吸入剂或溶剂(例如,胶水),甲基苯丙胺(例如,快速丸)?	□ 是		□ 否		□ 不知道	
	23	未经医生处方使用任何药物[例如,镇痛剂(例如,维柯丁),兴奋剂(例如,哌甲酯或安非他命),镇静剂或安定药(例如,睡眠药或安定),或类固醇]?	□ 是		□ 否		□ 不知道	
Ⅻ		**在过去 2 周内**,他/她谈到将要杀死自己或要自杀?	□ 是		□ 否		□ 不知道	
	25	他/她曾经试图杀死自己?	□ 是		□ 否		□ 不知道	

精神病症状严重程度临床工作者评估

如在“精神分裂症谱系及其他精神病性障碍”一章中所描述的，精神病性障碍是异质的，并且症状的严重程度可以预测该疾病的重要方面，例如认知和/或神经生物学缺陷的程度。维度的评估可以捕捉到在症状严重程度方面有意义的变化，它可能有助于治疗计划、决定预后以及对病理生理机制的研究。精神病症状严重程度维度的临床工作者评估是精神病基本症状维度的评估量表，包括幻觉，妄想，言语紊乱，精神运动行为异常和阴性症状，该量表也包括认知损害的维度评估。许多有精神病性障碍的个体有一定范围的认知领域的损害，它预测了功能性能力。此外，该量表也包括抑郁和躁狂的维度评估，它能够提醒临床工作者心境的病理。在精神病中，心境症状的严重程度有预后的价值且能够指导治疗。

精神病症状严重程度维度的临床工作者评估是一种 8 个条目的量表，由临床工作者在临床评估时完成。每一个条目要求临床工作者对在过去 7 天内个体经历的每一个症状的严重程度进行评分。

评分和解释

该量表的每一个条目都采用 5 分制评分(0＝不存在；1＝可疑；2＝存在但轻度；3＝存在和中度；4＝存在和重度)，伴有每一个评估水平的特定症状的定义。临床工作者可以回顾该个体可获得的所有信息，以及基于临床判断选择(做标记)最能精确地描述该个体的疾病严重程度的水平。然后，临床工作者在“分数”一栏中标明每个条目的得分。

使用频率

为了跟踪随着时间的推移个体症状严重程度的变化，该量表可以根据临床需要，基于个体症状的稳定性和治疗状态定期进行。持续的在某一领域的高分数可能表明，该个体有显著的和有问题的方面，可能需要进一步的评估、治疗和随访。临床判断应指导决策。

精神病症状严重程度临床工作者评估

姓名：________ 年龄：________ 性别：□男性 □女性 日期：________

说明：基于你所拥有的该个体的所有信息，用你的临床判断，请评估（做标记）个体在过去 7 天内经历的下列症状的存在情况和严重程度。

领域	0	1	2	3	4	分数
Ⅰ.幻觉	□ 不存在	□ 可疑（严重程度或时间不足以被考虑为精神病）	□ 存在但轻度（几乎没有压力对幻听做出反应，也不很被幻听所困扰）	□ 存在和中度（有一些压力对幻听做出反应，或一定程度地被幻听所困扰）	□ 存在和重度（有严重压力对幻听做出反应，或严重地被幻听所困扰）	
Ⅱ.妄想	□ 不存在	□ 可疑（严重程度或时间不足以被考虑为精神病）	□ 存在但轻度（几乎没有压力对妄想信念做出反应，也不很被信念所困扰）	□ 存在和中度（有一些压力对信念做出反应，或一定程度地被信念所困扰）	□ 存在和重度（有严重压力对信念做出反应，或严重地被信念所困扰）	
Ⅲ.言语紊乱	□ 不存在	□ 可疑（严重程度或时间不足以被考虑为为紊乱）	□ 存在但轻度（言语有一些困难被理解）	□ 存在和中度（言语经常有困难被理解）	□ 存在和重度（言语几乎不能被理解）	
Ⅳ.精神运动行为异常	□ 不存在	□ 可疑（严重程度或时间不足以被考虑为精神运动行为异常）	□ 存在但轻度（偶尔的异常或古怪的运动行为或紧张症）	□ 存在和中度（频繁的异常或古怪的运动行为或紧张症）	□ 存在和重度（几乎持续的异常或古怪的运动行为或紧张症）	
Ⅴ.阴性症状（受限的情感表达或意志缺乏）	□ 不存在	□ 可疑的在面部表情、语调、姿势或自我起始的行为方面的减少	□ 存在但在面部表情、语调、姿势或自我起始的行为方面的轻度减少	□ 存在和在面部表情、语调、姿势或自我起始的行为方面的中度减少	□ 存在和在面部表情、语调、姿势或自我起始的行为方面的重度减少	

续表

领域	0	1	2	3	4	分数
Ⅵ.认知受损	□ 不存在	□ 可疑(认知功能不明确地在年龄或 SES 预期的范围之外;即在均值的 0.5 个 SD 之内)	□ 存在但轻度(认知功能有些降低,低于年龄和 SES 的预期,即是均值的 0.5—1 个 SD)	□ 存在和中度(认知功能明显降低,低于年龄和 SES 的预期,即是均值的 1—2 个 SD)	□ 存在和重度(认知功能严重降低,低于年龄和 SES 的预期,即大于均值的 2 个 SD)	
Ⅶ.抑郁	□ 不存在	□ 可疑(偶尔感到悲伤、消沉、抑郁或无望;担心做人或做事即将失败,但并不沉湎于此)	□ 存在但轻度(频繁感到很悲伤、消沉、中度抑郁或无望;担心做人或做事即将失败,有些沉湎于此)	□ 存在和中度(频繁感到重度抑郁或无望;沉湎于内疚、做错的事情)	□ 存在和重度(每天都感到重度抑郁或无望;妄想性内疚或不合理地自责,明显与具体情况不成比例)	
Ⅷ.躁狂	□ 不存在	□ 可疑(偶尔高涨的、扩张的或易激惹的心境或有些坐立不安)	□ 存在但轻度(频繁的有些高涨的、扩张的或易激惹的心境或坐立不安)	□ 存在和中度(频繁的广泛的高涨的、扩张的,或易激惹的心境或坐立不安)	□ 存在和重度(每天的广泛的高涨的、扩张的,或易激惹的心境或坐立不安)	

注:SD=标准差;SES=社会经济地位。

世界卫生组织残疾评估量表 2.0

成年人自我使用的世界卫生组织残疾评估量表 2.0（WHODAS2.0）是一个36个条目的量表，用于评估18岁及以上的成年人的残疾。它评估六个领域的残疾，包括理解和沟通，出行，自我照顾，与他人相处，生活活动（例如，家务、工作/学校）以及参与社会。如果该成年人个体能力受损，无法完成表格（例如，有痴呆的个体），了解情况的知情者可以完成该量表的代理人使用版本，可在 www.psychiatry.org/dsm5 网站上获得。WHODAS2.0 的自我使用版本中的每一个条目都请该个体评估在过去30天内，他或她在特定的功能领域有多困难。

WHO 提供的 WHODAS2.0 评分说明

WHODAS2.0 的总分数：计算 WHODAS2.0 中36个条目完整版本的总分数，有两种基本的选择。

简单：每一个条目的分数["无"(1)，"轻度"(2)，"中度"(3)，"重度"(4)和"极严重"(5)]相加。这种方法被称为简单评分法，因为每一个条目的分数被简单相加而没有再编码或跨类别的总结；因此，没有衡量个体条目的重要性。这种方法很实用，可作为手算计分的方法，它是繁忙的临床环境选择的方法或在使用纸和笔问诊的情况下。因此，跨所有领域的条目的分数简单相加的总分，在统计上足以描述功能受限的程度。

复杂：更复杂的评分方法被称为基于"条目-反应-理论"(IRT)的评分。它考虑了 WHODAS2.0 每一个条目的困难的多级水平。它为每一个条目的反应分别编码为"无""轻度""中度""重度"和"极严重"，然后使用计算机来衡量条目和严重程度的水平。该计算机程序可在 WHO 网站上获得。该评分有三个步骤：

第1步，记录每一个领域中条目分数的总和。

第2步，记录六个领域的分数的总和。

第3步，将总分数转换为0—100的指标范围(其中0＝无残疾；100＝完全残疾)。

WHODAS2.0 的领域分数：WHODAS2.0 产生了6个不同的功能领域的特定领域分数，包括认知、移动、自我照顾、相处、生活活动(即家务、工作和/或学校)及参与。

WHODAS2.0 的常模：WHODAS2.0 基于 IRT 评分的人群常模及人群分布请参见 www.who.int / classifications/ icf / Pop_norms_distrib_IRT_scores.pdf。

为 DSM-5 使用者提供的额外评分和解释指南

临床工作者被要求在临床访谈中回顾个体对该量表每一个条目的反应，并在"仅供临床工作者使用"一栏注明每一个条目的自我报告的分数。然而，如果临床工作者基于临床访谈和其他可获得的信息，判定某个条目的分数是不同的，则可在原始条目的分数栏中注明正确的分数。基于美国六个场所和加拿大一个场所中成年人样本的 DSM-5 现场试验的发现，DSM-5 建议对每一个领域和总残疾计算和使用平均分数。平均分数与 WHODAS 的 5 分制相当，它允许临床工作者想象个体的残疾为无(1)，轻度(2)，中度(3)，重度(4)，或极严重(5)。平均领域和总残疾的分数在 DSM-5 现场试验中被认为是可靠的、易于使用的，以及在临床上对临床工作者是有用的。平均领域分数是通过原始领域分数除以该领域条目的数量来计算(例如，如果在“理解和沟通”这一领域中所有条目都被评为中度，那么其平均领域分数为 18/6=3，表示中度残疾)。平均的总残疾分数的计算是将原始总分数除以该量表中所有条目的数量(即 36)。应鼓励个体完成 WHODAS2.0 的所有条目。如果该量表中有 10 个或更多的条目没有回答(即超过 36 个条目中的 25%)，计算简单的和平均的总残疾分数可能没有帮助。如果该量表中有 10 个或更多的条目缺失，但一些领域中条目的 75%—100%被完成，则对于这些领域的简单的和平均的总残疾分数是有帮助的。

使用频率：为了跟踪随着时间的推移个体症状严重程度的变化，该量表可以根据临床需要，基于个体症状的稳定性和治疗状态定期进行。持续的在某一领域的高分数可能表明，该个体有显著的和有问题的方面，可能需要进一步的评估和干预。

WHODAS2.0

世界卫生组织残疾评估量表 2.0

自我使用 36 个条目版本

患者姓名： ________ **年龄：** ________ **性别：** □男性 □女性 **日期：** ________

该问卷是询问有关由健康/精神卫生状况所致的困难。健康状况包括**疾病或病、其他可能是短期或长期持续的健康问题、损伤、精神或情绪问题以及酒精或毒品问题。**回想**过去的 30 天**并回答这些想象你从事下列活动的困难程度的问题。对于每一个问题，请只对**一个**答案做标记。

							仅供临床工作者使用		
分配给每一个条目的数值：		**1**	**2**	**3**	**4**	**5**	原始条目分数	原始领域分数	平均领域分数
在过去 **30** 天内，你在……方面的困难程度是：									
理解和沟通									
D1.1	**专注做事持续十分钟？**	无	轻度	中度	重度	极度或不能做			
D1.2	**记住做重要的事情？**	无	轻度	中度	重度	极度或不能做		— 30	— 5
D1.3	**分析和发现日常生活中问题的解决方案？**	无	轻度	中度	重度	极度或不能做			

	分配给每一个条目的数值:	1	2	3	4	5	仅供临床工作者使用 原始条目分数	原始领域分数	平均领域分数
在过去 30 天内,你在……方面的困难程度是:									
理解和沟通									
D1.4	学习一项新任务,例如,学会如何去新的地方?	无	轻度	中度	重度	极度或不能做			
D1.5	总的理解人们所说的?	无	轻度	中度	重度	极度或不能做			
D1.6	开始和维持一次对话?	无	轻度	中度	重度	极度或不能做			
出行									
D2.1	长时间站立,如 30 分钟?	无	轻度	中度	重度	极度或不能做			
D2.2	从坐着到站立?	无	轻度	中度	重度	极度或不能做			
D2.3	在自己家里四处走动?	无	轻度	中度	重度	极度或不能做		— 25	— 5
D2.4	离开自己家?	无	轻度	中度	重度	极度或不能做			
D2.5	远距离行走,如 1 公里(或相当)?	无	轻度	中度	重度	极度或不能做			
自我照顾									
D3.1	清洗自己的全身?	无	轻度	中度	重度	极度或不能做		— 20	— 5
D3.2	穿衣服?	无	轻度	中度	重度	极度或不能做			

分配给每一个条目的数值：		1	2	3	4	5	仅供临床工作者使用 原始条目分数	原始领域分数	平均领域分数
在过去 **30** 天内，你在……方面的困难程度是：									
自我照顾									
D3.3	**进食**？	无	轻度	中度	重度	极度或不能做			
D3.4	**独自待数天**？	无	轻度	中度	重度	极度或不能做			
与人相处									
D4.1	**与你不认识的人打交道**？	无	轻度	中度	重度	极度或不能做			
D4.2	**维持友谊**？	无	轻度	中度	重度	极度或不能做			
D4.3	**与亲近的人相处**？	无	轻度	中度	重度	极度或不能做		— 25	— 5
D4.4	**结交新朋友**？	无	轻度	中度	重度	极度或不能做			
D4.5	**性活动**？	无	轻度	中度	重度	极度或不能做			
生活活动——家务									
D5.1	履行你的**家务责任**？	无	轻度	中度	重度	极度或不能做			
D5.2	做**好**大多数重要的家务？	无	轻度	中度	重度	极度或不能做		— 20	— 5
D5.3	能**做完**你需要做的所有家务？	无	轻度	中度	重度	极度或不能做			

<table>
<tr><td colspan="7"></td><td colspan="3">仅供临床工作者使用</td></tr>
<tr><td colspan="2">分配给每一个条目的数值:</td><td>1</td><td>2</td><td>3</td><td>4</td><td>5</td><td rowspan="3">原始条目分数</td><td rowspan="3">原始领域分数</td><td rowspan="3">平均领域分数</td></tr>
<tr><td colspan="7">在过去 30 天内,你在……方面的困难程度是:</td></tr>
<tr><td colspan="7">生活活动——家务</td></tr>
<tr><td>D5.4</td><td>对你的家务都能按需要尽快做完?</td><td>无</td><td>轻度</td><td>中度</td><td>重度</td><td>极度或不能做</td><td></td><td></td><td></td></tr>
<tr><td colspan="7">生活活动——学校/工作</td><td colspan="3" rowspan="3"></td></tr>
<tr><td colspan="7">如果你工作(有薪、无薪、自营)或上学,完成下列 D5.5—D5.8 的问题;否则,跳到 D6.1</td></tr>
<tr><td colspan="7">因为你的健康状况,在过去 30 天内,你在……方面的困难程度是:</td></tr>
<tr><td>D5.5</td><td>你的日常工作/学习?</td><td>无</td><td>轻度</td><td>中度</td><td>重度</td><td>极度或不能做</td><td></td><td rowspan="4">—
20</td><td rowspan="4">—
5</td></tr>
<tr><td>D5.6</td><td>能做好你大多数的重要工作/学习任务?</td><td>无</td><td>轻度</td><td>中度</td><td>重度</td><td>极度或不能做</td><td></td></tr>
<tr><td>D5.7</td><td>能做完你需要做的所有工作?</td><td>无</td><td>轻度</td><td>中度</td><td>重度</td><td>极度或不能做</td><td></td></tr>
<tr><td>D5.8</td><td>能按需要尽快做完你的工作?</td><td>无</td><td>轻度</td><td>中度</td><td>重度</td><td>极度或不能做</td><td></td></tr>
<tr><td colspan="7">参与社会</td><td colspan="3" rowspan="2"></td></tr>
<tr><td colspan="7">在过去 30 天内:</td></tr>
<tr><td>D6.1</td><td>以他人同样的方式参与社区活动(例如,庆典、宗教或其他活动)的困难程度?</td><td>无</td><td>轻度</td><td>中度</td><td>重度</td><td>极度或不能做</td><td></td><td rowspan="4">—
40</td><td rowspan="4">—
5</td></tr>
<tr><td>D6.2</td><td>由你周围的障碍或阻碍所致的困难程度?</td><td>无</td><td>轻度</td><td>中度</td><td>重度</td><td>极度或不能做</td><td></td></tr>
<tr><td>D6.3</td><td>由于他人的态度和行动,你有尊严地生活的困难程度?</td><td>无</td><td>轻度</td><td>中度</td><td>重度</td><td>极度或不能做</td><td></td></tr>
<tr><td>D6.4</td><td>你在健康状况或其后果方面花费的时间?</td><td>无</td><td>一些</td><td>中度</td><td>很多</td><td>极度或不能做</td><td></td></tr>
</table>

分配给每一个条目的数值：		1	2	3	4	5	仅供临床工作者使用 原始条目分数	原始领域分数	平均领域分数
在**过去 30 天**内，你在……方面的困难程度是：									
在过去 30 天内									
D6.5	你在**情绪上**被健康状况**影响**的程度？	无	轻度	中度	重度	极度或不能做			
D6.6	你的健康对你或你的家庭的**经济资源消耗**的程度？	无	轻度	中度	重度	极度或不能做			
D6.7	由于你的健康问题给**家庭**造成的困难程度？	无	轻度	中度	重度	极度或不能做			
D6.8	你**独自**进行**休闲娱乐**的困难程度？	无	轻度	中度	重度	极度或不能做			
总残疾分数（总分）：								— 180	— 5

文化概念化

理解疾病经历的文化背景，对于有效地诊断评估和临床干预是非常重要的。文化是代代相传的习得的系统性的知识、概念、规则和实践。文化包括语言，宗教和精神，家庭结构，生命周期的阶段，礼仪，习俗以及道德和法律系统。文化是开放的、动态的、随着时间而持续变化的系统。在当今世界，大多数个体和群体可以接触到多种文化，使自己的身份更加时尚并使经历更能被理解。文化的这些特征决定了非常重要的是不能笼统地概括文化信息，或基于固定的文化特质来刻板化群体。

*种族*是一个身份的文化类别，它基于不同的归因，为理论上内在的生物学特质的表面躯体特征对人群进行分类。种族的类别和构成随着历史和社会的演变而发生巨大变化。种族的构成没有一致的生物学定义，但它是非常重要的社会现象，因为它支持种族理念，种族主义，种族歧视和社会排斥，它对精神卫生有很强的负性效应。有证据表明，种族主义可以加重许多精神疾病，产生不良的后果，而种族偏见会影响诊断性评估。

*民族*是一个定义人群及其沟通方式并在文化的基础上构建的群体身份。它基于共同的历史、地理、语言、宗教或其他群体共有特征来与其他人群相区别。民族可以自我分配或被外来者分配。由于流动性的增加，民族间的通婚和文化交融定义了新的、混合的、多种的或杂交的民族身份。

文化、种族和民族与经济不平等、种族主义和健康状况不一致导致的歧视相关。文化、民族和种族的身份可以是力量的来源，也可以是增加群体韧性的群体支持，也可能导致心理的、人际间和代际间的冲突或适应困难，它需要诊断性评估。

文化概念化概貌

DSM-Ⅳ中介绍的文化概念化的概貌，提供了关于个体精神卫生问题的文化特征的评估信息，以及它如何与社会、文化背景和历史相关。DSM-5不仅包括概貌的更新版本，也提供了使用文化概念化访谈（CFI）的评估方法，在临床工作者诊断的有用性和患者可接受性方面已经经过了现场试验。

修订的文化概念化的概貌建议对下列类别进行系统性评估：

- **个体的文化身份**：描述个体的种族、民族，文化的群体，可能影响他/她与他人的关系，获得资源以及发育上的和目前的挑战，冲突或困境。对于移民和民族或种族的少数群体，参与起源文化和东道主文化或主流文化的程度和种类应该被分别记录。语言能力，偏好和使用的模式与获得照顾、社会整合和是否需要翻译方面的困难相关。临床上其他身份相关的方面,包括宗教信仰、社会经济背景、个人与家庭的出生地和成长地,移民状态和性取向。

- **痛苦的文化概念化**:描述那些影响个体如何体验、理解、与他人交流其症状或问题的文化构成。这些构成包括文化综合征,痛苦的习惯用语,解释的模型或感受到的病因。痛苦经历的严重程度的含义和水平应该参照个体所在的文化群体的常模进行评估。应对和寻求帮助的模式评估也应该考虑专业人士的使用以及照顾的传统的、替代的或补充资源。
- **心理社会应激源与易患性和韧性的文化特征**:确定关键的应激源,个体的社会环境支持(可能包括当地的和远程的),宗教、家庭的角色,以及在提供情绪、工具和信息支持方面的其他社交网络(例如,朋友,邻居,同事)。社会应激源和社会支持随着对该事件的文化解释、家庭结构、发育任务和社交背景不同而变化。功能、残疾和韧性的水平应该参照个体所在的文化群体进行评估。
- **个体与临床工作者之间关系的文化特征**:确定在个体与临床工作者之间,可能引起沟通困难并影响诊断治疗的文化、语言和社会地位。在较大的社会中,种族主义和歧视的体验可能影响在临床就诊中信任和安全感的建立。影响可能包括问询的问题,误解症状和行为的文化和临床意义,以及难以建立或维持一个有效的临床同盟所需的关系。
- **整体文化评估**:总结在较早的诊断和其他临床相关问题的概貌方面所确定的那些文化概念化成分的意义以及恰当的管理和治疗干预。

文化概念化访谈(CFI)

文化概念化访谈(CFI)是一个16个问题的临床工作者用来在精神卫生评估时获得个体的临床表现和照顾的关键方面的文化影响的信息的问卷。在CFI中,文化是指:

- 个体作为来自不同社会群体(例如,民族、信仰、职业、退伍军人群体)的一员所衍生出的价值、取向、知识和实践。
- 个体的背景、发育的经历,以及那些可能影响其发展的当前社会背景方面,例如地理起源,移民,语言、宗教、性取向或种族/民族。
- 家庭、朋友和其他社区成员(个体的社交网络)对个体疾病经历的影响。

CFI是一个简短的半结构式访谈,它系统地在临床就诊中评估文化因素,可适用于任何个体。CFI聚焦于个体的经历和临床问题的社会背景。CFI是通过问询个体或社交网络中其他人的观点的以个人为中心的文化评估的方法。该方法被设计来避免刻板性,每一个体的文化知识影响其如何解释疾病或指导其如何寻求帮助。因为CFI考虑到个体的个人观点,对于这些问题没有对错的答案。该访谈可以在 www.psychiatry.org / dsm5 的网站上在线获得。

CFI表格有两栏。左边一栏包括使用CFI的说明和描述每一个访谈领域的目标。右边一栏的问题说明如何探索这些领域,但并不意味着他们是详尽的。可能需要随后的问题来阐明个体的答案。问题可以根据需要改述。CFI旨在作为一个文化评估的指南,应该被有弹性的使用以维持访谈的自然流程和与个体的关系。

为了使CFI的问题能够解释个体的背景和目前的情况,CFI最好与访谈前所获得的人口学信息相结合。CFI所需要的特定的人口学领域随着个体和场所而变化。综合评估可能包括出生地,年龄,性别,种族/民族起源、婚姻状况、家庭组成、教育、语言流利性,性取向,宗教或精神所属,职业,雇佣,收入和移民史。

CFI可用于所有临床场所的个体的初始评估中,无论个体的或临床工作者的文化背景。个体和临床工作者看似共享相同的文化背景,但在照顾方面可能不同。CFI可以被全部使用或根据需要部分整合到临床评估中。存在下述问题时,CFI可能特别有帮助:

- 由于临床工作者和个体之间在宗教、文化和社会经济背景方面的显著差异所致的诊断性评估存在困难。
- 不确定文化的独特症状和诊断标准之间的相符程度。
- 判断疾病的严重程度或损害存在困难。
- 个体和临床工作者之间在疗程方面存在不同意见。
- 个体有限地参与和遵守治疗。

CFI强调四个评估领域:问题的文化定义(问题1—3);原因、背景和支持的文化感受(问题4—10);影响自我应对和过去寻求帮助的文化因素(问题11—13);影响现在帮助的文化因素(问题14—16)。进行CFI以个人为中心的过程,以及询问的意图旨在增加诊断性评估的文化有效性,促进治疗计划,提升个人的参与度和满意度。为了实现这些目标,来自CFI的信息应与其他临床信息整合为综合的临床的和有前后关系的评估。CFI知情者版本可以在家庭成员或照料者中收集有关CFI的侧面消息。

已经发展出的补充模块扩增了CFI的每一个领域,它指导那些希望更深度地探索这些领域的临床工作者。已经发展出对特定人群的补充模块,例如儿童和青少年,老年人,移民和难民。这些补充模块在CFI相关的小标题下,可在www.psychiatry.org/dsm5网站上在线获得。

<table>
<tr><th colspan="2">文化概念化访谈(CFI)</th></tr>
<tr><td colspan="2">用于扩增每一个 CFI 次主题的补充模块被标注在括号内</td></tr>
<tr><th>访谈者指南</th><th>针对访谈者的说明用楷体字表示</th></tr>
<tr><td>下述问题的目标是从个体及其社交网络成员(即家庭、朋友或涉及目前问题的其他人)的角度澄清表现出的临床问题的关键方面。包括问题的含义、潜在的帮助资源和对服务的预期。</td><td>针对个体的说明:
我愿意理解那些让你来到这里的问题,这样我就能更有效率地帮助你。我希望知道关于你的经历和想法。我将问你一些问题,关于你现在的困扰以及你的应对方式。请记住答案没有对错之分。</td></tr>
<tr><th colspan="2">问题的文化定义</th></tr>
<tr><td colspan="2">问题的文化定义</td></tr>
<tr><td colspan="2">(解释的模式,功能的水平)</td></tr>
<tr><td>询问个体对核心问题和主要担忧的观点。
聚焦于个体理解问题的方式。
使用在问题 1 中询问到的术语、表达或简述,来确认后续提问中的问题(例如,"你与儿子的冲突")。</td><td>1. 今天是什么使你到这里来?
如果个体提供的细节过少或只提到症状或一种医学诊断,可询问:
人们通常用自己的方式理解自己的问题,它可能与医生的描述类似或不同,你愿意如何描述你的问题?</td></tr>
<tr><td>询问个体如何向社交网络成员描述这个问题。</td><td>2. 有时人们会用不同的方式,向家庭、朋友或社区其他成员描述他们的问题,你愿意怎样向他们描述?</td></tr>
<tr><td>聚焦于个体最在意的问题的方面。</td><td>3. 关于你的问题,最困扰你的是什么?</td></tr>
<tr><th colspan="2">原因、背景和支持的文化感受</th></tr>
<tr><td colspan="2">原因</td></tr>
<tr><td colspan="2">(解释的模式,社交网络,老年人)</td></tr>
<tr><td>这个问题表明了对个体来说该状况的含义,可能与临床服务相关。
注意,个体可能基于考虑问题的方面而有多种原因。</td><td>4. 你认为为什么会发生在你身上?你认为你的[问题]的原因是什么?
如果需要可进一步询问:
一些人可能把问题解释为发生在生活中的坏事的结果,与他人的问题或躯体疾病,精神原因,或许多其他原因导致的结果。</td></tr>
<tr><td>聚焦于个体的社交网络成员的观点。它们可能是多种多样的以及不同于个体自己的观点。</td><td>5. 你的家庭成员、朋友或社区中的其他人认为是什么引起了你的[问题]?</td></tr>
<tr><th colspan="2">应激源和支持</th></tr>
<tr><td colspan="2">(社交网络,照料者,心理社会应激源,宗教和精神,移民和难民,文化身份,老年人,应对和寻求帮助)</td></tr>
<tr><td>询问个体生活背景的信息,聚焦于资源、社会支持和韧性。也可询问其他支持(例如,来自于同事、参与宗教或精神活动)。</td><td>6. 有任何种类的支持使你的[问题]变好吗,例如来自家庭、朋友或其他人的支持?</td></tr>
<tr><td>聚焦个体环境中压力方面,也可询问,例如关系问题、工作或学业上的困难,或歧视。</td><td>7. 有任何的压力使你的[问题]变坏吗,例如经济问题或家庭问题?</td></tr>
</table>

续表

文化概念化访谈(CFI)	
用于扩增每一个 CFI 次主题的补充模块被标注在括号内	
访谈者指南	**针对访谈者的说明用楷体字表示**
文化身份的角色	
(文化身份,心理社会应激源,宗教和精神,移民和难民,老年人,儿童和青少年)	
	有时,人们的背景或身份的某些方面可能使他们的[问题]变好或变好。背景或身份,我的意思是,例如说,你所属的社区,你所说的语言,你和你的家庭来自哪里,你的种族或民族背景,你的性别或性取向,或你的信仰、宗教。
请个体反思文化身份中最显著的因素,利用这个信息,根据需要来调整问题 9—10。	8. 对你而言,你的背景或身份中最重要的方面是什么?
询问身份中哪些方面使问题变好或变坏。 根据需要询问(例如,临床表现的加重是由于移民状态、种族/民族或性取向的歧视所致)。	9. 你的背景或身份方面有任何方面能使你的[问题]变得不同吗?
根据需要询问(例如,移民相关的问题,代际冲突或由于性别角色所致)。	10. 你的背景或身份中的某些方面会引起你其他的担忧或困难吗?
影响自我应对和过去寻求帮助的文化因素	
自我应对	
(应对和寻求帮助,宗教和精神,老年人,照料者,心理社会应激源)	
澄清对问题的自我应对方式	11. 有时人们有应对问题的不同方式,例如[问题]。你自己曾做过什么去应对你的[问题]?
过去寻求帮助	
(应对和寻求帮助,宗教和精神,老年人,照料者,心理社会应激源,移民和难民,社交网络,临床工作者—患者的关系)	
询问帮助的不同来源(例如,医疗照料、心理健康治疗、支持团体、基于工作的咨询、民间疗法、宗教或精神咨询、其他形式的传统的或替代疗法) 根据需要询问(例如,"你使用过其他来源的帮助吗?") 澄清个体的经历和对先前帮助的看法。	12. 人们经常寻求多种不同来源的帮助,包括各种医生、助人者或治疗者。过去你曾为你的[问题]寻求过哪些种类的治疗、帮助、建议或疗法? 如果没有描述接受过有用的帮助,可询问: 哪种类型的帮助或治疗最有用或没用?
障碍	
(应对和寻求帮助,宗教和精神,老年人,心理社会应激源,移民和难民,社交网络,临床工作者—患者的关系)	
澄清寻求帮助、获得照料的社会障碍的角色,以及参与先前治疗的问题。 根据需要询问细节(例如,"什么阻碍了你?")。	13. 曾有任何事情阻碍你获得需要的帮助吗? 根据需要询问: 例如,经济、工作或家庭义务,病耻感或歧视,或缺少理解你语言或背景的服务?

续表

文化概念化访谈(CFI)	
用于扩增每一个 CFI 次主题的补充模块被标注在括号内	
访谈者指南	**针对访谈者的说明用楷体字表示**
影响现在寻求帮助的文化因素	
偏好	
(社交网络,照料者,宗教和精神,老年人,应对和寻求帮助)	
澄清个体目前感受到的需要和对帮助的预期,广泛的定义。 如果个体只列出一种帮助来源,可询问(例如,"其他什么种类的帮助此时对你有用?")。 聚焦于关于寻求帮助的社交网络的观点。	现在,我们多讨论一些你需要的帮助。 14. 你认为哪种帮助此时对你的[问题]最有用? 15. 有其他种类的家庭、朋友或他人所建议的现在对你有用的帮助吗?
临床工作者—患者的关系	
(临床工作者—患者的关系,老年人)	
询问可能的、关于临床工作者—患者关系的担忧,包括感受到的种族主义、语言障碍或可能影响善意、沟通或提供服务的文化差异。 根据需要询问细节(例如,"以哪种方式?") 讨论照料中可能存在的服务障碍,或先前提出的关于临床工作者和患者关系的担忧。	有时医生和患者由于来自不同的背景或不同的预期而彼此误解。 16. 你有这方面的担忧吗,关于你需要的服务我们还能再做些什么?

文化概念化访谈(CFI)——知情者版本

CFI 知情者版本收集来自知情者的侧面信息,它了解确定的个体的临床问题和生活情况。该版本用来补充通过核心 CFI 获得的信息或替代核心 CFI,当个人无法提供信息时——例如,出现在儿童或青少年中,明显有精神病的个体,或有认知损害的个人。

文化概念化访谈(CFI)——知情者版本	
访谈者指南	**针对访谈者的说明用楷体字表示**
下述问题的目标是从知情者的角度澄清表现出的临床问题的关键方面。包括问题的含义、潜在的帮助资源和对服务的预期。	针对知情者的说明: 我愿意理解那些让你的家庭成员/朋友来到这里的问题,这样我就能更有效率地帮助你和他或她。 我希望知道关于你的经历和想法。我将问你一些问题,关于你现在的困扰以及你和你的家庭成员/朋友的应对方式。请记住答案没有对错之分。

续表

文化概念化访谈(CFI)——知情者版本	
访谈者指南	**针对访谈者的说明用楷体字表示**
与患者的关系	
澄清知情者与个体和/或个体家庭的关系。	1. 你如何描述与[个体或家庭]的关系? *如果不清楚,可询问:* 你与[个体]见面的频率?
问题的文化定义	
询问知情者对核心问题和主要担忧的观点。 聚焦于知情者理解该个体问题的方式。 使用在问题1中询问到的术语、表达或简述,来确认后续提问中的问题(例如,“你与儿子的冲突”)。	2. 今天是什么使你的家庭成员/朋友到这里来? *如果知情者提供的细节过少或只提到症状或一种医学诊断,可询问:* 人们通常用自己的方式理解自己的问题,它可能与医生的描述类似或不同,你愿意如何描述[个体]的问题?
询问知情者如何向社交网络成员描述这个问题。	3. 有时人们会用不同的方式,向家庭、朋友或社区其他成员描述他们的问题,你愿意怎样向他们描述[个体的问题]?
聚焦于知情者最在意的问题的方面。	4. 关于[个体]的问题,最困扰你的是什么?
原因、背景和支持的文化感受	
原因	
这个问题表明了对知情者来说该状况的含义,可能与临床服务相关。 注意,知情者可能基于考虑问题的方面而有多种原因。	5. 你认为为什么会发生在[个体]身上?你认为他或她的[问题]的原因是什么? *如果需要可进一步询问:* 一些人可能把问题解释为发生在生活中的坏事的结果,与他人的问题或躯体疾病,精神原因,或许多其他原因导致的结果。
聚焦于个体的社交网络成员的观点。它们可能是多种多样的以及不同于知情者的观点。	6. [个体的]家庭成员、他或她的朋友或社区中的其他人认为是什么引起了[个体]的[问题]?
应激源和支持	
询问个体生活背景的信息,聚焦于资源、社会支持和韧性。也可询问其他支持(例如,来自于同事、参与宗教或精神活动)。 聚焦个体环境中压力方面,也可询问,例如关系问题、工作或学业上的困难,或歧视。	7. 有任何种类的支持使他或她的[问题]变好吗,例如来自家庭、朋友或其他人? 8. 有任何的压力使他或她的[问题]变坏吗,例如经济或家庭问题的困难?
文化身份的角色	
	有时,人们的背景或身份的某些方面可能使他们的[问题]变好或变好。背景或身份,我的意思是,例如说,你所属的社区,你所说的语言,你和你的家庭来自哪里,你的种族或民族背景,你的性别或性取向,或你的信仰、宗教。

续表

文化概念化访谈(CFI)——知情者版本	
访谈者指南	**针对访谈者的说明用楷体字表示**
请知情者反思文化身份中最显著的因素,利用这个信息,根据需要来调整问题 10—11。 询问身份中哪些方面使问题变好或变坏。 根据需要询问(例如,临床表现的加重是由于移民状态、种族/民族或性取向的歧视所致)。 根据需要询问(例如,移民相关的问题,代际冲突或由于性别角色所致)。	9. 对你而言,[个体]的背景或身份中最重要的方面是什么? 10. [个体]的背景或身份方面有任何方面能使他或她的[问题]变得不同吗? 11. [个体]的背景或身份中的某些方面会引起他或她其他的担忧或困难吗?
影响自我应对和过去寻求帮助的文化因素	
自我应对	
澄清个体对问题的自我应对方式	12. 有时人们有应对问题的不同方式,例如[问题]。[个体]曾做过什么去应对他或她的[问题]?
过去寻求帮助	
询问帮助的不同来源(例如,医疗照料,心理健康治疗,支持团体,基于工作的咨询,民间疗法,宗教或精神咨询,其他替代疗法) 根据需要询问(例如,"他或她使用过其他来源的帮助吗?") 澄清个体的经历和对先前帮助的看法。	13. 人们经常寻求多种不同来源的帮助,包括各种医生、助人者或治疗者。[个体]对他或她的[问题]过去曾寻求过哪些种类的治疗、帮助、建议或疗法? *如果没有描述接受过有用的帮助,可询问:* 哪种类型的帮助或治疗最有用?没用的?
障碍	
澄清寻求帮助、获得照料的社会障碍的角色,以及参与先前治疗的问题。 根据需要询问细节(例如,"什么阻碍了你?")。	14. 曾有任何事情阻碍[个体]获得需要的帮助吗? *根据需要询问:* 例如,经济、工作或家庭义务,病耻感或歧视,或缺少理解他或她语言或背景的服务?
影响现在寻求帮助的文化因素	
偏好	
从知情者的角度,澄清个体目前感受到的需要和对帮助的预期,广泛的定义。 如果知情者只列出一种帮助来源,可询问(例如,"其他什么种类的帮助此时对[个体]有用?") 聚焦于关于寻求帮助的社交网络的观点。	现在,我们讨论一下[个体]需要的帮助。 15. 你认为哪种帮助此时对他或她的[问题]最有用? 16. 有其他种类的[个体]的家庭、朋友或他人所建议的现在对他或她有用的帮助吗?

续表

文化概念化访谈(CFI)——知情者版本	
访谈者指南	针对访谈者的说明用楷体字表示
临床工作者—患者的关系	
询问可能的、关于临床工作者—患者关系的担忧,包括感受到的种族主义、语言障碍或可能影响善意、沟通或提供服务的文化差异。	有时医生和患者由于来自不同的背景或不同的预期而彼此误解。
根据需要询问细节(例如,"以哪种方式?")讨论照料中可能存在的服务障碍,或先前提出的关于临床工作者和患者关系的担忧。	17. 你有这方面的担忧吗,关于[个体]需要的服务我们还能再做些什么?

痛苦的文化概念

*痛苦的文化概念*是指文化群体经历理解和沟通,痛苦、行为问题或困扰的想法和情绪的方式。需要区分三种主要类型的文化概念。*文化综合征*是一组症状和归因,它倾向于共同出现在特定的文化群体、社区,或背景的个体中,被当地人认为是一种一致的体验模式。*痛苦的文化习语*是表达痛苦的方式,它不一定涉及特定的症状和综合征,但提供了集体的、共享的、体验和讨论关于个人或社会担忧的方式。例如,每天所讨论的"神经"或"抑郁"可能是指不同形式的痛苦,而没有涉及一系列具体的症状、综合征或障碍。*文化的解释或感受到的原因*是标签、归因或一种解释模型的特征,它表明文化上被承认的症状、疾病或痛苦的含义或病因。

这三个概念——综合征、习语和解释——比旧概念*文化依存综合征*更与临床实践相关。具体而言,术语*文化依存综合征*忽略了一个事实,在临床上非常重要的文化差别是对痛苦的体验和解释,而不是文化上独特的症状构成。而且,术语*文化依存综合征*过分强调当地的特殊性和痛苦的文化概念的有限分布。目前的概念化认为所有形式的痛苦都受当地的影响,包括 DSM 的障碍。从这个角度来看,许多 DSM 的诊断被理解为操作的原型,它开始被作为文化综合征,然后由于其临床和研究的实用性而被广泛接受。跨群体在症状方面,在讨论痛苦的方式方面,在当地感受到的原因方面仍然保持着文化模式的不同,它转而与应对策略和寻求帮助的模式有关。

文化概念源自当地的民俗或职业的对精神和情绪痛苦的诊断系统,它们也反映了生物医学概念的影响。相对于 DSM-5 的疾病分类,文化概念有四个关键特征:

- 很少有与 DSM 诊断一一对应的任何文化概念;在这两个方向上,对应更可能是一对多的。那些被 DSM-5 分类为数种障碍的症状和行为可能被包含在单一的民俗概念中,以及那些被 DSM-5 作为单一障碍变异型的不同表现,可能被当地诊断系统分成几个独特的概念。
- 文化概念可适用于范围广泛的严重程度,包括不符合 DSM 任何精神障碍诊断标准的临床表现。例如,有急性悲痛或社会困境的个体可能使用相同的痛苦习语,或与有更严重的精神病理的其他个体表现出相同的文化综合征。

- 常见的用法是相同的文化术语经常被注解为一种以上的文化概念。一个常见的例子可能是“抑郁”,它可能用来描述综合征(例如,重性抑郁障碍),痛苦的习语(例如,作为常见的表达“我感到抑郁”),或感受到的原因(类似于“应激”)。
- 如同文化和DSM本身,文化概念作为对当地和全球的影响的反应随着时间而变化。

文化概念对于精神疾病的诊断是重要的,因为以下几个原因。

- **为了避免误诊:** 在与这些文化概念有关的症状和解释模型方面的文化变异可能导致临床工作者误判问题的严重程度或给予错误的诊断(例如,不熟悉的精神的解释可能被误解为精神病)。
- **为了获得有用的临床信息:** 症状与归因方面的文化变异可能与风险、韧性和结果的特定特征有关。
- **为了改善临床关系和参与度:** “使用患者的语言”,在他的语言、主要的概念和隐喻方面,可带来更好的沟通和满意度,促进治疗协商,并导致更高的复诊率和依从性。
- **为了改进治疗效果:** 文化影响障碍的心理机制,它需要被理解和讨论以改进临床疗效。例如,对于文化特定的灾难性认知可导致症状加剧至惊恐发作。
- **为了指导临床研究:** 当地感受到的文化概念之间的关系,可能帮助确认共病的模式和基础的生物机制。
- **为了澄清文化流行病学:** 痛苦的文化概念在特定的文化中并不一定被每一个人所认同。不同的综合征、习语和解释提供了研究跨场所、地区和随着时间的疾病的文化特征分布的方法。它也提示在临床和社区中,关于风险、病程和结果的文化决定因素的问题,以提高文化研究的实证基础。

DSM-5 依次包含了在文化概念方面的信息以提高诊断的准确性和临床评估的综合性。表现为这些文化概念的个体的临床评估应该决定它们是否符合特定的障碍或其他特定的或未特定的障碍的 DSM-5 诊断标准。一旦该障碍被诊断,文化术语和解释应被包括在案例的概念化中;它们可能有助于澄清症状和病因的归因,否则可能引起混淆。症状不符合任何特定精神障碍的 DSM-5 诊断标准的个体可能仍然期待和需要治疗;它们应该根据情况逐一评估。除了 CFI 及其补充模块,在临床实践中,当整合文化信息时,DSM-5 包含的下列信息和工具可能是有用的。

- **特定障碍的 DSM-5 诊断标准和正文的资料:** 正文中包含了在患病率,症状学,与文化概念有关的和其他临床方面的文化变异的信息。重要的是强调,在 DSM 障碍和文化概念之间,在分类层面上没有一一对应的关系。因此,个体的鉴别诊断必须整合来自于 CFI 的文化变异信息。
- **可能成为临床关注焦点的其他状况:** 一些 CFI 确定的临床担忧可能对应 V 代码或 Z 代码,例如,文化适应问题,亲子关系问题,或宗教或精神问题。

人格障碍的 DSM-5 替代模式

人格障碍目前的分类方法在 DSM-5 第二部分中，而 DSM-5 的替代模式在第三部分的此处描述。在 DSM-5 中包括了两种人格障碍的模式，反映了 APA 董事会的决定，以保留目前临床实践的连续性，同时介绍了旨在解决人格障碍目前分类方法的许多缺陷的新方法。例如，一个典型的患者符合一种特定的人格障碍的诊断标准，经常也符合其他人格障碍的诊断标准。类似地，其他特定的或未特定的人格障碍经常是正确（但是大多数情况是没有价值的）的诊断，患者通常并不表现出对应一种或仅仅对应一种人格障碍的症状模式。

在下列 DSM-5 替代模式中，人格障碍特征性地表现为人格功能和病理性人格特质的损害。来自该模式的特定人格障碍的诊断包括：反社会型，回避型，边缘型，自恋型，强迫型和分裂型人格障碍。这个方法也包括对特定特质型人格障碍（PD-TS）的诊断，当人格障碍被认为是存在的但不符合任何特定障碍的诊断标准时，可给予该诊断。

人格障碍的一般诊断标准

人格障碍的一般诊断标准

人格障碍的基本特征是：

A. 中度及以上的人格功能（自我与人际）损害。

B. 一种及以上的病理性人格特质。

C. 人格功能和个体的人格特质表现方面的损害相对缺乏弹性且是广泛的，涉及个人和社交的许多情况。

D. 人格功能和个体的人格特质表现方面的损害随着时间的推移始终相对稳定，最早可追溯到青春期或成年人早期。

E. 人格功能和个体的人格特质表现方面的损害不能更好地用其他精神障碍来解释。

F. 人格功能和个体的人格特质表现方面的损害不能仅仅归因于物质或其他躯体疾病的生理效应（例如，重度头部创伤）。

G. 人格功能和个体的人格特质表现方面的损害对于个体的发育阶段和社会文化环境都不能理解为正常的。

诊断人格障碍需要两个决定因素：(1) 人格功能损害水平的评估，是诊断标准 A 所需要的，和(2) 病理性人格特质的评估，是诊断标准 B 所需要的。人格功能和个体的人格特质表现方面的损害相对缺乏弹性且是广泛的，涉及个人和社交的许多情况（诊断标准 C)；随着时间的推移始终相对稳定，最早可追溯到青春期或成年人早期(诊断标准 D);不能更好地用其他精神障碍来解释(诊断标准 E);不能仅仅归因于物质或其他躯体疾病的生理效应(诊断标准 F);并且对于个体的发育阶段和社会文化环境都不能理解为正常的(诊断标准 G)。根据定义,第三部分基于诊断标准所描述的所有人格障碍和 PD-TS 均符合该一般诊断标准。

诊断标准 A: 人格功能水平

自我和人际功能的紊乱构成了人格精神病理的核心,在该替代诊断模式中它们连续地被评估。自我功能包括身份和自我引导;人际功能包括共情和亲密感(参见表 1)。人格功能量表的等级(LPFS,参见表 2,第 762 页)使用这些因素中的每一个来区分五级损害,从几乎没有或没有损害(即健康的,适应功能,0 级)到有一些损害(一级)、中度(二级)、重度(三级)和极严重(四级)损害。

表 1 人格功能的因素

自我:

1. *身份*:个体感到自己的经历是独特的,有明显的自我和他人之间的界限;自尊心的稳定性和自我评价的准确性;有能力且能够调节较大范围的情绪体验。
2. *自我引导*:追求一致的和有意义的短期和长期目标,利用建设性的和亲社会的内在行为标准,有成效的自我反思能力。

人际:

1. *共情*:理解和尊重他人的经验和动机,容忍不同的观点,理解自己的行为对他人的影响。
2. *亲密感*:与他人关系的深度和时间长短,对亲密感的渴望和能力,反映在人际行为的相互性看法。

人格功能的损害预测了存在人格障碍,而损害的严重程度预测了个体是否有一种以上的人格障碍或有更典型的更严重的人格障碍中的一种。需要中度水平的人格功能的损害来诊断人格障碍,这个阈值是基于经验性的证据:中度水平的损害能够最大化临床工作者准确、有效地确认人格障碍病理的能力。

诊断标准 B: 病理性人格特质

病理性人格特质分为五个大的领域:负性情感、分离、对抗、脱抑制和精神质。在这五大特质领域内,有 25 个特定的特质方面,它们最初是从回顾已经存在的特质模式以及在后续的寻求精神卫生服务的个体样本中反复研究发展出的。人格特质的详细分类如表 3(参见第 765 页)。特定人格障碍的诊断标准 B 是由 25 个特质方面的亚类组成,它是基于荟萃分析的回顾和 DSM-Ⅳ 人格障碍诊断的特质间关系的经验性资料。

诊断标准 C 和 D: 广泛性和稳定性

人格功能和病理性人格特质方面的损害是相对广泛的,涉及个人和社交的许多背景,因为人格被定义为一种感受到的、相关的、关于环境和自我的思维模式。

术语“相对”反映了一个事实，除了最极端的病理性人格，所有人格都表现出一定程度的适应性。人格障碍的模式是适应性不良的和相对缺乏弹性的，导致社交、职业或其他重要方面的功能损害，因为个体不能调节他们的思维或行为，即使在面对他们的方法无效的证据时。功能和人格特质方面的损害也是相对稳定的。人格特质——倾向于以某种方式行动或感觉——比这些倾向的症状表现更稳定，但人格特质也可以改变。人格功能的损害比症状更稳定。

诊断标准 E、F 和 G：人格病理的替代解释（鉴别诊断）

在一些情况下，看似是人格障碍，但可能用其他精神障碍，物质的生理效应或其他躯体疾病，或正常的发育阶段（例如青春期，生命晚期），或个体所处的社会文化环境能更好地解释。当其他精神障碍存在时，如果人格障碍的表现明显是其他精神障碍的表现（例如，分裂型人格障碍的特征仅仅出现在精神分裂症的背景下），则不能给予人格障碍的诊断。另一方面，当存在其他精神障碍（例如，重性抑郁障碍）时，人格障碍也可以被准确诊断；有其他精神障碍的患者应该被评估是否有共病的人格障碍，因为人格障碍经常会影响其他精神障碍的病程。因此，评估人格功能和病理性人格特质来为其他精神病理提供背景信息，总是恰当的。

特定的人格障碍

第三部分包括反社会型、回避型、边缘型、自恋型、强迫型和分裂型人格障碍。每一种人格障碍都通过人格功能（诊断标准 A）和特征性的病理性人格特质（诊断标准 B）的典型损害来定义：

- **反社会型人格障碍**的典型特征是不遵守合法的和伦理的行为，以自我为中心，无情的、缺少对他人的关心，伴有欺骗、不负责任、操控和/或冒险行为。
- **回避型人格障碍**的典型特征是回避社交情境和在与感觉不称职和能力不足相关的人际关系方面的抑制，焦虑性沉湎于负性评价和排斥，并害怕被取笑或感到窘迫。
- **边缘型人格障碍**的典型特征是自我形象、个人目标、人际关系和情感的不稳定，伴有冲动、冒险行为和/或敌意。
- **自恋型人格障碍**的典型特征是易变的和脆弱的自尊，企图通过关注和寻求承认来进行自我调整，伴有明显的或隐秘的夸大。
- **强迫型人格障碍**的典型特征是难以建立和维持密切的关系，伴有机械的完美主义，缺乏弹性和受限的情感表达。
- **分裂型人格障碍**的典型特征是社交和密切关系的能力受损，在认知、感受和行为方面是古怪的，它与扭曲的自我形象和不一致的个人目标有关，伴有多疑和受限的情感表达。

以下是这六种特定的人格障碍和 PD-TS 的诊断标准 A 和 B。所有的人格障碍都符合人格障碍一般诊断标准的 C 到 G。

反社会型人格障碍

反社会型人格障碍的典型特征是不遵守合法的和伦理的行为,以自我为中心,无情的缺少对他人的关心,伴有欺骗、不负责任、操控和/或冒险行为。如下所述,在身份、自我引导、共情和/或亲密感方面特征性的困难很明显,伴有对抗和脱抑制领域的特定的适应不良特质。

建议的诊断标准

A. 中度及以上的人格功能损害,表现为在 2 个或更多的下述 4 个领域中有特征性的困难:

1. **身份**:以自我为中心,自尊来自个人利益、权力或快乐。
2. **自我引导**:基于个人满足来制定目标,缺乏亲社会的内在标准,与不遵守合法的或文化上正常的伦理行为有关。
3. **共情**:缺少对他人的感觉、需要或痛苦的担忧,在伤害或虐待他人后缺少悔意。
4. **亲密感**:没有建立相互亲密关系的能力,将剥削作为与他人交往的主要手段,包括欺骗和强迫;使用强势和威胁来控制他人。

B. 6 个或更多的下述 7 个病理性人格特质:

1. **操控**(**对抗**的一个方面):频繁使用诡计来影响或控制他人,使用诱惑、魅力、花言巧语或奉承来达到自己的目的。
2. **无情**(**对抗**的一个方面):缺少对他人的感觉或问题的担忧,当自己对他人的行动造成负性或伤害的影响时,缺少内疚或悔意,攻击性,虐待。
3. **欺骗**(**对抗**的一个方面):不诚实和欺诈,对自我的失实陈述,当叙述事情时加以修饰或虚构。
4. **敌意**(**对抗**的一个方面):持续和频繁的愤怒感,作为对轻微的怠慢和侮辱的反应的愤怒或易激惹,刻薄、令人生厌、报复行为。
5. **冒险行为**(**脱抑制**的一个方面):从事危险的、有风险的和潜在可能造成自我伤害的活动,是没有必要的也没有考虑到后果;容易无聊和不假思索地采取一些活动来抵抗无聊;缺少考虑自己的局限性和否认个人危险的现实。
6. **冲动**(**脱抑制**的一个方面):作为对即时刺激的反应的瞬间行动,没有计划或不考虑结果的瞬间行动,难以制订和遵守计划。
7. **不负责任**(**脱抑制**的一个方面):不遵守-不履行经济和其他责任或承诺;缺少尊重-缺少执行-协议和诺言。

注:个体至少为 18 岁。

标注如果是:

伴精神病态的特征。

标注：一种独特的变异型，通常被称为精神病态（或"原发性"精神病态），以缺少焦虑和害怕以及大胆的人际风格可能掩盖了适应不良的行为（例如，欺诈）为标志。这种精神病态的变异型特征性地表现为低水平的焦虑（负性情感领域）和退缩（分离领域）以及高水平的寻求关注（对抗领域）。高水平的寻求关注和低水平的退缩概括了精神病态的社交能力部分（过度自信/强势），而低水平的焦虑概括了对压力的免疫部分（情绪的稳定性/韧性）。

除了精神病态的特征，人格特质和人格功能的标注可用来记录其他人格特征，它可能出现在反社会型人格障碍中但不是诊断所需的。例如，负性情感的特质（例如，焦虑），它不是反社会型人格障碍的诊断标准（参见诊断标准 B），但在恰当的时候可以被标注。而且，尽管中度及以上的人格功能损害是诊断反社会型人格障碍所需要的（诊断标准 A），但人格功能的水平也可以被标注。

回避型人格障碍

回避型人格障碍的典型特征是回避社交情境和在与感觉不称职和能力不足相关的人际关系方面的抑制，焦虑性沉湎于负性评价和排斥，并害怕被取笑或感到窘迫。如下所述，在身份、自我引导、共情和/或亲密感方面特征性的困难很明显，伴有负性情感和分离领域的特定的适应不良特质。

建议的诊断标准

A. 中度及以上的人格功能损害，表现为在两个或更多的下述 4 个领域中有特征性的困难：

1. **身份**：与自我评价为社交无能，没有个人吸引力，或低人一等有关的低自尊；过度的羞愧感。
2. **自我引导**：与不情愿的追求目标、个人冒险或从事涉及人际接触的新活动有关的行为的不现实的标准。
3. **共情**：沉湎于和对批评或拒绝很敏感，与将他人的观点作为负性的扭曲推断有关。
4. **亲密感**：不情愿地与人打交道，除非肯定自己被喜欢；因为害怕被羞辱或被取笑，在亲密关系中互动减少。

B. 3 个或更多的下述 4 个病理性人格特质，其中之一必须是 1. 焦虑：

1. **焦虑**（**负性情感**的一个方面）：强烈的不安、紧张或恐慌的感觉，经常是对社交情境的反应；担忧过去不愉快的经历的负性影响以及未来的负性事件的可能性；对不确定性感到害怕、忧虑或被威胁；害怕受窘。
2. **退缩**（**分离**的一个方面）：在社交情境沉默寡言，回避社交接触和活动，对社交接触缺少主动性。
3. **快感缺失**（**分离**的一个方面）：缺少对生活经历的享受、参与或能量；感到快乐或对事情感兴趣的能力方面有缺陷。
4. **回避亲密**（**分离**的一个方面）：回避密切的或浪漫的关系、人际依赖和亲密的性关系。

标注: 在诊断为回避型人格障碍的个体中,发现有相当异质性的额外的人格特质。特质和人格功能水平的标注可以用来记录那些可能出现在回避型人格障碍中额外的人格特征。例如,其他负性情感特征(例如,抑郁、分离的不安全感,顺从、多疑、敌意),它不是回避型人格障碍的诊断标准(参见诊断标准 B),但在恰当的时候可以被标注。而且,尽管中度及以上的人格功能损害是诊断回避型人格障碍所需要的(诊断标准 A),但人格功能的水平也可以被标注。

边缘型人格障碍

边缘型人格障碍的典型特征是自我形象、个人目标、人际关系和情感的不稳定,伴有冲动、冒险行为和/或敌意。如下所述,在身份、自我引导、共情和/或亲密感方面特征性的困难很明显,伴有负性情感、对抗和/或脱抑制领域的特定的适应不良特质。

建议的诊断标准

A. 中度及以上的人格功能损害,表现为在 2 个或更多的下述 4 个领域中有特征性的困难:

1. **身份:** 显著贫乏的、发展不良的或不稳定的自我形象,经常与过度的自我批评有关;慢性的空虚感;在压力下的分离状态。
2. **自我引导:** 在目标、志向、价值观或生涯规划方面的不稳定。
3. **共情:** 识别他人的感受和需要的能力受损,与人际关系过度敏感有关(例如,容易感到被怠慢或被侮辱);对他人的感受选择性地倾向负性的归因或缺陷。
4. **亲密感:** 强烈的、不稳定的和冲突的密切关系,以不信任、需求、沉湎于真实的或想象的被抛弃的焦虑为标志;密切关系经常被极端地认为是理想化的和没有价值的,以及在过度参与和退缩之间交替。

B. 4 个或更多的下述 7 个病理性人格特质,其中之一必须是 5. 冲动、6. 冒险行为或 7. 敌意:

1. **情绪不稳定(负性情感**的一个方面): 不稳定的情绪体验和频繁的心境改变;很容易被唤起的、强烈的和/或与事件和情况不成比例的情绪。
2. **焦虑(负性情感**的一个方面): 强烈的不安、紧张或恐慌的感觉,经常是对人际关系压力的反应;担忧过去不愉快的经历的负性影响以及未来的负性事件的可能性;对不确定性感到害怕、忧虑或被威胁;害怕崩溃或失控。
3. **分离的不安全感(负性情感**的一个方面): 害怕被伴侣拒绝和/或与其分离,与害怕过度依赖和完全失去自主性有关。
4. **抑郁(负性情感**的一个方面): 频繁地感到低落、悲惨和/或绝望,很难从这样的心境中恢复过来,对未来感到悲观,有泛化的羞愧感,感到自我价值低人一等，自杀的想法和自杀行为。

5. **冲动**（**脱抑制**的一个方面）：作为对即时刺激的反应的瞬间行动，没有计划或不考虑结果的瞬间行动，难以制订和遵守计划。有紧迫感和在情绪痛苦时有自残行为。
6. **冒险行为**（**脱抑制**的一个方面）：从事危险的、有风险的和潜在可能造成自我伤害的活动，是没有必要的也没有考虑到后果；缺少考虑自己的局限性和否认个人危险的现实。
7. **敌意**（**对抗**的一个方面）：持续和频繁的愤怒感，作为对轻微的怠慢和侮辱的反应的愤怒或易激惹。

标注：特质和人格功能水平的标注可以用来记录那些可能出现在边缘型人格障碍中额外的人格特征，它不是诊断所需要的。例如精神质的特征（例如，认知和感知失调）不是边缘型人格障碍的诊断标准（参见诊断标准 B），但在恰当的时候可以被标注。而且，尽管中度及以上的人格功能损害是诊断边缘型人格障碍所需要的（诊断标准 A），但人格功能的水平也可以被标注。

自恋型人格障碍

自恋型人格障碍的典型特征是易变的和脆弱的自尊，企图通过关注和寻求承认来进行自我调整，伴有明显的或隐秘的夸大。如下所述，在身份、自我引导、共情和/或亲密感方面特征性的困难很明显，伴有对抗领域的特定的适应不良特质。

建议的诊断标准

A. 中度及以上的人格功能损害，表现为在两个或更多的下述 4 个领域中有特征性的困难：
   1. **身份：**在自我定义和自尊心调节方面过度参照他人，对自我评价夸张性的抬高或贬低或在两个极端之间摇摆，情绪调节反映了自尊心的波动。
   2. **自我引导：**目标设定基于获得他人的认同，个人标准不合理地高是为了使自己特别优秀，或是基于应得的权利感而将标准制定得过低，经常意识不到自己的动机。
   3. **共情：**对他人的感觉和需要的认知或识别能力受损；过度迎合他人的反应，但只有感到与自己相关时；高估或低估自己对他人的影响。
   4. **亲密感：**人际关系在很大程度上是肤浅的，为服务于自尊调节而存在；互动受限于对他人的经历几乎没有真正的兴趣，主要是考虑个人利益的需要。

B. 同时具有下述病理性人格特质：
   1. **夸大**（**对抗**的一个方面）：公开的或隐秘的某种应得的权利感，以自我为中心，有自己优于他人的坚定信念，自认为高他人一等。
   2. **寻求关注**（**对抗**的一个方面）：过度努力地吸引他人的关注或成为他人注意

的焦点，寻求赞赏。

标注：特质和人格功能水平的标注可以用来记录那些可能出现在自恋型人格障碍中额外的人格特征，它不是诊断所需要的。例如，其他的对抗特质(例如，操控、欺骗、无情)不是自恋型人格障碍的诊断标准(参见诊断标准 B)，但当更泛化的对抗性特征(例如，"恶性自恋")存在时，可以被标注。其他的负性情感特质(例如，抑郁、焦虑)可以被标注来记录更"脆弱"的表现。而且，尽管中度及以上的人格功能损害是诊断自恋型人格障碍所需要的(诊断标准 A)，但人格功能的水平也可以被标注。

强迫型人格障碍

强迫型人格障碍的典型特征是难以建立和维持密切的关系，伴有机械的完美主义，缺乏弹性和受限的情感表达。如下所述，在身份、自我引导、共情和/或亲密感方面特征性的困难很明显，伴有负性情感和/或分离领域的特定的适应不良特质。

建议的诊断标准

A. 中度及以上的人格功能损害，表现为在 2 个或更多的下述 4 个领域中有特征性的困难：
   1. **身份**：自我感主要来自于工作和工作成效；受限的强烈情绪的体验和表达。
   2. **自我引导**：难以完成任务和实现目标；与机械的和不合理的、高的、没有弹性的内在行为标准有关；过于尽责和过高的道德姿态。
   3. **共情**：难以理解和欣赏他人的主意、感觉和行为。
   4. **亲密感**：关系被视作次于工作和工作成效；机械和固执负性地影响与他人的关系。

B. 3 个或更多的下述 4 个病理性人格特质，其中之一必须是 1. 机械的完美主义：
   1. **机械的完美主义**[**极端尽责**的一个方面与(**脱抑制**相反)]：机械地坚持每件事情都没有瑕疵、完美以及没有错误和缺点，包括自己和他人的表现；牺牲时效以确保每个细节的正确性；坚信做事情只有一种正确的方式；难以改变主意和/或观点；沉湎于细节、组织和次序。
   2. **固执**(**负面情感**的一个方面)：在行为已经没有功能或失效的情况下，还继续这项任务；尽管反复失败还继续同样的行为。
   3. **回避亲密**(**分离**的一个方面)：回避密切的或浪漫的关系、人际依赖和亲密的性关系。
   4. **情感受限**(**分离**的一个方面)：对唤醒情绪的情境几乎没有反应；受限的情绪体验和表达；漠视或冷漠。

标注：特质和人格功能水平的标注可以用来记录那些可能出现在强迫型人格障碍中额外的人格特征，它不是诊断所需要的。例如，其他的负性情感的特质(例如，焦虑)，它不是强迫型人格障碍的诊断标准(参见诊断标准 B)，但在恰当的时候可以

被标注。而且，尽管中度及以上的人格功能损害是诊断强迫型人格障碍所需要的（诊断标准 A），但人格功能的水平也可以被标注。

分裂型人格障碍

分裂型人格障碍的典型特征是社交和密切关系的能力受损，在认知、感受和行为方面是古怪的，它与扭曲的自我形象和不一致的个人目标有关，伴有多疑和受限的情感表达。如下所述，在身份、自我引导、共情和/或亲密感方面特征性的困难很明显，伴有精神质和分离领域的特定的适应不良特质。

建议的诊断标准

A. 中度及以上的人格功能损害，表现为在 2 个或更多的下述 4 个领域中有特征性的困难：

1. **身份**：在自我和他人之间模糊的界限；扭曲的自我概念；情绪表达经常与背景或内在体验不一致。
2. **自我引导**：不现实的或不一致的目标；没有明确的一套内在标准。
3. **共情**：显著的难以理解自己的行为对他人的影响；频繁地误解他人的动机和行为。
4. **亲密感**：在发展密切关系方面显著的损害，与不信任和焦虑有关。

B. 4 个或更多的下述 6 个病理性人格特质：

1. **认知和感知失调**（**精神质**的一个方面）：奇怪或不寻常的思维过程；模糊的、详细的、隐喻的、啰唆的或刻板的思维或言语；在不同的感觉方式中奇怪的感觉。
2. **不寻常的信念和体验**（**精神质**的一个方面）：思维方式和现实感的观点被他人认为是古怪的或特殊的；不寻常的现实感体验。
3. **古怪**（**精神质**的一个方面）：怪异的、不寻常的或古怪的行为或外表；讲一些不寻常的和不恰当的事情。
4. **情感受限**（**分离**的一个方面）：对唤醒情绪的情境几乎没有反应；受限的情绪体验和表达；漠视或冷漠。
5. **退缩**（**分离**的一个方面）：偏好喜欢独处甚于和他人在一起；在社交情境沉默寡言；回避社交接触和社会活动；缺少对社交接触的启动。
6. **多疑**（**分离**的一个方面）：预期或对人际恶意和伤害的迹象高度敏感；怀疑他人的忠诚和忠心；被迫害感。

标注：特质和人格功能水平的标注可以用来记录那些可能出现在分裂型人格障碍中额外的人格特征，它不是诊断所需要的。例如，负性情感的特质（例如，抑郁和焦虑）不是分裂型人格障碍的诊断标准（参见诊断标准 B），但在恰当的时候可以被标注。而且，尽管中度及以上的人格功能损害是诊断分裂型人格障碍所需要的（诊断标准 A），但人格功能的水平也可以被标注。

特定特质型人格障碍

建议的诊断标准

A. 中度及以上的人格功能损害，表现为在2个或更多的下述4个领域中有特征性的困难：
   1. **身份**。
   2. **自我引导**。
   3. **共情**。
   4. **亲密感**。

B. 一个或更多的病理性人格特质领域或在这个领域内的特定特质方面，考虑下述所有领域：
   1. **负性情感**(相对于情绪稳定)：频繁的和强烈的高水平的广泛的负性情绪体验(例如，焦虑、抑郁、内疚/羞愧、担忧、愤怒)及其行为(例如，自我伤害)以及人际的表现(例如，依赖)。
   2. **分离**(相对于外向性)：回避社交情感体验，包括从人际的退缩，从偶尔的日常的与朋友的互动到亲密关系，以及受限的情感体验和表达，特别是有限的快乐的能力。
   3. **对抗**(相对于随和)：这些行为使个体容易与他人产生分歧，包括夸大的自我重要性的感觉，伴随着期望得到特殊对待，对他人无情地厌恶，包括对他人的需要和感觉无觉知，以及容易利用他人为自己的个人目的服务。
   4. **脱抑制**(相对于尽责)：取向于立即的满足，导致被目前的想法、感觉和外在刺激驱动的冲动行为，没有考虑到过去的经验和未来的后果。
   5. **精神质**(相对于清醒)：表现出广泛的与文化不一致的怪异的、古怪的或不寻常的行为和认知，包括过程(例如，感知和分离)和内容(例如，信念)。

亚型：因为人格特征沿着多个特质维度持续变化，PD-TS综合的潜在表现被包括在适应不良的人格特质变异DSM-5维度模型(参见表3，第765页)。因此，PD-TS不需要被划分亚型，取而代之的是提供了构成人格的描述性元素，它们以经验的模型排列。这一排列使临床工作者能够根据每一个体的人格障碍的概貌描述，考虑到人格特质变异的五个广泛领域，选取这些领域的描述性特征来描绘个体的特性。

标注：个体特定的人格特征总是被记录在诊断标准B中，所以描述个体人格特征的组合构成了每一个案例的标注。例如，两个个体都特征性地表现为情绪易变、敌意和抑郁，可能不同在于第一个个体特征性地额外表现为无情而第二个个体则没有。

人格障碍评分方法

六种人格障碍中的每一种的诊断标准A四项中的任意两项的需求，是基于最大化诊断标准与其对应的人格障碍的关系。诊断标准 B 的阈值也是基于经验制定以最小化来自 DSM-Ⅳ的该障碍的患病率的改变，与其他人格障碍的重叠，以及最大化与功能损害的关系。作为结果的诊断标准在不同严重程度的人格功能方面的核心损害，以及在病理性人格特质群方面，代表了临床上有用的人格障碍伴有高的可信度。

人格障碍诊断

那些符合六种人格障碍之一的，有人格功能和适应不良的人格特质的损害模式的个体，应该被诊断为人格障碍。如果个体除了诊断所需的特质以外，还有一个或几个显著的与临床相关的人格特质（例如，参见自恋型人格障碍），则这些可以被注解为标注。人格功能或特质的模式明显不同于六种特定人格障碍中的任一个，则应该被诊断为 PD-TS。因此，个体可以没有达到诊断标准 A 或 B 所需的数量，有某个人格障碍的阈值下的临床表现。个体可能有人格障碍类型的特征的混合或一些特征对某种人格障碍来说都不典型，则需要更精确地考虑为混合的或非典型的临床表现。对于 PD-TS，特定的人格功能方面的损害水平和那些描述个体人格的病理性人格特质，可以通过使用人格功能水平量表（表 2）和病理性特质分类表（表 3）来特定。目前，偏执型、分裂样、表演型和依赖型人格障碍的诊断被包括在 PD-TS 的诊断中；它们也被中度及以上的人格功能方面的损害来定义，也被相关的病理性人格特质的组合来特定。

人格功能水平

如大多数的人类趋势，人格功能是连续性分布的。其功能和适应性的核心是个体的特征性的关于理解自己和他人互动的思维方式。最佳功能的个体有着复杂的、全面的和良好整合的心理世界，包括大多数正性的、有意志力的和适应的自我概念；丰富的、广阔的和适当的、调节的情绪生活；以及成为社会中有成效的成员，伴有交互的和令人满意的人际关系。在此连续性相反的一端，有严重人格病理的个体有着贫乏的、混乱的和/或冲突的心理世界，包括脆弱的、不清晰的和适应不良的自我概念；倾向于负性的、调节不良的情绪；以及对适应性的人际功能和社会行为的能力有缺陷。

自我与人际功能的维度定义

在评估人格精神病理中目前的和未来的功能失调方面，广泛的严重程度是最重要的单个预测指标。人格障碍最特征性地表现为广泛的人格严重程度的连续性，伴有额外的、来自于人格障碍症状群和人格特质的具体的风格因素。同时，人格精神病理的核心是关于自我和人际关系的观念和感觉的损害；该观点与多个人格障碍理论及其研究基础相一致。人格功能水平量表的组成成分——身份、自我引导、共情和亲密度（参见表 1）——是描述人格功能连续性的核心。

自我和人际关系的精神表现是相互影响、紧密相关的，影响了与精神卫生专业人士互动的性质,并对治疗的效率和结果有显著的影响,强调了评估个体特征性的自我概念以及对待他人和关系的观点的重要性。尽管在自我和人际功能方面的紊乱程度是连续性分布的,但是对于临床特征、治疗计划和预后而言,考虑功能损害的水平是有用的。

人格功能水平评级

临床工作者使用人格功能水平量表(LPFS)能够选择最能密切地捕捉目前总的人格功能损害水平。评级对于人格障碍的诊断是必需的(中度及以上的损害),对于有任一种人格障碍的个体,在给定的时间点上,它被用来特定损害的严重程度。LPFS也可以用作没有具体人格障碍诊断的人格功能的整体预测指标,或在人格损害对于人格障碍的诊断而言处于阈下的情况。

人格特质

定义与描述

替代模式的诊断标准B涉及被分为五个领域的人格特质的评估。*人格特质*是一种感觉、感受、行为和思维的倾向,这些特质的表达方式在不同时间和不同情境是相对持续的。例如,有高*焦虑*水平人格特质的个体倾向于非常容易*感到焦虑*,包括大多数人感到镇静和放松的情况。与有低水平焦虑特质的个体相比,有高焦虑水平特质的个体更频繁地*感受*到许多情境会诱发焦虑,并且有高水平特质的个体倾向于采取*行动*来回避那些他们认为会使他们焦虑的情境。因此,与其他人相比,他们倾向于认为这个世界更容易诱发焦虑。

重要的是,有高焦虑水平人格特质的个体在全部时间内和所有情境中并不总是焦虑的。个体的特质水平在生命周期中可以并且的确会改变。一些改变是广泛的并且反映了成熟度(例如,与老年人相比,青少年的冲动特质水平一般较高),而其他改变则反映了个体的生活经历。

人格特质的维度:所有个体都能够在特质的维度上被定位,即人格特质在不同程度上适用于每一个人,而不是存在与不存在的问题。并且人格特质包括在第三部分的模式中被确定的那些,存在于谱系的两极之间。例如,与无情的特质相反的是共情和善良的倾向,即使在大多数人都不这样感受的情况下。因此,尽管在第三部分这种特质被称为*无情*,因为维度的这一极是主要焦点,它应该被完整地描述为*无情相对于善良*。而且,与它相反的一极可以被识别,并且可能并不是在所有情况下都适应良好(例如,极端善良的个体会允许自己反复地被其他不良分子所利用)。

人格的分级结构:一些特质的术语相当特定(例如,"健谈"),描述了一个范围很窄的行为,而其他术语则可能较宽泛(例如,分离),它特征性地描述了范围广泛的行为倾向。宽泛的特质维度被称为*领域*,特定的特质维度被称为*方面*。人格特质的领域包括容易共同出现的更特定的人格*方面*的谱系。例如,退缩和快感缺乏是分离这一特质领域中特定的特质方面。尽管在人格特质方面有一些跨文化的变异，但由它们组成的宽泛的特质领域在不同文化中是相对稳定的。

人格特质的模型

第三部分的人格特质系统包括五个人格特质变异的宽泛领域：负性情感（相对于情绪稳定）、分离（相对于外向性）、对抗（相对于随和）、脱抑制（相对于尽责）和精神质（相对于清醒），以及 25 个特定的人格特质方面。表 3 提供了所有人格领域和人格方面的定义。这五个宽泛的领域是被广泛验证的和重复的人格模式的五个领域，被称为“五大类”或人格的五因素模型（FEM）的适应不良的变异型，也类似于人格精神病理的五个领域（PSY-5）。特定的 25 个方面包括了因为其临床相关性而被选择的人格方面的清单。

尽管特质模式聚焦于与精神病理有关的人格特质，但是作为这些特质相反一极的健康的、适应的和韧性的人格特质被标注在括号内（即情绪稳定、外向性、随和、尽责、清醒）。它们的存在在很大程度上缓解了精神障碍的影响，并促进了应对以及从创伤性损伤和其他躯体疾病中的恢复。

区别特质、症状与特定行为

尽管特质并非一成不变，而是随着生命周期而改变，但与症状和特定行为相比，它们表现出相对的持续性。例如，一个人可能在特定时间由于特定原因表现出冲动行为（例如，一个很少冲动的人突然决定花大量金钱在一个特定物品上，因为这是一个购买独特价值的物品的机会），但只有当这些行为随着不同的时间和情况聚集起来，如区分个体之间的行为模式，它们才反映特质。而且非常重要的是要认识到，即使是冲动的人也并不是在所有时间都表现得很冲动。特质是一种趋势或倾向于某种特定行为，而特定行为是一种特质的实例或表现。

类似地，特质可以与大多数症状相区别，因为症状倾向于时好时坏而特质则相对稳定。例如，有较高抑郁水平的个体更可能经历抑郁障碍的发作以及表现出这些障碍的症状（例如，注意力难以集中）。然而，即使是那些有抑郁倾向特质的患者，通常也是在可区别的心境紊乱发作之间循环，以及特定的症状，例如，倾向于与特定发作相一致的时好时坏的注意力难以集中，所以它们不能作为特质定义的一部分。然而重要的是，症状和特质两者都能够被干预，以及许多针对症状的干预可以影响长期的人格功能模式，它们可以通过人格特质来捕获。

DSM-5 第三部分人格特质模式的评估

第三部分多维度的人格特质模式的临床实用性，是因为它能够聚焦于每一个个体的人格变异的多个相关领域。第三部分人格特质模式的临床应用涉及所有五个列在表 3 中的宽泛的人格领域，而不是聚焦于确认一个或只有一个最佳的诊断标签。人格的临床方法类似于临床医学中众所周知的系统性回顾。例如，一个个体的主诉可能聚焦于特定的神经系统症状，然而在初始评估中，临床工作者仍然应该系统地回顾所有相关系统(例如,心血管、呼吸、胃肠道)的功能,以便不遗漏功能损害的重要方面和相应的有效治疗的机会。

第三部分人格特质模式的临床使用是类似的。初始评估需要回顾所有五个宽泛的人格领域。系统性回顾可以通过使用正式的心理测评工具来促进,这些工具被设计来测量人格的特定方面和领域。例如,在 DSM-5 中使用的人格特质模式被称为 DSM-5 人格量表(PID-5),它可以通过患者自我报告的方式来完成,也可以通过非常了解患者的知情者(例如配偶)来完成。详细的临床评估可能包括收集所有患者和知情者对人格特质模式 25 个方面的报告资料。然而,如果由于时间或其他限制而不可行,当只需要对患者一般的(相对于详细的)描述时,聚焦于五个领域的评估是可以接受的临床选择(参见 PD-TS 的诊断标准 B)。然而,如果基于人格的问题是治疗的焦点,那么评估个体的特质方面和领域就非常重要了。

由于人格特质在人群中是连续分布的,判断一种特定特质是否升高(因此对于诊断而言是有用的)的方法包括将个体的人格特质水平与人群常模相比较和/或临床判断。如果特质是升高的,即正式的心理测评和/或访谈资料支持升高的临床判断,那么它就被考虑为符合第三部分人格特质的诊断标准 B。

多维度的人格功能和特质模型的临床应用

障碍和特质的构建,每一个都在预测重要的、先前的(例如,家族史、儿童虐待史)、目前的(例如,功能损害、药物使用)和未来的(例如,住院,企图自杀)变量方面提供价值。DSM-5 在人格功能和病理性人格特质方面的损害,每一个都独立地在残疾程度;自残风险,暴力和犯罪;推荐治疗类型和强度;以及预后方面帮助临床决定——所有重要的精神疾病诊断的应用方面。显然,了解个体的人格功能水平及其病理特质概貌,可以帮助临床工作者掌握更多的信息,除了人格障碍以外,它在制订治疗计划和预测许多精神障碍的病程和后果方面也很有价值。因此,对人格功能和病理性人格特质的评估是相关的,无论个体有无人格障碍。

表 2 人格功能水平量表

	自我		人际	
损害水平	身份	自我引导	共情	亲密感
0——几乎没有或没有损害	有持续的独特的自我觉知,维持角色恰当的边界; 有一致和自我调节的正性自尊,伴有准确的自我评价; 能够体验、耐受和调节所有情绪	制定和追求那些基于现实的个人能力和评估的合理目标; 使用恰当的行为标准,在多个领域能够得到满足感; 能够反思和做出内在体验的建设性的意义	在大多数情况下,能够准确理解他人的体验和动机; 即使不同意,也能理解和欣赏他人的观点; 能够觉知自我的行动对他人的影响	在个人和社区生活中,维持多个满意的和持久的关系; 渴望且参与多个关怀的、密切的、交互的关系; 努力以合作、互利和弹性的方式对很多其他人的观点、情绪和行为做出反应

续表

表 2 人格功能水平量表

	自我		人际	
损害水平	身份	自我引导	共情	亲密感
1——一些损害	有相对完整的自我感，当经历强烈的情绪和精神痛苦时，在边界的清晰度方面有一些下降； 自尊有些降低，过度挑剔或一些扭曲的自我评价； 强烈的情绪可能是痛苦的，伴有情绪体验的范围受限	过度的目标导向，有时没有目标或目标有冲突； 可能有不现实的或与社会不匹配的个人标准，限制了满足感的一些方面； 能够反思内在体验，但可能过分强调单一形式的（例如，智力的、情绪的）自我知识	在欣赏和理解他人体验的能力方面有一些损害，可能倾向于认为他人有不合理的期待或控制欲； 尽管能够考虑和理解不同的观点，但抵抗这样做； 关于自己的行为对他人的影响的觉知不一致	在个人和社区生活中，能够建立持久的关系，在深度和满意度方面有一些局限； 能够形成和渴望形成亲密而交互的关系，但在有意义的表达方面可能是抑制的，如果发生强烈的情绪或冲突，有时会受到限制； 合作可能被不现实的目标抑制，在尊敬和对其他人的观点、情绪和行为的反应方面有一些能力上的局限
2——中度损害	过度依赖他人对身份的定义，伴有损害的边界描述； 有脆弱的自尊，它被关于外部评价的夸大的担忧所控制，伴有被肯定的愿望； 有不完整或低人一等的感觉，伴有代偿性的膨胀的或气馁的自我评价； 情绪调节是基于正性的外部评价； 对自尊的威胁可能引起强烈的情绪，例如，愤怒或羞愧	目标更经常是一个获得外部肯定的方法，而不是自我形成的，因此可能缺少一致性和/或稳定性； 个人标准可能不合理地高（例如，需要特别的或取悦他人）或低（例如，与主流的社会价值不一致），满足感因为缺少真实感而受到损害； 反思内在体验的能力受损	对他人的体验过度调和，但只是关于感受到的、与自我相关的部分； 过度自我标榜，欣赏和理解他人体验，以及考虑替代观点的能力显著受损； 普遍不能觉知或不担忧自己的行为对他人的影响，或不现实地评价自己的影响	能够形成或渴望形成个人和社区生活中的关系，但联结可能在很大程度上是肤浅的； 亲密关系主要基于符合自我调节和自尊的需求，伴有不现实的期待，能够被他人完全理解； 倾向于不认为关系是交互的，以及合作主要是基于个人获益

续表

表 2　人格功能水平量表

	自我		人际	
损害水平	身份	自我引导	共情	亲密感
3——重度损害	脆弱的自主/自控感,缺少身份的体验或空虚感。边界的定义是不良的或机械的:过度认同他人,过度强调独立于他人,或在这两者间摇摆。 脆弱的自尊很容易被事件影响,自我形象缺少一致性。自我评价不详细:自我厌恶、自我夸大,或没有逻辑的、非现实的组合。 情绪可能快速转换,也可能体现为一种慢性的、固着的绝望感。	难以构建和/或达成个人目标。行为的内在标准是不清晰的或矛盾的。生活被体验为无意义的或危险的。 反思和理解自己精神过程的能力显著受损	考虑和理解他人的想法、感受和行为的能力显著受限;可发现他人体验的非常特定的方面,特别是弱点和痛苦。 普遍不能考虑替代的观点;感到被不同的意见或替代的观点高度地威胁。 混淆或不觉知自己的行动对他人的影响;经常对他人的想法和行为感到困惑,并且频繁地误解他人有破坏性的动机	有一些渴望去形成社区和个人生活中的关系,但维持正性的、持久关系的能力显著受损。 关系是基于强烈的信念,相信与他人亲近是绝对需要的,和/或预期会被他人抛弃或虐待。 关于涉及他人的亲密感觉在"害怕/排斥"和"强烈地渴望联结"之间交替。 几乎没有相互关系:考虑他人时主要是考虑"他们对自己的影响(负性或正性)";合作的努力经常由于感受到来自他人的轻视而被破坏
4——极严重损害	独特的自我体验和自控/自主感实际上是缺乏的,或是围绕着感受到的外部的迫害而组织的;与他人的边界是混淆的或缺乏的。 有脆弱或扭曲的自我形象,很容易被与他人的互动所威胁;自我评价显著扭曲或混淆。 情绪与背景或内在体验不一致。 愤恨和攻击是主要的情感,尽管他们是否认的且归因于他人	想法与行动区分不良,因此制定目标的能力严重受损害,目标不现实或不一致。 行为的内在标准实际上是缺失的。 真正的满足感实际上是不可想象的。 完全不能建设性地反思自己的体验。不能认识到个人的动机和/或体验外在的动机为自我的	完全不能考虑和理解他人的体验和动机。 对他人观点的关注实际上是缺失的(关注是过度警觉的,聚焦于满足需要和回避伤害)。 社交互动可能是混淆的和失定向的	渴望附属是局限的,因为毫无兴趣或预期到被伤害,与他人的互动是分离的、无组织的或持续负性的。 关系几乎总是被概念化为能够提供舒适或引起疼痛和痛苦的能力。 社交的/人际行为不是交互性的,而是寻求满足基本的需求或逃避痛苦

表 3 **DSM-5 人格障碍特质领域和方面的定义**

领域(相反极)和方面	定义
负性情感(相对于情绪稳定)	频繁而强烈的体验,高水平的、广泛的负性情绪(例如,焦虑、抑郁、内疚/羞愧、担忧、愤怒)和它们的行为(例如,自我伤害)以及人际(例如,依赖)表达
情绪易变	情绪体验和心境的不稳定性,容易被唤醒,强烈的和/或与事件和环境不成比例的情绪
焦虑	作为对不同情境的反应的不安、紧张或恐慌感,频繁地担忧过去不愉快的经历的负性影响以及未来的负性事件的可能性;对不确定性感到害怕、忧虑;预期将发生最坏的事情
分离的不安全感	害怕由于被重要的他人排斥而孤独和/或与其分离,是基于在躯体和情感上对自我照顾的能力缺乏信心
顺从	使自己的行为适应那些实际的或感受到的他人的兴趣和渴望,即使这样做与自己的兴趣、需要或渴望背道而驰
敌意	持续或频繁的愤怒感;作为对微小的轻视和侮辱的反应的愤怒或易激惹;低劣的、下流的、报复的行为。也可参见"对抗"
固执	执着于任务或在行为已经没有功能或失效的情况下,还继续特定的做事方式。持续进行同样的行为,不顾及反复的失败或已有明确的理由要求停止
抑郁	参见"分离"
多疑	参见"分离"
受限的情感(缺少)	这一方面的缺少,特征性地表现为低水平的负性情感。相关定义可参见"分离"。
分离(相对于外向性)	回避社交情感体验,包括从人际的退缩(从偶尔的、日常的与朋友的互动到亲密关系),以及受限的情感体验和表达,特别是有限的快乐的能力
退缩	偏好喜欢独处胜于和他人在一起,在社交情境中沉默寡言,回避社交接触和社会活动,缺少对社交接触的启动
回避亲密	回避密切的或浪漫的关系、人际依赖和亲密的性关系
快感缺失	在日常生活体验中不享受、不参与或没有能量。感到快乐和对事物感兴趣的能力有缺陷
抑郁	感到低落、悲惨和/或绝望,很难从这样的心境中恢复过来,对未来感到悲观,有泛化的羞愧和/或内疚,感到自我价值低人一等,自杀的想法和自杀行为
受限的情感	对情绪唤醒的情境几乎没有反应,受限的情绪体验和表达,在正常的互动情境中淡漠和冷漠
多疑	预期或对人际恶意和伤害的迹象高度敏感,怀疑他人的忠诚和忠心,感觉被他人不公正地对待、利用和/或迫害
对抗(相对于随和)	这些行为使个体容易与他人产生分歧,包括夸大的自我重要性的感觉,伴随着期望得到特殊对待;对他人无情地厌恶,包括对他人的需要和感觉无觉知,以及容易利用他人为自己的个人目的服务

续表

表 3 **DSM-5 人格障碍特质领域和方面的定义**

领域(相反级)和方面	定义
操控	频繁使用诡计来影响或控制他人;使用诱惑、魅力、花言巧语或奉承来达到自己的目的
欺骗	不诚实和欺诈,对自我的失实陈述,当叙述事情时加以修饰或虚构
夸大	相信自己优于他人以及值得被特殊对待,以自我为中心,应得的权利感,俯视他人
寻求关注	从事能够引起注意和使自己成为他人的关注和赞赏的焦点的行为
无情	缺少对他人的感觉或问题的担忧;当自己对他人的行动造成负性或伤害的影响时,缺少内疚或悔意
敌意	参见"负性情感"
脱抑制(相对于尽责)	取向于立即的满足,导致被目前的想法、感觉和外在刺激驱动的冲动行为,没有考虑到过去的经验和未来的后果
不负责任	不遵守、不履行经济和其他责任或承诺;缺少尊重、执行协议和诺言;对他人的财产粗心大意
冲动	作为对即时刺激的反应的瞬间行动;没有计划或不考虑结果的瞬间行动;难以制订和遵守计划;在情绪痛苦时,有紧迫感和自我伤害行为
随境转移	难以专注和聚焦于任务;注意力容易被额外的刺激转移,难以维持聚焦于目标的行为:包括计划和完成任务
冒险	没有必要的也没有考虑到后果的从事危险的、有风险的和潜在可能造成自我伤害的活动;缺少考虑自己的局限性和否认个人危险的现实,鲁莽地追求目标而不顾所涉及风险的水平
机械的完美主义(缺少)	机械地坚持每件事情都完美、没有瑕疵以及没有错误和缺点,包括自己和他人的表现;牺牲时效以确保每个细节的正确性;坚信做事情只有一种正确的方式;难以改变主意和/或观点;沉湎于细节、组织和次序;缺少这一方面,特征性地表现为低水平的脱抑制
精神质(相对于清醒)	表现出广泛的与文化不一致的怪异的、古怪的或不寻常的行为和认知,包括过程(例如,感知和分离)和内容(例如,信念)
不寻常的信念和体验	相信自己拥有不寻常的能力,例如,读心、心灵遥感、思想—行动融合;不寻常的现实感体验,包括幻觉样体验
古怪	怪异的、不寻常的或古怪的行为或外表和/或言语;有奇怪的和不可预测的想法;讲一些不寻常的和不恰当的事情
认知和感知失调	奇怪或不寻常的思维过程和体验,包括人格解体、现实解体和分离体验,混合的睡眠-觉醒状态体验,思维控制的体验

需要进一步研究的状况

鼓励未来研究的一些状况的建议的诊断标准，包含在这些研究诊断标准中特定的条目、阈值和时间是通过专家的共识来制定的——也参考了可获得的文献回顾、资料再分析和现场试验的结果——意图为那些对研究这些障碍感兴趣的科研人员和临床工作者提供共同的语言。希望这类研究能够让行业更好地理解这些状况，以及影响 DSM 未来版本中这些障碍可能的位置。DSM-5 工作委员会和负责制定每一个建议的诊断标准的工作组都仔细地回顾并听取了来自本领域的和普通民众的意见。工作委员会认为尚没有充足的证据支持将这些建议包含在第二部分正式的精神障碍诊断标准中。这些建议的诊断标准并不是意图用于临床使用，只有在 DSM-5 第二部分中的诊断标准和障碍被正式认可并用于临床目的。

轻微精神病综合征

建议的诊断标准

A. 下述症状中至少 1 项以轻微的形式存在，伴有相对完整的现实检验能力，症状足够严重或频繁而需要临床关注：

1. 妄想。
2. 幻觉。
3. 言语紊乱。

B. 在过去的 1 个月内，症状必须至少每周出现 1 次。

C. 在过去的 1 年内，症状必须开始或加重。

D. 对于个体而言，症状是充分痛苦和致残的而需要临床关注。

E. 症状不能够更好地用其他精神障碍来解释，包括抑郁或双相障碍伴有精神病性特征，以及不能归因于物质的生理效应或其他躯体疾病。

F. 不符合任一种精神病性障碍的诊断标准。

诊断特征

如诊断标准 A 所定义的，轻微精神病综合征是精神病样但低于完全的精神障碍的诊断阈值。与精神障碍相比，其症状不那么严重、更短暂，且自知力相对保留。轻微精神病综合征的诊断需要存在与功能损害有关的精神病理，而不是长期的特质病理。精神病理不会进展到完全的精神病的严重程度。轻微精神病综合征是一种基于病理表现、功能损害和痛苦的障碍。体验和行为的改变能够被个体和/或他人注意到,表明了精神状态的改变(即症状足够严重或频繁而需要临床关注)(诊断标准 A)。轻微的妄想(诊断标准 A1)可能有多疑/被害观念的内容,包括被害的牵连观念。个体可能有戒备和不信任的态度。当妄想是中度严重时,个体认为他人不可信任,可能是高度警觉或感觉他人有恶意。当妄想是重度的但仍然在轻微的范围内,个体有松散组织的关于危险或敌意的企图的信念,但其妄想没有诊断精神病性障碍所必需的固定的性质。在访谈中的戒备行为可能妨碍收集信息。现实检验能力和视角可以通过非确定的证据来询问,但仍有将世界看作敌意和危险的强烈倾向。轻微的妄想可以是夸大的内容,表现为不现实的超级能力感。当妄想是中度严重时,个体认为自己是有天赋的、有影响力的或特别的。当妄想是重度时,个体的超级能力的信念经常使朋友疏远,使亲属担忧。认为自己很特别的想法经常导致不现实的计划和投资,而关于这些态度的怀疑可以通过持续的询问和对质来得出。

轻微的幻觉(诊断标准 A2)包括感、知觉方面的改变,通常是听觉的和/或视觉的。当幻觉是中度严重时,声音和影像通常不成形(例如,阴影、痕迹、光晕、杂音、低语),被体验为不寻常的或困惑的。当幻觉是重度时,这些体验变得更生动和频繁(即反复的错觉和幻觉会吸引注意力并影响思维和专注)。这些感知的异常可能扰乱其行为,但对现实感的怀疑仍然能被诱导出来。

紊乱的沟通(诊断标准 A3)表现为奇怪的言语(含糊、隐喻、啰唆、刻板),没有焦点的讲话(混淆的、混乱的,太快或太慢,用错词,不相关的上下文,跑题),讲话绕弯(详细的、离题的)。当紊乱是中度严重时,个体经常进入不相关的话题但对澄清问题很容易做出回应。讲话可能很怪异但可以被理解。在中度严重的水平上,讲话变得绕弯和详细。而当紊乱是重度时,如果没有外部引导,个体则难以说到点子上(离题)。在重度严重的水平上,一些思维阻滞和/或关联松散可能偶尔出现,特别是在个体有压力时,但在定向的问题上可以使对话迅速恢复结构和组织。

个体意识到精神状态和/或关系的变化正在发生。他可能维持对精神病样体验的合理的自知力,通常能够意识到改变的感知不是真实的,并且神奇的观念是不能令人信服的。个体必须感到痛苦和/或在社交或角色功能方面的表现受损(诊断标准 D),个体或对其负责的他人必须注意到这些变化或表达担忧从而寻求临床服务。

支持诊断的有关特征

个体可能经历神奇的想法,感知的偏差,难以集中注意力,有一些思维或行为的紊乱,过度多疑,焦虑,社交退缩和睡眠-觉醒周期的破坏。认知功能的损害和阴性症状经常被观察到。有轻微精神病综合征的人群与正常对照组的神经影像学的变异模式,类似于精神分裂症与正常对照组的区别但没有那么严重。然而,神经影像学的资料在个体水平上是不能用于诊断的。

患病率

轻微精神病综合征的患病率尚不清楚。诊断标准 A 中的症状在没有寻求帮助的人群中是常见的，约 8%—13%的个体有幻觉体验和妄想式思维。对于轻微精神病综合征，男性看似稍多。

发展与病程

轻微精神病综合征的起病通常始于青春期的中晚期或成年人早期。在此之前可能有正常的发育，或有认知功能的损害，阴性症状和/或社会发育损害的证据。在寻求帮助的群体中，一年后约 18%、三年后约 32%进展到有症状并符合精神病性障碍的诊断标准。在一些案例中，该综合征可以过度为抑郁障碍或双相障碍伴有精神病性特征，但发展成精神分裂症谱系障碍更常见。该诊断看似最适用于 15—35 岁的个体。长期的病程还没有被描述超过 7—12 年。

风险与预后因素

气质的：能够预测轻微精神病综合征的预后因素还没有被确定地描述，但存在阴性症状、认知功能损害和功能不良都与不良的结果和增加的转变成精神病的风险有关。

遗传与生理的：精神病家族史使有轻微精神病综合征的个体增加了发展成完全的精神病性障碍的风险。结构性、功能性和神经化学性的影像学资料与转变成精神病的风险增加有关。

轻微精神病综合征的功能性后果

许多个体可能经历功能性损害。即使症状减轻，社交和角色功能方面的轻到中度损害可能持续存在。有该诊断的个体中显著的一部分随着时间而改善，许多个体则继续有轻度症状和损害，以及许多其他个体会完全恢复。

鉴别诊断

短暂精神病性障碍：当轻微精神病综合征的症状最初出现时，它们可能与短暂精神病性障碍的症状相似。然而，在轻微精神病综合征中，症状并不会超过精神病的阈值，并且现实检验能力/自知力保持完整。

分裂型人格障碍：尽管分裂型人格障碍有一些症状特征与轻微精神病综合征的症状相似，但它是一种相对稳定的特质障碍，并不符合轻微精神病综合征的基于状态的表现(诊断标准 C)。此外，分裂型人格障碍的诊断需要有广泛的症状，尽管在其临床表现的早期阶段它可能与轻微精神病综合征相似。

抑郁或双相障碍：在时间上局限于重性抑郁障碍或双相障碍发作期的现实感扭曲，是这些障碍的特征性表现，但不符合轻微精神病综合征的诊断标准 E。例如，低自尊感或归因于他人的低评价，在重性抑郁障碍的背景下，不能诊断为共病的轻微精神病综合征。

焦虑障碍：在时间上局限于焦虑障碍发作期的现实感扭曲，是焦虑障碍的特征性表现，但不符合轻微精神病综合征的诊断标准 E(例如，感觉到成为不想要的关注的焦点，在社交焦虑障碍的背景下，不能诊断为共病的轻微精神病综合征)。

双相Ⅱ型障碍：在时间上局限于躁狂或轻躁狂发作期的现实感扭曲，是双相障碍的特征性表现，但不符合轻微精神病综合征的诊断标准 E(例如，自尊心膨胀，在持续讲话的压力感和睡眠需求减少的背景下，不能诊断为共病的轻微精神病综合征)。

边缘型人格障碍：同时伴有边缘型人格障碍的现实感扭曲，是其特征性表现，但不符合轻微精神病综合征的诊断标准 E(例如，感觉到不能体验情感，在强烈地害怕真正的或想象的被抛弃和反复自残的背景下，不能诊断为共病的轻微精神病综合征)。

青春期的适应反应：轻度的、短暂的症状是正常发育的典型表现，与所经历的压力程度相一致，不能诊断为轻微精神病综合征。

非患病人群感知偏差和神奇想法的极限：当现实感扭曲与痛苦和功能损害，以及需要照顾无关时，应该强烈考虑该诊断的可能性。

物质/药物所致的精神病性障碍：物质使用在症状符合轻微精神病综合征诊断标准的个体中是常见的。当精神病性症状非常明显且在时间上与物质使用期相关，也不符合轻微精神病综合征的诊断标准 E，则应给予物质/药物所致的精神病性障碍的诊断。

注意缺陷/多动障碍：有注意力损害的历史不能排除目前的轻微精神病综合征的诊断。早期的注意力损害可能是前驱状况或共病的注意缺陷/多动障碍。

共病

有轻微精神病综合征的个体经常经历焦虑和/或抑郁。一些有轻微精神病综合征诊断的个体将进展为其他诊断，包括焦虑、抑郁、双相和人格障碍。在这样的案例中，那些与轻微精神病综合征诊断有关的精神病理被认为是其他障碍的前驱期而不是共病的状况。

抑郁发作伴短暂轻躁狂

建议的诊断标准

整个生命周期中至少有一次符合下述诊断标准的重性抑郁发作：

A. 在同一个 2 周时期内，出现 5 个(或更多)的下列症状，表现出与先前功能相比不同的变化，其中至少 1 项是 1. 心境抑郁或 2. 丧失兴趣或愉悦感。(**注：**不包括那些能够明确归因于其他躯体疾病的症状。)

1. 几乎每天大部分时间都心境抑郁，既可以是主观的报告(例如，感到悲伤、空虚、无望)，也可以是他人的观察(例如，表现流泪)。(**注：**儿童和青少年，可能表现为心境易激惹。)

2. 几乎每天或每天的大部分时间,对于所有或几乎所有的活动兴趣或乐趣都明显减少(既可以是主观体验,也可以是观察所见)。
3. 在未节食的情况下体重明显减轻或体重增加(例如,一个月内体重变化超过原体重的5%),或几乎每天食欲都减退或增加。(**注**:儿童则可表现为未达到应增体重。)
4. 几乎每天都失眠或睡眠过多。
5. 几乎每天都精神运动性激越或迟滞(由他人观察所见,而不仅仅是主观体验到的坐立不安或迟钝)。
6. 几乎每天都疲劳或精力不足。
7. 几乎每天都感到自己毫无价值,或过分地、不适当地感到内疚(可以达到妄想的程度),(并不仅仅是因为患病而自责或内疚)。
8. 几乎每天都存在思考或注意力集中的能力减退或犹豫不决(既可以是主观的体验,也可以是他人的观察)。
9. 反复出现死亡的想法(而不仅仅是恐惧死亡),反复出现没有特定计划的自杀观念,或有某种自杀企图,或有某种实施自杀的特定计划。

B. 这些症状引起有临床意义的痛苦或导致社交、职业或其他重要功能方面的损害。

C. 该障碍不能归因于某种物质的生理效应,或其他躯体疾病。

D. 该障碍不能更好地用分裂情感性障碍来解释,不能叠加在精神分裂症、精神分裂症样障碍、妄想障碍或其他特定的或未特定的精神分裂症谱系及其他精神病性障碍之上。

整个生命周期中至少有两次轻躁狂发作,它包括下述诊断标准的症状,但其病程(至少2天但少于连续的4天)短于轻躁狂发作的诊断标准。诊断标准的症状如下:

A. 有明显异常的、持续性的高涨、扩张或心境易激惹,或异常的、持续的活动增多或精力旺盛。

B. 在心境障碍、精力旺盛或活动增加的时期内,存在3项(或更多)以下症状(如果心境仅仅是易激惹,则为4项),并持续地表现出与平常行为相比明显的变化,且达到显著的程度:

1. 自尊心膨胀或夸大。
2. 睡眠的需求减少(例如,仅仅睡了3小时,就感到休息好了)。
3. 比平时更健谈或有持续讲话的压力感。
4. 意念飘忽或主观感受到思维奔逸。
5. 自我报告或被观察到的随境转移(即注意力太容易被不重要或无关的外界刺激所吸引)。
6. 有目标的活动增多(社交的、工作或上学的,或性活动)或精神运动性激越。
7. 过度地参与那些痛苦的结果可能性高的活动(例如,无节制地购物,轻率的性行为,愚蠢的商业投资)。

C. 这种发作伴有明确的功能改变,这些改变在没有症状时不是个体的特征。

D. 心境紊乱和功能改变能够被其他人观察到。

E. 这种发作没有严重到引起社交或职业功能方面的显著损害或需要住院。如果有精神病性特征,根据定义,这种发作应为躁狂。

F. 这种发作不能归因于某种物质的生理效应(例如,滥用的毒品、药物或其他治疗)。

诊断特征

有短暂轻躁狂的个体曾经历至少一次重性抑郁发作,以及至少两次 2—3 天的符合轻躁狂发作诊断标准(除了症状的病程)的发作。这些发作有充足的强度被分类为轻躁狂发作,但不符合 4 天的病程要求。症状达到显著的程度,使个体的正常行为出现明显的变化。

有一次轻躁狂发作和一次重性抑郁发作的个体,无论目前轻躁狂症状的病程,根据定义,都应被诊断为双相Ⅱ型障碍。

支持诊断的有关特征

经历过短暂轻躁狂和重性抑郁发作的个体,有增加的与物质使用障碍的共病,以及更多的双相障碍的家族史,它与有重性抑郁障碍的个体相比,与有双相障碍的个体更相似。

已经发现在有短暂轻躁狂的个体和有双相障碍的个体之间存在差别。有双相障碍的个体的工作损害较大,发作的平均次数较多。与有轻躁狂发作的个体相比,有短暂轻躁狂的个体表现得较不严重,包括较少的心境易变性。

患病率

短暂轻躁狂的患病率尚不清楚,因为该诊断标准与本手册一样是新的。然而,使用一个略有不同的诊断标准,估计短暂轻躁狂出现在约 2.8%的人群中(与轻躁狂或躁狂出现在 5.5%的人群中相比)。短暂轻躁狂可能更常见于女性,这些女性可能表现出更多的非典型抑郁的特征。

风险与预后因素

遗传与生理的: 在有短暂轻躁狂的个体中,躁狂的家族史是普通人群的 2—3 倍,但与有躁狂或轻躁狂的个体相比,不到半数。

自杀风险

与健康的个体相比,有短暂轻躁狂的个体有更多的自杀企图,但并没有患有双相障碍的个体那么高。

短暂轻躁狂的功能性后果

与短暂轻躁狂有关的具体的功能损害尚未完全确定。然而研究表明，与有双相障碍的个体相比，有该障碍的个体的工作损害较少。但是，与有重性抑郁障碍的个体相比，有更多共病的物质使用障碍，特别是酒精使用障碍。

鉴别诊断

双相Ⅱ型障碍：双相Ⅱ型障碍的特征是至少有 4 天的轻躁狂症状，而短暂轻躁狂的特征是有持续 2—3 天的轻躁狂症状。一旦个体经历一次轻躁狂发作(4 天或更长)，则应诊断并保持为双相Ⅱ型障碍，不管未来轻躁狂发作的时间。

重性抑郁障碍：重性抑郁障碍也特征性地表现为一生中至少一次重性抑郁发作。然而，一生中至少额外存在两次 2—3 天的轻躁狂症状，则应诊断为短暂轻躁狂而不是重性抑郁障碍的诊断。

重性抑郁障碍伴混合特征：重性抑郁障碍伴混合特征和短暂轻躁狂都特征性地表现为存在一些轻躁狂症状和一次重性抑郁发作。然而，重性抑郁障碍伴混合特征表现为轻躁狂的症状与重性抑郁发作同时出现，而有短暂轻躁狂的个体经历了阈下的轻躁狂和完全的重性抑郁，可以在不同的时间出现。

双相Ⅰ型障碍：双相Ⅰ型障碍与短暂轻躁狂的区别在于一生中至少有一次躁狂发作，与轻躁狂发作相比，它更长(至少一周)、更严重(引起更多的社会功能损害)。那些涉及精神病性症状或需要住院的发作(任何时间)，根据定义应诊断为躁狂发作而非轻躁狂发作。

环性心境障碍：环性心境障碍特征性地表现为周期性的抑郁症状和周期性的轻躁狂症状，但一生中有一次重性抑郁发作，则可排除环性心境障碍的诊断。

共病

短暂轻躁狂与完全的轻躁狂发作类似，与普通人群相比，与更高的焦虑障碍和物质使用障碍的共病率有关。

持续性复杂丧痛障碍

建议的诊断标准

A. 个体经历了与他有密切关系的人的死亡。

B. 自从死亡发生，至少有一种下述症状，其出现的天数多于没有症状的天数，并达到有临床意义的程度，在丧痛的成年人案例中，这些症状在死亡发生后持续至少 12 个月，而在丧痛的儿童中则持续至少 6 个月：

  1. 持续地思念/想念死者。在年幼的儿童，思念可能表现在游戏和行为中，包括那些与照料者或其他依恋者分离及团聚时的行为。
  2. 对死亡的反应，表现为强烈的悲伤和情绪上的痛苦。

3. 沉湎于死者。
4. 沉湎于死亡的情况。在年幼的儿童中,沉湎于死者可以通过游戏的主题和行为来表达,也可以扩展到沉湎于其他与其关系密切的人的可能死亡。

C. 自从死亡发生,至少有6种下述症状,其出现的天数多于没有症状的天数,并达到有临床意义的程度。在丧痛的成年人案例中这些症状在死亡发生后持续至少12个月,而在丧痛的儿童中则持续至少6个月:

对死亡的反应性痛苦

1. 明显难以接受死亡。在儿童中,它是基于儿童理解死亡的含义和永久性的能力。
2. 对丧失经历不相信或情感麻木。
3. 对死者难以产生正面的追忆。
4. 与丧失相关的怨恨和愤怒。
5. 自己与死者或死亡的相关性方面适应不良的评价(例如,自责)。
6. 过度回避丧失的提示物(例如,回避与死者有关的人、地点或情境;在儿童中,可能包括回避与死者有关的想法和感觉)。

社交/身份的破坏

7. 渴望死亡以便与死者在一起。
8. 自从死亡发生后,难以信任他人。
9. 自从死亡发生后,感到孤独或与其他个体的分离。
10. 感到没有死者的生活是没有意义的或空虚的,或者感到没有死者自己就无法生活。
11. 混淆了个体在生活中的角色,或减少了个体的身份感(例如,感到自己的一部分随着死者死去了)。
12. 自从丧失后,就难以或不愿意追求自己感兴趣的事情或计划未来(例如,交友、活动)。

D. 该障碍引起有临床意义的痛苦,或社交、职业或其他重要功能方面的损害。
E. 该丧痛反应与文化、宗教或年龄匹配的常模相比是不成比例的或不一致的。

标注如果是:

伴创伤性丧痛: 由于杀人或自杀并且伴有沉湎于死亡的创伤性性质所致的持续性痛苦的丧痛(经常是对丧痛的提示物的反应),包括死者最后的瞬间,痛苦和残害损伤的程度,或死亡的恶意或故意的性质。

诊断特征

持续性复杂丧痛障碍只有在与丧痛者有密切关系的人死亡12个月(或儿童为6个月)以上才能诊断(诊断标准A)。这一时间框架用于区分正常的悲痛与持续性丧痛。该状况通常包括对死者的持续性思念/想念(诊断标准B1),可能伴有强烈的悲伤和频繁的哭泣(诊断标准B2)或沉湎于死者(诊断标准B3)。个体也可能沉湎于死者的死亡方式(诊断标准B4)。

还需要有6种额外的症状:包括明显难以接受死亡(诊断标准C1)(例如,继续为逝者准备三餐),不相信个体已经死亡(诊断标准C2)关于死者的痛苦的回忆,(诊断标准C3),对丧失的愤怒(诊断标准C4),自己与死者或死亡的相关性方面适应不良的评价(诊断标准C5),过度回避丧失的提示物(诊断标准C6)。个体也可能报告有死亡的欲望,因为他们希望与死者在一起(诊断标准C7);不信任他人(诊断标准C8);感到孤立(诊断标准C9);相信没有死者生活就没有意义或没有目标(诊断标准C10);体验到身份感的减少,感到自己的一部分已经死去或失去(诊断标准C11);或难以参与活动、追求关系或计划未来(诊断标准C12)。

持续性复杂丧痛障碍需要有临床意义的痛苦或心理社会功能的损害(诊断标准D)。悲痛的性质和严重程度必须超出相关的文化场所、宗教团体或发育阶段的预期常模(诊断标准E)。尽管在悲痛如何表达方面存在差异,但持续性复杂丧痛障碍的症状可以出现在两性及不同的社会和文化群体中。

支持诊断的有关特征

一些有持续性复杂丧痛障碍的个体体验到关于死者的幻觉(听幻觉或视幻觉),他们可以短暂地感受到死者的存在(例如,看到死者正坐在喜欢的椅子上)。他们也可能出现不同的躯体主诉(例如,消化系统主诉、疼痛、疲劳),包括死者曾经历过的症状。

患病率

持续性复杂丧痛障碍的患病率约为2.4%—4.8%。该障碍在女性中比在男性中更常见。

发展与病程

持续性复杂丧痛障碍可以发生在任何年龄,开始于1岁后。在完全的综合征出现之前尽管可以有数月或数年的延迟,但症状通常在死亡后的最初数月内开始出现。尽管悲痛反应通常在丧痛后立即出现,但这些反应不能诊断为持续性复杂丧痛障碍,除非症状持续超过12个月(儿童为6个月)。

年幼的儿童可能将主要照料者的丧失体验为创伤性的,因为照料者的缺乏可能对儿童的应对机制产生紊乱的影响。在儿童中,痛苦可以表现在游戏和行为中,或发育的退行,以及焦虑或在分离和团聚时的抗议行为。分离的痛苦在较年幼的儿童中可能是主要的,而社交/身份的痛苦及共病抑郁的风险在较年长的儿童和青少年中表现增多。

风险与预后因素

环境的: 对死者生前的依赖性越强及死亡的是儿童,则持续性复杂丧痛障碍的风险越高。在照料者的支持方面的紊乱会增加儿童丧痛的风险。

遗传与生理的: 丧痛的个体是女性时,发生该障碍的风险增加。

文化相关的诊断问题

持续性复杂丧痛障碍的症状可在跨文化的场所中观察到,但悲痛的反应可以以文化特定的方式来表现。该障碍的诊断要求持续的严重的反应超出悲痛反应的文化常模,以及不能更好地用文化特定的哀悼仪式来解释。

自杀风险

有持续性复杂丧痛障碍的个体频繁地报告自杀观念。

持续性复杂丧痛障碍的功能性后果

持续性复杂丧痛障碍与工作和社交功能的损害有关,以及存在有害健康的行为(例如,香烟和酒精的使用增加)。它也与发生严重躯体疾病的风险增加有关,包括心血管疾病、高血压、癌症、免疫缺陷和生活质量降低。

鉴别诊断

正常的悲痛: 持续性复杂丧痛障碍通过丧痛对象死亡后存在严重的悲痛反应持续至少 12 个月(或儿童为 6 个月)来与正常的悲痛相鉴别。只有当悲痛反应的严重水平在死亡后持续至少 12 个月且妨碍了个体的生活能力时,才能给予持续性复杂丧痛障碍的诊断。

抑郁障碍: 持续性复杂丧痛障碍,重性抑郁障碍和持续性抑郁障碍(恶劣心境)均有悲伤、哭泣和自杀想法。然而,重性抑郁障碍和持续性抑郁障碍可以与持续性复杂丧痛障碍共有抑郁的心境,但后者特征性地表现为聚焦于丧失。

创伤后应激障碍: 作为创伤性死亡后果的经历丧痛的个体,可能发展为创伤后应激障碍和持续性复杂丧痛障碍。两者均包含侵袭性的想法和回避。然而,创伤后应激障碍的侵袭性想法围绕着创伤性事件,而持续性复杂丧痛障碍的侵袭性回忆则聚焦于涉及与死者的关系方面的想法,包括许多关系的正性方面和分离的痛苦。在有持续性复杂丧痛障碍伴创伤性丧痛的个体中,痛苦的想法或感觉更多地与死亡的方式相关,伴有关于究竟发生了什么的痛苦的幻想。持续性复杂丧痛障碍和创伤后应激障碍两者均都包含对痛苦事件提示物的回避。然而,创伤后应激障碍的回避特征性地表现为持续回避内在和外在的创伤性经历的提示物,在持续性复杂丧痛障碍中沉湎于丧失和对死者的思念,而创伤后应激障碍则没有。

分离焦虑障碍: 分离焦虑障碍特征性地表现为与目前的依恋对象分离的焦虑,而持续性复杂丧痛障碍则涉及与死者分离的痛苦。

共病

最常见的持续性复杂丧痛障碍的共病是重性抑郁障碍,创伤后应激障碍和物质使用障碍。当死亡出现在创伤性或暴力的情况下,创伤后应激障碍更常与持续性复杂丧痛障碍共病。

咖啡因使用障碍

建议的诊断标准

一种有问题的咖啡因使用模式导致临床上显著的损害或痛苦，表现为在12个月内至少出现下列诊断标准中的前3个症状：

1. 有持续的欲望或失败的努力试图减少或控制咖啡因的使用。
2. 尽管认识到使用咖啡因可能会引起或加重持续的或反复的生理或心理问题，但仍然继续使用咖啡因。
3. 戒断，表现为下列2项之一：
   a. 特征性咖啡因戒断综合征。
   b. 咖啡因(或密切相关的物质)用于缓解或避免戒断症状。
4. 咖啡因的摄入经常比意图的量更大或时间更长。
5. 反复的咖啡因使用导致不能履行在工作、学校或家庭中的主要角色的义务(例如，与咖啡因使用或戒断相关的工作或上学反复迟到或缺勤)。
6. 尽管咖啡因使用引起或加重持续的或反复的社会和人际交往问题，但仍然继续使用咖啡因(例如，与配偶关于使用后果的争论、躯体疾病、花费)。
7. 耐受，通过下列2项之一来定义：
   a. 需要显著增加咖啡因的量以达到预期的效果。
   b. 继续使用同量的咖啡因会显著降低效果。
8. 大量的时间花在那些获得咖啡因、使用咖啡因或从其效果中恢复的必要活动上。
9. 对使用咖啡因有渴求或强烈的欲望。

咖啡因所致的物质依赖的诊断在已被世界卫生组织认可的ICD-10中。自从1994年DSM-Ⅳ发表以来，已经发表了大量的关于咖啡因依赖的研究，几次最近的回顾提供了目前对文献的分析。现在有充足的证据，将咖啡因使用障碍作为一种研究诊断被包括在DSM-5中以鼓励进一步的研究。对于咖啡因使用障碍的工作诊断被建议不同于其他物质使用障碍的诊断，反映了需要确认那些对于诊断精神障碍有充足的临床重要性的标准。将咖啡因使用障碍包括在DSM-5这一部分中的主要目的是刺激进一步的研究，它可以帮助确定咖啡因使用障碍诊断的可靠性、有效性和基于建议的诊断标准的患病率，需要特别注意将诊断和功能损害之间的相关性作为测试有效性的一部分。

咖啡因使用障碍建议的诊断标准反映了其诊断阈值的需求高于其他物质使用障碍的诊断标准。该阈值旨在防止过度诊断咖啡因使用障碍，由于在普通人群中，有高比例的习惯性但没有问题的日常咖啡因使用者。

诊断特征

咖啡因使用障碍特征性地表现为长期使用咖啡因，尽管有负性的躯体和/或心理的后果,仍然不能控制其使用。在普通人群的流行病调查中,14%的咖啡因使用者符合尽管有伤害但仍然使用的诊断标准,并且大多数人报告在过去的一年中有医生或咨询师曾劝他们停止或减少咖啡因的使用。归因于使用咖啡因的躯体和心理的问题包括心脏、胃、和泌尿问题以及焦虑、抑郁、失眠、易激惹和难以思考。在同一调查中,45%的咖啡因使用者报告有持续的欲望或失败的努力试图减少或控制咖啡因的使用,18%报告有戒断症状,8%报告有耐受,28%比预期使用的量更大,以及50%报告花费大量的时间使用咖啡因。此外,19%报告有不可抗拒的对咖啡因的强烈渴望,以及少于1%的报告咖啡因已经妨碍了社交活动。

在那些寻求治疗以戒掉有问题的咖啡因使用的个体中,88%报告先前已经严肃地企图调节咖啡因的使用,以及43%报告曾经被健康专业人士建议减少或杜绝咖啡因。93%报告有符合DSM-Ⅳ咖啡因依赖诊断标准的症状和体征,最常见的诊断标准是戒断(96%),持续的欲望或控制使用不成功(89%),以及尽管知道咖啡因引起的躯体和心理问题但仍然使用(87%)。最常见的想要调节咖啡因使用的原因是与健康相关(59%),以及不想依赖咖啡因欲望的(35%)。

DSM-5第Ⅱ部分"物质相关及成瘾障碍"一章中对咖啡因戒断的讨论提供了关于戒断的诊断标准特征的信息。已经被充分报告的是,习惯性咖啡因使用者在急性禁戒时可以经历被确切定义的戒断症状,而且许多咖啡因依赖的个体报告通过继续使用咖啡因来避免戒断症状。

患病率

咖啡因使用障碍在普通人群中的患病率尚不清楚。基于一般的DSM-Ⅳ-TR全部7项依赖的诊断标准,30%目前的咖啡因使用者符合DSM-Ⅳ咖啡因依赖的诊断标准。在过去的一年中,报告有3项或更多的依赖的诊断标准。当只有7项诊断标准中的4项时(上述3项建议的诊断标准再加上耐受),患病率看似降低到9%。因此,咖啡因使用障碍预期的患病率在日常咖啡因使用者中很可能低于9%。在普通人群中,规律性使用咖啡因者约为75%—80%,因此,估计的患病率低于7%。在有咖啡因使用问题高风险的规律性咖啡因使用者中(例如,高中生和大学生,药物治疗中的个体,有近期酒精或非法毒品滥用史的疼痛门诊的个体),约20%可能有符合诊断标准A中全部3项建议的诊断标准的使用模式。

发展与病程

那些使用模式符合咖啡因使用障碍诊断标准的个体有广泛的日常咖啡因的摄入量,可以是各种不同的含咖啡因的产品(例如,咖啡、软饮料、茶),以及药物的消费者。咖啡因使用障碍的诊断能够前瞻性地预测更高的咖啡因强化,以及更严重的戒断的发生率。

对咖啡因使用障碍尚没有在生命周期中纵向或跨界的研究。咖啡因使用障碍在青少年和成年人中均已被确定。咖啡因使用率和咖啡因使用的整体水平倾向于随着年龄而增加直到30岁早中期,然后趋于平稳。咖啡因使用障碍的年龄相关因素尚不清楚，尽管在青少年和年轻成年人中通过使用含咖啡因的能量饮料所致的过度咖啡因使用的担忧在增加。

风险与预后因素

遗传与生理的： 重度咖啡因使用，咖啡因耐受，以及咖啡因戒断的遗传性的范围从35%—77%。对于咖啡因使用，酒精使用，以及吸烟这3种物质使用而言，有共同的遗传因素（多物质使用），咖啡因使用（或重度使用）与饮酒和吸烟共享的遗传效应为28%—41%。咖啡因与烟草使用障碍有关，显著地被那些合法物质的独特的遗传因素所影响。咖啡因使用障碍标记物的遗传度看似与酒精和烟草使用障碍的标记物的遗传度类似。

咖啡因使用障碍的功能性后果

咖啡因使用障碍可以预测孕期更大程度的咖啡因使用。咖啡因戒断，咖啡因使用障碍的关键特征已经表现出在正常的日常生活中的功能损害。咖啡因中毒可能包括恶心和呕吐的症状，以及正常功能的损害。正常的日常活动的显著破坏可能出现在咖啡因禁戒中。

鉴别诊断

非问题的咖啡因使用： 非问题的咖啡因使用和咖啡因使用障碍的区别可能难以识别，因为社交的、行为的或心理的问题可能难以归因于该物质，特别是在同时使用其他物质的情况下。规律的、能够导致耐受和戒断的重度咖啡因使用是相对常见的，仅凭这些并不足以做出诊断。

其他兴奋剂使用障碍： 与其他兴奋性药物或物质的使用相关的问题可能与咖啡因使用障碍的特征类似。

焦虑障碍： 慢性重度咖啡因使用可以类似于广泛性焦虑障碍，而急性咖啡因使用则可能导致和类似于惊恐发作。

共病

咖啡因使用障碍可以与每日吸烟和家族或个人的酒精使用障碍史共病。咖啡因使用障碍的症状（例如，耐受，咖啡因戒断）可能与以下几种诊断正相关：重性抑郁，广泛性焦虑障碍，惊恐障碍，成年人反社会人格障碍，以及酒精、大麻和可卡因使用障碍。

网络游戏障碍

建议的诊断标准

持续的、反复的使用网络来参与游戏，经常与其他人一起游戏，导致临床显著的损害或痛苦，在12个月内表现为下述5个（或更多）标准：

1. 沉湎于网络游戏(个体想着先前的游戏活动或预期玩下一个游戏;网络游戏成为日常生活中的主要活动)。

   注:该障碍不同于网络赌博,后者被包括在赌博障碍中。
2. 当网络游戏被停止后出现戒断症状(这些症状通常被描述为烦躁、焦虑或悲伤,但没有药物戒断的躯体体征)。
3. 耐受,需要花费逐渐增加的时间来参与网络游戏。
4. 不成功地试图控制自己参与网络游戏。
5. 作为结果,除了网络游戏以外,对先前的爱好和娱乐失去兴趣。
6. 尽管有心理社会问题仍然继续过度使用网络游戏。
7. 关于网络游戏的量,欺骗家庭成员、治疗师或他人。
8. 使用网络游戏来逃避或缓解负性心境(例如,无助感、内疚、焦虑)。
9. 由于参与网络游戏,损害或失去重要的关系、工作或教育或职业机会。

   注:仅有非赌博性的网络游戏被包括在该障碍中。从事商业或职业活动需要的网络使用不包括在其中。该障碍也不包括旨在涉及其他娱乐或社交的网络使用。类似的,性网站也应被除外。

标注目前的严重程度:

基于对日常活动的破坏程度,网络游戏障碍可以是轻度、中度或重度。

有较轻度网络游戏障碍的个体可能表现较少的症状并对他们日常生活的破坏较少。而那些有严重网络游戏障碍的个体会花费更多的时间在电脑上,以及在人际关系或职业或就学的机会方面遭受更严重的损失。

亚型

到目前为止,网络游戏障碍的亚型尚未得到很好的研究。网络游戏障碍最常涉及特定的网络游戏,但也可能涉及非联网的电脑游戏,尽管对这些的研究更少。随着新游戏的开发和流行,偏好的游戏很可能随着时间而变化,尚不清楚与网络游戏障碍相关的行为和后果是否会随着游戏类型的不同而变化。

诊断特征

赌博障碍是目前被包括在 DSM-5 的物质相关及成瘾障碍中唯一的非物质相关的障碍。然而,还有其他行为障碍的表现类似于物质使用障碍和赌博障碍。“成瘾”一词通常用于非医学场所,在大量文献中,有一种情况是冲动性地玩网络游戏。据报道,网络游戏已经被中国政府定义为“成瘾”,并建立了治疗系统。有关这种情况治疗的报道已经出现在医学杂志上,绝大多数来自于亚洲国家,另外一些来自美国。

DSM-5 工作组回顾了 240 多篇文献,发现网络游戏与赌博障碍和物质使用障碍在行为上有很多相似性。然而,由于缺少标准的定义以及由此产生的患病率资料、文献的价值受到了限制,对这些案例的自然史的理解也往往缺失,无论是否经过治疗。这些文献描述了许多与物质成瘾的基础的相似性,包括耐受、戒断、不成功地反复努力减少或停止使用，以及正常功能的损害。而且，该障碍在亚洲国家发病率较高，在西方国家其次，所以有理由将其包括在 DSM-5 第三部分中。

网络游戏障碍有显著的公共卫生的重要性，而进一步的研究可能会逐渐找到证据使得网络游戏障碍（通常也被称为网络使用障碍、网络成瘾，或游戏成瘾）足以作为一种独立的障碍。如赌博障碍，应该有流行病学研究来确定患病率，临床病程，可能的遗传影响，潜在的生物学因素，例如，基于脑部的影像学资料。

网络游戏障碍是一种过度和长期的导致一组认知和行为症状的网络游戏模式，包括逐渐失去对游戏的控制、耐受，以及戒断症状，类似于物质使用障碍的症状。如物质相关障碍，有网络游戏障碍的个体持续坐在电脑前参与游戏活动而忽略其他活动。他们通常每天花费 8—10 小时或更长时间，每周至少 30 个小时来从事这些活动。如果被阻止使用电脑和回归游戏，他们会变得激越和愤怒。他们经常长时间不进食、不睡觉。正常的责任，例如，学校和工作，或家庭义务都被忽视。这种状况与使用网络的赌博障碍的区别在于没有输钱的风险。

网络游戏障碍的基本特征是持续和反复的参与电脑游戏，通常是团体游戏，持续许多小时。这些游戏涉及几组游戏者之间（经常在全球不同地区，所以游戏时间被独立的时区所支持）参与复杂的结构性活动，包括在游戏中显著的社交互动方面的竞争。团队方面看似是关键性的驱动力。试图引导个体做学校的功课或人际活动受到强烈的抵制。因此，个人、家庭或职业的追求被忽视。当这些个体被询问时，其给出的使用电脑的主要原因很可能是“避免无聊”而不是沟通或寻找信息。

与该状况相关的诊断标准的描述改编自中国的研究。在最佳诊断标准和阈值被确定之前，应该使用经验性的保守的定义，只有当 9 项诊断标准中有 5 项或更多时，才可以考虑该诊断。

支持诊断的有关特征

尚未确认与网络游戏障碍有关的一致的人格类型。一些作者描述了相关的诊断，例如，抑郁障碍、注意缺陷/多动障碍、强迫症。有冲动性网络游戏的个体已经证明通过接触网络游戏所触发的特定脑区域的激活，但不仅限于犒赏系统的结构。

患病率

由于使用不同的调查问卷、诊断标准以及阈值，网络游戏障碍的患病率尚不清楚，但看似在亚洲国家以及在 12—20 岁男性青少年中患病率最高。有大量的报道来自于亚洲国家，特别是中国和韩国，但较少来自欧洲和北美，从这些报告中估算出的患病率有高度的变异。有一个来自亚洲的研究使用 5 个诊断标准的阈值得出：在 15—19 岁的青少年中的时点发病率，男性为 8.4%，女性为 4.5%。

风险与预后因素

环境的：有互联网连接的允许接触各种游戏的电脑与网络游戏障碍最相关。

遗传与生理的：青少年男性看似发生网络游戏障碍的风险最大，已经被推测亚洲的环境和/或遗传背景是其他风险因素,但这一点仍然不清楚。

网络游戏障碍的功能性后果

网络游戏障碍可能导致学业失败、失业或婚姻破裂。冲动性游戏行为倾向于挤掉正常的社交、学术和家庭活动。学生可能会出现学习成绩下降,最终导致学业失败。家庭责任可能被忽视。

鉴别诊断

不涉及在线游戏的过度使用网络(例如,过度使用社交媒体,如脸书;在线观看色情内容)不考虑为与网络游戏障碍相似,未来的在其他的网络过度使用方面的研究需要遵守这里建议的类似的指南。过度在线赌博应给予额外的赌博障碍的诊断。

共病

由于冲动性游戏,健康可能被忽视。其他针对可能与网络游戏障碍有关,包括重性抑郁障碍、注意缺陷/多动障碍和强迫症。

与产前酒精接触有关的神经行为障碍

建议的诊断标准

A. 在妊娠期超过接触酒精的最低限度,包括在知道怀孕之前。妊娠期接触酒精的确认可能通过在孕期使用酒精的孕妇的自我报告、医疗或其他记录,或临床观察。

B. 损害的神经认知功能表现为下述 1 个或更多的症状:
  1. 整体智力表现的损害[即 IQ(智商)70 或以下,或在综合发育评估中标准得分为 70 或以下]。
  2. 执行功能损害(例如,计划和组织能力不良,缺乏弹性,行为抑制困难)。
  3. 学习能力损害(例如,学术成就低于其智力水平的预期,特定学习障碍)。
  4. 记忆损害(例如,记住最近学习的信息有困难,反复犯同样的错误,难以记住冗长的口头指示)。
  5. 视觉-空间逻辑的损害(例如,混乱的或组织不良的图画或构造,难以区分左右)。

C. 自我调节的损害表现为下述 1 个或更多的症状:
  1. 心境或行为调节方面的损害(例如,心境易变,负性情感或易激惹,频繁的行为爆发)。
  2. 注意缺陷(例如,难以转移注意力,难以持续的精神努力)。
  3. 冲动控制方面的损害(例如,难以等待排队,难以遵守规则)。

D. 适应功能方面的损害表现为下述 2 个或更多的症状,其中之一必须是 1 或 2:

1. 沟通缺陷(例如,延迟的掌握语言,难以理解口语)。
2. 社交沟通与互动方面的损害(例如,对陌生人过于友好,难以读取社交线索,难以理解社交后果)。
3. 日常生活技能方面的损害(例如,如厕、进食或洗浴能力的延迟,难以管理日常时间表)。
4. 运动技能方面的损害(例如,精细运动发育不良,粗大运动的发育标志延迟或持续的粗大运动功能方面的缺陷,协调和平衡方面的缺陷)。

E. 该障碍的起病(诊断标准 B,C,D 中的症状)出现在儿童期。

F. 该障碍引起有临床意义的痛苦,或社交、职业或其他重要功能方面的损害。

G. 该障碍不能更好地用于产后物质(例如,药物、酒精或其他毒品)使用有关的直接的生理效应,一般躯体疾病(例如,创伤性脑损伤、谵妄、痴呆),其他已知的致畸剂(例如,胎儿乙内酰脲综合征),遗传疾病[例如,威廉综合征(Williams)、唐氏综合征、德朗热综合征],或环境忽视来解释。

酒精是一种神经行为致畸剂,产前酒精接触可以对中枢神经系统发育以及后续功能产生致畸的影响。与产前酒精接触有关的神经行为障碍(ND-PAE)是一个新的术语,旨在包括广泛的与在子宫内接触酒精有关的神经发育障碍。目前的诊断指南允许在缺少和存在产前酒精接触的躯体影响(例如,面部畸形是诊断胎儿酒精综合征所需要的)的情况下,诊断为与产前酒精接触有关的神经行为障碍。

诊断特征

与产前酒精接触有关的神经行为障碍的基本特征是与产前酒精接触有关的神经认知、行为和适应功能方面损害的表现。记录损害可以基于过去的诊断评估(例如,心理或教育评估)或医疗记录,个体或知情者的报告和/或临床工作者的观察。

胎儿酒精综合征的临床诊断包括特定的产前酒精接触有关的面部畸形和生长迟缓,可以作为产前酒精接触的显著水平的证据。尽管动物和人体研究均已记录了低水平的饮酒的副作用,但是确定需要多少剂量的产前酒精接触才会对神经发育结果造成显著影响仍然是一个挑战。资料表明在知道妊娠之前和/或知道妊娠之后,超过最低限度的妊娠期酒精接触(例如,超过轻度饮酒)的历史可能是需要的。轻度饮酒被定义为在妊娠期每月饮酒 1—13 杯,任何一次饮酒不超过两杯。确定孕期饮酒的最小阈值需要考虑那些已知的影响接触和/或互动来影响发育后果的不同因素,包括产前的发展阶段,妊娠期吸烟,孕妇和胎儿的遗传因素,以及孕妇的躯体状态(即年龄、健康和其他产科问题)。

与产前酒精接触有关的神经行为障碍的症状包括显著的全面智力表现(IQ)的损害或下述任一领域的神经认知损害:执行功能、学习能力、记忆和/或视觉-空间逻辑。自我调节方面的损害是存在的,可能包括心境或行为调节方面的损害,注意缺陷,或冲动控制方面的损害。最后,适应功能方面的损害包括沟通缺陷,以及社交沟通和互动方面的损害。日常生活(自我帮助)技能方面的损害和运动技能方面的损害也可能存在。因为难以获得对非常年幼的儿童的神经认知功能的精确评估,所以延后诊断 3 岁及以下的儿童是恰当的。

支持诊断的有关特征

有关特征是基于年龄,接触酒精的程度,以及个体所处的环境而变化。个体可以被诊断为该障碍,无论什么社会经济或文化背景。然而,持续的产前酒精/物质滥用,父母的精神疾病,接触家庭或社会暴力,忽视或虐待,破坏的照顾关系,多次家庭外的安置,缺少医疗或精神卫生服务方面的连续性经常存在。

患病率

与产前酒精接触有关的神经行为障碍的患病率尚不清楚。然而,在美国,与产前酒精接触有关的临床疾病估计为 2%—5%。

发展与病程

在有产前酒精接触的个体中,中枢神经系统功能失调的证据随着发育阶段而变化。尽管在有产前酒精接触的年幼儿童中,约半数在生命的最初 3 年表现出明显的发育迟缓,而其他受产前酒精接触影响的儿童可能直到学前或学龄期才表现出中枢神经系统功能失调的迹象。此外,更高水平的认知过程(即执行功能)的损害经常与产前酒精接触有关,它可能在年龄稍长的儿童中更容易评估。当儿童到了学龄期,学习困难,执行功能损害,以及整合语言功能的困难通常会更清楚,而且社交技能缺陷和挑战性行为两者会变得更明显。特别是,当学业和其他要求变得更复杂时,更大的缺陷就会被注意到。基于此原因,学龄期代表着最可能诊断与产前酒精接触有关的神经行为障碍的年龄。

自杀风险

自杀是高风险的结果,在青春期晚期和成人期早期显著增加。

与产前酒精接触有关的神经行为障碍的功能性后果

在有与产前酒精接触有关的神经行为障碍的个体中,中枢神经系统功能失调经常导致适应功能下降,伴有终生后果的适应不良行为。受产前酒精接触影响的个体有较高的破坏性学业的经历,不良的雇佣记录、法律纠纷、被限制(法律的或精神病性的),以及依赖性的生活状况。

鉴别诊断

归纳为与产后物质使用有关的生理效应,其他躯体疾病,或环境忽视的障碍:其他考虑包括产后物质使用的生理效应,例如,药物、酒精或其他物质;由其他躯体疾病所致的障碍,例如,创伤性脑损伤或其他神经认知障碍[例如,谵妄、重度神经认知障碍(痴呆)]或环境忽视。

遗传与致畸的疾病：遗传疾病，例如，威廉综合征、唐氏综合征、德朗热综合征，以及其他致畸的疾病，例如，胎儿乙内酰脲综合征和孕妇苯丙酮尿症可能有相似的躯体和行为特征。需要仔细的产前接触史的回顾以澄清致畸剂，以及临床遗传学家的评估来区分与这些和其他遗传疾病有关的躯体特征。

共病

超过 90%有显著的产前酒精接触史的个体中，被确定有精神卫生问题。最常见的同时出现的诊断是注意缺陷/多动障碍，但研究表明有与产前酒精接触有关的神经行为障碍的个体在神经心理特征和他们对药物干预的反应方面有所不同。其他可能性较大的同时出现的障碍包括对立违抗障碍和品行障碍，但这些诊断的适当性应该在经常与产前酒精接触有关的一般智力和执行功能显著损害的背景下来考虑。心境症状，包括双相障碍和抑郁障碍的症状已经被描述。产前酒精接触史与晚期的烟草、酒精和其他物质使用障碍的风险增加有关。

自杀行为障碍

建议的诊断标准

A. 在过去 24 个月内，个体有一次自杀企图。

注：自杀企图是一个自我启动的系列行为，个体在启动时，期待这一系列的行动导致自身的死亡。“启动的时间”是指涉及应用该方法的行为发生的时间。

B. 该行动不符合非自杀性自我伤害的诊断标准——即不涉及那些指向躯体表面来诱发从负性感觉/认知状态中缓解，或获得正性的心境状态的自我伤害行为。

C. 该诊断不适用于自杀观念或准备行动。

D. 该行动不是在谵妄或意识模糊状态时启动。

E. 该行为的采取不仅是为了政治或宗教的目标。

标注如果是：

目前的：距上次自杀企图不超过 12 个月。

早期缓解：距上次自杀企图 12—24 个月。

标注

自杀行为经常基于使用方法的暴力来分类。通常，过量使用合法或非法的物质被认为是非暴力的方法，而跳楼、枪伤和其他方法则被认为是暴力的。另外的分类的企图维度是基于行为的医学后果，那些超出就诊于急诊室而需要住院的自杀行为被定义为高致命性。额外被考虑的维度还包括计划的程度相对于自杀企图的冲动性，这一特征可能有自杀企图的医疗结果的不同。

如果自杀行为出现在评估之前的 12—24 个月内，该状况可以被考虑为早期缓解期。个体仍有进一步的自杀企图和自杀企图后24个月内死亡的较高风险,以及该行为发生后12—24个月期间被特定为"早期缓解"。

诊断特征

自杀行为障碍的基本特征是自杀企图。自杀企图是指个体采取的行为,伴有至少一些死亡的意图。该行为可能导致也可能不导致损伤或严重的医疗后果。数个因素可能影响自杀企图的医疗后果,包括计划不周,缺少关于选择致死性方法的知识,较低的意图和矛盾心理,在自杀行为启动后被他人干预的机会。这些因素在做出诊断时不应被考虑在内。

确定意图的程度可能极具挑战性。个体可能不承认自杀意向,特别是在如果这样做将会导致住院或造成所爱的人的痛苦的情况下。自杀风险的标记物包括:计划的程度,包括时间和地点的选择以减小被救助和中断的机会;个体在发生该行为时的精神状态,急性激越状态特别令人担忧;近期出院;或近期心境稳定剂的停药,例如,锂盐;或在精神分裂症的案例中停用抗精神病性药物,例如,氯氮平。环境"触发"的例子包括最近得知的潜在致死性的医疗诊断,例如,癌症,突然和意外的失去近亲或伴侣,失业,或无家可归。相反,例如与他人谈论未来的事情或准备签署安全合同则是自杀风险低的指征。

个体必须有至少一次自杀企图才符合该诊断标准。自杀企图可能包括那些在启动自杀企图后个体改变主意或被他人干预的自杀行为。例如,个体可能意图吞食一定量的药物或毒物,但在服用全部剂量之前自己停止或被他人阻止。如果个体在启动该行为之前被他人说服或改变了主意,则不应给予该诊断。该行动必须不符合非自杀性自我伤害的诊断标准,即不涉及意图诱发其从负性感觉/认知状态中缓解或获得正性心境状态的反复的(在过去的12个月内至少5次)自我伤害的发作。该行动不能在谵妄或意识模糊状态时启动。如果个体在启动该行动之前故意喝醉来减轻预期的焦虑以及减少对意图行为的干扰,则应给予该诊断。

发展与病程

自杀行为可能出现在生命周期的任何阶段,但很少出现在5岁以下的儿童中。在青春期前的儿童中,其自杀行为经常由父母禁止的行为组成,因为有发生意外的风险(例如,坐在窗台上)。约25%—30%曾企图自杀的个体将制造更多的企图。自杀企图在其频率,方法和致命性方面有显著差异。然而,这与在其他疾病中观察到的结果并无不同,例如,重性抑郁障碍,其发作的频率,发作的亚型,以及每次发作导致的损害都是显著变异的。

文化相关的诊断问题

自杀行为在不同文化中有频率和形式的变异。文化的差异可能是由于能够得到的方法所致(例如,在发展中国家使用杀虫剂中毒,在美国的西南部的枪伤),或存在文化特定的综合征(例如,神经发作,在有些拉丁人群可能会导致与企图自杀非常相似的行为或可能会促进自杀企图)。

诊断标记物

作为自杀企图后果的实验室异常通常很明显。那些导致失血的自杀行为可伴有贫血,低血压或休克。药物过量可以导致昏迷或迟钝,以及有关的实验室异常,例如,电解质紊乱。

自杀行为障碍的功能性后果

躯体疾病(例如,裂伤或骨骼创伤,心肺不稳定,呕吐物吸入和窒息,作为使用对乙酰氨基酚后果的肝功能衰竭)可能作为自杀行为的后果出现。

共病

自杀行为经常在各种不同的精神障碍的背景下被观察到,最常见的是双相障碍、重性抑郁障碍、精神分裂症、分裂情感性障碍、焦虑障碍(特别是与灾难性内容有关的惊恐障碍,PTSD 的闪回)、物质使用障碍(特别是酒精使用障碍)、边缘型人格障碍、反社会型人格障碍、进食障碍,以及适应障碍。自杀行为极少表现在没有明显的病理的个体中,除非是因为非常痛苦的躯体疾病而意图引起注意,由于政治或宗教的原因想成为烈士,或是与伴侣有自杀协议,这两种情况不应给予该诊断,或第三方知情者希望隐瞒该行为的性质。

非自杀性自我伤害

建议的诊断标准

A. 在过去一年内,有 5 天或更多,该个体从事对躯体表面的可能诱发出血,瘀伤或疼痛(例如,切割伤、灼烧、刺伤、击打、过度摩擦)的故意的自我损害,预期这些伤害只能导致轻度或中度的躯体损伤(即没有自杀观念)。

注: 缺少自杀观念可能是由个体本身报告,或是通过个体反复从事那些个体知道或已经学到不太可能导致死亡的行为而推断出来。

B. 个体从事自我伤害行为有下述预期中的 1 个或更多:

1. 从负性的感觉或认知状态中获得缓解。
2. 解决人际困难。
3. 诱发正性的感觉状态。

注: 在自我伤害过程中或不久后能体验到渴望的缓解或反应,个体展现出的行为模式表明依赖于反复从事该行为。

C. 这些故意的自我伤害与下述至少 1 种情况有关:

1. 在自我伤害行动的不久前,出现人际困难或负性的感觉或想法,例如,抑郁、焦虑、紧张、愤怒、广泛的痛苦或自责。
2. 在从事该行动之前,有一段时间沉湎于难以控制的故意行为。

3. 频繁地想自我伤害,即使在没有采取行动时。

D. 该行为不被社会所认可(例如,体环、文身、作为宗教或文化仪式的一部分),也不局限于揭疮痂或咬指甲。

E. 该行为或其结果引起有临床意义的痛苦,或妨碍人际、学业或其他重要功能方面。

F. 该行为不仅仅出现在精神病性发作、谵妄、物质中毒,或物质戒断时。在有神经发育障碍的个体中,该行为不能是重复的刻板模式的一部分。该行为不能更好地用其他精神障碍和躯体疾病来解释[(例如,精神病性障碍、孤独症谱系障碍、智力障碍、自毁容貌症)、刻板运动障碍伴自我伤害、拔毛癖(拔毛障碍)、抓痕障碍(皮肤搔抓障碍)]。

诊断特征

非自杀性自我伤害的基本特征是个体反复造成浅表的但痛苦的躯体表面的损伤。最常见的目的是减少负性情绪,例如,紧张、焦虑、自责和/或解决人际困难。在一些案例中,这种损伤被考虑为应得的自我惩罚。个体经常报告出现在自我伤害的过程中的立即的缓解感。当该行为经常发生时,可以与紧迫感和渴求感有关,该行为模式类似于成瘾。造成的伤口可以变得更深、更多。

该类伤害最常见的是由刀、针、刀片或其他尖锋利的物品所致。常见的损伤部位包括大腿的前部和前臂的背侧。单个损伤可以涉及一系列浅表的、平行的切口——相隔 1—2 厘米——位于可见的或可触及的部位。作为结果的切割经常导致出血并最终留下特征性的疤痕模式。

使用的其他方法包括使用针或锋利的尖刀刺伤某个部位,最常见的是上臂;用点燃的烟头造成浅表的烧伤;或用橡皮反复摩擦来灼伤皮肤。使用多种方法进行非自杀性自我伤害与更严重的精神病理有关,包括自杀企图。

绝大多数从事非自杀性自我伤害的个体不会寻求临床关注。尚不清楚这是否反映了该障碍的频率,因为精确的报告被认为有社会偏见,或由于有该障碍的个体对该行为的感受是正性的而没有接受治疗的驱动力。年幼的儿童可能尝试这些行为但体验不到缓解感。在这些案例中,年幼的儿童经常报告该过程是痛苦的或烦恼的,因此可能会停止该行为。

发展与病程

非自杀性自我伤害最常见始于 10 岁早期且持续多年。因为非自杀性自我伤害而住院治疗在 20—29 岁达到高峰然后下降。然而,关于住院年龄的研究并没有提供该行为开始年龄的信息,前瞻性研究需要描绘出非自杀性自我伤害的自然史以及促进或抑制其病程的因素。个体经常从他人的推荐或对他人的观察中学会该行为。研究表明,当从事非自杀性自我伤害行为的个体住院时,其他个体可能会开始从事该行为。

风险与预后因素

与自杀性行为障碍相比，非自杀性自我伤害的男女患病率接近，而前者中女性与男性的比例约为3∶1或4∶1。

基于功能行为分析的两种精神病理理论已经被提出：第一，基于学习理论，正性或负性的强化均能使该行为持续。正性强化可能来自于对自己的惩罚，个体感觉这是自己应得的，其行为能够诱发愉快或放松的状态，或引起来自重要他人的关注和帮助，或作为愤怒的表达。负性强化来自于情感调节，以及不愉快情绪的减少或避免痛苦的想法，包括想自杀。在第二种理论中，非自杀性自我伤害被认为是一种自我惩罚的形式，其自我惩罚性行动被用来替代那些引起痛苦或伤害他人的行动。

非自杀性自我伤害的功能性后果

切割的行为可能会使用共享的工具，引起血源性疾病传播的可能性。

鉴别诊断

边缘型人格障碍：如前所述，非自杀性自我伤害长久以来被认为是边缘型人格障碍的"症状"，即使综合的临床评估发现大多数有非自杀性自我伤害的个体也有符合其他诊断的症状，其中进食障碍和物质使用障碍特别常见。在历史上，非自杀性自我伤害被认为是边缘型人格障碍的特征性病理。这两种情况均与多种其他诊断有关。尽管经常与边缘型人格障碍有关，但边缘型人格障碍并不总是在有非自杀性自我伤害的个体中被发现。这两种情况在多方面有所不同。有边缘型人格障碍的个体经常表现令人不安的攻击和敌对行为，而非自杀性自我伤害更经常与密切的阶段，合作的行为，以及正性的关系有关。在更基础的水平上，它们涉及了不同的神经递质系统，但这些在临床检查上并不明显。

自杀行为障碍：非自杀性自我伤害与自杀行为障碍之间的区别是基于其声明的该行为的目标是希望思维（自杀行为障碍），或在非自杀性自我伤害中，是如诊断标准所描述的能够体验到缓解。根据不同的情况，个体可能提供基于方便的报告，以及数个研究报告高的假性意图申明的比率。有频繁的非自杀性自我伤害发作病史的个体已经学会了，切割伤尽管很疼痛，但在短期内基本上是良性的。因为有非自杀性自我伤害的个体能够有自杀企图和自杀，非常重要的是核查自杀行为的既往史，以及从第三方获得任何最近在承受压力和心境变化方面的信息。自杀观念的可能性与先前多种自我伤害的方法的使用有关。

在英国多个急诊中心之一治疗的男性"自我伤害"案例的跟踪研究发现，与同一组青少年相比，有非自杀性自我伤害的个体显著地更可能自杀。非自杀性自我伤害与自杀行为障碍之间关系的研究受到回顾性研究和不能确认在先前"企图"中使用方法的信息的限制。在那些从事非自杀性自我伤害的个体中，当被问及他们是否从事过意图死亡的自我切割（或他们偏好的自我伤害的方法）时，有显著比例的个体有正性的反应。可以合理地做出结论,非自杀性自我伤害尽管第一次表达时并没有表现出自杀的高风险,但确实是一种非常危险的自我伤害行为方式。

该结论也被那些先前对抗抑郁药物治疗无效的抑郁青少年的多地点研究所支持,他们观察到先前有非自杀性自我伤害的个体对认知行为治疗无效,还有一项研究发现非自杀性自我伤害可以作为物质使用/滥用的预测。

拔毛癖(拔毛障碍): 拔毛癖是一种局限于拔掉自己毛发的自我伤害行为,最常见的是头发、眉毛或睫毛。该行为出现在可持续数小时的"一段时间"。它最有可能出现在放松或心境转移时。

刻板性自我伤害: 刻板性自我伤害包括撞头,咬自己或打自己,通常与高度专注或在较低的外界刺激的情况下,也可能与神经发育迟缓有关。

抓痕障碍(皮肤搔抓障碍): 抓痕障碍主要出现在女性中,经常直接搔抓皮肤的某个部位,个体感到难看或有瑕疵,通常位于面部或头皮。如在非自杀性自我伤害中,搔抓经常有先前的冲动以及被体验为愉悦的,即使个体意识到他或她正在伤害自己。它不与使用任何工具有关。

附　录

从 DSM-Ⅳ 到 DSM-5 的改变亮点

本章汇总概括了 DSM-5 诊断标准和行文的改变，顺序与它们出现在 DSM-5 分类中的顺序相同。这个简短的描述旨在帮助读者注意到每一个障碍类别中最显著的变化。涵盖几乎所有变化的扩展性描述(例如，除了需要澄清的微小的文字或措辞的改变以外)可在网站(www.psychiatry.org/dsm5)上查到。也应该注意到，第一部分包含了有关 DSM-5 中章节结构改变的描述，多轴系统和维度评估的介绍。

神经发育障碍

术语精神迟滞被用于 DSM-Ⅳ 中。然而，**智力障碍(智力发育障碍)**是在过去的二十年内，在医学、教育、其他专业组织以及社会大众和倡导团体普遍使用的术语。诊断标准强调需要智力能力(IQ)和适应功能两者的评估。严重程度取决于适应功能而不是 IQ(智商)。

交流障碍是分别来自 DSM-Ⅳ 的音韵障碍和口吃的新命名，包括**语言障碍**(它组合了先前的表达和混合感受—表达语言障碍)、**语音障碍**(先前的音韵障碍)，以及**童年发生的言语流畅障碍**(先前的口吃)。还包括**社交(语用)交流障碍**，一种涉及持续的语言和非语言交流的社交困难的新疾病。

孤独症(自闭症)谱系障碍是一种新的 DSM-5 障碍，包括先前 DSM-Ⅳ 中的孤独症(自闭症)、艾斯伯格综合征、儿童期瓦解性障碍、大脑萎缩性高血氨综合征和未特定的广泛发育障碍。它特征性地表现为两个核心领域的缺陷：(1)社交交流和社交互动方面的缺陷；(2)限制性的重复行为、兴趣和活动模式。

注意缺陷/多动障碍的诊断标准有几处改变。一些例子已经被增加到诊断标准的条目中，以促进在整个生命周期中的应用；起病年龄的描述已经被改变(从"若干过度活动-冲动或引起损害的注意障碍的症状在 7 岁之前就已存在"改为"若干注意障碍或多动-冲动的症状在 12 岁之前就已存在")；亚型已经被标注替代，直接与先前的亚型相对应；现在允许共病的孤独症谱系障碍的诊断；成年人的症状阈值已经做出了改变，反映了有临床意义的显著的注意缺陷/多动障碍损害的证据，在注意障碍和多动、冲动方面，注意缺陷/多动障碍的阈值是五个症状而不是年轻人所需的六个症状。

特定学习障碍组合了 DSM-Ⅳ 诊断中的阅读障碍、数学障碍、书面表达障碍和未特定的学习障碍。阅读、书面表达和数学方面的学习能力缺陷被编码为分别的标注。行文中提到的特定类型的阅读缺陷，在国际上以不同的方式被描述为阅读障碍，而特定类型的数学缺陷则被称为计算障碍。

DSM-5 包括下述**运动障碍**：发育性协调障碍、刻板运动障碍、抽动秽语综合征、持续性(慢性)运动或发声抽动障碍、暂时性抽动障碍、其他特定的抽动障碍和未特定的抽动障碍。在本章中,抽动的诊断标准在所有这些障碍中已经被标准化。

精神分裂症谱系及其他精神病性障碍

精神分裂症的诊断标准 A 有两处改变:(1) 去除了对古怪的妄想和施耐德(Schneiderian)一级幻听(例如,两个或更多的声音对话)的特殊地位,对于诊断任一种精神分裂症而言,都至少需要两个诊断标准 A 的症状。(2) 增加了诊断标准 A 的症状中至少有一个必须是妄想、幻觉,或言语紊乱的要求。DSM—Ⅳ的精神分裂症的亚型由于其有限的诊断稳定性、低可靠度和不良的有效性而被去除。取而代之,对于精神分裂症核心症状的严重程度评级的维度方法被包括在 DSM-5 的第三部分中,来捕捉在有精神病性障碍的个体中表达的症状类型和严重程度的重要异质性。**分裂情感性障碍**被重新概念化为纵向的而非跨界的诊断——与精神分裂症、双相障碍和重性抑郁障碍更相似,并在它们之间起到桥梁作用——该诊断要求在符合诊断标准 A 的条件下,重性心境发作存在于整个病程中的绝大部分时间内。**妄想障碍**的诊断标准 A 不再要求妄想必须是非古怪的;对于古怪型妄想,现在增加了一个标注,以保持与 DSM-Ⅳ的连续性。**紧张症**的诊断标准在 DSM-5 中被统一描述。此外,紧张症可以作为一个标注被诊断(用于抑郁障碍、双相障碍和精神病性障碍,包括精神分裂症),在已知躯体疾病的情况下,或作为其他特定的诊断。

双相障碍及相关疾病

双相障碍目前的诊断标准包括在心境和在活动或能量方面的变化。DSM-Ⅳ的双相Ⅰ型障碍、混合性发作的诊断,需要同时符合躁狂和重性抑郁发作的诊断标准,被一个新标注"伴混合特征"所替代。一些特别的状况现在可以归在**其他特定的双相及相关障碍**的诊断中,包括过去有重性抑郁障碍的既往史,除了病程不符合以外(即发作仅持续 2 或 3 天而不是所要求的连续 4 天或更长),症状符合轻躁狂的全部标准的个体的类别。第二种状况包括其他特定的双相及相关障碍的变异型,它符合双相Ⅱ型综合征诊断标准的轻躁狂症状太少,尽管符合至少持续 4 天的病程。最后,在本章和"抑郁障碍"一章中,均描述了伴焦虑痛苦的标注。

抑郁障碍

考虑到在儿童中潜在的双相障碍的过度诊断和治疗,本章所包括的一个新诊断,**破坏性心境失调障碍**被用于诊断 18 岁以内的儿童,它表现为持续的易激惹和频繁的极端行为的发作。**经前期烦躁障碍**现在从 DSM-Ⅳ的附录 B"需要进一步研究的诊断标准和多轴诊断"变为 DSM-5 的正式诊断。DSM-Ⅳ中恶劣心境的诊断现在归为**持续性抑郁障碍**的类别,包括慢性重性抑郁障碍和先前的恶劣心境。在**重性抑郁发作**时至少有三种同时存在的躁狂症状(但不足以符合躁狂发作的诊断标准),现在用"伴混合特征"的标注来表达。在 DSM-Ⅳ中,有一个重性抑郁发作的除外标准,适用于抑郁症状在所爱的人死亡后持续少于 2 个月(即丧痛除外标准)。在 DSM-5 中基于下述几个原因这一除外标准被省略,包括认识到丧痛是一种严重的心理社会应激，它可以在易患的个体中触发重性抑郁发作，通常发生在丧失不久后，可以增加痛苦、感觉毫无价值、自杀观念、不良躯体健康的额外风险，以及使人际和工作功能恶化。重要的是去除丧痛通常只持续 2 个月的暗示，实际上医生和悲伤咨询师意识到病程通常是 1—2 年。详细的脚注已经替代了非常简单的 DSM-Ⅳ的除外标准，以帮助临床工作者做出特征性的丧痛症状和重性抑郁障碍的症状之间的区分。最后，表明存在混合症状的新标注被加在双相和抑郁障碍中。

焦虑障碍

焦虑障碍一章中不再包括强迫症（它被归在新的“强迫及相关障碍”一章中）或创伤后应激障碍和急性应激障碍（它们被归在新的“创伤及应激相关障碍”一章中）。**特定恐怖症和社交焦虑障碍（社交恐惧症）**的诊断标准的改变包括删除了需要 18 岁以上的个体意识到他们的焦虑是过度的或不合理的。取而代之，在考虑文化的背景因素后，焦虑必须在该情境下与实际的危险或威胁不成比例。此外，持续 6 个月的要求现在已经扩展到所有年龄段。惊恐发作现在作为一个适用于 DSM-5 中所有障碍的标注。**惊恐障碍和广场恐怖症**在 DSM-5 中被分开了。因此，先前 DSM-Ⅳ诊断中的惊恐障碍伴广场恐怖症、惊恐障碍无广场恐怖症，以及广场恐怖无惊恐障碍的病史，现在被两个诊断所替代，惊恐障碍和广场恐怖症各自有分别的诊断标准。**社交焦虑障碍**的“广泛性”标注已被删除，被“仅仅限于表演状态”的标注所替代。**分离焦虑障碍和选择性缄默症**现在归在焦虑障碍中。其诊断标准的措辞被改良，以便更充分地代表分离焦虑症状在成年人中的表达。并且，相对于 DSM-Ⅳ，新诊断标准不再指定起病必须在 18 岁之前，关于病程的描述——“通常持续 6 个月或更长”——已被加入到成年人的诊断标准中，以减少对短暂害怕的过度诊断。

强迫及相关障碍

“强迫及相关障碍”在 DSM-5 中是新的一章。新的障碍包括**囤积障碍、抓痕（皮肤搔抓）障碍、物质/药物所致的强迫及相关障碍**，以及**由于其他躯体疾病所致的强迫及相关障碍**。DSM-Ⅳ 中拔毛癖的诊断现在被称为**拔毛癖（拔毛障碍）**，它已经从 DSM-Ⅳ 中其他特定的冲动控制障碍的分类移到 DSM-5 的“强迫及相关障碍”一章中。DSM-Ⅳ 中强迫症的“伴不良的自知力”的标注已经被改为可以区分伴良好或一般的自知力，伴差的自知力以及“缺乏自知力/妄想信念”的强迫症的信念（即完全确信强迫症的信念是真实的）的个体。类似于“自知力”的标注已被用于躯体变形障碍和囤积障碍中。在强迫症中，增加了“与抽动症相关”的标注，因为存在共病的抽动障碍可能有重要的临床意义。在**躯体变形障碍**中，增加了“伴肌肉变形”的标注，反映了越来越多的关于在有躯体变形障碍的个体中做出这个区分的诊断的有效性和临床的实用性的文献。躯体变形障碍的妄想变异型（确认个体完全确信他们感受到的缺陷和瑕疵看似是真正的异常的个体）不再编码为妄想障碍，躯体型和躯体变形障碍这两种诊断；在 DSM-5 中，该临床表现只被诊断为躯体变形障碍伴缺乏自知力/妄想信念的标注。这些个体也可以被诊断为**其他特定的强迫**

及相关障碍,包括聚焦于躯体的重复性行为障碍和强迫性嫉妒,或**未特定的强迫及相关障碍**。

创伤及应激相关障碍

对于**急性应激障碍**的诊断,符合标准的创伤性事件现在被明确为他们是否直接经历、亲眼目睹,或间接经历。此外,DSM-Ⅳ的诊断标准 A2 关于对创伤性事件的主观反应(例如,经历"害怕、无助或恐惧")已被删除。适应障碍被重新概念化为出现在接触痛苦事件(创伤性或非创伤性)后的异质性的应激反应综合征,而不是作为经历有临床意义的痛苦的个体的残留症状,但其症状不符合更特定的障碍的诊断标准(如在 DSM-Ⅳ中)。

DSM-5 中 PTSD 的诊断标准明显不同于 DSM-Ⅳ的诊断标准。应激的诊断标准(诊断标准 A)就符合"创伤"经历的事件而言,更明确。此外,DSM-Ⅳ的诊断标准 A2(主观反应)已被去除。DSM-Ⅳ中的三个主要症状群——重新经历、回避/麻木和唤醒——现在在 DSM-5 中改为四种症状群,因为回避/麻木的症状群分别被分为两个不同的群:回避以及在认知和心境方面持续的负性改变。它包含了 DSM-Ⅳ中大部分的麻木症状,还包括一些新的或重新概念化的症状,例如持续性负性情绪状态。最后的症状群,唤醒和反应方面的变化,它包含了 DSM-Ⅳ中大部分的唤醒症状。它还包括易激惹的行为或愤怒的爆发以及鲁莽或自我毁灭的行为。PTSD 现在在诊断阈值上对发育阶段是敏感的,降低了在儿童和青少年中的诊断阈值。此外,对有该障碍的 6 岁或更小的儿童增加了分别的诊断标准。

DSM-Ⅳ儿童期诊断的反应性依恋障碍有两个亚型:情感退缩/抑制,不加区分地社交/脱抑制。在 DSM-5 中,这些亚型被定义为不同的障碍:**反应性依恋障碍和脱抑制性社会参与障碍。**

分离障碍

在 DSM-5 中分离障碍的主要改变包括下述内容:(1)现实解体被包括在先前被称为人格解体障碍(**人格解体/现实解体障碍**)的名称和症状结构中;(2)分离性漫游现在是**分离性遗忘症**的一个标注而不是一个独立的诊断;(3)**分离性身份障碍**的诊断标准已经被改变,以表明身份破坏的症状可以被观察到,对事件回忆的间隙每天都可能出现而不仅仅是创伤性事件。此外,在一些文化中病理性的精灵附体的体验被包括在身份破坏的描述中。

躯体症状及相关障碍

在 DSM-5 中,躯体形式障碍现在被称为**躯体症状及相关障碍**。DSM-5 的分类减少了这些障碍及其次级分类的数量,以避免有问题的重叠。躯体化障碍、疑病症、疼痛障碍和未分化的躯体形式障碍的诊断已被删除。先前诊断为躯体化障碍的个体通常会有一些症状符合 DSM-5 的**躯体症状障碍**的诊断标准,但只有当他们除了躯体症状以外,还有定义该障碍的适应不良的想法、情感和行为时才能诊断该障碍。因为躯体化障碍和未分化的躯体形式障碍之间的区别是武断的，所以它们被合并到 DSM-5 的躯体症状障碍中。先前被诊断为疑病症的个体，如果有很高的健康焦虑但没有躯体症状，在 DSM-5 中应给予**疾病焦虑障碍**的诊断（除非他们的健康焦虑能够更好地用主要的焦虑障碍来解释，例如广泛性焦虑障碍）。一些有慢性疼痛的个体应该被恰当地诊断为躯体症状障碍，主要表现为疼痛。对于其他个体而言，诊断为影响其他躯体疾病的心理因素或适应障碍可能更恰当。

影响其他躯体疾病的心理因素是 DSM-5 的一个新的精神障碍，先前被列在 DSM-Ⅳ的"可能是临床关注焦点的其他疾病"一章中。这种障碍和**做作性障碍**都被置于躯体症状及相关障碍中，因为躯体症状在这两种障碍中都是主要的，并且两者大多数情况下是在医疗场所就诊。影响其他躯体疾病的心理因素的变异型已被删除以加强该诊断。**转换障碍（功能性神经症状障碍）**的诊断标准已被调整以强调神经系统检查的重要性，以及认识到相关的心理因素在诊断时可能不能被证明。其他特定的躯体症状及相关障碍，其他特定的疾病焦虑障碍和假孕现在仅是**其他特定的躯体症状及相关障碍**这一类别的例子。

喂食及进食障碍

因为删除了 DSM-Ⅳ-TR 中"通常首先在婴儿期、儿童期或青春期诊断的障碍"，这一章描述了数种在 DSM-Ⅳ中"婴儿或儿童早期的喂食和进食障碍"中的障碍，例如**异食癖**和**反刍障碍**。DSM-Ⅳ中婴儿期或儿童早期的进食障碍这一类别已被重新命名为**回避性/限制性摄食障碍**，并且其诊断标准被显著扩展。**神经性厌食**的核心诊断标准在概念上与 DSM-Ⅳ相比没有改变，但有一个例外：闭经的要求被删除。如在 DSM-Ⅳ中那样，有该障碍的个体根据诊断标准 A 需要体重显著低于其发育阶段。诊断标准的措辞为了澄清而改变，行文中提供了关于如何判断个体是否是显著的低体重的指南。在 DSM-5 中，诊断标准 B 扩展为不仅包括公开表示害怕体重增加，而且还有持续的妨碍体重增加的行为。与 DSM-Ⅳ相比，**神经性贪食**的诊断标准的唯一改变是减少了暴食和不恰当的代偿行为所需的最低平均频率，从每周两次到每周一次。DSM-Ⅳ附录 B 中记录了**暴食障碍**的初步诊断标准，大量研究证明了其临床实用性和有效性。与初步诊断标准唯一的显著区别在于，诊断暴食障碍所需的暴食的最低平均频率为每周一次、持续 3 个月，它与神经性贪食的频率诊断标准相同（而不是在 DSM-Ⅳ中的每周至少 2 天，持续 6 个月）。

排泄障碍

从 DSM-Ⅳ到 DSM-5 该诊断类别没有显著改变。本章中的障碍先前在 DSM-Ⅳ中被分类在"通常首先在婴儿期、儿童期或青春期诊断的障碍"中，而现在在 DSM-5 中被作为一个独立的类别。

睡眠-觉醒障碍

在 DSM-5 中，DSM-Ⅳ命名为与其他精神障碍相关的睡眠障碍和与其他躯体疾病相关的睡眠障碍的诊断被删除,替代为每一个睡眠-觉醒障碍更具体的、共同存在的疾病。原发性失眠的诊断已被重新命名为**失眠障碍**,以避免原发性和继发性失眠的区分。DSM-5 还将**发作性睡病**——现在已知与下丘脑分泌素缺乏有关——与其他形式的嗜睡(嗜睡障碍)相区别。最后,贯穿 DSM-5 的睡眠-觉醒障碍的分类中,当存在科学证据和临床实用性的考量支持时,儿童期和发育的诊断标准以及行文被整合到一起。与**呼吸相关的睡眠障碍**被分为三个相对不同的障碍:阻塞性睡眠呼吸暂停低通气,中枢性睡眠呼吸暂停和睡眠相关的通气不足。**昼夜节律睡眠-觉醒障碍**的亚型被扩展到包括提前睡眠时相型和不规则的睡眠-觉醒型,而时差型已被删除。由于**快速眼动睡眠行为障碍**和**不安腿综合征**被提升为独立的障碍,先前在 DSM-Ⅳ中"未特定的"诊断的使用已经减少。

性功能失调

在 DSM-5 中,增加了一些性别特定的性功能失调,对于女性而言,性欲和性唤起障碍已被合并成一种障碍:**女性性兴趣/唤起障碍**。所有的性功能失调(除了**物质/药物所致的性功能失调**)现在需要最低的病程约为 6 个月以及更精确的严重程度的诊断标准。**生殖器—盆腔痛/插入障碍**被增加到 DSM-5 中,代表了阴道痉挛和性交痛的合并,这两者高度共病、难以区分。由于极少使用和缺少支持的研究,性厌恶障碍的诊断已经被删除。

性功能失调现在只有两个亚型:**终身性**相对于**获得性**,**广泛性**相对于**情境性**。为了表明躯体和其他非躯体因素的存在和程度,下述有关特征被增加到了行文中:伴侣因素、关系因素、个体易患性因素、文化或宗教因素,以及医学因素。

性别烦躁

性别烦躁是 DSM-5 中一个新的诊断类别,它反映了对该障碍的定义特征的概念化的改变,通过强调"性别不一致"的现象而不是在本质上跨性别的确认,如在 DSM-Ⅳ中性别身份障碍那样。性别烦躁包括不同的诊断标准:对于儿童,对于成年人和青少年。对于青少年和成年人的诊断标准,先前的诊断标准 A(跨性别认同)和诊断标准 B(对自己性别的厌恶)被合并到一起。在诊断标准的措辞中,"其他性别(sex)"被"其他性别(gender)"(或"一些替代性别")所替代。系统地用性别(gender)来替代性(sex),因为当指个体有性发育障碍时,"性"(sex)这个词是不充分的。在儿童的诊断标准中,"有强烈的成为另一种性别的欲望"代替了先前的"反复表示成为其他性别的欲望",强调了在一些情况下,有些儿童在被强迫的环境中,可能没有口头表达想成为另一种性别的欲望。对于儿童而言,现在的诊断标准 A1("有强烈的成为另一种性别的欲望或坚持他或她就是另一种性别……")是必要的(但不是充分的),这使诊断更受限和保守。基于性取向的亚型被删除,因为该区别不再被认为是临床上有用的。增加了变性后的标注来确定那些为了支持新的性别分配而经历了至少一次医疗程序或治疗(例如,跨性激素治疗)的个体。尽管变性后的概念是基于完全或部分缓解的概念,术语"缓解"表明症状减少的含义并不直接适用于性别烦躁。

破坏性、冲动控制及品行障碍

“破坏性、冲动控制及品行障碍”一章是 DSM-5 中新的诊断类别，它组合了先前被包括在“通常首先在婴儿期、儿童期或青春期诊断的障碍”一章中的障碍（即对立违抗障碍、品行障碍，以及未特定的破坏性行为障碍，现在被分类为其他特定的和未特定的破坏性、冲动控制及品行障碍），以及“未特定的冲动控制障碍”一章中的障碍（即间歇性暴怒障碍、纵火狂和偷窃狂）。这些障碍都特征性地表现为：在情绪和行为的自我控制方面的问题。值得注意的是，注意缺陷/多动障碍经常与这一章中的障碍共病，但被列在神经发育障碍中。因为与品行障碍密切相关，反社会型人格障碍被列在这一章和“人格障碍”一章中，并在那一章进行了详细描述。

对立违抗障碍的诊断标准现在被分为三种类型：愤怒的/易激惹的心境，争辩的/对抗的行为，以及报复。此外，品行障碍的除外标准已被删除。**品行障碍**的诊断标准包括了描述性特征的标注，用于那些符合该障碍的全部标准但**伴有限的亲社会情感**的个体。**间歇性暴怒障碍**的主要改变是考虑到了攻击爆发的类型：在 DSM-Ⅳ中需要有躯体性攻击，而在 DSM-5 中，言语攻击和非破坏性的/非伤害性的躯体性攻击也符合诊断标准。DSM-5 还提供了更特定的符合诊断标准的频率标准，并特定了攻击性的爆发在性质上是冲动的和/或基于愤怒的，并且必须引起显著的痛苦、职业或人际关系的损害，或是与负性的财务或法律后果有关。而且，现在的诊断标准需要最小年龄为 6 岁（或相当的发育水平）。

物质相关及成瘾障碍

与过去诊断手册非常重要的不同是“物质相关及成瘾障碍”这一章节已经扩展到**赌博障碍**。其他的关键改变是 DSM-5 不再分别诊断 DSM-Ⅳ中的物质滥用和物质依赖。而是诊断为**物质使用障碍**伴有相关的中毒、戒断、物质所致的障碍，以及未特定的物质相关障碍的诊断标准。在物质使用障碍中，DSM-Ⅳ中反复出现的与物质使用相关的法律问题这一诊断标准已经从 DSM-5 中被删除，但增加了一个新的诊断标准——对使用某种物质有渴求或强烈的欲望或迫切的要求。此外，DSM-5 中物质使用障碍诊断的阈值有两个或更多的诊断条目，相对于 DSM-Ⅳ中物质滥用的诊断标准中一个或更多的诊断条目，以及 DSM-Ⅳ中物质依赖的诊断标准中三个或更多的诊断条目。**大麻戒断**和**咖啡因戒断**是新的障碍（后者出现在 DSM-Ⅳ附录 B 中“需要进一步研究的诊断标准和多轴诊断”）。

在 DSM-5 中，物质使用障碍的**严重程度**基于符合诊断标准条目的数量。DSM-Ⅳ中生理亚型的标注和 DSM-Ⅳ中多种物质依赖的诊断在 DSM-5 中被删除。DSM-5 中物质使用障碍的早期缓解被定义为至少 3 个月但少于 12 个月，没有符合物质使用障碍的诊断标准（渴求除外），以及持续缓解被定义为至少 12 个月没有符合诊断标准（渴求除外）。此外，当情境需要时，新增加的 DSM-5 标注符包括：**“在受控制的环境下”**和**“维持治疗中”**。

神经认知障碍

DSM-Ⅳ中痴呆和遗忘症的诊断被重新命名为**重度神经认知障碍**。并不排除术语*痴呆*作为标准术语在病因亚型中的使用。而且,DSM-5现在新接受了一种较轻程度的认知功能损害,**轻度神经认知障碍**,这是一种新的障碍,它是较少的残疾综合征的诊断,但可以是关注和治疗的焦点。提供了对这两种障碍的诊断标准,随后是不同**病因亚型**的诊断标准。在DSM-Ⅳ中,个体被诊断为阿尔茨海默病、血管性痴呆和物质所致的痴呆,而其他神经退行性疾病被分类为由于其他躯体疾病所致的痴呆、伴HIV、脑外伤、帕金森病、亨廷顿病、皮克病(Pick)、克-雅氏病,以及其他特定的躯体疾病。在DSM-5中,由阿尔茨海默病所致的重度或轻度神经认知障碍和重度或轻度血管性神经认知障碍被保留,并分别对下述疾病提供了新的诊断标准,包括重度或轻度额颞叶神经认知障碍、重度或轻度神经认知障碍伴路易体,以及由于创伤性脑损伤、物质/药物、HIV感染、朊病毒病,帕金森病、亨廷顿病、其他躯体疾病和多种病因所致的神经认知障碍。也包括未特定的神经认知障碍的诊断。

人格障碍

DSM-5第二部分中人格障碍的诊断标准与DSM-Ⅳ相比没有改变。DSM-5发展出了需要进一步研究的人格障碍诊断的替代方法,被置于第三部分(参见"人格障碍的DSM-5替代模式")。在第三部分中,对于**人格障碍的一般诊断标准**,它基于关键人格病理的核心损害的可靠的临床文献的回顾,发展出了修订的诊断标准(诊断标准A)。基于中度或重度人格功能损害和存在病理性人格特质的**特定特质的人格障碍**的诊断,替代了未特定的人格障碍的诊断,为那些不能诊断有特定人格障碍的个体提供了更有价值的诊断。基于对人格功能和特质的诊断标准的强调,增加了该障碍诊断的稳定性和经验性基础。无论个体是否有人格障碍,**人格功能和人格特质**的评估都为所有个体提供了临床上有用的信息。

性欲倒错障碍

与DSM-Ⅳ相比,在所有性欲倒错障碍的诊断标准中,增加了"**在受控制的环境下**"和"**缓解中**"的病程的标注。增加的这些标注是为了表明个体的状态的重要改变。在DSM-5中,性欲倒错本身并不是精神障碍。性欲倒错和性欲倒错障碍之间有明显的区别。*性欲倒错障碍*是那些目前引起个体痛苦或损害的性欲倒错,或者性欲倒错满足会引起个人的伤害或对他人伤害的风险。性欲倒错是诊断性欲倒错障碍所必须的但不是充分的条件,性欲倒错本身并不自动地表明应该或需要临床干预。**性欲倒错和性欲倒错障碍之间的区别**被列出,自从它们存在于DSM-ⅢR中以来,对其诊断标准的基本结构未作任何更改。DSM-5建议的改变是,符合诊断标准A和诊断标准B两者的个体现在被诊断为性欲倒错障碍。对于符合诊断标准A但不符合诊断标准B的个体,则不能给予该诊断——即该个体有性欲倒错,但不是性欲倒错障碍。

DSM-5 诊断的英文字母排序和编码（ICD-10-CM）

ICD-10-CM	障碍、疾病或问题 (Disorder, condition, or problem)
Z55.9	学业或教育问题 (Academic or educational problem)
Z60.3	文化适应困难 (Acculturation difficulty)
F43.0	急性应激障碍 (Acute stress disorder)
	适应障碍 (Adjustment disorders)
F43.22	伴焦虑 (With anxiety)
F43.21	伴抑郁心境 (With depressed mood)
F43.24	伴行为紊乱 (With disturbance of conduct)
F43.23	伴混合性焦虑和抑郁心境 (With mixed anxiety and depressed mood)
F43.25	伴混合性情绪和行为紊乱 (With mixed disturbance of emotions and conduct)
F43.20	未特定的 (Unspecified)
Z72.811	成年人的反社会行为 (Adult antisocial behavior)
F98.5	成年人发生的言语流畅障碍 (Adult-onset fluency disorder)
	成年人的非配偶或非伴侣躯体虐待，确认 (Adult physical abuse by nonspouse or nonpartner, Confirmed)
T74.11XA	初诊 (Initial encounter)

ICD-10-CM	障碍、疾病或问题 (Disorder, condition, or problem)
T74.11XD	复诊 (Subsequent encounter)
	成年人的非配偶或非伴侣躯体虐待,可疑 (Adult physical abuse by nonspouse or nonpartner, Suspected)
T76.11XA	初诊 (Initial encounter)
T76.11XD	复诊 (Subsequent encounter)
	成年人的非配偶或非伴侣心理虐待,已确认 (Adult psychological abuse by nonspouse or nonpartner, Confirmed)
T74.31XA	初诊 (Initial encounter)
T74.31XD	复诊 (Subsequent encounter)
	成年人的非配偶或非伴侣心理虐待,可疑 (Adult psychological abuse by nonspouse or nonpartner, Suspected)
T76.31XA	初诊 (Initial encounter)
T76.31XD	复诊 (Subsequent encounter)
	成年人的非配偶或非伴侣性虐待,已确认 (Adult sexual abuse by nonspouse or nonpartner, Confirmed)
T74.21XA	初诊 (Initial encounter)
T74.21XD	复诊 (Subsequent encounter)
	成年人的非配偶或非伴侣性虐待,可疑 (Adult sexual abuse by nonspouse or nonpartner, Suspected)
T76.21XA	初诊 (Initial encounter)
T76.21XD	复诊 (Subsequent encounter)

ICD-10-CM	障碍、疾病或问题 (Disorder, condition, or problem)
F40.00	广场恐怖症 (Agoraphobia)
	酒精所致的焦虑障碍 (Alcohol-induced anxiety disorder)
F10.180	伴轻度使用障碍 (With mild use disorder)
F10.280	伴中度或重度使用障碍 (With moderate or severe use disorder)
F10.980	无使用障碍 (Without use disorder)
	酒精所致的双相及相关障碍 (Alcohol-induced bipolar and related disorder)
F10.14	伴轻度使用障碍 (With mild use disorder)
F10.24	伴中度或重度使用障碍 (With moderate or severe use disorder)
F10.94	无使用障碍 (Without use disorder)
	酒精所致的抑郁障碍 (Alcohol-induced depressive disorder)
F10.14	伴轻度使用障碍 (With mild use disorder)
F10.24	伴中度或重度使用障碍 (With moderate or severe use disorder)
F10.94	无使用障碍 (Without use disorder)
	酒精所致的重度神经认知障碍,遗忘虚构型 (Alcohol-induced major neurocognitive disorder, Amnestic confabulatory type)
F10.26	伴中度或重度使用障碍 (With moderate or severe use disorder)
F10.96	无使用障碍 (Without use disorder)
	酒精所致的重度神经认知障碍,非遗忘虚构型 (Alcohol-induced major neurocognitive disorder, Nonamnestic confabulatory type)

ICD-10-CM	障碍、疾病或问题 (Disorder, condition, or problem)
F10.27	伴中度或重度使用障碍 (With moderate or severe use disorder)
F10.97	无使用障碍 (Without use disorder)
	酒精所致的轻度神经认知障碍 (Alcohol-induced mild neurocognitive disorder)
F10.288	伴使用障碍,中度或重度 (With moderate or severe use disorder)
F10.988	无使用障碍 (Without use disorder)
	酒精所致的精神病性障碍 (Alcohol-induced psychotic disorder)
F10.159	伴轻度使用障碍 (With mild use disorder)
F10.259	伴中度或重度使用障碍 (With moderate or severe use disorder)
F10.959	无使用障碍 (Without use disorder)
	酒精所致的性功能失调 (Alcohol-induced sexual dysfunction)
F10.181	伴轻度使用障碍 (With mild use disorder)
F10.281	伴中度或重度使用障碍 (With moderate or severe use disorder)
F10.981	无使用障碍 (Without use disorder)
	酒精所致的睡眠障碍 (Alcohol-induced sleep disorder)
F10.182	伴轻度使用障碍 (With mild use disorder)
F10.282	伴中度或重度使用障碍 (With moderate or severe use disorder)
F10.982	无使用障碍 (Without use disorder)

ICD-10-CM	障碍、疾病或问题 (Disorder, condition, or problem)
	酒精中毒 (Alcohol intoxication)
F10.129	伴轻度使用障碍 (With mild use disorder)
F10.229	伴中度或重度使用障碍 (With moderate or severe use disorder)
F10.929	无使用障碍 (Without use disorder)
	酒精中毒性谵妄 (Alcohol intoxication delirium)
F10.121	伴轻度使用障碍 (With mild use disorder)
F10.221	伴中度或重度使用障碍 (With moderate or severe use disorder)
F10.921	无使用障碍 (Without use disorder)
	酒精使用障碍 (Alcohol use disorder)
F10.10	轻度 (Mild)
F10.20	中度 (Moderate)
F10.20	重度 (Severe)
	酒精戒断 (Alcohol withdrawal)
F10.232	伴知觉异常 (With perceptual disturbances)
F10.239	无知觉异常 (Without perceptual disturbances)
F10.231	酒精戒断性谵妄 (Alcohol withdrawal delirium)
	苯丙胺(或其他兴奋剂)所致的焦虑障碍 [Amphetamine (or other stimulant)-induced anxiety disorder]

ICD-10-CM	障碍、疾病或问题 (Disorder, condition, or problem)
F15.180	伴轻度使用障碍 (With mild use disorder)
F15.280	伴中度或重度使用障碍 (With moderate or severe use disorder)
F15.980	无使用障碍 (Without use disorder)
	苯丙胺(或其他兴奋剂)所致的双相及相关障碍 [Amphetamine (or other stimulant)-induced bipolar and related Disorder]
F15.14	伴轻度使用障碍 (With mild use disorder)
F15.24	伴中度或重度使用障碍 (With moderate or severe use disorder)
F15.94	无使用障碍 (Without use disorder)
F15.921	苯丙胺(或其他兴奋剂)所致的谵妄 [Amphetamine (or other stimulant)-induced delirium]
	苯丙胺(或其他兴奋剂)所致的抑郁障碍 [Amphetamine (or other stimulant)-induced depressive disorder]
F15.14	伴轻度使用障碍 (With mild use disorder)
F15.24	伴中度或重度使用障碍 (With moderate or severe use disorder)
F15.94	无使用障碍 (Without use disorder)
	苯丙胺(或其他兴奋剂)所致的强迫及相关障碍 [Amphetamine (or other stimulant)-induced obsessive-compulsive and related disorder]
F15.188	伴轻度使用障碍 (With mild use disorder)
F15.288	伴中度或重度使用障碍 (With moderate or severe use disorder)
F15.988	无使用障碍 (Without use disorder)

ICD-10-CM	障碍、疾病或问题 (Disorder, condition, or problem)
	苯丙胺(或其他兴奋剂)所致的精神病性障碍 [Amphetamine (or other stimulant)-induced psychotic disorder]
F15.159	伴使用障碍,轻度 (With mild use disorder)
F15.259	伴使用障碍,中度或重度 (With moderate or severe use disorder)
F15.959	无使用障碍 (Without use disorder)
	苯丙胺(或其他兴奋剂)所致的性功能失调 [Amphetamine (or other stimulant)-induced sexual dysfunction]
F15.181	伴轻度使用障碍 (With mild use disorder)
F15.281	伴中度或重度使用障碍 (With moderate or severe use disorder)
F15.981	无使用障碍 (Without use disorder)
	苯丙胺(或其他兴奋剂)所致的睡眠障碍 [Amphetamine (or other stimulant)-induced sleep disorder]
F15.182	伴轻度使用障碍 (With mild use disorder)
F15.282	伴中度或重度使用障碍 (With moderate or severe use disorder)
F15.982	无使用障碍 (Without use disorder)
	苯丙胺或其他兴奋剂中毒 (Amphetamine or other stimulant intoxication)
	苯丙胺或其他兴奋剂,伴知觉异常 (Amphetamine or other stimulant intoxication, With perceptual Disturbances)
F15.122	伴轻度使用障碍 (With mild use disorder)
F15.222	伴中度或重度使用障碍 (With moderate or severe use disorder)

ICD-10-CM	障碍、疾病或问题 (Disorder, condition, or problem)
F15.922	无使用障碍 (Without use disorder)
	苯丙胺或其他兴奋剂,无知觉异常 (Amphetamine or other stimulant intoxication, Without perceptual Disturbances)
F15.129	伴轻度使用障碍 (With mild use disorder)
F15.229	伴中度或重度使用障碍 (With moderate or severe use disorder)
F15.929	无使用障碍 (Without use disorder)
	苯丙胺(或其他兴奋剂)中毒性谵妄 [Amphetamine (or other stimulant) intoxication delirium]
F15.121	伴轻度使用障碍 (With mild use disorder)
F15.221	伴中度或重度使用障碍 (With moderate or severe use disorder)
F15.921	无使用障碍 (Without use disorder)
F15.23	苯丙胺或其他兴奋剂戒断 (Amphetamine or other stimulant withdrawal)
	苯丙胺型物质使用障碍 (Amphetamine-type substance use disorder)
F15.10	轻度 (Mild)
F15.20	中度 (Moderate)
F15.20	重度 (Severe)
	神经性厌食 (Anorexia nervosa)
F50.02	暴食/清除型 (Binge-eating/purging type)
F50.01	限制型 (Restricting type)

ICD-10-CM	障碍、疾病或问题 (Disorder, condition, or problem)
	抗抑郁药撤药综合征(抗抑郁药停药综合征) (Antidepressant discontinuation syndrome)
T43.205A	初诊 (Initial encounter)
T43.205S	后遗症诊治 (Sequelae)
T43.205D	复诊 (Subsequent encounter)
F60.2	反社会型人格障碍 (Antisocial personality disorder)
F06.4	其他躯体疾病所致的焦虑障碍 (Anxiety disorder due to another medical condition)
	注意缺陷/多动障碍 (Attention-deficit/hyperactivity disorder)
F90.2	组合表现 (Combined presentation)
F90.1	主要表现为多动/冲动 (Predominantly hyperactive/impulsive presentation)
F90.0	主要表现为注意缺陷 (Predominantly inattentive presentation)
F84.0	孤独症(自闭症)谱系障碍 (Autism spectrum disorder)
F60.6	回避型人格障碍 (Avoidant personality disorder)
F50.82	回避性/限制性摄食障碍 (Avoidant/restrictive food intake disorder)
F50.81	暴食障碍 (Binge-eating disorder)
	双相Ⅰ型障碍,目前或最近一次为抑郁发作 (Bipolar Ⅰ disorder, Current or most recent episode depressed)
F31.76	全部缓解 (In full remission)
F31.75	部分缓解 (In partial remission)

ICD-10-CM	障碍、疾病或问题 (Disorder,condition,or problem)
F31.31	轻度 (Mild)
F31.32	中度 (Moderate)
F31.4	重度 (Severe)
F31.5	伴精神病性特征 (With psychotic features)
F31.9	未特定的 (Unspecified)
F31.0	双相Ⅰ型障碍,目前或最近一次为轻躁狂发作 (Bipolar Ⅰ disorder,Current or most recent episode hypomanic)
F31.72	全部缓解 (In full remission)
F31.71	部分缓解 (In partial remission)
F31.9	未特定的 (Unspecified)
	双相Ⅰ型障碍,目前或最近一次为躁狂发作 (Bipolar Ⅰ disorder,Current or most recent episode manic)
F31.72	全部缓解 (In full remission)
F31.71	部分缓解 (In partial remission)
F31.11	轻度 (Mild)
F31.12	中度 (Moderate)
F31.13	重度 (Severe)
F31.2	伴精神病性特征 (With psychotic features)
F31.9	未特定的 (Unspecified)

ICD-10-CM	障碍、疾病或问题 (Disorder, condition, or problem)
F31.9	双相Ⅰ型障碍，目前或最近一次为未特定的发作 (Bipolar Ⅰ disorder, Current or most recent episode unspecified)
F31.81	双相Ⅱ型障碍 (Bipolar Ⅱ disorder)
	由于其他躯体疾病所致的双相及相关障碍 (Bipolar and related disorder due to another medical condition)
F06.33	伴躁狂特征 (With manic features)
F06.33	伴躁狂或轻躁狂样发作 (With manic- or hypomanic-like episodes)
F06.34	伴混合特征 (With mixed features)
F45.22	躯体变形障碍(身体变形障碍) (Body dysmorphic disorder)
R41.83	边缘性智力功能 (Borderline intellectual functioning)
F60.3	边缘型人格障碍 (Borderline personality disorder)
F23	短暂精神病性障碍 (Brief psychotic disorder)
F50.2	神经性贪食 (Bulimia nervosa)
	咖啡因所致的焦虑障碍 (Caffeine-induced anxiety disorder)
F15.180	伴轻度使用障碍 (With mild use disorder)
F15.280	伴中度或重度使用障碍 (With moderate or severe use disorder)
F15.980	无使用障碍 (Without use disorder)
	咖啡因所致的睡眠障碍 (Caffeine-induced sleep disorder)
F15.182	伴轻度使用障碍 (With mild use disorder)

ICD-10-CM	障碍、疾病或问题 (Disorder, condition, or problem)
F15.282	伴中度或重度使用障碍 (With moderate or severe use disorder)
F15.982	无使用障碍 (Without use disorder)
F15.929	咖啡因中毒 (Caffeine intoxication)
F15.93	咖啡因戒断 (Caffeine withdrawal)
	大麻所致的焦虑障碍 (Cannabis-induced anxiety disorder)
F12.180	伴轻度使用障碍 (With mild use disorder)
F12.280	伴中度或重度使用障碍 (With moderate or severe use disorder)
F12.980	无使用障碍 (Without use disorder)
	大麻所致的精神病性障碍 (Cannabis-induced psychotic disorder)
F12.159	伴轻度使用障碍 (With mild use disorder)
F12.259	伴中度或重度使用障碍 (With moderate or severe use disorder)
F12.959	无使用障碍 (Without use disorder)
	大麻所致的睡眠障碍 (Cannabis-induced sleep disorder)
F12.188	伴轻度使用障碍 (With mild use disorder)
F12.288	伴中度或重度使用障碍 (With moderate or severe use disorder)
F12.988	无使用障碍 (Without use disorder)
	大麻中毒 (Cannabis intoxication)

ICD-10-CM	障碍、疾病或问题 (Disorder, condition, or problem)
	大麻中毒,伴知觉异常 (Cannabis intoxication, With perceptual disturbances)
F12.122	伴轻度使用障碍 (With mild use disorder)
F12.222	伴中度或重度使用障碍 (With moderate or severe use disorder)
F12.922	无使用障碍 (Without use disorder)
	大麻中毒,无知觉异常 (Cannabis intoxication, Without perceptual disturbances)
F12.129	伴轻度使用障碍 (With mild use disorder)
F12.229	伴中度或重度使用障碍 (With moderate or severe use disorder)
F12.929	无使用障碍 (Without use disorder)
	大麻中毒性谵妄 (Cannabis intoxication delirium)
F12.121	伴轻度使用障碍 (With mild use disorder)
F12.221	伴中度或重度使用障碍 (With moderate or severe use disorder)
F12.921	无使用障碍 (Without use disorder)
	大麻使用障碍 (Cannabis use disorder)
F12.10	轻度 (Mild)
F12.20	中度 (Moderate)
F12.20	重度 (Severe)
F12.288	大麻戒断 (Cannabis withdrawal)

ICD-10-CM	障碍、疾病或问题 (Disorder, condition, or problem)
F06.1	与其他精神障碍相关的紧张症(紧张症的标注) [Catatonia associated with another mental disorder (catatonia specifier)]
F06.1	由于其他躯体疾病所致的紧张症 (Catatonic disorder due to another medical condition)
	中枢性睡眠呼吸暂停 (Central sleep apnea)
G47.37	中枢性睡眠呼吸暂停合并阿片类物质使用 (Central sleep apnea comorbid with opioid use)
R06.3	潮式呼吸 (Cheyne-Stokes breathing)
G47.31	原发性中枢性睡眠呼吸暂停 (Idiopathic central sleep apnea)
Z62.898	儿童受父母关系不和谐的影响 (Child affected by parental relationship distress)
	儿童忽视,已确认 (Child neglect, Confirmed)
T74.02XA	初诊 (Initial encounter)
T74.02XD	复诊 (Subsequent encounter)
	儿童忽视,可疑 (Child neglect, Suspected)
T76.02XA	初诊 (Initial encounter)
T76.02XD	复诊 (Subsequent encounter)
Z72.810	儿童或青少年的反社会行为 (Child or adolescent antisocial behavior)
	儿童躯体虐待,已确认 (Child physical abuse, Confirmed)
T74.12XA	初诊 (Initial encounter)
T74.12XD	复诊 (Subsequent encounter)

ICD-10-CM	障碍、疾病或问题 (Disorder, condition, or problem)
	儿童躯体虐待,可疑 (Child physical abuse, Suspected)
T76.12XA	初诊 (Initial encounter)
T76.12XD	复诊 (Subsequent encounter)
	儿童心理虐待,已确认 (Child psychological abuse, Confirmed)
T74.32XA	初诊 (Initial encounter)
T74.32XD	复诊 (Subsequent encounter)
	儿童心理虐待,可疑 (Child psychological abuse, Suspected)
T76.32XA	初诊 (Initial encounter)
T76.32XD	复诊 (Subsequent encounter)
	儿童性虐待,已确认 (Child sexual abuse, Confirmed)
T74.22XA	初诊 (Initial encounter)
T74.22XD	复诊 (Subsequent encounter)
	儿童性虐待,可疑 (Child sexual abuse, Suspected)
T76.22XA	初诊 (Initial encounter)
T76.22XD	复诊 (Subsequent encounter)
F80.81	童年发生的言语流畅障碍(口吃) [Childhood-onset fluency disorder (stuttering)]
	昼夜节律睡眠障碍 (Circadian rhythm sleep-wake disorders)

ICD-10-CM	障碍、疾病或问题 (Disorder,condition,or problem)
G47.22	睡眠时相提前型 (Advanced sleep phase type)
G47.21	睡眠时相延迟型 (Delayed sleep phase type)
G47.23	睡眠-觉醒不规则型 (Irregular sleep-wake type)
G47.24	非 24 小时睡眠-觉醒型 (Non-24-hour sleep-wake type)
G47.26	倒班工作型 (Shift work type)
G47.20	未特定型 (Unspecified type)
	可卡因所致的焦虑障碍 (Cocaine-induced anxiety disorder)
F14.180	伴轻度使用障碍 (With mild use disorder)
F14.280	伴中度或重度使用障碍 (With moderate or severe use disorder)
F14.980	无使用障碍 (Without use disorder)
	可卡因所致的双相及相关障碍 (Cocaine-induced bipolar and related disorder)
F14.14	伴轻度使用障碍 (With mild use disorder)
F14.24	伴中度或重度使用障碍 (With moderate or severe use disorder)
F14.94	无使用障碍 (Without use disorder)
	可卡因所致的抑郁障碍 (Cocaine-induced depressive disorder)
F14.14	伴轻度使用障碍 (With mild use disorder)
F14.24	伴中度或重度使用障碍 (With moderate or severe use disorder)

ICD-10-CM	障碍、疾病或问题 (Disorder, condition, or problem)
F14.94	无使用障碍 (Without use disorder)
	可卡因所致的冲动及相关障碍 (Cocaine-induced obsessive-compulsive and related disorder)
F14.188	伴轻度使用障碍 (With mild use disorder)
F14.288	伴中度或重度使用障碍 (With moderate or severe use disorder)
F14.988	无使用障碍 (Without use disorder)
	可卡因所致的精神病性障碍 (Cocaine-induced psychotic disorder)
F14.159	伴轻度使用障碍 (With mild use disorder)
F14.259	伴中度或重度使用障碍 (With moderate or severe use disorder)
F14.959	无使用障碍 (Without use disorder)
	可卡因所致的性功能失调 (Cocaine-induced sexual dysfunction)
F14.181	伴轻度使用障碍 (With mild use disorder)
F14.281	伴中度或重度使用障碍 (With moderate or severe use disorder)
F14.981	无使用障碍 (Without use disorder)
	可卡因所致的睡眠障碍 (Cocaine-induced sleep disorder)
F14.182	伴轻度使用障碍 (With mild use disorder)
F14.282	伴中度或重度使用障碍 (With moderate or severe use disorder)
F14.982	无使用障碍 (Without use disorder)

ICD-10-CM	障碍、疾病或问题 (Disorder,condition,or problem)
	可卡因中毒 (Cocaine intoxication)
	可卡因中毒,伴知觉异常 (Cocaine intoxication,With perceptual disturbances)
F14.122	伴轻度使用障碍 (With mild use disorder)
F14.222	伴中度或重度使用障碍 (With moderate or severe use disorder)
F14.922	无使用障碍 (Without use disorder)
	可卡因中毒,无知觉异常 (Cocaine intoxication,Without perceptual disturbances)
F14.129	伴轻度使用障碍 (With mild use disorder)
F14.229	伴中度或重度使用障碍 (With moderate or severe use disorder)
F14.929	无使用障碍 (Without use disorder)
	可卡因中毒性谵妄 (Cocaine intoxication delirium)
F14.121	伴轻度使用障碍 (With mild use disorder)
F14.221	伴中度或重度使用障碍 (With moderate or severe use disorder)
F14.921	无使用障碍 (Without use disorder)
	可卡因使用障碍 (Cocaine use disorder)
F14.10	轻度 (Mild)
F14.20	中度 (Moderate)
F14.20	重度 (Severe)

ICD-10-CM	障碍、疾病或问题 (Disorder, condition, or problem)
F14.23	可卡因戒断 (Cocaine withdrawal)
	品行障碍 (Conduct disorder)
F91.2	青少年期发生型 (Adolescent-onset type)
F91.1	儿童期发生型 (Childhood-onset type)
F91.9	未特定发生 (Unspecified onset)
	转换障碍(功能性神经症状障碍) [Conversion disorder (functional neurological symptom disorder)]
F44.4	伴不自主运动 (With abnormal movement)
F44.6	伴麻木或感觉丧失 (With anesthesia or sensory loss)
F44.5	伴癫痫样发作或抽搐 (With attacks or seizures)
F44.7	伴混合性症状 (With mixed symptoms)
F44.6	伴特殊的感觉症状 (With special sensory symptoms)
F44.4	伴言语症状 (With speech symptoms)
F44.4	伴吞咽症状 (With swallowing symptoms)
F44.4	伴无力或麻痹 (With weakness/paralysis)
Z65.0	在民事或刑事诉讼中被定罪但未被监禁 (Conviction in civil or criminal proceedings without imprisonment)
F34.0	环性心境障碍 (Cyclothymic disorder)

ICD-10-CM	障碍、疾病或问题 (Disorder, condition, or problem)
F52.32	延迟射精 (Delayed ejaculation)
	谵妄 (Delirium)
F05	由于其他躯体疾病所致的谵妄 (Delirium due to another medical condition)
F05	由于多种病因所致的谵妄 (Delirium due to multiple etiologies)
	药物所致的谵妄(ICD-10-CM 编码,参见特定的物质) [Medication-induced delirium (*for* ICD-10-CM *codes, see specific substances*)]
	物质中毒性谵妄(编码参见特定的物质) [Substance intoxication delirium (*see specific substances for codes*)]
	物质戒断性谵妄(编码参见特定的物质) [Substance withdrawal delirium (*see specific substances for codes*)]
F22	妄想障碍 (Delusional disorder)
F60.7	依赖型人格障碍 (Dependent personality disorder)
F48.1	人格解体/现实解体障碍 (Depersonalization/derealization disorder)
	由于其他躯体疾病所致的抑郁障碍 (Depressive disorder due to another medical condition)
F06.31	伴抑郁特征 (With depressive features)
F06.32	伴重性抑郁样发作 (With major depressive-like episode)
F06.34	伴混合特征 (With mixed features)
F82	发育性协调障碍 (Developmental coordination disorder)
Z59.2	邻居、房客或房东关系不和谐 (Discord with neighbor, lodger, or landlord)

ICD-10-CM	障碍、疾病或问题 (Disorder, condition, or problem)
Z64.4	与社会服务提供者关系不和谐,包括假释官、个案管理者或社会服务工作者 (Discord with social service provider, including probation officer, case manager, or social services worker)
F94.2	脱抑制性社会参与障碍 (Disinhibited social engagement disorder)
Z63.5	分居或离婚所致的家庭破裂 (Disruption of family by separation or divorce)
F34.81	破坏性心境失调障碍 (Disruptive mood dysregulation disorder)
F44.0	分离性遗忘症 (Dissociative amnesia)
F44.1	分离性遗忘症,伴分离性漫游 (Dissociative amnesia, with dissociative fugue)
F44.81	分离性身份障碍 (Dissociative identity disorder)
F98.1	遗粪症 (Encopresis)
F98.0	遗尿症 (Enuresis)
F52.21	勃起障碍 (Erectile disorder)
F42.4	抓痕(皮肤搔抓)障碍 [Excoriation (skin-picking) disorder]
F65.2	露阴障碍 (Exhibitionistic disorder)
Z65.5	遭遇灾难、战争或其他敌对行动 (Exposure to disaster, war, or other hostilities)
Z59.5	极端贫困 (Extreme poverty)
F68.10	做作性障碍(包括对自身的做作性障碍,对另一方的做作性障碍) (Factitious disorder)
F52.31	女性性高潮障碍 (Female orgasmic disorder)

ICD-10-CM	障碍、疾病或问题 (Disorder, condition, or problem)
F52.22	女性性兴趣/唤起障碍 (Female sexual interest/arousal disorder)
F65.0	恋物障碍 (Fetishistic disorder)
F65.81	摩擦障碍 (Frotteuristic disorder)
F63.0	赌博障碍 (Gambling disorder)
F64.0	青少年和成年人的性别烦躁 (Gender dysphoria in adolescents and adults)
F64.2	儿童性别烦躁 (Gender dysphoria in children)
F41.1	广泛性焦虑障碍 (Generalized anxiety disorder)
F52.6	生殖器-盆腔痛/插入障碍 (Genito-pelvic pain/penetration disorder)
F88	全面发育迟缓 (Global developmental delay)
F16.983	致幻剂持续性知觉障碍 (Hallucinogen persisting perception disorder)
Z63.8	家庭内的高情感表达水平 (High expressed emotion level within family)
F60.4	表演型人格障碍 (Histrionic personality disorder)
F42.3	囤积障碍 (Hoarding disorder)
Z59.0	无家可归 (Homelessness)
F51.11	嗜睡障碍 (Hypersomnolence disorder)
F45.21	疾病焦虑障碍 (Illness anxiety disorder)
Z65.1	监禁或其他形式的拘押 (Imprisonment or other incarceration)

ICD-10-CM	障碍、疾病或问题 (Disorder, condition, or problem)
Z59.1	住房条件不足 (Inadequate housing)
	吸入剂所致的焦虑障碍 (Inhalant-induced anxiety disorder)
F18.180	伴轻度使用障碍 (With mild use disorder)
F18.280	伴中度或重度使用障碍 (With moderate or severe use disorder)
F18.980	无使用障碍 (Without use disorder)
	吸入剂所致的抑郁障碍 (Inhalant-induced depressive disorder)
F18.14	伴轻度使用障碍 (With mild use disorder)
F18.24	伴中度或重度使用障碍 (With moderate or severe use disorder)
F18.94	无使用障碍 (Without use disorder)
	吸入剂所致的重度神经认知障碍 (Inhalant-induced major neurocognitive disorder)
F18.17	伴轻度使用障碍 (With mild use disorder)
F18.27	伴中度或重度使用障碍 (With moderate or severe use disorder)
F18.97	无使用障碍 (Without use disorder)
	吸入剂所致的轻度神经认知障碍 (Inhalant-induced mild neurocognitive disorder)
F18.188	伴轻度使用障碍 (With mild use disorder)
F18.288	伴中度或重度使用障碍 (With moderate or severe use disorder)
F18.988	无使用障碍 (Without use disorder)

ICD-10-CM	障碍、疾病或问题 (Disorder, condition, or problem)
	吸入剂所致的精神病性障碍 (Inhalant-induced psychotic disorder)
F18.159	伴轻度使用障碍 (With mild use disorder)
F18.259	伴中度或重度使用障碍 (With moderate or severe use disorder)
F18.959	无使用障碍 (Without use disorder)
	吸入剂中毒 (Inhalant intoxication)
F18.129	伴轻度使用障碍 (With mild use disorder)
F18.229	伴中度或重度使用障碍 (With moderate or severe use disorder)
F18.929	无使用障碍 (Without use disorder)
	吸入剂中毒性谵妄 (Inhalant intoxication delirium)
F18.121	伴轻度使用障碍 (With mild use disorder)
F18.221	伴中度或重度使用障碍 (With moderate or severe use disorder)
F18.921	无使用障碍 (Without use disorder)
	吸入剂使用障碍 (Inhalant use disorder)
F18.10	轻度 (Mild)
F18.20	中度 (Moderate)
F18.20	重度 (Severe)
F51.01	失眠障碍 (Insomnia disorder)

ICD-10-CM	障碍、疾病或问题 (Disorder, condition, or problem)
Z59.7	社会保险或福利支持不足 (Insufficient social insurance or welfare support)
	智力障碍(智力发育障碍) [Intellectual disability (intellectual developmental disorder)]
F70	轻度 (Mild)
F71	中度 (Moderate)
F72	重度 (Severe)
F73	极重度 (Profound)
F63.81	间歇性暴怒障碍 (Intermittent explosive disorder)
F63.2	偷窃狂 (Kleptomania)
Z59.4	缺乏充足的食物或安全的饮用水 (Lack of adequate food or safe drinking water)
F80.2	语言障碍 (Language disorder)
Z59.6	低收入 (Low income)
	重性抑郁障碍，反复发作 (Major depressive disorder, Recurrent episode)
F33.42	全部缓解 (In full remission)
F33.41	部分缓解 (In partial remission)
F33.0	轻度 (Mild)
F33.1	中度 (Moderate)
F33.2	重度 (Severe)

ICD-10-CM	障碍、疾病或问题 (Disorder, condition, or problem)
F33.3	伴精神病性特征 (With psychotic features)
F33.9	未特定的 (Unspecified)
	重性抑郁障碍,单次发作 (Major depressive disorder, Single episode)
F32.5	全部缓解 (In full remission)
F32.4	部分缓解 (In partial remission)
F32.0	轻度 (Mild)
F32.1	中度 (Moderate)
F32.2	重度 (Severe)
F32.3	伴精神病性特征 (With psychotic features)
F32.9	未特定的 (Unspecifed)
G31.9	由额颞叶变性所致的可疑的重度神经认知障碍 (Major frontotemporal neurocognitive disorder, Possible) 由额颞叶变性所致的可能的重度神经认知障碍(首先编码 G31.09 额颞叶疾病) [Major frontotemporal neurocognitive disorder, Probable (*code first* G31.09 frontotemporal disease)]
F02.81	伴行为异常 (With behavioral disturbance)
F02.80	无行为异常 (Without behavioral disturbance)
G31.9	由阿尔茨海默病所致的可疑的重度神经认知障碍 (Major neurocognitive disorder due to Alzheimer's disease, Possible)

ICD-10-CM	**障碍、疾病或问题** **(Disorder, condition, or problem)**
	由阿尔茨海默病所致的可能的重度神经认知障碍(首先编码 G30.9 阿尔茨海默病) [Major neurocognitive disorder due to Alzheimer's disease, Probable (*code first* G30.9 Alzheimer's disease)]
F02.81	伴行为异常 (With behavioral disturbance)
F02.80	无行为异常 (Without behavioral disturbance)
	由其他躯体疾病所致的重度神经认知障碍 (Major neurocognitive disorder due to another medical condition)
F02.81	伴行为异常 (With behavioral disturbance)
F02.80	无行为异常 (Without behavioral disturbance)
	由 HIV 感染所致的重度神经认知障碍(首先编码B20 HIV 感染) [Major neurocognitive disorder due to HIV infection (*code first* B20 HIV infection)]
F02.81	伴行为异常 (With behavioral disturbance)
F02.80	无行为异常 (Without behavioral disturbance)
	由亨廷顿病所致的重度神经认知障碍(首先编码 G10 亨廷顿病) [Major neurocognitive disorder due to Huntington's disease (*code first* G10 Huntington's disease)]
F02.81	伴行为异常 (With behavioral disturbance)
F02.80	无行为异常 (Without behavioral disturbance)
G31.9	可疑的重度神经认知障碍伴路易体 (Major neurocognitive disorder with Lewy bodies, Possible)

ICD-10-CM	障碍、疾病或问题 (Disorder, condition, or problem)
	可能的重度神经认知障碍伴路易体(首先编码G31.83 路易体病) [Major neurocognitive disorder with Lewy bodies, Probable (*code first* G31.83 Lewy body disease)]
F02.81	伴行为异常 (With behavioral disturbance)
F02.80	无行为异常 (Without behavioral disturbance)
	由多种病因所致的重度神经认知障碍 (Major neurocognitive disorder due to multiple etiologies)
F02.81	伴行为异常 (With behavioral disturbance)
F02.80	无行为异常 (Without behavioral disturbance)
G31.9	可疑的由帕金森病所致的重度神经认知障碍 (Major neurocognitive disorder due to Parkinson's disease, Possible)
	可能的由帕金森病所致的重度神经认知障碍(首先编码G20 帕金森病) [Major neurocognitive disorder due to Parkinson's disease, Probable (*code first* G20 Parkinson's disease)]
F02.81	伴行为异常 (With behavioral disturbance)
F02.80	无行为异常 (Without behavioral disturbance)
	由朊病毒病所致的重度神经认知障碍(首先编码 A81.9 朊病毒病) [Major neurocognitive disorder due to prion disease (*code first* A81.9 prion disease)]
F02.81	伴行为异常 (With behavioral disturbance)
F02.80	无行为异常 (Without behavioral disturbance)

ICD-10-CM	障碍、疾病或问题 (Disorder, condition, or problem)
	由创伤性脑损伤所致的重度神经认知障碍(首先编码S06.2X9S 弥漫创伤性脑损伤,伴未特定时间段的意识丧失,后遗症) [Major neurocognitive disorder due to traumatic brain injury (*code first* S06.2X9S diffuse traumatic brain injury with loss of consciousness of unspecified duration, sequela)]
F02.81	伴行为异常 (With behavioral disturbance)
F02.80	无行为异常 (Without behavioral disturbance)
G31.9	可疑的重度血管性神经认知障碍 (Major vascular neurocognitive disorder, Possible)
	可能的重度血管性神经认知障碍 (Major vascular neurocognitive disorder, Probable)
F01.51	伴行为异常 (With behavioral disturbance)
F01.50	无行为异常 (Without behavioral disturbance)
F52.0	男性性欲低下障碍 (Male hypoactive sexual desire disorder)
Z76.5	诈病 (Malingering)
G25.71	药物所致的急性静坐不能 (Medication-induced acute akathisia)
G24.02	药物所致的急性肌张力障碍 (Medication-induced acute dystonia)
	药物所致的谵妄(ICD-10-CM 的编码参见特定的物质) [Medication-induced delirium (*for* ICD-10-CM *codes, see specific substances*)]
G25.1	药物所致的体位性震颤 (Medication-induced postural tremor)
G31.84	轻度额颞叶神经认知障碍 (Mild frontotemporal neurocognitive disorder)
G31.84	由阿尔茨海默病所致的轻度神经认知障碍 (Mild neurocognitive disorder due to Alzheimer's disease)

ICD-10-CM	障碍、疾病或问题 (Disorder, condition, or problem)
G31.84	由其他躯体疾病所致的轻度神经认知障碍 (Mild neurocognitive disorder due to another medical condition)
G31.84	由 HIV 感染所致的轻度神经认知障碍 (Mild neurocognitive disorder due to HIV infection)
G31.84	由亨廷顿病所致的轻度神经认知障碍 (Mild neurocognitive disorder due to Huntington's disease)
G31.84	由多种病因所致的轻度神经认知障碍 (Mild neurocognitive disorder due to multiple etiologies)
G31.84	由帕金森病所致的轻度神经认知障碍 (Mild neurocognitive disorder due to Parkinson's disease)
G31.84	由朊病毒病所致的轻度神经认知障碍 (Mild neurocognitive disorder due to prion disease)
G31.84	由创伤性脑损伤所致的轻度神经认知障碍 (Mild neurocognitive disorder due to traumatic brain injury)
G31.84	轻度神经认知障碍伴路易体 (Mild neurocognitive disorder with Lewy bodies)
G31.84	轻度血管性神经认知障碍 (Mild vascular neurocognitive disorder)
F60.81	自恋型人格障碍 (Narcissistic personality disorder)
	发作性睡病 (Narcolepsy)
G47.419	常染色体显性小脑共济失调、耳聋和发作性睡病 (Autosomal dominant cerebellar ataxia, deafness, and narcolepsy)
G47.419	常染色体显性发作性睡病、肥胖和Ⅱ型糖尿病 (Autosomal dominant narcolepsy, obesity, and type 2 diabetes)
G47.429	继发于另一种躯体状况的发作性睡病 (Narcolepsy secondary to another medical condition)
G47.411	猝倒发作性睡病但无下丘脑分泌素缺乏(发作性睡病,有猝倒症但无下丘脑分泌素缺乏) (Narcolepsy with cataplexy but without hypocretin deficiency)

ICD-10-CM	障碍、疾病或问题 (Disorder, condition, or problem)
G47.419	无猝倒发作性睡病但伴下丘脑分泌素缺乏(发作性睡病,无猝倒症但有下丘脑分泌素缺乏) (Narcolepsy without cataplexy but with hypocretin deficiency)
G21.11	神经阻滞剂所致的帕金森病 (Neuroleptic-induced parkinsonism)
G21.0	神经阻滞剂恶性综合征 (Neuroleptic malignant syndrome)
F51.5	梦魇障碍 (Nightmare disorder)
Z91.19	不依从治疗 (Nonadherence to medical treatment)
	非快速眼动睡眠唤醒障碍 (Non-rapid eye movement sleep arousal disorders)
F51.4	睡惊型 (Sleep terror type)
F51.3	睡行型 (Sleepwalking type)
F42.2	强迫障碍 (Obsessive-compulsive disorder)
F60.5	强迫型人格障碍 (Obsessive-compulsive personality disorder)
F06.8	其他躯体疾病所致的强迫及相关障碍 (Obsessive-compulsive and related disorder due to another medical condition)
G47.33	阻塞性睡眠呼吸暂停低通气 (Obstructive sleep apnea hypopnea)
	阿片类物质所致的焦虑障碍 (Opioid-induced anxiety disorder)
F11.188	伴轻度使用障碍 (With mild use disorder)
F11.288	伴中度或重度使用障碍 (With moderate or severe use disorder)
F11.988	无使用障碍 (Without use disorder)

ICD-10-CM	障碍、疾病或问题 (Disorder,condition,or problem)
F11.921	阿片类物质所致的谵妄 (Opioid-induced delirium)
	阿片类物质所致的抑郁障碍 (Opioid-induced depressive disorder)
F11.14	伴轻度使用障碍 (With mild use disorder)
F11.24	伴中度或重度使用障碍 (With moderate or severe use disorder)
F11.94	无使用障碍 (Without use disorder)
	阿片类物质所致的性功能失调 (Opioid-induced sexual dysfunction)
F11.181	伴轻度使用障碍 (With mild use disorder)
F11.281	伴中度或重度使用障碍 (With moderate or severe use disorder)
F11.981	无使用障碍 (Without use disorder)
	阿片类物质所致的睡眠障碍 (Opioid-induced sleep disorder)
F11.182	伴轻度使用障碍 (With mild use disorder)
F11.282	伴中度或重度使用障碍 (With moderate or severe use disorder)
F11.982	无使用障碍 (Without use disorder)
	阿片类物质中毒 (Opioid intoxication)
	阿片类物质中毒,伴知觉异常 (Opioid intoxication,With perceptual disturbances)
F11.122	伴轻度使用障碍 (With mild use disorder)
F11.222	伴中度或重度使用障碍 (With moderate or severe use disorder)

ICD-10-CM	障碍、疾病或问题 (Disorder, condition, or problem)
F11.922	无使用障碍 (Without use disorder)
	阿片类中毒,无知觉异常 (Opioid intoxication, Without perceptual disturbances)
F11.129	伴轻度使用障碍 (With mild use disorder)
F11.229	伴中度或重度使用障碍 (With moderate or severe use disorder)
F11.929	无使用障碍 (Without use disorder)
	阿片类物质中毒性谵妄 (Opioid intoxication delirium)
F11.121	伴轻度使用障碍 (With mild use disorder)
F11.221	伴中度或重度使用障碍 (With moderate or severe use disorder)
F11.921	无使用障碍 (Without use disorder)
	阿片类物质使用障碍 (Opioid use disorder)
F11.10	轻度 (Mild)
F11.20	中度 (Moderate)
F11.20	重度 (Severe)
F11.23	阿片类物质戒断 (Opioid withdrawal)
F11.23	阿片类物质戒断性谵妄 (Opioid withdrawal delirium)
F91.3	对立违抗障碍 (Oppositional defiant disorder)
	其他药物不良反应 (Other adverse effect of medication)

ICD-10-CM	障碍、疾病或问题 (Disorder, condition, or problem)
T50.905A	初诊 (Initial encounter)
T50.905S	后遗症诊治 (Sequelae)
T50.905D	复诊 (Subsequent encounter)
	与成年人的非配偶或非伴侣虐待相关的其他情况 (*Other circumstances related to adult abuse by nonspouse or nonpartner*)
Z69.82	针对成年人的非配偶虐待施虐者的精神卫生服务 (Encounter for mental health services for perpetrator of nonspousal adult abuse)
Z69.81	针对成年人的非配偶虐待受害者的精神卫生服务 (Encounter for mental health services for victim of nonspousal adult abuse)
	与儿童忽视相关的其他情况 (*Other circumstances related to child neglect*)
Z69.021	针对来自非父母的儿童忽视施虐者的精神卫生服务 (Encounter for mental health services for perpetrator of nonparental child neglect)
Z69.011	针对来自父母的儿童忽视施虐者的精神卫生服务 (Encounter for mental health services for perpetrator of parental child neglect)
Z69.010	针对来自父母的儿童忽视受害者的精神卫生服务 (Encounter for mental health services for victim of child neglect by parent)
Z69.020	针对来自非父母的儿童忽视受害者的精神卫生服务 (Encounter for mental health services for victim of nonparental child neglect)
Z62.812	儿童期忽视的个人史(既往史) [Personal history (past history) of neglect in childhood]
	与儿童躯体虐待相关的其他情况 (*Other circumstances related to child physical abuse*)
Z69.021	针对来自非父母的儿童虐待施虐者的精神卫生服务 (Encounter for mental health services for perpetrator of nonparental child abuse)

ICD-10-CM	障碍、疾病或问题 (Disorder, condition, or problem)
Z69.011	针对来自父母的儿童虐待施虐者的精神卫生服务 (Encounter for mental health services for perpetrator of parental child abuse)
Z69.010	针对来自父母的儿童虐待受害者的精神卫生服务 (Encounter for mental health services for victim of child abuse by parent)
Z69.020	针对来自非父母的儿童虐待受害者的精神卫生服务 (Encounter for mental health services for victim of nonparental child abuse)
Z62.810	儿童期躯体虐待的个人史(既往史) [Personal history (past history) of physical abuse in childhood]
	与儿童心理虐待相关的其他情况 (*Other circumstances related to child psychological abuse*)
Z69.021	针对来自非父母的儿童心理虐待施虐者的精神卫生服务 (Encounter for mental health services for perpetrator of nonparental child psychological abuse)
Z69.011	针对来自父母的儿童心理虐待施虐者的精神卫生服务 (Encounter for mental health services for perpetrator of parental child psychological abuse)
Z69.010	针对来自父母的儿童心理虐待受害者的精神卫生服务 (Encounter for mental health services for victim of child psychological abuse by parent)
Z69.020	针对来自非父母的儿童心理虐待受害者的精神卫生服务 (Encounter for mental health services for victim of nonparental child psychological abuse)
Z62.811	儿童期心理虐待的个人史(既往史) [Personal history (past history) of psychological abuse in childhood]
	与儿童性虐待相关的其他情况 (*Other circumstances related to child sexual abuse*)
Z69.021	针对来自非父母的儿童性虐待施虐者的精神卫生服务 (Encounter for mental health services for perpetrator of nonparental child sexual abuse)

ICD-10-CM	障碍、疾病或问题 (Disorder, condition, or problem)
Z69.011	针对来自父母的儿童性虐待施虐者的精神卫生服务 (Encounter for mental health services for perpetrator of parental child sexual abuse)
Z69.010	针对来自父母的儿童性虐待受害者的精神卫生服务 (Encounter for mental health services for victim of child sexual abuse by parent)
Z69.020	针对来自非父母的儿童性虐待受害者的精神卫生服务 (Encounter for mental health services for victim of nonparental child sexual abuse)
Z62.810	儿童期性虐待的个人史(既往史) [Personal history (past history) of sexual abuse in childhood]
	与配偶或伴侣心理虐待相关的其他情况 (*Other circumstances related to spouse or partner abuse, Psychological*)
Z69.12	针对配偶或伴侣心理虐待施虐者的精神卫生服务 (Encounter for mental health services for perpetrator of spouse or partner psychological abuse)
Z69.11	针对配偶或伴侣心理虐待受害者的精神卫生服务 (Encounter for mental health services for victim of spouse or partner psychological abuse)
Z91.411	配偶或伴侣心理虐待的个人史(既往史) [Personal history (past history) of spouse or partner psychological abuse]
	与配偶或伴侣忽视相关的其他情况 (*Other circumstances related to spouse or partner neglect*)
Z69.12	针对配偶或伴侣忽视施虐者的精神卫生服务 (Encounter for mental health services for perpetrator of spouse or partner neglect)
Z69.11	针对配偶或伴侣忽视受害者的精神卫生服务 (Encounter for mental health services for victim of spouse or partner neglect)
Z91.412	配偶或伴侣忽视的个人史(既往史) [Personal history (past history) of spouse or partner neglect]

ICD-10-CM	障碍、疾病或问题 (Disorder, condition, or problem)
	与配偶或伴侣躯体暴力相关的其他情况 (*Other circumstances related to spouse or partner violence, Physical*)
Z69.12	针对配偶或伴侣躯体暴力施虐者的精神卫生服务 (Encounter for mental health services for perpetrator of spouse or partner violence, Physical)
Z69.11	针对配偶或伴侣躯体暴力受害者的精神卫生服务 (Encounter for mental health services for victim of spouse or partner violence, Physical)
Z91.410	配偶或伴侣躯体暴力的个人史(既往史) [Personal history (past history) of spouse or partner violence, Physical]
	与配偶或伴侣性暴力相关的其他情况 (*Other circumstances related to spouse or partner violence, Sexual*)
Z69.12	针对配偶或伴侣性暴力施虐者的精神卫生服务 (Encounter for mental health services for perpetrator of spouse or partner violence, Sexual)
Z69.81	针对配偶或伴侣性暴力受害者的精神卫生服务 (Encounter for mental health services for victim of spouse or partner violence, Sexual)
Z91.410	配偶或伴侣性暴力的个人史(既往史) [Personal history (past history) of spouse or partner violence, Sexual]
Z71.9	其他咨询或会诊 (Other counseling or consultation)
	其他致幻剂所致的焦虑障碍 (Other hallucinogen-induced anxiety disorder)
F16.180	轻度使用障碍 (With mild use disorder)
F16.280	中度或重度使用障碍 (With moderate or severe use disorder)
F16.980	无使用障碍 (Without use disorder)

ICD-10-CM	障碍、疾病或问题 (Disorder, condition, or problem)
	其他致幻剂所致的双相及相关障碍 (Other hallucinogen-induced bipolar and related disorder)
F16.14	轻度使用障碍 (With mild use disorder)
F16.24	中度或重度使用障碍 (With moderate or severe use disorder)
F16.94	无使用障碍 (Without use disorder)
	其他致幻剂所致的抑郁障碍 (Other hallucinogen-induced depressive disorder)
F16.14	轻度使用障碍 (With mild use disorder)
F16.24	中度或重度使用障碍 (With moderate or severe use disorder)
F16.94	无使用障碍 (Without use disorder)
	其他致幻剂所致的精神病性障碍 (Other hallucinogen-induced psychotic disorder)
F16.159	轻度使用障碍 (With mild use disorder)
F16.259	中度或重度使用障碍 (With moderate or severe use disorder)
F16.959	无使用障碍 (Without use disorder)
	其他致幻剂中毒 (Other hallucinogen intoxication)
F16.129	轻度使用障碍 (With mild use disorder)
F16.229	中度或重度使用障碍 (With moderate or severe use disorder)
F16.929	无使用障碍 (Without use disorder)
	其他致幻剂中毒性谵妄 (Other hallucinogen intoxication delirium)

ICD-10-CM	障碍、疾病或问题 (Disorder, condition, or problem)
F16.121	轻度使用障碍 (With mild use disorder)
F16.221	中度或重度使用障碍 (With moderate or severe use disorder)
F16.921	无使用障碍 (Without use disorder)
	其他致幻剂使用障碍 (Other hallucinogen use disorder)
F16.10	轻度 (Mild)
F16.20	中度 (Moderate)
F16.20	重度 (Severe)
G25.79	其他药物所致的运动障碍 (Other medication-induced movement disorder)
G21.19	其他药物所致的帕金森病 (Other medication-induced parkinsonism)
Z91.49	其他个人的心理创伤史 (Other personal history of psychological trauma)
Z91.89	其他个人风险因素 (Other personal risk factors)
Z56.9	与就业相关的其他问题 (Other problem related to employment)
Z65.8	与社会心理情况相关的其他问题 (Other problem related to psychosocial circumstances)
F41.8	其他特定的焦虑障碍 (Other specified anxiety disorder)
F90.8	其他特定的注意缺陷/多动障碍 (Other specified attention-deficit/hyperactivity disorder)
F31.89	其他特定的双相及相关障碍 (Other specified bipolar and related disorder)
R41.0	其他特定的谵妄 (Other specified delirium)

ICD-10-CM	障碍、疾病或问题 (Disorder, condition, or problem)
F32.89	其他特定的抑郁障碍 (Other specified depressive disorder)
F91.8	其他特定的破坏性、冲动控制及品行障碍 (Other specified disruptive, impulse-control, and conduct disorder)
F44.89	其他特定的分离障碍 (Other specified dissociative disorder)
	其他特定的排泄障碍 (Other specified elimination disorder)
R15.9	伴排便症状 (With fecal symptoms)
N39.498	伴泌尿症状 (With urinary symptoms)
F50.89	其他特定的喂食或进食障碍 (Other specified feeding or eating disorder)
F64.8	其他特定的性别烦躁 (Other specified gender dysphoria)
G47.19	其他特定的嗜睡障碍 (Other specified hypersomnolence disorder)
G47.09	其他特定的失眠障碍 (Other specified insomnia disorder)
F99	其他特定的精神障碍 (Other specified mental disorder)
F06.8	由于其他躯体疾病所致的其他特定的精神障碍 (Other specified mental disorder due to another medical condition)
F88	其他特定的神经发育障碍 (Other specified neurodevelopmental disorder)
F42.8	其他特定的强迫及相关障碍 (Other specified obsessive-compulsive and related disorder)
F65.89	其他特定的性欲倒错障碍 (Other specified paraphilic disorder)
F60.89	其他特定的人格障碍 (Other specified personality disorder)

ICD-10-CM	障碍、疾病或问题 (Disorder, condition, or problem)
F28	其他特定的精神分裂症谱系及其他精神病性障碍 (Other specified schizophrenia spectrum and other psychotic disorder)
F52.8	其他特定的性功能失调 (Other specified sexual dysfunction)
G47.8	其他特定的睡眠-觉醒障碍 (Other specified sleep-wake disorder)
F45.8	其他特定的躯体症状及相关障碍 (Other specified somatic symptom and related disorder)
F95.8	其他特定的抽动障碍 (Other specified tic disorder)
F43.8	其他特定的创伤及应激相关障碍 (Other specified trauma- and stressor-related disorder)
	其他(或未知的)物质所致的焦虑障碍 [Other (or unknown) substance-induced anxiety disorder]
F19.180	伴轻度使用障碍 (With mild use disorder)
F19.280	伴中度或重度使用障碍 (With moderate or severe use disorder)
F19.980	无使用障碍 (Without use disorder)
	其他(或未知的)物质所致的双相及相关障碍 [Other (or unknown) substance-induced bipolar and related disorder]
F19.14	伴轻度使用障碍 (With mild use disorder)
F19.24	伴中度或重度使用障碍 (With moderate or severe use disorder)
F19.94	无使用障碍 (Without use disorder)
F19.921	其他(或未知的)物质所致的谵妄 [Other (or unknown) substance-induced delirium]
	其他(或未知的)物质所致的抑郁障碍 [Other (or unknown) substance-induced depressive disorder]

ICD-10-CM	障碍、疾病或问题 (Disorder, condition, or problem)
F19.14	伴轻度使用障碍 (With mild use disorder)
F19.24	伴中度或重度使用障碍 (With moderate or severe use disorder)
F19.94	无使用障碍 (Without use disorder)
	其他(或未知的)物质所致的重度神经认知障碍 [Other (or unknown) substance-induced major neurocognitive disorder]
F19.17	伴轻度使用障碍 (With mild use disorder)
F19.27	伴中度或重度使用障碍 (With moderate or severe use disorder)
F19.97	无使用障碍 (Without use disorder)
	其他(或未知的)物质所致的轻度神经认知障碍 [Other (or unknown) substance-induced mild neurocognitive disorder]
F19.188	伴轻度使用障碍 (With mild use disorder)
F19.288	伴中度或重度使用障碍 (With moderate or severe use disorder)
F19.988	无使用障碍 (Without use disorder)
	其他(或未知的)物质所致的强迫及相关障碍 [Other (or unknown) substance-induced obsessive-compulsive and related disorder]
F19.188	伴轻度使用障碍 (With mild use disorder)
F19.288	伴中度或重度使用障碍 (With moderate or severe use disorder)
F19.988	无使用障碍 (Without use disorder)
	其他(或未知的)物质所致的精神病性障碍 [Other (or unknown) substance-induced psychotic disorder]

ICD-10-CM	障碍、疾病或问题 (Disorder, condition, or problem)
F19.159	伴轻度使用障碍 (With mild use disorder)
F19.259	伴中度或重度使用障碍 (With moderate or severe use disorder)
F19.959	无使用障碍 (Without use disorder)
	其他(或未知的)物质所致的性功能失调 [Other (or unknown) substance-induced sexual dysfunction]
F19.181	伴轻度使用障碍 (With mild use disorder)
F19.281	伴中度或重度使用障碍 (With moderate or severe use disorder)
F19.981	无使用障碍 (Without use disorder)
	其他(或未知的)物质所致的睡眠障碍 [Other (or unknown) substance-induced sleep disorder]
F19.182	伴轻度使用障碍 (With mild use disorder)
F19.282	伴中度或重度使用障碍 (With moderate or severe use disorder)
F19.982	无使用障碍 (Without use disorder)
	其他(或未知的)物质中毒 [Other (or unknown) substance intoxication]
F19.129	伴轻度使用障碍 (With mild use disorder)
F19.229	伴中度或重度使用障碍 (With moderate or severe use disorder)
F19.929	无使用障碍 (Without use disorder)
	其他(或未知的)物质中毒性谵妄 [Other (or unknown) substance intoxication delirium]
F19.121	伴轻度使用障碍 (With mild use disorder)

ICD-10-CM	障碍、疾病或问题 (Disorder, condition, or problem)
F19.221	伴中度或重度使用障碍 (With moderate or severe use disorder)
F19.921	无使用障碍 (Without use disorder)
	其他(或未知的)物质使用障碍 [Other (or unknown) substance use disorder]
F19.10	轻度 (Mild)
F19.20	中度 (Moderate)
F19.20	重度 (Severe)
F12.239	其他(或未知的)物质戒断 [Other (or unknown) substance withdrawal]
F19.231	其他(或未知的)物质戒断性谵妄 [Other (or unknown) substance withdrawal delirium]
	其他或未特定的兴奋剂使用障碍 (Other or unspecified stimulant use disorder)
F15.10	轻度 (Mild)
F15.20	中度 (Moderate)
F15.20	重度 (Severe)
E66.9	超重或肥胖 (Overweight or obesity)
	惊恐发作的标注 (Panic attack specifier)
F41.0	惊恐障碍 (Panic disorder)
F60.0	偏执型人格障碍 (Paranoid personality disorder)
Z62.820	亲子关系问题 (Parent-child relational problem)

ICD-10-CM	障碍、疾病或问题 (Disorder, condition, or problem)
F65.4	恋童障碍 (Pedophilic disorder)
F95.1	持续性(慢性)运动或发声抽动障碍 [Persistent (chronic) motor or vocal tic disorder]
F34.1	持续性抑郁障碍(恶劣心境) [Persistent depressive disorder (dysthymia)]
Z91.82	个人的军事派遣史 (Personal history of military deployment)
Z91.5	个人的自残史 (Personal history of self-harm)
F07.0	由于其他躯体疾病所致的人格改变 (Personality change due to another medical condition)
Z60.0	生命阶段问题 (Phase of life problem)
	苯环利定所致的焦虑障碍 (Phencyclidine-induced anxiety disorder)
F16.180	伴轻度使用障碍 (With mild use disorder)
F16.280	伴中度或重度使用障碍 (With moderate or severe use disorder)
F16.980	无使用障碍 (Without use disorder)
	苯环利定所致的双相及相关障碍 (Phencyclidine-induced bipolar and related disorder)
F16.14	伴轻度使用障碍 (With mild use disorder)
F16.24	伴中度或重度使用障碍 (With moderate or severe use disorder)
F16.94	无使用障碍 (Without use disorder)
	苯环利定所致的抑郁障碍 (Phencyclidine-induced depressive disorder)
F16.14	伴轻度使用障碍 (With mild use disorder)

ICD-10-CM	障碍、疾病或问题 (Disorder, condition, or problem)
F16.24	伴中度或重度使用障碍 (With moderate or severe use disorder)
F16.94	无使用障碍 (Without use disorder)
	苯环利定所致的精神病性障碍 (Phencyclidine-induced psychotic disorder)
F16.159	伴轻度使用障碍 (With mild use disorder)
F16.259	伴中度或重度使用障碍 (With moderate or severe use disorder)
F16.959	无使用障碍 (Without use disorder)
	苯环利定中毒 (Phencyclidine intoxication)
F16.129	伴轻度使用障碍 (With mild use disorder)
F16.229	伴中度或重度使用障碍 (With moderate or severe use disorder)
F16.929	无使用障碍 (Without use disorder)
	苯环利定中毒性谵妄 (Phencyclidine intoxication delirium)
F16.121	伴轻度使用障碍 (With mild use disorder)
F16.221	伴中度或重度使用障碍 (With moderate or severe use disorder)
F16.921	无使用障碍 (Without use disorder)
	苯环利定使用障碍 (Phencyclidine use disorder)
F16.10	轻度 (Mild)
F16.20	中度 (Moderate)

ICD-10-CM	障碍、疾病或问题 (Disorder, condition, or problem)
F16.20	重度 (Severe)
	异食症 (Pica)
F50.89	成年人 (In adults)
F98.3	儿童 (In children)
F43.10	创伤后应激障碍 (Posttraumatic stress disorder)
F52.4	早泄 [Premature (early) ejaculation]
F32.81	经前期烦躁障碍 (Premenstrual dysphoric disorder)
Z56.82	与目前军事派遣状态相关的问题 (Problem related to current military deployment status)
Z72.9	与生活方式相关的问题 (Problem related to lifestyle)
Z60.2	与独居相关的问题 (Problem related to living alone)
Z59.3	与住在寄宿机构相关的问题 (Problem related to living in a residential institution)
Z64.1	与多胞胎相关的问题 (Problems related to multiparity)
Z65.3	与其他法律情况相关的问题 (Problems related to other legal circumstances)
Z65.2	与从监狱释放相关的问题 (Problems related to release from prison)
Z64.0	与意外怀孕相关的问题 (Problems related to unwanted pregnancy)
F95.0	暂时性抽动障碍 (Provisional tic disorder)
F54	受心理因素影响的其他躯体疾病 (Psychological factors affecting other medical conditions)

ICD-10-CM	障碍、疾病或问题 (Disorder, condition, or problem)
	由于其他躯体疾病所致的精神病性障碍 (Psychotic disorder due to another medical condition)
F06.2	伴妄想 (With delusions)
F06.0	伴幻觉 (With hallucinations)
F63.1	纵火狂 (Pyromania)
G47.52	快速眼动睡眠行为障碍 (Rapid eye movement sleep behavior disorder)
F94.1	反应性依恋障碍 (Reactive attachment disorder)
Z63.0	与配偶或亲密伴侣关系不和谐 (Relationship distress with spouse or intimate partner)
Z65.8	宗教或信仰问题 (Religious or spiritual problem)
G25.81	不安腿综合征 (Restless legs syndrome)
F98.21	反刍障碍 (Rumination disorder)
	分裂情感性障碍 (Schizoaffective disorder)
F25.0	双相型 (Bipolar type)
F25.1	抑郁型 (Depressive type)
F60.1	分裂样人格障碍 (Schizoid personality disorder)
F20.9	精神分裂症 (Schizophrenia)
F20.81	精神分裂症样障碍 (Schizophreniform disorder)
F21	分裂型人格障碍 (Schizotypal personality disorder)

ICD-10-CM	障碍、疾病或问题 (Disorder, condition, or problem)
	镇静剂、催眠药或抗焦虑药所致的焦虑障碍 (Sedative-, hypnotic-, or anxiolytic-induced anxiety disorder)
F13.180	伴轻度使用障碍 (With mild use disorder)
F13.280	伴中度或重度使用障碍 (With moderate or severe use disorder)
F13.980	无使用障碍 (Without use disorder)
	镇静剂、催眠药或抗焦虑药所致的双相及相关障碍 (Sedative-, hypnotic-, or anxiolytic-induced bipolar and related disorder)
F13.14	伴轻度使用障碍 (With mild use disorder)
F13.24	伴中度或重度使用障碍 (With moderate or severe use disorder)
F13.94	无使用障碍 (Without use disorder)
F13.921	镇静剂、催眠药或抗焦虑药所致的谵妄 (Sedative-, hypnotic-, or anxiolytic-induced delirium)
	镇静剂、催眠药或抗焦虑药所致的抑郁障碍 (Sedative-, hypnotic-, or anxiolytic-induced depressive disorder)
F13.14	伴轻度使用障碍 (With mild use disorder)
F13.24	伴中度或重度使用障碍 (With moderate or severe use disorder)
F13.94	无使用障碍 (Without use disorder)
	镇静剂、催眠药或抗焦虑药所致的重度神经认知障碍 (Sedative-, hypnotic-, or anxiolytic-induced major neurocognitive disorder)
F13.27	伴中度或重度使用障碍 (With moderate or severe use disorder)
F13.97	无使用障碍 (Without use disorder)

ICD-10-CM	障碍、疾病或问题 (Disorder, condition, or problem)
	镇静剂、催眠药或抗焦虑药所致的轻度神经认知障碍 (Sedative-, hypnotic-, or anxiolytic-induced mild neurocognitive disorder)
F13.288	伴中度或重度使用障碍 (With moderate or severe use disorder)
F13.988	无使用障碍 (Without use disorder)
	镇静剂、催眠药或抗焦虑药所致的精神病性障碍 (Sedative-, hypnotic-, or anxiolytic-induced psychotic disorder)
F13.159	伴轻度使用障碍 (With mild use disorder)
F13.259	伴中度或重度使用障碍 (With moderate or severe use disorder)
F13.959	无使用障碍 (Without use disorder)
	镇静剂、催眠药或抗焦虑药所致的性功能失调 (Sedative-, hypnotic-, or anxiolytic-induced sexual dysfunction)
F13.181	伴轻度使用障碍 (With mild use disorder)
F13.281	伴中度或重度使用障碍 (With moderate or severe use disorder)
F13.981	无使用障碍 (Without use disorder)
	镇静剂、催眠药或抗焦虑药所致的睡眠障碍 (Sedative-, hypnotic-, or anxiolytic-induced sleep disorder)
F13.182	伴轻度使用障碍 (With mild use disorder)
F13.282	伴中度或重度使用障碍 (With moderate or severe use disorder)
F13.982	无使用障碍 (Without use disorder)
	镇静剂、催眠药或抗焦虑药中毒 (Sedative, hypnotic, or anxiolytic intoxication)
F13.129	伴轻度使用障碍 (With mild use disorder)

ICD-10-CM	障碍、疾病或问题 (Disorder, condition, or problem)
F13.229	伴中度或重度使用障碍 (With moderate or severe use disorder)
F13.929	无使用障碍 (Without use disorder)
	镇静剂、催眠药或抗焦虑药中毒性谵妄 (Sedative, hypnotic, or anxiolytic intoxication delirium)
F13.121	伴轻度使用障碍 (With mild use disorder)
F13.221	伴中度或重度使用障碍 (With moderate or severe use disorder)
F13.921	无使用障碍 (Without use disorder)
	镇静剂、催眠药或抗焦虑药使用障碍 (Sedative, hypnotic, or anxiolytic use disorder)
F13.10	轻度 (Mild)
F13.20	中度 (Moderate)
F13.20	重度 (Severe)
	镇静剂、催眠药或抗焦虑药戒断 (Sedative, hypnotic, or anxiolytic withdrawal)
F13.232	伴知觉异常 (With perceptual disturbances)
F13.239	无知觉异常 (Without perceptual disturbances)
F13.231	镇静剂、催眠药或抗焦虑药戒断性谵妄 (Sedative, hypnotic, or anxiolytic withdrawal delirium)
F94.0	选择性缄默症 (Selective mutism)
F93.0	分离焦虑障碍 (Separation anxiety disorder)
Z70.9	性咨询 (Sex counseling)

ICD-10-CM	障碍、疾病或问题 (Disorder, condition, or problem)
F65.51	性受虐障碍 (Sexual masochism disorder)
F65.52	性施虐障碍 (Sexual sadism disorder)
Z62.891	同胞关系问题 (Sibling relational problem)
	与睡眠相关的通气不足 (Sleep-related hypoventilation)
G47.36	合并睡眠相关的通气不足 (Comorbid sleep-related hypoventilation)
G47.35	先天性中枢性肺泡通气不足 (Congenital central alveolar hypoventilation)
G47.34	特发性通气不足 (Idiopathic hypoventilation)
F40.10	社交焦虑障碍(社交恐惧症) [Social anxiety disorder (social phobia)]
Z60.4	社会排斥或拒绝 (Social exclusion or rejection)
F80.82	社交(语用)交流障碍 [Social (pragmatic) communication disorder]
F45.1	躯体症状障碍 (Somatic symptom disorder)
	特定学习障碍 (Specific learning disorder)
F81.2	伴数学受损 (With impairment in mathematics)
F81.0	伴阅读受损 (With impairment in reading)
F81.81	伴书面表达受损 (With impairment in written expression)
	特定恐怖症 (Specific phobia)
F40.218	动物型 (Animal)

ICD-10-CM	障碍、疾病或问题 (Disorder, condition, or problem)
	血液-注射-损伤型 (Blood-injection-injury)
F40.230	害怕血液 (Fear of blood)
F40.231	害怕注射和输液 (Fear of injections and transfusions)
F40.233	害怕受伤 (Fear of injury)
F40.232	害怕其他医疗服务 (Fear of other medical care)
F40.228	自然环境型 (Natural environment)
F40.298	其他 (Other)
F40.248	情境型 (Situational)
F80.0	语音障碍 (Speech sound disorder)
	配偶或伴侣心理虐待,已确认 (Spouse or partner abuse, Psychological, Confirmed)
T74.31XA	初诊 (Initial encounter)
T74.31XD	复诊 (Subsequent encounter)
	配偶或伴侣心理虐待,可疑 (Spouse or partner abuse, Psychological, Suspected)
T76.31XA	初诊 (Initial encounter)
T76.31XD	复诊 (Subsequent encounter)
	配偶或伴侣忽视,已确认 (Spouse or partner neglect, Confirmed)
T74.01XA	初诊 (Initial encounter)

ICD-10-CM	障碍、疾病或问题 (Disorder, condition, or problem)
T74.01XD	复诊 (Subsequent encounter)
	配偶或伴侣忽视,可疑 (Spouse or partner neglect, Suspected)
T76.01XA	初诊 (Initial encounter)
T76.01XD	复诊 (Subsequent encounter)
	配偶或伴侣躯体暴力,已确认 (Spouse or partner violence, Physical, Confirmed)
T74.11XA	初诊 (Initial encounter)
T74.11XD	复诊 (Subsequent encounter)
	配偶或伴侣躯体暴力,可疑 (Spouse or partner violence, Physical, Suspected)
T76.11XA	初诊 (Initial encounter)
T76.11XD	复诊 (Subsequent encounter)
	配偶或伴侣性暴力,已确认 (Spouse or partner violence, Sexual, Confirmed)
T74.21XA	初诊 (Initial encounter)
T74.21XD	复诊 (Subsequent encounter)
	配偶或伴侣性暴力,可疑 (Spouse or partner violence, Sexual, Suspected)
T76.21XA	初诊 (Initial encounter)
T76.21XD	复诊 (Subsequent encounter)
F98.4	刻板运动障碍 (Stereotypic movement disorder)
	兴奋剂中毒(参见苯丙胺或可卡因中毒的特定编码)

ICD-10-CM	障碍、疾病或问题 (Disorder, condition, or problem)
	[Stimulant intoxication (*see amphetamine or cocaine intoxication for specific codes*)]
	兴奋剂使用障碍(参见苯丙胺或可卡因使用障碍的特定编码) [Stimulant use disorder (*see amphetamine or cocaine use disorder for specific codes*)]
	兴奋剂戒断(参见苯丙胺或可卡因戒断的特定编码) [Stimulant withdrawal (*see amphetamine or cocaine withdrawal for specific codes*)]
	物质中毒性谵妄(参见特定物质编码) [Substance intoxication delirium (*see specific substances for codes*)]
	物质戒断性谵妄(参见特定物质编码) [Substance withdrawal delirium (*see specific substances for codes*)]
	物质/药物所致的焦虑障碍(参见特定物质编码) [Substance/medication-induced anxiety disorder (*see specific substances for codes*)]
	物质/药物所致的双相及相关障碍(参见特定物质编码) [Substance/medication-induced bipolar and related disorder (*see specific substances for codes*)]
	物质/药物所致的抑郁障碍(参见特定物质编码) [Substance/medication-induced depressive disorder (*see specific substances for codes*)]
	物质/药物所致的重度或轻度神经认知障碍(参见特定物质编码) [Substance/medication-induced major or mild neurocognitive disorder (*see specific substances for codes*)]
	物质/药物所致的强迫及相关障碍(参见特定物质编码) [Substance/medication-induced obsessive-compulsive and related disorder (*see specific substances for codes*)]
	物质/药物所致的精神病性障碍(参见特定物质编码) [Substance/medication-induced psychotic disorder (*see specific substances for codes*)]
	物质/药物所致的性功能失调(参见特定物质编码) [Substance/medication-induced sexual dysfunction (*see specific substances for codes*)]

ICD-10-CM	障碍、疾病或问题 (Disorder, condition, or problem)
	物质/药物所致的睡眠障碍(参见特定物质编码) [Substance/medication-induced sleep disorder (*see specific substances for codes*)]
G25.71	药物所致的急性静坐不能 (Tardive akathisia)
G24.01	迟发性运动障碍 (Tardive dyskinesia)
G24.09	迟发性肌张力障碍 (Tardive dystonia)
Z60.5	(感觉是)有害的歧视或迫害的目标 [Target of (perceived) adverse discrimination or persecution]
	烟草所致的睡眠障碍 (Tobacco-induced sleep disorder)
F17.208	伴中度或重度烟草使用障碍 (With moderate or severe use disorder)
	烟草使用障碍 (Tobacco use disorder)
Z72.0	轻度 (Mild)
F17.200	中度 (Moderate)
F17.200	重度 (Severe)
F17.203	烟草戒断 (Tobacco withdrawal)
F95.2	抽动秽语综合征 (Tourette's disorder)
F65.1	易装障碍 (Transvestic disorder)
F63.3	拔毛癖(拔毛症) [Trichotillomania (hair-pulling disorder)]
Z75.3	无法获取或不能使用的健康服务机构 (Unavailability or inaccessibility of health care facilities)
Z75.4	无法获取或不能使用的其他助人机构 (Unavailability or inaccessibility of other helping agencies)

ICD-10-CM	障碍、疾病或问题 (Disorder, condition, or problem)
Z63.4	非复杂性的丧亲之痛 (Uncomplicated bereavement)
F10.99	未特定的酒精相关障碍 (Unspecified alcohol-related disorder)
F41.9	未特定的焦虑障碍 (Unspecified anxiety disorder)
F90.9	未特定的注意缺陷/多动障碍 (Unspecified attention-deficit/hyperactivity disorder)
F31.9	未特定的双相及相关障碍 (Unspecified bipolar and related disorder)
F15.99	未特定的咖啡因相关障碍 (Unspecified caffeine-related disorder)
F12.99	未特定的大麻相关障碍 (Unspecified cannabis-related disorder)
F06.1	未特定的紧张症(首先编码 R29.818 涉及神经和肌肉骨骼系统的其他症状) [Unspecified catatonia (*code first* R29.818 other symptoms involving nervous and musculoskeletal systems)]
F80.9	未特定的交流障碍 (Unspecified communication disorder)
R41.0	未特定的谵妄 (Unspecified delirium)
F32.9	未特定的抑郁障碍 (Unspecified depressive disorder)
F91.9	未特定的破坏性、冲动控制及品行障碍 (Unspecified disruptive, impulse-control, and conduct disorder)
F44.9	未特定的分离障碍 (Unspecified dissociative disorder)
	未特定的排泄障碍 (Unspecified elimination disorder)
R15.9	伴排便症状 (With fecal symptoms)
R32	伴泌尿症状 (With urinary symptoms)

ICD-10-CM	障碍、疾病或问题 (Disorder, condition, or problem)
F50.9	未特定的喂食或进食障碍 (Unspecified feeding or eating disorder)
F64.9	未特定的性别烦躁 (Unspecified gender dysphoria)
F16.99	未特定的苯环利定相关障碍 (Unspecified hallucinogen-related disorder)
Z59.9	未特定的住房或经济问题 (Unspecified housing or economic problem)
F51.11	未特定的嗜睡障碍 (Unspecified hypersomnolence disorder)
F18.99	未特定的吸入剂相关障碍 (Unspecified inhalant-related disorder)
F51.01	未特定的失眠障碍 (Unspecified insomnia disorder)
F79	未特定的智力障碍(智力发育障碍) [Unspecified intellectual disability (intellectual developmental disorder)]
F99	未特定的精神障碍 (Unspecified mental disorder)
F09	其他躯体疾病所致的未特定的精神障碍 (Unspecified mental disorder due to another medical condition)
R41.9	未特定的神经认知障碍 (Unspecified neurocognitive disorder)
F89	未特定的神经发育障碍 (Unspecified neurodevelopmental disorder)
F42.9	未特定的强迫及相关障碍 (Unspecified obsessive-compulsive and related disorder)
F11.99	未特定的阿片类物质相关障碍 (Unspecified opioid-related disorder)
F19.99	未特定的其他(或未知)物质相关障碍 [Unspecified other (or unknown) substance-related disorder]
F65.9	未特定的性欲倒错障碍 (Unspecified paraphilic disorder)
F60.9	未特定的人格障碍 (Unspecified personality disorder)

ICD-10-CM	障碍、疾病或问题 (Disorder, condition, or problem)
F16.99	未特定的致幻剂相关障碍 (Unspecified phencyclidine-related disorder)
Z60.9	与社会环境相关的未特定的问题 (Unspecified problem related to social environment)
Z65.9	与未特定的心理社会情况相关的未特定问题 (Unspecified problem related to unspecified psychosocial circumstances)
F29	未特定的精神分裂症谱系及其他精神病性障碍 (Unspecified schizophrenia spectrum and other psychotic disorder)
F13.99	未特定的镇静剂、催眠药或抗焦虑药相关障碍 (Unspecified sedative-, hypnotic-, or anxiolytic-related disorder)
F52.9	未特定的性功能失调 (Unspecified sexual dysfunction)
G47.9	未特定的睡眠-觉醒障碍 (Unspecified sleep-wake disorder)
F45.9	未特定的躯体症状及相关障碍 (Unspecified somatic symptom and related disorder)
	未特定的兴奋剂相关障碍 (Unspecified stimulant-related disorder)
F15.99	未特定的苯丙胺或其他兴奋剂相关障碍 (Unspecified amphetamine or other stimulant-related disorder)
F14.99	未特定的可卡因相关障碍 (Unspecified cocaine-related disorder)
F95.9	未特定的抽动障碍 (Unspecified tic disorder)
F17.209	未特定的烟草相关障碍 (Unspecified tobacco-related disorder)
F43.9	未特定的创伤及应激相关障碍 (Unspecified trauma-and stressor-related disorder)
Z62.29	远离父母的教养 (Upbringing away from parents)
Z65.4	犯罪受害者 (Victim of crime)

ICD-10-CM	障碍、疾病或问题 (Disorder, condition, or problem)
Z65.4	恐怖主义或酷刑的受害者 (Victim of terrorism or torture)
F65.3	窥阴障碍 (Voyeuristic disorder)
Z91.83	与精神障碍有关的流浪 (Wandering associated with a mental disorder)

索引

所有黑体字的页码均指表格

(Page numbers printed in **boldface type** refer to tables.)

北京大学出版社出版的 DSM-5 中文版系列图书/软件	
书　名	备注
精神障碍诊断与统计手册(第五版) Diagnostic and Statistical Manual of Mental Disorders, Fifth Edition	精装
精神障碍诊断与统计手册(案头参考书)(第五版) Desk Reference to the Diagnostic Criteria from DSM-5	精装
DSM-5 鉴别诊断手册 DSM-5 Handbook of Differential Diagnosis	平装
理解精神障碍:你的 DSM-5 指南 Understanding Mental Disorders: Your Guide to DSM-5	平装
临床精神药理学手册(第八版) Manual of Clinical Psychopharmacology, Eighth Edition	精装
临床实践中的精神医学访谈(第三版) The Psychiatric Interview in Clinical Practice, Third Edition	平装
DSM-5 定式临床检查(SCID-5)(研究版) Structured Clinical Interview for DSM-5 Disorders(Research Version)	平装
DSM-5 定式临床检查(SCID-5)(研究版用户指南) Structured Clinical Interview for DSM-5 Disorders(RV User's Guide)	平装
DSM-5 定式临床检查(SCID-5)(研究版计分手册)	平装
DSM-5 定式临床检查(SCID-5)(临床版) Structured Clinical Interview for DSM-5 Disorders(Clinician Version)	平装
DSM-5 定式临床检查(SCID-5)(临床版用户指南) Structured Clinical Interview for DSM-5 Disorders(CV User's Guide)	平装
DSM-5 定式临床检查(SCID-5)(临床版计分手册)	平装
DSM-5 定式临床检查(SCID-5)(研究版) Structured Clinical Interview for DSM-5 Disorders(Research Version)	软件
DSM-5 定式临床检查(SCID-5)(临床版) Structured Clinical Interview for DSM-5 Disorders(Clinician Version)	软件